Jorge L. Alió
Jorge L. Alió del Barrio
Francisco Arnalich-Montiel

角膜再生

治疗与手术

Corneal Regeneration

Therapy and Surgery

乔治 · L. 阿利奥
主　编〔西〕乔治 · L. 阿利奥 · 德尔 · 巴里奥
弗朗西斯科 · 阿尔纳利奇-蒙蒂埃尔
主　审　史伟云　接　英
主　译　邵　毅　谭　钢　吴护平　余　瑶　部　原

天津出版传媒集团
天津科技翻译出版有限公司

著作权合同登记号:图字:02-2020-370

图书在版编目(CIP)数据

角膜再生:治疗与手术 / (西) 乔治·L.阿利奥,
(西) 乔治·L.阿利奥·德尔·巴里奥, (西) 弗朗西斯科·
阿尔纳利奇-蒙蒂埃尔主编;邵毅等主译. -- 天津:天
津科技翻译出版有限公司, 2025. 3. -- ISBN 978-7
-5433-4622-2

Ⅰ. R779.6

中国国家版本馆 CIP 数据核字第 20257E62B1 号

授权单位: Springer Nature Switzerland AG
出　　版: 天津科技翻译出版有限公司
出 版 人: 方　艳
地　　址: 天津市和平区西康路 35 号
邮政编码: 300051
电　　话: 022-87894896
传　　真: 022-87893237
网　　址: www.tsttpc.com
印　　刷: 天津新华印务有限公司
发　　行: 全国新华书店
版本记录: 787mm×1092mm　16 开本　30.25 印张　600 千字
2025 年 3 月第 1 版　2025 年 3 月第 1 次印刷
定价:258.00 元

(如发现印装问题,可与出版社调换)

主审简介

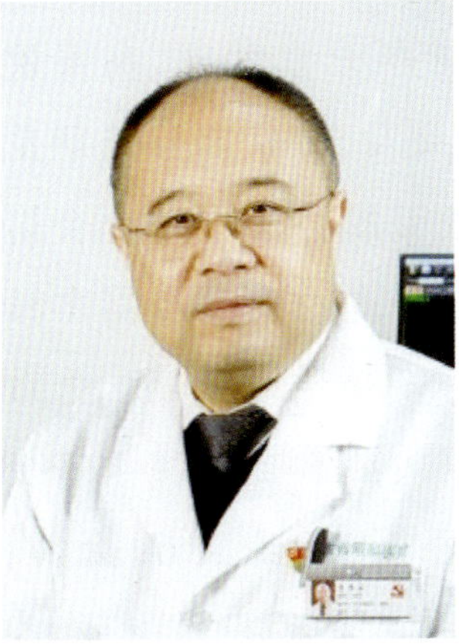

史伟云　山东第一医科大学附属眼科医院院长、眼科学院院长、省部共建国家重点实验室培育基地主任、中华眼科学会角膜病学组组长。“筑峰计划”专家、“泰山学者”攀登计划专家。40年专注于我国常见致盲眼病——角膜病的防治，是我国角膜移植手术最多的术者（超1.5万例），领导团队年均角膜移植手术量占全国1/8。在解决我国角膜供体匮乏和创建角膜病诊治技术体系领域做出重大贡献，解决了我国角膜盲患者及时和长期复明的历史性难题。

先后主持863、973、国家基金重点项目等40项，发表论文500余篇，SCI收录235篇。主持制定专家共识15项，在人民卫生出版社出版专著4部。获国家科技进步二等奖2项（首位和第二位），山东省科学技术最高奖、山东省科技进步和技术发明一等奖3项（第一完成人）。授权发明专利44项，其中美、法、德和意大利等国际专利10项，4项产品获国家Ⅲ类植入性医疗器械注册证。获何梁何利科学与技术进步奖，培养博士生、硕士生100余名。

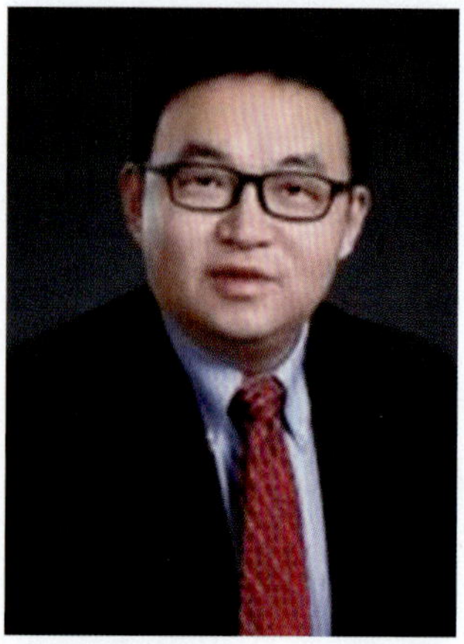

接　英　主任医师、教授、博士生导师，美国哈佛大学和加州大学圣迭戈分校高级访问学者，主要从事角膜和眼表疾病的基础和临床研究。现担任首都医科大学附属北京同仁医院眼科主任，“十四五”国家重点研发专项首席科学家、享受国务院特殊津贴专家，入选青年北京学者、高层次公共卫生技术人才学科带头人、北京市科技新星等人才项目，担任国际眼表泪膜协会中国分会副主席、中国医学装备协会眼科专业委员会副主任委员、中国医药教育协会眼科专业委员会副主任委员等多项学术任职。先后承担国家重点科研计划、工信部制造业高质量发展专项、国家自然科学基金等 14 项省部级以上科研项目，以通讯/第一作者身份发表 SCI 论文 60 余篇；主编/主译专著 3 部，作为副主编出版专著 2 部；牵头制定专家共识 1 部，参与制定指南及专家共识 10 部；获得专利 20 项；获得省部级科技进步一等奖 2 项。

主译简介

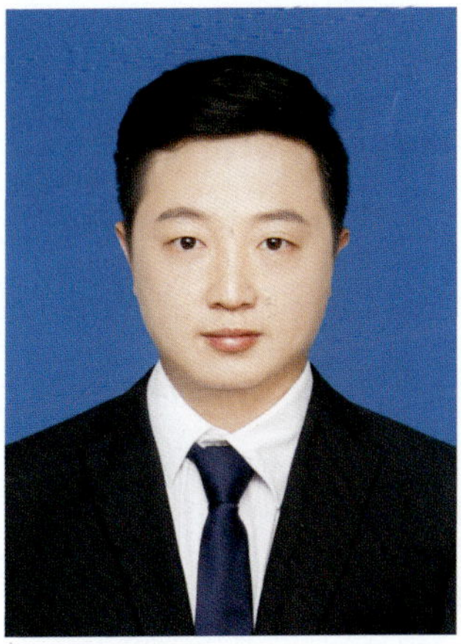

邵　毅　主任医师、教授、医学博士、博士生导师、博士后导师。现任上海交通大学附属第一人民医院角膜病与眼表疾病中心主任、上海市眼科研究所常务副所长、国家眼部疾病临床医学研究中心角膜病与眼表疾病中心主任。同时担任国际转化医学会(IATM)眼科学专业委员会主任委员、国际智能医学会(IAIM)副主席兼眼科学专业委员会主任委员、中国医药教育协会智能医学会秘书长、中国干眼协会创始委员、国际眼表与泪膜协会(TFOS)中国分会成员。英国皇家医学会(RSM)会士,并曾作为Bascom Palmer眼科中心访问学者进行学术交流。美国眼科学与视觉科学奖的获得者,并连续入选全球前2%顶尖科学家榜单(2021、2023、2024)。在国内学术影响力方面,他位列全国眼科专家学术影响力百强学者(排名第15),同时被评为全球干眼顶尖专家(排名第19)。获得多项人才称号,包括中国科协青年领军人才、江西省双千领军人才、江西省井冈学者、江西省“百千万人才工程”人选、江西省杰出青年科学基金获得者、江西省主要学术与学科带头人、赣江青年学者等。

在科研与学术成果方面,发表了360余篇SCI论著,牵头制定了28部国家指南共识(其中6部为英文)、2项国家标准、20部团体标准,并拥有32项专利(其中国际PCT专利4项)。主编4本教材和32本专业书籍,撰写96篇特邀述评。在科研项目方面,主持了6项国家级课题和12项省部级课题,并以第一完成人身份获得14项省部级奖项(其中一等奖6项)。

在学术期刊任职方面,现担任*Advances in Medical Research*等6本著名期刊的主编/客座主编、*International Journal of Ophthalmology*等5本SCI期刊的编委,以及《国际眼科杂志》等3本专业期刊的副主编。所带领的课题组团队包括1名在站博士后、2名博士研究生和8名硕士研究生,致力于角膜病与眼表疾病领域的临床与基础研究,推动眼科医学的创新发展。

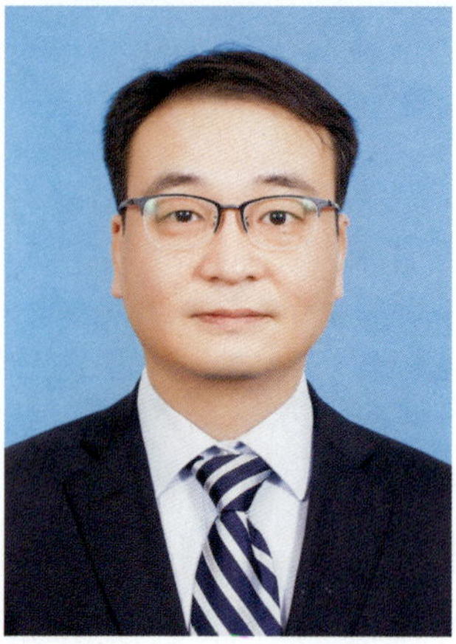

谭　钢　博士，教授，主任医师，博士研究生导师。现任南华大学附属第一医院副院长，湖南省卫生健康高层次人才医学学科青年骨干人才。兼任海峡两岸医药卫生交流协会眼科专业委员会委员，中国医师协会眼科医师分会眼表与干眼学组委员，国际转化医学会眼科专业委员会副主任委员，中国医药教育协会眼科影像与智能医疗分会副主任委员，湖南省医师协会眼科医师分会副会长。主持国家自然科学基金项目、湖南省自然科学基金项目、湖南省教育厅优秀青年基金项目。

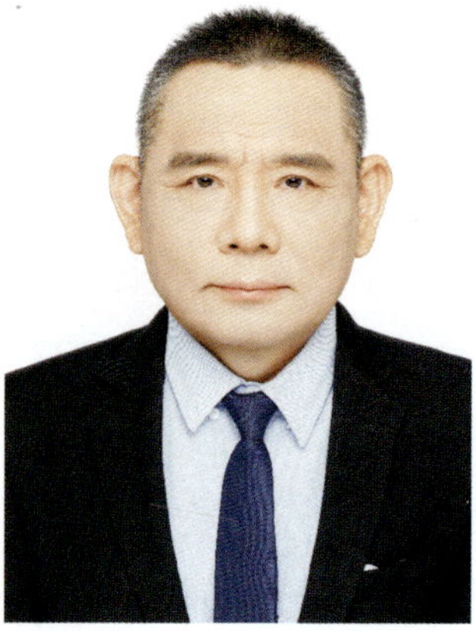

吴护平　主任医师，医学博士，教授，硕士及博士后研究生导师。现任厦门大学附属厦门眼科中心副院长，福建省眼表与角膜疾病重点实验室主任，厦门大学医学院眼科教研室主任。长期奋斗在眼科临床第一线，在眼表与角膜手术创新、疑难眼表疾病诊治及相关基础研究方面具有丰富的经验。每年完成各类眼表和角膜手术2000余例。作为学科带头人，带领科室获评厦门市医学重点专科、厦门市医学领先学科，并牵头建设福建省眼表与角膜疾病重点实验室。作为第一或通讯作者，在国内外期刊发表论文80余篇，获专利2项，主编专著4部；主持国家自然科学基金、福建省及厦门市科技计划项目(10项)、厦门市重大科技创新平台项目(1项)，累计科研经费超千万元。先后10次以第一完成人获得省部级及市级科技进步奖。2019年获得由中华医学会眼科学分会授予的“中华眼科学会先进工作者”称号。现任海峡两岸医药卫生交流协会眼科学专业委员会常务委员，中华医学会眼科学分会眼免疫学组委员，中国医师协会眼科医师分会葡萄膜炎与免疫专业委员会委员，中国医学装备协会眼科专业委员会委员，海峡两岸医药卫生交流协会眼科学专业委员会眼表与泪液疾病学组委员，福建省医学会眼科学分会角膜病学组副组长，厦门市医学会眼科学分会主任委员，国家科学技术进步奖评审专家，国家自然科学基金评审专家，《中华眼科杂志》通讯编委，《中华眼科医学杂志》编委。

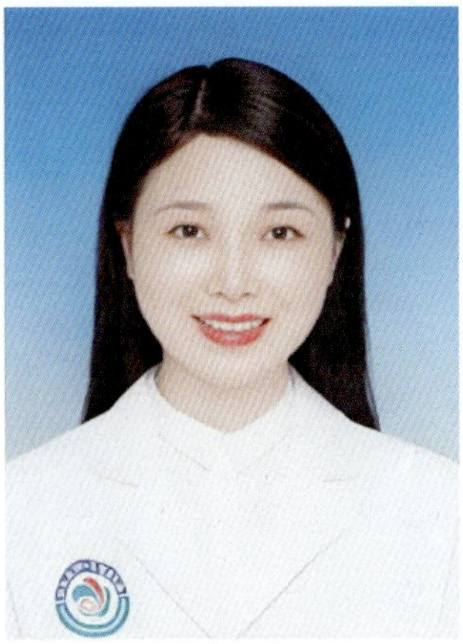

余 瑶 南昌大学第一附属医院高新医院内分泌科主任，副主任医师，硕士生导师。以第一作者发表SCI论文20余篇，主编专著8部，获江西省科技进步一、二等奖3次，南昌市级科技进步奖2项。主持江西省青年自然科学基金、江西省教育厅面上项目、江西省卫生健康委员会科技计划项目等5项。曾先后在意大利萨萨里大学医院、中国人民解放军中部战区总医院研修学习。擅长糖尿病及其并发症、甲状腺疾病及骨质疏松等内分泌疾病的诊治。

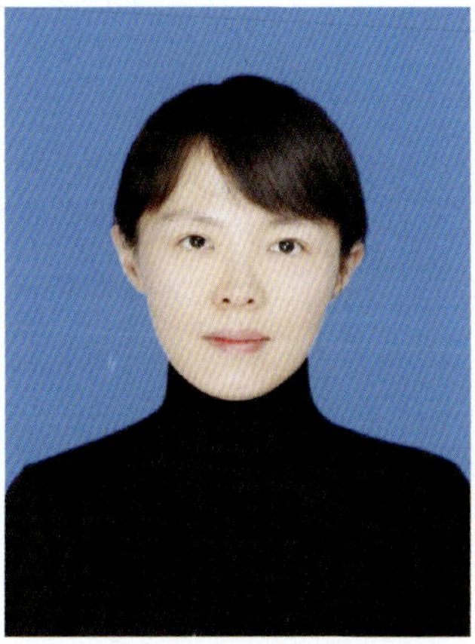

郜 原 博士，教授。现任中国药理学会抗炎免疫药理专业委员会第二届青年委员会常务委员，中华医学会眼科学分会免疫学组委员，重庆市医学会眼科学专委会眼免疫(葡萄膜炎)学组副组长，眼科学专业委员会青年委员会副主任委员，博士/博士后导师。研究方向：干细胞与再生医学研究/视觉损伤与再生修复的免疫学研究。

译者名单

主　审　史伟云　接　英

主　译　邵　毅　谭　钢　吴护平　余　瑶　郜　原

副主译　王雪林　王怡欣　石文卿　葛倩敏　肖轶尘　杨启晨

译　者　（按姓氏汉语拼音排序）

蔡建奇　中国标准化研究院

柴　勇　江西省儿童医院

陈　程　南昌大学第一附属医院

陈　俊　江西中医药大学

郜　原　山西医科大学

葛倩敏　南昌大学第一附属医院

何良琪　南昌大学第一附属医院

洪　琪　南昌大学医学院

胡瑾瑜　南昌大学第一附属医院

胡思雷　重庆医科大学

华　夏　天津爱尔眼科医院

李秋玉　湖北省妇幼保健院

李中文　宁波市眼科医院

林　启　深圳市福田区妇幼保健院

令　倩　南昌大学第一附属医院

刘　晗　江西省儿童医院

刘康成　南昌大学附属眼科医院

刘文凤　上海交通大学医学院附属仁济医院

邵　毅　上海交通大学医学院附属第一人民医院

石文卿　同济大学附属同济医院

苏　婷　武汉大学人民医院
孙　铁　复旦大学医学院
谭　钢　南华大学附属第一医院
唐丽颖　厦门大学附属中山医院
王佰亮　温州医科大学附属眼视光医院
王晓宇　南昌大学第一附属医院
王雪林　上饶市中心医院(上饶市眼科医院)
王怡欣　英国卡迪夫大学
魏　红　南昌大学第一附属医院
吴护平　厦门大学厦门眼科中心
吴洁丽　长沙爱尔眼科医院
吴世楠　厦门大学眼科研究所
肖轶尘　复旦大学附属眼耳鼻喉科医院
徐千惠　同济大学附属东方医院
徐三华　南昌大学第一附属医院
杨启晨　四川大学华西医院
叶　蕾　三峡大学附属人民医院
余　瑶　南昌大学第一附属医院
曾艳梅　南昌大学第一附属医院
张雨晴　重庆医科大学附属第二医院
郑钦象　浙江大学附属邵逸夫医院
周美媚　川北医学院附属医院
朱佩文　复旦大学附属眼耳鼻喉科医院
邹　洁　南昌大学第一附属医院

编者名单

Sajjad Ahmad, MB, BS, FRCOphth, PhD Cornea and External Diseases Department, Moorfields Eye Hospital, London, UK

Jorge L. Alió, MD, PhD, FEBO Professor and Chairman of Ophthalmology, University Miguel Hernandez, Vissum-Instituto Oftalmologico de Alicante, Alicante, Spain

Jorge L. Alió del Barrio, MD, PhD, FEBOS-CR University Miguel Hernandez, Vissum-Instituto Oftalmologico de Alicante, Alicante, Spain

Olena Al-Shymali, MD Vissum Corporation, Alicante, Spain

Juan Alvarez de Toledo, MD, PhD, FEBO-CR Centro de Oftalmología Barraquer, Anterior Segment, Department, Barcelona, Spain

Institut Universitari Barraquer, Universitat Autónoma de Barcelona, Barcelona, Spain

Guillermo Amescua, MD Bascom Palmer Eye Institute, University of Miami, Department of Ophthalmology, Miami, FL, USA

Pablo Argüeso, PhD Massachusetts Eye and Ear and Schepens Eye Research Institute, Department of Ophthalmology, Harvard Medical School, Boston, MA, USA

Francisco Arnalich-Montiel, MD, PhD, FEBOS-CR Vissum Corporation, Madrid, Spain

Marie Joan Therese D. Balgos, MD Research and Development Department, Cornea, Cataract and Refractive Surgery Department, Vissum Alicante, Alicante, Spain

Brad P. Barnett, MD, PhD Wilmer Eye Institute at Johns Hopkins, Department of Ophthalmology, Baltimore, MD, USA

Rafael I. Barraquer, MD, PhD Centro de Oftalmología Barraquer, Anterior Segment Department, Barcelona, Spain

Sayan Basu, MBBS, MS Center for Ocular Regeneration (CORE), LV Prasad Eye Institute, Banajara Hills, Hyderabad, Telangana, India

Francisco Javier Bedoya, PhD, MD Department of Cell Regeneration and Advanced Therapies, Andalusian Center of Molecular Biology and Regenerative Medicine-CABIMER, Junta de Andalucía-University of Pablo Olavide-University of Seville-CSIC, Seville, Andalusia, Spain

Joséphine Behaegel, MD Faculty of Medicine and Health Sciences, Department of Ophthalmology, Visual Optics and Visual Rehabilitation, University of Antwerp, Campus Drie Eiken, Antwerp, Belgium

Department of Ophthalmology, Antwerp University Hospital, Edegem, Belgium

Center for Cell Therapy and Regenerative Medicine, Antwerp University Hospital, CCRG-Oogheelkunde, Edegem, Belgium

Department of Ophthalmology, Brussels University Hospital, Jette, Belgium

Roberto Fernández Buenaga, MD, PhD Cornea, Cataract and Refractive Surgery Department, Vissum Madrid, Madrid, Spain

Margarita Calonge, MD, PhD CIBER-BBN (Biomedical Research Networking Centre in Bioengineering, Biomaterials and Nanomedicine), Carlos III National Institute of Health, Valladolid, Spain

IOBA (Institute of Applied Ophthalmobiology), University of Valladolid, Valladolid, Spain

Vivian Capilla-González, PhD Department of Cell Regeneration and Advanced Therapies, Andalusian Center of Molecular Biology and Regenerative Medicine-CABIMER, Junta de Andalucía-University of Pablo Olavide-University of Seville-CSIC, Seville, Andalusia, Spain

Ricardo Pedro Casaroli-Marano, MD, MSc, PhD Department of Surgery, School of Medicine and Hospital Clinic de Barcelona, University of Barcelona, Barcelona, Spain

Institute of Biomedical Research (IIB-Sant Pau) and Barcelona Tissue Bank, Banc de Sang i Teixits, Barcelona, Spain

Mukesh Damala, MSc Biochemistry Center to Ocular Regeneration (CORE); and Brien Holden Eye Research Center, LV Prasad Eye Institute, Hyderabad, Telangana, India

School of Life Sciences, University of Hyderabad, Hyderabad, Telangana, India

Harminder Singh Dua, MBBS, DO, MS, MD, PhD Academic Section of Ophthalmology, Division of Clinical Neuroscience, University of Nottingham, Nottingham, UK

Department of Ophthalmology, Queens Medical Centre, University Hospitals NHS Trust, Nottingham, UK

Mona El Zarif, Master in Optometry, OD Optica General Sarl, Department of Optometry and contactology, Saida, Lebanon

Vissum Instituto Oftalmologico de Alicante, Alicante, Spain

Natalia Escacena-Acosta, PhD Department of Cell Regeneration and Advanced Therapies, Andalusian Center of Molecular Biology and Regenerative Medicine-CABIMER, Junta de Andalucía-University of Pablo Olavide-University of Seville-CSIC, Seville, Andalusia, Spain

Giulio Ferrari, MD, PhD San Raffaele Hospital, Department of Ophthalmology—Cornea and Ocular Surface, Milan, Italy

Francisco C. Figueiredo Newcastle University, Institute of Genetic Medicine, International Centre for Life, Newcastle upon Tyne, Tyne and Wear, UK

Royal Victoria Infirmary, Newcastle upon Tyne, UK

Gustavo S. Figueiredo, MB, ChB, PhD Newcastle University, Institute of Genetic Medicine, International Centre for Life, Newcastle upon Tyne, Tyne and Wear, UK

James L. Funderburgh, PhD University of Pittsburgh, Department of Ophthalmology, Pittsburgh, PA, USA

Sara Galindo, PhD CIBER-BBN (Biomedical Research Networking Centre in Bioengineering, Biomaterials and Nanomedicine) Carlos III National Institute of Health, Madrid, Spain

IOBA (Institute of Applied Ophthalmobiology), University of Valladolid, Valladolid, Spain

Ilene Gipson, PhD Massachusetts Eye and Ear and Schepens Eye Research Institute, Department of Ophthalmology, Harvard Medical School, Boston, MA, USA

Ali R. D'jalilian, MD University of Illinois at Chicago, Department of Ophthalmology and Visual Sciences, Chicago, IL, USA

Miguel Gonzalez-Andrades, MD, PhD Massachusetts Eye and Ear and Schepens Eye Research Institute, Department of Ophthalmology, Harvard Medical School, Boston, MA, USA

Carol Ann Greene, PhD Department of Ophthalmology, New Zealand National Eye Centre, Faculty of Medical and Health Sciences, The University of Auckland, Auckland, New Zealand

Colin R. Green, BSc, MSc, PhD, DSc Department of Ophthalmology, New Zealand National Eye Centre, Faculty of Medical and Health Sciences, The University of Auckland, Auckland, New Zealand

José M. Herreras, MD, PhD CIBER-BBN (Biomedical Research Networking Centre in Bioengineering, Biomaterials and Nanomedicine) Carlos III National Institute of Health, Valladolid, Spain

IOBA (Institute of Applied Ophthalmobiology), University of Valladolid, Valladolid, Spain

Department of Ophthalmology, Clinic University Hospital, Valladolid, Spain

Abdelkrim Hmadcha, PhD Department of Cell Regeneration and Advanced Therapies, Andalusian Center of Molecular Biology and Regenerative Medicien-CABIMER, Junta de Andalucía-University of Pablo Olavide-University of Seville-CSIC, Seville, Andalusia, Spain

Wei-Ting Ho, MD Department of Ophthalmology, Far Eastern Memorial Hospital, New Taipei City, Taiwan

Fung-Rong Hu, MD Department of Ophthalmology, National Taiwan University Hospital, Taipei, Taiwan

College of Medicine, National Taiwan University, Taipei, Taiwan

Stephanie U-Shane Huang, Bachelor of Science (Hons) Department of Ophthalmology, New Zealand National Eye Centre, Faculty of Medical and Health Sciences, The University of Auckland, Auckland, New Zealand

Mohammad Mirazul Islam, MSc, PhD Massachusetts Eye and Ear and Schepens Eye Research Institute, Department of Ophthalmology, Harvard Medical School, Boston, MA, USA

Salim Ismail, BSC, MSc (1st Class Hons) Department of Ophthalmology, New Zealand National Eye Centre, Faculty of Medical and Health Sciences, The University of Auckland, Auckland, New Zealand

Karim Abdul Jawad, Bachelor of Science Optica General Sarl, Department of Optometry and Contactology, Saida, Lebanon

University of Nicosia, Department of Life and Health Sciences, Nicosia, Cyprus

Albert S. Jun, MD, PhD Wilmer Eye Institute at Johns Hopkins, Department of Ophthalmology, Baltimore, MD, USA

Division of Cornea, Cataract and External Eye Diseases, Baltimore, MD, USA

Kushant R. Kapadia, BSc, PGDipSci, MSc Department of Ophthalmology, New Zealand National Eye Centre, Faculty of Medical and Health Sciences, The University of Auckland, Auckland, New Zealand

Christian Claude Lachaud, PhD Department of Cell Regeneration and Advanced Therapies, Andalusian Center of Molecular Biology and Regenerative Medicine-CABIMER, Junta de Andalucía-University of Pablo Olavide-University of Seville-CSIC, Seville, Andalusia, Spain

Majlinda Lako, PhD, MSc, BSc Newcastle University, Institute of Genetic Medicine, International Centre for Life, Newcastle upon Tyne, Tyne and Wear, UK

Javier Lopez-Beas, PhD Department of Cell Regeneration and Advanced Therapies, Andalusian Center of Molecular Biology and Regenerative Medicine-CABIMER, Junta de Andalucía-University of Pablo Olavide-University of Seville-CSIC, Seville, Andalusia, Spain

Kai B. Kang, MD University of Illinois at Chicago, Department of Ophthalmology and Visual Sciences, Chicago, IL, USA

Noriko Koizumi, MD, PhD Department of Biomedical Engineering, Faculty of Life and Medical Sciences, Doshisha University, Kyotanabe, Kyoto, Japan

Ye Li, MBBS (Student) Department of Ophthalmology, New Zealand National Eye Centre, Faculty of Medical and Health Sciences, The University of Auckland, Auckland, New Zealand

Hsin-Yu Liu, MD Department of Ophthalmology, National Taiwan University Hospital, Taipei, Taiwan

Marina López-Paniagua, PhD CIBER-BBN (Biomedical Research Networking Centre in Bioengineering, Biomaterials and Nanomedicine) Carlos III National Institute of Health, Valladolid, Spain

IOBA (Institute of Applied Ophthalmobiology), University of Valladolid, Valladolid, Spain

Matthew Lovatt, PhD Tissue Engineering and Stem Cell Group, The Academia, Singapore Eye Research Institute, Singapore, Singapore

Franz Martin, PhD, MD Department of Cell Regeneration and Advanced Therapies, Andalusian Center of Molecular Biology and Regenerative Medicine-CABIMER, Junta de Andalucía-University of Pablo Olavide-University of Seville-CSIC, Seville, Andalusia, Spain

Jeremy John Mathan, BMedSc (Hons), MBChB Department of Ophthalmology, New Zealand National Eye Centre, Faculty of Medical and Health Sciences, The University of Auckland, Auckland, New Zealand

Charles N. J. McGhee, DSc, FRCOphth Department of Ophthalmology, New Zealand National Eye Centre, Faculty of Medical and Health Sciences, The University of Auckland, Auckland, New Zealand

Jennifer J. McGhee, BSc Department of Ophthalmology, New Zealand National Eye Centre, Faculty of Medical and Health Sciences, The University of Auckland, Auckland, New Zealand

Jodhbir S. Mehta, BSc, MBBS, FRCSCEd Singapore National Eye Centre, Department of Cornea and External Disease, Singapore, Singapore

David Mingo-Botín, MD, PhD Cornea Unit, Department of Ophthalmology, Hospital Universitario Ramón y Cajal, Madrid, Spain

Noopur Mitragotri, MSc Biochemistry Center to Ocular Regeneration (CORE); and Brien Holden Eye Research Center, LV Prasad Eye Institute, Hyderabad, Telangana, India

Hardeep Singh Mudhar, BSc, PhD, MBBCHir, FRCPath Royal Hallamshire Hospital, Department of Histopathology, Sheffield, South Yorkshire, UK

Sorcha Ní Dhubhghaill, MD, PhD Faculty of Medicine and Health Sciences, Department of Ophthalmology, Visual Optics and Visual Rehabilitation, University of Antwerp, Campus Drie Eiken, Antwerp, Belgium

Department of Ophthalmology, Antwerp University Hospital, Edegem, Belgium

Center for Cell Therapy and Regenerative Medicine, Antwerp University Hospital, CCRG-Oogheelkunde, Edegem, Belgium

Teresa Nieto-Miguel, PhD CIBER-BBN (Biomedical Research Networking Centre in Bioengineering, Biomaterials and Nanomedicine), Carlos III National Institute of Health, Valladolid, Spain

IOBA (Institute of Applied Ophthalmobiology), University of Valladolid, Valladolid, Spain

Kohji Nishida, MD, PhD Department of Ophthalmology, Osaka University Graduate School of Medicine, Suita, Osaka, Japan

Yoshinori Oie, MD, PhD Department of Ophthalmology, Osaka University Graduate School of Medicine, Suita, Osaka, Japan

Naoki Okumura, MD, PhD Department of Biomedical Engineering, Faculty of Life and Medical Sciences, Doshisha University, Kyotanabe, Kyoto, Japan

Dipika V. Patel, PhD, MRCOphth Department of Ophthalmology, New Zealand National Eye Centre, Faculty of Medical and Health Sciences, The University of Auckland, Auckland, New Zealand

Gary Swee-Lim Peh, PhD Tissue Engineering and Stem Cell Group, The Academia, Singapore Eye Research Institute, Singapore, Singapore

Inmaculada Pérez, PhD IOBA (Institute of Applied Ophthalmobiology), University of Valladolid, Valladolid, Spain

Paolo Rama, MD San Raffaele Hospital, Department of Ophthalmology—Cornea and Ocular Surface, Milan, Italy

Alejandra E. Rodríguez, PhD Laboratory of the Research, Development and Innovation Department, Vissum Innovation, Alicante, Spain

Dalia G. Said, MB, BCh, MSc, MD, FRCS Academic Section of Ophthalmology, Division of Clinical Neuroscience, University of Nottingham, Nottingham, UK

Department of Ophthalmology, Queens Medical Centre, University Hospitals NHS Trust, Nottingham, UK

Research Institute of Ophthalmology (RIO), Cairo, Egypt

Yuzuru Sasamoto, MD, PhD Division of Genetics, Department of Medicine, Brigham and Women's Hospital, Boston, MA, USA

Roholah Sharifi, PhD Massachusetts Eye and Ear and Schepens Eye Research Institute, Department of Ophthalmology, Harvard Medical School, Boston, MA, USA

Trevor Sherwin, BSc (Hons), PhD Department of Ophthalmology, New Zealand National Eye Centre, Faculty of Medical and Health Sciences, The University of Auckland, Auckland, New Zealand

Vivek Singh, MSc, PhD Center to Ocular Regeneration (CORE); and Brien Holden Eye Research Center, LV Prasad Eye Institute, Hyderabad, Telangana, India

Bernat Soria, MD, PhD, FRCP Department of Cell Regeneration and Advanced Therapies, Andalusian Center of Molecular Biology and Regenerative Medicine-CABIMER, Junta de Andalucía-University of Pablo Olavide-University of Seville-CSIC, Seville, Andalusia, Spain

Centro de Investigación Biomédica en Red de Diabetes y Enfermedades Metabólicas Asociadas (CIBERDEM), Madrid, Spain

Marie-José Tassignon, MD, PhD Faculty of Medicine and Health Sciences, Department of Ophthalmology, Visual Optics and Visual Rehabilitation, University of Antwerp, Campus Drie Eiken, Antwerp, Belgium

Department of Ophthalmology, Antwerp University Hospital, Edegem, Belgium

Juan Rigoberto Tejedo, PhD Department of Cell Regeneration and Advanced Therapies, Andalusian Center of Molecular Biology and Regenerative Medicine-CABIMER, Junta de Andalucía-University of Pablo Olavide-University of Seville-CSIC, Seville, Seville, Andalusia, Spain

Centro de Investigación Biomédica en Red de Diabetes y Enfermedades Metabólicas Asociadas (CIBERDEM), Madrid, Spain University Pablo de Olavide, Seville, Spain

Mehrdad Vakilian, PhD Student Department of Cell Regeneration and Advanced Therapies, Andalusian Center of Molecular Biology and Regenerative Medicine-CABIMER, Junta de Andalucía-University of Pablo Olavide-University of Seville-CSIC, Seville, Andalusia, Spain

Veronica Vargas, MD Vissum Instituto Oftalmologico de Alicante, Alicante, Spain

Nandini Venkateswaran, MD Bascom Palmer Eye Institute, University of Miami, Department of Ophthalmology, Miami, FL, USA

Himanshu Wadhwa, MBChB, BMedSc (Hons) Department of Ophthalmology, New Zealand National Eye Centre, Faculty of Medical and Health Sciences, The University of Auckland, Auckland, New Zealand

Stephen Wahlig, BSc Tissue Engineering and Stem Cell Group, The Academia, Singapore Eye Research Institute, Singapore, Singapore

I-Jong Wang, MD, PhD Department of Ophthalmology, National Taiwan University Hospital, Taipei, Taiwan

College of Medicine, National Taiwan University, Taipei, Taiwan

Jinny Jung Yoon, PhD, MBChB Department of Ophthalmology, New Zealand National Eye Centre, Faculty of Medical and Health Sciences, The University of Auckland, Auckland, New Zealand

Jie Zhang, PhD Department of Ophthalmology, New Zealand National Eye Centre, Faculty of Medical and Health Sciences, The University of Auckland, Auckland, New Zealand

Mohammed Ziaei, FRCOphth Department of Ophthalmology, New Zealand National Eye Centre, Faculty of Medical and Health Sciences, The University of Auckland, Auckland, New Zealand

中文版序言一

在眼科领域,角膜的健康对维持正常视力至关重要。作为眼球的第一道防线,角膜不仅需要抵御外部环境的侵害,还需要保持透明,以允许光线进入。不幸的是,由于各种原因,包括感染、外伤、慢性疾病等,角膜可能会受到损害,导致视力下降,甚至失明。《角膜再生:治疗与手术》一书的出版,旨在深入探讨角膜不同细胞损伤的干细胞治疗方法,以期提高患者的生活质量。

本书详细介绍了角膜的基础知识,从组织解剖、细胞生物学特征到生理和免疫特征,为读者提供了全面的理论基础。同时,本书还讨论了干细胞的来源及准备。特别值得一提的是,本书对眼表干细胞技术的应用进行了详尽的描述,包括角膜上皮再生、角膜基质再生及角膜内皮再生等。

我希望这本书能成为眼科医务工作者及进行眼表干细胞相关研究者的宝贵资源, 帮助他们在角膜疾病的治疗和手术方面取得更好的理解和实践。通过深入研究和不断的技术创新,我相信能够为患者提供更有效、更安全的治疗方案,最终实现角膜的再生和视功能的恢复。

史伟云

中文版序言二

很高兴能为乔治·L.阿利奥、乔治·L.阿利奥·德尔·巴里奥和弗朗西斯科·阿尔纳利奇-蒙蒂埃尔主编，邵毅博士等主译的《角膜再生：治疗与手术》一书作序。

本书内容全面，详尽切实，围绕角膜再生的应用进行了详细的介绍，其中还包括角膜解剖、再生细胞来源等基础知识。本书分为6个部分，第1部分从基础概念入手，详细地介绍了角膜解剖、角膜自我修复，以及角膜组织工程等内容。第2部分围绕干细胞介绍了其来源、分类及在角膜中的应用。第3~5部分着重介绍了再生医学在角膜上皮、基质及内皮上的应用。第6部分补充介绍了脐带干细胞在角膜疾病上的应用和角膜失代偿的细胞治疗。本书通过大量研究成果及临床实际病例介绍了角膜再生的发展及现状，是角膜医生的必读之作。

原书的三位主编致力于再生医学的研究，联合其同事共同收集了科研记录及临床生涯中的一些病例，并将其整理汇编成本书，旨在为更多再生医学科研工作者和临床眼科医生提供准确的参考。本书的主译邵毅博士是角膜疾病和临床科研专家，目前主编及主译眼科学著作20余部，发表了350余篇同行评审的研究文章。

因此，我强烈推荐眼科医生和相关科研工作者，以及想了解角膜再生的医生，将本书作为教科书来学习和研读。

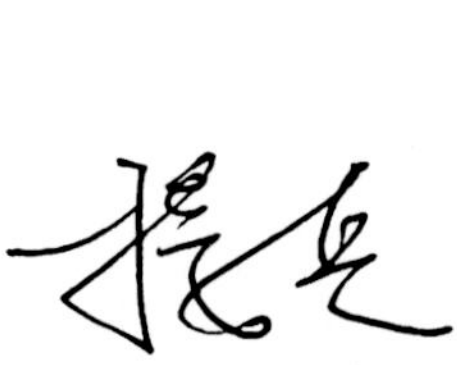

中文版前言

角膜疾病是最为常见的眼科疾病，严重影响着患者的生活质量。角膜疾病是全球主要致盲性眼病之一，既往只能通过组织移植治愈；然而，由于取材来源和材料保存等原因，角膜移植手术的开展受到诸多限制。

随着再生医学研究取得重大突破，新的方法和研究成果不断出现，同时其在临床应用上也有了明显的疗效。新的角膜再生治疗材料制备方法及手术方式不断推陈出新。我国眼科医生和科研工作者迫切需要一本教科书式的指导书籍，因此，当读到这本书时，我非常激动，希望本书能为我国角膜再生的发展进步做出贡献。

由于译者水平有限，不足与错误在所难免，恳请广大读者赐教指正。

邵毅

序　言

再生医学的展望

如今，随着器官和组织移植，以及干细胞相关研究的发展，再生医学必将在21世纪开启新的治疗方式[1]。关于前者，其通过使用复杂的细胞疗法和(或)通过组织工程创建的组织和器官以替代器官治疗，例如，心脏、肝脏和肾脏移植[2,3]。关于后者，现在可以有特定的造血干细胞移植、间充质干细胞移植、培养的皮肤片，以及角膜上皮干细胞片等。关于再生医学的细胞，有两种不同的使用方式：一种是在培养中直接使用干细胞，而另一种是在培养中使用组织特异性分化良好的细胞。在当今的再生医学中，存在两种不同的概念：一种是将具有正常细胞功能的细胞和(或)组织直接进行移植，另一种是将培养细胞中释放的物质转移至受损/患病的器官，包括某些细胞因子，这一病例现在可以在再生医学的心脏相关领域中被看到。

在角膜领域，医学的进步包括在手术前准备供体角膜移植物的方法改良。以前的角膜相关外科手术，如角膜镜片术和表层角膜镜片术，以及更现代的角膜内皮移植技术，如DSAEK和DMEK，均是很好的例子[4]。从角膜再生医学技术的角度来看，自体培养的角膜上皮细胞[5,6]和口腔黏膜上皮细胞[7,8]，以及人工合成角膜移植物[9]已全部用于临床治疗。此外，间充质干细胞被用于减少角膜瘢痕形成和恢复角膜透明性，自体脂肪来源的成体干细胞也被用于治疗导致角膜逐渐变薄的圆锥角膜[10,11]。最近还有一种新型的注入培养的角膜内皮细胞疗法，用于治疗大疱性角膜病变[12]。其中一些是真正的“干细胞特异性”疗法，而另一些则是再生医学疗法，即使用的是培养分化良好的细胞。

众所周知，将再生医学产品引入临床阶段时，必须解决很多重要的问题。尽管在角膜再生医学领域中已发表了大量令人印象深刻、新颖且重要的学术研究成果，但很少有细胞产品可以获得政府机构的正式批准。在全球许多国家/地区中，获得批准的医疗产品分为三大类，包括药剂、医疗设备和再生医学产品。其中，再生医学产品属于最新类别，并受到各国政府制定的法律和(或)指南的严格管制。政府法律和指南的重点是消除不清楚和(或)不良的再生药物产品，并从安全性和有效性方面严格控制产品。确实，从事学术研究的科学家倾向于关注功效，但监管机构最重视安全性，这是监管科学的重要目的。由于大多数再生医学产品直接与人类细胞打交道，因此存在接受者有意外接触化学品和(或)病毒的危险，这也说明了为什么严格的政府监管至关重要。除此之外，产品功效监管也是主要方面[13,14]。为了实现该目标，应该具有"设计质量"的应用概念[15]，确保产品质量均等且可重复非常关键。为了在临床试验中验证疗效和安全性，不仅应从临床医生和研究人员的角度出发，而且必须通过社会的普遍共识，即恢复视觉功能。此外，另一个关键因素是组织良好生存。在某些方面，研究和开发过程与产品生产之间有几个关键之处略有不同。源自胚胎干细胞、诱导性多能干细胞和直接转化细胞的尖端医疗产品肯定会出现，因为它们可能是打开未来治疗途径之门的关键。因此，必须再次强调监管科学的重要性，尤其是对于再生医学而言。

木下茂(Shigeru Kinoshita)
眼科前沿医学科学和技术系
京都府立医科大学
日本京都

参考文献

1. Editorial. Advancing regenerative medicine. Nature Med. 2014;20(8):795.
2. Langer R, Vacanti JP. Tissue engineering. Science. 1993;260(5110):920-6.
3. Dimmeler S, Ding S, Rando TA, Trounson A. Translational strategies and challenges in regenerative medicine. Nature Med. 2014;20(8):814-21.
4. Tan DT, Dart JK, Holland EJ, Kinoshita S. Corneal transplantation. Lancet. 2012;379(9827):1749-61.
5. Pellegrini G1, Traverso CE, Franzi AT, Zingirian M, Cancedda R, De Luca M. Long-term restoration of damaged corneal surfaces with autologous cultivated corneal epithelium. Lancet. 1997;349(9057):990-3.
6. Rama P, Matuska S, Paganoni G, Spinelli A, De Luca M, Pellegrini G. Limbal stem-cell therapy and long-term corneal regeneration. N Engl J Med. 2010;363(2):147-55.
7. Nishida K, Yamato M, Hayashida Y, et al. Corneal reconstruction with tissue-engineered cell sheets composed of autologous oral mucosal epithelium. N Engl J Med. 2004;351(12):1187-96.
8. Sotozono C, Inatomi T, Nakamura T, et al. Visual improvement after cultivated oral mucosal epithelial transplantation. Ophthalmology. 2013;120:193-200.
9. Fagerholm P, Lagali NS, Merrett K, et al. A biosynthetic alternative to human donor tissue for inducing corneal regeneration: 24-month follow-up of a phase 1 clinical study. Sci Transl Med. 2010;2(46):46-61.

10. Alio Del Barrio JL, El Zarif M, de Miguel MP, et al. Cellular therapy with human autologous adipose-derived adult stem cells for advanced keratoconus. Cornea. 2017;36(8):952-60.
11. Alio Del Barrio JL, El Zarif M, Azzar A, et al. Corneal stroma enhancement with decellularized stromal laminas with or without stem cell recellularization for advanced keratoconus. Am J Ophthalmol. 2018;186:47-58.
12. Kinoshita S, Koizumi N, Ueno M, et al. Injection of cultured cells with a ROCK inhibitor for bullous keratopathy. N Engl J Med. 2018;378:995-1003.
13. Charo RA, Sipp D. Rejuvenating regenerative medicine regulation. N Engl J Med. 2018;378(6):504-5.
14. Marks P, Gottlieb S. Balancing safety and innovation for cell-based regenerative medicine. N Engl J Med. 2018;378(10):954-9.
15. Lipsitz YY, Timmins NE, Zandstra PW. Quality cell therapy manufacturing by design. Nat Biotech. 2016;34:393-400.

前 言

角膜再生，一种治疗角膜疾病的新兴手术治疗方式的当前和未来

对于外科手术，乃至对整个医学领域来说，人体组织再生是最具挑战且最有发展前景的课题之一。如今，为了更好地为眼部疾病患者提供治疗方案，在手术和药物治疗的基础上开始采用了一些生物治疗方法，如组织生物工程可以为眼部疾病的治疗提供另一种全新的、完全不同的视角。

眼部疾病严重影响着我们的生活质量。如果在当今标准化的治疗中，不使用基于组织替代（移植）、长期治疗，甚至去除患病组织而使用新的替代性手术治疗方式（如人工晶状体），成功治疗许多视力受损的眼部疾病，是非常令人心动的。然而，为了实现这一目的，进一步发展再生治疗将被视为人类医学发展的主要步骤之一。

虽然取得了一定的成功，但研究人员、临床医生和外科医生仍在寻找一种替代治疗的方法，以期获得一种比目前的治疗方式更合适的新方法。

角膜是研究组织再生的一种非常好的材料。它位于眼睛的最前端，呈透明状，是形成视觉的第一步。角膜盲是全世界导致失明的主要原因之一，只能通过组织移植才能治愈，但不是所有病例都可以进行移植。在过去的20年里，角膜移植一直在发展，已经出现许多术式，包括前或后板层移植。实际上，这样的术式在角膜疾病治疗中非常常见。我们需要认识到角膜移植具有局限性，如基于角膜移植材料及获得这些材料过程中产生的生物危害。

由于角膜易于操作，因此，角膜是目前进行再生治疗及外科手术发展最主要的部位。在本书中，读者可以找到经验丰富的研究者在角膜再生临床实践中提出的不同方法。从动物模型到临床应用，角膜再生取得了巨大的进步，这将给角膜手术治疗带来革命。从角膜上皮再生、角膜基质再生到角膜内皮再生，我们不仅可以重建角膜的上皮、基质和内皮，而且基于自体细胞或细胞

组织库，我们甚至可以再生整个角膜。这一创新存在许多来自生物学、伦理学、组织器官学，甚至经济预算的挑战。考虑到这些因素，自体干细胞可以用于组织再生，不存在伦理问题，并且容易获得。因此，在不久的将来，细胞治疗库能够发挥作用。

我们欢迎读者阅读本书，因其是第一本以角膜再生为主题的书籍，也是第一本对现今角膜再生中取得的进展进行系统性介绍的书籍。我们希望本书可以给读者及研究者带来启发，让这种新的、具有极大应用前景的眼科手术得到进一步的发展。

最后，我要感谢所有直接或间接参与本书编辑的作者和研究人员。没有他们的慷慨贡献，包括他们的想法和多年辛勤的工作，本书是不可能完成的。他们启发了角膜再生的未来。本书旨在成为一个平台，使我们在实际工作中达到更高的水平，从而为角膜患者带来更好的治疗。

乔治·L.阿利奥

于西班牙阿利坎特

谨以本书献给我们的亲人和患者，是他们给予我们启发，让我们的生活充满灵感，变得更有意义。

致　谢

感谢给予支持的乔治·L. 阿利奥·德尔·巴里奥及弗朗西斯科·阿尔纳利奇-蒙蒂埃尔两位共同作者,感谢他们对于本书的贡献。

乔治·L.阿利奥

目　录

第 1 部分

角膜再生的概念、事实和潜力

第 1 章

角膜解剖学

Miguel Gonzalez-Andrades, Pablo Argüeso, Ilene Gipson

1.1 概述

角膜是位于眼前节的独特、透明的无血管组织(图 1.1)。它被邻近的角膜缘和结膜的结缔组织及附属器所包围和维持[1]。角膜在视觉功能中起着至关重要的作用:①它是视觉屈光系统的主要构成组分[2];②它是透明组织,可使光线通过晶状体到达视网膜;③它是保护眼免受液体流失和外部环境影响的屏障。这些重要的功能与角膜的解剖结构密切相关:上皮层、基质层和内皮层(图 1.2)。角膜缘是补充角膜干细胞的贮存库,是血管系统终止和神经进入的部位,并提供了非常丰富的神经支配环境(图 1.2)。

角膜的胚胎学基础是发生在外胚层中的诱导性相互作用[3]。角膜上皮源自神经外胚层与视泡的相互作用[4]。角膜基质细胞和角膜内皮细胞源自神经嵴细胞,这些细胞迁移到原始角膜上皮和晶状体之间[5-7]。

人眼角膜的解剖尺寸在个体间存在差异(图 1.1),角膜的平均水平直径(白至白距离或角膜缘至角膜缘距离)大于垂直直径[分别为(11.71±0.42)mm 和(10.63±0.63mm)][8,9]。中央角膜厚度为 0.50~0.60mm[10-12],这一厚度从中央向周边逐渐增加,周边角膜厚度值可比中心凹的值高 26%[12]。

1.2 角膜上皮

角膜上皮是一种非角化的复层鳞状上皮,构成角膜的最外层。上皮由 5~7 层细胞组成,包括顶端扁平的鳞状细胞、中央具有翼状结构的细胞(因此被称为“翼状细胞”)和基底层的柱状结构细胞(图 1.3a)。角膜上皮与其他复层鳞状上皮相比是独一无二的,因为它的厚度非常均匀,并且具有独特而光滑的湿润表面,与泪膜共同提供屈光力。每层细胞都有特殊的结构和功能,顶端细胞和基底细胞都有特定的蛋白表达谱。

角膜上皮最顶端的细胞层表达膜相关黏蛋白 MUC1 和 MUC16, 形成了表面多糖蛋白复合物[13,14](图 1.3b)。该细胞层的表层细胞膜呈皱褶或脊状,称为微褶[15](图 1.3c)。从这些微褶顶端分泌的膜相关黏蛋白形成多糖蛋白复合物(图 1.3d)。多糖蛋白复合物不仅有助于形成最佳的泪膜, 还能构成屏障,防止大分子和病原体渗透[16,17]。其中,MUC16 是屏障的主要组成部分,如可防止玫瑰红染料和病原体穿透[16-18]。顶端细胞通

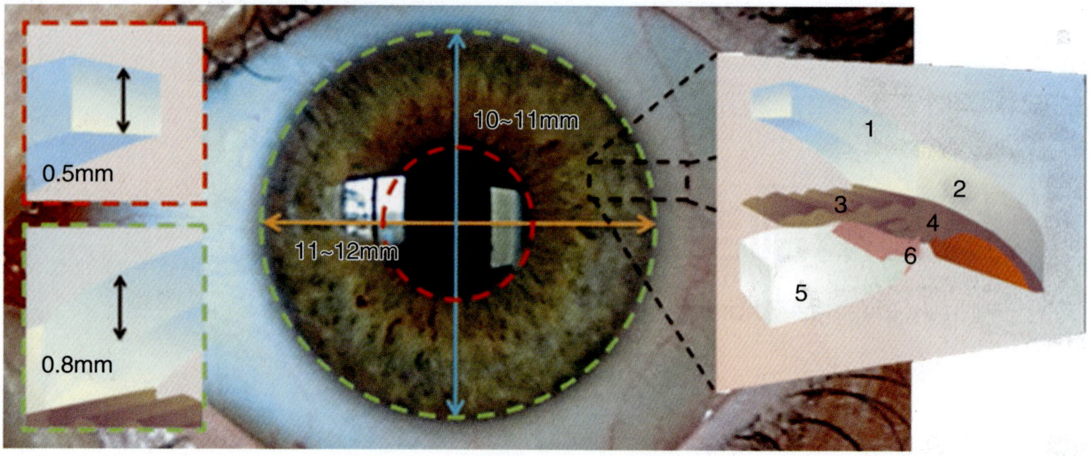

图 1.1 角膜(1)位于眼前节,是眼睛最前面的透明部分。它的周围有不同的结构:巩膜(2)、虹膜(3)、睫状体(4)、晶状体(5)和睫状小带(6)。人眼角膜的解剖尺寸在个体间存在差异,角膜平均水平直径(橙色箭头所示)大于角膜垂直直径(蓝色箭头所示)。中央区域的角膜厚度为0.50~0.60mm(红色虚线所示),从中央至周边厚度逐渐增加(绿色虚线所示)。

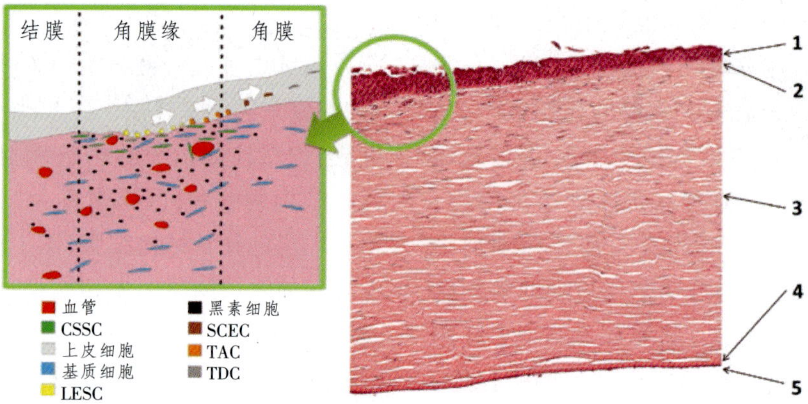

图 1.2 角膜由3个解剖层组成:上皮层(1)、基质层(3)和内皮层(5)。基质层上、下两侧有两个可区分结构:前弹力层(2)和后弹力层(4)。角膜缘(绿色圆圈所示)是补充角膜干细胞的贮存库。角膜上皮再生涉及多种细胞:角膜基质干细胞(CSSC)、角膜缘上皮干细胞(LESC)、角膜基底上皮细胞(SCEC)、瞬时扩增细胞(TAC)、终末分化细胞(TDC)。

过紧密连接或闭锁小带,构成细胞旁屏障,防止液体流失和外部分子及微生物侵入。

基底细胞层是特化的,可使上皮细胞与下层基质紧密锚定。为了提供紧密锚定功能,基底细胞分泌基底膜,由Ⅳ型胶原蛋白、Ⅶ型胶原蛋白、层粘连蛋白、纤维连接蛋白、巢蛋白和基底膜聚糖等蛋白组成[19-22]。此外,基底细胞还能组装特定的锚定连接结构,即半桥粒,通过$\alpha_6\beta_4$整联蛋白将细胞骨架与Ⅶ型胶原蛋白锚定纤维连接,该纤维穿透并散布在前基质的胶原纤维之间[23]。

角膜上皮细胞表达细胞角蛋白3和细胞角蛋白12,均通过细胞间桥粒与相邻的细胞相连[24]。细胞角蛋白中间丝附着于桥粒的

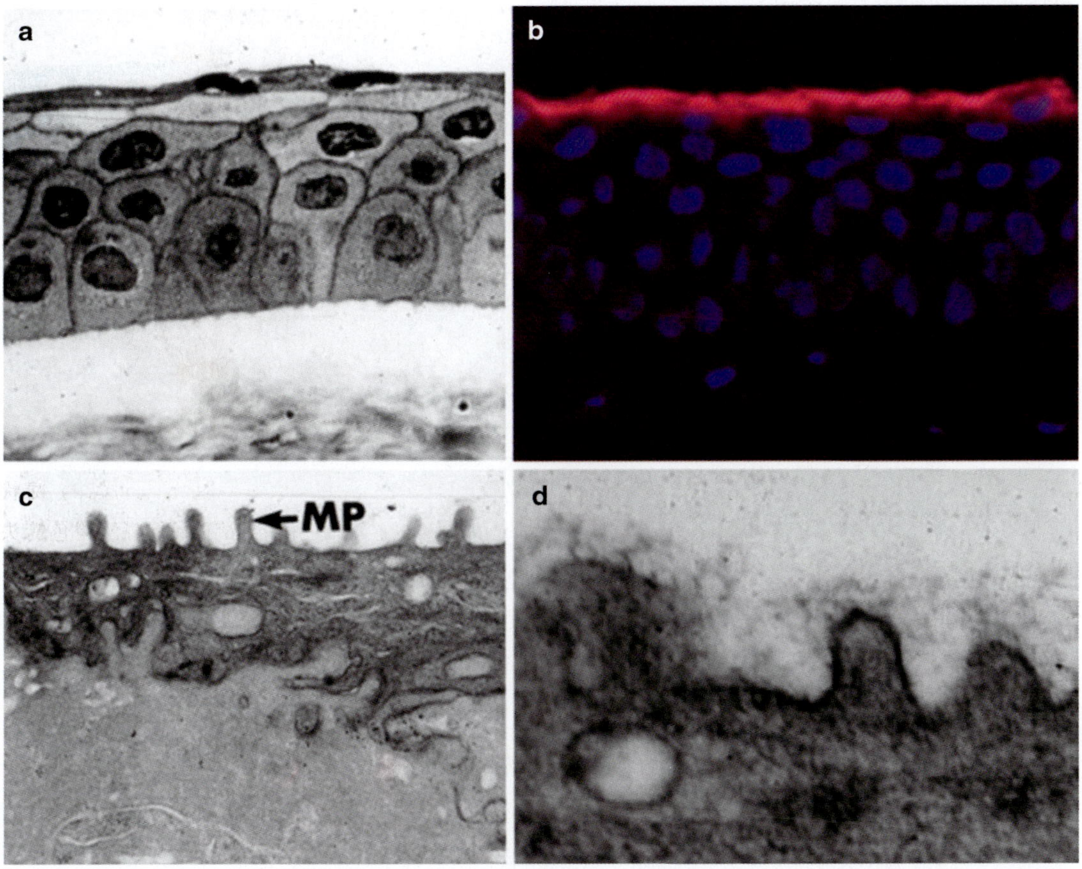

图 1.3 (a)角膜上皮由 5~7 层细胞组成。(b)角膜上皮最顶端的细胞层表达膜相关黏蛋白，如 MUC16(红色染色)，形成表面的多糖蛋白复合物(蓝色细胞核)。(c)顶端细胞膜呈褶皱或脊状，称为微褶(MP)。(d)从这些微褶顶端分泌的膜相关黏蛋白形成了多糖蛋白复合物。(Modified from Argueso et al.[18] and Gipson et al.[2])

斑块上[25]，连同黏附连接和半桥粒，使角膜上皮具有内聚力和耐磨性。角膜上皮还具有间隙连接，用于细胞间的交流；它们遍布于整个上皮层，但在顶端与基底的特征不同[26]。

角膜是人体中神经分布最密集的组织[27,28](图 1.4)。角膜神经不仅负责角膜感知，还提供营养因子，这些因子对于创伤愈合和角膜再生至关重要[29-31]。上皮内神经末梢分布于整个角膜上皮层[32]。神经末梢是来自连续的基底下神经丛的分支，起源于角膜中央和旁中央上皮束的吻合处。上皮束是从角膜基质神经分支出来的基底神经纤维束，从角膜缘进入角膜[32]。

角膜上皮在 7~14 天内更新(请参阅[33])。角膜上皮的基底细胞具有有限的有丝分裂活性，密度为 6000 个细胞/平方毫米[34,35]。这些细胞源自角膜缘未分化状态下的角膜缘上皮干细胞(LESC)[36]。LESC 的自我更新能力是无限的，有丝分裂活性较低。这些细胞可能只占角膜缘基底细胞总数的 10%以下[36,37]。不同的标志物，如 ATP 结合盒亚家族 G 成员 2 (ABCG2)、ΔNp63a、N-钙黏蛋白、细胞角蛋白 19、波形蛋白、KGF-R 和 ABCB5，已被用于鉴定 LESC[36,38-41]。LESC 分裂并产生能够进行有限数量细胞分裂的瞬时扩增细胞[22]。最后，这些细胞向心迁移分

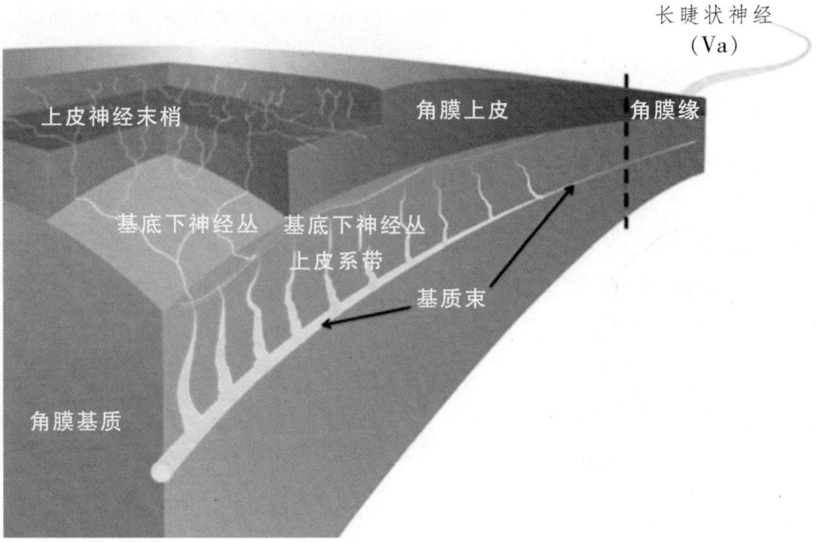

图 1.4　角膜是人体中神经分布最密集的组织。上皮内神经末梢(INT)分布于整个角膜上皮层。神经末梢是来自连续的基底下神经丛(SNP)的分支,起源于角膜中央和旁中央上皮束的吻合处。上皮束是从角膜基质神经分支出来的基底神经纤维束,从角膜缘进入角膜。(扫码看彩图)

化为基底角膜上皮细胞,形成角膜上皮表面的终末分化细胞[42]。角膜上皮稳态平衡过程的机制尚不明确。最近,Connon 等人提出了一种新的假设:上皮细胞下基质硬度的差异(向心硬度梯度)可以通过机械传导力驱动角膜缘干细胞向内迁移和分化[43]。已经证明,感知这些变化的角膜上皮细胞会因不同硬度的基质而发生分化[44]。

角膜缘是一个特殊的区域,是角膜和巩膜之间一个宽 1.5mm 的过渡区[45]。它有密集的血管和神经分布,通过黑色素沉着,保护其免受紫外线损伤[39]。角膜缘由上皮(位于角膜上皮和结膜之间,其基底细胞内有一群未分化状态的角膜缘上皮干细胞 LESC[36])和基质组成,基质内有血管[46]和不同类型的细胞,如黑素细胞[47]和间充质干细胞[48]。角膜缘基底上皮中的两种特殊结构使得上皮–基质相互作用通过角膜缘的基底膜实现。Vogt 栅栏结构是位于上皮下结缔组织中的乳头状结构,为 LESC 提供保护性环境[49]。在这些栅栏结构中有角膜缘上皮隐窝,指状突起是 LESC 所在的位置。这些结构保护细胞免受剪切应力的影响,并从邻近的血管向细胞提供营养[22,40]。在 Vogt 栅栏处,LESC 可能与角膜基质干细胞,即神经嵴间充质干细胞(MSC)相互作用,维持 LESC 微环境,并可分化为功能性基质细胞,进而可能再生为正常角膜基质[48,50–52]。角膜缘基质不透明,胶原纤维排列不像邻近的角膜基质那样整齐,其胶原纤维的排列和大小开始类似于巩膜基质[53]。细胞与基质的相互作用,部分由细胞外基质成分的局部变化和基底膜的异质性介导,为角膜缘基底细胞提供最佳的微环境[22,36,39]。

1.3　角膜基质

角膜基质是一种特殊的结缔组织层,位于角膜上皮和角膜内皮之间。它占人眼角膜厚度的 90%,代表角膜的主要结构。其前部为前弹力层，后部为后弹力层（图 1.2）。由于没有血管和淋巴管，角膜基质被认为是一种免疫豁免结构[54]；这一特点保障了角膜最佳的透明度，增加了供体角膜移植到宿主体内后的存活机会。

角膜基质由细胞外基质及其包埋的细胞组成（图 1.5a）。这些细胞合成的细胞外基质主要由胶原蛋白构成，以Ⅰ型胶原为主，占角膜干重的 68%，还有Ⅴ型和Ⅵ型胶原。其他类型的胶原纤维，如Ⅲ型、Ⅻ型和ⅩⅣ型，在角膜基质中的含量显著较低[22,55]。胶原纤维聚集在一起形成板层结构，在所有的深度方向上主要平行于组织表面的板层（图 1.5c）。这种方向模式是影响角膜透明度和强度的重要因素[57-62]。基质独特的胶原纤维直径的均匀性，由精确调节的Ⅰ型和Ⅴ型胶原控制，有助于提高透明度。保持基质透明的第三个因素是胶原纤维周围的无定形基质，主要为皮肤素和硫酸角质素蛋白多糖，可调节胶原纤维之间的距离，从而有助于透明性所需的纤维规则间距[52,63]。此外，水占角膜体积的 78%。

基质由嵌在胶原板之间的角膜细胞构成，约占基质体积的 3%[52]（图 1.5b）。角膜细胞在成人中是静止的，呈扁平的树突状，这使它们有很大的面积，通过缝隙连接彼此接触[64]。角膜细胞密度随基质区域变化，由前向后逐渐减少[65,66]。角膜细胞的功能活动包括合成和重构细胞外基质；这些细胞产生胶原层和蛋白聚糖，包括角化蛋白、核心蛋白聚糖、光蛋白聚糖和膜蛋白聚糖[67]。角膜基质细胞表达间充质和造血标志物，可通过以下蛋白的表达来鉴定：角化蛋白、乙醛脱氢酶、晶体蛋白、CD133、CD34 和细胞角蛋白

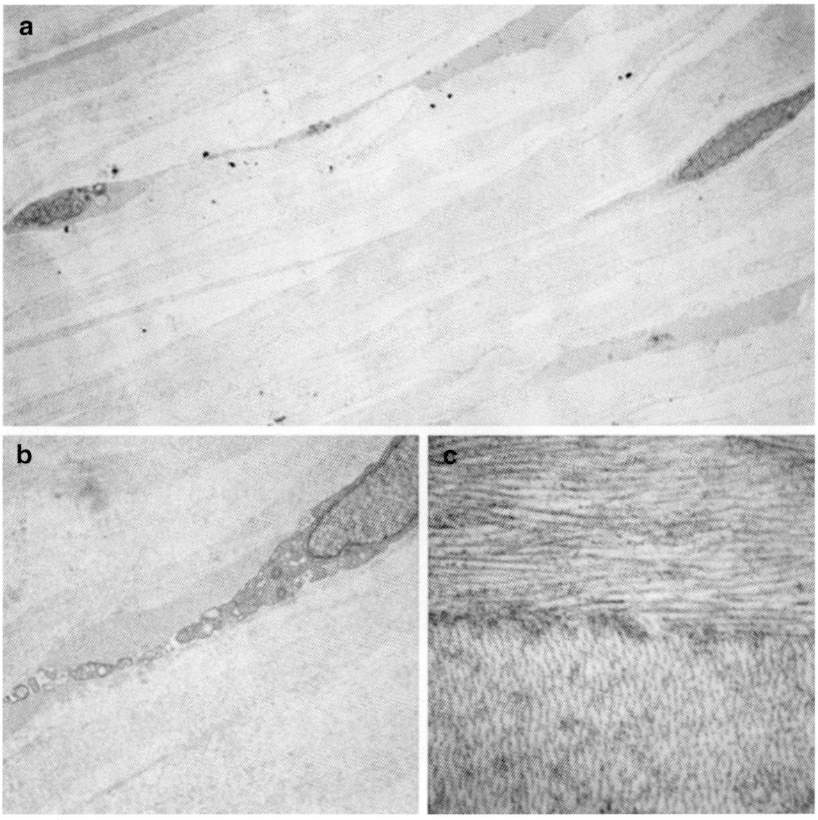

图 1.5 (a)角膜基质由胶原板层间的基质细胞组成。(b)成人的基质细胞处于静息状态，呈扁平的树突状，具有较大的面积。(c)胶原纤维聚集在一起形成板层结构，在所有的深度方向上，主要平行于组织表面的板层。

3[67,68]。当这些标志物的表达受到损伤，将诱导角膜细胞通过成纤维细胞或肌成纤维细胞瘢痕形成表型，该表型根据环境的不同而可能逆转[68,69]。角膜细胞和上皮细胞已被发现存在一种机制，即通过表达一系列被称为晶体蛋白的水溶性蛋白质来增加透明度和最小化屈光指数的波动，以减少光散射[70]。这些蛋白质控制光学变化，减少两种细胞类型细胞质中光的散布[71]。

其他位于角膜基质中对损伤和病原体做出反应的细胞类型是骨髓源性细胞。这些细胞参与抗原呈递和免疫反应，包括树突状细胞和巨噬细胞[72-76]。树突状细胞也被认为是角膜上皮内的常驻细胞，也被称为朗格汉斯细胞（类似于在皮肤表皮中发现的树突状细胞）或上皮内角膜树突状细胞[76,77]。免疫细胞可以影响角膜的血管通透状态，这是基于抗血管生成因子的平衡；在伤口愈合过程中，抗血管生成因子与促血管生成/淋巴管生成因子的上调相平衡[78,79]。

角膜基质的两个特殊的脱细胞区是前弹力层和后弹力层。前弹力层的厚度为8~14μm，主要由上皮细胞产生的Ⅰ、Ⅲ和Ⅴ型胶原纤维组成，相互交织，无明显的结构模式[46,80]。后弹力层是由角膜内皮细胞产生的一种独特的厚基底膜。它由Ⅳ型、Ⅷ型和Ⅻ型胶原蛋白，基底膜聚糖，巢蛋白，轴突导向因子，纤连蛋白和层粘连蛋白等组成[81,82]。这层膜由胎儿发育时形成的前层带状膜和成年后由内皮细胞连续合成的后层非带状膜组成[83,84]。

1.4　角膜内皮

角膜内皮是一种简单的低立方上皮[81,85]。这些细胞的顶端表面呈六角形，与房水相连（图1.6），而其基底表面与后弹力层相连，呈不规则状[86-88]。与中央区相比，人眼角膜内皮细胞在旁中央和周边区的细胞密度增加[89]。不同细胞之间的连接基于黏附连接、紧密连接和桥粒[46,90]。

角膜内皮细胞的功能活动是通过角膜基质和前房（房水所在的位置）之间的主动运输实现的，使离子和液体交换成为可能[91]。这种功能性活动确保了角膜透明，避免了基质水肿[85,92]。在内皮细胞侧膜上表达的主要离子泵之一是Na^+/K^+-ATP酶，这是用来区别于其他角膜细胞类型的标志物之一。另一种常用的标志物是ZO-1，也存在于角膜上皮[93]。最近，一些研究人员提出了新的可以用来纯化该细胞群的标志物，如CD98、CD166、CD340、CLRN1、MRGPRX3、HTR1D、GRIP1和ZP4[93,94]。

内皮细胞的有丝分裂活性最小，每年细胞数量下降约6%。这种细胞丢失通过聚合性和多态性来补偿，分别增加体积和改变形状[95-97]。角膜内皮细胞的再生能力非常有

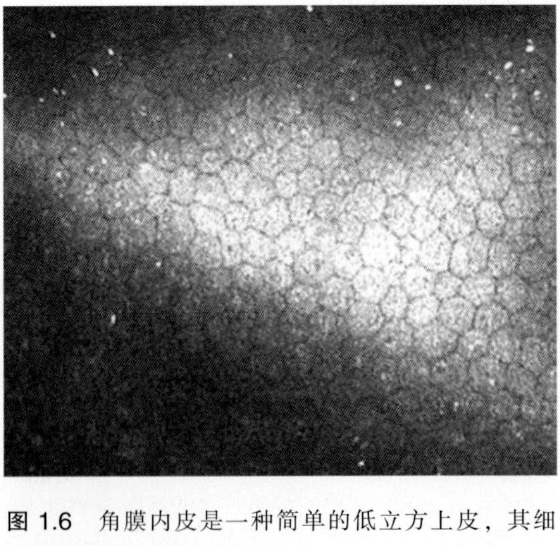

图1.6　角膜内皮是一种简单的低立方上皮，其细胞顶端呈六角形，与房水相连（健康人角膜内皮的活体共聚焦图像）。(Courtesy of Dr. Caro-Magdaleno.)

限，受到年龄、中央地形位置、细胞-细胞接触和缺乏生长因子刺激等因素的影响[98,99]。最近的研究表明，内皮祖细胞存在于角膜周围，可以分化为功能性角膜内皮细胞[100-104]。

遵守道德要求　Miguel Gonzalez-Andrade、Pablo Argüeso 和 Ilene K. Gipson 声明，他们没有利益冲突。本文作者没有对人体或动物进行研究。

参考文献

1. Gipson IK, Joyce NC. Anatomy and cell biology of the cornea, superficial limbus and conjunctiva. In: Albert D, Miller J, Azar D, Blodi B, editors. Albert & Jakobiec's principles and practice of ophthalmology. Philadelphia/Edinburgh: Saunders/Elsevier; 2008. p. 423–40.
2. Gipson IK, Joyce NJ, Zieske JD. The anatomy and cell biology of the human cornea, limbus, conjunctiva, and adnexa. In: Foster CS, Azar DT, Dohlman CH, editors. Smolin and Thoft's the cornea : scientific foundations and clinical practice. Philadelphia: Lippincott Williams & Wilkins; 2005. p. 1–35.
3. Lwigale PY. Corneal development: different cells from a common progenitor. Prog Mol Biol Transl Sci. 2015;134:43–59.
4. Collomb E, Yang Y, Foriel S, Cadau S, Pearton DJ, Dhouailly D. The corneal epithelium and lens develop independently from a common pool of precursors. Dev Dyn. 2013;242:401–13.
5. Creuzet S, Vincent C, Couly G. Neural crest derivatives in ocular and periocular structures. Int J Dev Biol. 2005;49:161–71.
6. Lwigale PY, Cressy PA, Bronner-Fraser M. Corneal keratocytes retain neural crest progenitor cell properties. Dev Biol. 2005;288:284–93.
7. Greene CA, Green CR, Dickinson ME, Johnson V, Sherwin T. Keratocytes are induced to produce collagen type II: a new strategy for in vivo corneal matrix regeneration. Exp Cell Res. 2016;347:241–9.
8. Rufer F, Schroder A, Erb C. White-to-white corneal diameter: normal values in healthy humans obtained with the Orbscan II topography system. Cornea. 2005;24:259–61.
9. Khng C, Osher RH. Evaluation of the relationship between corneal diameter and lens diameter. J Cataract Refract Surg. 2008;34:475–9.
10. Doughty MJ, Zaman ML. Human corneal thickness and its impact on intraocular pressure measures: a review and meta-analysis approach. Surv Ophthalmol. 2000;44:367–408.
11. Randleman JB, Lynn MJ, Perez-Straziota CE, Weissman HM, Kim SW. Comparison of central and peripheral corneal thickness measurements with scanning-slit, Scheimpflug and Fourier-domain ocular coherence tomography. Br J Ophthalmol. 2015;99:1176–81.
12. Doughty MJ, Jonuscheit S. An assessment of regional differences in corneal thickness in normal human eyes, using the Orbscan II or ultrasound pachymetry. Optometry. 2007;78:181–90.
13. Argueso P, Tisdale A, Mandel U, Letko E, Foster CS, Gipson IK. The cell-layer- and cell-type-specific distribution of GalNAc-transferases in the ocular surface epithelia is altered during keratinization. Invest Ophthalmol Vis Sci. 2003;44:86–92.
14. Gipson IK. Distribution of mucins at the ocular surface. Exp Eye Res. 2004;78:379–88.
15. Nichols B, Dawson CR, Togni B. Surface features of the conjunctiva and cornea. Invest Ophthalmol Vis Sci. 1983;24:570–6.
16. Gipson IK, Argueso P. Role of mucins in the function of the corneal and conjunctival epithelia. Int Rev Cytol. 2003;231:1–49.
17. Gipson IK, Spurr-Michaud S, Tisdale A, Menon BB. Comparison of the transmembrane mucins MUC1 and MUC16 in epithelial barrier function. PLoS One. 2014;9:e100393.
18. Argueso P, Spurr-Michaud S, Russo CL, Tisdale A, Gipson IK. MUC16 mucin is expressed by the human ocular surface epithelia and carries the H185 carbohydrate epitope. Invest Ophthalmol Vis Sci. 2003;44:2487–95.
19. Shafiq MA, Gemeinhart RA, Yue BY, Djalilian AR. Decellularized human cornea for reconstructing the corneal epithelium and anterior stroma. Tissue Eng Part C Methods. 2012;18:340–8.
20. Tuori A, Uusitalo H, Burgeson RE, Terttunen J, Virtanen I. The immunohistochemical composition of the human corneal basement membrane. Cornea. 1996;15:286–94.
21. Resch MD, Schlotzer-Schrehardt U, Hofmann-Rummelt C, Kruse FE, Seitz B. Alterations of epithelial adhesion molecules and basement membrane components in lattice corneal dystrophy (LCD). Graefes Arch Clin Exp Ophthalmol. 2009;247:1081–8.
22. Castro-Munozledo F. Review: corneal epithelial stem cells, their niche and wound healing. Mol Vis. 2013;19:1600–13.
23. Gipson IK. Adhesive mechanisms of the corneal epithelium. Acta Ophthalmol Suppl. 1992;202:13–7.
24. Gonzalez-Andrades M, Garzon I, Gascon MI, et al. Sequential development of intercellular junctions in bioengineered human corneas. J Tissue Eng Regen Med. 2009;3:442–9.
25. Colabelli Gisoldi RA, Pocobelli A, Villani CM, Amato D, Pellegrini G. Evaluation of molecular markers in corneal regeneration by means of autologous cultures of limbal cells and keratoplasty. Cornea. 2010;29:715–22.
26. Shurman DL, Glazewski L, Gumpert A, Zieske JD, Richard G. In vivo and in vitro expression of connexins in the human corneal epithelium. Invest Ophthalmol Vis Sci. 2005;46:1957–65.
27. Ferrari G, Hajrasouliha AR, Sadrai Z, Ueno H, Chauhan SK, Dana R. Nerves and neovessels inhibit

each other in the cornea. Invest Ophthalmol Vis Sci. 2013;54:813–20.
28. Bonini S, Rama P, Olzi D, Lambiase A. Neurotrophic keratitis. Eye (Lond). 2003;17:989–95.
29. Muller LJ, Marfurt CF, Kruse F, Tervo TM. Corneal nerves: structure, contents and function. Exp Eye Res. 2003;76:521–42.
30. Shaheen BS, Bakir M, Jain S. Corneal nerves in health and disease. Surv Ophthalmol. 2014;59:263–85.
31. Sacchetti M, Lambiase A. Neurotrophic factors and corneal nerve regeneration. Neural Regen Res. 2017;12:1220–4.
32. Marfurt CF, Cox J, Deek S, Dvorscak L. Anatomy of the human corneal innervation. Exp Eye Res. 2010;90:478–92.
33. West JD, Dora NJ, Collinson JM. Evaluating alternative stem cell hypotheses for adult corneal epithelial maintenance. World J Stem Cells. 2015;7:281–99.
34. Lavker RM, Dong G, Cheng SZ, Kudoh K, Cotsarelis G, Sun TT. Relative proliferative rates of limbal and corneal epithelia. Implications of corneal epithelial migration, circadian rhythm, and suprabasally located DNA-synthesizing keratinocytes. Invest Ophthalmol Vis Sci. 1991;32:1864–75.
35. Yanoff M, Fine BS. Ocular pathology. 5th ed. Philadelphia: Mosby; 2002. xxi, 701 p.
36. Schlotzer-Schrehardt U, Kruse FE. Identification and characterization of limbal stem cells. Exp Eye Res. 2005;81:247–64.
37. Menzel-Severing J, Kruse FE, Schlotzer-Schrehardt U. Stem cell-based therapy for corneal epithelial reconstruction: present and future. Can J Ophthalmol. 2013;48:13–21.
38. Takacs L, Toth E, Berta A, Vereb G. Stem cells of the adult cornea: from cytometric markers to therapeutic applications. Cytometry A. 2009;75:54–66.
39. Schlotzer-Schrehardt U, Dietrich T, Saito K, et al. Characterization of extracellular matrix components in the limbal epithelial stem cell compartment. Exp Eye Res. 2007;85:845–60.
40. Notara M, Alatza A, Gilfillan J, et al. In sickness and in health: corneal epithelial stem cell biology, pathology and therapy. Exp Eye Res. 2010;90:188–95.
41. Ksander BR, Kolovou PE, Wilson BJ, et al. ABCB5 is a limbal stem cell gene required for corneal development and repair. Nature. 2014;511:353–7.
42. Ramos T, Scott D, Ahmad S. An update on ocular surface epithelial stem cells: cornea and conjunctiva. Stem Cells Int. 2015;2015:601731.
43. Foster JW, Jones RR, Bippes CA, Gouveia RM, Connon CJ. Differential nuclear expression of Yap in basal epithelial cells across the cornea and substrates of differing stiffness. Exp Eye Res. 2014;127:37–41.
44. Jones RR, Hamley IW, Connon CJ. Ex vivo expansion of limbal stem cells is affected by substrate properties. Stem Cell Res. 2012;8:403–9.
45. Li W, Hayashida Y, Chen YT, Tseng SC. Niche regulation of corneal epithelial stem cells at the limbus. Cell Res. 2007;17:26–36.
46. Hogan MJ, Alvarado JA, Weddell JE. Histology of the human eye. 1st ed. Philadelphia: W.C. Saunders Company; 1971.
47. Dziasko MA, Tuft SJ, Daniels JT. Limbal melanocytes support limbal epithelial stem cells in 2D and 3D microenvironments. Exp Eye Res. 2015;138:70–9.
48. Funderburgh JL, Funderburgh ML, Du Y. Stem cells in the limbal stroma. Ocul Surf. 2016;14:113–20.
49. Notara M, Daniels JT. Biological principals and clinical potentials of limbal epithelial stem cells. Cell Tissue Res. 2008;331:135–43.
50. Du Y, Funderburgh ML, Mann MM, SundarRaj N, Funderburgh JL. Multipotent stem cells in human corneal stroma. Stem Cells. 2005;23:1266–75.
51. Funderburgh ML, Du Y, Mann MM, SundarRaj N, Funderburgh JL. PAX6 expression identifies progenitor cells for corneal keratocytes. FASEB J: Off Publication Fed Am Soc Exp Biol. 2005;19:1371–3.
52. Pinnamaneni N, Funderburgh JL. Concise review: stem cells in the corneal stroma. Stem Cells. 2012;30:1059–63.
53. Chen Z, de Paiva CS, Luo L, Kretzer FL, Pflugfelder SC, Li DQ. Characterization of putative stem cell phenotype in human limbal epithelia. Stem Cells. 2004;22:355–66.
54. Ma DH, Chen HC, Lai JY, et al. Matrix revolution: molecular mechanism for inflammatory corneal neovascularization and restoration of corneal avascularity by epithelial stem cell transplantation. Ocul Surf. 2009;7:128–44.
55. Meek KM, Fullwood NJ. Corneal and scleral collagens--a microscopist's perspective. Micron. 2001;32:261–72.
56. Abass A, Hayes S, White N, Sorensen T, Meek KM. Transverse depth-dependent changes in corneal collagen lamellar orientation and distribution. J R Soc Interface. 2015;12:20140717.
57. Ruberti JW, Zieske JD. Prelude to corneal tissue engineering - gaining control of collagen organization. Prog Retin Eye Res. 2008;27:549–77.
58. Quantock AJ, Young RD. Development of the corneal stroma, and the collagen-proteoglycan associations that help define its structure and function. Dev Dyn. 2008;237:2607–21.
59. Maurice DM. The structure and transparency of the cornea. J Physiol. 1957;136:263–86.
60. Goldman JN, Benedek GB. The relationship between morphology and transparency in the nonswelling corneal stroma of the shark. Investig Ophthalmol. 1967;6:574–600.
61. Benedek GB. Theory of transparency of the eye. Appl Opt. 1971;10:459–73.
62. Meek KM, Knupp C. Corneal structure and transparency. Prog Retin Eye Res. 2015;49:1–16.
63. Lewis PN, Pinali C, Young RD, Meek KM, Quantock AJ, Knupp C. Structural interactions between collagen and proteoglycans are elucidated by three-dimensional electron tomography of bovine cornea. Structure. 2010;18:239–45.
64. Leibowitz HM, Waring GO. Corneal disorders : clinical diagnosis and management. 2nd ed. Philadelphia: Saunders; 1998. xvi, 1172 p.
65. Petroll WM, Boettcher K, Barry P, Cavanagh HD,

Jester JV. Quantitative assessment of anteroposterior keratocyte density in the normal rabbit cornea. Cornea. 1995;14:3–9.
66. Patel S, McLaren J, Hodge D, Bourne W. Normal human keratocyte density and corneal thickness measurement by using confocal microscopy in vivo. Invest Ophthalmol Vis Sci. 2001;42: 333–9.
67. Hashmani K, Branch MJ, Sidney LE, et al. Characterization of corneal stromal stem cells with the potential for epithelial transdifferentiation. Stem Cell Res Ther. 2013;4:75.
68. Branch MJ, Hashmani K, Dhillon P, Jones DR, Dua HS, Hopkinson A. Mesenchymal stem cells in the human corneal limbal stroma. Invest Ophthalmol Vis Sci. 2012;53:5109–16.
69. Foster JW, Gouveia RM, Connon CJ. Low-glucose enhances keratocyte-characteristic phenotype from corneal stromal cells in serum-free conditions. Sci Rep. 2015;5:10839.
70. Chen Y, Jester JV, Anderson DM, et al. Corneal haze phenotype in Aldh3a1-null mice: in vivo confocal microscopy and tissue imaging mass spectrometry. Chem Biol Interact. 2017;276:9–14.
71. Jester JV. Corneal crystallins and the development of cellular transparency. Semin Cell Dev Biol. 2008;19:82–93.
72. Yamagami S, Usui T, Amano S, Ebihara N. Bone marrow-derived cells in mouse and human cornea. Cornea. 2005;24:S71–4.
73. Nakamura T, Ishikawa F, Sonoda KH, et al. Characterization and distribution of bone marrow-derived cells in mouse cornea. Invest Ophthalmol Vis Sci. 2005;46:497–503.
74. Takayama T, Kondo T, Kobayashi M, et al. Characteristic morphology and distribution of bone marrow derived cells in the cornea. Anat Rec (Hoboken). 2009;292:756–63.
75. Forrester JV, Xu H, Kuffova L, Dick AD, McMenamin PG. Dendritic cell physiology and function in the eye. Immunol Rev. 2010;234:282–304.
76. Saban DR. The chemokine receptor CCR7 expressed by dendritic cells: a key player in corneal and ocular surface inflammation. Ocul Surf. 2014;12:87–99.
77. Hattori T, Takahashi H, Dana R. Novel insights into the immunoregulatory function and localization of dendritic cells. Cornea. 2016;35(Suppl 1): S49–54.
78. Ellenberg D, Azar DT, Hallak JA, et al. Novel aspects of corneal angiogenic and lymphangiogenic privilege. Prog Retin Eye Res. 2010;29:208–48.
79. Zhong W, Montana M, Santosa SM, et al. Angiogenesis and lymphangiogenesis in corneal transplantation-a review. Surv Ophthalmol. 2018;63:453–79.
80. Wilson SE, Hong JW. Bowman's layer structure and function: critical or dispensable to corneal function? A hypothesis. Cornea. 2000;19:417–20.
81. Beuerman RW, Pedroza L. Ultrastructure of the human cornea. Microsc Res Tech. 1996;33:320–35.
82. Kabosova A, Azar DT, Bannikov GA, et al. Compositional differences between infant and adult human corneal basement membranes. Invest Ophthalmol Vis Sci. 2007;48:4989–99.
83. Johnson DH, Bourne WM, Campbell RJ. The ultrastructure of Descemet's membrane. I. Changes with age in normal corneas. Arch Ophthalmol. 1982;100:1942–7.
84. Weller JM, Schlotzer-Schrehardt U, Kruse FE, Tourtas T. Splitting of the recipient's descemet membrane in descemet membrane endothelial keratoplasty-ultrastructure and clinical relevance. Am J Ophthalmol. 2016;172:1–6.
85. Srinivas SP. Dynamic regulation of barrier integrity of the corneal endothelium. Optom Vis Sci. 2010;87:E239–54.
86. He Z, Forest F, Gain P, et al. 3D map of the human corneal endothelial cell. Sci Rep. 2016;6:29047.
87. Worner CH, Olguin A, Ruiz-Garcia JL, Garzon-Jimenez N. Cell pattern in adult human corneal endothelium. PLoS One. 2011;6:e19483.
88. Harrison TA, He Z, Boggs K, Thuret G, Liu HX, Defoe DM. Corneal endothelial cells possess an elaborate multipolar shape to maximize the basolateral to apical membrane area. Mol Vis. 2016;22:31–9.
89. Amann J, Holley GP, Lee SB, Edelhauser HF. Increased endothelial cell density in the paracentral and peripheral regions of the human cornea. Am J Ophthalmol. 2003;135:584–90.
90. Barry PA, Petroll WM, Andrews PM, Cavanagh HD, Jester JV. The spatial organization of corneal endothelial cytoskeletal proteins and their relationship to the apical junctional complex. Invest Ophthalmol Vis Sci. 1995;36:1115–24.
91. Alaminos M, Gonzalez-Andrades M, Munoz-Avila JI, Garzon I, Sanchez-Quevedo MC, Campos A. Volumetric and ionic regulation during the in vitro development of a corneal endothelial barrier. Exp Eye Res. 2008;86:758–69.
92. Mergler S, Pleyer U. The human corneal endothelium: new insights into electrophysiology and ion channels. Prog Retin Eye Res. 2007;26:359–78.
93. Okumura N, Hirano H, Numata R, et al. Cell surface markers of functional phenotypic corneal endothelial cells. Invest Ophthalmol Vis Sci. 2014;55: 7610–8.
94. Yoshihara M, Ohmiya H, Hara S, et al. Discovery of molecular markers to discriminate corneal endothelial cells in the human body. PLoS One. 2015;10:e0117581.
95. Lass JH, Gal RL, Ruedy KJ, et al. An evaluation of image quality and accuracy of eye bank measurement of donor cornea endothelial cell density in the Specular Microscopy Ancillary Study. Ophthalmology. 2005;112:431–40.
96. Krachmer JH, Mannis MJ, Holland EJ. Cornea. 3rd ed. Philadelphia: Elsevier/Mosby; 2011. 1–2 p.
97. Schroeter J, Rieck P. Endothelial evaluation in the cornea bank. Dev Ophthalmol. 2009;43:47–62.
98. Joyce NC. Proliferative capacity of corneal endothelial cells. Exp Eye Res. 2012;95:16–23.
99. Peh GS, Beuerman RW, Colman A, Tan DT, Mehta JS. Human corneal endothelial cell expansion for

corneal endothelium transplantation: an overview. Transplantation. 2011;91:811–9.
100. Hara S, Hayashi R, Soma T, et al. Identification and potential application of human corneal endothelial progenitor cells. Stem Cells Dev. 2014;23:2190–201.
101. Espana EM, Sun M, Birk DE. Existence of corneal endothelial slow-cycling cells. Invest Ophthalmol Vis Sci. 2015;56:3827–37.
102. Dirisamer M, Dapena I, Ham L, et al. Patterns of corneal endothelialization and corneal clearance after descemet membrane endothelial keratoplasty for fuchs endothelial dystrophy. Am J Ophthalmol. 2011;152:543–555 e541.
103. Borkar DS, Veldman P, Colby KA. Treatment of Fuchs endothelial dystrophy by Descemet stripping without endothelial keratoplasty. Cornea. 2016;35:1267–73.
104. Iovieno A, Neri A, Soldani AM, Adani C, Fontana L. Descemetorhexis without graft placement for the treatment of Fuchs endothelial dystrophy: preliminary results and review of the literature. Cornea. 2017;36:637–41.

第 2 章

角膜愈合

Veronica Vargas, Francisco Arnalich-Montiel, Jorge L. Alió del Barrio

2.1 概述

角膜覆盖了整个眼球表面的前 1/6，由于其屈光能力和透明性，是眼最重要的光学元件。

角膜有 3 种主要的细胞类型，即上皮细胞、基质细胞和内皮细胞，并分为 5 层：上皮细胞层、前弹力层、基质层、后弹力层和内皮细胞层[1]，此外，还有一个被称为 Dua 层的手术层。我们将简要地描述它们。

2.1.1 上皮细胞层

角膜上皮是角膜的第一层，由未角化的复层鳞状细胞层组成，具有丰富的神经支配。它有 4~6 个细胞层，厚度约为 50μm，有 3 种不同类型的细胞：鳞状表皮细胞、翼状细胞和基底上皮细胞。这些细胞彼此之间有连接复合体，以防止外来物质通过。它们的平均寿命为 7~10 天。紫外线辐射、缺氧和机械摩擦可诱导这些细胞凋亡[2]。因为上皮细胞层是角膜的外层，所以很容易受伤。

2.1.2 前弹力层

此层是由Ⅰ型和Ⅲ型胶原纤维组成的无细胞层，平均厚度为 12μm；它在损伤后不可再生[3]。

2.1.3 基质层

基质层占角膜厚度的 90%，由Ⅰ型、Ⅲ型、Ⅴ型、Ⅵ型、Ⅻ型和ⅪⅤ型胶原组成；胶原纤维的均匀排列对角膜的透明性至关重要。它的原始细胞是角膜基质细胞，在正常角膜中通常是静止的，但在基质损伤后，它们被激活并转分化为肌成纤维细胞[3]。

2.1.4 后弹力层

后弹力层是内皮细胞的基底膜。其厚度为 10μm，主要由Ⅳ型和Ⅷ型胶原组成[3]。

2.1.5 内皮细胞层

内皮细胞层是一层六角形的细胞。在年轻人中，细胞密度大约为 3500 个细胞/平方厘米，不可再生。其主要功能是通过离子转运系统调节角膜水化，以维持角膜的透明性[1,3]。

角膜愈合过程是复杂和至关重要的，因为它的透明性可能受到损伤，导致瘢痕的形成和失明。

2.2 细胞因子和生长因子与角膜愈合的关系

角膜创面的愈合离不开细胞因子、生长因子、整联蛋白和蛋白酶的相互作用;因此,我们首先要分别描述其功能。

2.2.1 细胞因子

白细胞介素1α(IL-1α)和白细胞介素6(IL-6)启动上皮创面愈合过程[2];它们是促炎细胞因子,其水平与角膜损伤的严重程度相关[4]。

IL-6刺激上皮细胞迁移,并可能影响活化的基质细胞产生纤维化物质[5]。

IL-1α在角膜愈合过程中具有多种功能,其中包括[6]:

- 调节基质细胞凋亡。
- 通过诱导基质细胞上的角化细胞生长因子(KGF)和肝细胞生长因子(HGF)的表达促进上皮细胞增殖。
- 刺激上皮创面愈合和表皮生长因子(EGF)生成,两者加速上皮创面愈合。

2.2.2 整联蛋白

整联蛋白是跨膜受体,主要功能是连接细胞和细胞外基质,并在愈合过程中发挥重要作用。$\alpha_2\beta_1$整联蛋白在角膜创伤后迁移的上皮细胞中表达,与Ⅰ型胶原相互作用,上调基质金属蛋白酶的合成和分泌[6]。

2.2.3 基质金属蛋白酶(MPP)

这些锌依赖的内肽酶通过分离细胞-细胞和细胞-基质黏附和降解细胞外基质(ECM)以影响细胞迁移。它们还调节生长因子和细胞因子受体的活性[7]。

2.2.4 尿激酶型纤溶酶原激活物(uPA)

uPA是一种由角膜上皮细胞和角膜成纤维细胞合成的丝氨酸蛋白酶。它可以介导成纤维细胞释放炎性细胞因子,激活MMP-9[8],并可能刺激细胞迁移[7]。

2.2.5 生长因子

根据情况,生长因子可以促进或抑制细胞的迁移、增殖和分化[9]。它们可能在旁分泌或自分泌机制中起作用[10]。

2.2.6 表皮生长因子(EGF)

EGF是由巨噬细胞和各种上皮细胞产生的多肽。它对上皮细胞有丝裂原的作用,并存在于泪液中[9]。上皮损伤后,泪液中的表皮生长因子促进细胞增殖[6]。它同时通过旁分泌和自分泌系统[10]。

2.2.7 转化生长因子-β(TGF-β)

TGF是一种具有3种亚型β_1、β_2和β_3的多肽,由血小板、单核细胞和炎症细胞产生。其受体位于基质细胞、角膜缘和角膜中央上皮。它通过自分泌机制起作用[10],有以下几种功能[9]:

- 刺激蛋白多糖、纤维连接蛋白和胶原蛋白的产生。
- 限制炎症反应。
- 调节(抑制)上皮细胞增殖。
- 诱导间质成纤维细胞的增殖和迁移。
- 增加细胞外基质的合成。
- 拮抗角膜上皮中的HGF、EGF和KGF的有丝分裂作用[5]。
- TGF-β_1和TGF-β_2启动成纤维细胞向肌成纤维细胞的转化。
- TGF-β_3减轻损伤后瘢痕的形成。

2.2.8 肝细胞生长因子(HGF)

HGF是由间充质细胞（成纤维细胞和巨噬细胞）产生的糖蛋白[11]；其功能是调节中央和周边上皮细胞的正常增殖和上皮细胞的分化[6]。HGF以旁分泌方式作用于上皮细胞[7,10]；由泪腺分泌，其大多数受体(c-Met[12])位于中央上皮细胞[9,11]，也存在于内皮细胞和基质细胞中[12]。HGF能诱导上皮细胞的迁移和增殖，抑制细胞凋亡[11]。

一项研究表明，在刺激性的环境下，HGF促进角膜上皮细胞增殖，并在体外抑制刺激性细胞的功能和激活；同一项研究表明，在角膜损伤的活体模型中局部注射HGF可抑制眼部刺激[12]。

2.2.9 成纤维细胞生长因子(FGF)

FGF由上皮细胞和角膜细胞产生，可促进上皮细胞、基质细胞和内皮细胞的有丝分裂，促进细胞迁移，并抑制基质中TGF-β_1的表达[9]。

2.2.10 角化细胞生长因子1(KGF-1)

KGF-1是FGF家族的一员，以旁分泌的方式起作用[7,10]。它主要在角膜基质中表达，受体在角膜缘上皮细胞中表达，能刺激上皮细胞的增殖[6]。

2.2.11 血小板衍生生长因子(PDGF)

PDGF由上皮细胞产生，由4个多肽链组成：A、B、C和D(PDFG-AA)、PDFG-BB、PDFG-AB、PDFG-CC、PDGF-DD)。它们通过自分泌和旁分泌机制[10]调节基质细胞的迁移和增殖[7]。

2.2.12 神经生长因子(NGF)

NGF是一种可溶性蛋白，属于神经营养因子家族，通常在房水和泪液膜中释放[13]。在角膜愈合过程中，它能刺激上皮细胞迁移[7]、增殖和激活[9]，以及基质细胞分化成肌原纤维[7]。

2.2.13 胰岛素样生长因子(IGF)

这种生长因子及其受体在角膜上皮细胞和基质细胞中表达。它调节细胞的迁移和分化；与P物质协同作用，促进细胞增殖和创面愈合[7]。

2.3 上皮创面愈合

在所有的角膜层中，上皮细胞是愈合最快的。愈合过程包括4个阶段：①潜伏期；②迁移期；③增殖期；④附着期(图2.1)。

每个阶段可以在前一个阶段完成之前开始，但是它们总是遵循阶段的顺序[5]。

2.3.1 潜伏期

这是损伤和再生开始之间的阶段[6]。

受损的细胞发生凋亡脱落到泪膜中，细胞间的连接被破坏，细胞-基质连接被较弱的附着体所取代[5]，合成踝蛋白、黏着斑蛋白、肌动蛋白和整联蛋白等细胞骨架蛋白。后者与半桥粒和桥粒分离，均匀地分布在细胞表面，作为细胞外基质的黏附分子[2,6]。细胞外基质由纤维连接蛋白形成，允许细胞迁移[5]。

2.3.2 上皮细胞迁移期

损伤部位附近的细胞变平，并向损伤部位迁移，以重建上皮细胞的完整性[6]。ECM促进这种迁移，而角膜缘上皮干细胞被生长因子和细胞因子激活。

细胞迁移最初以0.05~0.06mm/h的恒定速度进行，随着缺陷的减小而速度减慢[5]；

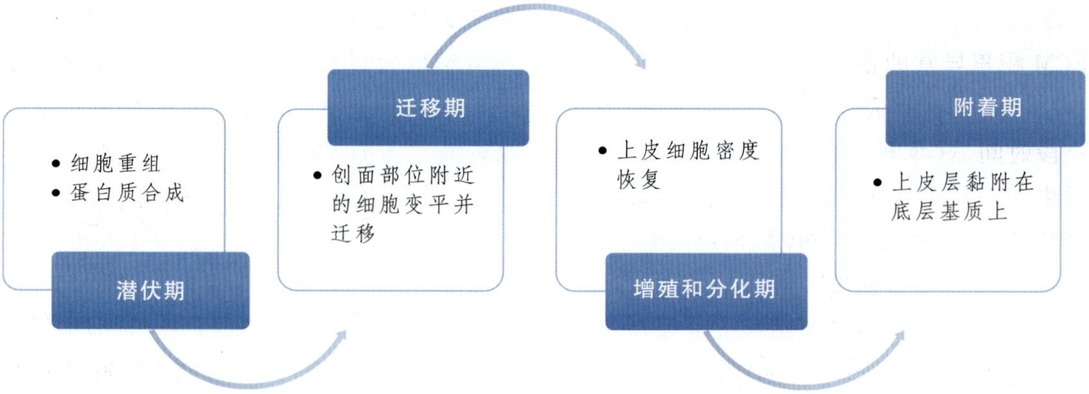

图 2.1 上皮愈合阶段。

这一过程由 EGF 启动[7],HGF 和 KGF 促进加速[9,11]。后一种生长因子的表达被 PDGF 上调[9]。

在这个阶段没有有丝分裂活性[5]。

2.3.3 增殖和分化期

在这个阶段,上皮细胞密度恢复。

角膜缘上皮干细胞在创面愈合过程中增殖,产生短暂的扩增细胞,分化并迁移到角膜中心[14]。创面外的细胞有丝分裂活跃[5],伤口内的细胞有丝分裂延迟[2]。

子细胞开始分化为翼状细胞和鳞状细胞,细胞间的连接被重组(最早重建的是闭塞带),恢复上皮屏障功能,形成了新的基底膜[5]。HGF 促进了这一过程[11]。

2.3.4 附着期

这一阶段,上皮层通过半桥粒强烈黏附于底层基质[5]。半桥粒的永久附着取决于基底膜在损伤时是否保持完整[15]。如果前基质受损,这个阶段可以持续很长一段时间[5]。

2.4 基质创面愈合

损伤后的第一个基质愈合反应是前部基质细胞的凋亡。这一过程是由 IL-1、Fas 配体和坏死肿瘤因子 α 等细胞因子触发的[7,16]。由于肌动蛋白表达的增加,受伤区域附近的基质细胞被激活,并分化为成纤维细胞[11]。一旦到达受伤的区域,它们就会重新填充因细胞凋亡而丧失基质细胞的区域,并分化为肌成纤维细胞[11]。这些细胞沉积一个临时的 ECM,并产生收缩力来关闭创面[7,17]。

基质细胞向成纤维细胞和肌成纤维细胞的转化是由 TGF-β_1、TGF-β_2 和 PDGF 触发的[7,11,17,18]。

经过适当的治疗,一旦恢复其屏障功能,TGF-β 和 PDGF 的水平下降,肌纤维细胞就会发生凋亡(HGF 促进 ECM 的降解,特别是作为肌纤维细胞锚定物的纤连蛋白[11]),基质细胞再次分布于前部基质,ECM 被重新吸收,角膜恢复透明[16]。

2.4.1 角膜混浊(Haze)的形成

Haze 与愈合后肌成纤维细胞的持续存在和数量过多有关[11]。成熟的肌成纤维细胞表达波形蛋白、结蛋白和 α-平滑肌肌动蛋白(平滑肌肌动蛋白与角膜创伤收缩直接相关),由于细胞内晶体蛋白的减少,这些肌成纤维细胞不透明[16,19]。肌成纤维细胞形成紊乱的 ECM,干扰胶原纤维的合理分布[19]。

TGF-β 促使过量 ECM 的沉积[7]。这种新的 ECM 积累异常的蛋白质会形成瘢痕；由于这些蛋白质更新缓慢，瘢痕可能会持续很长一段时间。这些瘢痕的组成部分在健康的基质中是不存在的，如Ⅲ型、Ⅷ型、ⅩⅣ和ⅩⅧ型胶原蛋白和胚胎纤维连接蛋白[7](图 2.2)。

这种类型的角膜异常愈合可以发生在表面切削手术后，如准分子激光角膜表面切削术(PRK)。在 PRK 后的最初几周，可以观察到轻度 Haze(早期 Haze)，是继发于角膜成纤维细胞，其不透明的方式与肌成纤维细胞相同，但其产生的 ECM 比肌成纤维细胞产生的 ECM 更规则。这种类型的 Haze 通常随时间的推移而消失，不同于病理性 Haze(晚期 Haze)是继发于肌成纤维细胞。在纠正(通常)高屈光不正后 2~3 个月出现[19]，可持续数年[11]。

上皮基底膜(EBM)在这一过程中起着重要作用。有缺陷的 EBM 允许 TGF-β 和 PDGF 从上皮细胞渗透到基质诱导，如前文所述，肌成纤维细胞产生无序的细胞外基质，阻止后部基质中的角膜细胞进入上皮下区域，促进 EBM 再生[16]。

丝裂霉素 C 抑制肌成纤维细胞的发育，可降低 PRK 术后迟发性 Haze 的发生率[19]。

在激光原位角膜磨镶术(LASIK)中，角膜瓣保留了 EBM 的完整性[19]；因为除了在角膜瓣边缘的 EBM 受损[19]和一些肌成纤维细胞可能暂时性出现[7]，LASIK 后基质重塑明显不如 PRK[7]，所以 Haze 并不是其主要的并发症。

2.5 生长因子的临床应用

部分生长因子已被临床用于促进角膜愈合，效果良好，尤其是在神经营养性角膜炎的病例中。

2.5.1 神经生长因子

研究表明，45 例神经营养性角膜炎局部应用 NGF 能治疗持续性上皮缺损。神经营养性角膜炎有 3 个临床阶段：1 期，有浅层点状角膜炎伴泪膜异常；2 期，无角膜溃疡的持续性上皮缺损；3 期，有基质水肿、角膜溃疡和穿孔。本研究纳入的患者包含 2 期和 3 期；每 2 小时滴 1 滴 NGF(50 μL)，持续 2 天，每天滴 6 次，直至上皮缺损愈合。已报道的副作用包括眼部疼痛、结膜充血和继发

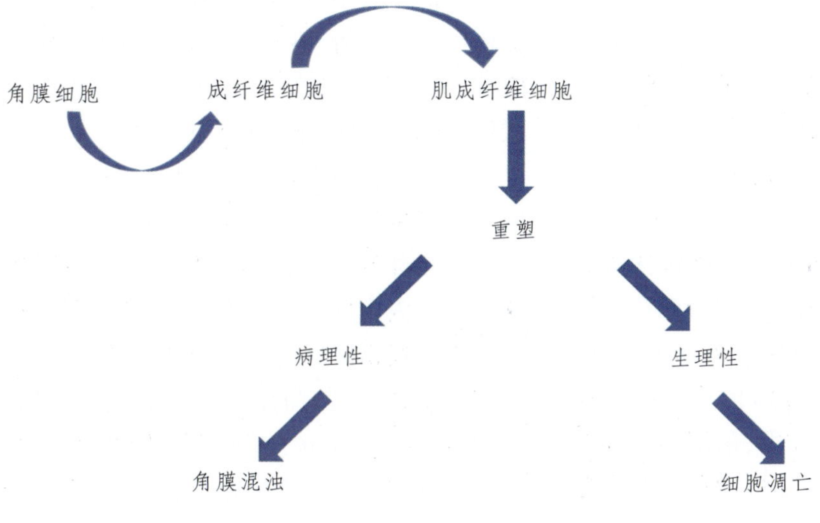

图 2.2 在基质愈合过程中，角膜细胞在损伤后转化为成纤维细胞，再转化为肌成纤维细胞。如果有一个病理重塑过程(大量的肌成纤维细胞和紊乱的细胞外基质)，则会出现混浊；否则肌成纤维细胞会发生凋亡，角膜保持透明。

于角膜敏感性改善导致的畏光。只有3例患者曾接受过三叉神经切除术和二次角膜麻醉,需要再次进行治疗[20]。

也有报道称,在白内障(超声乳化)手术后3周内滴入1滴NGF(10μL)有助于恢复手术切口处的角膜透明度和厚度[21]。

此外,有病例报道NGF已成功用于治疗自身免疫性周围性角膜炎[22]。

2.5.2 胰岛素样生长因子

胰岛素样生长因子1(IGF-1)衍生肽(SSSR)联合P物质衍生肽(FGLM-amide)外用可触发上皮细胞迁移[23]。这种组合已成功用于治疗无角膜缘干细胞缺乏的患者[24],和继发于糖尿病与神经营养性角膜炎的患者[23]。

2.5.3 表皮生长因子

表皮生长因子已被用于治疗多种病因的上皮缺陷;一项研究9例人眼上皮缺陷的报道显示,7只眼在使用浸透EGF的软水凝胶角膜接触镜后能完全再生上皮,而2只眼对治疗没有反应,并有明显的眼部炎症;使用EGF浸透的接触镜后未发现眼部毒性[25]。

2.5.4 自体眼富血小板血浆(E-PRP)

E-PRP是一种富含血小板的血浆自体制备方法;血小板中的α颗粒含有EGF、PDGF-AB、IGF-1和TGF-β等多种生长因子。一旦从激活的血小板中释放,它们就会调节创面愈合[26]。

Alió等人使用E-PRP治疗潜伏性溃疡(神经营养性角膜炎、疱疹性角膜炎和免疫性溃疡),除常规用药外,每天加用6次E-PRP。92%的患者有临床改善,50%的病例溃疡完全愈合。在同一临床研究中,采用羊膜移植联合自体E-PRP治疗深部慢性角膜溃疡导致的角膜穿孔或高风险穿孔,71%的眼部溃疡治愈。

2.6 内皮细胞再生的生理机制

内皮细胞密度随时间缓慢下降,然而,角膜失代偿很少发生。除了正常的老化或内皮疾病外,还有许多可能在人的一生中损伤角膜内皮的外源性压力。随着生理泵屏障功能衰竭和角膜水肿的出现,可能进一步降低内皮细胞密度,使之远低于维持角膜正常功能的临界水平。该临界密度为正常细胞数的10%~15%,为300~500个细胞/平方毫米[28]。

可能对个体角膜内皮细胞造成压力的最常见因素是[29]。

- 配戴角膜接触镜导致角膜缺氧、畸形和多形性病变。
- 眼内手术,如白内障、青光眼和屈光性人工晶状体手术。
- 穿透性损伤。
- 眼前节感染或炎症,包括感染性或无菌性内皮炎。
- 因灌洗液或黏弹性装置的配制或制造不当而导致中毒性眼前节综合征,眼科仪器污染物,pH值、渗透压或防腐剂不正确的眼部药物,受污染的水源,以及用于人工晶状体抛光、清洁和消毒化合物。

内皮细胞对损伤的反应相当有限,在体内不进行有丝分裂,因此当细胞丢失时,间隙通过相邻细胞的迁移和增大得到补偿[30]。这将恢复内皮屏障的功能,但降低了细胞密度。重建损伤区域的过程分3个阶段完成,可能需要几个星期的时间[31]。首先,通过相邻内皮细胞的迁移,创面被初步覆盖,形成了一个临时的不完整屏障,泵位减少和紧密连接不成熟；此后，屏障（即紧密连接）和泵点的数量和质量的恢复正常，内皮细胞呈不规则多边形，角膜在恢复透明性的同时，厚度恢复正常；最后，在接下来的几个月里，内皮细胞重新获得其特有的六角形结构。

有许多原因阻止内皮细胞分裂，目前仍在研究和讨论中。有研究认为，密集排列的细胞由 p27kip1 介导，表现出强烈的接触抑制作用。p27kip1 是一种依赖于细胞周期蛋白激酶抑制剂，抑制处于非有丝分裂 G1 期的细胞[32,33]。在房水中，促进有丝分裂的生长因子浓度较低，而抑制性生长因子如 TGF-β 含量较高[32]。此外，在长期紫外线的照射下，细胞的高代谢率会导致核氧化 DNA 损伤，从而促进应激诱导的衰老状态[34]。

随着角膜内皮移植技术（EK）的广泛应用，特别是后弹力层内皮移植术（DMEK）的应用，关于角膜内皮细胞再生能力微不足道的观念受到了挑战。关于角膜内皮自发再生的文献报道越来越多，但这种临床改善是由于细胞的扩大和迁移，还是真正的细胞分裂尚不明确。

自发性的内皮屏障重建已在不同的手术方案中被描述。在 Fuchs 内皮角膜营养不良（FECD）患者[35]和在白内障手术过程中意外摘除后弹力层后的正常人中[35]，报道了移植片脱落导致角膜内皮移植失败后的恢复率。在游离的内皮移植片重新贴附后，裸露的角膜基质被内皮细胞重新覆盖，这一过程出现于 FECD 病例中，称为后弹力层内皮转移（DMET），但不会发生在人工晶状体眼伴大疱性角膜病变的患者中[36]。当 DMEK 移植片偏心后，内皮细胞重新聚集，遗留一弧形或环形的裸露基质区。在近期的报道中，1/2 DMEK 或 1/4 DMEK 后也可观察到内皮细胞的重新聚集；其在移植前将移植片一分为二或分成 4 份，这就引出了一个有趣的问题，即移植所需要的内皮移植片材料的数量[35]。更令人惊讶的是，对 FECD 患者进行有计划的后弹力层切除术，术后结果令人惊讶，65%以上的患者（n=31/47）角膜恢复透明，且术后 1 个月症状即得到改善[35]。受体内皮细胞在不经过手术的情况下不能自我修复的原因可能是在 FECD 和 PBK 中受损的内皮细胞功能很差，但其程度未达到能令其从坏死膜上自行脱落。因此，它们占据了空间，并通过接触抑制阻止了健康细胞在它们的位置上生长。

药物治疗也可能对内皮屏障有改善作用。自 2009 年，Okumura 及其同事们发现一种特殊的 ROCK 抑制剂 Y-27632 能够促进灵长类动物角膜内皮细胞在体外黏附、存活和增殖[37]；其他的研究表明，将这种药物作为细胞悬液进行腔内注射，或当作滴眼液进行应用，均能够促进动物模型角膜内皮创面愈合[38,39]。依据动物试验的数据，仍需要对更多患者进行前瞻性研究，以证明其有效性；一些初步的研究表明，rho 相关蛋白激酶（ROCK）抑制剂，如 Y-27632 或瑞帕沙地尔，在角膜水肿没有消退时发挥了一定的作用，可能作为辅助的补救措施[40-42]。

目前还没有单一的机制能解释内皮细胞功能在体内的改善现象，每种机制的相关性仍在推测中，细胞扩大和迁移修复缺陷可能是最重要的。在角膜内皮移植的情况下，当屏障的缝隙被填满时，通常无法判断是供体细胞还是受体细胞迁移填满了缝隙。1/2 DMEK 和 1/4 DMEK 术后向心性角膜修复表明，供体移植片上的细胞负责修复[43]。供体移植片分泌生长因子，而生长因子的旁分泌作用也可能促进内皮细胞迁移，这一机制已被认为是 DMET[44]能获得成功的关键。虽然没有足够的证据，但在体内内皮细胞的重组过程中也可能伴有真正的增殖。早在 20

世纪80年代,在活体患者中就发现了角膜内皮细胞的有丝分裂,当时通过显微镜检查和胸腺嘧啶掺入法在冷冻的人眼角膜中检测到有丝分裂纺锤体。最近的一项研究发现,内皮细胞中有一个快速增殖的亚群没有任何细胞衰老的迹象,并具有形成球体及表达干细胞和神经嵴标志物的能力[44,45]。这些结果具有启发性,虽然有研究者认为可能存在内皮干细胞群,但如果没有在体内使用细胞标志物的人类研究,很难确定角膜内皮细胞是否在增殖。

关键点

- 角膜愈合是一个复杂的过程,许多生长因子和细胞因子参与其中。
- 在所有的角膜层中,上皮细胞层是愈合最快的。
- 在基质愈合过程中,由于大量的肌成纤维细胞和紊乱的ECM,可能出现混浊。
- 角膜损伤后,损伤部位附近的内皮细胞会移动和扩大以弥补缺损。
- 可能存在内皮细胞增殖,但我们需要更多的证据来支持。
- 一些生长因子已被成功地用于促进角膜愈合。

参考文献

1. Dawson D, Ubels JL, Edelhauser HF. Cornea and sclera. In: Levin LA, Alm A, Nilsson SFE, Ver Hoeve J, Wu S, editors. Adler's physiology of the eye. Edinburgh: Saunders; 2011. p. 71–130.
2. Agrawal VB, Tsai RJF. Corneal epithelial wound healing. Indian J Ophthalmol. 2003;51:5–1.
3. Nishida T, Saika S, Morishige N. Cornea and sclera: anatomy and physiology. In: Krachmer J, Mannis M, Holland E, editors. Cornea. St. Louis: Mosby; 2011. p. 1–22.
4. Sotozono C, He J, Matsimoto Y, Kita M, Imanishi J, Kinoshita S. Cytokine expression in the alkali-burned cornea. Curr Eye Res. 1997;16:670–6.
5. Ashby BD, Garrett Q, Willcox MDP. Corneal injuries and wound healing – review of processes and therapies. Austin J Clin Ophthalmol. 2014;1(4):1017.
6. Liu C-Y, Kao WW-Y. Corneal epithelial wound healing. Prog Mol Biol Transl Sci. 2015;5:1–11.
7. Ljubimov AV, Saghizadeh M. Progress in corneal wound healing. Prog Retin Eye Res. 2015;49:17. https://doi.org/10.1016/j.preteyeres.2015.07.002.
8. Sugioka K, Mishima H, Kodama A, Itahashi M, Fukuda M, Shimomura Y. Regulatory mechanism of collagen degradation by keratocytes and corneal inflammation: the role of Urokinase-type plasminogen activator. Cornea. 2016;35(Suppl):S59–64.
9. Klenkler B, Sheardown H, Jones L. Growth factors in the tear film: role in tissue maintenance, wound healing, and ocular pathology. Ocul Surf. 2007;5(3):228–39.
10. Imanishi J, Kamiyama K, Iguchi I, Kita M, Sotozono C, Kinoshita S. Growth factors: importance in wound healing and maintenance of transparency of the cornea. Prog Retin Eye Res. 2000;19(1):113–29.
11. Miyagi H, Thomasy SM, Russell P, Murphy CJ. The role of hepatocyte growth factor in corneal wound healing. Exp Eye Res. 2018;166:49–55.
12. Omoto M, Suri K, Amouzegar A, Li M, Katikireddy KR, Mittal SK, et al. Hepatocyte growth factor suppresses inflammation and promotes epithelium repair in corneal injury. Mol Ther. 2017;25(8):1–8.
13. Lambiase A, Sacchetti M, Bonini S. Nerve growth factor therapy for corneal disease. Curr Opin Ophthalmol. 2012;23:296–302.
14. Saghizadeh M, Kramerov AA, Svendsen CN, Ljubimov AV. Concise review: stem cells for corneal wound healing. Stem Cells. 2017;35:2105–14.
15. Dua HS, Gomes JAP, Singh A. Corneal epithelial wound healing. Br J Ophthalmol. 1994;78:401–8.
16. Torricelli A, Santhanam A, Wu J, Singh V, Wilson S. The corneal fibrosis response to epithelial-stromal injury. Exp Eye Res. 2016;142:110–8.
17. Bukowiecki A, Hos D, Cursiefen C, Eming SA. Wound-healing studies in cornea and skin: parallels, differences and opportunities. Int J Mol Sci. 2017;18:1–24.
18. Wilson SE. Corneal myofibroblast biology and pathobiology: generation, persistence and transparency. Exp Eye Res. 2012;99(1):78–88. https://doi.org/10.1016/j.exer.2012.03.018.
19. Marino GK, Santhiago MR, Torricelli AAM, Santhanam A, Wilson SE. Corneal molecular and cellular biology for the refractive surgeon: the critical role of the epithelial basement membrane. J Refract Surg. 2016;32(2):118–25.
20. Bonini S, Lambiase A, Rama P, Caprioglio G, Aloe L. Topical treatment with nerve growth factor for neurotrophic keratitis. Ophthalmology. 2000;107:1347–52.
21. Cellini M, Bendo E, Bravetti GO, Campos EC. The use of nerve growth factor in surgical wound healing

of the cornea. Ophthalmic Res. 2006;38:177–81.
22. Lambiase A, Bonini S, Aloe L, et al. Anti-inflammatory and healing properties of nerve growth factor in immune corneal ulcers with stromal melting. Arch Ophthalmol. 2000;118:1446–9.
23. Nishida T, Chikama T, Morishige N, Yanai R, Yamada N, Saito J. Persistent epithelial defects due to neurotrophic keratopathy treated with a substance P-derived peptide and insulin-like growth factor 1. Jpn J Ophthalmol. 2007;51:442–7.
24. Yamada N, Matsuda R, Morishige N, Yanai R, Chikama T-i, Nishida T, Ishimitsu T, Kamiya A. Open clinical study of eye-drops containing tetrapeptides derived from substance P and insulin-like growth factor-1 for treatment or persistent corneal epithelial defects associated with neurotrophic keratopathy. Br J Ophthalmol. 2008;92:896–900.
25. Holland S, Morck D, Schultz C. Treatment of corneal defects with delayed re-epithelization with a medical device/drug delivery system for epidermal growth factor. Clin Exp Ophthalmol. 2012;40:1–6. https://doi.org/10.1111/j.1442-9071.2012.02795.x.
26. Alió JL, Arnalich-Montiel F, Rodriguez AE. The role of "eye platelet rich plasma" (E-Prp) for wound healing in ophthalmology. Curr Pharm Biotechnol. 2012;13:1257–65.
27. Alio JL, Abad M, Artola A, Rodriguez-Prats JL, Pastor S, Ruiz-Colecha J. Use of autologous platelet-rich plasma in the treatment of dormant corneal ulcers. Ophthalmology. 2007;114(7):1286–93.
28. Waring GO, Bourne WM, Edelhauser HF, Kenyon KR. The corneal endothelium. Normal and pathologic structure and function. Ophthalmology. 1982;89(6):531–90.
29. Edelhauser HF. The resiliency of the corneal endothelium to refractive and intraocular surgery. Cornea. 2000;19(3):263–73.
30. Joyce NC. Proliferative capacity of the corneal endothelium. Prog Retin Eye Res. 2003;22(3):359–89.
31. Watsky MA, McDermott ML, Edelhauser HF. In vitro corneal endothelial permeability in rabbit and human: the effects of age, cataract surgery and diabetes. Exp Eye Res. 1989;49(5):751–67.
32. Senoo T, Joyce NC. Cell cycle kinetics in corneal endothelium from old and young donors. Invest Ophthalmol Vis Sci. 2000;41(3):660–7.
33. Yoshida K, Kase S, Nakayama K, Nagahama H, Harada T, Ikeda H, et al. Involvement of p27KIP1 in the proliferation of the developing corneal endothelium. Invest Ophthalmol Vis Sci. 2004;45(7):2163–7.
34. Joyce NC, Zhu CC, Harris DL. Relationship among oxidative stress, DNA damage, and proliferative capacity in human corneal endothelium. Invest Ophthalmol Vis Sci. 2009;50(5):2116–22.
35. Van den Bogerd B, Dhubhghaill SN, Koppen C, Tassignon M-J, Zakaria N. A review of the evidence for in vivo corneal endothelial regeneration. Surv Ophthalmol. 2018;63:149–65.
36. Dirisamer M, Ham L, Dapena I, van Dijk K, Melles GRJ. Descemet membrane endothelial transfer: "free-floating" donor descemet implantation as a potential alternative to "keratoplasty". Cornea. 2012;31(2):194–7.
37. Okumura N, Ueno M, Koizumi N, Sakamoto Y, Hirata K, Hamuro J, et al. Enhancement on primate corneal endothelial cell survival in vitro by a ROCK inhibitor. Invest Ophthalmol Vis Sci. 2009;50(8):3680–7.
38. Okumura N, Okazaki Y, Inoue R, Kakutani K, Nakano S, Kinoshita S, et al. Effect of the Rho-associated kinase inhibitor eye drop (Ripasudil) on corneal endothelial wound healing. Invest Ophthalmol Vis Sci. 2016;57(3):1284–92.
39. Okumura N, Sakamoto Y, Fujii K, Kitano J, Nakano S, Tsujimoto Y, et al. Rho kinase inhibitor enables cell-based therapy for corneal endothelial dysfunction. Sci Rep. 2016;6(1):26113.
40. Okumura N, Inoue R, Okazaki Y, Nakano S, Nakagawa H, Kinoshita S, et al. Effect of the Rho kinase inhibitor Y-27632 on corneal endothelial wound healing. Investig Opthalmology Vis Sci. 2015;56(10):6067.
41. Moloney G, Petsoglou C, Ball M, Kerdraon Y, Höllhumer R, Spiteri N, et al. Descemetorhexis without grafting for fuchs endothelial dystrophy-supplementation with topical Ripasudil. Cornea. 2017;36(6):642–8.
42. Koizumi N, Okumura N, Ueno M, Nakagawa H, Hamuro J, Kinoshita S. Rho-associated kinase inhibitor eye drop treatment as a possible medical treatment for Fuchs corneal dystrophy. Cornea. 2013;32(8):1167–70.
43. Lam FC, Baydoun L, Dirisamer M, Lie J, Dapena I, Melles GRJ. Hemi-Descemet membrane endothelial keratoplasty transplantation: a potential method for increasing the pool of endothelial graft tissue. JAMA Ophthalmol. 2014;132(12):1469–73.
44. Lam FC, Bruinsma M, Melles GRJ. Descemet membrane endothelial transfer. Curr Opin Ophthalmol. 2014;25(4):353–7.
45. Katikireddy KR, Schmedt T, Price MO, Price FW, Jurkunas UV. Existence of neural crest-derived progenitor cells in Normal and Fuchs endothelial dystrophy corneal endothelium. Am J Pathol. 2016;186(10):2736–50.

第 3 章

角膜组织工程

Mohammad Mirazul Islam，Roholah Sharif，Miguel Gonzalez-Andrades

3.1 概述

人类一直在探索修复受损组织或器官的方法。在古埃及，人们用硬木或纸草制造手工假体，以恢复失去的脚趾的功能[1]。法国眼科医生 Pellier de Quengsy 是第一个尝试修复角膜功能的人，并在 1789 年提出使用一片被银环包围的玻璃代替不透明的角膜[2]。然而，角膜失明的治疗模式直到 1905 年才改变，由 Eduard Zirm 完成了第一例角膜移植手术[3]。这种手术方式仍然是一些角膜疾病最常用和最可靠的治疗方法[4]。角膜疾病是发展中国家最主要的致盲原因之一，有 400~800 万人双侧角膜失明[5,6]；2015 年，仅在美国就进行了 48 792 多例角膜移植，比 2005 年多 53%[7]。美国是获得供体角膜相对容易的国家，但全世界仍面临供体角膜严重紧缺的问题[8]。这导致全球约 1000 万例患者无法得到治疗，每年还有 150 万例新患者进入候诊名单[9]。

虽然角膜无血管，被认为是人体的免疫特权部位，但仍存在生理病理变化，如角膜新生血管或炎症破坏了这种免疫状态，从而增加了角膜移植后出现排斥的风险。即使在无新生血管和炎症反应的宿主眼（低风险病例）中，最终仍有 1/3 的移植角膜出现排斥[10]。在高危情况下，如存在自身免疫性疾病、化学烧伤和感染，即使使用了高剂量的免疫抑制药物，仍有 50%~70%的患者在移植术后发生排斥反应[11,12]。角膜移植后另一个主要的并发症是供体源性感染。在角膜移植前后从供体角膜中发现单纯疱疹病毒 1 型（HSV-1）DNA，证实 HSV-1 通过移植手术从供体传播至受体[14]。在美国，这种情况进行微生物检测、管理和运送供体角膜的费用可能达到 3000 美元[15]，大多数发展中国家的患者无法负担这笔花费。90%的视障人群生活在低收入国家，其中大多数患者（占世界人口的 53%）无法实现移植手术[16,17]。

因此，我们迫切需要找到新的治疗方法以解决角膜移植的三大缺陷：供体稀缺、排斥风险和植入宿主后传染病的传播。角膜组织工程（TE）应运而生，其目标是制造人造角膜或其他类型的组织工程产品，从而实现最佳的“角膜再生”，并克服异体角膜移植的主要缺点。1988 年，在洛杉矶加州大学的研讨会上，TE 被定义为“应用工程学和生命科学的原理和方法，从根本上理解正常和病理哺乳动物组织的结构-功能关系，开发生物替代物以恢复、维持或改善组织功能”[18-20]。设计有效模块并将其组装在一个统一的体系结构中，是生成全功能生物替代物的基础；该结构还能够与周围的其他组织和器官进行通信，以协调统一的功能[21]。这需要对材料科学方面有深入的研究，包括材料与细胞及其微环境的相互作用；组织的物理和化学特性，以及光学特性和结构设计决定最终的效果，这一点在眼科学中至关重要。

3.2 角膜结构与功能的关系

首先，我们需要了解角膜结构–功能的关系，以便开发最佳的角膜替代物。角膜是眼最外层的部分，对视觉起着重要的作用：它将光线传输到视网膜，同时保护眼内部的组织免受外部的侵犯。角膜由3个主要的细胞层组成，最外层是上皮细胞层，中间是含有基质细胞的基质层，最内层是单层的内皮细胞层[22]，且被两个无细胞结构层分离，即前弹力层和后弹力层。角膜基质的细胞外基质主要由胶原蛋白和蛋白聚糖以高度特异性的排列方式组成。这种特殊的基质排列方式使角膜具有独特的透明性和物理结构，以达到最佳视力，并维持眼压而使眼球不发生形变[23]。ECM还与角膜神经分布密切相关。角膜神经穿过角膜基质到达上皮，并在角膜的功能活动中起着至关重要的作用，除了参与泪液的生成和眨眼，还能维持角膜上皮的活性和分化能力[24]。此外，角膜基质的结构和孔隙允许营养物质和其他溶质从角膜后部向前部扩散[25,26]。泪液补充了角膜的营养[27]，而角膜的局部免疫性受角膜血管的影响。抗原呈递细胞如树突细胞，存在于角膜中，参与T细胞介导的免疫反应，与角膜移植排斥反应相关。自然杀伤细胞也参与同种异体移植排斥反应[28,29]。当宿主免疫系统通过不同的途径激活供体角膜组织中的抗原时，移植排斥反应就开始了[30,31]。

3.3 角膜替代物组织工程的研制

一旦我们了解角膜结构–功能的关系，就可以利用不同的结构：细胞、支架和生物活性分子，研制一种组织工程化角膜替代物，以恢复、维持或改善角膜功能。

3.3.1 细胞

正如前面所讨论的，健康的细胞层是人类角膜实现精确功能的必要条件。当细胞损伤或丢失时，需要通过干细胞再生并重新填充受损区域，它对于身体任何部位的再生都是不可或缺的。角膜缘区域存在不同类型的干细胞，具有再生角膜上皮[32]和基质[33,34]的功能。角膜缘干细胞（LSC）从健康角膜缘组织中分离培养后可分化为角膜上皮细胞[35-37]。不同的基质或载体可用于培养和输送LSC，包括人类羊膜[38]、纤维蛋白基质[39]和胶原基质[40]。这种治疗方法被称为培养角膜缘上皮移植（CLET）。增殖移植用途的LSC需要具备经过认证的良好生产设施和程序，且成本高，限制了这种治疗方法的发展，尤其是在发展中国家[41]。

如果双侧LSCD患者没有健康的角膜缘区域以获得最佳活检组织，则只能使用同种异体角膜缘组织来进行CLET。为了避免使用同种异体培养的细胞及其固有的免疫排斥风险，非角膜缘区域的其他类型干细胞可能成为未来自体CLET的细胞来源（表3.1）。我们从角膜接触镜上获得自体结膜上皮细胞，体外培养和扩增后用于治疗一例患者；该患者视力提高，角膜血管无复发[42]。多个国家至少20项临床试验正在研究体外培

表 3.1 角膜缘干细胞以外的人类细胞对角膜上皮再生的评价

细胞来源	体外/体内	参考文献
结膜干细胞	体内(人)	Ang 等[55];Sangwan 等[56,57];Subramaniam 等[58];Tan 等[59]
口腔黏膜上皮细胞	体内(人)	Burillon 等[60];Inatomi 等[61];Nakamura 等[62];Nishida 等[63];Takeda 等[64];Utheim[65]
鼻黏膜上皮细胞	体内(人)	Chun 等[44];Kim 等[45]
牙髓干细胞	体内(兔)	Gomes 等[46];Monteiro 等[47]
毛囊隆起区来源的干细胞	体内(小鼠)	Meyer-Blazejewska 等[48]
华顿胶干细胞	体外	Meyer-Blazejewska 等[48]
胚胎干细胞	体外	Ahmad 等[66];Zhang 等[67]
脐带干细胞	体内(兔)	Reza 等[50];Reza 等[68]
骨髓源性间充质干细胞	体内(大鼠)	Ma 等[20];Rohaina 等[52]
眶脂肪源性间充质干细胞	体内(小鼠)	Lin 等[53]
皮肤成纤维细胞源性 iPS 细胞	体外	Hayashi 等[54]
角膜缘上皮细胞源性 iPS 细胞	体外	Hayashi 等[54]

养自体口腔黏膜移植用于治疗 LSCD 的可能性。这些临床试验的累积结果显示,在 242 例接受该治疗的患者中,成功率为 72%[43]。在另外两项临床试验中,鼻黏膜上皮细胞移植也显示出良好的效果[44,45]。此外,还有研究使用体外培养的未成熟人牙髓干细胞重建角膜缘干细胞缺陷的兔眼眼表结构[46,47]。在 LSCD 模型中,转基因小鼠毛囊膨大的干细胞表现出角膜上皮细胞的分化[48]。在纤维蛋白-琼脂糖基质替代物上,人类脐带胶质干细胞也显示出向角膜上皮样细胞分化的潜力[49]。人脐带干细胞移植于 LSCD 兔眼后,角膜表面健康,角膜上皮细胞标志物表达阳性[50]。人骨髓源性间充质干细胞(MSC)在体内外均能分化为角膜上皮细胞,显示了其替代角膜缘上皮干细胞的能力[20,51,52]。眶脂肪源性 MSC 也通过角膜上皮分化促进角膜组织再生[53]。对人体皮肤成纤维细胞诱导的多能干细胞(iPS)和人体角膜缘上皮细胞源性 iPS 细胞进行分化角膜上皮细胞能力的检测,结果显示角膜缘上皮源性 iPS 细胞分化效率较高[54]。

角膜基质细胞存在于健康角膜基质的胶原层中,合成 ECM 成分,如胶原蛋白和蛋白多糖[69,70]。在受损的角膜中,基质细胞转化为具有丝分裂活性的成纤维细胞[71,72],并开始产生无序的 ECM,最终转变为纤维组织,可导致视力下降[73]。角膜细胞可以通过角膜活检在特定条件下分离和培养,后者可基于体外载体的技术分解或直接培养[74,75]。角膜缘活检分离的间充质干细胞也可获得角膜细胞[33,34]。它们可以合成规则排列的胶原蛋白和硫酸角质素,在体内中重建纤维化区域,而不产生炎症、新生血管或排斥反应[76-78]。iPS 细胞也可以分化为神经嵴细胞,在角膜组织部位增殖以促进角膜细胞分化[79]。

角膜内皮是排列在角膜后表面的单层细胞结构,负责从角膜基质中泵出过量的水，防止其肿胀[80,81]。角膜内皮功能失效通常需要供体内皮移植，因为这些细胞的增殖能力非常有限。然而，在特定条件下，内皮细胞可以在体外增殖和培养。Shigeru Kinoshita 及其同事提出了一种基于 ROCK(Rho 激酶)的新方法，它可以增强内皮细胞的增殖功能，推进细胞黏附，抑制细胞凋亡，促进伤口愈合。2013 年，他们开始了一项临床试验，评估体外培养的人眼内皮细胞联合 ROCK 抑制剂治疗角膜内皮功能障碍，初步结果表明，这种治疗方法安全有效[82]。

3.3.2　支架

3D 工程支架不仅可以替代受损的角膜，提供机械支撑和提高结构稳定性，还可为细胞再生提供合适的微环境。从概念上讲，支架是一种工程模板，它可以模拟原生组织的 ECM，并模拟体内环境，支持细胞增殖、迁移和创建自身微环境[83]。

理想的角膜支架应具备以下特点：①透明性，以恢复视力；②具有生物相容性，支持细胞黏附、增殖和迁移；③具有与人类角膜相似的生物力学特性，以维持其形状，这对获得最佳视力至关重要，并能对眼压波动作出响应；④保持表面光滑，避免光线散射；⑤具有与组织重塑和生物整合时间相匹配的生物降解特性；⑥折射率与角膜相似的；⑦具有适当的疏松度允许营养物扩散，同时可作为微生物屏障；⑧在制造工艺和实施方面具备经济效益[84]。

眼科中用于替代角膜的支架可分为 3 类：合成材料、天然材料和混合材料。聚乙二醇[85]、丙烯酸酯基聚合物[86]、聚酯[87]、聚二甲基硅氧烷[88]、聚乙烯醇基聚合物[89]和聚酰胺[90]是目前研究的主要角膜替代品合成材料。虽然这些合成聚合物具有可调节的化学和机械性能，可以满足医疗需求，但它们的仿生性能需要细胞黏附、增殖和与宿主组织的有效整合，在转化为临床应用之前仍需要显著改进特性。除了不可生物降解外，它们在组织愈合和重塑过程中无法携带细胞和进行生物整合也是一个难题[91]。随着新型生物材料工程的不断发展，以及合成聚合物与天然聚合物复合材料的个性化改造和设计，这些缺点可能会得到解决，并有助于其在临床上的广泛应用。

另一方面，天然生物材料具有固有的生物相容性和生物降解性，并具有仿生性能和生物功能。研究最多的天然角膜支架是基于蛋白质或多糖支架，而胶原蛋白是最广泛研究人工角膜支架的材料之一。这源于胶原蛋白具有生物相容性、低毒性，和对其结构及物理、化学、免疫特性的充分研究，同时，其结构中保持精氨酸–甘氨酸–天冬氨酸序列以促进细胞与支架的黏附[92]。尽管胶原支架显示出极大的应用前景[93–95]，但是它们的仿生特性仍然需要增强，以完全匹配在特定的天然组织中的特性[96]。虽然改进水凝胶材料的机械和仿生性能是一个持续的挑战，但设计新的混合支架和整合生物信号可能是开发其作为真正角膜替代品的关键。其他基于蛋白质的生物聚合物包括明胶[97]、纤维蛋白[98]和丝纤维[99]，也可能作为角膜替代物。虽然每一类都有不同的特点，但其力学性能明显低于天然角膜，无法支撑受损角膜的完整性。也有研究在探索多糖基材料(如壳聚糖)[100]、硫酸软骨素[101]、右旋糖酐[102]、透明质酸[103]和藻酸盐[104]等)在角膜组织工程应用的可能性。尽管它们具有良好的机械和光学性能，但在为细胞黏附和增殖提供有效的三维微环境方面却存在不足。因此，基于多糖的材料还不能为角膜替代治疗提供有效的解决方案。

虽然人工和天然角膜支架都为研制有

效的人工角膜提供了一个良好的开端，但这种支架不仅在物理和化学性质方面，而且在成分梯度、排列和组织结构等方面缺乏角膜原生组织三维微环境的复杂特性。这种仿生特性在组织工程中是非常重要的，决定了人工角膜与宿主组织的生物整合，并决定了最终的临床效果。文献报道了不同的方案以解决这些难题，例如，使用体外自动生成或整合的人工基质。

多肽两亲体(PA)是由亲水性肽序列和疏水性长链组成的工程合成分子，可以自组装生成纳米纤维。这种纳米纤维通过内分子力的非共价相互作用形成三维网络。PA具有强大的可编程性，可以整合不同的功能组，从而生成3D支架。例如，胶原蛋白水凝胶，它在理论上可以仿生有序且复杂的天然组织[105-108]。将这种自组装结构整合到各种水凝胶材料中，是实现复杂的多功能水凝胶应用于眼科手术的有效方法。引入这种纳米级组织的另一种方法是自我增殖。这一概念是基于体外培养系统的工程，该系统刺激体内基质的合成，从而产生高度组织化的胶原基角膜基质[109,110]。此外，它可以使上皮细胞和内皮细胞在合成的支架上形成功能性的角膜。因此，从角膜缘基质中提取的人眼间充质干细胞在特定培养基中培养，使其快速增殖并分化为角膜细胞，并最终形成厚板层样基质组织，其中含有规则排列的胶原蛋白和硫酸角蛋白多糖[76]。然而，由这些培养的细胞合成的结构体其力学性能较差，需经过改良再应用于眼科手术。

生物工程支架的功能尚不足以满足角膜替代物的性能要求，这是研究其他并行策略的主要驱动力，如使用改良的异种移植。异种组织和器官往往含有细胞抗原，可被宿主组织识别为异物，从而导致炎症反应或免疫排斥反应[111]。用供体组织脱细胞来清除组织ECM中的驻留细胞及其细胞碎片，是获得正常组织的脱细胞支架并减少这种不良免疫反应的一种实用策略[112]。异种角膜除了微结构与人类有着密切的相似性外，其有效性、较低的成本，以及光学和机械性能可比性是其替代人类角膜的主要原因。此外，它可以支持构建和宿主-客体组织重塑，在减轻炎症刺激的同时避免瘢痕组织的形成[113-116]。多种动物已被用作脱细胞过程中角膜组织的来源。由于猪角膜和人角膜的可用性和结构相似，成为获得脱细胞角膜异种移植最常用的动物[117]。尽管已经探索了各种化学和物理技术来去除动物角膜细胞的细胞外基质，但它们常常通过切割胶原纤维、破坏基质超微结构或部分消除关键基质成分(如糖胺聚糖和生长因子)，以改变细胞外基质的化学、物理和生物学特性，并对其自然属性产生不利影响[112,118]。这种结构破坏及猪和人角膜之间的化学、机械和生物变异是其临床应用转化的主要挑战[119]。

3.3.3 生物活性分子和其他环境条件

有几种可溶性因子直接参与角膜细胞的增殖和分化过程。在这方面，人们对LSC自我更新和分化的控制机制进行了研究。越来越多的证据表明，LSC受其干细胞生态位的高度调控。LSC生态位是一种特殊的微环境，由细胞和非细胞成分组成，调节干细胞的多能性、增殖、分化、存活和定位。LSC生态位位于人类角膜缘Vogt栅栏结构上。多种生长因子在干细胞向子代分化中也起着重要的作用。胰岛素样生长因子I(IGF-I)被认为是LSC损伤后促使其向成熟角膜上皮细胞分化的主要因子。此外，有研究表明，IGF-I与神经肽P物质在角膜上皮的增殖和创面愈合中具有协同作用[120]。角膜上皮还产生成纤维细胞生长因子和表皮生长因子，以支持 LSC 的增殖而不影响其分化[121]。EGF 与肝素结合的 EGF 和双调节因子也被证明通过与一个共同的 EGF 受体结合以刺激上皮伤口的修复[122]。肝细胞生长因子也是角膜上皮损伤后，上皮细胞和基质细胞表达的重要因子，它通过 MAP 激酶和 PI3K/p70 S6 信号级联影响角膜上皮细胞的增殖、迁移和凋亡[123-125]，基质细胞的生长因子也在上皮伤口愈合中发挥重要作用[126]。此外，转化角膜上皮和基质细胞表达的 TGF-β 对角膜细胞有混合作用，它能抑制上皮细胞增殖[127]和促进成纤维细胞增殖[128]。TGF-β 对培养的原代角膜细胞和角膜基质细胞株的分化也有影响[129]。体外培养的分化角膜上皮细胞表达的血小板衍生生长因子调节角膜内皮细胞的增殖和迁移[130]。神经生长因子是一种在角膜上皮细胞中表达的促进细胞增殖和伤口愈合的神经营养因子。NGF 可改善神经营养性溃疡患者[131]和白内障[132]手术后的上皮修复。在激光辅助原位角膜磨镶术建立的机械神经损伤小鼠模型中，NGF 也显示出神经再生功能[133]。阿片样生长因子（OGF）是另一种由上皮基底层和基底层表达的生长因子，它结合 OGF 受体抑制角膜上皮细胞的 DNA 合成、细胞迁移和组织修复[134]。表 3.2 总结了重要的生长因子及其关键生理功能。

角膜细胞的增殖和分化不仅取决于生长因子，而且取决于培养条件。培养条件中二氧化碳（CO_2）浓度对细胞分化的改变有极大影响。研究表明，培养物中 7%的 CO_2 正向影响胚胎干细胞向角膜上皮祖细胞的分化[67]。缺氧状态也是影响角膜缘干细胞分化的一个重要因素，它通过下调极样激酶 3

表 3.2　影响角膜再生的生长因子列表

生长因子	关键功能	参考文献
表皮生长因子	角膜上皮细胞的迁移、增殖和创伤愈合	Zieske 等[122]；Nakamura 等[135]
肝细胞生长因子	细胞迁移、增殖和伤口愈合，抑制角膜上皮细胞的凋亡	Wilson 等[123]；Daniels 等[124]；Yanai 等[136]
角化细胞生长因子	上皮内稳态与创面愈合	Chandrasekher 等[137]
胰岛素样生长因子	角膜上皮细胞的生长、能量代谢、迁移、分化、增殖和存活	Lee 等[136]；Trosan 等[138]；Yanai 等[139]
转化生长因子-β	抑制角膜上皮细胞增殖，促进基质细胞增殖	Pancholi 等[127]；Haber 等[128]；Andresen 等[140]；Kay 等[141]
血小板衍生生长因子	角膜细胞的迁移与增殖	Denk and Knorr[130]；Kamiyama 等[142]；Daniels and Khaw[143]
胸腺素-$β_4$	角膜上皮缺损的创面愈合，减少炎症，抑制细胞凋亡	Sosne 等[144,145]；Dunn 等[146]
神经生长因子	角膜神经上皮和基质愈合、抗炎症作用及修复	Lambiase 等[147]；Lambiase 等[148]；Joo 等[149]
阿片样物质生长因子	角膜上皮细胞增殖、迁移及组织结构的抑制作用	Zagon IS 等[150]

(PIk3)活性以影响角膜缘干细胞转录水平上的信号活性[151]。共培养条件对细胞生长也有积极的影响，因为当LSC与骨髓间充质干细胞共培养时可促进其存活和增殖[152]。

3.4 临床试验和国际法规

很少有组织工程产品被用于临床，已经成功应用的器官有气管[153]、血管[154]、膀胱[155]和角膜[4]。关于角膜，已有值得注意的临床试验如下：①从健康的对侧眼采集自体角膜缘干细胞，在纤维蛋白基质上扩增，最终移植至112例LSCD患者：76.6%的患眼通过角膜上皮修复获得透明角膜，21例患者恢复并保持视力≥0.6[36]。②作为一期临床试验，飞秒激光切削圆锥角膜患者的角膜前基质，并对其进行脱细胞并移植：9例患者中有4例患者接受了自体脂肪来源成人干细胞的去细胞基质移植；术后3个月随访未见混浊或瘢痕，移植6个月后患者视力改善[156]。③重组人胶原蛋白(RHC)为基础的脱细胞人工角膜移植10例，其中9例为圆锥角膜，1例为永久性中央基质瘢痕；植入物促进角膜上皮、基质和神经从宿主细胞中再生；移植角膜维持稳定4年，无排斥反应，无持续免疫抑制。患者术后4年平均矫正视力为0.37[4,157]。④将RHC和2-甲基丙烯酰氧乙基磷胆碱(MPC)的非细胞相互渗透性聚合物移植至3例角膜溃疡和复发性角膜糜烂患者体内：植入后，患者疼痛等不适症状缓解，恢复了角膜的完整性，并改善了2/3患者的视力[158]。该材料已于2017年1月完成了另一项临床试验(CT.gov标识符：NCTO2277054)。结果显示，所有患者在移植后1~2周内疼痛等不适症状均得到改善；一半的患者角膜敏感度恢复，整体视力显著提高；即使视力没有提高，移植术后使角膜状态稳定，以便进一步手术改善视力[159]。⑤西班牙多家医院正在进行一项随机、对照、开放性临床试验(CT.gov标识符：NCTO1765244)，以测试纤维蛋白-琼脂糖角膜替代物联合同种异体角膜上皮细胞的疗效[160]。

在组织工程产品应用于临床的过程中，不同的监管机构共同建立了一个监管框架，以控制和保证这些疗法在应用于人体时正确和符合伦理，不仅保护患者，而且保护应用该疗法的临床医生。欧洲药品管理局(EMA)将组织工程产品纳入先进治疗药品范畴，被定义为基于基因、细胞或组织工程的人类用药[161]。根据欧洲议会法规和EMA指南[51]："组织工程产品是指：含有或由工程细胞或组织组成的产品，被认为具有人类组织的特性，或被用于或调控人体，以期再生、修复或替换人体组织。组织工程产品可能含有人或动物来源的细胞或组织，或两者兼有。细胞或组织可能具有活性或无活性，还可能含有其他物质，如细胞产品、生物分子、生物材料、化学物质、支架或基质。"图3.1所示为本定义及欧洲法规中所述的其他方面。在前面提到的临床试验中，按照EMA的指导方针，只有脱细胞基质中植入自体脂肪来源的成体干细胞，并在纤维蛋白支架上培养的自体上皮角膜缘干细胞，和带有同种异体培养的角膜细胞纤维蛋白-琼脂糖角膜替代物才被认为是组织工程产品。

美国食品药品监督管理局(FDA)负责监管美国的医疗产品，包括组织工程产品。FDA将医疗产品分为器械、生物制品和药品3类。根据FDA规定，用于移植的人体组织，如供体角膜，作为人体细胞、组织或基于细胞和组织的产品(HCT/P)进行管理[162]。组织工程产品通常由两种或两种以上FDA规

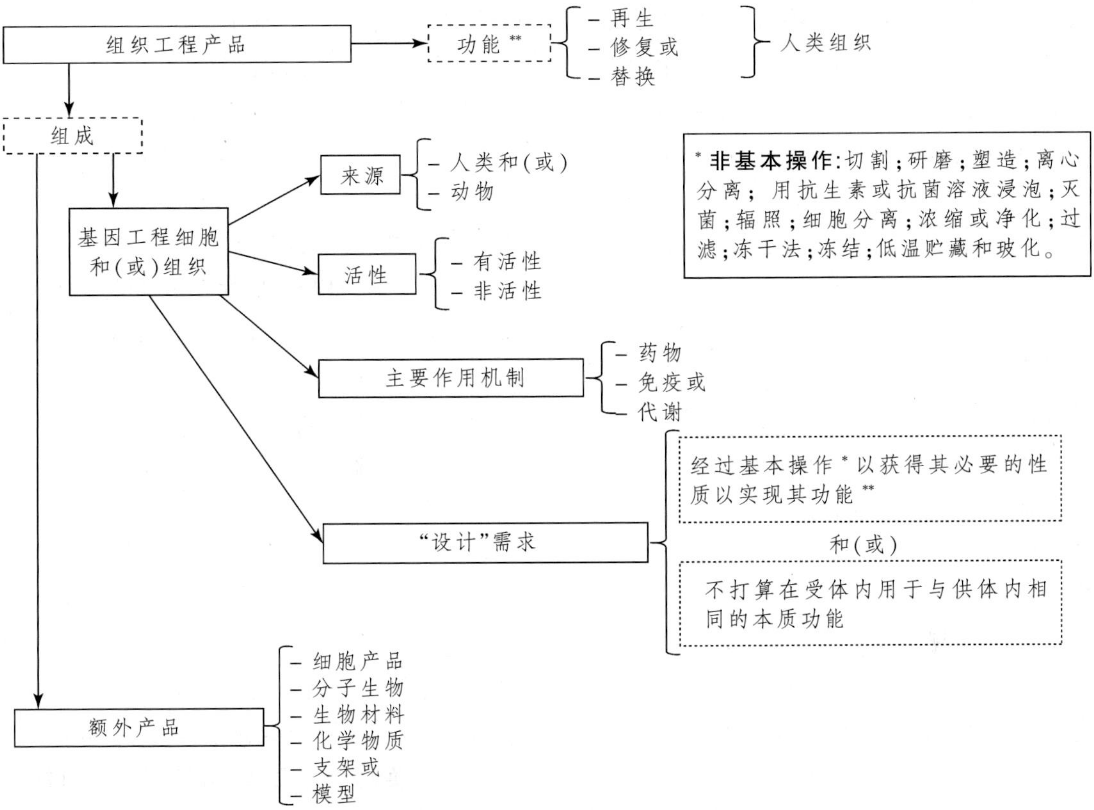

图 3.1　根据欧洲法规对组织工程产品的定义[51]。

定的不同类别的成分组合而成,属于组合产品的范畴[163],例如,基于生物材料与细胞结合的组织工程产品。FDA 近期发布了新的再生医学综合政策指导文件,明确了再生医学先进疗法(RMAT)的回收、分离和交付所用设备的管理要求,包括组合产品和可能符合 RMAT 条件的再生医学疗法的说明,包括细胞疗法、治疗性组织工程产品、人类细胞和组织产品,以及使用任何此类疗法或产品的组合产品,以及用于长期修饰细胞或组织的基因疗法(包括转基因细胞)[164]。

3.5　结论

我们简要地介绍了角膜结构与功能的关系,以及通过组织工程开发生物替代人类角膜的原则,包括基于特定组织工程方法的角膜疾病治疗方案。此外。我们解释了必要的概念和规则,以了解组织工程在眼科未来的临床影响。本书的下一章将详细描述细胞和组织工程疗法的使用,以手术应用于不同的角膜疾病。

参考文献

1. Finch J. The ancient origins of prosthetic medicine. Lancet. 2011;377:548–9.
2. Chirila TV, Hicks CR. The origins of the artificial cornea: Pellier de Quengsy and his contribution to the modern concept of keratoprosthesis. Gesnerus. 1999;56:96–106.
3. Zirm EK. Eine erfolgreiche totale Keratoplastik (a successful total keratoplasty). 1906. Refract Corneal Surg. 1989;5:258–61.
4. Fagerholm P, Lagali NS, Merrett K, et al. A biosynthetic alternative to human donor tissue for inducing corneal regeneration: 24-month follow-up of a phase 1

clinical study. Sci Transl Med. 2010;2:46ra61.
5. Oliva MS, Schottman T, Gulati M. Turning the tide of corneal blindness. Indian J Ophthalmol. 2012;60:423–7.
6. Burton MJ. Prevention, treatment and rehabilitation. Community Eye Health. 2009;22:33–5.
7. Brunette I, Roberts CJ, Vidal F, et al. Alternatives to eye bank native tissue for corneal stromal replacement. Prog Retin Eye Res. 2017;59:97–130.
8. Hara H, Cooper DK. Xenotransplantation–the future of corneal transplantation? Cornea. 2011;30: 371–8.
9. Whitcher JP, Srinivasan M, Upadhyay MP. Corneal blindness: a global perspective. Bull World Health Organ. 2001;79:214–21.
10. Abud TB, Di Zazzo A, Kheirkhah A, Dana R. Systemic immunomodulatory strategies in high-risk corneal transplantation. J Ophthalmic Vis Res. 2017;12:81–92.
11. Polisetti N, Islam MM, Griffith M. The artificial cornea. Methods Mol Biol. 2013;1014:45–52.
12. Pascolini D, Mariotti SP. Global estimates of visual impairment: 2010. Br J Ophthalmol. 2012;96:614–8.
13. O'Day DM. Diseases potentially transmitted through corneal transplantation. Ophthalmology. 1989;96:1133–7; discussion 7–8.
14. Remeijer L, Maertzdorf J, Doornenbal P, Verjans GM, Osterhaus AD. Herpes simplex virus 1 transmission through corneal transplantation. Lancet. 2001;357:442.
15. Miller TD, Maxwell AJ, Lindquist TD, Requard J 3rd. Validation of cooling effect of insulated containers for the shipment of corneal tissue and recommendations for transport. Cornea. 2013;32:63–9.
16. Prevention of Blindness and Visual Impairment. Accessed 11 Nov 2017, at http://www.who.int/blindness/causes/magnitude/en/.
17. Gain P, Jullienne R, He Z, et al. Global survey of corneal transplantation and eye banking. JAMA Ophthalmol. 2016;134:167–73.
18. Langer R, Vacanti JP. Tissue engineering. Science. 1993;260:920–6.
19. Nerem RM. Cellular engineering. Ann Biomed Eng. 1991;19:529–45.
20. Ma Y, Xu Y, Xiao Z, et al. Reconstruction of chemically burned rat corneal surface by bone marrow-derived human mesenchymal stem cells. Stem Cells. 2006;24:315–21.
21. Leijten J, Seo J, Yue K, et al. Spatially and temporally controlled hydrogels for tissue engineering. Mater Sci Eng R Rep. 2017;119:1–35.
22. Griffith M, Osborne R, Munger R, et al. Functional human corneal equivalents constructed from cell lines. Science. 1999;286:2169–72.
23. Boote C, Dennis S, Newton RH, Puri H, Meek KM. Collagen fibrils appear more closely packed in the prepupillary cornea: optical and biomechanical implications. Invest Ophthalmol Vis Sci. 2003;44:2941–8.
24. Marfurt CF, Cox J, Deek S, Dvorscak L. Anatomy of the human corneal innervation. Exp Eye Res. 2010;90:478–92.
25. Sweeney DF, Xie RZ, O'Leary DJ, et al. Nutritional requirements of the corneal epithelium and anterior stroma: clinical findings. Invest Ophthalmol Vis Sci. 1998;39:284–91.
26. DiMattio J. In vivo entry of glucose analogs into lens and cornea of the rat. Invest Ophthalmol Vis Sci. 1984;25:160–5.
27. Holden BA, Mertz GW. Critical oxygen levels to avoid corneal edema for daily and extended wear contact lenses. Invest Ophthalmol Vis Sci. 1984;25:1161–7.
28. Apte RS, Niederkorn JY. Isolation and characterization of a unique natural killer cell inhibitory factor present in the anterior chamber of the eye. J Immunol. 1996;156:2667–73.
29. Niederkorn JY. Role of innate immune system in corneal transplantation. New Delhi: Jaypee Brothers Medical Publishers (P) Ltd; 2013.
30. Foulsham W, Marmalidou A, Amouzegar A, Coco G, Chen Y, Dana R. Review: the function of regulatory T cells at the ocular surface. Ocul Surf. 2017;15:652–9.
31. Qazi Y, Hamrah P. Corneal allograft rejection: Immunopathogenesis to therapeutics. J Clin Cell Immunol. 2013;2013:pii: 006.
32. Kruse FE. Stem cells and corneal epithelial regeneration. Eye. 1994;8(Pt 2):170–83.
33. Du Y, Funderburgh ML, Mann MM, SundarRaj N, Funderburgh JL. Multipotent stem cells in human corneal stroma. Stem Cells. 2005;23:1266–75.
34. Funderburgh ML, Du Y, Mann MM, SundarRaj N, Funderburgh JL. PAX6 expression identifies progenitor cells for corneal keratocytes. FASEB J: Off Publication Fed Am Soc Exp Biol. 2005;19:1371–3.
35. Pellegrini G, Traverso CE, Franzi AT, Zingirian M, Cancedda R, De Luca M. Long-term restoration of damaged corneal surfaces with autologous cultivated corneal epithelium. Lancet. 1997;349:990–3.
36. Rama P, Matuska S, Paganoni G, Spinelli A, De Luca M, Pellegrini G. Limbal stem-cell therapy and long-term corneal regeneration. N Engl J Med. 2010;363:147–55.
37. Sangwan VS, Basu S, Vemuganti GK, et al. Clinical outcomes of xeno-free autologous cultivated limbal epithelial transplantation: a 10-year study. Br J Ophthalmol. 2011;95:1525–9.
38. Nakamura T, Inatomi T, Sotozono C, et al. Transplantation of autologous serum-derived cultivated corneal epithelial equivalents for the treatment of severe ocular surface disease. Ophthalmology. 2006;113:1765–72.
39. Rama P, Bonini S, Lambiase A, et al. Autologous fibrin-cultured limbal stem cells permanently restore the corneal surface of patients with total limbal stem cell deficiency. Transplantation. 2001;72:1478–85.
40. Dravida S, Gaddipati S, Griffith M, et al. A biomimetic scaffold for culturing limbal stem cells: a promising alternative for clinical transplantation. J Tissue Eng Regen Med. 2008;2:263–71.
41. Sangwan VS, Basu S, MacNeil S, Balasubramanian D. Simple limbal epithelial transplantation (SLET): a novel surgical technique for the treatment of uni-

lateral limbal stem cell deficiency. Br J Ophthalmol. 2012;96:931–4.
42. Di Girolamo N, Bosch M, Zamora K, Coroneo MT, Wakefield D, Watson SL. A contact lens-based technique for expansion and transplantation of autologous epithelial progenitors for ocular surface reconstruction. Transplantation. 2009;87:1571–8.
43. Sehic A, Utheim OA, Ommundsen K, Utheim TP. Preclinical cell-based therapy for Limbal stem cell deficiency. J Funct Biomater. 2015;6:863–88.
44. Chun YS, Park IK, Kim JC. Technique for autologous nasal mucosa transplantation in severe ocular surface disease. Eur J Ophthalmol. 2011;21:545–51.
45. Kim JH, Chun YS, Lee SH, et al. Ocular surface reconstruction with autologous nasal mucosa in cicatricial ocular surface disease. Am J Ophthalmol. 2010;149:45–53.
46. Monteiro BG, Serafim RC, Melo GB, et al. Human immature dental pulp stem cells share key characteristic features with limbal stem cells. Cell Prolif. 2009;42:587–94.
47. Gomes JA, Geraldes Monteiro B, Melo GB, et al. Corneal reconstruction with tissue-engineered cell sheets composed of human immature dental pulp stem cells. Invest Ophthalmol Vis Sci. 2010;51:1408–14.
48. Meyer-Blazejewska EA, Call MK, Yamanaka O, et al. From hair to cornea: toward the therapeutic use of hair follicle-derived stem cells in the treatment of limbal stem cell deficiency. Stem Cells. 2011;29:57–66.
49. Garzon I, Martin-Piedra MA, Alfonso-Rodriguez C, et al. Generation of a biomimetic human artificial cornea model using Wharton's jelly mesenchymal stem cells. Invest Ophthalmol Vis Sci. 2014;55:4073–83.
50. Reza HM, Ng BY, Gimeno FL, Phan TT, Ang LP. Umbilical cord lining stem cells as a novel and promising source for ocular surface regeneration. Stem Cell Rev. 2011;7:935–47.
51. Omoto M, Miyashita H, Shimmura S, et al. The use of human mesenchymal stem cell-derived feeder cells for the cultivation of transplantable epithelial sheets. Invest Ophthalmol Vis Sci. 2009;50:2109–15.
52. Rohaina CM, Then KY, Ng AM, et al. Reconstruction of limbal stem cell deficient corneal surface with induced human bone marrow mesenchymal stem cells on amniotic membrane. Transl Res. 2014;163:200–10.
53. Lin KJ, Loi MX, Lien GS, et al. Topical administration of orbital fat-derived stem cells promotes corneal tissue regeneration. Stem Cell Res Ther. 2013;4:72.
54. Hayashi R, Ishikawa Y, Ito M, et al. Generation of corneal epithelial cells from induced pluripotent stem cells derived from human dermal fibroblast and corneal limbal epithelium. PLoS One. 2012;7:e45435.
55. Ang LP, Tanioka H, Kawasaki S, et al. Cultivated human conjunctival epithelial transplantation for total limbal stem cell deficiency. Invest Ophthalmol Vis Sci. 2010;51:758–64.
56. Sangwan VS, Vemuganti GK, Singh S, Balasubramanian D. Successful reconstruction of damaged ocular outer surface in humans using limbal and conjunctival stem cell culture methods. Biosci Rep. 2003;23:169–74.
57. Sangwan VS, Vemuganti GK, Iftekhar G, Bansal AK, Rao GN. Use of autologous cultured limbal and conjunctival epithelium in a patient with severe bilateral ocular surface disease induced by acid injury: a case report of unique application. Cornea. 2003;22:478–81.
58. Subramaniam SV, Sejpal K, Fatima A, Gaddipati S, Vemuganti GK, Sangwan VS. Coculture of autologous limbal and conjunctival epithelial cells to treat severe ocular surface disorders: long-term survival analysis. Indian J Ophthalmol. 2013;61:202–7.
59. Tan DT, Ang LP, Beuerman RW. Reconstruction of the ocular surface by transplantation of a serum-free derived cultivated conjunctival epithelial equivalent. Transplantation. 2004;77:1729–34.
60. Burillon C, Huot L, Justin V, et al. Cultured autologous oral mucosal epithelial cell sheet (CAOMECS) transplantation for the treatment of corneal limbal epithelial stem cell deficiency. Invest Ophthalmol Vis Sci. 2012;53:1325–31.
61. Inatomi T, Nakamura T, Kojyo M, Koizumi N, Sotozono C, Kinoshita S. Ocular surface reconstruction with combination of cultivated autologous oral mucosal epithelial transplantation and penetrating keratoplasty. Am J Ophthalmol. 2006;142:757–64.
62. Nakamura T, Takeda K, Inatomi T, Sotozono C, Kinoshita S. Long-term results of autologous cultivated oral mucosal epithelial transplantation in the scar phase of severe ocular surface disorders. Br J Ophthalmol. 2011;95:942–6.
63. Nishida K, Yamato M, Hayashida Y, et al. Corneal reconstruction with tissue-engineered cell sheets composed of autologous oral mucosal epithelium. N Engl J Med. 2004;351:1187–96.
64. Takeda K, Nakamura T, Inatomi T, Sotozono C, Watanabe A, Kinoshita S. Ocular surface reconstruction using the combination of autologous cultivated oral mucosal epithelial transplantation and eyelid surgery for severe ocular surface disease. Am J Ophthalmol. 2011;152:195–201. e1
65. Utheim TP. Concise review: transplantation of cultured oral mucosal epithelial cells for treating limbal stem cell deficiency-current status and future perspectives. Stem Cells. 2015;33:1685–95.
66. Ahmad S, Stewart R, Yung S, et al. Differentiation of human embryonic stem cells into corneal epithelial-like cells by in vitro replication of the corneal epithelial stem cell niche. Stem Cells. 2007;25:1145–55.
67. Zhang C, Du L, Pang K, Wu X. Differentiation of human embryonic stem cells into corneal epithelial progenitor cells under defined conditions. PLoS One. 2017;12:e0183303.
68. Reza HM, Ng BY, Phan TT, Tan DT, Beuerman RW, Ang LP. Characterization of a novel umbilical cord lining cell with CD227 positivity and unique pattern of P63 expression and function. Stem Cell Rev. 2011;7:624–38.
69. Zieske JD. Corneal development associated with eyelid opening. Int J Dev Biol. 2004;48:903–11.
70. Meek KM, Knupp C. Corneal structure and transpar-

ency. Prog Retin Eye Res. 2015;49:1–16.
71. Carlson EC, Wang IJ, Liu CY, Brannan P, Kao CW, Kao WW. Altered KSPG expression by keratocytes following corneal injury. Mol Vis. 2003;9:615–23.
72. Jester JV, Petroll WM, Cavanagh HD. Corneal stromal wound healing in refractive surgery: the role of myofibroblasts. Prog Retin Eye Res. 1999;18:311–56.
73. Fini ME. Keratocyte and fibroblast phenotypes in the repairing cornea. Prog Retin Eye Res. 1999;18:529–51.
74. Buss DG, Giuliano EA, Sharma A, Mohan RR. Isolation and cultivation of equine corneal keratocytes, fibroblasts and myofibroblasts. Vet Ophthalmol. 2010;13:37–42.
75. Patel DV, McKelvie J, Sherwin T, McGhee C. Keratocyte progenitor cell transplantation: a novel therapeutic strategy for corneal disease. Med Hypotheses. 2013;80:122–4.
76. Basu S, Hertsenberg AJ, Funderburgh ML, et al. Human limbal biopsy-derived stromal stem cells prevent corneal scarring. Sci Transl Med. 2014;6:266ra172.
77. Wu J, Rnjak-Kovacina J, Du Y, Funderburgh ML, Kaplan DL, Funderburgh JL. Corneal stromal bioequivalents secreted on patterned silk substrates. Biomaterials. 2014;35:3744–55.
78. Du Y, Sundarraj N, Funderburgh ML, Harvey SA, Birk DE, Funderburgh JL. Secretion and organization of a cornea-like tissue in vitro by stem cells from human corneal stroma. Invest Ophthalmol Vis Sci. 2007;48:5038–45.
79. Naylor RW, McGhee CN, Cowan CA, Davidson AJ, Holm TM, Sherwin T. Derivation of corneal Keratocyte-like cells from human induced pluripotent stem cells. PLoS One. 2016;11:e0165464.
80. Bahn CF, Falls HF, Varley GA, Meyer RF, Edelhauser HF, Bourne WM. Classification of corneal endothelial disorders based on neural crest origin. Ophthalmology. 1984;91:558–63.
81. Hatou S, Yamada M, Mochizuki H, Shiraishi A, Joko T, Nishida T. The effects of dexamethasone on the Na,K-ATPase activity and pump function of corneal endothelial cells. Curr Eye Res. 2009;34:347–54.
82. Kinoshita S, Koizumi N, Ueno M, Okumura N, Imai K, Tanaka H, Yamamoto Y, Nakamura T, Inatomi T, Bush J, Toda M, Hagiya M, Yokota I, Teramukai S, Sotozono C, Hamuro J. Injection of cultured cells with a ROCK inhibitor for bullous keratopathy. N Engl J Med. 2018;378(11):995–1003. https://doi.org/10.1056/NEJMoa1712770. PMID:29539291.
83. Chan BP, Leong KW. Scaffolding in tissue engineering: general approaches and tissue-specific considerations. Eur Spine J. 2008;17(Suppl 4):467–79.
84. Grinstaff MW. Designing hydrogel adhesives for corneal wound repair. Biomaterials. 2007;28:5205–14.
85. Rafat M, Li F, Fagerholm P, et al. PEG-stabilized carbodiimide crosslinked collagen-chitosan hydrogels for corneal tissue engineering. Biomaterials. 2008;29:3960–72.
86. Aldave AJ, Kamal KM, Vo RC, Yu F. The Boston type I keratoprosthesis: improving outcomes and expanding indications. Ophthalmology. 2009;116:640–51.
87. Zorlutuna P, Tezcaner A, Kiyat I, Aydinli A, Hasirci V. Cornea engineering on polyester carriers. J Biomed Mater Res A. 2006;79:104–13.
88. Liu L, Sheardown H. Glucose permeable poly (dimethyl siloxane) poly (N-isopropyl acrylamide) interpenetrating networks as ophthalmic biomaterials. Biomaterials. 2005;26:233–44.
89. Deng ZX, Zhang ZX, Li LH, Zhou CR. Biocompatibility evaluation of chitosan-g-polyvinylpyrrolidone. Di Yi Jun Yi Da Xue Xue Bao. 2004;24:639–41.
90. Bae SR, Park C, Choi JC, Poo H, Kim CJ, Sung MH. Effects of ultra high molecular weight poly-gamma-glutamic acid from Bacillus subtilis (chungkookjang) on corneal wound healing. J Microbiol Biotechnol. 2010;20:803–8.
91. Sharma CP. Biointegration of medical implant materials: science and design. New York: Elsevier Science; 2010.
92. Li F, Griffith M, Li Z, et al. Recruitment of multiple cell lines by collagen-synthetic copolymer matrices in corneal regeneration. Biomaterials. 2005;26:3093–104.
93. Duan X, Sheardown H. Dendrimer crosslinked collagen as a corneal tissue engineering scaffold: mechanical properties and corneal epithelial cell interactions. Biomaterials. 2006;27:4608–17.
94. McLaughlin CR, Acosta MC, Luna C, et al. Regeneration of functional nerves within full thickness collagen-phosphorylcholine corneal substitute implants in guinea pigs. Biomaterials. 2010;31:2770–8.
95. Liu W, Deng C, McLaughlin CR, et al. Collagen-phosphorylcholine interpenetrating network hydrogels as corneal substitutes. Biomaterials. 2009;30:1551–9.
96. Duan X, McLaughlin C, Griffith M, Sheardown H. Biofunctionalization of collagen for improved biological response: scaffolds for corneal tissue engineering. Biomaterials. 2007;28:78–88.
97. Lai JY, Li YT. Functional assessment of cross-linked porous gelatin hydrogels for bioengineered cell sheet carriers. Biomacromolecules. 2010;11:1387–97.
98. Alaminos M, Del Carmen Sanchez-Quevedo M, Munoz-Avila JI, et al. Construction of a complete rabbit cornea substitute using a fibrin-agarose scaffold. Invest Ophthalmol Vis Sci. 2006;47:3311–7.
99. Lawrence BD, Marchant JK, Pindrus MA, Omenetto FG, Kaplan DL. Silk film biomaterials for cornea tissue engineering. Biomaterials. 2009;30:1299–308.
100. Grolik M, Szczubialka K, Wowra B, et al. Hydrogel membranes based on genipin-cross-linked chitosan blends for corneal epithelium tissue engineering. J Mater Sci Mater Med. 2012;23:1991–2000.
101. Vrana NE, Builles N, Justin V, et al. Development of a reconstructed cornea from collagen-chondroitin sulfate foams and human cell cultures. Invest Opthalmol Vis Sci. 2008;49:5325–31.

102. Maia J, Ribeiro MP, Ventura C, Carvalho RA, Correia IJ, Gil MH. Ocular injectable formulation assessment for oxidized dextran-based hydrogels. Acta Biomater. 2009;5:1948–55.
103. Fiorica C, Senior RA, Pitarresi G, et al. Biocompatible hydrogels based on hyaluronic acid cross-linked with a polyaspartamide derivative as delivery systems for epithelial limbal cells. Int J Pharm. 2011;414:104–11.
104. Tonsomboon K, Oyen ML. Composite electrospun gelatin fiber-alginate gel scaffolds for mechanically robust tissue engineered cornea. J Mech Behav Biomed. 2013;21:185–94.
105. Hamley IW, Dehsorkhi A, Castelletto V, et al. Self-assembly and collagen-stimulating activity of a peptide Amphiphile incorporating a peptide sequence from Lumican. Langmuir. 2015;31:4490–5.
106. Gouveia RM, González-Andrades E, Cardona JC, González-Gallardo C, Ionescu AM, Garzon I, Alaminos M, González-Andrades M, Connon CJ. Controlling the 3D architecture of Self-Lifting Auto-generated Tissue Equivalents (SLATEs) for optimized corneal graft composition and stability. Biomaterials. 2017;121:205–19. https://doi.org/10.1016/j.biomaterials.2016.12.023. Epub 2016 Dec 23. PMID: 28092777.
107. Islam MM, Ravichandran R, Olsen D, et al. Self-assembled collagen-like-peptide implants as alternatives to human donor corneal transplantation. RSC Adv. 2016;6:55745–9.
108. Jangamreddy JR, Haagdorens MKC, Mirazul Islam M, et al. Short peptide analogs as alternatives to collagen in pro-regenerative corneal implants. Acta Biomaterialia. 2018. pii: S1742-7061(18)30022-9; https://doi.org/10.1016/j.actbio.2018.01.011.
109. Kumano Y, Sakamoto T, Egawa M, Tanaka M, Yamamoto I. Enhancing effect of 2-O-alpha-D-glucopyranosyl-L-ascorbic acid, a stable ascorbic acid derivative, on collagen synthesis. Biol Pharm Bull. 1998;21:662–6.
110. Saika S. Ultrastructural effect of L-ascorbic acid 2-phosphate on cultured keratocytes. Cornea. 1992;11:439–45.
111. Cissell DD, Hu JC, Griffiths LG, Athanasiou KA. Antigen removal for the production of biomechanically functional, xenogeneic tissue grafts. J Biomech. 2014;47:1987–96.
112. Gilbert TW, Sellaro TL, Badylak SF. Decellularization of tissues and organs. Biomaterials. 2006;27:3675–83.
113. Vorotnikova E, McIntosh D, Dewilde A, et al. Extracellular matrix-derived products modulate endothelial and progenitor cell migration and proliferation in vitro and stimulate regenerative healing in vivo. Matrix Biol. 2010;29:690–700.
114. Barkan D, Green JE, Chambers AF. Extracellular matrix: a gatekeeper in the transition from dormancy to metastatic growth. Eur J Cancer. 2010;46: 1181–8.
115. Petersen TH, Calle EA, Zhao L, et al. Tissue-engineered lungs for in vivo implantation. Science. 2010;329:538–41.
116. Crapo PM, Gilbert TW, Badylak SF. An overview of tissue and whole organ decellularization processes. Biomaterials. 2011;32:3233–43.
117. Gonzalez-Andrades M, de la Cruz Cardona J, Ionescu AM, Campos A, Del Mar Perez M, Alaminos M. Generation of bioengineered corneas with decellularized xenografts and human keratocytes. Invest Ophthalmol Vis Sci. 2011;52:215–22.
118. Brown BN, Valentin JE, Stewart-Akers AM, McCabe GP, Badylak SF. Macrophage phenotype and remodeling outcomes in response to biologic scaffolds with and without a cellular component. Biomaterials. 2009;30:1482–91.
119. Zhang MC, Liu X, Jin Y, Jiang DL, Wei XS, Xie HT. Lamellar Keratoplasty treatment of fungal corneal ulcers with acellular porcine corneal stroma. Am J Transplant. 2015;15:1068–75.
120. Nishida T, Nakamura M, Ofuji K, Reid TW, Mannis MJ, Murphy CJ. Synergistic effects of substance P with insulin-like growth factor-1 on epithelial migration of the cornea. J Cell Physiol. 1996;169:159–66.
121. Holan V, Trosan P, Krulova M, Zajicova A. Identification of factors regulating differentiation and growth of limbal stem cells for corneal surface regeneration. Acta Ophthalmologica. 2012;90:0.
122. Zieske JD, Takahashi H, Hutcheon AE, Dalbone AC. Activation of epidermal growth factor receptor during corneal epithelial migration. Invest Ophthalmol Vis Sci. 2000;41:1346–55.
123. Wilson SE, Walker JW, Chwang EL, He YG. Hepatocyte growth factor, keratinocyte growth factor, their receptors, fibroblast growth factor receptor-2, and the cells of the cornea. Invest Ophthalmol Vis Sci. 1993;34:2544–61.
124. Daniels JT, Limb GA, Saarialho-Kere U, Murphy G, Khaw PT. Human corneal epithelial cells require MMP-1 for HGF-mediated migration on collagen I. Invest Ophthalmol Vis Sci. 2003;44:1048–55.
125. Kakazu A, Chandrasekher G, Bazan HE. HGF protects corneal epithelial cells from apoptosis by the PI-3K/Akt-1/Bad- but not the ERK1/2-mediated signaling pathway. Invest Ophthalmol Vis Sci. 2004;45:3485–92.
126. Wilson SE, Li Q, Mohan RR, et al. Lacrimal gland growth factors and receptors: lacrimal fibroblastic cells are a source of tear HGF. Adv Exp Med Biol. 1998;438:625–8.
127. Haber M, Cao Z, Panjwani N, Bedenice D, Li WW, Provost PJ. Effects of growth factors (EGF, PDGF-BB and TGF-beta 1) on cultured equine epithelial cells and keratocytes: implications for wound healing. Vet Ophthalmol. 2003;6:211–7.
128. Andresen JL, Ledet T, Ehlers N. Keratocyte migration and peptide growth factors: the effect of PDGF, bFGF, EGF, IGF-I, aFGF and TGF-beta on human keratocyte migration in a collagen gel. Curr Eye Res. 1997;16:605–13.
129. Jester JV, Huang J, Fisher S, et al. Myofibroblast differentiation of normal human keratocytes and

hTERT, extended-life human corneal fibroblasts. Invest Ophthalmol Vis Sci. 2003;44:1850–8.
130. Daniels JT, Khaw PT. Temporal stimulation of corneal fibroblast wound healing activity by differentiating epithelium in vitro. Invest Ophthalmol Vis Sci. 2000;41:3754–62.
131. Bonini S, Lambiase A, Rama P, Caprioglio G, Aloe L. Topical treatment with nerve growth factor for neurotrophic keratitis. Ophthalmology. 2000;107:1347–51; discussion 51–2.
132. Cellini M, Bendo E, Bravetti GO, Campos EC. The use of nerve growth factor in surgical wound healing of the cornea. Ophthalmic Res. 2006;38:177–81.
133. Ma K, Yan N, Huang Y, Cao G, Deng J, Deng Y. Effects of nerve growth factor on nerve regeneration after corneal nerve damage. Int J Clin Exp Med. 2014;7:4584–9.
134. McLaughlin PJ, Sassani JW, Klocek MS, Zagon IS. Diabetic keratopathy and treatment by modulation of the opioid growth factor (OGF)-OGF receptor (OGFr) axis with naltrexone: a review. Brain Res Bull. 2010;81:236–47.
135. Nakamura Y, Sotozono C, Kinoshita S. The epidermal growth factor receptor (EGFR): role in corneal wound healing and homeostasis. Exp Eye Res. 2001;72:511–7.
136. Yanai R, Yamada N, Inui M, Nishida T. Correlation of proliferative and anti-apoptotic effects of HGF, insulin, IGF-1, IGF-2, and EGF in SV40-transformed human corneal epithelial cells. Exp Eye Res. 2006;83:76–83.
137. Chandrasekher G, Kakazu AH, Bazan HE. HGF- and KGF-induced activation of PI-3K/p70 s6 kinase pathway in corneal epithelial cells: its relevance in wound healing. Exp Eye Res. 2001;73:191–202.
138. Lee JG, Kay EP. FGF-2-induced wound healing in corneal endothelial cells requires Cdc42 activation and Rho inactivation through the phosphatidylinositol 3-kinase pathway. Invest Ophthalmol Vis Sci. 2006;47:1376–86.
139. Trosan P, Svobodova E, Chudickova M, Krulova M, Zajicova A, Holan V. The key role of insulin-like growth factor I in limbal stem cell differentiation and the corneal wound-healing process. Stem Cells Dev. 2012;21:3341–50.
140. Pancholi S, Tullo A, Khaliq A, Foreman D, Boulton M. The effects of growth factors and conditioned media on the proliferation of human corneal epithelial cells and keratocytes. Graefes Arch Clin Exp Ophthalmol. 1998;236:1–8.
141. Kay EP, Lee MS, Seong GJ, Lee YG. TGF-beta s stimulate cell proliferation via an autocrine production of FGF-2 in corneal stromal fibroblasts. Curr Eye Res. 1998;17:286–93.
142. Denk PO, Knorr M. The in vitro effect of platelet-derived growth factor isoforms on the proliferation of bovine corneal stromal fibroblasts depends on cell density. Graefes Arch Clin Exp Ophthalmol. 1997;235:530–4.
143. Kamiyama K, Iguchi I, Wang X, Imanishi J. Effects of PDGF on the migration of rabbit cor-
143. Kamiyama K, Iguchi I, Wang X, Imanishi J. Effects of PDGF on the migration of rabbit cor-
neal fibroblasts and epithelial cells. Cornea. 1998; 17:315–25.
144. Sosne G, Siddiqi A, Kurpakus-Wheater M. Thymosin-beta4 inhibits corneal epithelial cell apoptosis after ethanol exposure in vitro. Invest Ophthalmol Vis Sci. 2004;45:1095–100.
145. Sosne G, Qiu P, Ousler GW 3rd, Dunn SP, Crockford D. Thymosin beta4: a potential novel dry eye therapy. Ann N Y Acad Sci. 2012;1270: 45–50.
146. Dunn SP, Heidemann DG, Chow CY, et al. Treatment of chronic nonhealing neurotrophic corneal epithelial defects with thymosin beta4. Ann N Y Acad Sci. 2010;1194:199–206.
147. Lambiase A, Bonini S, Micera A, Rama P, Bonini S, Aloe L. Expression of nerve growth factor receptors on the ocular surface in healthy subjects and during manifestation of inflammatory diseases. Invest Ophthalmol Vis Sci. 1998;39:1272–5.
148. Lambiase A, Bonini S, Aloe L, Rama P, Bonini S. Anti-inflammatory and healing properties of nerve growth factor in immune corneal ulcers with stromal melting. Arch Ophthalmol. 2000;118: 1446–9.
149. Joo M, Yuhan KR, Hyon J, et al. The effect of nerve growth factor on corneal sensitivity after laserin situ keratomileusis. Arch Ophthalmol. 2004;122:1338–41.
150. Zagon IS, Sassani JW, McLaughlin PJ. Opioid growth factor modulates corneal epithelial outgrowth in tissue culture. Am J Phys. 1995;268: R942–50.
151. Wang L, Gonzalez S, Dai W, Deng S, Lu L. Effect of hypoxia-regulated polo-like kinase 3 (Plk3) on human Limbal stem cell differentiation. J Biol Chem. 2016;291:16519–29.
152. Hu N, Zhang YY, Gu HW, Guan HJ. Effects of bone marrow mesenchymal stem cells on cell proliferation and growth factor expression of limbal epithelial cells in vitro. Ophthalmic Res. 2012;48:82–8.
153. Gonfiotti A, Jaus MO, Barale D, et al. The first tissue-engineered airway transplantation: 5-year follow-up results. Lancet. 2014;383:238–44.
154. Hibino N, McGillicuddy E, Matsumura G, et al. Late-term results of tissue-engineered vascular grafts in humans. J Thorac Cardiovasc Surg. 2010;139:431–6. 6.e1–2.
155. Atala A, Bauer SB, Soker S, Yoo JJ, Retik AB. Tissue-engineered autologous bladders for patients needing cystoplasty. Lancet. 2006;367:1241–6.
156. Alió del Barrio JL, El Zarif M, Azaar A, et al. Corneal stroma enhancement with decellularized stromal laminas with or without stem cell recellularization for advanced keratoconus. Am J Ophthalmol. 2018;186:47–58.
157. Fagerholm P, Lagali NS, Ong JA, et al. Stable corneal regeneration four years after implantation of a cell-free recombinant human collagen scaffold. Biomaterials. 2014;35:2420–7.

158. Buznyk O, Pasyechnikova N, Islam MM, Iakymenko S, Fagerholm P, Griffith M. Bioengineered corneas grafted as alternatives to human donor corneas in three high-risk patients. Clin Transl Sci. 2015;8:558–62.
159. Islam MM, Buznyk O, Reddy JC, et al. Biomaterials-enabled cornea regeneration in patients at high risk for rejection of donor tissue transplantation. NPJ Regen Med. 2018;3:2.
160. Gonzalez-Andrades M, Mata R, Gonzalez-Gallardo MDC, et al. A study protocol for a multicentre randomised clinical trial evaluating the safety and feasibility of a bioengineered human allogeneic nanostructured anterior cornea in patients with advanced corneal trophic ulcers refractory to conventional treatment. BMJ Open. 2017;7:e016487.
161. Massey LK. Chapter 38 – acrylic polycarbonate alloy (Acrylic PC). In: The effect of sterilization methods on plastics and elastomers. 2nd ed. Norwich: William Andrew Publishing; 2005. p. 241–4.
162. U.S. FDA: Tissue & tissue products. Accessed 13 Dec 2017, at https://www.fda.gov/BiologicsBloodVaccines/TissueTissueProducts/.
163. U.S. FDA: Combination product definition. Accessed 13 Dec 2017, at https://www.fda.gov/CombinationProducts/AboutCombinationProducts/ucm118332.htm.
164. FDA announces comprehensive regenerative medicine policy framework. November 16, 2017. Accessed 11 Dec 2017, at https://www.fda.gov/NewsEvents/Newsroom/PressAnnouncements/ucm585345.htm.

第 2 部分

干细胞

第 4 章

干细胞的概念、特性和表征

Natalia Escacena-Acosta, Javier Lopez-Beas, Christian Claude Lachaud, Mehrdad Vakilian, Juan Rigoberto Tejedo, Vivian Capilla-González, Francisco Javier Bedoya, Franz Martin, Abdelkrim Hmadcha, Bernat Soria

4.1 概述

干细胞(SC)生物学是当前生物医学研究的重要领域之一，在再生医学中有着重要的作用和许多潜在的应用。由于 SC 参与发育，并有可能产生不同类型的细胞，因此 SC 在发育生物学领域必不可少。SC 的特征是能够增殖和产生保持相同表型（自我更新、对称分裂）的子代细胞，并能够分化为其他类型的细胞(分化、不对称分裂)。第一个特性允许达到足够的细胞质量以完成生理功能，允许获得有丝分裂后分化的细胞类型或体细胞。这两个特性的一个特点是具有定植和重建组织的能力（如在造血干细胞移植中)。目前，增殖和分化使用相反的细胞内途径，大多数情况下，增强其中一条途径会阻碍另一条途径。

4.2 分类

干细胞可根据其分化潜能或来源进行分类[1]。

4.2.1 来源

- **胚胎**：在发育的第一天，将成为胎盘的一部分(滋养外胚层)的外层细胞与内细胞团(ICM)分离，后者是囊胚中终将成为胚胎、羊膜和卵黄囊的部分。这些来自胚胎 ICM 的多能细胞，即 ICM 来源的细胞，就是 ES 细胞。
- **胎盘和脐带干细胞**：人类胎盘、脐带血和脐带是造血干细胞(HSC)和间充质干细胞(MSC)的重要来源，具有巨大的再生潜力。这些干细胞具有多能性，这意味着它们可以分化成许多不同类型的细胞。
- **成体干细胞**：成体干细胞或组织特异性干细胞是在许多组织的特定小区域中发现的未特化细胞。成体干细胞能够长期更新和分化为特化细胞类型。在过去的几年里，已经有来自不同来源的成体干细胞分离的报道。骨髓来源的干细胞仍是最常被研究的细胞类型。MSC 是组织或“成人”干细胞的一个例子。它们具有“多能性”，这意味着它们可以产生身体中不止一种类型的特定细胞，但不是所有类型的细胞。骨髓间充质干细胞在骨骼组织中产生不同的特化细胞。

MSC被认为是克隆性和非造血性的,其特点是易于分离,并具有分化为多系细胞类型的能力,包括成骨细胞、软骨细胞、内皮细胞,甚至神经样细胞。

MSC构成了一个包含不同成熟阶段祖细胞的异质细胞群。骨髓间充质干细胞由不同的方法获得和鉴定;为了更好地匹配骨髓间充质干细胞更统一的特征,国际细胞治疗学会(ISCT)间充质和组织干细胞委员会提出了定义人类骨髓间充质干细胞的最低标准[2]。

4.2.2 潜能

- **全能性**:只有受精卵或桑椹胚细胞才可被视为具有全能性,因为它们可产生内细胞团(可分化成任何类型的胎儿和成人组织)或滋养外胚层(对胎盘组织有贡献),并产生完整和有活力的有机体。
- **多能性**:它们可以自我更新和分化为外胚层、内胚层和中胚层中的任何一层,所有的组织和器官都是从这3层胚层发育而来的。胚胎干细胞(ESC)和诱导多能干细胞(iPSC)是目前已知的仅有的两种多潜能干细胞。
- **多潜能**:它们可以自我更新,并发育成密切相关的细胞类型,但比多能细胞更为有限。间充质干细胞和造血干细胞是多能细胞的典型代表。
- **单一潜能**:它们是祖细胞,具有分裂和产生更多相同的细胞类型(如肝细胞)细胞团的能力。

4.3 特性和特征

几十年来,研究人员一直寻求通过内在转录程序和外在信号通路之间复杂的相互联系关系,研究干细胞的生物学,以及调控干细胞多能性和分化的分子机制。

4.3.1 干细胞的自我更新

自我更新计划是由特定的转录网络和细胞周期调节决定的。协同转录因子网络是干细胞多能性和分化的主要调控机制。三个关键的多潜能转录因子OCT4、SOX2和NANOG构成维持未分化干细胞自我更新的必要转录核心[3]。核心的多能性回路是为了促进维持多能性基因的表达,同时抑制诱导分化的基因。POU结构域转录因子OCT4和SRY相关的HMG-box转录因子SOX2对维持多能性至关重要。虽然含有同源结构域的转录因子NANOG对于囊胚干细胞的建立也是必不可少的,但是在优化的培养条件下维持多能性并不是绝对必需的[4,5]。多能性调节的核心以一种组合的方式工作,以控制多能性特有的基因表达和抑制程序,从而维持多能性。最近的研究已经在SC多能性回路中发现了许多额外的转录因子,它们与ESC中的NANOG-OCT4-SOX2转录核心的相互作用被证明是诱导稳定的内在多潜能网络进行无限自我更新所必需的。

已经确定了几种支持多能细胞维持的信号通路,包括Wnt/β-catenin、FGF/ERK、TGF/SMAD和PKC信号通路[6]。干细胞需要外源性生长因子以维持培养中的多能性,由这些因子控制的信号通路作用于维持多能性所需的内在转录因子网络(图4.1)。人类干细胞需要碱性成纤维细胞生长因子(BFGF)和胰岛素或胰岛素样生长因子信号来支持自我更新。BFGF激活丝裂原活化蛋白激酶(MAPK)和激活素/Nodal信号通路。

IGF在激活RAS和PI3K/AKT的同时

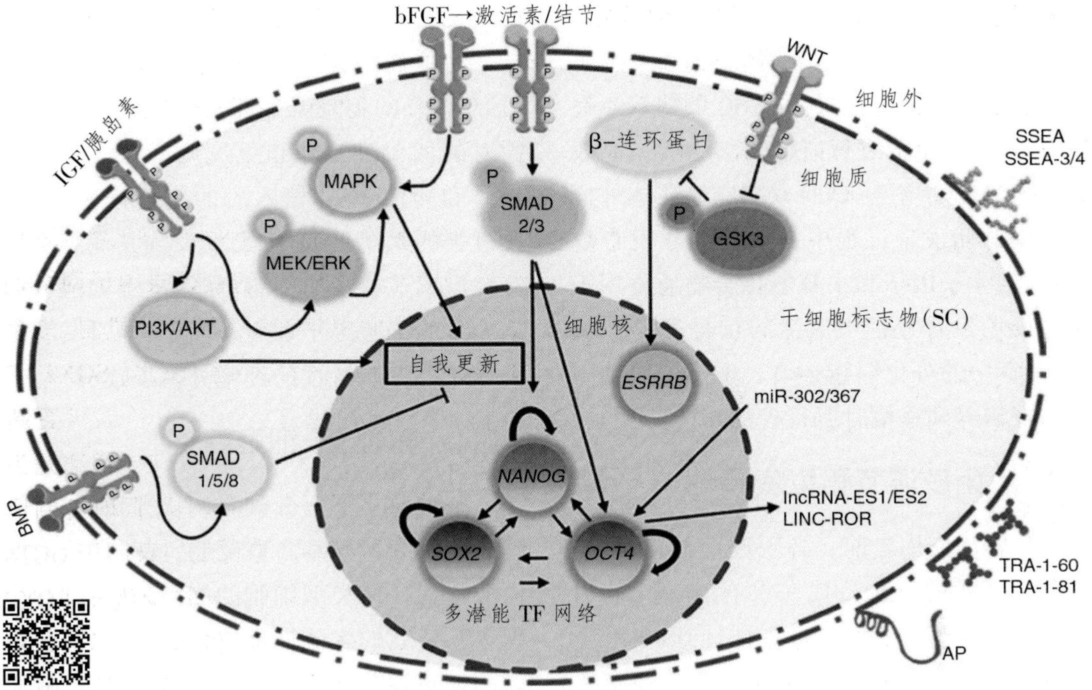

图 4.1　用于识别人类干细胞的细胞标志物概述。总结特定多能性因子(OCT4、NANOG 和 SOX2)和细胞表面标志物[碱性磷酸酶(AP)、SSEA-3 和 SSEA-4、TRA-1-60 和 TRA-1-81]表达的示意图,定义干细胞群体和涉及维持多能性和自我更新的关键途径。(扫码看彩图)

抑制 MEK/ERK 通路，导致高 GSK3β 活性和低 β-连环蛋白介导的转录激活，从而促进增殖阻止分化。因此,关键的外在信号通路,如转化生长因子-β/激活素/节点/Smad2/3 和骨形态发生蛋白信号通路的调节对于维持 SC 的同一性非常重要[8]。

4.3.2　分化

不同信号通路之间的串扰在 SC 中持续发生,并导致自我更新和(或)分化的协同调节。细胞命运的决定是通过复杂的机制完成的,涉及信号通路之间的串扰网络、外部/内部线索、基因表达调控和表观遗传修饰。近年来,大量的生长因子被鉴定出来。这些生长因子依赖于自身的生物活性,能够选择性地将干细胞分化为中胚层、内胚层或外胚层。因此,诱导因子可以在胚胎发育过程中发挥重要作用,并可用于指导或支持干细胞的分化。所有这些方法都日益强调了识别能够调节干细胞分化并可靠地引导干细胞向特定细胞类型分化的诱导剂的必要性,这为治疗多种疾病提供了可再生的替代细胞和组织来源[9]。

因此,在体外分化试验中,一种常见的方法是通过适当的分化因子来处理细胞,这些分化因子可以促进细胞退出自我更新计划,并推动细胞分化。在适当的条件下,干细胞可以产生由中胚层、内胚层和外胚层 3 个胚层的衍生物组成的后代。

当使用 SC 模型进行谱系特异性分化时,应该考虑所有分化方案共有的一些关键阶段。首先,发育中最早的程序是形成 3 个胚层:外胚层、中胚层和内胚层。干细胞用于替代特定组织功能丧失的潜在用途可能取决于有效的分化方案,以获得所需的特定谱系或细胞类型的祖细胞。因此,已经开发了用于直接向特定生殖层区分 SC 的协议。在这一点上,可以促进感兴趣的细胞类型高效和可重复性的增殖。试验方案应该在体外概括早期胚胎发育过程中发生的全球发育程序。重组生长因子和小分子化合物通常用于模拟胚胎发育过程中激活的信号通路。最后,发育中的分化细胞必须表现出成熟细胞群体在培养和移植时所特有的功能特性。

4.3.3 免疫调节和免疫原性

在临床应用之前,必须进行转化研究,以确保产生的分化后代在没有去分化能力的情况下具有功能性和稳定性,同时也是干细胞来源移植物临床应用的主要关注点之一,如免疫排斥和致瘤的风险。长期以来,由于主要组织相容性复合体(MHC)Ⅰ类、Ⅱ类和共刺激分子的低表达,干细胞被认为具有免疫特异性[1]。然而,在体外诱导干细胞分化为更多的细胞可能会导致其失去免疫豁免权。事实上,移植的同种和(或)异种干细胞及其衍生物不能免疫。IPSC 将为自体细胞治疗提供多潜能细胞来源,而无须担心免疫排斥反应。

然而,IPSC 来源的细胞可能表达与重编程和其他异常相关的胚胎起源的分子,因此,即使是自体 IPSC,也可能成为免疫排斥的目标[9,10]。因此,免疫原性已经成为一个重要的问题,不仅对于同种异体干细胞,而且对于自体 SC 来源也是一个潜在的问题。

既往的研究表明,传统的免疫抑制可以延长 SC 衍生移植物的存活时间,但不能阻止免疫排斥反应,以获得长期存活的移植细胞[10-12]。此外,免疫抑制剂对患者毒性很大,并有严重的附带损害,如增加癌症和感染的风险。因此,研究安全有效地诱导干细胞免疫耐受的方法具有重要意义。

为了解决这一瓶颈,最近的研究集中在研究 MSC 的免疫调节能力,因为它通过其固有的低免疫原性和免疫调节特性来预防自体和异体 MSC 植入后的免疫排斥反应。在过去的几年里,研究已经发现其他类型具有免疫调节特性的细胞,如间皮细胞能够产生大量的细胞因子和生长因子,以及具有抗炎和免疫抑制特性的细胞外基质成分[13]。

4.3.4 特征:干细胞特征

一旦建立了一套确定的培养条件,干细胞可以继续增殖和自我复制,同时保持在体内分化为任何类型细胞的能力。在干细胞中确定已建立的多能性标志物,可确保下代细胞的增殖和分化是在高质量、未分化的原始细胞群体基础上进行的[14]。

4.3.5 细胞膜标志物和细胞内标志物

阶段特异性胚胎抗原(SSEA)是用于描述 SC 分化状态的细胞表面分子;SSEA-3 和 SSEA-4 在未分化的人类干细胞中高表达,在分化后下调[14-16]。表达于人多能 SC 表面的 TRA-1-60 和 TRA-1-81 抗原被广泛用作鉴定多能 SC 的标志物 [14,15,17]。除此之外,细胞的“干性”也可以通过功能分析来鉴定。有几个额外的标记系统可用于识别 SC,其中包括特定的酶活性,如碱性磷酸酶(AP)和端粒酶。AP 是一种水解酶,负责去磷酸化核苷酸和蛋白质等分子。因此,干细胞的多能性状态可以通过高水平的 AP 表达来表征[14,18]。同样,干细胞表现出高水平的端粒酶活性和 hTERT 表达,两者在分化过程中都被迅速下调[14,19,20]。因此,端粒酶活性和端粒维持被认为是 SC 的普遍特征。

OCT4 和 NANOG 是第一批被鉴定为 SC 早期胚胎发育和多能性维持所必需的蛋

白质[15,21]。除此之外，OCT4-NANOG-SOX2 是维持 SC 自我更新和多能性所必需的核心多能性因子。最近的研究已经确定了更多的多能性分子标志物，包括 SALL4、DAX1、ESSRB、TBX3、TCL1、Rif1、NAC1 和 ZFP281[22]。

4.3.6 非编码 RNA(lncRNA 和 miRNA)

最近的研究发现，与多能性相关的特定非编码 RNA(NcRNA)组合，凸显了长 RNA 和小 RNA 调控因子对维持多能性和控制细胞命运的重要性[23,24]。特别是 microRNA (MiRNA)和长非编码 RNA(LncRNA)已经成为推动 SC 中主要细胞程序的重要参与者(图 4.1)。在过去的几年中，miRNA 作为长度为 21~25 个核苷酸的内源性小 RNA 的新型调节因子，在调节 SC4 干细胞的概念、性质和特征 46 体细胞的多能性维持、分化，以及重新编码到 SC 样状态方面发挥了重要作用。MiR-302/367 簇对于人类 SC 的自我更新维持是必不可少的，特别是在启动多能性状态下。这些簇属于胚胎干细胞特异性细胞周期调节(ESCC)家族的 miRNA，与细胞周期调节相关[25,26]。干细胞表现出异常短的 G1 细胞周期和高比例的 S 期细胞，以维持其增殖能力和多能性[27]。这一短暂的持续时间与一种独特的细胞周期调节机制有关，该机制突出表现为缺乏 MAPK、cyclin D 和 pRb 控制，并已证实 miR-302-367 簇(图 4.1)具有调节 cyclin D1 的能力[28]。在过去的 10 年中，表达研究发现了新的基因调控网络成员，即多能长非编码 RNA(LncRNA)，它是长度>200 个核苷酸的内源性细胞 RNA，参与维持和诱导 SC 的多能性。显然，LncRNA 可以通过不同的分子机制在转录或转录后调节基因的表达。许多 LncRNA，如 LncRNA-ES1、LncRNA-ES2 和 Linc-ROR，参与维持 SC 或 IPSC 的多能性[29]。MiRNA-lncRNA 串扰有助于在所有水平(转录、转录后和翻译后)调节基因表达模式，以调节 SC 和 IPSC 的诱导、维持和定向分化。

4.4 干细胞培养

无血清培养基(SFM)提供了一种替代含血清培养基的方法，其优点包括能更好地控制培养基成分、降低成本，以及避免被血清中可能发现的感染源污染的风险。SFM 被认为是一种化学定义的培养基，其特点是缺乏动物血清，但它可能含有未定义的动物衍生产品，如人血白蛋白、水解物、生长因子、激素、载体蛋白和黏附因子。

Chase 等人研究了一种无血清 MSC 培养基，与在传统含血清培养基中扩增的细胞相比，该培养基支持人骨髓间充质干细胞(HMSC)的强劲扩增和表型保留[30]。随后，研究者创造了一种基于一系列生长因子的无异种培养基，包括血小板衍生生长因子 BB (PDGF-BB)、碱性成纤维细胞生长因子(bFGF)和 TGF-β_1，这些生长因子已被证明支持人骨髓间充质干细胞的扩增。用从骨髓和脂肪组织分离的人骨髓间充质干细胞进行了几项试验。该培养基对细胞增殖有促进作用，保持了受试细胞的主要功能和表型特性。

Ishikawa 等人比较了 3 种培养液(DMEM、MSCGM 和 STK2) 进行 hMSC 增殖的能力，发现在为 hMSC 扩增而制作的新型无血清培养液 STK2 中，hMSC 的增殖明显增强[31]。另一方面，为 hMSC 的临床应用而制作一种有效的冷冻保存介质，优化保存方案以供临床使用，并确保重复移植的细胞备份是至关重要的。理想的冷冻保护剂应该对细胞和受体都是无毒和无免疫原性的,具有保持细胞的活力和特性的能力,呈化学惰性,在低温下高度水溶性,分子量低并且价格合理。

Al-Saqi 等人的研究从骨髓和脂肪组织中获得的 hMSC 并在 SFM 中冷冻保存,结果表明该细胞保持了很高的活性,表达了特定的表面标志，并具有向中胚层分化的能力[32]。Skog 等人为人骨髓间充质干细胞制作了一种无软骨的异种分化培养基[33]。该研究将此培养基与市场上可用的软骨分化培养基进行了比较，证实前者更有效。此外,Iwamoto 等人的研究结果表明，在 SFM 中培养的骨髓源性细胞可以减轻肝纤维化,改善肝硬化小鼠的肝功能[34]。

基于以上研究,我们总结了使用 SFM 改进脂肪组织来源的 MSC 培养的关键步骤。

- **分离**：脂肪组织来源的 MSC 是从选择性吸脂或腹部整形手术获得的皮下脂肪组织中获得的。这些组织来自中年患者,他们健康状况良好，没有糖尿病或其他并发症。将组织切碎,用无菌 Hanks 平衡盐溶液(HBSS)洗涤,直到洗脱液清澈,然后用Ⅱ型胶原酶在 37°C 间歇摇晃 45 分钟。离心后得到 3 层,上层黄色对应脂肪,中间红色对应血细胞,颗粒细胞对应脂肪细胞,悬浮于培养基中。(例如,对于人骨髓间充质干细胞的分离,10~20mL 的骨髓是在中年时从正常供体的髂骨中抽取出来的。肝素化骨髓与 PBS 混合、离心,Percoll 溶液分层。离心后,收集界面,用 PBS 洗涤,然后再悬浮在培养基中。)

- **扩增**:按照说明书对细胞进行培养,以供 SFM 使用。通常,培养皿需要用纤维粘连蛋白或玻璃粘连蛋白等底物进行处理。电池在含有 5% CO_2 的潮湿环境中被电镀,并保持在 37°C,每 3 天更换一次培养基,直到它们达到 80%的融合。这些细胞被定义为“第 0 代”。

- **收获**:收获方案用 TrypLE 代替胰蛋白酶–EDTA 进行无血清培养，以确保过程是无动物成分的。然后将细胞重新悬浮在培养基中重新电镀,以进行更多传代,或在PBS中进行分析。

- **超低温保存**:超低温保存介质对维持骨髓间充质干细胞至关重要——收获的细胞用 SFM 和 10%的二甲基亚砜在冷冻管中超低温保存,并通过缓慢冷冻超低温保存过程转移到–80°C 中。24 小时后,细胞被转移到液氮中。

- **间充质干细胞在SFM中培养的质量分析**:在 SFM 中培养的人 MSC(hMSC)已被分离和扩增;它们需要通过质量控制,以确保这些细胞保持 MSC 特性,并可用于治疗应用。为了确定培养的 SFM 人 MSC 的质量,我们对其活性、增殖、形态、表型和多系分化潜能进行了分析,并将这些参数与在 SCM 中培养的 hMSC 进行了比较。

- **细胞活力和细胞增殖**：细胞活力和细胞增殖是必不可少的,可以通过计数细胞增殖试验来确定，期望在 SFM 中培养的 hMSC 的密度和增殖能力与 SCM 中培养的 hMSC 相同或更高。

- **细胞形态学**:在 SFM 培养基中培养的 MSC 应在多次传代中成功扩增，并保持其形态特征，与在对照培养基中培养的 MSC 相比,形态均一,无明显变化。

- **免疫表型分析**:在 SFM 中扩增的 hMSC 保持其表型特性至关重要。为此,使用单克隆 FITC 或 PE 耦联抗体:CD3、CD14、CD34、CD45、CD80、CD14、HLA、CD73、CD90 和 CD105,通过流式细胞术对表面表达标志物进行表征。因此,CD73、CD90、CD105 和 HLA–Ⅰ的阳性细胞应>95%,CD3、CD34、

CD14、CD45、CD80 和 HLA－Ⅱ的阴性细胞应<5%。

• **分化潜能**：通过诱导 hMSC 向脂肪细胞、软骨细胞和成骨细胞分化，研究多系分化潜能。培养 14~21 天后，在 SFM 中培养的 hMSC 应保持其成骨分化能力，碱性磷酸酶染色阳性；具有成脂肪细胞分化潜能，形成油红染色阳性的脂质空泡；阿尔新蓝染色阳性，显示成软骨分化能力。

4.5　干细胞的先进疗法

细胞及分子生物科技的进步，开创了具有复杂结构的创新药物的新纪元，而活性药物成分并不只是指惰性的化学合成物质。近年来，人们对使用生物学方法恢复、维持或改善组织功能的产品越来越感兴趣，因为它们具有治疗各种慢性病或具有未得到满足的医疗需求的条件的潜力。在这方面，不应将生物或生物技术方法衍生的产品和（或）疗法与先进疗法衍生的产品和（或）疗法混为一谈。

先进治疗药物（ATMP）是指含有活细胞成分、组织或基因的药物，它们的特性明显区别于通过化学合成获得的常规药物。这些不同之处包括从早期开发到临床应用。因此，我们对传统药物的许多概念不能推论到高级治疗药物，需要在所有层面上将它们视为非常不同的药物类别。

目前，先进疗法的大部分药物生产是由学者、学术副产品、非营利组织和中小型企业进行的。尽管如此，ATMP 仍必须遵循与药理化合物相同的发展和要求，包括临床前及临床研究，评价其毒性和生物活性，以及临床阶段的安全性和有效性。细胞治疗性药物是唯一活性成分为活细胞的药物，因此，细胞是产品，而不是它们产生的东西。很难定义它们的药理特性，因为其产生的生物活性分子数量可变，而且通常是未知的。因此，细胞产物的组成、作用机制、药代动力学、毒性和有效性的定义是传统药理学从未预料到的挑战[35,36]。因此，将基础研究转移到临床需要满足良好的生产规范（GMP）、洁净室设施、合格人员、质量控制和无菌工艺等方面的要求。通过这种方式，授权销售先进治疗药物的持有者必须保证一个系统，该系统须确保每个产品及其组件在整个过程中都可以被追踪，包括采购、制造、包装、储存、运输和交付。EMA 全面跟踪研究干细胞在药品中的使用情况，并负责评估含有干细胞的药品的上市授权申请。

ATMP 是活跃和快速发展的领域，需要在监管方面采取新的方法。作为医药产品的非甾体抗炎药应遵守与其他药物相同的监管原则。对于所有相关的专业人员来说，熟悉与这些医药创新产品相关的规则、标准、指令、法规和指南非常重要。该条例建立在关于人用药品的指令（指令 2001/20/EC；指令 2001/83/EC；指令 2012/26/EU）[37]、人体组织和细胞的质量与安全标准[37,38]、临床试验，以及关于集中销售授权程序的法规[39,40]基础上。2007 年 10 月 30 日，欧洲理事会正式通过了关于 ATMP 的具体条例（欧盟委员会第 1394/2007 号条例）[41]，该条例于 2008 年 12 月 30 日在欧洲联盟生效。它代表了一个监管框架，以实现欧盟内部统一的市场供应（图 4.2）。

4.6　定义

由于这些产品的创新概念，EMA 成立了一个新的先进疗法委员会（CAT）。CAT 负责欧盟有关 ATMP 所有的监管程序，其中涉及的产品属于 ATMP 的定义，适用于：

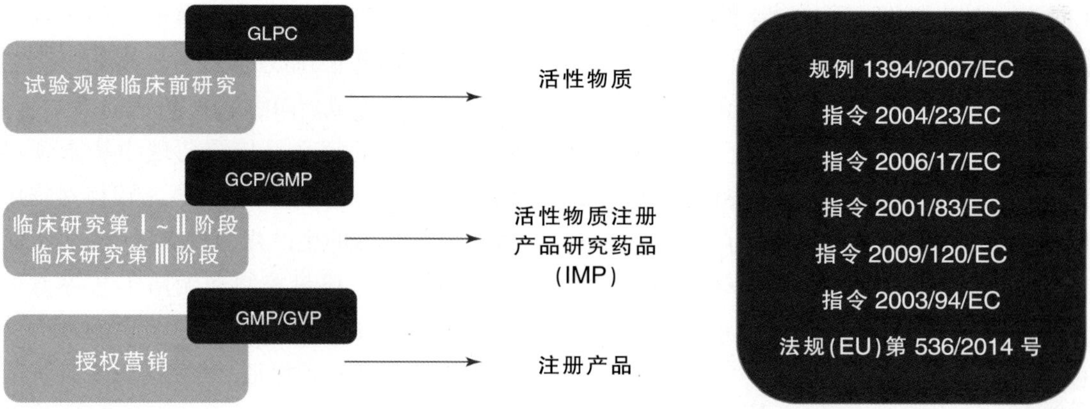

图 4.2 所有已获得上市授权的医药产品都必须遵守 GMP,研究用药品的生产同样必须符合 GMP。GLPC,良好实验室规范遵从性;GCP,良好临床规范;GMP,良好生产规范;GVP,良好药物警戒规范。

- 体细胞治疗药物产品(SCTMP)。
- 基因治疗药物产品(GTMP)。
- 组织工程产品(TEP)。
- 联合先进药物。

根据指令 2001/83/EC 附件Ⅰ的第四部分对基因和体细胞治疗药物产品的定义,经修订的定义如下所述(执行指令 2009/120/EC)[42]。该条例(EC)第 1394/2007 号条例首次引入了对 TEP 的法律定义。

表 4.1 总结了生物医药产品必须满足的主要特性。

根据这些定义,很明显,将医药产品归类为 GTMP 取决于重组核酸序列的添加,并且其作用方式与该基因序列相关。病毒和非病毒载体(包括质粒 DNA),以及转基因病毒和细胞,都属于这类产品。

SCTMP 和 TEP 是两种以细胞为基础的药物,可能含有相似的成分。为了确保产品符合上述定义,必须考虑以下标准:

- 细胞为了在人体上实现预期的作用模式而受到的"工程化"程度。制造过程是否包括对细胞和组织某些类型的实质性操作至关重要,这可能会改变它们的生物学特性、生理功能或结构属性。例如,细胞培养导致扩增被认为是一种实质性的操作。ATMP 条例附件列出了不应被视为重大操纵的操纵行为。
- 预期使用(受体和供体具有相同的基本功能或不同的用途)。

相似的基本功能与供体和受体在相同解剖或组织环境中保留原有功能有关。将组织作为整体或功能单元(如角膜)进行替换被视为具有相同基本功能的用途。相反,应用在新的生理微环境中的细胞或组织将被认为是一种非同源用途。

根据 ATMP 条例第 17 条的规定,可以咨询 CAT,并将在收到请求后 60 天内发布分类建议。

4.7 Holoclar®是欧盟根据先前定义批准的第一个干细胞产品

当干细胞经过实质性操作或用于不同的基本功能时,其被归类为 ATMP。如果它们治疗、预防或诊断一种疾病(药理学、免疫

表 4.1　不同生物医药产品的主要特征

生物医药产品	特征	观察
基因疗法医药产品(GTMP)	(A)它含有一种活性物质,由重组核酸或由重组核酸组成,用于人类或给人类使用,以期调节、修复、替换、添加或删除基因序列 (B)其治疗、预防或诊断效果直接与其所含的重组核酸序列或该序列的基因表达产物有关	基因治疗医药产品不应包括传染病疫苗
体细胞治疗医药产品(SCTMP)	(A)含有或由细胞或组织构成,而这些细胞或组织已受到实质性的操纵,与预期临床用途相关的生物学特性、生理功能或结构特性发生改变,或者其细胞或组织非用于受体和供体相同的基本功能 (B)被认为具有人类的特性,用于人类或给人类服用,以期通过其细胞或组织的药理、免疫或代谢作用以治疗、预防或诊断疾病	
组织工程产品(TEP)	组织工程产品是指含有或由工程细胞/组织组成的产品,具有人类的特性,用于人体或人类组织,以期再生、修复或更换人体组织。工程产品可以包含人或动物来源的细胞或组织,或同时兼而有之。细胞或组织可能是活性的,也可能非活性的。它还可能含有其他物质,如细胞产品、生物分子、生物材料、化学物质、支架或基质产品。该定义不包括含有或仅有非活性的人体、动物和(或)组织成分,且不包含任何活性细胞或组织不是通过药理、免疫或代谢而起作用	第 21 条(D)
综合高级治疗药物	作为产品的一个组成部分,它必须包含第 93/42/EEC 号指令第 1(2)(A)条所指的一个或多个医疗器械,或第 90/385/EEC 号指令第 1(2)(C)条所指的一个或多个活性植入式医疗器械,其细胞或组织部分必须含有活细胞或组织,或其含有非活细胞或组织的细胞或组织部分必须能够作用于人体,其作用可被视为是所述装置的主要作用	第 2 条第 1 款(B)

学、新陈代谢作用)或 TEP 以再生、修复或替换人体组织,它们可以是 SCTMP。

尽管干细胞治疗不是一个新概念,但 Holoclar®(含有干细胞的体外扩增的自体人角膜上皮细胞)是第一个在西方国家获得批准并正式注册的 ATMP。这是一种基于细胞的组织工程疗法,可以取代受损角膜中的上皮细胞。由于化学烧伤等角膜表面损伤,患有中至重度 LSCD 的成人患者可能会从这种创新药物中受益。1997 年,Holoclar 研究小组报告了 2 例 LSCD 患者在移植来自自体角膜缘干细胞的体外工程新生上皮后成功实现眼表重塑[43]。2010年,112例角膜损伤患者参加了一项研究，其中77%的患者取得了满意的效果[44]。2013年,该团队纳入152例接受Holoclar治疗的烧伤相关眼损伤患者,并报道了其进一步的治疗结果。2015年2月,Holoclar在欧盟内部获得商业用途授权。因此,这款产品向市场投放市场用了25年时间。

获得监管批准的途径需要大量的专业知识、时间和投资。EMA在CAT方面的专家严格评估产品的质量、安全性和有效性。由于这些创新产品的新颖性、复杂性和极端多样性,欧洲和美国批准的ATMP很少。为了在细胞医学发展错综复杂的道路上前进，需要对调控问题有一个最佳和最新的知识。

4.8 干细胞与肿瘤

干细胞自我更新和分化为多个谱系的能力使其成为再生医学的有力工具。然而,这些特性也使干细胞具有形成肿瘤的风险,这对基于干细胞疗法的安全使用构成了障碍。

正常的干细胞与癌症干细胞（CSC)有许多共同的特征,CSC是肿瘤内的一组细胞,能够在移植后的小鼠模型中复制原始肿瘤[45]。CSC在人类急性髓系白血病(AML)移植至免疫缺陷小鼠后被首次发现[46]。Lapidot及其同事证明,AML患者的外周血中含有大约1:25万的CSC，它们通过尾静脉注射后能够植入小鼠骨髓,并启动人类AML。随后的一项研究显示,与成熟血细胞相比,造血干细胞呈现出更分化程度更低的表型,与造血干细胞关系更密切[47]。因此,推测具有干细胞样特征的癌细胞群体产生了大多数具有更多分化表型的肿瘤细胞。在过去的10年里,癌症干细胞理论越来越受到研究人员的关注,并且已经提供了证据,证明在大多数(如果不是全部)肿瘤中存在CSC[48–53]。

癌症起源于正常干细胞的理论揭示了干细胞的致瘤特性。例如,当移植到免疫抑制的小鼠体内时,人类胚胎干细胞会自发分化成一系列不同组织类型的胚胎,形成复杂的畸胎瘤[54,55]。第一个证据是在1967年发现的,当时来自性腺干细胞的正常生发干细胞被移植到成年雄性小鼠的睾丸中,并发展成畸胎瘤[56,57]。IPSC的多能性也与肿瘤的发生有关[58]。最近,一项研究发现,IPSC移植到损伤的脊髓小鼠体内后,可以存活并分化为3种神经谱系。尽管运动功能初步恢复,但在长期观察过程中，移植小鼠发展为肿瘤,后肢运动功能逐渐恶化[59]。研究提供了成年干细胞也可以转化为致癌细胞的证据。例如,已知成年大脑的一个主要SC区——脑室下区内的神经干细胞会在PDGF的作用下增殖,产生胶质瘤样肿块[60]。根据这项研究,Chen和他的同事确定了脑室下区内的一部分细胞(即神经干细胞)是导致肿瘤生长的新癌细胞的来源。更昔洛韦和替莫唑胺对这部分细胞的化学消耗阻碍了肿瘤的发展[61]。

了解SC肿瘤的发生机制已成为再生医学领域的主要目标。在这种背景下,遗传和表观遗传机制的相互作用似乎在干细胞的致瘤潜能中扮演着重要的角色[62,63]。遗传修饰被定义为基因组DNA序列的改变,包括点突变、单核苷酸多态性或拷贝数变异。点突变是可以在体细胞中积累的主要DNA变化。在大多数情况下,DNA复制过程中的碱基错配过程会导致这些点突变。另一方面,表观遗传变化调节基因表达,而不改变潜在的DNA序列。表观遗传改变包括DNA甲基化、组蛋白修饰、染色质重塑和非编码

RNA 的改变。一项对癌症甲基化基因子集的研究显示，这些基因在人类胚胎干细胞中经常发生甲基化，这表明 DNA 甲基化在控制人类干细胞中的基因表达中发挥了作用，并暗示其在肿瘤发生中的作用[64]。

4.9 结论

活细胞作为医药产品应用于临床越来越具有现实意义。干细胞具有自我更新和分化为其他类型细胞的能力，是再生医学中有价值的工具。然而，干细胞潜在的致瘤特性使其在细胞治疗中的安全性受到质疑。为此，需要在治疗患者之前进行临床试验，以验证使用干细胞治疗健康问题的安全性，这不仅是为了确保干细胞不会引发移植物抗宿主疾病，也是为了确保细胞不会形成肿瘤。在这种背景下，一个挑战是研究控制诱导 SC 致癌的机制的方法，从而增加将这些细胞用于再生医学的安全性。在这一领域已经取得的努力肯定会改善干细胞的临床应用；也许我们正在进入一个安全和更有效的干细胞治疗的新时代。

参考文献

1. Hmadcha A, Domínguez-Bendala J, Wakeman J, et al. The immune boundaries for stem cell based therapies: problems and prospective solutions. J Cell Mol Med. 2009;13(8 A):1464–75. https://doi.org/10.1111/j.1582-4934.2009.00837.x.
2. Dominici M, Le Blanc K, Mueller I, Slaper-Cortenbach I, Marini F, Krause D, et al. Minimal criteria for defining multipotent mesenchymal stromal cells. The International Society for Cellular Therapy position statement. Cytotherapy. 2006;8(4):315–7.
3. Boyer LA, Lee TI, Cole MF, et al. Core transcriptional regulatory circuitry in human embryonic stem cells. Cell. 2005;122(6):947–56. https://doi.org/10.1016/j.cell.2005.08.020.
4. Zhang M, Leitch HG, Tang WWC, et al. Esrrb complementation rescues development of Nanog-null germ cells. Cell Rep. 2018;22(2):332–9. https://doi.org/10.1016/j.celrep.2017.12.060.
5. Schwarz BA, Bar-Nur O, Silva JCR, Hochedlinger K. Nanog is dispensable for the generation of induced pluripotent stem cells. Curr Biol. 2014;24(3):347–50. https://doi.org/10.1016/j.cub.2013.12.050.
6. Hassani S-N, Totonchi M, Gourabi H, Schöler HR, Baharvand H. Signaling roadmap modulating naive and primed pluripotency. Stem Cells Dev. 2014;23(3):193–208. https://doi.org/10.1089/scd.2013.0368.
7. Vallier L, Alexander M, Pedersen RA. Activin/Nodal and FGF pathways cooperate to maintain pluripotency of human embryonic stem cells. J Cell Sci. 2005;118.(Pt 19:4495–509. https://doi.org/10.1242/jcs.02553.
8. Ying QL, Nichols J, Chambers I, Smith A. BMP induction of Id proteins suppresses differentiation and sustains embryonic stem cell self-renewal in collaboration with STAT3. Cell. 2003;115(3):281–92.
9. Soria B, Montanya E, Martín F, Hmadcha A. A role for the host in the roadmap to diabetes stem cell therapy. Diabetes. 2016;65(5):1155–7. https://doi.org/10.2337/dbi16-0003.
10. Sasaki H, Wada H, Baghdadi M, et al. New immunosuppressive cell therapy to prolong survival of induced pluripotent stem cell–derived allografts. Transplantation. 2015;99(11):2301–10. https://doi.org/10.1097/TP.0000000000000875.
11. Swijnenburg R-J, Schrepfer S, Govaert JA, et al. Immunosuppressive therapy mitigates immunological rejection of human embryonic stem cell xenografts. Proc Natl Acad Sci U S A. 2008;105(35):12991–6. https://doi.org/10.1073/pnas.0805802105.
12. Pearl JI, Lee AS, Leveson-Gower DB, et al. Short-term immunosuppression promotes engraftment of embryonic and induced pluripotent stem cells. Cell Stem Cell. 2011;8(3):309–17. https://doi.org/10.1016/j.stem.2011.01.012.
13. Lachaud CC, Rodriguez-Campins B, Hmadcha A, Soria B. Use of mesothelial cells and biological matrices for tissue engineering of simple epithelium surrogates. Front Bioeng Biotechnol. 2015;3:117. https://doi.org/10.3389/fbioe.2015.00117.
14. Thomson JA, Itskovitz-Eldor J, Shapiro SS, et al. Embryonic stem cell lines derived from human blastocysts. Science. 1998;282(5391):1145–7.
15. Adewumi O, Aflatoonian B, Ahrlund-Richter L, et al. Characterization of human embryonic stem cell lines by the International Stem Cell Initiative. Nat Biotechnol. 2007;25(7):803–16. https://doi.org/10.1038/nbt1318.
16. Kannagi R, Cochran NA, Ishigami F, et al. Stage-specific embryonic antigens (SSEA-3 and -4) are epitopes of a unique globo-series ganglioside isolated from human teratocarcinoma cells. EMBO J. 1983;2(12):2355–61.
17. Andrews PW, Banting G, Damjanov I, Arnaud D, Avner P. Three monoclonal antibodies defining distinct differentiation antigens associated with different high molecular weight polypeptides on the surface of human embryonal carcinoma cells. Hybridoma. 1984;3(4):347–61.
18. Štefková K, Procházková J, Pacherník J. Alkaline

phosphatase in stem cells. Stem Cells Int. 2015;2015:628368. https://doi.org/10.1155/2015/628368.
19. Hiyama E, Hiyama K. Telomere and telomerase in stem cells. Br J Cancer. 2007;96(7):1020–4. https://doi.org/10.1038/sj.bjc.6603671.
20. Marión RM, Blasco MA. Telomeres and telomerase in adult stem cells and pluripotent embryonic stem cells. Adv Exp Med Biol. 2010;695:118–31. https://doi.org/10.1007/978-1-4419-7037-4_9.
21. Nichols J, Zevnik B, Anastassiadis K, et al. Formation of pluripotent stem cells in the mammalian embryo depends on the POU transcription factor Oct 4. Cell. 1998;95(3):379–91.
22. Lee KC, Wong WK, Feng B. Decoding the pluripotency network: the emergence of new transcription factors. Biomedicine. 2013;1(1):49–78. https://doi.org/10.3390/biomedicines1010049.
23. Ghosal S, Das S, Chakrabarti J. Long noncoding RNAs: new players in the molecular mechanism for maintenance and differentiation of pluripotent stem cells. Stem Cells Dev. 2013;22(16):2240–53. https://doi.org/10.1089/scd.2013.0014.
24. Mathieu J, Ruohola-Baker H. Regulation of stem cell populations by microRNAs. Adv Exp Med Biol. 2013;786:329–51. https://doi.org/10.1007/978-94-007-6621-1_18.
25. Judson RL, Babiarz JE, Venere M, Blelloch R. Embryonic stem cell-specific microRNAs promote induced pluripotency. Nat Biotechnol. 2009;27(5):459–61. https://doi.org/10.1038/nbt.1535.
26. Zhang Z, Hong Y, Xiang D, et al. MicroRNA-302/367 cluster governs hESC self-renewal by dually regulating cell cycle and apoptosis pathways. Stem Cell Rep. 2015;4(4):645–57. https://doi.org/10.1016/j.stemcr.2015.02.009.
27. Becker KA, Ghule PN, Therrien JA, et al. Self-renewal of human embryonic stem cells is supported by a shortened G1 cell cycle phase. J Cell Physiol. 2006;209(3):883–93. https://doi.org/10.1002/jcp.20776.
28. Wang Y, Baskerville S, Shenoy A, Babiarz JE, Baehner L, Blelloch R. Embryonic stem cell-specific microRNAs regulate the G1-S transition and promote rapid proliferation. Nat Genet. 2008;40(12):1478–83. https://doi.org/10.1038/ng.250.
29. Fatica A, Bozzoni I. Long non-coding RNAs: new players in cell differentiation and development. Nat Rev Genet. 2014;15(1):7–21. https://doi.org/10.1038/nrg3606.
30. Chase LG, Lakshmipathy U, Solchaga LA, Rao MS, Vemuri MC. A novel serum-free medium for the expansion of human mesenchymal stem cells. Stem Cell Res Ther. 2010;1(1):8.
31. Ishikawa I, Sawada R, Kato Y, Tsuji K, Shao J, Yamada T, et al. Effectivity of the novel serum-free medium STK2 for proliferating human mesenchymal stem cells. Yakugaku Zasshi. 2009;129(3):381–4.
32. Al-Saqi SH, Saliem M, Quezada HC, Ekblad A, Jonasson AF, Hovatta O, et al. Defined serum- and xeno-free cryopreservation of mesenchymal stem cells. Cell Tissue Bank. 2015;16(2):181–93.
33. Skog M, Muhonen V, Nystedt J, Narcisi R, Kontturi LS, Urtti A, et al. Xeno-free chondrogenesis of bone marrow mesenchymal stromal cells: towards clinical-grade chondrocyte production. Cytotechnology. 2015;67(5):905–19.
34. Iwamoto T, Terai S, Hisanaga T, Takami T, Yamamoto N, Watanabe S, et al. Bone-marrow-derived cells cultured in serum-free medium reduce liver fibrosis and improve liver function in carbon-tetrachloride-treated cirrhotic mice. Cell Tissue Res. 2013;351(3):487–95.
35. Escacena N, Quesada-Hernández E, Capilla-Gonzalez V, Soria B, Hmadcha A. Bottlenecks in the efficient use of advanced therapy medicinal products based on mesenchymal stromal cells. Stem Cells Int. 2015;2015:895714. https://doi.org/10.1155/2015/895714.
36. Gálvez P, Clares B, Hmadcha A, Ruiz A, Soria B. Development of a cell-based medicinal product: regulatory structures in the European Union. Br Med Bull. 2013;105:85–105. https://doi.org/10.1093/bmb/lds036.
37. DIRECTIVE 2001/83/EC OF THE EUROPEAN PARLIAMENT AND OF THE COUNCIL of 6 November 2001 on the Communitycode relating to medicinal products for human use. Off J Eur Communities. 2001;L 311:67–128. https://eurlex.europa.eu/legal-content/EN/TXT/PDF/?uri=CELEX:32001L0083&from=EN.
38. Directive 2012/26/EU of the European Parliament and of the Council of 25 October 2012 amending directive 2001/83/EC as regards pharmacovigilance. Off J Eur Communities. 2012;L 299:1–4. https://ec.europa.eu/health/sites/health/files/files/eudralex/vol-1/dir_2012_26/dir_2012_26_en.pdf.
39. DIRECTIVE 2001/20/EC OF THE EUROPEAN PARLIAMENT AND OF THE COUNCIL of 4 April 2001 on the approximation of the laws, regulations and administrative provisions of the Member States relating to the implementation of good clinical practice in the conduct of clinical trials on medicinal products for human use. Off J Eur Communities. 2001;L 121:34–44. https://eurlex.europa.eu/legal-content/EN/TXT/PDF/?uri=CELEX:32001L0020&from=EN.
40. REGULATION (EU) No 536/2014 OF THE EUROPEAN PARLIAMENT AND OF THE COUNCIL of 16 April 2014 on clinical trials on medicinal products for human use, and repealing Directive 2001/20/EC. Off J Eur Communities. 2014;L 158:1–76. https://eur-lex.europa.eu/legal-content/EN/TXT/PDF/?uri=CELEX:32014R0536&from=en.
41. REGULATION (EC) No 1394/2007 OF THE EUROPEAN PARLIAMENT AND OF THE COUNCIL of 13 November 2007 on advanced therapy medicinal products and amending Directive 2001/83/EC and Regulation (EC) No 726/2004. Off J Eur Communities. 2007;L 324:121–137. https://eur-lex.europa.eu/legal-content/EN/TXT/PDF/?uri=CELEX:32007R1394&from=EN.
42. COMMISSION DIRECTIVE 2009/120/EC of 14 September 2009 amending Directive 2001/83/EC of the European Parliament and of the Council on the

Community code relating to medicinal products for human use as regards advanced therapy medicinal products. Off J Eur Communities. 2009;L 242:3–12. https://ec.europa.eu/health/sites/health/files/files/eudralex/vol-1/dir_2009_120/dir_2009_120_en.pdf.
43. Pellegrini G, Traverso CE, Franzi AT, Zingirian M, Cancedda R, De Luca M. Long-term restoration of damaged corneal surfaces with autologous cultivated corneal epithelium. Lancet. 1997;349(9057): 990–3. https://doi.org/10.1016/S0140-6736(96)11188-0.
44. Rama P, Matuska S, Paganoni G, Spinelli A, De Luca M, Pellegrini G. Limbal stem-cell therapy and long-term corneal regeneration. N Engl J Med. 2010;363(2):147–55. https://doi.org/10.1056/NEJMoa0905955.
45. Clarke MF, Dick JE, Dirks PB, et al. Cancer stem cells--perspectives on current status and future directions: AACR Workshop on cancer stem cells. Cancer Res. 2006;66(19):9339–44. https://doi.org/10.1158/0008-5472.CAN-06-3126.
46. Lapidot T, Sirard C, Vormoor J, et al. A cell initiating human acute myeloid leukaemia after transplantation into SCID mice. Nature. 1994;367(6464):645–8. https://doi.org/10.1038/367645a0.
47. Bonnet D, Dick JE. Human acute myeloid leukemia is organized as a hierarchy that originates from a primitive hematopoietic cell. Nat Med. 1997;3(7): 730–7.
48. Visvader JE, Lindeman GJ. Cancer stem cells in solid tumours: accumulating evidence and unresolved questions. Nat Rev Cancer. 2008;8(10):755–68. https://doi.org/10.1038/nrc2499.
49. Al-Hajj M, Wicha MS, Benito-Hernandez A, Morrison SJ, Clarke MF. Prospective identification of tumorigenic breast cancer cells. Proc Natl Acad Sci U S A. 2003;100(7):3983–8. https://doi.org/10.1073/pnas.0530291100.
50. O'Brien CA, Pollett A, Gallinger S, Dick JE. A human colon cancer cell capable of initiating tumour growth in immunodeficient mice. Nature. 2007;445(7123):106–10. https://doi.org/10.1038/nature05372.
51. Singh SK, Hawkins C, Clarke ID, et al. Identification of human brain tumour initiating cells. Nature. 2004;432(7015):396–401. https://doi.org/10.1038/nature03128.
52. Li C, Heidt DG, Dalerba P, et al. Identification of pancreatic cancer stem cells. Cancer Res. 2007;67(3):1030–7. https://doi.org/10.1158/0008-5472.CAN-06-2030.
53. Collins AT, Berry PA, Hyde C, Stower MJ, Maitland NJ. Prospective identification of tumorigenic prostate cancer stem cells. Cancer Res. 2005;65(23):10946–51. https://doi.org/10.1158/0008-5472.CAN-05-2018.
54. Blum B, Benvenisty N. The tumorigenicity of human embryonic stem cells. Adv Cancer Res. 2008;100:133–58. https://doi.org/10.1016/S0065-230X(08)00005-5.
55. Ben-David U, Benvenisty N. The tumorigenicity of human embryonic and induced pluripotent stem cells. Nat Rev Cancer. 2011;11(4):268–77. https://doi.org/10.1038/nrc3034.
56. Stevens LC. Experimental production of testicular teratomas in mice. Proc Natl Acad Sci U S A. 1964;52:654–61.
57. Stevens LC. Origin of testicular teratomas from primordial germ cells in mice. J Natl Cancer Inst. 1967;38(4):549–52.
58. Lee AS, Tang C, Rao MS, Weissman IL, Wu JC. Tumorigenicity as a clinical hurdle for pluripotent stem cell therapies. Nat Med. 2013;19(8):998–1004. https://doi.org/10.1038/nm.3267.
59. Nori S, Okada Y, Nishimura S, et al. Long-term safety issues of iPSC-based cell therapy in a spinal cord injury model: oncogenic transformation with epithelial-mesenchymal transition. Stem Cell Rep. 2015;4(3):360–73. https://doi.org/10.1016/j.stemcr.2015.01.006.
60. Jackson EL, Garcia-Verdugo JM, Gil-Perotin S, et al. PDGFR alpha-positive B cells are neural stem cells in the adult SVZ that form glioma-like growths in response to increased PDGF signaling. Neuron. 2006;51(2):187–99. https://doi.org/10.1016/j.neuron.2006.06.012.
61. Chen J, Li Y, Yu T-S, et al. A restricted cell population propagates glioblastoma growth after chemotherapy. Nature. 2012;488(7412):522–6. https://doi.org/10.1038/nature11287.
62. Tung P-Y, Knoepfler PS. Epigenetic mechanisms of tumorigenicity manifesting in stem cells. Oncogene. 2015;34(18):2288–96. https://doi.org/10.1038/onc.2014.172.
63. Blokzijl F, de Ligt J, Jager M, et al. Tissue-specific mutation accumulation in human adult stem cells during life. Nature. 2016;538(7624):260–4. https://doi.org/10.1038/nature19768.
64. Calvanese V, Horrillo A, Hmadcha A, et al. Cancer genes hypermethylated in human embryonic stem cells. PLoS One. 2008;3(9):e3294. https://doi.org/10.1371/journal.pone.0003294.

第 5 章

角膜干细胞体外扩增的鉴定和方法

Christian Claude Lachaud, Abdelkrim Hmadcha, Bernat Soria

5.1 概述

角膜是位于眼球前部的透明组织，保持其完整性和透明度对于最佳的眼内光线透射和折射至关重要。角膜上皮层、基质层和内皮层的完整性和功能性在很大程度上由它们的细胞成分维持[1,2]。角膜层大面积损伤或疾病不可避免地会导致角膜功能丧失、组织瘢痕形成和角膜混浊[3-6]。对于基质层和内皮层来说尤其如此，因为它们几乎无再生能力[1,7]。到目前为止，大多数严重视力障碍的角膜疾病只能通过移植捐赠的角膜组织来治疗。由于供体短缺，人们对开发替代策略的兴趣与日俱增，例如，由干细胞和支架创建的人工角膜替代物组织工程。通过这种方式，在迄今为止提出的不同类型的干细胞中，发现了角膜层特异性的干细胞/祖细胞。

LESC 是在角膜中发现的第一种干细胞/祖细胞，其应用使眼表再生医学领域发生了革命性的变化[7-9]。最好的例子是用从对侧健康眼采集的角膜缘组织，并移植了一块裸露的羊膜(AM)，成功重建上皮化修复了单侧角膜上皮缺损[10]。使用 AM 载体和培养的 LESC 进一步改进这一应用是可能的，这要归功于其分离和体外扩增技术的进步[9,11]。最近，在周围角膜基质中发现了具有 MSC 特性、克隆生长能力和角质细胞分化潜能的 ABCG2+/PAX6+祖细胞群体[12]。越来越多的证据表明，这些角膜基质干细胞(CSSC)可能是天然的角膜祖细胞，因此被认为对角膜基质再生有用。同样，它也是在周边角膜内皮和小梁网之间的过渡区识别未成熟的角膜内皮细胞(CENC)[13,14]。这些假定的角膜内皮祖细胞(CEnPC)与它们的干细胞和祖细胞标志物的表达一致，也显示出比从角膜中央收集的 CENC 具有更好的增殖能力[14-17]。实际上，多项研究正致力于对其进行体外扩增，并将其用于角膜内皮损伤的试验动物模型[14,18-24]。

下面我们回顾关于角膜层特异性干细胞/祖细胞分子和生物学特性的不同发现。我们将详细介绍角膜缘上皮干细胞、角膜基质干细胞和角膜内皮祖细胞的分离方法，并对目前报道的不同培养方法、用于扩增它们的培养系统，以及它们的试验和(或)临床应用进行综述。

图 5.1 显示了周围人类角膜的横截面示意图。

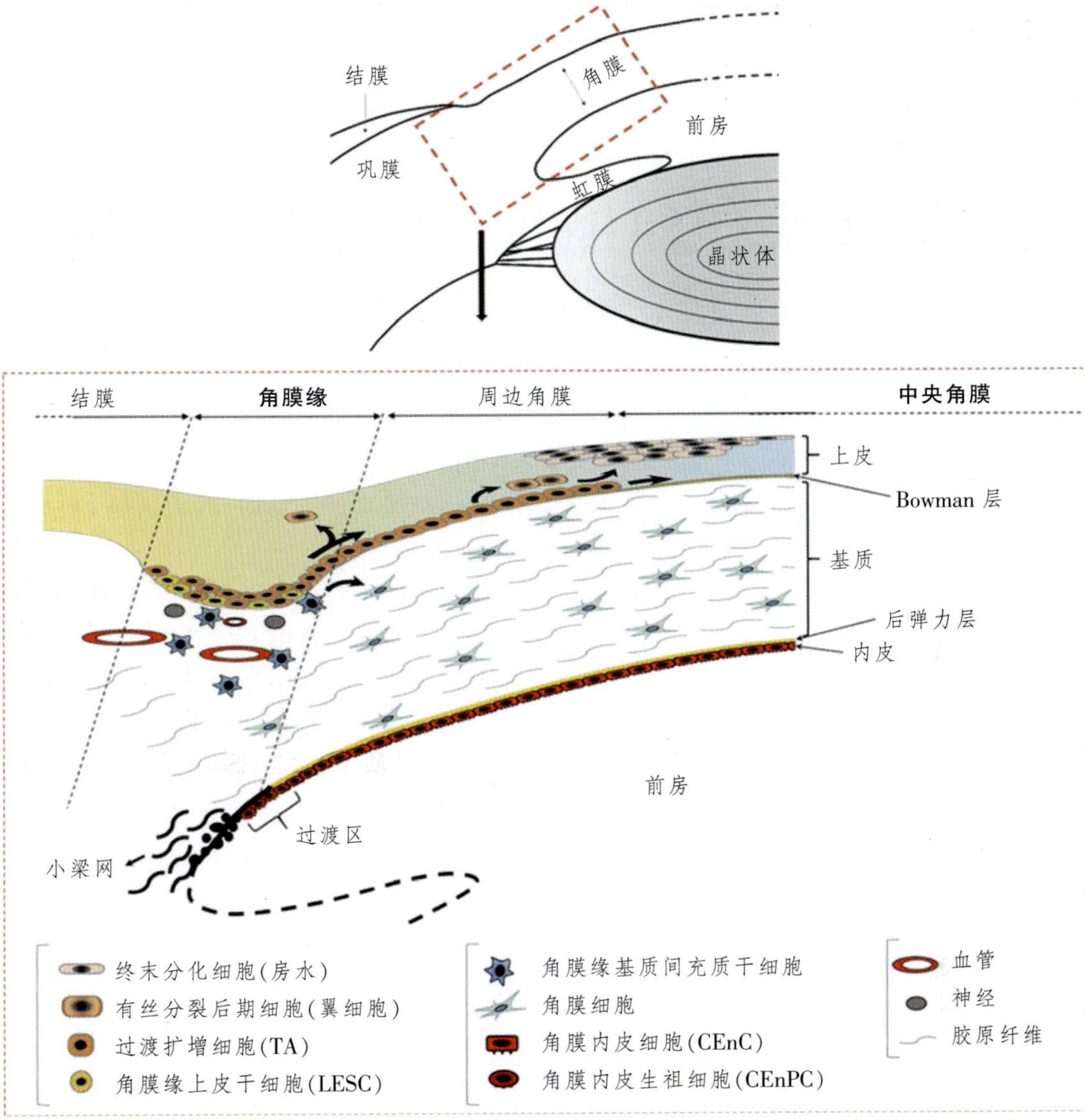

图 5.1　人眼周边角膜横截面示意图。角膜缘是谱系层特异性角膜干细胞(CSC)和祖细胞的栖息地。角膜缘上皮干细胞(LESC)位于角膜缘隐窝的基底层,是角膜缘上皮的内陷,其下方角膜缘基质中有角膜基质干细胞(CSSC)。角膜内皮生祖细胞(cCEnPC)位于周围角膜内皮与小梁网之间的一小块移行区,表达神经嵴标志物。

5.2　角膜缘上皮干细胞

对兔眼进行的研究首次证明外围角膜上皮的再上皮化能力,在清除整个角膜上皮之后,“结膜起源”的上皮细胞增殖生长于整个角膜表面,并再生透明的角膜上皮[25,26]。角膜上皮的再生能力进一步被证实,归因于位于角膜和结膜之间过渡边界区域的角膜缘上皮细胞[27]。

20 世纪 80 年代中期,基于成对的细胞角蛋白 3(CK3)和角蛋白 12(CK12)的差异表达，人们首次提出在人类角膜缘存在上皮干细胞群体，随着角膜中央和上层上皮细胞(CEC)变得更加成熟，这两种细胞的表达增加[28]。特别令人感兴趣的是，Schermer 等人通过分析 CK3 在培养的兔角膜上皮和复层角膜上皮细胞中的表达模式得出结论：CK3 阴性细胞能识别一群未成熟的上皮细胞，这些细胞主要集中在外周角膜缘带的基底层，负责产生更成熟的 CK3 阳性上皮细胞[29]。用氚胸苷(3HT)或溴脱氧尿嘧啶核苷(BrdU)对体外培养的全角膜进行“脉冲酶”试验，迅速确认角膜缘基底上皮为角膜上皮干细胞位点[30,31]。通过使用这种方法，作者可以在角膜缘基底上皮中检测到一群标志物保留细胞。这些低周期、高核质比的小圆形细胞在角膜表面损伤后增殖，因此表明它们对应于角膜上皮更新的上皮干细胞群体[30,31]。此外，这些试验还证明了 LESC 向中央角膜缓慢迁移[30]。LESC 位于基底上皮的凹陷处，即位于 Vogt 栅栏结构之间的边缘隐窝。这个角膜缘壁隐窝被证明为 LESC 提供了一个独特的保护环境，其下面的基质高度血管化和神经支配[32]。

LESC 的干细胞特性，包括其标志物的签名[33]、其在正常稳态或试验性损伤模型下的不对称分裂动力学[29-31,34]、其基膜壁龛的细胞外基质组成[35-37]，以及对生长因子的增殖反应性[38]，也是密集研究的对象。

尤其令人感兴趣的是，在鉴定 LESC 中优先或特异表达的细胞内和表面标志物方面取得了重大进展。Pellegrini 等人的研究成果表明，转录因子 p63 仅限于角膜缘上皮的基底细胞，而不限于角膜上皮层的瞬时放大细胞，因此提示 p63 是上皮干细胞的特异性标志物[39]。以类似的方式，Chen 等人进一步报道，ABCG2 是 ATP 结合盒(ABC)转运体的成员，在角膜缘上皮的基底上皮细胞中表达，但在中央角膜上皮的基底细胞中不表达[40]。同年，渡边等人提出，人角膜缘上皮含有表达细胞膜标志物 ABCG2[41]的侧群(SP)细胞，是能够通过多药转运蛋白 ABCG2 有效流出 Hoechst 33342 的组织细胞亚群[41]，这一特征仅限于体细胞和癌症干细胞[42]。不久之后，de Paiva 等人报道，ABCG2 是识别克隆性角膜缘上皮细胞的标志物[43]。Ksander 等人最近报道，ATP 结合盒 B 亚家族成员 5(ABCB5)是一个对角膜上皮发育、动态平衡和再生至关重要的基因，其表达受 LESC 的限制[44]。

利用这些发现，Kim 及其同事最近展示了通过 ABCG2+/ABCB5+双阳性细胞的荧光激活细胞分选(FACS)从高度增殖的角膜缘上皮细胞培养物中纯化 LESC 的可能性。纯化的 ABCG2+/ABCB5+LESC 在 CnT30 培养基中培养后可有效分化为 CK3+CEC[45]。有趣的是，他们报道了有利于其增殖的培养基条件和底物（Matrigel 和 FN 的混合物），从而为体外研究其维持茎的生物学机制或因素或促进其上皮分化提供了重要的进展。此外，这些新的见解为 LESC 治疗与 LSCD 相关的角膜疾病的优化体外扩张方案的定义奠定了基础。

5.3　分离和扩张方法

5.3.1　角膜缘上皮细胞预备

大多数实验室从供体角膜移植后残留的角巩膜边缘分离出角膜缘组织。角膜巩膜缘是在切除或环钻取得角膜移植的角膜植体后获得的。角膜缘组织是在切除多余的巩膜、结膜、虹膜残留物和内皮后获得的[46,47]。角膜缘组织通常用消解酶Ⅱ在 4°C 下酶解几个小时，通过溶解基底膜蛋白，主要是层粘连蛋白-5，以及少量的Ⅳ型胶原[45,46,48-50]，使角膜缘上皮层从基质层中分离出来；将胰蛋白酶与分散酶Ⅱ进行比较，显示在上皮细胞恢复、活性和集落形成效率方面，使用分散酶Ⅱ的效果更好[51]。另一项对比研究以类似的方式证明，与胶原酶相比，使用分散酶Ⅱ可以更好地保留完整性和恢复角膜缘上皮层功能[49]。然而，研究发现，胶原酶处理可以恢复更多的上皮祖细胞和紧密相关的间充质细胞，为 3T3 培养的成纤维细胞得到更高数量的全克隆（干细胞来源）和分体克隆（瞬时扩增细胞来源）细胞[49,52]。

在这个分离阶段，已经有研究报道了从角膜缘上皮组织中分离或获得 LESC 的不同方法，主要是培养外植体系统或在以饲养层细胞为条件的培养基中贴壁培养角膜缘上皮细胞悬液；或者 LESC 与灭活的 3T3 饲养层细胞在 Transwell 系统中共培养（有关 LESC 分离和扩增的总结技术和方法，请参见图 5.2）。

5.3.2 培养基和饲养细胞的使用

目前用于扩增角膜缘上皮细胞的培养基和饲养层细胞的培养基及培养条件已逐步优化，其目的是改善角膜缘上皮细胞的长期增殖和促进克隆的 LESC 生长。特别重要的是，引入了致命照射的 3T3 饲养层细胞作为支持 CEC 和 LESC 扩增的关键培养成分[53,54]。

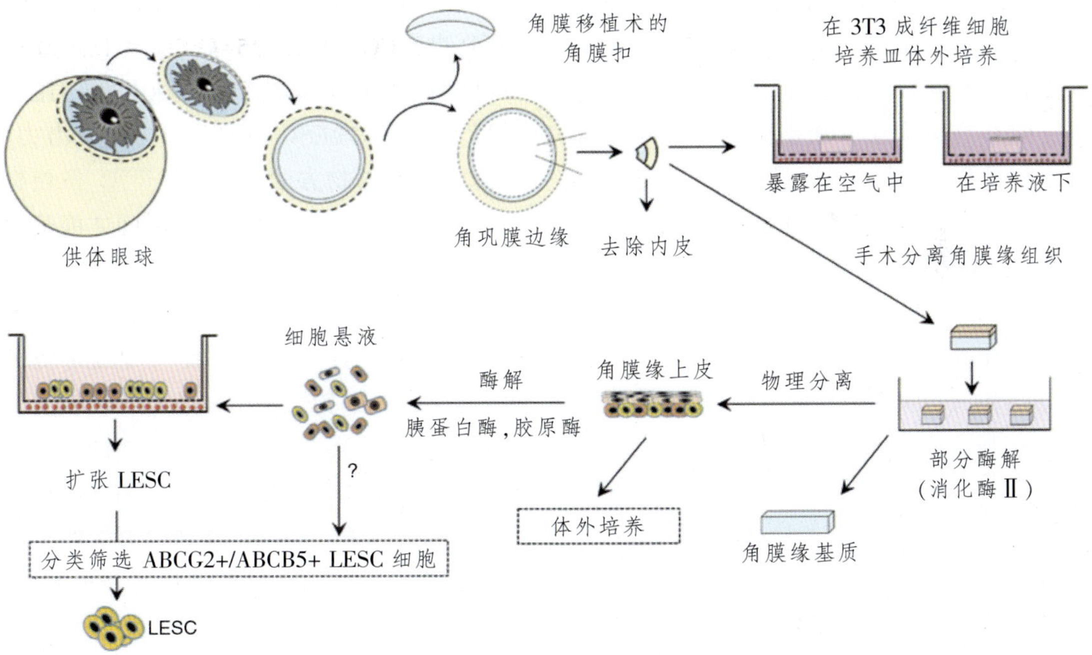

图 5.2 获取人角膜缘上皮干细胞（LESC）的程序。从供体眼取出角膜巩膜盘后，进一步切除（环钻）中央角膜植体（用于移植）。取剩余的角巩膜边缘，进一步清除残留的巩膜、结膜、虹膜和内皮组织。角巩膜边缘然后被切成小块，可以直接进行植体培养（空运或浸入水中），或者进一步用分散酶Ⅱ和（或）胶原酶进行酶处理，以消化基底膜 ECM 分子，并帮助分离角膜缘上皮和基质层。充分酶解角膜缘上皮组织可获得角膜缘上皮细胞悬液，将其以低密度进一步培养至 3T3 灭活的小鼠成纤维细胞上，刺激其增殖和 LESC 克隆生长。ABCG2+/ABCB5+高增殖 LESC 可最终被 FACS 纯化[45]。

大多数实验室使用 DMEM 和 F12 的混合物(1:1 或 2:1)作为基础扩张培养基,并添加 10%的胎牛血清(FCS)[55,56]、人血清(HS)[46]或基因敲除血清替代物(KSR)[56]。培养基通常补充胰岛素、转铁蛋白和硒。另外,1~10ng/mL 的 EGF 可促进角膜缘上皮细胞增殖,氢化可的松是抑制上皮向间充质转化的重要药物[57]。此外,培养基中还加入了其他几种刺激 LESC 增殖的重要化合物:碱性成纤维细胞生长因子(bFGF 或 FGF-2)、腺嘌呤、霍乱毒素、白血病抑制因子(LIF)和三碘甲状腺原氨酸(T3)[54,55,57]。尤其重要的是培养液中的钙浓度,这表明培养基中的钙浓度优先位于低到中等(0.03~0.4mm),因为高钙浓度培养的角膜缘上皮细胞经历了快速的分化和层积[58,59]。最近,Miyashita 等人报道,联合补充含有 10ng/mL 角质形成细胞生长因子的培养液和 10μM 的 ROCK 抑制剂 Y-27632 可使 LESC 长期扩增[60]。

CEC 在含有胎牛血清的培养基中培养时也容易分化,并经历分层过程[61]。这一问题激发了人们对开发无血清培养基配方的兴趣,这些配方能够在更稳定的上皮祖细胞表型中维持 CEC 的增殖。通过这种方式,Castro-Muñozledo 等人以人血白蛋白含量较低的胎牛血清替代胎牛血清,并添加 TGF-α 和表皮生长因子,组成了一套完整的培养液,可以支持细胞在 3T3 饲养层细胞上的生长。同时,多个实验室也成功地在角质形成细胞无血清培养基(KSFM)中培养人角膜缘上皮细胞,并辅以牛垂体提取物(BPE)和 EGF[55,62]。Seeber 等人报道,在添加抗坏血酸、钙、氢化可的松和维 A 酸的无血清培养基中培养的人 CEC 可保持其屏障特性和天然上皮样形态[63]。

尤其重要的是开发有效的培养系统,避免潜在的动物源性感染源。随着有效 3T3 饲养层细胞替代物[51,64]——商用人成纤维细胞系的引入,以及能够维持人 CEC 增殖的合成培养基化合物[51,65]的使用,近期培养系统方面上取得了十足进展。Yokoo 的等人报道了在含有 B27 补充剂和表皮生长因子的无血清、无饲养层细胞和无 BPE 的培养基中培养角膜缘上皮细胞的可能性,证明该培养体系有望成为未来临床上有价值的使用方法[66]。

5.3.3 外植体培养

外植体培养是实验室引进的第一种培养基。这是最简单的培养细胞的方法,并提供了保留组织和干细胞大部分形态结构和生化特性的优势[67,68]。该方法对角膜缘上皮的体外培养和 LESC 扩增具有重要的应用价值[45,46,54,55,69-77]。事实上,在裸露的 AM 上培养角膜缘移植物,目前已经被应用于全 LSCD 患者的眼表再上皮化[8,9]。不同的实验室已经比较了外植体培养方法和单细胞悬浮培养系统在 LESC 的回收率、生长潜力、形态学和标志物方面的效率[54,55,77]。虽然据报道,外植体系统需要更长的时间才能达到融合,但这两种方法产生的慢周期 BrdU 标志物保留细胞的数量和表达祖细胞标志物的小细胞的百分比非常相似[54]。Zhang 等人报告,使用单细胞悬液方法在 LESC 恢复方面有更好的结果[55]。在与 Kim 等人的结果一致的情况下,Li 等人最近报道,在 LESC 纯度和克隆生长能力方面,这两种方法的结果几乎相似,因此加强了外植体培养对 LESC 扩增的有用性[77]。

5.3.4 单细胞悬浮培养

近年来,使用角膜缘上皮细胞悬浮培养的实验室数量显著增加。这一趋势在很大程度上归功于酶法分离过程中取得的进展和优化的培养基,以促进和维持它们的生长潜力。纯化的角膜缘上皮组织经胰蛋白酶(0.25%胰蛋白酶/EDTA)在 37°C 孵育 10 分钟至 2 小时获得单细胞悬液[46,48,78]。值得注意的是,Kim 等人的报告称,ABCG2+/ABCB5+细胞流式细胞术可以从培养的角膜缘上皮细胞中纯化 LESC[45],从而使我们有可能用这种方法获得 FACS 纯化的新鲜分离的 LESC 的 ABCG2+和(或)ABCB5+单细胞悬液,并以一种改进的方式进行体外扩增。

5.3.5 成球试验

悬浮培养法也被用来评价 CEC 的成球能力[79,80]。Mimura 等人通过这种方式,在含有甲基纤维素凝胶基质的培养基中,在无血清和无饲养层培养条件下,从角膜缘和中央角膜上培养 CEC 悬液, 在克隆水平上阻止 CEC 的重组和球体的形成。作者报道,与中央角膜相比,角膜缘上皮细胞的初级和次级球体形成率更高。原代球体中的细胞表达有丝分裂(BrdU 掺入)和干细胞/祖细胞[p63、p75(NTR)和 Nestin]标志物[79]。通过使用类似的方法,Chang 等人还报道了从角膜缘和中央角膜区域分离的 CEC 球体形成能力和效率相似[80]。

5.3.6 在 ECM 涂层的表面、载体和支架上的培养

在培养系统中加入角膜缘上皮生态位的成分,以评估其对培养的 LESC 有丝分裂潜能。特别重要的是 ECM 分子,角膜缘上皮基底膜(BM)的成分,以及它们与其同源 LESC 表面受体的相互作用。角膜上皮和其他上皮组织的底层 BM 基本上是由胶原蛋白、层粘连蛋白和硫酸乙酰肝素蛋白多糖的混合物组成[81]。层粘连蛋白是 BM 的重要成分,由 3 种不同类型的链组成,即 α、β 和 γ。层粘连蛋白链的不同遗传变异产生大量具有组织特异性分布模式的异三聚体异构体[82]。Ebihara 等人评价了人角膜基质的主要成分层粘连蛋白-5 对人角膜上皮细胞生长能力的影响。用外源性的层粘连蛋白-5 涂覆塑料培养皿可以增加 CEC 的黏附力,但不能促进 CEC 的增殖[83]。Polisetti 等人进行了 qPCR 和共聚焦显微镜图像分析,分别在显微解剖的 LEPC 簇和人的角膜缘上皮切片上进行了层粘连蛋白链的表达[84]。他们可以用上皮祖细胞特异性的层粘连蛋白-α5 以鉴定不同的层粘连蛋白亚型的表达模式。根据这一分析,作者检测了层粘连蛋白-511 和层粘连蛋白-521 在培养的 LESC 上的活性, 并显示了它们是如何显著增加其黏附和增殖能力的。在纤维蛋白水凝胶中掺入层粘连蛋白-511 可以有效地改善 LESC 的黏附性,并形成复层上皮样组织,基底细胞保持 LESC 表型(p6 3,CK15,整联蛋白 CK6), 基底上细胞表达分化的 CEC 标志物 CK3[84]。

5.3.7 羊膜

使用冷冻保存的羊膜作为眼表紧急情况(如热烧伤和化学烧伤)的临时贴片,其通过保存剩余的健康角膜缘干细胞和加速角膜再上皮化,可预防LSCD 的发生,从而恢复健康的眼表眼[10,85,86]。在预后指标较差的患者中,由于原生 LESC 大量丧失,单独使用 AM 是不够的,需要从对侧健康角膜或供体角膜缘活检收集的自体 LESC 共同移植来治疗全双侧 LSCD 患者[87,88]。在动物移植模型[66,71,73]和人类[89-91]中,通过将剥离的 AM 与培养的角膜缘上皮细胞悬液或角膜缘活检外植体进行体外再上皮化而产生的组织工程角膜上皮等效物, 进一步改进了这种方法,并在动物移植模型[66,71,73]和人类[89-91]中获得了成功的结果。在 LESC 的纯化和在培

养中保存其茎的进展被认为有利于更多功能性 AM 角膜上皮替代物的组织工程。

5.3.8 丝素蛋白

层状纤维支架或由丝素蛋白(SF)制成的多孔膜被认为是角膜上皮组织工程中极有前景的生物基质,并可能替代 AM 在眼表手术中的应用[92]。在试验组织工程中使用的 SF 通常是从家蚕中获得。这种蛋白质被认为对角膜再生非常有用,因为它具有高达 5%的角膜干细胞:Ex Vivo Expansion64 的鉴定和方法、生物相容性、生物降解性、透明度,以及机械强度等特性[92,93]。通过静电纺丝生产纳米/微米SF 纤维,并有可能在不同的纤维排列和厚度中控制它们的沉积模式,可以创建可定制的层状纤维网络,具有适当的形貌和孔隙率,有利于 LESC 的黏附、迁移和膨胀[94]。在大多数情况下,通过试验测试 LESC 的黏附性和膨胀性的 SF 基支架都是通过将 SF 溶液倒入模具中而获得的薄多孔膜或膜[95-100]。特别重要的是,SF 薄膜是透明的,在 SF 溶液中加入聚乙二醇(PEG),然后将其从薄膜中去除的可能性允许为代谢物扩散创造孔[77,99,101]。与其高度生物相容性一致的是,兔和人角膜缘上皮细胞生长在多孔 SF 膜上被证明能够形成分层上皮片[99,101]。这种结构被证明可以在 LSCD 兔模型中再生角膜上皮表面[77]。

5.4 角膜基质干细胞

Du 等人于 2005 年对具有间充质干细胞特性和角膜细胞分化潜能的周边角膜基质中的细胞群进行了鉴定,为将这些 CSSC 用于组织工程构建等效的角膜基质开辟了前景[12]。这些 CSSC 被证明可表达干细胞和祖细胞标志物 ABCG2 及 PAX6,后者是胚胎眼发育所需的转录因子[12,102]。用碱性成纤维细胞生长因子(bFGF 或 FGF-2)培养 CSSC 可促进其向细胞分化,角质细胞标志物角蛋白聚糖、乙醛脱氢酶 3A1 和角蛋白硫酸盐表达上调[12,102]。Yamagami 等人报道称,周围人角膜基质的基质细胞球体形成能力是中央角膜基质细胞的 4 倍[103]。其他研究也证实了周围角膜基质中存在具有 CSSC 特征的细胞,并为它们的增殖特征、向脂肪细胞和骨细胞的多系分化,以及它们的角质细胞分化潜能提供了更多的证据[104-107]。Hasmani 等人使用流式细胞仪分析 CD34 和 CD105 在培养的角膜缘和外周基质细胞中的共表达情况。他们展示了 CD34+/CD105+细胞亚群如何表现出最高的干性特征和向 CK3+和 CK19+上皮细胞表型的转分化能力,这表明在角膜缘和外周基质层中存在双能间充质干细胞和上皮干细胞[108]。

5.4.1 获取角膜基质干细胞的方法

到目前为止已经报道了不同的获取人 CSSC 的方法[12,104,105,107-109]。大多数实验室已经从角巩膜边缘分离出 hCSSC,角巩膜边缘包括角膜缘和周边角膜基质组织。去除上皮细胞和内皮细胞后获得角膜缘基质组织,小块角膜缘基质用胶原酶消化[65,104,109,110]。Wu 等人从胶原酶消化的人角膜缘组织中分离 hCSSC,采用克隆低密度法建立角膜缘基质细胞原代培养体系。通过这种方法,培养物产生了包含在 CSSC 中的小多边形细胞的生长集落,这些细胞在干细胞生长培养基中进一步传代培养,以促进它们的扩增[107]。Hashmani 等人的研究显示,CD34+/CD105+细胞亚群的流式细胞术可以直接从异种角膜基质细胞中纯化 hCSSC[108]。Du 等人证明了 hCSSC 可以根据它们排出染料 Hoechst 33342 的能力进行分类,因此被称为"侧群或 SP”的分界种群。培养的 SP+细胞表现出克隆性增殖能力，并表达干细胞/祖细胞标志 ABCG2 和 PAX6。在含 bFGF 的培养液中，SP+细胞能有效上调角质形成蛋白、乙醛脱氢酶 3A1 和硫酸角蛋白等多种角质细胞标志物的表达[12,105]。

图 5.3 是角膜基质干细胞分离和扩增方法的图解总结。

5.4.2 角膜基质干细胞扩增方法

5.4.2.1 塑料贴壁培养

CSSC 本质上类似于 MSC，具有较高的贴壁能力[12]。因此，小鼠、兔、牛和人角膜基质细胞的培养大多是在经典的塑料处理的组织培养皿中进行的，以允许 CSSC 的扩增[12,65,102,104–117]。hCSSC 在低密度培养下的克隆生长能力有助于从原代培养中选择快速增殖的 hCSSC 菌落（是通过菌落挑选或有限稀释克隆培养），从而允许启动具有高浓度 hCSSC 的继代培养[12,102,107,118]。在大多数情况下，hCSSC 在添加胎牛血清（FBS）和生长因子的培养液中进行扩增[12,105]。Du 等人在含有 EGF、血小板衍生生长因子 BB（PDGF）和白血病抑制因子（LIF）等培养基添加剂的低 FBS 培养基（2%）中刺激 hCSSC 克隆生长[12]。Funderburgh 等人则使用类似的含有碱性成纤维细胞生长因子的培养液[102]。其他研究使用含高 FBS 的培养基（10%~20%），没有补充生长因子[104,108]。有趣的是，Sidney 等人比较不同培养基配方维持 hCSSC 生长的能力，得出结论：干细胞培养基配方由 DMEM–F12 基础培养基中添加 20%的血清替代物、碱性成纤维细胞生长因子和 LIF，最适合 hCSSC 的临床生产[110]。

5.4.2.2 组织块体外培养

从基质组织块的体外培养中获得 CSSC 的可能性也具有诱人的前景，因为这种方法不需要蛋白水解（对细胞没有压力），从而保护了它们的生态位环境。从移植组织中释放的因子也被认为对刺激扩散细胞的后部生

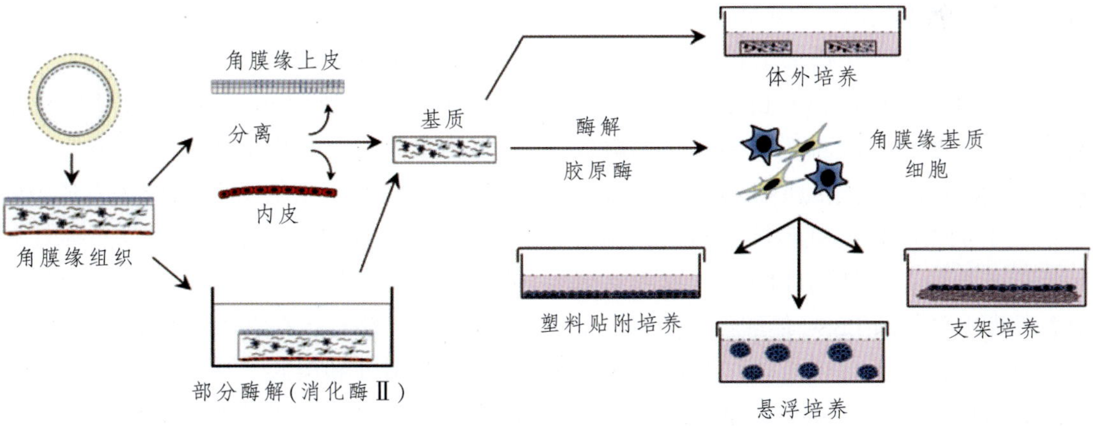

图 5.3　分离和扩增角膜基质干细胞（CSSC）的方法示意图总结。首先从整个角膜或角巩膜边缘切除角膜缘组织，然后在去除上皮和内皮层后获得角膜缘基质组织。另外，角膜缘基质也可以通过部分酶解角膜缘组织以去除基底膜蛋白，从而促进上皮和内皮层的后部机械分离。形成的角膜缘基质组织然后可以直接放入外植体培养中，或者用胶原酶完全分解，以释放含有 CSSC 的基质细胞悬液。用 3 种不同的方法培养角膜缘基质细胞悬液：①塑料贴壁培养；②悬浮培养形成球体；③培养在支架（载体）上。

长很重要[68]。一个合适的组织培养外植体系统允许将组织块固定在基质上是一个关键问题,这是细胞黏附和铺展所必需的。对于细胞外基质含量高、细胞数量少的组织及角膜基质均如此。在许多情况下,这一最初的培养步骤是具有挑战性的,可能需要在塑料表面进行表面涂层,在最少的介质中使用小块组织来覆盖这些碎块并增加它们的稳定性[68]。Ghoubay-Benallaoua 等人报道了通过体外培养人角膜缘基质组织成功地建立了角膜基质成纤维细胞[65]。

5.4.2.3 悬浮培养

为定量角膜基质细胞在 CSSC 中的含量,已有几个实验室进行了角膜基质细胞的悬浮培养或球体形成试验。一个日本研究小组非常关注这一方法,研究了人类角膜基质细胞如何有效地形成含有表达间充质和神经标志物的细胞的球体[19,119]。特别有趣的是,与 Du 等人的报告一致,作者还报道了从角膜周围基质分离的细胞如何比从中央角膜分离的细胞具有更高的球体形成能力[19,103,119–121]。他们在研究中使用的培养基配方是在 DMEM/F12 中添加生长添加剂 B27、20ng/mL EGF 和 40ng/mL bFGF,并添加甲基纤维素来创建防止细胞重新聚集的凝胶基质,从而确保克隆球的形成能力。Basu 等人报道了从人身体角巩膜缘分离出的角膜缘活检来源的基质细胞(LBSC)。这些在低附着平板中培养的 LBSC 能够产生表达干细胞(ABCG2、Nestin、NGFR、Oct4、PAX6 和SOX2)基因的球体[109]。Ghoubay-Benallaoua 等人用球形法评价 hCSSC 的膨胀能力:其最初使用无异种 E8 培养基在无饲养层条件下产生漂浮的 hCSSC 球,并在连续传代培养中显示出其增殖能力的保持。他们建议这种方法便于生产用于治疗目的的 hCSSC[65]。

5.5 角膜内皮祖细胞

角膜内皮细胞的一个主要功能是调节角膜水化状态,以维持最佳的角膜基质规则性和透明度[1]。这一功能主要由依赖钠和钾的三磷酸腺苷酶(Na^+/K^+-ATP 酶)泵承担,该泵能主动将基质内多余的水分排入前房。角膜内皮的正常泵功能主要与其细胞密度或密度有关,健康人的细胞密度从出生后不久的 6000CENC/mm^2 下降到 85 岁老人的 2300CENC/mm^2[1,122]。CEnC 被阻滞在 G1 周期,只有有限的证据表明健康或受损的角膜具有体内增殖能力。取而代之的是,角膜内皮通过使相邻细胞增大以恢复连续的功能内皮单层,补偿其在生命过程中逐渐丧失的细胞性[1,123–126]。这种生物现象在患有角膜内皮营养不良的患者中尤其严重,如 FECD,CEnC 的异常高死亡率导致角膜内皮细胞密度迅速下降至无法支持正常功能的点(低于 500 CEnC/mm^2),从而导致角膜水肿和混浊[127–131]。

多项研究已经提供了累积的证据,支持在 Schwalbe 环区内存在具有祖细胞/干细胞特征的未成熟 CEnC,Schwalbe 环区是位于周边角膜内皮和小梁之间一个小的过渡区[13,14,23]。这些干细胞/祖细胞被认为是小梁网(TM)和角膜内皮的起源细胞。对体外短期培养的健康人角膜进行的两项研究报告,在小梁网和移行区存在表达 Nestin、显示碱性磷酸酶活性和溴脱氧尿嘧啶核苷掺入的细胞,但不存在于中央角膜内皮[13,14]。有趣的是,与之相比,在试验受伤的角膜中,小梁网的细胞开始表达干细胞标志物 OCT3/OCT4。此外,周边角膜内皮的 CEnC 也开始表达干细胞分化标志物(PAX6,SOX2),这两个发现支持在后缘存在干细胞/祖细胞[14]。根据这一概念,不同的研究也报道了从周边分离的 CEnC 比中央区 CEnC 具有更高的球体形成能力[132]。特别有趣的是,比较青年和老年供者的角膜,其显微解剖学研究提供了 CEnC 持续缓慢向心迁移的证据。研究发现,角膜缘外周内皮细胞的分化程度低于中央区角膜内皮细胞，干细胞标志物 Nestin 和端粒酶的表达高于中央区[15]。最近，Katikireddy 等人报道在健康人角膜内皮细胞中存在一种细胞亚群,其在体外具有明显的高增殖能力,并表达干细胞(SOX2、OCT4、LGR5、p63)和神经嵴[PSIP1、p75(NTR)、Nestin、PAX3、SOX9、AP2B1(AP-2β)]基因。这部分神经嵴来源的前体细胞可以分化为 Na^+/K^+-ATP 酶 CEnC 细胞[16]。

因此,越来越多的证据表明,在角膜内皮交界处存在角膜内皮祖细胞储存库。这些发现为将这些外周 CEnPC 用于组织工程角膜内皮等效物的可能性带来了希望。

5.5.1　获得和培养 CEnC 的方法

5.5.1.1　单细胞贴壁培养

第一种方法用于分离和培养 hCEnC,即使用胰蛋白酶或胶原酶消化整个角膜。通过该方法,上皮细胞、间质细胞和内皮细胞的异质性群体被引入培养物,这必然会发展出基质成纤维细胞[133]。新技术的发展允许通过内皮刮除或后弹力层剥离选择性地收集角膜内皮，从而获得纯化的 hCEnC 单细胞悬液和培养物,其污染成纤维细胞生长的含量非常低[125,133-135]。到目前为止,已报道的促进 hCEnC 扩增的不同体外培养方案在不同的实验室中都取得了不同程度的成功。这些不同的结果似乎在很大程度上与它们抑制 hCEnC 由内皮到间充质转化(EndMT)的能力有关,这是一种触发其表型转化为成纤维细胞的机制[136]。在已报道的诱导 hCEnC 的 EndMT 因素中，包括它们在继代培养过程中胰蛋白酶-EDTA 酶破坏。另一个关键因素是胎牛血清或含有促纤维化生长因子的培养液,如 TGF-β,以及对 BFGF 的影响程度较低[136,137]。FBS 的 EndMT 活性在很大程度上可能是由于其在生长因子 bFGF、EGF、PDGF 和 IGF-1 中的高浓度[138]。其早期一份报告支持这一理论,该报告指出,在含有 bFGF 的培养基中培养的 hCEnC 可显著增加其 EndMT[139]。Zhu 等人报道,经胰蛋白酶-乙二胺四乙酸处理的单层 hCEnC 细胞连接断裂,然后与 FGF、TGF-$β_1$ 或表皮生长因子一起培养,是协同诱导 hCEnC EndMT 的两个因素[17,140]。

在 hCEnC 培养过程中的一个主要问题是,一旦融合就会阻止分裂,这种现象被称为“接触抑制”。Zhu 等人的研究结果表明,以这种方式并通过使用干扰 siRNA,p120 连环蛋白(p120)在融合的 hCEnC 细胞中敲除能够通过诱导 p120 转运到细胞核,并激活 RhoA-ROCK 信号以解锁接触抑制。用这种方法，单层 hCEnC 培养显著增加了其细胞密度[140]。后来,Zhu 等人在培养的 hCEnC 单层中,联合敲除 p120 和 Kaiso 的 siRNA发现,可以更有效地诱导其失去接触抑制,产生明显高于单独敲除 p120 的培养密度[17,141]。使用这种方法,作者报道了从一个角巩膜边缘分离的 hCEnC 中提取 8 种角膜内皮等效物的组织工程方法[17]。

5.5.1.2　组织块培养

组织块培养技术,如内皮细胞去除或后弹力层剥离，可以获得纯化的角膜内皮细胞,从而利用其组织块培养扩增近乎纯净的 CEnC 群体[142-145]。通过这种方法,能够成功黏附到基质上的角膜内皮片段在几天内开始铺展，并产生早期生长的细胞，通过离心迁移产生周围致密的细胞单层[142]。这种方法的优点是避免使用消化酶，因为消化酶会大量降解细胞表面分子(黏附蛋白和受体)，从而破坏细胞，使它们更容易受到EndMT的影响。因此，外植体培养被许多研究人员视为一种更自然的细胞培养方法。Walshe等人的病例报告显示，连续外植体培养能够在7个后续继代培养步骤中提供融合的hCEnC单层，总共持续6个月[146]，这表明该培养程序的未来改进将允许在更短的时间内将hCEnC扩展到临床相关数量。

5.5.1.3 悬浮培养：球体形成试验

将悬浮细胞培养至抗/低黏附培养板或半固体培养基中的方式与黏附的塑料表面培养相比更具优势，因为据报道，刚性基质会影响干细胞的能力[147]。从这个意义上说，考虑到角膜内皮的神经嵴起源，几个实验室开始在球体形成试验下测试hCEnC的生长能力和干细胞特性[18,22,148]。研究表明，在这种条件下扩增的hCEnC比塑料贴壁的hCEnC保留了更高的端粒酶活性和端粒长度，以及更低的衰老程度，因此，表明这种方法可以增加它们在hCEnC祖细胞中的含量，并保持和(或)改善它们的祖细胞特性[148]。

5.5.1.4 生物和生物合成底物的培养

hCEnC的增殖能力通常在几轮继代培养后受限，这促使人们寻找能够以更有效的方式维持其增殖的新培养底物。根据这一想法，不同的实验室将hCEnC培养到涂有生物聚合物的组织培养板上，其是动物组织细胞外基质的天然成分。然而，研究结果在某种程度上令人失望，因为虽然Ⅰ型胶原和Ⅳ型胶原和纤维连接蛋白可以显著增加hCEnC的黏附，但它们不能产生任何显著的增殖活性[20,149,150]。只有层粘连蛋白V涂层才能适度促进hCEnC增殖[151]。相反，ECM衍生的纤维蛋白可能有助于提高hCEnC在生物或合成支架上的黏附性。在这种情况下，Kim等人报道了兔CEnC在涂有Ⅰ型胶原的SF膜上的黏附性改善，并保持了正常的多边形形态[152]。此外，不同的实验室评估了hCEnC黏附在天然生物支架上的能力，具有潜在的替代后弹力，以及在其表面形成角膜内皮样单分子层的能力。这些组织包括无细胞人类组织，如人类羊膜[153]，以及角膜组织，如没有角膜内皮的角膜[154]。此外，还使用了角膜外的眼组织，如无细胞的晶状体前囊[142,155]。

5.5.1.5 细胞条件培养在CEnC扩增中的应用

应用细胞条件培养液刺激hCEnC的生长引起了人们的兴趣。在获得对hCEnC具有显著有丝分裂活性的不同细胞类型中，发现了胚胎干细胞[21]、人羊膜上皮细胞[156]、角膜基质细胞[157]、骨髓源性内皮祖细胞[157]和骨髓源性间充质干细胞[157,158]。有趣的是，在hCEnC上测试不同细胞类型的条件培养基也被报道保留了它们的功能表型。

表5.1显示了在角膜干细胞/祖细胞中表达的标志物。

5.6 结论

本章着重于回顾过去和现在在角膜上皮、基质和内皮层中鉴定角膜干细胞/祖细胞的研究结果。我们分析了用于分离和体外扩增的不同程序，其中大部分仍然处于试验阶段，很少有其他程序是基于使用LESC成功地移植到人类角膜表面应用的。尽管在这

表 5.1　角膜干细胞 / 祖细胞的标志物表达

SC 类型	标志物	表达	文献
LESC	CK3/CK12	-	[28]
	CK14	+	[48]
	CK15	+	[48,159]
	p63	+	[39]
	ABCG2	+	[40,43,48]
	ABCB5	+	[44,45]
	CXCL12,ISL1,COLA2,NCAM1,ACAN,FOXA2,CX32,MSX1	+	[48]
CSSC	ABCG2	+	[12,105]
	PAX6	+	[12,102]
	CD34,CD105	+	[108]
CEnPC	碱性磷酸酶	+	[13,14]
	端粒酶	+	[14,15]
	巢蛋白	+	[14-17]
	SOX2,OCT4,LGR5,p63,p75(NTR),PAX3,SOX9,AP2B1	+	[16]
	cMyc,KLF4,Nanog,OCT4,REX1,SOX2,SSEA4,AP2α,AP2β,FOXD3,HNK1,MSX1,p75NTR,SOX9	+	[17]

缩写:CEnPC,角膜内皮前体细胞;CK,细胞角蛋白;CSSC,角膜基质干细胞;CEnPC,角膜内皮前体细胞;Exp,表达;LESC,角膜缘上皮干细胞。

一方向上取得了明显的进展和成功,但在使用 CSSC 和 CEnC 的试验能够被有效地应用于临床治疗之前,仍然存在许多挑战。控制角膜内皮祖细胞的体外扩增和 LESC 的长期扩增是目前正在深入研究的问题。开发高效的无异种培养基,以安全的方式扩增角膜干细胞/祖细胞是另一个焦点。另一个研究重点是模拟角膜基底膜、前弹力层和后弹力层固有特性的支架表征并优化。解决这些问题对于制造全厚度角膜移植物具有重要意义。

参考文献

1. Bourne WM. Biology of the corneal endothelium in health and disease. Eye (Lond). 2003;17(8):912–8.
2. Torricelli AA, Wilson SE. Cellular and extracellular matrix modulation of corneal stromal opacity. Exp Eye Res. 2014;129:151–60.
3. Klintworth GK. Corneal dystrophies. Orphanet J Rare Dis. 2009;4:7.
4. Tuft SJ, Coster DJ. The corneal endothelium. Eye (Lond). 1990;4 .(Pt 3:389–424.
5. Kruse FE. Stem cells and corneal epithelial regeneration. Eye (Lond). 1994;8(Pt 2):170–83.
6. Nishida T. Commanding roles of keratocytes in health and disease. Cornea. 2010;29(Suppl 1):S3–6.
7. Sun TT, Lavker RM. Corneal epithelial stem cells: past, present, and future. J Investig Dermatol Symp Proc. 2004;9(3):202–7.
8. Dua HS, Miri A, Elalfy MS, Lencova A, Said DG. Amnion-assisted conjunctival epithelial redirection in limbal stem cell grafting. Br J Ophthalmol. 2017;101(7):913–9.
9. Atallah MR, Palioura S, Perez VL, Amescua G. Limbal stem cell transplantation: current perspectives. Clin Ophthalmol. 2016;10:593–602.
10. Fernandes M, Sridhar MS, Sangwan VS, Rao GN. Amniotic membrane transplantation for ocular surface reconstruction. Cornea. 2005;24(6):643–53.
11. Shortt AJ, Secker GA, Notara MD, Limb GA, Khaw PT, Tuft SJ, et al. Transplantation of ex vivo cultured limbal epithelial stem cells: a review of techniques and clinical results. Surv Ophthalmol. 2007;52(5):483–502.
12. Du Y, Funderburgh ML, Mann MM, SundarRaj N, Funderburgh JL. Multipotent stem cells in human corneal stroma. Stem Cells. 2005;23(9):1266–75.
13. Whikehart DR, Parikh CH, Vaughn AV, Mishler K, Edelhauser HF. Evidence suggesting the existence of stem cells for the human corneal endothelium. Mol Vis. 2005;11:816–24.
14. McGowan SL, Edelhauser HF, Pfister RR, Whikehart DR. Stem cell markers in the human posterior limbus and corneal endothelium of unwounded and wounded corneas. Mol Vis. 2007;13:1984–2000.
15. He Z, Campolmi N, Gain P, Ha Thi BM, Dumollard JM, Duband S, et al. Revisited microanatomy of the corneal endothelial periphery: new evidence for continuous centripetal migration of endothelial cells in humans. Stem Cells. 2012;30(11):2523–34.
16. Katikireddy KR, Schmedt T, Price MO, Price FW, Jurkunas UV. Existence of neural crest-derived progenitor cells in normal and Fuchs endothe-

lial dystrophy corneal endothelium. Am J Pathol. 2016;186(10):2736–50.
17. Zhu YT, Li F, Han B, Tighe S, Zhang S, Chen SY, et al. Activation of RhoA-ROCK-BMP signaling reprograms adult human corneal endothelial cells. J Cell Biol. 2014;206(6):799–811.
18. Yokoo S, Yamagami S, Yanagi Y, Uchida S, Mimura T, Usui T, et al. Human corneal endothelial cell precursors isolated by sphere-forming assay. Invest Ophthalmol Vis Sci. 2005;46(5):1626–31.
19. Amano S, Yamagami S, Mimura T, Uchida S, Yokoo S. Corneal stromal and endothelial cell precursors. Cornea. 2006;25(10 Suppl 1):S73–7.
20. Choi JS, Williams JK, Greven M, Walter KA, Laber PW, Khang G, et al. Bioengineering endothelialized neo-corneas using donor-derived corneal endothelial cells and decellularized corneal stroma. Biomaterials. 2010;31(26):6738–45.
21. Lu X, Chen D, Liu Z, Li C, Liu Y, Zhou J, et al. Enhanced survival in vitro of human corneal endothelial cells using mouse embryonic stem cell conditioned medium. Mol Vis. 2010;16:611–22.
22. Parikumar P, John S, Senthilkumar R, Manjunath S, Baskar S, Haraguchi K, et al. Successful transplantation of in vitro expanded human corneal endothelial precursors to corneal endothelial surface using a nanocomposite sheets. J Stem Cells Regen Med. 2011;7(2):94.
23. Yu WY, Sheridan C, Grierson I, Mason S, Kearns V, Lo AC, et al. Progenitors for the corneal endothelium and trabecular meshwork: a potential source for personalized stem cell therapy in corneal endothelial diseases and glaucoma. J Biomed Biotechnol. 2011;2011:412743.
24. Peh GS, Lee MX, Wu FY, Toh KP, Balehosur D, Mehta JS. Optimization of human corneal endothelial cells for culture: the removal of corneal stromal fibroblast contamination using magnetic cell separation. Int J Biomater. 2012;2012:601302.
25. Shapiro MS, Friend J, Thoft RA. Corneal re-epithelialization from the conjunctiva. Invest Ophthalmol Vis Sci. 1981;21(1 Pt 1):135–42.
26. Friedenwald JS. Growth pressure and metaplasia of conjunctival and corneal epithelium. Doc Ophthalmol Adv Ophthalmol. 1951;5-6:184–92.
27. Kruse FE, Chen JJ, Tsai RJ, Tseng SC. Conjunctival transdifferentiation is due to the incomplete removal of limbal basal epithelium. Invest Ophthalmol Vis Sci. 1990;31(9):1903–13.
28. Kurpakus MA, Stock EL, Jones JC. Expression of the 55-kD/64-kD corneal keratins in ocular surface epithelium. Invest Ophthalmol Vis Sci. 1990;31(3):448–56.
29. Schermer A, Galvin S, Sun TT. Differentiation-related expression of a major 64K corneal keratin in vivo and in culture suggests limbal location of corneal epithelial stem cells. J Cell Biol. 1986;103(1):49–62.
30. Cotsarelis G, Cheng SZ, Dong G, Sun TT, Lavker RM. Existence of slow-cycling limbal epithelial basal cells that can be preferentially stimulated to proliferate: implications on epithelial stem cells. Cell. 1989;57(2):201–9.
31. Lehrer MS, Sun TT, Lavker RM. Strategies of epithelial repair: modulation of stem cell and transit amplifying cell proliferation. J Cell Sci. 1998;111(Pt 19):2867–75.
32. Lavker RM, Tseng SC, Sun TT. Corneal epithelial stem cells at the limbus: looking at some old problems from a new angle. Exp Eye Res. 2004;78(3):433–46.
33. Shanmuganathan VA, Foster T, Kulkarni BB, Hopkinson A, Gray T, Powe DG, et al. Morphological characteristics of the limbal epithelial crypt. Br J Ophthalmol. 2007;91(4):514–9.
34. Zieske JD. Perpetuation of stem cells in the eye. Eye (Lond). 1994;8(Pt 2):163–9.
35. Funderburgh JL, Funderburgh ML, Du Y. Stem cells in the limbal stroma. Ocul Surf. 2016;14(2):113–20.
36. Schlotzer-Schrehardt U, Dietrich T, Saito K, Sorokin L, Sasaki T, Paulsson M, et al. Characterization of extracellular matrix components in the limbal epithelial stem cell compartment. Exp Eye Res. 2007;85(6):845–60.
37. Polisetti N, Zenkel M, Menzel-Severing J, Kruse FE, Schlotzer-Schrehardt U. Cell adhesion molecules and stem cell-niche-interactions in the limbal stem cell niche. Stem Cells. 2016;34(1):203–19.
38. Kruse FE, Volcker HE. Stem cells, wound healing, growth factors, and angiogenesis in the cornea. Curr Opin Ophthalmol. 1997;8(4):46–54.
39. Pellegrini G, Dellambra E, Golisano O, Martinelli E, Fantozzi I, Bondanza S, et al. p63 identifies keratinocyte stem cells. Proc Natl Acad Sci U S A. 2001;98(6):3156–61.
40. Chen Z, de Paiva CS, Luo L, Kretzer FL, Pflugfelder SC, Li DQ. Characterization of putative stem cell phenotype in human limbal epithelia. Stem Cells. 2004;22(3):355–66.
41. Watanabe K, Nishida K, Yamato M, Umemoto T, Sumide T, Yamamoto K, et al. Human limbal epithelium contains side population cells expressing the ATP-binding cassette transporter ABCG2. FEBS Lett. 2004;565(1–3):6–10.
42. Ding XW, Wu JH, Jiang CP. ABCG2: a potential marker of stem cells and novel target in stem cell and cancer therapy. Life Sci. 2010;86(17–18):631–7.
43. de Paiva CS, Chen Z, Corrales RM, Pflugfelder SC, Li DQ. ABCG2 transporter identifies a population of clonogenic human limbal epithelial cells. Stem Cells. 2005;23(1):63–73.
44. Ksander BR, Kolovou PE, Wilson BJ, Saab KR, Guo Q, Ma J, et al. ABCB5 is a limbal stem cell gene required for corneal development and repair. Nature. 2014;511(7509):353–7.
45. Kim EK, Lee GH, Lee B, Maeng YS. Establishment of novel limbus-derived, highly proliferative ABCG2(+)/ABCB5(+) limbal epithelial stem cell cultures. Stem Cells Int. 2017;2017:7678637.
46. Lopez-Paniagua M, Nieto-Miguel T, de la Mata A, Dziasko M, Galindo S, Rey E, et al. Comparison of functional limbal epithelial stem cell isolation methods. Exp Eye Res. 2016;146:83–94.
47. Parekh M, Ferrari S, Di Iorio E, Barbaro V, Camposampiero D, Karali M, et al. A simplified tech-

nique for in situ excision of cornea and evisceration of retinal tissue from human ocular globe. J Vis Exp: JoVE. 2012;64:e3765.
48. Nieto-Miguel T, Calonge M, de la Mata A, Lopez-Paniagua M, Galindo S, de la Paz MF, et al. A comparison of stem cell-related gene expression in the progenitor-rich limbal epithelium and the differentiating central corneal epithelium. Mol Vis. 2011;17:2102–17.
49. Chen SY, Hayashida Y, Chen MY, Xie HT, Tseng SC. A new isolation method of human limbal progenitor cells by maintaining close association with their niche cells. Tissue Eng Part C Methods. 2011;17(5):537–48.
50. Espana EM, Romano AC, Kawakita T, Di Pascuale M, Smiddy R, Tseng SC. Novel enzymatic isolation of an entire viable human limbal epithelial sheet. Invest Ophthalmol Vis Sci. 2003;44(10):4275–81.
51. Stasi K, Goings D, Huang J, Herman L, Pinto F, Addis RC, et al. Optimal isolation and xeno-free culture conditions for limbal stem cell function. Invest Ophthalmol Vis Sci. 2014;55(1):375–86.
52. Pellegrini G, Golisano O, Paterna P, Lambiase A, Bonini S, Rama P, et al. Location and clonal analysis of stem cells and their differentiated progeny in the human ocular surface. J Cell Biol. 1999;145(4):769–82.
53. Sun TT, Green H. Cultured epithelial cells of cornea, conjunctiva and skin: absence of marked intrinsic divergence of their differentiated states. Nature. 1977;269(5628):489–93.
54. Kim HS, Jun Song X, de Paiva CS, Chen Z, Pflugfelder SC, Li DQ. Phenotypic characterization of human corneal epithelial cells expanded ex vivo from limbal explant and single cell cultures. Exp Eye Res. 2004;79(1):41–9.
55. Zhang X, Sun H, Tang X, Ji J, Li X, Sun J, et al. Comparison of cell-suspension and explant culture of rabbit limbal epithelial cells. Exp Eye Res. 2005;80(2):227–33.
56. Xie HT, Chen SY, Li GG, Tseng SC. Isolation and expansion of human limbal stromal niche cells. Invest Ophthalmol Vis Sci. 2012;53(1):279–86.
57. Yu M, Bojic S, Figueiredo GS, Rooney P, de Havilland J, Dickinson A, et al. An important role for adenine, cholera toxin, hydrocortisone and triiodothyronine in the proliferation, self-renewal and differentiation of limbal stem cells in vitro. Exp Eye Res. 2016;152:113–22.
58. Meyer-Blazejewska EA, Kruse FE, Bitterer K, Meyer C, Hofmann-Rummelt C, Wunsch PH, et al. Preservation of the limbal stem cell phenotype by appropriate culture techniques. Invest Ophthalmol Vis Sci. 2010;51(2):765–74.
59. Kruse FE, Tseng SC. Proliferative and differentiative response of corneal and limbal epithelium to extracellular calcium in serum-free clonal cultures. J Cell Physiol. 1992;151(2):347–60.
60. Miyashita H, Yokoo S, Yoshida S, Kawakita T, Yamagami S, Tsubota K, et al. Long-term maintenance of limbal epithelial progenitor cells using rho kinase inhibitor and keratinocyte growth factor. Stem Cells Transl Med. 2013;2(10):758–65.
61. Yanez-Soto B, Leonard BC, Raghunathan VK, Abbott NL, Murphy CJ. Effect of stratification on surface properties of corneal epithelial cells. Invest Ophthalmol Vis Sci. 2015;56(13):8340–8.
62. Kawakita T, Espana EM, He H, Yeh LK, Liu CY, Tseng SC. Calcium-induced abnormal epidermal-like differentiation in cultures of mouse corneal-limbal epithelial cells. Invest Ophthalmol Vis Sci. 2004;45(10):3507–12.
63. Seeber JW, Zorn-Kruppa M, Lombardi-Borgia S, Scholz H, Manzer AK, Rusche B, et al. Characterisation of human corneal epithelial cell cultures maintained under serum-free conditions. Altern Lab Anim: ATLA. 2008;36(5):569–83.
64. Lu R, Bian F, Lin J, Su Z, Qu Y, Pflugfelder SC, et al. Identification of human fibroblast cell lines as a feeder layer for human corneal epithelial regeneration. PLoS One. 2012;7(6):e38825.
65. Ghoubay-Benallaoua D, de Sousa C, Martos R, Latour G, Schanne-Klein MC, Dupin E, et al. Easy xeno-free and feeder-free method for isolating and growing limbal stromal and epithelial stem cells of the human cornea. PLoS One. 2017;12(11):e0188398.
66. Yokoo S, Yamagami S, Usui T, Amano S, Araie M. Human corneal epithelial equivalents for ocular surface reconstruction in a complete serum-free culture system without unknown factors. Invest Ophthalmol Vis Sci. 2008;49(6):2438–43.
67. Resau JH, Sakamoto K, Cottrell JR, Hudson EA, Meltzer SJ. Explant organ culture: a review. Cytotechnology. 1991;7(3):137–49.
68. Hendijani F. Explant culture: an advantageous method for isolation of mesenchymal stem cells from human tissues. Cell Prolif. 2017;50(2). https://doi.org/10.1111/cpr.12334. Epub 2017 Feb 1.
69. Gurdal M, Barut Selver O, Baysal K, Durak I. Comparison of culture media indicates a role for autologous serum in enhancing phenotypic preservation of rabbit limbal stem cells in explant culture. Cytotechnology. 2018;70:687–700.
70. Kethiri AR, Basu S, Shukla S, Sangwan VS, Singh V. Optimizing the role of limbal explant size and source in determining the outcomes of limbal transplantation: an in vitro study. PLoS One. 2017;12(9):e0185623.
71. Li W, Hayashida Y, He H, Kuo CL, Tseng SC. The fate of limbal epithelial progenitor cells during explant culture on intact amniotic membrane. Invest Ophthalmol Vis Sci. 2007;48(2):605–13.
72. Luznik Z, Hawlina M, Malicev E, Bertolin M, Kopitar AN, Ihan A, et al. Effect of cryopreserved amniotic membrane orientation on the expression of limbal mesenchymal and epithelial stem cell markers in prolonged limbal explant cultures. PLoS One. 2016;11(10):e0164408.
73. Pathak M, Olstad OK, Drolsum L, Moe MC, Smorodinova N, Kalasova S, et al. The effect of culture medium and carrier on explant culture of human limbal epithelium: a comparison of ultrastructure,

keratin profile and gene expression. Exp Eye Res. 2016;153:122–32.
74. Valdetaro GP, Aldrovani M, Padua IR, Cristovam PC, Gomes JA, Laus JL. Supra-organization and optical anisotropies of the extracellular matrix in the amniotic membrane and limbal stroma before and after explant culture. Biomed Opt Express. 2016;7(12):4982–94.
75. Zamudio A, Wang Z, Chung SH, Wolosin JM. Inhibition of TGFbeta cell signaling for limbal explant culture in serumless, defined xeno-free conditions. Exp Eye Res. 2016;145:48–57.
76. Zhang ZH, Liu HY, Liu K, Xu X. Comparison of explant and enzyme digestion methods for ex vivo isolation of limbal epithelial progenitor cells. Curr Eye Res. 2016;41(3):318–25.
77. Li Y, Yang Y, Yang L, Zeng Y, Gao X, Xu H. Poly(ethylene glycol)-modified silk fibroin membrane as a carrier for limbal epithelial stem cell transplantation in a rabbit LSCD model. Stem Cell Res Ther. 2017;8(1):256.
78. Kim MK, Lee JL, Shin KS, Jung GA, Wee WR, Lee JH, et al. Isolation of putative corneal epithelial stem cells from cultured limbal tissue. Korean J Ophthalmol. 2006;20(1):55–61.
79. Mimura T, Yamagami S, Uchida S, Yokoo S, Ono K, Usui T, et al. Isolation of adult progenitor cells with neuronal potential from rabbit corneal epithelial cells in serum- and feeder layer-free culture conditions. Mol Vis. 2010;16:1712–9.
80. Chang CY, McGhee JJ, Green CR, Sherwin T. Comparison of stem cell properties in cell populations isolated from human central and limbal corneal epithelium. Cornea. 2011;30(10):1155–62.
81. Tuori A, Uusitalo H, Burgeson RE, Terttunen J, Virtanen I. The immunohistochemical composition of the human corneal basement membrane. Cornea. 1996;15(3):286–94.
82. Simon-Assmann P. The laminin family: founding members of the basement membrane. Cell Adhes Migr. 2013;7(1):44–7.
83. Ebihara N, Mizushima H, Miyazaki K, Watanabe Y, Ikawa S, Nakayasu K, et al. The functions of exogenous and endogenous laminin-5 on corneal epithelial cells. Exp Eye Res. 2000;71(1):69–79.
84. Polisetti N, Sorokin L, Okumura N, Koizumi N, Kinoshita S, Kruse FE, et al. Laminin-511 and -521-based matrices for efficient ex vivo-expansion of human limbal epithelial progenitor cells. Sci Rep. 2017;7(1):5152.
85. Sabater AL, Perez VL. Amniotic membrane use for management of corneal limbal stem cell deficiency. Curr Opin Ophthalmol. 2017;28(4):363–9.
86. Shimazaki J, Yang HY, Tsubota K. Amniotic membrane transplantation for ocular surface reconstruction in patients with chemical and thermal burns. Ophthalmology. 1997;104(12):2068–76.
87. Kenyon KR, Tseng SC. Limbal autograft transplantation for ocular surface disorders. Ophthalmology. 1989;96(5):709–22; discussion 22–3.
88. Tsai RJ, Tseng SC. Human allograft limbal transplantation for corneal surface reconstruction. Cornea. 1994;13(5):389–400.
89. Tsai RJ, Li LM, Chen JK. Reconstruction of damaged corneas by transplantation of autologous limbal epithelial cells. N Engl J Med. 2000;343(2):86–93.
90. Schwab IR, Reyes M, Isseroff RR. Successful transplantation of bioengineered tissue replacements in patients with ocular surface disease. Cornea. 2000;19(4):421–6.
91. Grueterich M, Espana EM, Touhami A, Ti SE, Tseng SC. Phenotypic study of a case with successful transplantation of ex vivo expanded human limbal epithelium for unilateral total limbal stem cell deficiency. Ophthalmology. 2002;109(8):1547–52.
92. Harkin DG, George KA, Madden PW, Schwab IR, Hutmacher DW, Chirila TV. Silk fibroin in ocular tissue reconstruction. Biomaterials. 2011;32(10):2445–58.
93. Kundu B, Rajkhowa R, Kundu SC, Wang X. Silk fibroin biomaterials for tissue regenerations. Adv Drug Deliv Rev. 2013;65(4):457–70.
94. Biazar E, Baradaran-Rafii A, Heidari-keshel S, Tavakolifard S. Oriented nanofibrous silk as a natural scaffold for ocular epithelial regeneration. J Biomater Sci Polym Ed. 2015;26(16):1139–51.
95. Bray LJ, Suzuki S, Harkin DG, Chirila TV. Incorporation of exogenous RGD peptide and inter-species blending as strategies for enhancing human corneal limbal epithelial cell growth on Bombyx mori silk fibroin membranes. J Funct Biomater. 2013;4(2):74–88.
96. Lawrence BD, Pan Z, Liu A, Kaplan DL, Rosenblatt MI. Human corneal limbal epithelial cell response to varying silk film geometric topography in vitro. Acta Biomater. 2012;8(10):3732–43.
97. Liu J, Lawrence BD, Liu A, Schwab IR, Oliveira LA, Rosenblatt MI. Silk fibroin as a biomaterial substrate for corneal epithelial cell sheet generation. Invest Ophthalmol Vis Sci. 2012;53(7):4130–8.
98. Bray LJ, George KA, Ainscough SL, Hutmacher DW, Chirila TV, Harkin DG. Human corneal epithelial equivalents constructed on Bombyx mori silk fibroin membranes. Biomaterials. 2011;32(22):5086–91.
99. Higa K, Takeshima N, Moro F, Kawakita T, Kawashima M, Demura M, et al. Porous silk fibroin film as a transparent carrier for cultivated corneal epithelial sheets. J Biomater Sci Polym Ed. 2011;22(17):2261–76.
100. Hogerheyde TA, Suzuki S, Walshe J, Bray LJ, Stephenson SA, Harkin DG, et al. Optimization of corneal epithelial progenitor cell growth on Bombyx mori silk fibroin membranes. Stem Cells Int. 2016;2016:8310127.
101. Suzuki S, Dawson RA, Chirila TV, Shadforth AM, Hogerheyde TA, Edwards GA, et al. Treatment of silk fibroin with poly(ethylene glycol) for the enhancement of corneal epithelial cell growth. J Funct Biomater. 2015;6(2):345–66.
102. Funderburgh ML, Du Y, Mann MM, SundarRaj N, Funderburgh JL. PAX6 expression identifies progenitor cells for corneal keratocytes. FASEB J.

Funderburgh JL. PAX6 expression identifies progenitor cells for corneal keratocytes. FASEB J. 2005;19(10):1371–3.

103. Yamagami S, Yokoo S, Mimura T, Takato T, Araie M, Amano S. Distribution of precursors in human corneal stromal cells and endothelial cells. Ophthalmology. 2007;114(3):433–9.

104. Branch MJ, Hashmani K, Dhillon P, Jones DR, Dua HS, Hopkinson A. Mesenchymal stem cells in the human corneal limbal stroma. Invest Ophthalmol Vis Sci. 2012;53(9):5109–16.

105. Du Y, Sundarraj N, Funderburgh ML, Harvey SA, Birk DE, Funderburgh JL. Secretion and organization of a cornea-like tissue in vitro by stem cells from human corneal stroma. Invest Ophthalmol Vis Sci. 2007;48(11):5038–45.

106. Lu JM, Zhou ZY, Zhang XR, Li XL, Wang HF, Song XJ. A preliminary study of mesenchymal stem cell-like cells derived from murine corneal stroma. Graefe's Archive Clin Exp Ophthalmol = Albrecht von Graefes Archiv fur klinische und experimentelle Ophthalmologie. 2010;248(9):1279–85.

107. Wu J, Du Y, Mann MM, Funderburgh JL, Wagner WR. Corneal stromal stem cells versus corneal fibroblasts in generating structurally appropriate corneal stromal tissue. Exp Eye Res. 2014;120:71–81.

108. Hashmani K, Branch MJ, Sidney LE, Dhillon PS, Verma M, McIntosh OD, et al. Characterization of corneal stromal stem cells with the potential for epithelial transdifferentiation. Stem Cell Res Ther. 2013;4(3):75.

109. Basu S, Hertsenberg AJ, Funderburgh ML, Burrow MK, Mann MM, Du Y, et al. Human limbal biopsy-derived stromal stem cells prevent corneal scarring. Sci Transl Med. 2014;6(266):266ra172.

110. Sidney LE, Branch MJ, Dua HS, Hopkinson A. Effect of culture medium on propagation and phenotype of corneal stroma-derived stem cells. Cytotherapy. 2015;17(12):1706–22.

111. Kureshi AK, Funderburgh JL, Daniels JT. Human corneal stromal stem cells exhibit survival capacity following isolation from stored organ-culture corneas. Invest Ophthalmol Vis Sci. 2014;55(11):7583–8.

112. Kureshi AK, Dziasko M, Funderburgh JL, Daniels JT. Human corneal stromal stem cells support limbal epithelial cells cultured on RAFT tissue equivalents. Sci Rep. 2015;5:16186.

113. Nakatsu MN, Gonzalez S, Mei H, Deng SX. Human limbal mesenchymal cells support the growth of human corneal epithelial stem/progenitor cells. Invest Ophthalmol Vis Sci. 2014;55(10):6953–9.

114. Soleimanifar F, Mortazavi Y, Nadri S, Soleimani M. Conjunctiva derived mesenchymal stem cell (CJMSCs) as a potential platform for differentiation into corneal epithelial cells on bioengineered electrospun scaffolds. J Biomed Mater Res A. 2017;105(10):2703–11.

115. Shen T, Shen J, Zheng QQ, Li QS, Zhao HL, Cui L, et al. Cell viability and extracellular matrix synthesis in a co-culture system of corneal stromal cells and adipose-derived mesenchymal stem cells. Int J Ophthalmol. 2017;10(5):670–8.

116. Mukhey D, Phillips J, Daniels JT, Kureshi AK. Controlling human corneal stromal stem cell contraction to mediate rapid cell and matrix organization of real architecture for 3-dimensional tissue equivalents. Acta Biomater. 2018;67:229–37.

117. Hertsenberg AJ, Shojaati G, Funderburgh ML, Mann MM, Du Y, Funderburgh JL. Corneal stromal stem cells reduce corneal scarring by mediating neutrophil infiltration after wounding. PLoS One. 2017;12(3):e0171712.

118. Pinnamaneni N, Funderburgh JL. Concise review: stem cells in the corneal stroma. Stem Cells. 2012;30(6):1059–63.

119. Uchida S, Yokoo S, Yanagi Y, Usui T, Yokota C, Mimura T, et al. Sphere formation and expression of neural proteins by human corneal stromal cells in vitro. Invest Ophthalmol Vis Sci. 2005;46(5):1620–5.

120. Mimura T, Amano S, Yokoo S, Uchida S, Usui T, Yamagami S. Isolation and distribution of rabbit keratocyte precursors. Mol Vis. 2008;14:197–203.

121. Mimura T, Amano S, Yokoo S, Uchida S, Yamagami S, Usui T, et al. Tissue engineering of corneal stroma with rabbit fibroblast precursors and gelatin hydrogels. Mol Vis. 2008;14:1819–28.

122. Nucci P, Brancato R, Mets MB, Shevell SK. Normal endothelial cell density range in childhood. Arch Ophthalmol. 1990;108(2):247–8.

123. Senoo T, Joyce NC. Cell cycle kinetics in corneal endothelium from old and young donors. Invest Ophthalmol Vis Sci. 2000;41(3):660–7.

124. Joyce NC. Proliferative capacity of the corneal endothelium. Prog Retin Eye Res. 2003;22(3):359–89.

125. Zhu C, Joyce NC. Proliferative response of corneal endothelial cells from young and older donors. Invest Ophthalmol Vis Sci. 2004;45(6):1743–51.

126. Murphy C, Alvarado J, Juster R, Maglio M. Prenatal and postnatal cellularity of the human corneal endothelium. A quantitative histologic study. Invest Ophthalmol Vis Sci. 1984;25(3):312–22.

127. Shearer TR, Chamberlain WD, Fujii A, Azuma M. Selecting Fuchs patients for drug trials involving endothelial cell proliferation. Eur J Ophthalmol. 2016;26(6):536–9.

128. Guell JL, El Husseiny MA, Manero F, Gris O, Elies D. Historical review and update of surgical treatment for corneal endothelial diseases. Ophthalmol Therapy. 2014;3(1–2):1–15.

129. Aldave AJ, Han J, Frausto RF. Genetics of the corneal endothelial dystrophies: an evidence-based review. Clin Genet. 2013;84(2):109–19.

130. Zaniolo K, Bostan C, Rochette Drouin O, Deschambeault A, Perron MC, Brunette I, et al. Culture of human corneal endothelial cells isolated from corneas with Fuchs endothelial corneal dystrophy. Exp Eye Res. 2012;94(1):22–31.

131. Van den Bogerd B, Dhubhghaill SN, Koppen C, Tassignon MJ, Zakaria N. A review of the evidence for in vivo corneal endothelial regeneration. Surv Ophthalmol. 2018;63:149–65.

132. Mimura T, Yamagami S, Yokoo S, Araie M, Amano S. Comparison of rabbit corneal endothelial cell precursors in the central and peripheral cornea. Invest Ophthalmol Vis Sci. 2005;46(10):3645–8.
133. Peh GS, Beuerman RW, Colman A, Tan DT, Mehta JS. Human corneal endothelial cell expansion for corneal endothelium transplantation: an overview. Transplantation. 2011;91(8):811–9.
134. Li W, Sabater AL, Chen YT, Hayashida Y, Chen SY, He H, et al. A novel method of isolation, preservation, and expansion of human corneal endothelial cells. Invest Ophthalmol Vis Sci. 2007;48(2):614–20.
135. Engelmann K, Friedl P. Optimization of culture conditions for human corneal endothelial cells. In Vitro Cell Dev Biol. 1989;25(11):1065–72.
136. Roy O, Leclerc VB, Bourget JM, Theriault M, Proulx S. Understanding the process of corneal endothelial morphological change in vitro. Invest Ophthalmol Vis Sci. 2015;56(2):1228–37.
137. Li C, Dong F, Jia Y, Du H, Dong N, Xu Y, et al. Notch signal regulates corneal endothelial-to-mesenchymal transition. Am J Pathol. 2013;183(3):786–95.
138. Gstraunthaler G. Alternatives to the use of fetal bovine serum: serum-free cell culture. ALTEX. 2003;20(4):275–81.
139. Lee JG, Kay EP. FGF-2-mediated signal transduction during endothelial mesenchymal transformation in corneal endothelial cells. Exp Eye Res. 2006;83(6):1309–16.
140. Zhu YT, Chen HC, Chen SY, Tseng SC. Nuclear p120 catenin unlocks mitotic block of contact-inhibited human corneal endothelial monolayers without disrupting adherent junctions. J Cell Sci. 2012;125(Pt 15):3636–48.
141. Zhu YT, Han B, Li F, Chen SY, Tighe S, Zhang S, et al. Knockdown of both p120 catenin and Kaiso promotes expansion of human corneal endothelial monolayers via RhoA-ROCK-noncanonical BMP-NFkappaB pathway. Invest Ophthalmol Vis Sci. 2014;55(3):1509–18.
142. Lachaud CC, Soria F, Escacena N, Quesada-Hernandez E, Hmadcha A, Alio J, et al. Mesothelial cells: a cellular surrogate for tissue engineering of corneal endothelium. Invest Ophthalmol Vis Sci. 2014;55(9):5967–78.
143. Glassman AB, Coles WH, Bennett CE. Corneal endothelium: a modified method for cultivation. In Vitro. 1979;15(11):873–6.
144. Gao Y, Zhou Q, Qu M, Yang L, Wang Y, Shi W. In vitro culture of human fetal corneal endothelial cells. Graefe's Archive Clin Exp Ophthalmol = Albrecht von Graefes Archiv fur klinische und experimentelle Ophthalmologie. 2011;249(5):663–9.
145. Choi JS, Kim EY, Kim MJ, Khan FA, Giegengack M, DE'gostino R Jr, et al. Factors affecting successful isolation of human corneal endothelial cells for clinical use. Cell Transplant. 2014;23(7):845–54.
146. Walshe J, Harkin DG. Serial explant culture provides novel insights into the potential location and phenotype of corneal endothelial progenitor cells. Exp Eye Res. 2014;127:9–13.
147. Engler AJ, Sen S, Sweeney HL, Discher DE. Matrix elasticity directs stem cell lineage specification. Cell. 2006;126(4):677–89.
148. Mimura T, Yamagami S, Yokoo S, Usui T, Amano S. Selective isolation of young cells from human corneal endothelium by the sphere-forming assay. Tissue Eng Part C Methods. 2010;16(4):803–12.
149. Underwood PA, Bennett FA. The effect of extracellular matrix molecules on the in vitro behavior of bovine endothelial cells. Exp Cell Res. 1993;205(2):311–9.
150. Choi JS, Kim EY, Kim MJ, Giegengack M, Khan FA, Khang G, et al. In vitro evaluation of the interactions between human corneal endothelial cells and extracellular matrix proteins. Biomed Mater. 2013;8(1):014108.
151. Yamaguchi M, Ebihara N, Shima N, Kimoto M, Funaki T, Yokoo S, et al. Adhesion, migration, and proliferation of cultured human corneal endothelial cells by laminin-5. Invest Ophthalmol Vis Sci. 2011;52(2):679–84.
152. Kim EY, Tripathy N, Cho SA, Joo CK, Lee D, Khang G. Bioengineered neo-corneal endothelium using collagen type-I coated silk fibroin film. Colloids Surf B Biointerfaces. 2015;136:394–401.
153. Ishino Y, Sano Y, Nakamura T, Connon CJ, Rigby H, Fullwood NJ, et al. Amniotic membrane as a carrier for cultivated human corneal endothelial cell transplantation. Invest Ophthalmol Vis Sci. 2004;45(3):800–6.
154. Navaratnam J, Utheim TP, Rajasekhar VK, Shahdadfar A. Substrates for expansion of corneal endothelial cells towards bioengineering of human corneal endothelium. J Funct Biomater. 2015;6(3):917–45.
155. Yoeruek E, Saygili O, Spitzer MS, Tatar O, Bartz-Schmidt KU, Szurman P. Human anterior lens capsule as carrier matrix for cultivated human corneal endothelial cells. Cornea. 2009;28(4):416–20.
156. Sha X, Liu Z, Song L, Wang Z, Liang X. Human amniotic epithelial cell niche enhances the functional properties of human corneal endothelial cells via inhibiting P53-survivin-mitochondria axis. Exp Eye Res. 2013;116:36–46.
157. Zhu MY, Yao QK, Chen JZ, Shao CY, Yan CX, Ni N, et al. Effects of corneal stromal cell- and bone marrow-derived endothelial progenitor cell-conditioned media on the proliferation of corneal endothelial cells. Int J Ophthalmol. 2016;9(3):332–9.
158. Nakahara M, Okumura N, Kay EP, Hagiya M, Imagawa K, Hosoda Y, et al. Corneal endothelial expansion promoted by human bone marrow mesenchymal stem cell-derived conditioned medium. PLoS One. 2013;8(7):e69009.
159. Figueira EC, Di Girolamo N, Coroneo MT, Wakefield D. The phenotype of limbal epithelial stem cells. Invest Ophthalmol Vis Sci. 2007;48(1):144–56.

第 6 章

角膜上皮干细胞体外扩增的方法

Gustavo S. Figueiredo, Hardeep Singh Mudhar, Majlinda Lako, Francisco C. Figueiredo

6.1 概述

角膜上皮是角膜中唯一能够在体内再生的角膜结构层,角膜的完整性和功能依赖于此。角膜上皮是一层鳞状上皮,基底膜上有几层扁平的上皮细胞。人们认为,上皮细胞的这种再生能力依赖于位于缘部基底区域的一小群干细胞。角膜缘上皮干细胞位于角膜缘的基底区域。在角膜巩膜交界处的角膜缘内。这些细胞(LSC)与其他成年干细胞具有许多共同特征,包括体积小和核质比高[1]。它们也不表达分化标志物,如细胞角蛋白 3(CK3)和细胞角蛋白 12(CK12)。角膜缘上皮干细胞通常在体内平衡过程中缓慢循环,但在受伤期间可能会高度增殖。

Fuchs 等人(2000)首次描述了干细胞存在于“生态位”或器官内的特定位置,其中微环境支持干细胞的生存能力,并为其提供保护[2]。角膜缘生态位是一个术语,它描述了一个包含大量 LSC 的变化环境, 这些 LSC 随时准备从角膜缘边缘向角膜中心迁移。这是一个连续的过程,但在角膜受压,如伤口愈合反应期间,在角膜边缘生态位产生的信号的引导下,这一过程被扩大了。

Dua 等人在 2005 年的一项研究及2007 年 Tseng 的进一步研究证实了 LSC 生态位位于 Vogt 的角膜缘栅栏状结构内[3,4]。由于其脊状结构、血管分布和色素分布,Vogt 栅栏结构长期以来被认为在角膜上皮的更新和再生中起着重要的作用[5]。

干细胞生态位提供了一个环境,保护干细胞免受可能对分化或凋亡产生不利影响的刺激。Tseng 的研究小组还以角膜缘基底层的黑色素细胞为例,其帮助产生黑色素并将其运输到上皮细胞中,以减少紫外线照射的损害[4]。因此,在正常的眼中 LSC 受到合理的保护而不受外界伤害。然而,随着化学或热烧伤后 Vogt 栅栏结构的损伤, 干细胞衰竭或功能失调,随之而来的是一系列症状和体征,通常伴有炎症,临床定义为 LSCD。

Thoft 和 Friend 于 1983 年首次提出了关于角膜上皮能够再生的观点,当时他们解释了“角膜上皮维持 X、Y 和 Z 假说”[6]。他们提出,基底细胞的增殖(X)与细胞的向心迁移(Y)相加,等于表面上皮细胞的损失(Z)。随后,Sharma 和 Coles 于 1989 年指出,仅角膜缘上皮细胞可更新角膜上皮细胞[7]。

在角膜缘处,有丝分裂细胞发生在与基底膜接触的细胞中。这些假定的LSC可以对称分裂再生,并且不对称地产生子细胞,称为瞬时扩增细胞,其数量更多,且在健康状态下保持高增殖能力,以取代已经坏死的浅表上皮细胞。除了角膜上皮细胞的垂直和水平运动外,细胞从角膜边缘向角膜中心的向心运动也已被证明如上所述[6]。早期的临床观察涉及创伤后角膜缘色素的迁移[8],角膜缝线部位的上皮微囊[9]和印有印度墨水的角膜缘细胞表明上皮细胞从角膜缘向角膜中心向心运动[10]和角膜缘移植后上皮再生的证据[11]。这导致了长期存在的假设,即角膜缘包含了促进上皮再生和修复的重要驱动力[5,12]。这种向心运动的证据在临床上也见于中央角膜擦伤的愈合,由完整的外周上皮形成的3层或更多的上皮前缘向中央迁移,直到它们相遇以修复上皮缺损[13,14]。

随着细胞分裂的发生,上皮细胞向心性和沿表面方向(即水平和垂直)迁移,在此过程中进一步分化,最终形成终末分化细胞。上皮受损时,瞬时扩增细胞具有指数分裂的能力,最终分化的细胞形成了角膜上皮的大部分。Lavker等人在1991年的研究表明,角膜上皮的最表层含有有丝分裂后细胞,因此无法通过有丝分裂细胞分裂而再生[15]。这些细胞通过眨眼和正常磨损不断从眼表脱落,并且由于它们无法分开,因此刺激了细胞分裂、迁移和分化的周期[1]。角膜上皮细胞已被证明在1周到10天之间有快速的周转[16]。

6.2 角膜缘干细胞缺乏

角膜缘干细胞缺乏症是一种痛苦的、致盲性和慢性疾病,其特征是角膜缘不能发挥其作为干细胞生态位的功能,也是防止结膜血管化组织迁移到角膜的物理屏障。因此,这种疾病会导致角膜表面结膜化,并伴有较厚血管化的结膜组织(血管翳)迁移,导致角膜瘢痕形成和血管化,继而造成永久性视力障碍、反复或持续的上皮糜烂、间质混浊,以及慢性疼痛和溃疡。

6.2.1 病因学

LSCD可以作为遗传性疾病的一部分,如无虹膜,也可以作为获得性疾病,包括化学灼伤和热灼伤(LSCD的最常见原因),眼前节的炎性疾病(如眼瘢痕性天疱疮、史蒂文斯-约翰逊综合征和慢性肢体炎)或广泛的微生物感染。它也可能是由于眼部治疗(例如,广泛的冷冻治疗)、辐射、角膜缘手术、结膜下或局部抗增殖剂,例如,丝裂霉素C(MMC)用于青光眼手术中的眼部肿瘤和辅助治疗,以及长期使用防腐剂局部用药(如青光眼)而造成的。

LSCD也被证明是由于长期使用隐形眼镜造成的,虽然这是罕见的[17]。在缺乏明显病因的情况下,这是一种可能被描述为特发性或未知原因的疾病,尽管这种情况极为罕见。在大多数获得性LSCD病例中,很可能LSC和它们的生态位都受到了影响[18]。

6.2.2 流行病学

LSCD的发病率和流行程度尚不清楚。如前所述,有多种已知的导致LSCD的情况,而这些情况在很大程度上是不常见的。在这些遗传疾病中,报告的无虹膜病患病率为1/100 000~1/400 000。在全球范围内,化学烧伤占7%~18%,导致紧急就医的眼部损伤中,热烧伤占16%。然而,目前还不清楚这些患者中有多大比例会发展为LSCD。英国全国严重化学角膜损伤的发生率尚不明确[21,22];最近,英国眼科监测单位(BOSU)的一项研究估计了严重化学损伤的发生率(每年有可能导致 LSCD 总数)，如每 6000 万人中有 12 人或每年每 10 万人中有 0.02 人[23]。

在美国，史蒂文斯-约翰逊综合征(SJS)的发病率为每年每 100 万人 2.6~7.1 例，在德国为每年每 100 万人 1.1 例[24]。据估计，法国的眼黏膜类天疱疮的发病率为每 100 万人口 1.16 例，德国为每 100 万人口 0.87 例[25]。英国 LSCD 的主要原因是化学/热损伤、SJS、无虹膜和眼黏膜类天疱疮；英国这些情况的总发病率为 1:25 000，Shortt 等人假设这些患者中有 10%会发展为 LSCD，仅在英国，每年就导致 240 例新的 LSCD 病例[26]。

由于 LSCD 的发病率和患病率较低，但病情严重，因此被欧洲药品管理局指定为罕见病。这一地位为试验发起者提供了开发药物的动力，否则这些药物将无法通过经济可行性测试。2015 年，欧洲药品管理局推荐使用 Holoclar®(Chiesi Farmaceutici S.p.A, Parma, Italy)。将获得销售许可，生产用于因眼表烧伤导致的中至重度 LSCD 患者的自体角膜缘干细胞产品(见第 6.4.5 节)。

6.2.3　症状学

角膜缘干细胞缺乏可能影响所有年龄的患者，这取决于最初的病因。患者通常表现为眼部不适，如疼痛和视力下降。他们也可能是由于角膜上皮的反复破损而导致复发性角膜糜烂，甚至角膜溃疡和继发感染，导致角膜变薄甚至穿孔。随着时间的推移，其可能演变为上睑永久性结膜炎，也可能导致角膜基质层深处出现新生血管，常伴有瘢痕形成。角膜上方不规则的结膜上皮表面也会导致泪膜不稳定，降低视力和光敏度；其可能会造成角膜变薄和进一步的角膜糜烂。上皮角化也可能发生在眼部表面环境较差情况下，包括泪液缺乏。

将角膜缘干细胞缺乏症分为部分或完全 LSCD(TLSCD)，取决于是否累及整个角膜缘或仅累及部分角膜缘，为单眼或是双侧受到影响[27]。

角膜缘干细胞缺乏症具有典型的临床特征，这取决于病情的严重程度(即部分或完全 LSCD)。当角膜缘出现异常(功能不全)时，角膜结膜炎就会发生，这是该疾病的特征。Dua 等人在 2003 年指出，角膜结膜化最重要的临床表现是持续性上皮缺陷[28]。这可能会导致其他并发症，如角膜溃疡甚至穿孔。在 LSCD 中，可以观察到角膜上皮的晚期荧光染色，与部分或全部 LSCD 导致的结膜炎面积相对应(图 6.1)。

这一现象是结膜化的角膜上皮细胞间紧密连接丧失、荧光素染料渗入角膜基底膜的结果。这些缺少紧密连接的细胞，后期染色特征代表结膜型上皮完全替代了角膜上皮，或者代表了角膜和结膜上皮细胞的镶嵌模式。在部分 LSCD 病例中，由于结膜细胞更容易被荧光素染色(图 6.1)，因此有时可以清楚地观察到角膜和结膜表型上皮细胞之间清晰的分界线。角膜上这种点状晚期的荧光素染色有时会形成“漩涡”，在裂隙灯生物显微镜下具有典型的外观。有时可能会观察到清晰的角膜变薄区域，以及其他角膜瘢痕形成区域，这些区域可能是浅表层(前基质层)或深层(中/深层基质)抑或两者兼有。通过裂隙灯生物显微镜，在正常的眼中可以观察到角膜缘 Vogt 栅栏结构呈角膜缘上的组织“叶状体”。然而，在 LSCD 的情况下，它们变得更加杂乱无章，不那么明显或扁平化(图 6.2)。

在 TLSCD 中，角膜缘 360°完全闭塞，导致整个角膜表面结膜化(图 6.3)。在这种情况下，未观察到部分 LSCD 病例中晚期上皮染色的特征区域和分界线，经常导致眼前节的慢性炎症和发红。

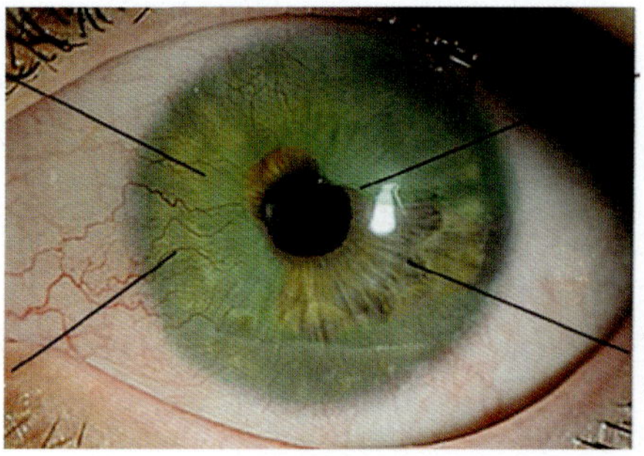

图 6.1 临床表现为部分角膜缘干细胞缺乏，不累及视轴的彩色图片。

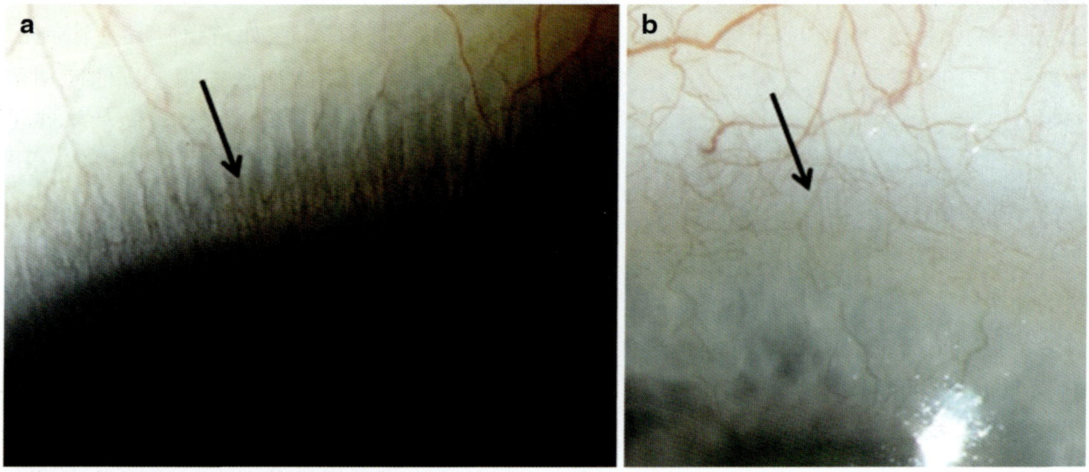

图 6.2 高倍彩色照片，显示健康眼(a)有 Vogt 栅栏结构(箭头所示)，化学烧伤所致的角膜缘干细胞缺乏眼(b)没有 Vogt 栅栏结构(箭头所示)。

如上所述，角膜缘干细胞缺陷可以分为部分或完全 LSCD、单侧或双侧，这种分类决定了患者进一步治疗的方案。裂隙灯生物显微镜检查和组织病理学检查(角膜印象细胞学，CIC)均可以定义完全 LSCD。相反，如前所述，部分 LSCD 包含一些正常的角膜上皮细胞。

6.2.4 管理

局部 LSCD 的治疗是必要的医学治疗，包括使用强化的无防腐剂眼表外用润滑剂和局部类固醇治疗治疗 (通常作为脉冲治疗)。在某些情况下，它们可以与自体血清滴眼液(ASE)或异体血清滴眼液(AlloSE)结合使用[27,29,30]。如果视轴区不受影响，这些患者通常不需要手术治疗。在严重的病例中，由于角膜缘受影响较大，常累及视轴，导致视力极低。此外，这些患者由于反复出现的上皮缺损、慢性眼表炎症、角膜结膜化、中央角膜混浊和浅表血管形成而导致疼痛和畏光症，患者功能性致盲[18]。如果视轴受到影响而导致视力下降，部分 LSCD 可以通过手术切除异常上皮(即上皮切除术)，剩余的完整角膜缘上皮重新上皮化以修复缺损的角膜上皮[13,14,31]。与羊膜移植相结合，可能有助于降低结膜化复发的风险[32]。此外，经常使用局部无防腐剂润滑剂、类固醇滴眼液和 ASE/AlloSE[26]。

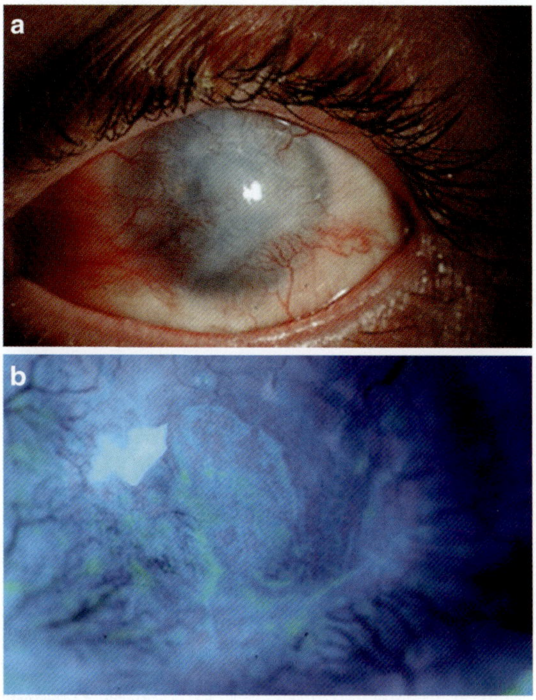

图 6.3　彩色照片显示角膜缘干细胞缺乏的临床症状，导致整个角膜表面结膜化，涉及视轴（a）和全晚期上皮染色，无分界线（b）。

LSCD 的传统治疗较为复杂，有多种保守的治疗措施，旨在控制症状和维持眼表的完整性，因此也可能产生某种形式的视觉改善。这些措施包括大量使用表面上不含防腐剂的润滑剂和 ASE/AlloSE[26,33–35]。持续性角膜上皮缺损由于对药物治疗无反应而更具挑战性，一些额外的治疗方案，如睑板修补术[26,36–41]、肉毒杆菌毒素引起上睑下垂[42–45]、绷带隐形眼镜[26,46–50]或人羊膜移植[51–55]，可用于暂时保护患眼的眼表。在大多数 LSCD 病例中，患者通常在更专业的三级中心接受治疗，包括多种选择，板层（部分角膜层）或穿透性角膜移植（PKP，全层角膜）包括部分或全部替换中央角膜，保留角膜缘。因此，尽管使用透明的角膜代替不透明的角膜，但它不能恢复 LSC 的功能，且随着时间的推移，角膜移植也会由于持续的 LSCD 和随后复发性结膜粘连而失败。因此，除非在角膜移植前更换 LSC，否则这不是合适的治疗方案[56]。

如果缺乏健康的、功能性的干细胞，如全 LSCD，理想的治疗方法是替换它们，使其增殖以重新填充它们的生态位，并提供能够维持正常角膜上皮内稳态的天然 LSC 资源。1989 年，Kenyon 和 Tseng 首次提出通过形成完整的角膜缘组织移植以替换角膜缘干细胞[11,57]。单侧 LSCD 患者可选择对侧健康眼（自体），双侧 LSCD 患者通过亲属或尸体供者（异体）取全组织移植。在同种异体组织移植中，术后全身免疫抑制是必要的，这有其自身的缺点，特别是在机会性感染和医源性恶性肿瘤的风险方面[11,58–66]。此外，它们与长期生存率低有关，因为它们常常因同种异体排斥反应而失败[19,67]。在这些手术中需要移植的大量组织在自体移植和活体相关的异体移植中对供体的眼造成巨大的风险，从而发展成 LSCD[68]。

1997 年，Pellegrini 等人报道了最早的两例单侧 TLSCD 患者自体角膜缘干细胞体外扩增移植的情况，在移植到受累眼之前，从健康对侧眼中取一个更小的活体组织，并在体外培养扩增，对供体眼的风险可忽略甚至无风险[69]。两例病例患者其中一只眼有严重的碱烧伤，另一只为健康眼。从未受伤眼的角膜缘取一个 $1mm^2$ 的活组织切片，切片后用胰蛋白酶（0.05%胰蛋白酶和 0.91%水肿酸）处理。然后将这些细胞与有丝分裂失活的 3T3–J2 小鼠成纤维细胞结合，并在 5% 二氧化碳中培养，该培养基曾用于培养皮肤上皮细胞。16 天或 19 天后，用中性蛋白酶分散酶Ⅱ将细胞从塑料皿中分解出来，并放置在凡士林纱布或软性隐形眼镜上。然后，通过浅切口（即用钝刀或剪刀解剖）切除病变的结膜化上皮表面，并 360°环状切开结膜，并至少延伸至角膜缘外 2mm，以预备受伤的眼进行移植术。该方案仍在使用中，尽管自那时以来，如 Newcastle 角膜缘干细胞研究小组所述，已经有一些重要的修改[70]。目前的程序包括使用符合良好生产规范原则的无动物培养方法，使用人自体血清(HAS)代替胎牛血清；从培养基中去除转铁蛋白和谷氨酰胺；立即进行 1mm^2 的角膜缘活检组织植入人羊膜上(上皮细胞面向上)，而不是将其粉碎，胰蛋白酶化和培养于 3T3-J2 小鼠成纤维细胞上。在用体外扩增的干细胞移植人类羊膜后，在移植的干细胞上缝合另一个 HAM，并在第二个 HAM 上放置绷带隐形眼镜进行保护[70]。

对 Pellegrini 病例系列的两年随访和分析表明，这些自体角膜缘干细胞移植(ALSCT)是成功的，本报告仍然是其他所有角膜缘干细胞移植所依据的基准。在接下来的几年里，许多研究改进或采用了这种技术，并报告了它们的结果。Baylis 等人在 2010 年对此进行了系统性回顾，报告自体移植和异体移植的总成功率分别为 77%和 73%[56]。根据 Sangwan 等人(2006 年)、Pauklin 等人(2010)和 Rama 等人(2010 年)的研究显示，移植失败发生在术后 1~2 年[71-73]。值得注意的是，Rama 等人报道称，p63-bright 染色阳性细胞数超过 3%的 LSC 培养物临床成功率为 78%，而 p63 染色阳性细胞数低于 3%的 LSC 培养物临床成功率仅为 11%[73]。

在 ALSCT 成功之前，尤其是在眼热损伤的患者中，重要的是确保眼睑位置且位置正确，没有眼睑闭合不全或角膜表面暴露，Schirmer 测试结果在正常范围内，以最大限度地提高 ALSCT 的成功率。无论是高剂量还是低维持剂量，术前用局部类固醇治疗炎症是非常重要的，眼表使用无防腐剂局部治疗使眼表得到很好的润滑，特别是在 ALSCT 前用 ASE(尽管不是必需的)。必须对单侧病例中的“未受影响”的另一只眼进行仔细评估，以确保它确实是“健康的”。至少应在双眼中进行 CIC 和 IVCM 检查，以确认患眼 TLSCD 的诊断，并排除未受影响的对侧健康眼中角膜缘干细胞损伤，以避免活检后出现医源性角膜缘干细胞衰竭；然而，自 1997 年 Pellegrini 等人引入小角膜缘活检以来，这一现象尚未被报道。

在 ALSCT 成功后，重要的是合适的时间内(通常是术后 8~12 周)使用绷带隐形眼镜，以保护眼表面、供体 LSC 和覆盖 LSC，并使眼稳定下来。在此期间，用无防腐剂眼部润滑剂、无防腐剂局部类固醇滴眼液和无防腐剂局部抗生素滴眼液等密集滴眼治疗眼部，这些滴眼液通常与 ASE 联合使用。这种治疗在最初的几周到几个月逐渐减少，目的是在 12 个月内停止所有局部类固醇治疗[70]。

虽然体外扩增干细胞或全组织移植可以改善这些患者的视力，但联合角膜移植往往是实现最佳视力恢复的必要条件。在重度或 TLSCD 患者中，没有通过干细胞进行角膜上皮再生的角膜移植不可避免地失败[74]。ALSCT 成功后，深瘢痕角膜经角膜移植(穿透性角膜移植或板层角膜移植）后被替代，通常作为两阶段手术的一部分[75,76]。Basu 等人证明，两阶段法与单阶段法相比具有良好的角膜移植存活率[76]。

6.3 角膜上皮细胞培养

角膜上皮细胞培养既可以在单细胞悬浮培养中进行，也可以在 3T3-J2 小鼠成纤维细胞饲养层中进行，或在 HAM 上进行角膜缘外植体细胞的体外扩增。单细胞悬浮法允许细胞计数，因此可以使用特定数量的细胞，从而更好地控制试验，提高科学试验的再现性和比较性。因此，它是一种广泛应用于实验室科学的方法。然而,单细胞悬浮法涉及动物饲养细胞的使用,这些细胞可能具有疾病传播的风险。我们开发 HAM 角膜缘外植体的体外扩增方法是一种无异种培养系统，它消除了所有的动物饲料和成分,因此满足了 MHRA 关于无动物产品用于人类临床试验的规定,如世界卫生组织和咨询委员会关于以细胞为基础的先进治疗起始材料捐献的血液、组织和器官的安全性(SaBTO)[77-80]。因此,角膜缘外植体培养系统的体外扩增在人类临床试验中应用更为广泛[71,81]。

6.3.1　3T3 成纤维细胞共培养(细胞悬液)方法

6.3.1.1　从冷冻库存中提取 3T3 培养物

冷冻小鼠品系 J2-3T3 成纤维细胞株在 37℃的水浴中解冻。解冻后,将 3T3 成纤维细胞悬浮于 5mL 的 3T3 培养基中,以 1000 转/分离心 3 分钟。然后将细胞颗粒重新悬浮于 10mL 的 3T3 培养基(含 10% FBS 的 Dulbecco 改良 Eagle 培养基)中,置于 $75cm^2$(T75)的细胞培养基中。

6.3.1.2　3T3 饲养层的维护和继代培养

每天检查 3T3-J2 成纤维细胞培养物,并隔天更换培养基。一旦 60%~75%的细胞汇合,首先从烧瓶中吸取 3T3 培养基,然后用 Dulbecco 磷酸盐缓冲液(DPBS)轻轻冲洗细胞两次。将 3T3 细胞与 0.05%胰蛋白酶在 37℃下培养 10 分钟，从细胞培养瓶底部分解。在确保细胞悬浮后,将细胞移入离心管,并通过添加 3T3 培养基使胰蛋白酶失活。将所得悬浮液在室温下以 1000 转/分离心 3 分钟。将所得颗粒重新悬浮,并评估细胞计数和存活率。然后将 10 万个活细胞加入 10mL 的 3T3 培养基，悬浮液转移到 $75cm^2$ 的新细胞培养基中。

6.3.1.3 冷冻存货的制备

为了维持 3T3 小鼠成纤维细胞的供应,从早期传代中制备冷冻储藏。如上文所述,通过胰蛋白酶化释放亚流式细胞,将细胞悬浮液离心成颗粒，并将细胞颗粒重新放入 1mL 90% FBS、10%二甲基亚砜(DMSO、Sigma-Aldrich)中。然后将 3T3 成纤维细胞冷冻,温度为-80°C。

6.3.1.4　3T3 细胞辐照灭活及饲养层制备

为了成功地共培养 LSC，必须首先对 3T3 小鼠成纤维细胞进行有丝分裂灭活,以防止其在培养中增殖/过度生长和随后的 LSC 窒息。因此,将细胞在 60Gy 下照射。取出培养基后,用 DPBS 冲洗细胞两次,然后用上述胰蛋白酶分解。将悬浮细胞转移到离心管中,并通过添加 3T3 培养基使胰蛋白酶失活。在室温下将悬浮液以 1000 转/分离心 3 分钟。将得到的细胞颗粒重新悬浮于 3T3 培养基中,并评估细胞计数和存活率。随后用 0.5mL 3T3 培养基将细胞置于 $9.6cm^2$ 的组织培养孔中,最终密度为 2.4×10^4 个细胞/平方厘米,并在 37°C 下培养 24 小时,以便在添加 LSC 之前使其与培养液充分黏附。

6.3.2　在人羊膜基质上的培养

6.3.2.1　角膜缘上皮培养基的制备

在角膜缘活检前 2 天准备好角膜缘上皮培养基。Dulbecco 改良 Eagle 培养基(DMEM,含谷氨酰胺和丙酮酸的低葡萄糖)作为主要基本成分，与 25%HAM F12 和谷氨酰胺营养培养基(即在 375mLDMEM 中加入 125mL 的 HAM F12)按 3:1 比例混合。从该混合物中除去 1mL,并按照表 6.1 的顺序添加 7 种补充剂(全 Sigma-Aldrich,UK)。

将混合物放入 0.2μm 孔径 500mL 快速 PAS Nalgene®无菌过滤装置(Sigma-Aldrich,UK)中过滤,以制备基本的 LSC 培养基。

为了制备完整的 LSC 培养基，即人自体血清,使用患者自己的血液制备,该血液已在 24 小时前获得,并在 4°C 下凝固一夜。为此,首先在无菌 50mL 离心管中收集血液(至少 60mL),并在室温下以 1600×g 离心 10 分钟。仔细将上清液(血清)移入两个新的无菌 50mL 离心管,并在室温下以 1600×g 再次离心 10 分钟。再次将上清液(血清)小心地移入一个新的无菌 50mL 离心管。将 11μL 制备的自体血清添加到 99mL 先前制备的碱性 LSC 培养基(即 10%自体血清)中,并在 0.2μm 孔径 500mL 快速 PAS Nalgene®无菌过滤装置(Sigma Aldrich,UK)中再次过滤混合物,以构成完整的 LSC 培养基。将完整的 LSC 培养基全部加入 15mL 离心管中。有两个 10mL 的 LSC 培养基,其中加入 100μL 青霉素链霉素 (或 50μL 庆大霉素-青霉素过敏患者), 用于 HAM 构建体和角膜缘活检。根据 MHRA 的要求,在不使用抗生素的情况下, 再制备 13 份 6mL 的 LSC 培养基,用于培养基置换。每个 LSC 培养基的制备过程中需使用 3 个微型生物样品, 即基本 LSC 培养基、自体血清和完整 LSC 培养基的样品。完整的 LSC 培养基等分保存在 4°C 下。剩余的 LSC 基本培养基可保存在 4°C 下,剩余的自体血清保存在-20°C 下,以备在培养过程中需要更完整的 LSC 培养基。

表 6.1 补充碱性边缘上皮培养基

供应品	浓度	容积
氢化可的松	0.4μg/mL	500μL
胰岛素	5μg/mL	250μL
三碘甲状腺原氨酸	1.4ng/mL	35μL
腺嘌呤盐酸盐	24μg/mL	300μL
霍乱毒素	8.4ng/mL	84μL
表皮生长因子	10ng/mL	50μL

6.3.2.2 HAM 结构的准备

适合临床使用的大型 HAM(3cm×3cm)从位于英国利物浦斯佩克的 NHS 血液和移植(NHSBT)组织服务处获得,并在-80°C 下储存。HAM 结构由一片 3cm×3cm 的 HAM 片组成,该 HAM 被修剪成一定尺寸,并包裹在无菌(高压灭菌)玻璃盖玻片上,上皮面朝上，边缘夹在下面的第二个盖玻片之间(图 6.4)。

制备 49.5mL 的 DPBS 和 0.5mL 的青霉素-链霉素的洗涤液,然后将 2mL 洗涤液添加到六孔板的 4 个孔中，并将 2mL 完整的 LSC 培养基添加到六孔板的剩余两个孔中(图 6.5a)。在准备好六孔板中,小心地取下两个(高压灭菌的)玻璃盖玻片,并按顺序进行清洗,每个玻璃盖玻片在洗涤液中冲洗 2 次,在完整的 LSC 介质中冲洗 1 次。然后将玻璃盖玻片放在层流罩内的平面上,准备置入 HAM。使用一张硝化纤维纸包装冷冻 HAM,在使用前立即在室温下解冻,然后以类似的方式(在洗涤液中 2 次,在 LSC 培养基中 1 次)在六孔板中依次洗涤。然后小心地将 HAM 从其硝酸纤维素背衬上拆开(图

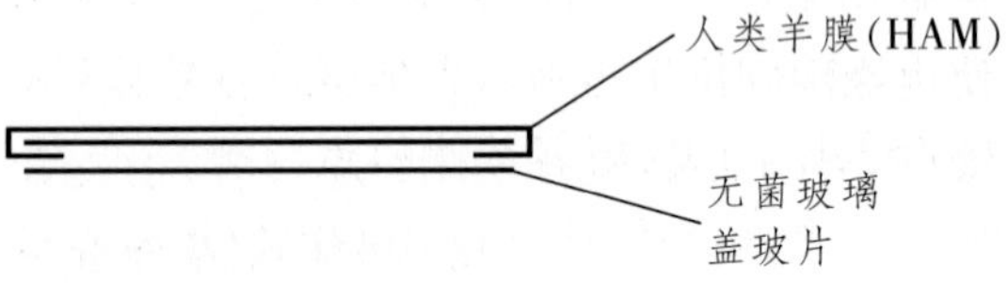

图 6.4 人类羊膜(HAM)结构的图,HAM 夹在两个无菌玻璃盖玻片之间。

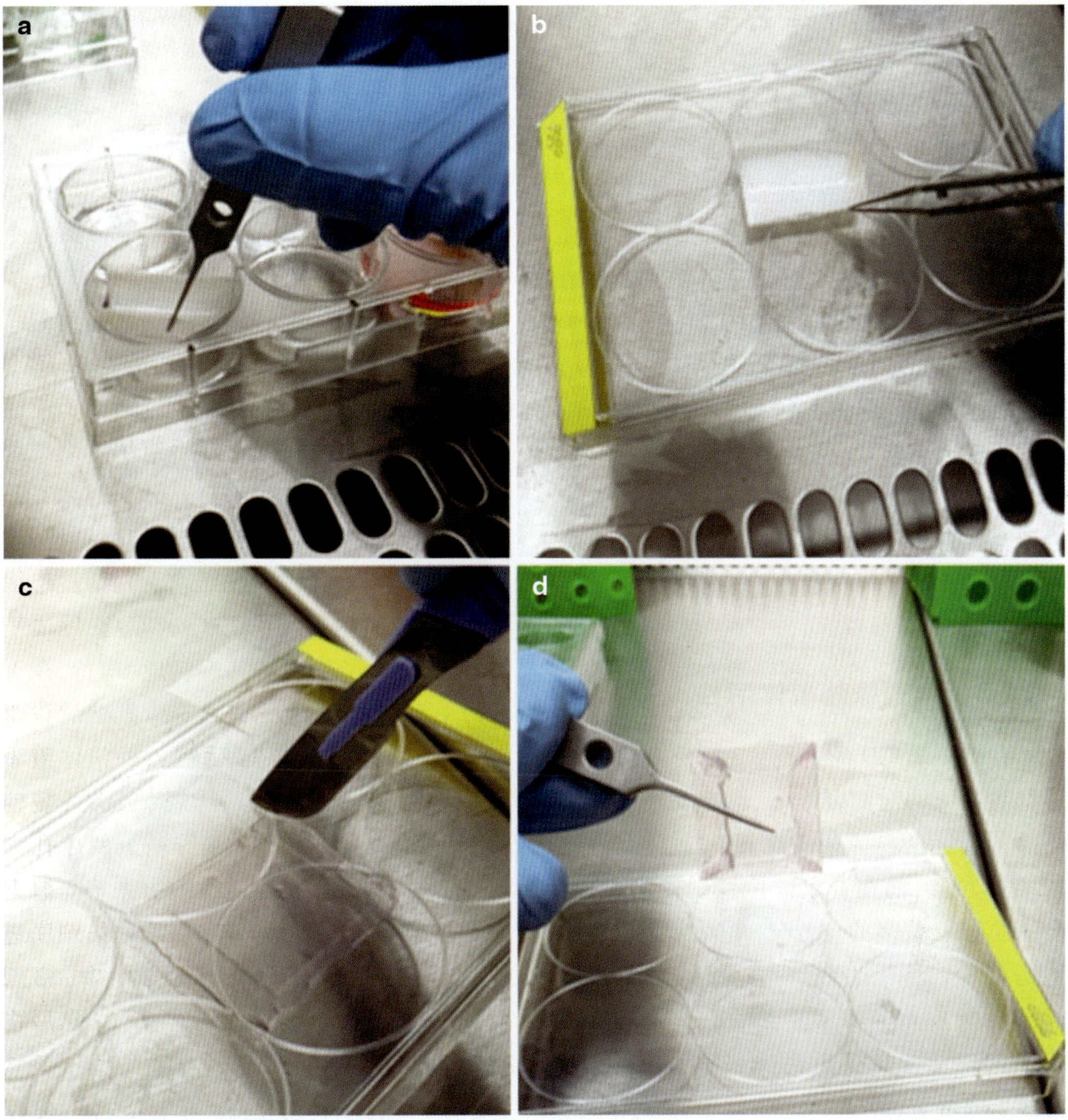

图 6.5　人类羊膜结构制备的彩色照片。(a)在 DPBS 和 LEC 培养基中清洗 HAM。(b)将 HAM 从硝酸纤维素纸背衬上拆开。(c)伸展并修剪 HAM 边缘。(d)将 HAM 边缘折叠在玻璃盖上。

6.5b),并将上皮面朝上伸展,放在一片预先清洗过的玻璃盖玻片上,小心地使用无菌缝合眼用微型镊子(Duckworth & Kent,UK),使边缘刚好位于盖玻片的边缘。用无菌手术镊(EyeTec,UK)检查 HAM 方向(即上皮面朝上)数次。用 2~3mm 的突出部分修剪 HAM 边缘,使其与玻璃盖玻片边缘相距 2~3mm(图 6.5c)。然后,用 22 号手术刀片小心地将手术刀片滑到玻璃盖玻片下,轻轻地提起,保持相同的方向,使 HAM 边缘整齐地缠绕在盖玻片的边缘上,从而将玻璃盖玻片提离平面(图 6.5d)。将 HAM 伸开盖在边缘,这样它就可以放在盖玻片上了。在整个过程中,始终要注意用完整的 LSC 培养基润湿 HAM,以防止其变干。

然后,在第二个玻璃盖玻片表面加入

2~3滴完整的LSC培养基，并且将HAM/第一个盖玻片从一个边缘慢慢降低到第二个盖玻片的另一个边缘，这样两个盖玻片之间就不会有气泡，并且HAM的边缘可整齐地塞进盖玻片之间。从完全LSC培养基滴下的毛细管吸力将两个玻璃盖玻片粘在一起。如果任何HAM边缘松动，则在分离盖片时重复整个过程，然后再次将HAM/第一个盖玻片轻轻放低到第二个盖子上，直至所有边缘整齐地塞入。将HAM/盖玻片放置在一个新的无菌六孔板中，并在37°C下5% CO_2 及2mL完整LSC培养基中培养。在第二天角膜缘活检之前，对HAM结构进行24小时检查，如果有任何HAM边缘松动，则重新植入。

6.3.2.3 角膜缘外植体活检

在单侧LSCD的病例中，角膜缘活检是对患者健康的对侧眼进行，取1mm×2mm小块部分厚度的自体角膜缘组织，其上位于12点钟位置，而在6点钟位置则较低，这是已知的LSC较多的位置[82]。角膜缘外植体活检是在一个专门的眼科手术室进行的，在局部或常规麻醉下（即患者的偏好）作为日间手术。首先暴露角膜缘，然后用钻石刀(Duckworth & Kent, UK)平行于角膜缘（两侧，最好接近12点钟位），在预先确定的区域（由执行手术的外科医生确定），该区域富含特征鲜明的Vogt栅栏结构。使用2.25mm的60°环形刃头刀片(Beaver Visitec International Ltd., UK)从角膜缘后缘进行仔细的板层剥离。在活检的两侧边缘制作两个松解切口，最后进行角膜缘活检后剥离，同时进行结膜腹膜切除。活检组织的后方和上角边缘用手术标记笔在远离Vogt栅栏结构的地方进行标记，然后将活检放在无菌六孔板的孔中，并涂上眼黏弹性装置(Healon GV®, Abbott Medical Optics Inc, Sweden)防止其在即刻转移至GMP时出现干燥[70]。

6.3.2.4 角膜缘外植体培养

在GMP设施中接收到角膜缘外植体活检后，立即转移到清洁区，在那里将其植于HAM上。最后一次检查HAM结构，并从培养孔中取出培养基。将含有HAM结构的六孔板倾斜约15°，以便将所有培养基从HAM表面取出，同时在完整的LSC培养基中清洗角膜缘外植体。为此，活检组织要用无菌无齿眼科微型打结钳(Duckworth & Kent, UK)小心取下，以防止对其造成任何潜在损害，并始终保持其方向（上皮面朝上）。活检组织要彻底清洗，用完整的LSC培养基，以便于黏附于HAM。然后将其轻轻地“运行”在无菌的平坦表面上，直到完全干燥。然后将含有HAM结构的六孔板平置，将外植体组织小心地放在HAM中心，静置2分钟，轻轻加入1.3mL完整的LSC培养基。然后仔细检查结构，确保角膜缘活检组织在培养前完全附着在HAM上。培养基在培养第三天进行更换，此后每隔2天/3天更换一次，直到培养液达到大于90%的汇合。外植体在37℃和5%的 CO_2 中培养。

6.3.3 利用人类羊膜作为基质培养角膜缘干细胞

人类羊膜长期以来一直被用于眼科治疗眼表疾病和烧伤[55]，因为它能够通过生长因子（如EGF、KGF和HGF）及其基底膜促进再上皮化的能力[83]，以及通过抑制TGF-β信号以抑制纤维化[84]。新鲜的HAM由上皮层（冷冻过程中失活）、基质和厚基底膜组成。HAM基质通过抑制培养的角膜缘上皮细胞中的白细胞介素1α和白细胞介素1β发挥抗炎作用[85]，并阻止多形核细胞渗入角膜基质[86]。此外，作为基质时，HAM 的基底膜和细胞外基质成分显示出与结膜和角膜上皮相似的特性[87,88]。

出于临床和研究目的，人类 LSC 通常在人类羊膜上进行体外扩增[70,89,90]。HAM 显示出低或无免疫原性[91-94]。它还不是一个明确的底物，有一些潜在的缺点，其中最重要的是它的生物学变异性和携带或传播感染的可能性；尽管如此，HAM 仍然是体外和临床试验中 LSC 扩增的金标准和最广泛使用的基质[56,95,96]。因此，需要进一步 HAM，以获得更好的基质体外扩增的 LSC[96-98]。其中一种方法是去细胞培养 HAM，因为这种方法可以去除组织中所有细胞内潜在的免疫原性成分，同时保留关键的细胞外基质成分和基底膜，确保细胞附着和扩增。去细胞过程可能会产生一种更为一致、明确的底物，在体内不会引起不良的免疫反应[99-101]。几项研究表明，与新鲜冷冻 HAM 相比，去细胞 HAM培养的 LSC 扩增更快，但分化程度也更高[102-104]。与新鲜冷冻 HAM 相比，细胞增殖的改善归因于细胞与底物的黏附性更好，因为基底膜暴露，没有失活的上皮细胞层的阻碍。

人类组织的去细胞化已被广泛研究，并在各种不同临床组织中应用。多种药物已用于组织去细胞化，包括十二烷基硫酸钠(SDS)[99]、中性蛋白酶、热溶血素、胰蛋白酶、乙二胺四乙酸(EDTA)和乙醇等[95,105]。2013 年，Saghizadeh 等人描述了一种新的、更简单和更快速去细胞方法，即用浸泡在 0.5M 氢氧化钠溶液中的棉签摩擦 HAM 的上皮侧，在 5~10 秒的时间内清除其上皮细胞[95]。结果表明，在用氢氧化钠去细胞后，HAM 细胞仍保持着原有的细胞外基质结构；然而，LSC 没有在培养基上培养。

去细胞化可能可以获得更好的 HAM；然而，疾病传播的风险仍然存在于非无菌基质中。考虑到这一点，Hogg 等人在 2015 年证明，γ 射线照射是生产直接同种异体移植去细胞皮肤真皮的有效终端灭菌方法[106]。

HAM 的一个特点是它的生物变异性，在厚度和弹性上都是如此[107,108]。2012 年，Jones 等人[109]应用了 2006 年由两个独立小组首次证明的理论，该理论表明，人类间充质干细胞对基质刚性和基质弹性敏感，当基质刚性和基质弹性改变时，会产生特定的干细胞谱系[110,111]。Jones 等人证明，培养在未压缩(即硬度降低)胶原凝胶上的 LSC，其分化程度低于在压缩胶原凝胶上培养的 LSC[109]。他们的后续研究显示角膜硬度也不同，在健康、透明的角膜中，中心角膜比周边角膜硬度更高，这促使 LSC 向心迁移和分化[112]。Molladavodi 等人在证明人类角膜上皮细胞在硬度较低组织中迁移率较低时支持了这一发现[113]。因此，有研究者假设角膜前表面的机械特性(硬度)是调节角膜上皮稳态的主要因素。特别是，有人提出角膜缘的机械环境(即硬度更小)可能是维持 LSC 干细胞的基础，而角膜中央细胞硬度高则有助于细胞向心性迁移和上皮细胞分化的诱导。Lepert 等人使用 Brillouin 显微镜作为测量角膜硬度的可靠方法，并证明了类似的发现[114]。Chen 等人证明 γ 射线能交联胶原-壳聚糖支架[115]。Mi 等人指出，UVA 交联的塑性压缩胶原(PCC)凝胶比未交联的 PCC 具有更大的断裂力[116]。

在我们自己的试验中[117]，比较了本文所述的 4 种不同基质的体外培养方法，即新鲜 HAM、NaOH 去细胞 HAM、SDS 去细胞HAM 和 γ 向线照射的 SDS 去细胞 HAM，结果证明，与新鲜 HAM 相比，去细胞 HAM 的体外 LSC 扩增率明显更高，在 SDS 脱细胞 HAM 上培养的培养物达到融合的速度最快。与新鲜 HAM 或 NaOH 去细胞 HAM 上培养的角膜缘外植体相比，SDS去细胞HAM培养液保存了更高的推测干细胞(ΔNp63和ABCG2)和细胞增殖标志物(Ki67)的表达，而细胞分化标志物(CK12和CK13)的表达较低。γ射线使我们能够获得无菌培养基，似乎不影响角膜缘外植体的体外扩增速率，不影响培养细胞中干细胞特性的保存，也不影响基质的硬度。利用布里渊位移测量，我们发现未经γ射线照射的去细胞HAM与新鲜HAM相比，硬度略有降低，并且在去细胞HAM上培养的细胞具有更高的干细胞标志物表达。HAM硬度不受去细胞或灭菌方法的影响，而LSC的分化似乎不受底物硬度的影响；然而，HAM硬度确实影响细胞迁移率。此外，必须认识到，用γ射线照射获得的硬化程度可能不足以影响LSC的培养。SDS去细胞化HAM可能作为临床试验中角膜缘上皮细胞体外扩增的基质可能更有效，尤其是使用γ射线照射去细胞HAM，获得无菌基质，使其更加安全[106,117,118]。

6.3.4　培养评估

6.3.4.1　组织学和免疫染色

组织学分析包括用HE染色评估HAM和体外扩增表皮细胞的宏观和微观表现，包括是否存在单层上皮细胞，定量上皮层的厚度和判断是否存在杯状细胞。它还包括是否有任何与细胞大小、细胞核或细胞质有关的异常特征。细胞通过免疫细胞化学染色，用于假定的角膜缘干细胞标志物ΔNp63[Dako即用型预稀释(Chemicon，EMD Millipore，Billerica MA，USA)使用Dako pH值8目标回收溶液]和ABCG2[克隆BXP-21(Chemicon，EMD Millipore，Billerica MA，USA)]，以1:50的稀释度使用Bond ER1[Leica Biosystems，Wetzlar，Germany)]进行抗原检索。这是角膜上皮细胞CK12的标志物[(美国加利福尼亚州圣迭戈市，Abgent)，在0.2%氯化钙缓冲液中以1:100稀释]；在pH值7.8下回收胰蛋白酶、两种结膜上皮标志物CK13[(Abcam，Cambridgo，UK)，稀释度为1:50，胰蛋白酶抗原检索pH值为7.8]和MUC5AC[克隆CLH2(Novocastra，Newcastra on Tyne，UK)稀释1:100，pH值6检索使用Bond ER1(莱卡生物系统公司，Wetzlar，Germany)]和干细胞增殖标志物Ki67[Dako-即用型预稀释(Agilent Technologies，Glostrup，Denmark)；使用Dako pH值6 Dako目标检索溶液进行抗原检索]。用抗生物素蛋白-生物素复合物(ABC)(Vector Labs，Peterborough，UK)和二氨基联苯胺棕色反应产物进行染色。取最长的组织切片，在切片中心计数100个细胞核，在每一端(即总共3个区域)观察到许多免疫阳性细胞，并计算每个切片的阳性细胞百分比。计算阳性细胞百分比的平均值，并确定表达每个标志物的细胞比例。

6.3.4.2　外植体生长测量

每2~3天，在培养基底部标记一次角膜缘外植体扩增率(图6.6)。培养结束时，连续的生长标志物被转移到醋酸纤维板上，然后将其放在一张相纸上，通过计算小方块的数量并乘以4，计算出由外植体覆盖的总面积，单位为平方毫米，由HAM上扩增的细胞覆盖。然后将其绘制为培养过程中生长产物的总表面积(单位：mm^2)与培养时间的关系图[119]。

6.3.4.3　细胞计数和细胞存活率

在不用于移植的培养物中，只要显微镜下观察到至少覆盖HAM表面积90%的体外扩张上皮细胞的融合单层，即可将上皮细胞从HAM中分离出来，用组织学或聚合酶

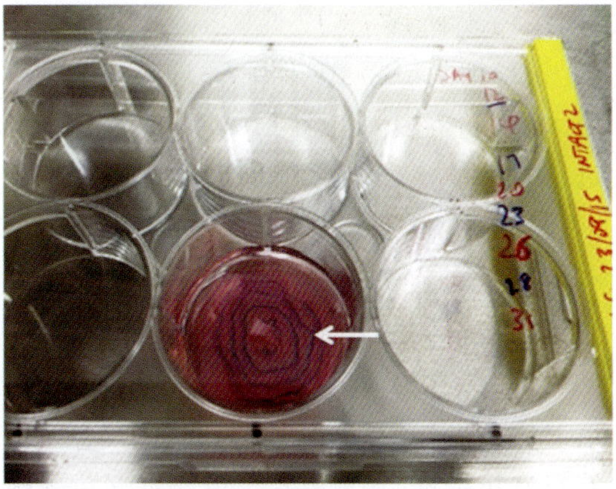

图 6.6　彩色照片显示在人类羊膜上培养的角膜缘外植体。在培养皿的底部有明显的外生扩张(箭头所示)。

链反应(PCR)技术进行计数和进一步研究。为此,使用无菌无齿眼底显微打结镊(Duckworth & Kent,UK)从 HAM 中取出角膜缘外植体,并用 2mL 的 DPBS 清洗两次体外扩增的上皮细胞和下层 HAM,转移到 15mL 离心管中,用 4mL 的 0.05%胰蛋白酶溶液在 37℃下培养 10 分钟(Gibco,USA)。用8mL 的 LSC 培养基使胰蛋白酶失活,并在室温下以 1300 转/分离心培养 3 分钟。抽吸灭活的胰蛋白酶,并将细胞重新悬浮在 1mL 的 DPBS 中。将 20μL 细胞悬浮液与 180μL 0.04%台盼蓝溶液一起转移到 1.5mL 的冷冻管中进行细胞计数。

在光学显微镜下用双腔血细胞仪(科学实验室用品)计数 10μL 中的活细胞数。通过台盼蓝排斥试验评估细胞活力，其中 10μL 细胞悬浮液样品与 25μL 台盼蓝 0.04%(Sigma-Aldrich)和 15μL DPBS(Gibco)混合。吸收台盼蓝溶液的细胞没有完整的细胞膜,因此被认为是不可行的;有活力的细胞有完整的细胞膜,因此排除染料。最终细胞计数中不包括蓝色、不存活的细胞。

6.3.4.4　菌落形成效率测定

在不用于移植的培养物中,菌落形成效率(CFE)试验是一种测定角膜缘上皮细胞形成菌落能力的方法,即在固定时间内悬浮预定数量的细胞,并且计算从这些初始细胞中获得的最终菌落总数。如以上描述,融合的角膜缘外植体细胞通过胰蛋白酶分离。CFE 检测中使用了 500 个细胞。

首先，将有丝分裂灭活的 3T3-J2 小鼠成纤维细胞悬浮在 3T3 培养基中,以每平方厘米 2.4×10^4 个细胞的最终密度接种于 $9.6cm^2$ 组织培养孔中，并置于 37°C 的组织培养箱中过夜,以使其建立 3T3-J2 饲养层;第二天,将每个外植体培养物中 500 个活的角膜缘上皮细胞与 2mL 的 LSC 培养基一起接种至制备的 3T3-J2 饲养层上。然后将培养物置于 37°C 的培养箱中，每 2~3 天更换一次培养基。在培养的第 12 天,通过去除上皮培养基,用 DPBS 进行两次短暂冲洗以测量 CFE。然后在室温下将培养物固定于 DPBS 中的 3.7%甲醛(VWR International,UK)中 10 分钟。除去甲醛溶液后,用 PBS 洗涤培养物。在室温下与 1%的罗丹明 B(Sigma-Aldrich,UK)在甲醇中培养 10 分钟,使菌落染色。最后在立体显微镜下(SMZ645,Nikon,Japan)对菌落计数,并通过以下公式计算 CFE:(菌落数/接种的细胞数)×100。

6.4　自体角膜移植用角膜上皮细胞制品的研制

6.4.1　良好制造规范

在过去的 20 年里，医学越来越朝着先进治疗药物产品(ATMP)的方向发展,以基因治疗、细胞治疗和组织工程为基础正在开发新的试验性产品。随着ATMP的发展，如何管理这些产品以确保公共安全面临挑战。鉴于这些问题，2007年欧洲议会和理事会通过了关于先进治疗药物产品的第1394/2007号条例[120]。该条例对ATMP的开发人员进行了严格的规定，以确保ATMP的生产符合良好生产规范(GMP)的原则。世界卫生组织版GMP指南广泛应用于制药行业和制药监管机构。这套实践指南包括产品的制造、测试和质量保证，以确保其对人类是安全的。

良好制造规范被定义为"确保产品按照质量标准持续生产和控制的系统。它的目的是尽量减少任何药物生产中的风险，而这些风险不能通过测试最终产品以消除"。GMP涵盖生产的方方面面，从原料、场地、设备到操作人员的培训和个人卫生。详细的书面程序对于每一个可能影响成品质量的过程都是必不可少的。所有材料、生产环境和相关文件必须进行质量控制，并且必须有系统提供文件证明，证明每次生产产品时，制造过程的每个步骤中始终遵循正确的程序。

6.4.2 质量控制

自体角膜缘干细胞产品的质量控制分为3个阶段。

1.第一阶段

(1)培养基的制备：用血培养瓶(BacT/ALERT®PF Plus，bioMerieux，France)将2mL的角膜缘上皮基础培养基样品、1mL用于培养基制备的自体血清样本和1mL完整的角膜缘上皮培养基样品，送至当地微生物科。

(2)HAM制备：制备好的HAM在24小时后进行检测，以确保在所有边缘保持连接，同时培养基保持清洁，无任何污染迹象。

2.第二阶段

(1)细胞培养：在第0天，即角膜缘活检当天，将培养基从培养HAM中分离，0.5mL进行真菌学检查，而剩余的培养基则像以前一样用血培养瓶送到当地微生物科。最后，在产品发布前72小时，再将1mL培养基样品放入血培养瓶。

(2)在产品预期发布前24小时，对LSC培养体系进行宏观和微观检查，以确保产品符合发布标准，培养基清洁无杂质污染。

(3)在产品发布前，再取1mL培养基，由欧洲药典标准无菌检测(欧洲药典2.6.1)的独立微生物学实验室进行回顾性质量分析。

3.第三阶段

(1)在手术室移植时，除了用免疫细胞化学检测特定LSC标志物p63和ABCG2的表达，细胞增殖标志物Ki67及CK12(角膜)或CK13(结膜)分化标志物的低表达外，将后表面角膜缘多余组织送至外部独立的组织病理学实验室进行组织学评估(HE染色及透射电子显微镜检查)。

(2)在每个培养过程中，记录一条显示培养生长的生长曲线。

6.4.3 出厂产品的发布

有一系列的标准，在产品认定为可用于移植到TLSCD患者的病眼表之前，有一系列的标准必须满足：

• 目测显示ALSC必须至少90%融合。

• ALSC必须形态良好（上皮层均匀分布，即小而规则，细胞质原始，细胞核大）。

• 供体在角膜缘活检当天采集的血样必须对所有感染性疾病的筛查结果为阴性。

• 第0天培养基必须在BacT/ALERT培养5天后对需氧菌和厌氧菌呈阴性。

• 第0天的培养基真菌学检查必须为阴性。

• 在释放后72小时内采集的培养基样品在48小时BacT/ALERT培养后必须为阴性。

6.4.4 自体角膜缘干细胞移植

外植体培养物在移植后仍保留于GMP培养箱中时,ALSC移植程序在眼科手术室开始。这通常是在全身麻醉下进行的。手术的最初部分包括进行一个完整的浅表角膜缘切除术，切除覆盖患者自身角膜的浅表结膜瘢痕组织,并360°全范围超出角膜缘。对切下的角膜盘状细胞进行组织学分析，以确定有无血管生成,以及是否存在炎症、杯状细胞、角质化和化生,并对CK12和CK13进行免疫染色,以确认存在的上皮细胞是结膜源性。

切除血管后，将外植体培养物从GMP设施中的培养箱中取出,小心包装并用手运送到眼科手术室。包括覆盖在上皮单层中的HAM的产品，在无菌条件下被拆开并交给手术医生,并小心地将培养物从玻璃盖玻片上分离出来。将其放在患者的眼上(上皮面朝上),在患眼角膜缘的12点钟位置仔细将移植活检组织进行排列。使用4根单独的Ethilon®尼龙10-0缝合线(Ethicon,Scotland,UK)进行缝合,然后仔细解剖多余的产品,并将其送至组织学分析,作为二级质量控制措施，以确认含有LSC的非结膜角膜上皮移植。第二个HAM(基质朝下)作为绷带放置在培养的HAM/LSC上,实际上是将扩张的上皮单层夹在两个HAM片之间[70]。用10-0尼龙缝合线(Ethicon,UK)和11-0尼龙连续缝合线(Ethicon,UK)将第二个HAM缝合到位,术眼配戴绷带隐形眼镜(22mm×9.0mm;Bausch & Lomb,UK)至少6~8周,以保护ALSC和HAM。这种方法最初由Kolli等人描述[70]。

所有患者均接受术后局部频点无防腐剂类固醇滴眼液(醋酸泼尼松1%)、无防腐剂抗生素滴眼液(0.5%氯霉素无防腐剂)和无防腐剂ASE(或AlloSE)滴眼液。除ASE(或AlloSE)每天保持至少4次点眼外,其余滴眼液均逐渐减少并在12个月内停止使用。

6.4.5 角膜上皮干细胞的生产获得欧洲市场销售许可

2015年，欧洲药品管理局建议批准Holocarr®(Chiesi Farmaceutici S.p.A.,Parma,Italy)生产自体角膜缘干细胞产品,用于眼表烧伤所致中至重度LSCD患者,即至少两个象限内有角膜新生血管,存在中央角膜受累和视力严重受损的患眼。这是欧洲首个获得批准的干细胞治疗产品。在英国,该产品随后于2017年8月获得国家卫生保健卓越研究所(NICE)的批准[121]。

参考文献

1. Secker GA, Daniels JT. Limbal epithelial stem cells of the cornea 2009. In: StemBook [Internet]. http://www.stembook.org/node/588.
2. Fuchs E, Segre JA. Stem cells: a new lease on life. Cell. 2000;100(1):143–55.
3. Dua HS, Shanmuganathan VA, Powell-Richards AO, Tighe PJ, Joseph A. Limbal epithelial crypts: a novel anatomical structure and a putative limbal stem cell niche. Br J Ophthalmol. 2005;89(5):529–32.
4. Li W, Hayashida Y, Chen YT, Tseng SC. Niche regulation of corneal epithelial stem cells at the limbus. Cell Res. 2007;17(1):26–36.
5. Dua HS, Azuara-Blanco A. Limbal stem cells of the corneal epithelium. Surv Ophthalmol. 2000;44(5):415–25.
6. Thoft RA, Friend J. The X, Y, Z hypothesis of corneal epithelial maintenance. Investig Ophthalmol Vis Sci. 1983;24(10):1442–3.
7. Sharma A, Coles WH. Kinetics of corneal epithelial maintenance and graft loss. A population balance model. Investig Ophthalmol Vis Sci.

1989;30(9):1962–71.
8. Davanger M, Evensen A. Role of the pericorneal papillary structure in renewal of corneal epithelium. Nature. 1971;229(5286):560–1.
9. Chen JJ, Tseng SC. Abnormal corneal epithelial wound healing in partial-thickness removal of limbal epithelium. Investig Ophthalmol Vis Sci. 1991;32(8):2219–33.
10. Cotsarelis G, Cheng SZ, Dong G, Sun TT, Lavker RM. Existence of slow-cycling limbal epithelial basal cells that can be preferentially stimulated to proliferate: implications on epithelial stem cells. Cell. 1989;57(2):201–9.
11. Kenyon KR, Tseng SC. Limbal autograft transplantation for ocular surface disorders. Ophthalmology. 1989;96(5):709–22; discussion 22–3.
12. Dua HS, Kulkarni B, Singh R. Quest for limbal stem cells. Clin Exp Ophthalmol. 2006;34(1):1–2.
13. Dua HS, Forrester JV. Clinical patterns of corneal epithelial wound healing. Am J Ophthalmol. 1987;104(5):481–9.
14. Dua HS, Forrester JV. The corneoscleral limbus in human corneal epithelial wound healing. Am J Ophthalmol. 1990;110(6):646–56.
15. Lavker RM, Dong G, Cheng SZ, Kudoh K, Cotsarelis G, Sun TT. Relative proliferative rates of limbal and corneal epithelia. Implications of corneal epithelial migration, circadian rhythm, and suprabasally located DNA-synthesizing keratinocytes. Investig Ophthalmol Vis Sci. 1991;32(6):1864–75.
16. Hanna C, Bicknell DS, O'Brien JE. Cell turnover in the adult human eye. Arch Ophthalmol. 1961;65(5):695–8.
17. Ahmad S. Concise review: limbal stem cell deficiency, dysfunction, and distress. Stem Cells Transl Med. 2012;1(2):110–5.
18. Sejpal KBP, Deng SX. Presentation, diagnosis and management of limbal stem cell deficiency. Middle East Afr J Ophthalmol. 2013;20(1):5–10.
19. Secretariat MA. Limbal stem cell transplantation: an evidence-based analysis. Ont Health Technol Assess Ser. 2008;8(7):1–58.
20. Solano J. RCL. Ocular Burns 2013 [updated 25 Jun 2013. Available from: http://emedicine.medscape.com/article/798696-overview.
21. Morgan SJ. Chemical burns of the eye: causes and management. Br J Ophthalmol. 1987;71(11):854–7.
22. Davis AR, Ali QH, Aclimandos WA, Hunter PA. Topical steroid use in the treatment of ocular alkali burns. Br J Ophthalmol. 1997;81(9):732–4.
23. Macdonald ECA, Cauchi PA, Azuara-Blanco A, Foot B. Surveillance of severe chemical corneal injuries in the UK. Br J Ophthalmol. 2009;93(9):1177–80.
24. Foster CS, Ba-Abbad R, Letko E, Parrillo SJ. Stevens-Johnson syndrome 2013 [updated 12 Aug 2013]. Available from: http://emedicine.medscape.com/article/1197450-overview.
25. Freiman A. Cicatricial pemphigoid 2013 [updated 24 Jan 2013]. Available from: http://emedicine.medscape.com/article/1062534-overview.
26. Shortt AJ, Tuft SJ, Daniels JT. Corneal stem cells in the eye clinic. Br Med Bull. 2011;100:209–25.
27. Osei-Bempong C, Figueiredo FC, Lako M. The limbal epithelium of the eye--a review of limbal stem cell biology, disease and treatment. BioEssays. 2013;35(3):211–9.
28. Dua HS, Joseph A, Shanmuganathan VA, Jones RE. Stem cell differentiation and the effects of deficiency. Eye. 2003;17(8):877–85.
29. Nugent RB, Lee GA. Ophthalmic use of blood-derived products. Surv Ophthalmol. 2015;60(5):406–34.
30. Chiang CC, Chen WL, Lin JM, Tsai YY. Allogeneic serum eye drops for the treatment of persistent corneal epithelial defect. Eye. 2009;23(2):290–3.
31. Dua HS, Gomes JA, Singh A. Corneal epithelial wound healing. Br J Ophthalmol. 1994;78(5):401–8.
32. Tseng SC, Prabhasawat P, Barton K, Gray T, Meller D. Amniotic membrane transplantation with or without limbal allografts for corneal surface reconstruction in patients with limbal stem cell deficiency. Arch Ophthalmol. 1998;116(4):431–41.
33. Poon AC, Geerling G, Dart JK, Fraenkel GE, Daniels JT. Autologous serum eyedrops for dry eyes and epithelial defects: clinical and in vitro toxicity studies. Br J Ophthalmol. 2001;85(10):1188–97.
34. Geerling G, Maclennan S, Hartwig D. Autologous serum eye drops for ocular surface disorders. Br J Ophthalmol. 2004;88(11):1467–74.
35. Young AL, Cheng AC, Ng HK, Cheng LL, Leung GY, Lam DS. The use of autologous serum tears in persistent corneal epithelial defects. Eye. 2004;18(6):609–14.
36. Anderson C, Moretti S, Gieser RG. The effect of tarsorrhaphy on normal healing of corneal epithelial defects in a rabbit model. Cornea. 1991;10(6):478–82.
37. Robinson C, Tantri A, Shriver E, Oetting T. Temporary eyelid closure applique. Arch Ophthalmol. 2006;124(4):546–9.
38. Wagoner MD, Steinert RF. Temporary tarsorrhaphy enhances reepithelialization after epikeratoplasty. Arch Ophthalmol. 1988;106(1):13–4.
39. Cosar CB, Cohen EJ, Rapuano CJ, Maus M, Penne RP, Flanagan JC, et al. Tarsorrhaphy: clinical experience from a cornea practice. Cornea. 2001;20(8):787–91.
40. Pakarinen M, Tervo T, Tarkkanen A. Tarsorraphy in the treatment of persistent corneal lesions. Acta Ophthalmol Suppl. 1987;182:69–73.
41. Pfister RR. Clinical measures to promote corneal epithelial healing. Acta Ophthalmol Suppl. 1992(202):73–83.
42. Kasaee A, Musavi MR, Tabatabaie SZ, Hashemian MN, Mohebbi S, Khodabandeh A, et al. Evaluation of efficacy and safety of botulinum toxin type A injection in patients requiring temporary tarsorrhaphy to improve corneal epithelial defects. Int J Ophthalmol. 2010;3(3):237–40.
43. Ellis MF, Daniell M. An evaluation of the safety and efficacy of botulinum toxin type A (BOTOX) when used to produce a protective ptosis. Clin Exp

Ophthalmol. 2001;29(6):394–9.
44. Lee C, Kikkawa DO, Pasco NY, Granet DB. Advanced functional oculofacial indications of botulinum toxin. Int Ophthalmol Clin. 2005;45(3):77–91.
45. Wuebbolt GE, Drummond G. Temporary tarsorrhaphy induced with type A botulinum toxin. Can J Ophthalmol. 1991;26(7):383–5.
46. Rosenthal P, Cotter JM, Baum J. Treatment of persistent corneal epithelial defect with extended wear of a fluid-ventilated gas-permeable scleral contact lens. Am J Ophthalmol. 2000;130(1):33–41.
47. Kanpolat A, Ucakhan OO. Therapeutic use of Focus Night & Day contact lenses. Cornea. 2003;22(8):726–34.
48. Lim L, Tan DT, Chan WK. Therapeutic use of Bausch & Lomb PureVision contact lenses. CLAO J. 2001;27(4):179–85.
49. Arora R, Jain S, Monga S, Narayanan R, Raina UK, Mehta DK. Efficacy of continuous wear PureVision contact lenses for therapeutic use. Cont Lens Anterior Eye. 2004;27(1):39–43.
50. Blackmore SJ. The use of contact lenses in the treatment of persistent epithelial defects. Cont Lens Anterior Eye. 2010;33(5):239–44.
51. Sangwan VS, Burman S, Tejwani S, Mahesh SP, Murthy R. Amniotic membrane transplantation: a review of current indications in the management of ophthalmic disorders. Indian J Ophthalmol. 2007;55(4):251–60.
52. Saw VP, Minassian D, Dart JK, Ramsay A, Henderson H, Poniatowski S, et al. Amniotic membrane transplantation for ocular disease: a review of the first 233 cases from the UK user group. Br J Ophthalmol. 2007;91(8):1042–7.
53. Tejwani S, Kolari RS, Sangwan VS, Rao GN. Role of amniotic membrane graft for ocular chemical and thermal injuries. Cornea. 2007;26(1):21–6.
54. Kruse FE, Cursiefen C. Surgery of the cornea: corneal, limbal stem cell and amniotic membrane transplantation. Dev Ophthalmol. 2008;41: 159–70.
55. Meller D, Pires RT, Mack RJ, Figueiredo F, Heiligenhaus A, Park WC, et al. Amniotic membrane transplantation for acute chemical or thermal burns. Ophthalmology. 2000;107(5):980–9. discussion 90
56. Baylis O, Figueiredo F, Henein C, Lako M, Ahmad S. 13 years of cultured limbal epithelial cell therapy: a review of the outcomes. J Cell Biochem. 2011;112(4):993–1002.
57. Cauchi PA, Ang GS, Azuara-Blanco A, Burr JM. A systematic literature review of surgical interventions for limbal stem cell deficiency in humans. Am J Ophthalmol. 2008;146(2):251–9.
58. Copeland RA Jr, Char DH. Limbal autograft reconstruction after conjunctival squamous cell carcinoma. Am J Ophthalmol. 1990;110(4):412–5.
59. Coster DJ, Aggarwal RK, Williams KA. Surgical management of ocular surface disorders using conjunctival and stem cell allografts. Br J Ophthalmol. 1995;79(11):977–82.
60. Frucht-Pery J, Siganos CS, Solomon A, Scheman L, Brautbar C, Zauberman H. Limbal cell autograft transplantation for severe ocular surface disorders. Graefes Arch Clin Exp Ophthalmol. 1998;236(8):582–7.
61. Holland EJ. Epithelial transplantation for the management of severe ocular surface disease. Trans Am Ophthalmol Soc. 1996;94:677–743.
62. Morgan S, Murray A. Limbal autotransplantation in the acute and chronic phases of severe chemical injuries. Eye. 1996;10 (Pt 3:349–54.
63. Tan DT, Ficker LA, Buckley RJ. Limbal transplantation. Ophthalmology. 1996;103(1):29–36.
64. Theng JT, Tan DT. Combined penetrating keratoplasty and limbal allograft transplantation for severe corneal burns. Ophthalmic Surg Lasers. 1997;28(9):765–8.
65. Tsubota K, Toda I, Saito H, Shinozaki N, Shimazaki J. Reconstruction of the corneal epithelium by limbal allograft transplantation for severe ocular surface disorders. Ophthalmology. 1995;102(10): 1486–96.
66. Tsubota K, Satake Y, Ohyama M, Toda I, Takano Y, Ono M, et al. Surgical reconstruction of the ocular surface in advanced ocular cicatricial pemphigoid and Stevens-Johnson syndrome. Am J Ophthalmol. 1996;122(1):38–52.
67. Ilari L, Daya SM. Long-term outcomes of keratolimbal allograft for the treatment of severe ocular surface disorders. Ophthalmology. 2002;109(7):1278–84.
68. Jenkins C, Tuft S, Liu C, Buckley R. Limbal transplantation in the management of chronic contact-lens-associated epitheliopathy. Eye. 1993;7:629–33.
69. Pellegrini G, Traverso CE, Franzi AT, Zingirian M, Cancedda R, De Luca M. Long-term restoration of damaged corneal surfaces with autologous cultivated corneal epithelium. Lancet. 1997;349(9057): 990–3.
70. Kolli S, Ahmad S, Lako M, Figueiredo F. Successful clinical implementation of corneal epithelial stem cell therapy for treatment of unilateral limbal stem cell deficiency. Stem Cells. 2010;28(3):597–610.
71. Sangwan VS, Matalia HP, Vemuganti GK, Fatima A, Ifthekar G, Singh S, et al. Clinical outcome of autologous cultivated limbal epithelium transplantation. Indian J Ophthalmol. 2006;54(1):29–34.
72. Pauklin M, Fuchsluger TA, Westekemper H, Steuhl KP, Meller D. Midterm results of cultivated autologous and allogeneic limbal epithelial transplantation in limbal stem cell deficiency. Dev Ophthalmol. 2010;45:57–70.
73. Rama P, Matuska S, Paganoni G, Spinelli A, De Luca M, Pellegrini G. Limbal stem-cell therapy and long-term corneal regeneration. N Engl J Med. 2010;363(2):147–55.
74. Maguire MG, Stark WJ, Gottsch JD, Stulting RD, Sugar A, Fink NE, et al. Risk factors for corneal graft failure and rejection in the collaborative corneal transplantation studies. Collaborative Corneal Transplantation Studies Research Group.

Ophthalmology. 1994;101(9):1536–47.
75. Sangwan VS, Matalia HP, Vemuganti GK, Ifthekar G, Fatima A, Singh S, et al. Early results of penetrating keratoplasty after cultivated limbal epithelium transplantation. Arch Ophthalmol. 2005;123(3):334–40.
76. Basu S, Mohamed A, Chaurasia S, Sejpal K, Vemuganti GK, Sangwan VS. Clinical outcomes of penetrating keratoplasty after autologous cultivated limbal epithelial transplantation for ocular surface burns. Am J Ophthalmol. 2011;152(6):917–24. e1
77. Organization WH. Recommendations for the evaluation of animal cell cultures as substrates for the manufacture of biological medicinal products and for the characterization of cell banks. WHO Press. 2010.
78. Group C-bATW. Donation of starting material for cell-based advanced therapies: a SaBTO review. Advisory Committee on the Safety of Blood, Tissues and Organs (SaBTO). 2014.
79. Kolli S. Corneal epithelial stem cell biology and its therapeutic application: PhD Thesis. Newcastle University. 2009.
80. Baylis O. The safety and efficacy of *ex vivo* expanded autologous limbal stem cells for the treatment of unilateral total limbal stem cell deficiency: PhD Thesis. Newcastle University. 2014.
81. Zakaria N, Possemiers T, Dhubhghaill SN, Leysen I, Rozema J, Koppen C, et al. Results of a phase I/II clinical trial: standardized, non-xenogenic, cultivated limbal stem cell transplantation. J Transl Med. 2014;12:58.
82. Shortt AJ, Secker GA, Munro PM, Khaw PT, Tuft SJ, Daniels JT. Characterization of the limbal epithelial stem cell niche: novel imaging techniques permit in vivo observation and targeted biopsy of limbal epithelial stem cells. Stem Cells. 2007;25(6):1402–9.
83. Koizumi NJ, Inatomi TJ, Sotozono CJ, Fullwood NJ, Quantock AJ, Kinoshita S. Growth factor mRNA and protein in preserved human amniotic membrane. Curr Eye Res. 2000;20(3):173–7.
84. Tseng SCG, Li D-Q, Ma X. Suppression of transforming growth factor-beta isoforms, TGF-β receptor type II, and myofibroblast differentiation in cultured human corneal and limbal fibroblasts by amniotic membrane matrix. J Cell Physiol. 1999;179(3):325–35.
85. Solomon A, Rosenblatt M, Monroy D, Ji Z, Pflugfelder SC, Tseng SCG. Suppression of interleukin 1α and interleukin 1β in human limbal epithelial cells cultured on the amniotic membrane stromal matrix. Br J Ophthalmol. 2001;85(4):444–9.
86. Park WC, Tseng SCG. Modulation of acute inflammation and keratocyte death by suturing, blood, and amniotic membrane in PRK. Invest Ophthalmol Vis Sci. 2000;41(10):2906–14.
87. Endo K, Nakamura T, Kawasaki S, Kinoshita S. Human amniotic membrane, like corneal epithelial basement membrane, manifests the alpha5 chain of type IV collagen. Investig Ophthalmol Vis Sci. 2004;45(6):1771–4.
88. Fukuda K, Chikama T, Nakamura M, Nishida T. Differential distribution of subchains of the basement membrane components type IV collagen and laminin among the amniotic membrane, cornea, and conjunctiva. Cornea. 1999;18(1):73–9.
89. Meller D, Pires RTF, Tseng SCG. Ex vivo preservation and expansion of human limbal epithelial stem cells on amniotic membrane cultures. Br J Ophthalmol. 2002;86(4):463–71.
90. Koizumi N, Fullwood N, Bairaktaris G, Inatomi T, Kinoshita S, Quantock A. Cultivation of corneal epithelial cells on intact and denuded human amniotic membrane. Investig Ophthalmol Vis Sci. 2000;41(9):2506–13.
91. Kubo M, Sonoda Y, Muramatsu R, Usui M. Immunogenicity of human amniotic membrane in experimental xenotransplantation. Investig Ophthalmol Vis Sci. 2001;42(7):1539–46.
92. Hori J, Wang M, Kamiya K, Takahashi H, Sakuragawa N. Immunological characteristics of amniotic epithelium. Cornea. 2006;25(10 Suppl 1):S53–8.
93. Akle CA, Adinolfi M, Welsh KI, Leibowitz S, McColl I. Immunogenicity of human amniotic epithelial cells after transplantation into volunteers. Lancet. 1981;2(8254):1003–5.
94. Akle C, McColl I, Dean M, Adinolfi M, Brown S, Fensom AH, et al. Transplantation of amniotic epithelial membranes in patients with mucopolysaccharidoses. Exp Clin Immunogenet. 1985;2(1):43–8.
95. Saghizadeh M, Winkler MA, Kramerov AA, Hemmati DM, Ghiam CA, Dimitrijevich SD, et al. A simple alkaline method for decellularizing human amniotic membrane for cell culture. PLoS One. 2013;8(11):e79632.
96. Menzel-Severing J, Kruse FE, Schlötzer-Schrehardt U. Stem cell–based therapy for corneal epithelial reconstruction: present and future. Can J Ophthalmol. 2013;48(1):13–21.
97. Levis H, Daniels JT. New technologies in limbal epithelial stem cell transplantation. Curr Opin Biotechnol. 2009;20(5):593–7.
98. Levis HJ, Brown RA, Daniels JT. Plastic compressed collagen as a biomimetic substrate for human limbal epithelial cell culture. Biomaterials. 2010;31(30):7726–37.
99. Wilshaw S-P, Kearney JN, Fisher J, Ingham E. Production of an acellular amniotic membrane matrix for use in tissue engineering. Tissue Eng. 2006;12(8):2117–29.
100. Keane T, Londono R, Turner N, Badylak S. Consequences of ineffective decellularization of biologic scaffolds on the host response. Biomaterials. 2012;33(6):1771–81.
101. Keane T, Swinehart I, Badylak S. Methods of tissue decellularization used for preparation of biologic scaffolds and in vivo relevance. Methods. 2015;84:25–34.
102. Koizumi N, Rigby H, Fullwood N, Kawasaki S, Tanioka H, Koizumi K, et al. Comparison of intact and denuded amniotic membrane as a substrate

for cell-suspension culture of human limbal epithelial cells. Graefes Arch Clin Exp Ophthalmol. 2007;245(1):123–34.
103. Grueterich M, Espana EM, Tseng SCG. Connexin 43 expression and proliferation of human limbal epithelium on intact and denuded amniotic membrane. Investig Ophthalmol Vis Sci. 2002;43(1):63–71.
104. Shortt AJ, Secker GA, Lomas RJ, Wilshaw SP, Kearney JN, Tuft SJ, et al. The effect of amniotic membrane preparation method on its ability to serve as a substrate for the ex-vivo expansion of limbal epithelial cells. Biomaterials. 2009;30(6):1056–65.
105. Riau AK, Beuerman RW, Lim LS, Mehta JS. Preservation, sterilization and de-epithelialization of human amniotic membrane for use in ocular surface reconstruction. Biomaterials. 2010;31(2):216–25.
106. Hogg P, Rooney P, Leow-Dyke S, Brown C, Ingham E, Kearney JN. Development of a terminally sterilised decellularised dermis. Cell Tissue Bank. 2015;16(3):351–9.
107. Dua HS, Maharajan VS, Hopkinson A. Controversies and limitations of amniotic membrane in ophthalmic surgery. In: Reinhard T, Larkin DFP, editors. Cornea and external eye disease. Berlin/Heidelberg: Springer, Berlin Heidelberg; 2006. p. 21–33.
108. Chen B, Jones RR, Mi S, Foster JW, Alcock SG, Hamley IW, et al. The mechanical properties of amniotic membrane influence its effect as a biomaterial for ocular surface repair. Soft Matter. 2012;8(32):8379–87.
109. Jones RR, Hamley IW, Connon CJ. Ex vivo expansion of limbal stem cells is affected by substrate properties. Stem Cell Res. 2012;8(3):403–9.
110. Guo WH, Frey MT, Burnham NA, Wang YL. Substrate rigidity regulates the formation and maintenance of tissues. Biophys J. 2006;90(6):2213–20.
111. Engler AJ, Sen S, Sweeney HL, Discher DE. Matrix elasticity directs stem cell lineage specification. Cell. 2006;126(4):677–89.
112. Foster JW, Jones RR, Bippes CA, Gouveia RM, Connon CJ. Differential nuclear expression of Yap in basal epithelial cells across the cornea and substrates of differing stiffness. Exp Eye Res. 2014;127:37–41.
113. Molladavoodi S, Kwon HJ, Medley J, Gorbet M. Human corneal epithelial cell response to substrate stiffness. Acta Biomater. 2015;11:324–32.
114. Lepert G, Gouveia RM, Connon CJ, Paterson C. Assessing corneal biomechanics with Brillouin spectro-microscopy. Faraday Discuss. 2016;187(0):415–28.
115. Chen Z, Du T, Tang X, Liu C, Li R, Xu C, et al. Comparison of the properties of collagen-chitosan scaffolds after gamma-ray irradiation and carbodiimide cross-linking. J Biomater Sci Polym Ed. 2016;27(10):937–53.
116. Mi S, Khutoryanskiy VV, Jones RR, Zhu X, Hamley IW, Connon CJ. Photochemical cross-linking of plastically compressed collagen gel produces an optimal scaffold for corneal tissue engineering. J Biomed Mater Res A. 2011;99((1):1–8.
117. Figueiredo GS, Bojic S, Rooney P, Wilshaw SP, Connon CJ, Gouveia RM, et al. Gamma-irradiated human amniotic membrane decellularised with sodium dodecyl sulfate is a more efficient substrate for the ex vivo expansion of limbal stem cells. Acta Biomater. 2017;61:124–33.
118. Rooney P, Eagle M, Hogg P, Lomas R, Kearney J. Sterilisation of skin allograft with gamma irradiation. Burns. 2008;34(5):664–73.
119. Baylis O, Rooney P, Figueiredo F, Lako M, Ahmad S. An investigation of donor and culture parameters which influence epithelial outgrowths from cultured human cadaveric limbal explants. J Cell Physiol. 2013;228(5):1025–30.
120. Regulation (EC) No 1394/2007 of the European Parliament and of the Council of 13 November 2007 on advanced therapy medicinal products and amending Directive 2001/83/EC and Regulation (EC) No726/2004., L324 (2007).
121. (NICE) NIfHaCE. Holoclar for treating limbal stem cell deficiency after eye burns NICE Guidance2017. Available from: https://www.nice.org.uk/guidance/ta467.

第 7 章

角膜基质干细胞的体外扩增方法

Olena Al-Shymali, Jorge L. Alió del Barrio, James L. Funderburgh

7.1 概述:角膜、角膜基质和干细胞

角膜是眼与外界之间的一道重要屏障,是一种坚韧且排列有序的结缔组织。透明角膜是重要的屈光介质,占眼总屈光能力的2/3。角膜由3层细胞层和3层基底膜组成。复层鳞状上皮是角膜的最外层,其后界为前弹力层。最内层是一层与房水直接接触的代谢活跃的内皮细胞,由后弹力层将其与角膜基质分离。虽然角膜的每一层在其透明度、组织和功能上都起着不可或缺的作用,但本章的内容主要基于角膜基质。

角膜基质是最中心的组织,约占角膜体积的90%[1]。角膜基质由角膜细胞组成,散布于独特的细胞外基质中,由平行的长胶原纤维复层构成,分布在整个角膜直径上。基质胶原大小均匀、组织规则和包裹紧密,确保了角膜的透明度。后者也依赖于细胞外基质中由组织特异性硫酸角蛋白和硫酸软骨素蛋白多糖调节胶原纤维间距[2-6]。角膜基质体积的3%被角膜细胞、神经嵴衍生的间充质细胞占据。在成年哺乳动物中,角膜细胞的分裂数量在出生后减少,最终这些细胞退出细胞周期,进入静止状态[7,8]。然而,在损伤后邻近部位的角膜细胞发生凋亡,伤口周围的角膜细胞成为可移动的、有丝分裂活性的成纤维细胞[9-11],通过生成瘢痕组织修复损伤[12]。在基质瘢痕中发现的纤维性ECM引起入射光散射,从而导致视力损害。全球数百万人因角膜瘢痕而失明或视力下降[13-15]。

目前,角膜移植术是最常用的治疗角膜损伤和瘢痕的方法,尤其是在发展中国家[16],然而,其局限性在于免疫反应、供者组织的可利用性和中心大小受限的移植为开发新的程序开辟了道路,例如,近年来受到广泛关注的干细胞的使用。

7.2 角膜基质干细胞特性

7.2.1 基质细胞的增殖潜能

成体角膜基质的角膜细胞通常采用成纤维细胞形态,并在体外扩张过程中产生瘢痕样ECM。然而,最近的研究表明,早期传代基质细胞具有非纤维化修复表型,并有可能重新表达分化的角膜细胞特征[18]。Funderburgh等人[19]发现,在成年牛眼模型中,角膜基质细胞广泛增殖后具有不同的角膜细

胞表型转移能力，其中只有 3%被检测到为克隆性生长。这种细胞群具有间充质干细胞的典型基因，但不具有角膜细胞的典型基因。然而，在低有丝分裂原培养基中培养后，这些克隆细胞形成树突形态，表达分化角膜细胞的分子标志物，如角化蛋白、醛脱氢酶 3A1(ALDH3 A1)和硫酸角化蛋白。除了干细胞的几个基因特征的 mRNA 表达升高外，在眼发育过程中表达的基因包括 PAX6、SIX2、SIX3 和 Notch1 的前体细胞也表达升高[20]。这些干细胞样细胞的稳定祖细胞表型已经被证明，它们在连续传代培养中经过 50 多倍的累积增殖后，具有角膜细胞分化潜能。

7.2.2　人类 CSSC 的初步分离

使用成熟的成体干细胞标志物 ABCG2[21,22]从角膜基质中分离成年干细胞。此后是 ATP 结合盒转运蛋白 G 家族成员，代表不同种类干细胞的特异性标志物，例如，神经干细胞、造血干细胞、心肌干细胞、肌肉干细胞、间充质干细胞、胰岛干细胞和角质形成干细胞[23]。这种转运蛋白能够使荧光染料 Hoechst 33342 流出。因此，通过荧光激活细胞分选(FACS)将表达 ABCG2 的成年干细胞分离为“侧群”(SP)[24]。FACS 的工作方式是根据某些荧光特征和模式将细胞群分成亚群。为了有足够量的人类基质细胞用于 FACS 分析，在干细胞生长培养基(SCGM)中扩增了原代培养物，使干细胞能够增殖而不会失去其分化潜能[23]。最终，FACS 允许从异质细胞群中分离出表达 ABCG2 的细胞群，即角膜基质干细胞。

7.2.3　胚胎来源

尽管角膜上皮是胚胎外胚层的衍生物，但是内皮和角膜基质来自神经嵴。CSSC 对神经外胚层后代(如 PAX6、SIX2、SIX3 和 Notch1)的典型基因表达表明这些细胞具有神经嵴谱系。然而，一些研究者提出所有成人 MSC 为骨髓来源，因为在角膜基质中检测到骨髓源性细胞[25]。另一部分研究者则认为，MSC 和其他成体祖细胞来源于血管周围[26]。由于干细胞表型增生，这一假设很难在人骨髓间充质干细胞中得到验证。然而，Yoshida 等人[27]在小鼠模型中证实了间质边缘多潜能祖细胞群的神经嵴起源。这些细胞，类似于人类 CSSC，假设为非骨髓来源，是 CD45(−)；然而，它们表达胚胎神经嵴标志物 Twist、Slug、Snail 和 SOX9[27]。由于 CSSC 和小鼠间质祖细胞具有相似的特性，提示这些基质干细胞不是血管周围或骨髓来源，而是眼神经嵴的衍生物。

7.2.4　骨髓间充质干细胞表型

间充质干细胞一词由 Caplan 于 1991 年提出，是对非造血干细胞群体的统称[28]。后来，国际细胞治疗学会(ISCT)的间充质和组织干细胞委员会定义了人类 MSC 的最低标准[29]。首先，当在标准培养条件下保存时，MSC 必须是塑料黏附物。第二个标准是体外三系分化潜能。最后，表达干细胞标志物 CD105、CD90 和 CD73 的 MSC 应缺乏CD14、CD19、CD34、CD45、CD11b、CD79-α 和 HLA-DR 表面分子的表达。一些研究者报道了从人眼角膜缘间质分离的细胞的 MSC 特征[30-32]。Branch 等人[33]根据 ISCT 标准，确定角膜基质细胞为 MSC 来源。在克隆表达过程中，大多数 CSSC 表达 MSC 标志物，如 CD73、CD90 和 CD166，而不表达造血祖细胞抗原 CD34[20]。

7.2.5　CSSC 特性

与任何 MSC 一样，CSSC 表现出克隆性生长、自我更新的特性,以及分化为多种不同组织类型的潜力[23]。

7.2.6 CSSC基因表达

Du等人[34]利用基因阵列技术发现了用于区分角膜细胞和CSSC的基因。他们发现在CSSC中高表达的基因在角膜细胞中为弱表达,反之亦然。CSSC包括MSC特异性基因ABCG2、CXCR4、BMi1、CD166、cKIT和Notch1,以及存在于早期角膜发育中的基因PAX6和SIX2。CSSC还表达了与多能细胞相关的基因SSEA4、SOX2、REX1、NANOG、KLF4和OCT4,以及与神经发育相关的基因NESTIN、NGFR和CDH2[20]。然而,在CSSC分化后,它们表达高水平的角化蛋白、醛脱氢酶3家族成员A1(ALDH3A1)、PTDGS、PDK4和CXADR,所有基因在角膜细胞中高度表达[35]。

7.2.7 CSSC分化

7.2.7.1 向非眼部细胞分化

与大多数间充质干细胞群体一样,人类CSSC显示出多能分化能力。在软骨细胞培养基中培养这些细胞后,检测到Ⅱ型胶原、聚蛋白多糖和软骨寡聚蛋白(COMP)的mRNA,以及所有的软骨特异性ECM分子。在这种成软骨的条件下,大量ECM沉积并被甲苯胺蓝染色,这是软骨蛋白多糖积累的特征。同样,在报道的诱导神经发生的培养基中孵育CSSC,胶质纤维酸性蛋白(GFAP)和神经丝蛋白[23]mRNA表达上调。常规[33]染色法显示CSSC分化为成骨细胞、成软骨细胞和脂肪细胞的能力。当CSSC被刺激成脂时,脂肪细胞标志物PPARG、PLIN和FASN的转录均显著上调。CSSC成骨刺激显著上调BMP-4和BMP-6,但OPG无显著差异。同样,在软骨细胞的刺激下,CSSC显示COMP和ACAN显著上调。

7.2.7.2 分化为角膜细胞

在体外角膜细胞在急性伤口愈合时被激活,分化为成纤维细胞,并分泌可收缩的ECM成分,如细胞-平滑肌肌动蛋白[36]。然而,CSSC保持获得角膜细胞表型的能力。在一种含有成纤维细胞生长因子2(FGF2)的角膜细胞分化培养基(KDM)中培养后,CSSC可上调角膜细胞的mRNA表达,这种蛋白在成人角膜基质中唯一表达。这同样适用于角膜基质中含量丰富的糖胺聚糖,即硫酸角质素,以及活体角膜细胞中大量存在的一种蛋白质,即ALDH3A1[23]。

CSSC可以在不同的培养基中培养,从而分化为角膜细胞;根据所用培养物的不同,所产生的细胞外基质特性也有一些变化(见第7.3.2节)。

一项研究表明,CSSC在鼠模型体内具有角膜细胞表型的能力[37]。将人CSSC直接注入小鼠角膜基质之后,人类角膜特异性ECM聚集,包括角膜蛋白聚糖和光蛋白聚糖,并取代了小鼠的基质成分。注射的人类干细胞可以存活数月,显然永久地成为静态角膜细胞。因此,这些结果表明,角膜细胞代表了CSSC的默认谱系。其结果是CSSC由于其角膜缘微环境而在体内保持其干细胞/祖细胞特征。然而,当它们进入基质时,CSSC会自动分化为角膜细胞。

在最近的一项研究中,使用了无支架组织设计方法,将人CSSC培养在微槽排列的基质上,微槽引导平行的细胞排列和基质组织,类似于天然角膜基质层[38]。这些细胞生成细胞和胶原组织薄片,随后移植至小鼠角膜基质。随后,这些工程角膜基质组织变透明,人CSSC继续表达人角膜基质分子[38]。

7.2.8 角膜缘干细胞生态位

7.2.8.1 CSSC 的局部定位

通过免疫染色 ABCG2 和 PAX6 蛋白，可观察到 CSSC 位于角膜和巩膜交界处[23]。这些染色细胞位于前基质上皮基底膜附近，基底膜有波纹和褶皱的区域(图 7.1)。这些解剖学特征部位被称为 Vogt 的栅栏结构，形成了 LESC 的生态位，是一种缓慢循环的干细胞[39]。栅栏旁的角膜缘基质具有血供和存在黑素细胞等特殊的特征(图 7.2)。角膜上皮细胞维持角膜上皮的自我更新。LESC 治疗驱动结膜细胞在角膜的生长，导致角膜混浊和视力丧失。然而，一些个体可以通过对侧眼或异体角膜 LESC 移植以恢复角膜透明度[40-42]。

7.2.8.2 LSCC-CSSC 相互作用

一些研究已经证实角膜缘间充质细胞的存在，与角膜缘上皮细胞密切相关[32,35,43-48]。这两种细胞类型是从角膜缘区域组织的胶原酶消化液中共同分离出来的[32,44]。两种细胞类型都表达干细胞基因，但在体内和体外表现出不同的蛋白质表型[32,44]。据推测，该区域的 MSC(称为"生态区位细胞")有助于保持 LESC 的干表型[30]。不同的研究表明 LESC 和角膜缘 MSC 表达 N-钙黏蛋白，表明这种细胞-细胞连接蛋白促使细胞群体之间的相互作用[43,45,49,50]。Dziasko 等人在使用连续块面扫描电子显微镜(SBFSE)[48]对 LESC 进行三维重建中记录了这种相互作用。这些图像显示基质细胞通过局部基底膜中断延伸，并与基底上皮细胞形成接触。

Basu 等证实了与 LESC 相关的前基质细胞与 CSSC 的相同性，因为它们通过胶原酶处理从模拟活检组织中分离了上皮-间充质细胞聚集体[51]。然后，他们将这些分离株的间充质细胞与干细胞基因的表达、克隆生长、球体形成，以及向功能性角膜细胞分化

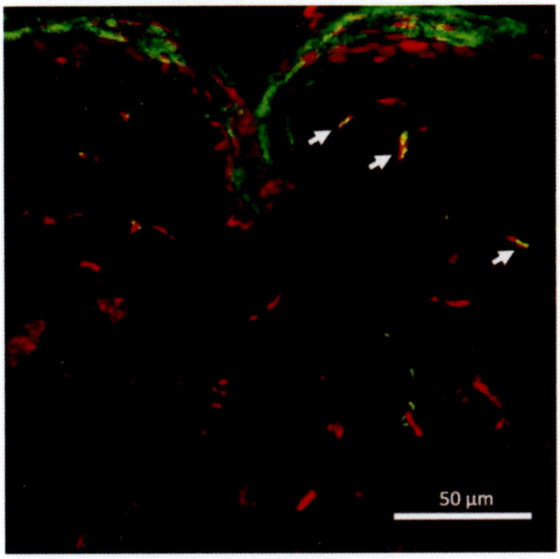

图 7.1 角膜基质干细胞在角膜缘的定位。PAX6 阳性(红色所示)和 ABCG2 阳性(绿色所示)细胞见于人眼角膜前基质。箭头显示基质细胞在上皮基底膜折叠区(称为 Vogt 栅栏结构)附近有两种标志物。白色条代表 50μm。(Image from Du et al.[23], with permission.)

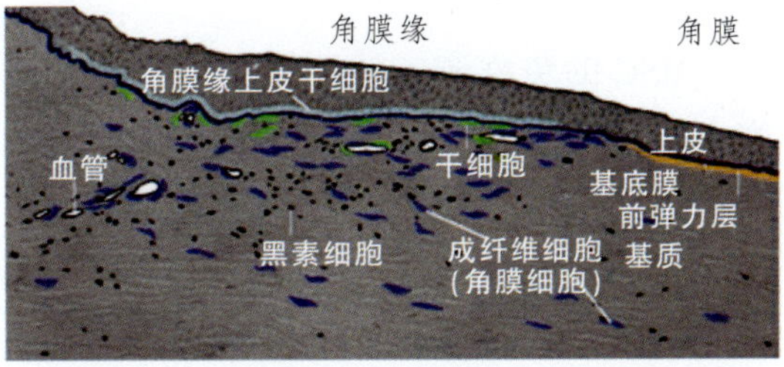

图 7.2 基质干细胞生态位的解剖和细胞特征。切片显示角膜缘前部。上皮细胞在上皮基底膜上被称为 Vogt 栅栏结构的区域增厚。角膜缘上皮干细胞(LESC)定位于角膜缘基底上皮。与中央角膜不同，角膜缘基质是血管化的，包含黑素细胞(黑色所示)和间充质角化细胞 (蓝色所示)。角膜基质干细胞(绿色所示) 位于 LESC 附近的基底膜下。(Image from Pinnamaneni and Funderburgh[35] with permission.)

能力进行了比较。因此,这项研究表明,在体外,前角膜缘间充质"生态区位细胞"无法与先前表征的CSSC相区别[51]。

7.2.8.3 CSSC的功能

多项研究表明,在体内的角膜缘生态位中,CSSC为维持LESC的活跃群体提供了理想的支持系统[32,43,44,52-57]。通过胶原酶消化共分离CSSC和LESC后,LESC在CSSC[44]的存在下具有更好的扩增性和克隆能力,并能形成更多的全克隆。这些共同分离细胞团聚的破坏导致LESC[58]的成球和全克隆的减少。与中央基质[44]培养的细胞相比,与角膜缘细胞培养的LESC具有更好的扩增能力。这些研究及这两个细胞群在解剖学上的紧密关系支持了这样一种观点,即CSSC在体内的主要作用是维持LESC在角膜缘生态位中的稳态。

7.2.9 CSSC的免疫反应

MSC的免疫调节特性及其对免疫不相容个体的治疗效果已在一些研究和临床试验中得到证实[59-61]。除了表出成人间充质干细胞的特性外,CSSC还可以修改细胞免疫反应。在小鼠角膜基质中分别注射人CSSC和人角膜成纤维细胞。注射一个月后,注射CSSC的角膜透明,而注射成纤维细胞的角膜轻度混浊[37]。小鼠角膜中的CSSC未发生异种T细胞介导的免疫应答排斥反应;然而,注射成纤维细胞在1周后CD45+细胞显著增加。同样,注射2周后,在注射纤维细胞的角膜中检测到CD3+T细胞,而在注射CSSC的角膜中没有检测到[37]。对角膜免疫细胞的流式细胞术分析显示,两次注射后,小鼠的基质中都有快速的中性粒细胞流入。然而,在角膜注射CSSC是短暂的,组织在1周内清除细胞。然而,在注射了人成纤维细胞的小鼠角膜中,炎性细胞显著增加[37]。此外,人眼角膜和兔眼角膜培养的角膜缘间充质干细胞在体外[55]均显示出抑制T细胞增殖的能力。这些研究和结果支持了CSSC的免疫调节功能,以及异种CSSC在不同细胞或组织工程治疗中的潜在应用。

7.3 CSSC分离和培养

7.3.1 从角膜缘活检中分离CSSC

目前,角膜缘干细胞可以通过活体患者角膜缘活检得到[40,62-64]。获得组织样本后,可以通过两种方法操作获得MSC(CSSC)[51]。第一种是使用中性蛋白酶去除上皮细胞,然后通过胶原酶消化实现基质细胞的分散。第二种方法包括仅使用胶原酶的细胞分离,其中上皮细胞和间充质细胞的形态都在原代培养中生成。上皮细胞在扩张后消失,得到了同质间充质细胞培养。事实上,仅用胶原酶分离的角膜缘干细胞增殖速度比用分离的角膜缘干细胞更多[51]。

7.3.2 CSSC培养

分离后,CSSC可在含有抗坏血酸、EGF、PDGF、胰岛素和地塞米松的低糖培养基中扩增而不丧失分化潜能,此外还可加入低水平血清[胎牛血清(FBS)或人血清(HS)]。与胎牛血清[51]的克隆相比,HS的CSSC菌落明显更大。CSSC作为颗粒在含有FGF2的无血清培养基中以颗粒形式培养,角膜细胞表现出特征性的基因表达模式和ECM的堆积,胶原纤维排列整齐,与体内基质相似[34]。当在排列整齐的聚(酯-氨基甲酸乙酯-尿素,PEUU)纳米纤维基质上培养时,CSSC产生了一层高度平行的胶原纤维,其直径均匀,纤维间距规则,与天然基质相似[65]。在有

FGF2 和 TGF-β_3 存在的情况下，在 PEUU 中培养的 CSSC 生成更丰富的复层结构，具有正交定向的胶原纤维，其模式类似于人类角膜基质组织[66,67]。此外，当 CSSC 在有浅平行凹槽的丝或聚碳酸酯地层中培养时，通过响应特定的地形线索，可以分泌高度组织化的类基质 ECM[68-71]。

在最近的一项研究中，作者比较了 7 种不同培养基中培养的 CSSC 特性：两种含 FBS 的培养基，以及含有 10%FBS 的 DMEM 和含有 20%FBS 的 M199；含有碱性成纤维细胞生长因子(b-FGF)和白血病抑制因子(LIF)的干细胞培养基，一种用于内皮细胞生长培养基，一种无血清培养基(K-SFM)，以及两种用于培养血细胞的培养基，一种是半固体培养基和一种液体培养基(StemPro-34)[72]。SCM 培养基被认为是最有细胞治疗应用潜力。然而，由于其并非完全不含动物源性产品(无氙)，因此生产临床用 CSSC 仍不完美[72]。在最近的一项研究中，Matthyssen 等人将 DMEM 作为人源性 CSSC 培养的基本培养基，并在 4 种补充剂下联合培养：FBS、XerumFree、人 AB(HAB)血清和人血小板裂解液(HPL)[73]。添加 3 种不同浓度的补充剂，从而产生 13 种不同的培养条件。与其他培养基相比，在 10%的 HPL 培养基中 CSSC 的扩增率显著提高，因为该培养基产生了最有利于 CSSC 增殖的生长动力，同时保留了其生存能力、细胞表型和分化潜能。无 xeno 的 HPL 补充剂在人类 CSSC 扩增中的应用优于 HAB、XerumFree 和胎牛血清[73]。

7.4　角膜缘生态位的聚焦显微镜观察

最近，Mathews 等人利用体内共聚焦显微镜(IVCM)研究了健康个体角膜缘生态位的微结构[74]。角膜缘浅表上皮细胞呈多边形细胞，细胞核和细胞质明亮，核周围有暗晕。相反，基底上层的翼状细胞显示出高反射性的、界限清晰的细胞边界和黑暗的胞内区域。在 Vogt 栅栏结构的基底细胞表现出高反射，并不能区分边界。在基底细胞的下面，可见树突状细胞，细胞体和突起明亮。在平均深度为(50.2±8.7)μm 的角膜缘前基质中，基底上皮可见一簇高反射结构[74]。直到平均深度为(98±12.8)μm 时，这些团簇以单独的方式继续形成具有不同亮度强度的连续非均匀结构(图 7.3a)。

在更深处，它们似乎包围着血管。基质间可见连续的高反射线性结构，从前基质的簇状突起延伸。在使用 IVCM 检查中央基质时，没有观察到这种高反射结构[74]。

HE 染色的已故者角膜缘切向切片显示，前间质中可见高度密实的团簇和大量单个细胞，并延伸至栅栏间区域[74]。通过免疫染色得到 MSC 特异性标志物，在切向切片的显微镜分析中，观察到 CD90 和 CD105 阳性细胞在角膜缘基底上皮下和栅栏间[74](图 7.3b)。根据间充质干细胞簇和高反射集群在位置、组织和分布上的相似性，可以得出结论，CSSC 在前角膜缘基质中形成了这些高反射集群(图 7.3)。在角膜边缘干细胞缺乏的患者中，在对其基底上皮外的角膜基质进行 IVCM 分析时，高反射的生态位结构被明亮的纤维化结构所替代[75]。

7.5　结论

角膜基质干细胞是近年来发现的自体干细胞来源。它们是神经嵴起源的间充质细胞，可维持角膜缘上皮细胞处于平衡状态。CSSC 是一种具有自我更新特性和分化为多种不同组织类型的克隆生长细胞。在体外，

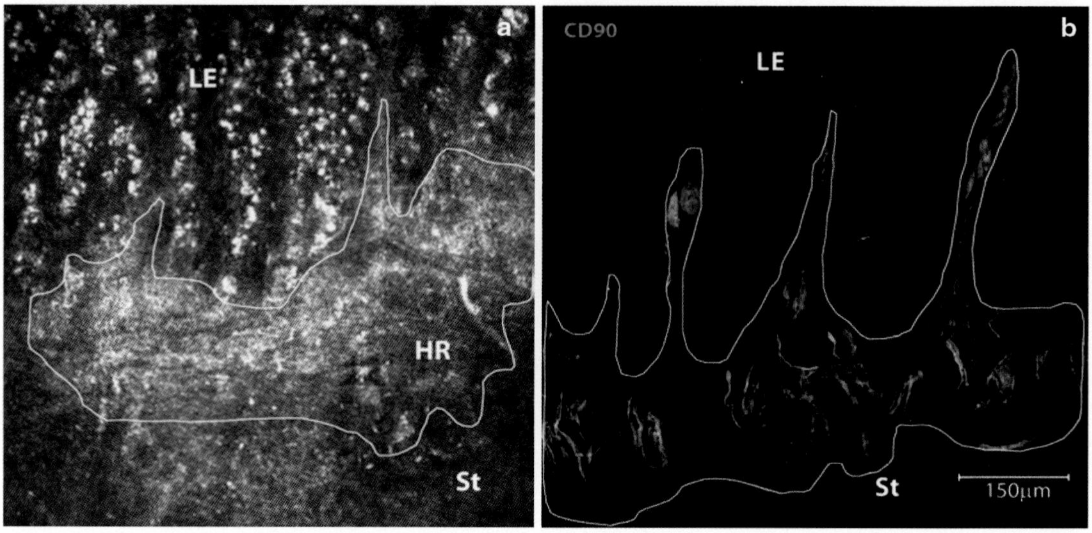

图 7.3 比较(a)健康受试者上缘的体内共焦显微镜图像与(b)来自已故供体的角膜缘的免疫染色的共焦显微镜图像[CD90-FITC(绿色所示),CD105-Alexa 633(红色所示),碘化丙钠(蓝色所示)]。在基底上皮细胞下的前角膜缘间质中,我们观察到独特的高反射(HR)结构。这些 HR 结构的位置和形态特征与在供体角膜缘切片中观察到的 CD90 和 CD105 阳性间充质干细胞簇相似。LE,角膜缘上皮;St,基质。IVCM 图像为 400μm×400μm。(Courtesy of Saumi Mathews,Jaya Devi Chidambaram,Shruti Lanjewar,Jeena ascarenhas,NamperumalsamyVenkateshPrajna,Veerappan Muthukkaruppan,Gowri Priya Chidambaranathan.)

CSSC 分化为功能性角膜细胞，产生与人角膜相似的细胞外基质成分。由于 CSSC 表现出免疫抑制特性,其排斥反应的风险应该是最小的。因此,它们在不同的细胞或组织工程治疗应用中具有广阔的前景。

参考文献

1. Levin L, Nilsson S, Ver Hoeve J, Wu S, Kaufman P, Alm A. Adler's physiology of the eye: expert consult - Online and Print. 11th ed. Edingburg: Saunders/Elsevier; 2011.
2. Funderburgh J. Keratan sulfate: structure, biosynthesis, and function. Glycobiology. 2000;10(10):951–8.
3. Hassell J, Birk D. The molecular basis of corneal transparency. Exp Eye Res. 2010;91(3):326–35.
4. Kao W, Liu C. Roles of lumican and keratocan on corneal transparency. Glycoconj J. 2002;19(4–5):275–85.
5. Lewis P, Pinali C, Young R, Meek K, Quantock A, Knupp C. Structural interactions between collagen and proteoglycans are elucidated by three-dimensional electron tomography of bovine cornea. Structure. 2010;18(2):239–45.
6. Parfitt G, Pinali C, Young R, Quantock A, Knupp C. Three-dimensional reconstruction of collagen-proteoglycan interactions in the mouse corneal stroma by electron tomography. J Struct Biol. 2010;170(2):392–7.
7. Zieske J. Corneal development associated with eyelid opening. Int J Dev Biol. 2004;48(8–9):903–11.
8. Jester J, Lee Y, Huang J, Houston J, Adams B, Cavanagh H, et al. Postnatal corneal transparency, keratocyte cell cycle exit and expression of ALDH1A1. Investig Ophthalmol Vis Sci. 2007;48(9):4061–9.
9. Wilson S. Analysis of the keratocyte apoptosis, keratocyte proliferation, and myofibroblast transformation responses after photorefractive keratectomy and laser in situ keratomileusis. Trans Am Ophthalmol Soc. 2002;100:411–33.
10. Mohan R, Hutcheon A, Choi R, Hong J, Lee J, Mohan R, et al. Apoptosis, necrosis, proliferation, and myofibroblast generation in the stroma following LASIK and PRK. Exp Eye Res. 2003;76(1):71–87.
11. Szentmary N, Nagy Z, Resch M, Szende B, Suveges I. Proliferation and apoptosis in the corneal stroma in longterm follow-up after photorefractive keratectomy. Pathol Res Pract. 2005;201(5):399–404.
12. Funderburgh J, Mann M, Funderburgh M. Keratocyte phenotype mediates proteoglycan structure: a role for fibroblasts in corneal fibrosis. J Biol Chem. 2003;278(46):45629–37.
13. Johnson G. Vision 2020: the right to sight: report on the sixth general assembly of the International Agency for the Prevention of Blindness (IAPB). Community Eye Health. 1999;12(32):59–60.

14. Whitcher J, Srinivasan M, Upadhyay M. Corneal blindness: a global perspective. Bull World Health Organ. 2001;79(3):214–21.
15. Pascolini D, Mariotti S, Pokharel G, Pararajasegaram R, Etya'ale D, Negrel A, et al. 2002 global update of available data on visual impairment: a compilation of population-based prevalence studies. Ophthalmic Epidemiol. 2004;11(2):67–115.
16. Dandona L, Ragu K, Janarthanan M, Naduvilath T, Shenoy R, Rao G. Indications for penetrating keratoplasty in India. Indian J Ophthalmol. 1997;45(3):163–8.
17. Long C, Roth M, Tasheva E, Funderburgh M, Smit R, Conrad G, et al. Fibroblast growth factor-2 promotes keratan sulfate proteoglycan expression by keratocytes in vitro. J Biol Chem. 2000;275(18):13918–23.
18. Ren R, Hutcheon A, Guo X, Saeidi N, Melotti S, Ruberti J, et al. Human primary corneal fibroblasts synthesize and deposit proteoglycans in long-term 3-D cultures. Dev Dyn. 2008;237(10):2705–15.
19. Funderburgh M, Du Y, Mann M, SundarRaj N, Funderburgh J. PAX6 expression identifies progenitor cells for corneal keratocytes. FASEB J. 2005;19(10):1371–3.
20. Funderburgh J, Funderburgh M, Du Y. Stem cells in the limbal stroma. Ocul Surf. 2016;14(2):113–20.
21. Golebiewska A, Brons N, Bjerkvig R, Niclou S. Critical appraisal of the side population assay in stem cell and cancer stem cell research. Cell Stem Cell. 2011;8(2):136–47.
22. Hertsenberg A, Funderburgh J. Stem cells in the cornea. Prog Mol Biol Transl Sci. 2015;134:25–41.
23. Du Y, Funderburgh M, Mann M, SundarRaj N, Funderburgh J. Multipotent stem cells in human corneal stroma. Stem Cells. 2005;23(9):1266–75.
24. Goodell M, Brose K, Paradis G, Conner A, Mulligan R. Isolation and functional properties of murine hematopoietic stem cells that are replicating in vivo. J Exp Med. 1996;183(4):1797–806.
25. Sosnova M, Bradl M, Forrester J. CD34+ corneal stromal cells are bone marrow-derived and express hemopoietic stem cell markers. Stem Cells. 2005;23(4):507–15.
26. Corselli M, Chen C, Crisan M, Lazzari L, Peault B. Perivascular ancestors of adult multipotent stem cells. Arterioscler Thromb Vasc Biol. 2010;30(6):1104–9.
27. Yoshida S, Shimmura S, Nagoshi N, Fukuda K, Matsuzaki Y, Okano H, et al. Isolation of multipotent neural crest-derived stem cells from the adult mouse cornea. Stem Cells. 2006;24(12):2714–22.
28. Caplan A. Adult mesenchymal stem cells for tissue engineering versus regenerative medicine. J Cell Physiol. 2007;213(2):341–7.
29. Dominici M, Le Blanc K, Mueller I, Slaper-Cortenbach I, Marini F, Krause D, et al. Minimal criteria for defining multipotent mesenchymal stromal cells. The International Society for Cellular Therapy position statement. Cytotherapy. 2006;8(4):315–7.
30. Polisetty N, Fatima A, Madhira S, Sangwan V, Vemuganti G. Mesenchymal cells from limbal stroma of human eye. Mol Vis. 2008;14:431–42.
31. Choong P, Mok P, Cheong S, Then K. Mesenchymal stromal cell-like characteristics of corneal keratocytes. Cytotherapy. 2007;9(3):252–8.
32. Li G, Zhu Y, Xie H, Chen S, Tseng S. Mesenchymal stem cells derived from human limbal niche cells. Investig Ophthalmol Vis Sci. 2012;53(9):5686–97.
33. Branch M, Hashmani K, Dhillon P, Jones D, Dua H, Hopkinson A. Mesenchymal stem cells in the human corneal limbal stroma. Investig Ophthalmol Vis Sci. 2012;53(9):5109–16.
34. Du Y, SundarRaj N, Funderburgh M, Harvey S, Birk D, Funderburgh J. Secretion and organization of cornea-like tissue in vitro by stem cells from human corneal stroma. Investig Ophthalmol Vis Sci. 2007;48(11):5038–45.
35. Pinnamaneni N, Funderburgh J. Concise review: stem cells in the corneal stroma. Stem Cells. 2012;30(6):1059–63.
36. West-Mays J, Dwivedi D. The keratocyte: corneal stromal cell with variable repair phenotypes. Int J Biochem Cell Biol. 2006;38(10):1625–31.
37. Du Y, Carlson E, Funderburgh M, Birk D, Pearlman E, Guo N, et al. Stem cell therapy restores transparency to defective murine corneas. Stem Cells. 2009;27(7):1635–42.
38. Syed-Picard F, Du Y, Hertsenberg A, Palchesko R, Funderburgh M, Feinberg A, et al. Scaffold-free tissue engineering of functional corneal stromal tissue. J Tissue Eng Regen Med. 2018;12(1):59–69.
39. Shortt A, Secker G, Munro P, Khaw P, Tuft S, Daniels J. Characterization of the limbal epithelial stem cell niche: novel imaging techniques permit in vivo observation and targeted biopsy of limbal epithelial stem cells. Stem Cells. 2007;25(6):1402–9.
40. Sangwan V, Basu S, Vemuganti G, Sejpal K, Subramaniam S, Bandyopadhyay S, et al. Clinical outcomes of xeno-free autologous cultivated limbal epithelial transplantation: a 10-year study. Br J Ophthalmol. 2011;95(11):1525–9.
41. Rama P, Matuska S, Paganoni G, Spinelli A, De Luca M, Pellegrini G. Limbal stem-cell therapy and long-term corneal regeneration. N Engl J Med. 2010;363(2):147–55.
42. Shortt A, Tuft S, Daniels J. Corneal stem cells in the eye clinic. Br Med Bull. 2011;100:209–25.
43. Xie H, Chen S, Li G, Tseng S. Isolation and expansion of human limbal stromal niche cells. Investig Ophthalmol Vis Sci. 2012;53(1):279–86.
44. Chen S, Hayashida Y, Chen M, Xie H, Tseng S. A new isolation method of human limbal progenitor cells by maintaining close association with their niche cells. Tissue Eng Part C Methods. 2011;17(5):537–48.
45. Hayashi R, Yamato M, Sugiyama H, Sumide T, Yang J, Okano T, et al. N-Cadherin is expressed by putative stem/progenitor cells and melanocytes in the human limbal epithelial stem cell niche. Stem Cells. 2007;25(2):289–96.
46. Higa K, Kato N, Yoshida S, Ogawa Y, Shimazaki J, Tsubota K, et al. Aquaporin 1-positive stromal niche-like cells directly interact with N-cadherin-positive clusters in the basal limbal epithelium. Stem Cell Res. 2013;10(2):147–55.
47. Massie I, Dziasko M, Kureshi A, Levis H, Morgan

L, Neale M, et al. Advanced imaging and tissue engineering of the human limbal epithelial stem cell niche. Methods Mol Biol. 2015;1235:179–202.
48. Dziasko M, Amer H, Levis H, Shortt A, Tuft S, Daniels J. Localisation of epithelial cells capable of holoclone formation in vitro and direct interaction with stromal cells in the native human limbal crypt. PLoS One. 2014;9(4):e94283.
49. Higa K, Shimmura S, Miyashita H, Kato N, Ogawa Y, Kawakita T, et al. N-cadherin in the maintenance of human corneal limbal epithelial progenitor cells in vitro. Investig Ophthalmol Vis Sci. 2009;50(10):4640–5.
50. Omoto M, Miyashita H, Shimmura S, Higa K, Kawakita T, Yoshida S, et al. The use of human mesenchymal stem cell-derived feeder cells for the cultivation of transplantable epithelial sheets. Investig Ophthalmol Vis Sci. 2009;50(5):2109–15.
51. Basu S, Hertsenberg A, Funderburgh M, Burrow M, Mann M, Du Y, et al. Human limbal biopsy-derived stromal stem cells prevent corneal scarring. Sci Transl Med. 2014;6(266):266ra172.
52. Zhang X, Sun H, Yuan X, Zhang L, Zhao S. Utilization of human limbal mesenchymal cells as feeder layers for human limbal stem cells cultured on amniotic membrane. J Tissue Eng Regen Med. 2010;4(1):38–44.
53. Ainscough S, Linn M, Barnard Z, Schwab IR, Harkin D. Effects of fibroblast origin and phenotype on the proliferative potential of limbal epithelial progenitor cells. Exp Eye Res. 2011;92(1):10–9.
54. Hashmani K, Branch M, Sidney L, Dhillon P, Verma M, McIntosh O, et al. Characterization of corneal stromal stem cells with the potential for epithelial transdifferentiation. Stem Cell Res Ther. 2013;4(3):75.
55. Bray L, Heazlewood C, Munster D, Hutmacher D, Atkinson K, Harkin D. Immunosuppressive properties of mesenchymal stromal cell cultures derived from the limbus of human and rabbit corneas. Cytotherapy. 2014;16(1):64–73.
56. Katikireddy K, Dana R, Jurkunas U. Differentiation potential of limbal fibroblasts and bone marrow mesenchymal stem cells to corneal epithelial cells. Stem Cells. 2014;32(3):717–29.
57. Huang M, Wang B, Wan P, Liang X, Wang X, Liu Y, et al. Roles of limbal microvascular net and limbal stroma in regulating maintenance of limbal epithelial stem cells. Cell Tissue Res. 2015;359(2):547–63.
58. Xie H, Chen S, Li G, Tseng S. Limbal epithelial stem/progenitor cells attract stromal niche cells by SDF-1/CXCR4 signaling to prevent differentiation. Stem Cells. 2011;29(11):1874–85.
59. Knaan-Shanzer S. Concise review: the immune status of mesenchymal stem cells and its relevance for therapeutic application. Stem Cells. 2014;32(3):603–8.
60. Atoui R, Chiu R. Immune responses after mesenchymal stem cell implantation. Methods Mol Biol. 2013;1036:107–20.
61. Stagg J, Galipeau J. Mechanisms of immune modulation by mesenchymal stromal cells and clinical translation. Curr Mol Med. 2013;13(5):856–67.
62. Basu S, Fernandez M, Das S, Gaddipati S, Vemuganti G, Sangwan V. Clinical outcomes of xeno-free allogeneic cultivated limbal epithelial transplantation for bilateral limbal stem cell deficiency. Br J Ophthalmol. 2012;96(12):1504–9.
63. Basu S, Ali H, Sangwan V. Clinical outcomes of repeat autologous cultivated limbal epithelial transplantation for ocular surface burns. Am J Ophthalmol. 2012;153(4):643–50.
64. Lal I, Panchal B, Sangwan V. In-vivo expansion of autologous limbal stem cell using simple limbal epithelial transplantation for treatment of limbal stem cell deficiency. BMJ Case Rep. 2013;2013:bcr2013009247.
65. Wu J, Du Y, Watkins S, Funderburgh J, Wagner W. The engineering of organized human corneal tissue through the spatial guidance of corneal stromal stem cells. Biomaterials. 2012;33(5):1343–52.
66. Wu J, Du Y, Mann M, Yang E, Funderburgh J, Wagner W. Bioengineering organized, multilamellar human corneal stromal tissue by growth factor supplementation on highly aligned synthetic substrates. Tissue Eng Part A. 2013;19(17–18):2063–75.
67. Wu J, Mann M, Funderburgh J, Wagner W. Corneal stromal stem cells versus corneal fibroblasts in generating structurally appropriate corneal stromal tissue. Exp Eye Res. 2014;120:71–81.
68. Wu J, Rnjak-Kovacina J, Du Y, Funderburgh M, Kaplan D, Funderburgh J. Corneal stromal bioequivalents secreted on patterned silk substrates. Biomaterials. 2014;35(12):3744–55.
69. Karamichos D, Funderburgh M, Hutcheon A, Zieske J, Du Y, Wu J, et al. A role for topographic cues in the organization of collagenous matrix by corneal fibroblasts and stem cells. PLoS One. 2014;9(1):e86260.
70. Ghezzi C, Marelli B, Omenetto F, Funderburgh J, Kaplan D. 3D functional corneal stromal tissue equivalent based on corneal stromal stem cells and multi-layered silk film architecture. PLoS One. 2017;12(1):e0169504.
71. Gosselin E, Torregrosa T, Ghezzi C, Mendelsohn A, Gomes R, Funderburgh J, et al. Multi-layered silk film coculture system for human corneal epithelial and stromal stem cells. J Tissue Eng Regen Med. 2018;12(1):285–95.
72. Sidney L, Branch M, Dua H, Hopkinson A. Effect of culture medium on propagation and phenotype of corneal stroma-derived stem cells. Cytotherapy. 2015;17(12):1706–22.
73. Matthyssen S, Ni Dhubhqhaill S, Van Gerwen V, Zakaria N. Xeno-free cultivation of mesenchymal stem cells from the corneal stroma. Investig Ophthalmol Vis Sci. 2017;58(5):2659–65.
74. Mathews S, Chidambaram J, Lanjewar S, Mascarenhas J, Prajna N, Muthukkaruppan V, et al. In vivo confocal microscopic analysis of normal human anterior limbal stroma. Cornea. 2015;34(4):464–70.
75. Chidambaranathan G, Mathews S, Panigrahi A, Mascarenhas J, Prajna N, Muthukkaruppan V. In vivo confocal microscopic analysis of limbal stroma in patients with limbal stem cell deficiency. Cornea. 2015;34(11):1478–86.

第 8 章

角膜内皮细胞的体外扩增方法

Stephen Wahlig, Matthew Lovatt, Gary Swee-Lim Peh, Jodhbir S. Mehta

8.1 概述

人眼角膜由 3 种主要细胞类型组成：外层为多层角膜上皮细胞，包含高度有序排列的胶原纤维和角膜细胞的基质层，以及单层角膜内皮细胞(CEnC)层；后弹力层是内皮细胞合成的膜，位于基质层和内皮细胞层之间。单层角膜内皮由六角形内皮细胞镶嵌而成，在调节液体和营养物质进入角膜基质中起着关键作用[1,2]。内皮细胞也起着“泵”的作用，产生离子梯度，促进多余的液体从基质流向前房，从而调节基质水化。内皮细胞密度随年龄增长而降低，成人降低率约为每年0.6%[3]。尽管如此，角膜内皮功能不会受损，直至达到临界细胞密度(500~1000 个细胞/平方毫米)[4-6]。例如，当遗传性角膜内皮营养不良或医源性创伤导致内皮细胞丢失时，角膜水化的功能可能被破坏。这种功能减弱会导致严重水肿和角膜透明度下降，如果不治疗，最终会发展为角膜源性失明[7,8]。角膜内皮细胞在体内由于细胞丢失且再生的能力有限，只能利用细胞扩大和迁移，以保持功能完整性[9]。因此，许多角膜病变必须通过移植来治疗，这使得角膜成为人体移植最多的组织[10]。尽管角膜移植术术后 1 年的初始成功率高达 90%以上，但在 5 年和 10 年的间隔期内，这一比例分别下降到 74%和 64%[11]。此外，全球供体角膜不足以满足日益增长的需求。从 2011 年至 2015 年，美国角膜移植总数增加了 17%，而捐赠数量只增加了 14.6%[12]。最新的全球数据显示，每个移植供体对应 70 例需要手术的患者，目前有 1270 万人在等待手术移植[13]。随着全球人口迅速老龄化，供体短缺问题变得日益严重，对替代疗法的需求更加迫切。

人眼角膜内皮细胞(HCEnC)最初被认为缺乏增殖能力，1979 年的一项研究首次采用外植体培养法证明了内皮细胞的体外增殖[14]。从这一发现以来，我们在体外培养 HCEnC 的能力有了稳步的提高，同时保持了适当的内皮表型[7-18]。初步分析估计，一对供体角膜可产生多达 80 个组织工程角膜内皮结构，与目前采用尸体角膜供体移植相比具有显著的经济优势[19,20]。

因此，一种可行的逆转角膜内皮功能障碍的治疗方法，需要首先采用一种可靠的方法分离和扩增原始 HCEnC。本章将回顾 HCEnC 的生物学和体外扩增的潜力，讨论体外培养方案的发展，包括 HCEnC 分离技术、培养条件和扩增后内皮细胞的特性。

8.2 人眼角膜内皮细胞

8.2.1 天然的人眼角膜内皮细胞

HCEnC在G1期停滞，在眼内没有活跃的有丝分裂，这主要是由于细胞间接触产生的抑制作用[21-23]。然而，目前使用各种培养基和生长因子的培养方案能够诱导分离的HCEnC在体外增殖。体外内皮细胞培养的主要挑战是HCEnC形成成纤维细胞形态的趋势，这一过程被称为内皮-间充质转化(EMT)[24,25]。这些成纤维样细胞缺乏正常的六边形结构和内皮的泵功能[4]。多种生物化学途径已被发现可诱导跨细胞类型的EMT，包括Wnt、Notch和TGF-β；特别是Wnt信号的激活与HCEnC中的EMT相关[26,27]。鉴于EMT与成功HCEnC培养的相关性，有必要在扩增过程中监测细胞表型。除了显微镜观察细胞形态外，内皮表型最初是通过功能相关标志物(如Na^+/K^+-ATP酶和ZO-1紧密连接蛋白)的表达来确定的[28]，而最近报道了一些更为特异的细胞标志物，如细胞表面过氧化物酶6(sPrdx-6)[29]，并将在本章后面更详细地讨论。

除了EMT的有害影响外，基于供体特性的培养产量也存在显著的已知差异。一个特殊的供体因素是年龄：年轻的供体细胞通常比年长的供体细胞具有更大的增殖能力[25,30]。年轻供体细胞在培养过程中也较少发生EMT[15,31]。最近的一项研究显示，对30岁以下捐献者的角膜内皮细胞进行培养，成功率为61%，而在60岁以上的供体中成功率只有18%[15]，部分原因是年长者供体细胞的复制性衰老增加[32]。供体间变异的其他原因包括既往病理学、药物使用、死亡原因和移植物储存条件[33-35]。由于这些多样性因素，即使是高度健全的培养体系，基于供者角膜，也会产生不同数量的HCEnC。

8.2.2 祖细胞

8.2.2.1 内皮祖细胞的存在

HCEnC在体内通常是不增殖的，其通过迁移和扩大来补偿细胞丢失。虽然角膜缘上皮祖细胞已被很好地描述，并用于再生治疗[36,37]，但这种干细胞或祖细胞群尚未被明确定义为角膜内皮细胞。然而，一些数据表明，存在具有体内增殖能力的外周定位HCEnC。1982年，在角膜周边的前小梁网中发现了一种独特的细胞亚群，称为“Schwalbe系细胞”[38]。后来的研究表明，激光刺激TM使细胞分裂增加了4倍，60%的分裂细胞位于Schwalbe细胞区域[39]。在外周角膜中发现解剖上不同的细胞之后，一系列的体外研究为可能存在HCEnC祖细胞提供了证据。内皮细胞外周发现了干细胞标志物端粒酶、碱性磷酸酶和神经上皮干细胞蛋白，而BrdU荧光分析显示在前TM附近有细胞分裂活动[40-42]。从这些观察结果可以推测，角膜周边的祖细胞可能会在内皮损伤后发生潜在的增殖，增殖的细胞向受伤区域集中迁移。解剖学分析支持了这一观点，这些细胞团位于外周，相邻细胞呈向心性排列[40]。除了这种外周细胞亚群，神经嵴样细胞最近也引起了人们极大的兴趣。角膜内皮细胞是从神经嵴发育而来的[43]。在外周内皮和小梁网之间的过渡区发现了由神经嵴干细胞标志物HNK-1和p75神经营养素受体(p75NTR)表达定义的潜在祖细胞HCEnC亚群[44,45]。对体外HCEnC的形态学分析发现另一个p75NTR阳性的HCEnC亚群，表达标志物LGR5和PAX2[46,47]。然而，由于这些研究使用不同的方法选择神经嵴样细胞，因此，角膜内皮细胞内可能有几种不同的 p75NTR+HCEnC 亚群。此外，虽然这些细胞表达干细胞标志物，并且能够在体外增殖，但是它们在体内的功能尚不清楚。到目前为止，这些潜在的祖细胞尚未被分别分离，或缺乏明确的定义和明确的特征描述。

8.2.2.2 多能干细胞

除了来自角膜组织的细胞外，其他细胞来源，包括人胚胎干细胞(ESC)[45,48,49]、间充质干细胞[50]和诱导多能干细胞[51]似乎具有向 HCEnC 样细胞分化的能力。与未定义的角膜内皮祖细胞不同，这些干细胞已经被分离出来，并且被用于神经病学、风湿病学和心脏病学等领域的各种人体临床试验[52]。与初代内皮细胞相比，这些干细胞更容易被大量生产，从而避免了体外 HCEnC 培养的困难。干细胞培养的挑战在于确定最佳条件，引导干细胞向角膜内皮表型分化。使用晶状体上皮细胞条件培养基(LECCM)诱导人脐血胚胎干细胞形成 HCEnC 样表型，向老化内皮细胞迁移并形成单层细胞[50]。然而，这种 MSC 衍生的单层细胞并不类似于天然 HCEnC 的规则六边形，这说明从多能干细胞诱导特定表型相当困难。一种解决方案是在分化过程中产生神经嵴细胞即 HCEnC 的胚胎祖细胞[43]，作为中间细胞类型。在 SMAD 抑制作用下，人胚胎干细胞向神经嵴样细胞转化，产生神经嵴标志物 PAX6 阳性的细胞[53]。借助这种 SMAD 抑制技术，其他研究小组进一步将这些中间神经嵴样细胞分化为 HCEnC 样细胞，这些细胞表达内皮标志物 ZO-1、Na^+/K^+-ATP 酶和 8A1 型胶原[48,54]。人胚胎干细胞也在体内被利用；一种利用角膜基质细胞共培养和 LECCM 的双相方法将人 ESC 分化为 HCEnC 样细胞，能够在兔模型中形成功能性单层内皮细胞[49]。然而，使用受限和围绕人类 ESC 的伦理争议可能会影响这些方案的未来应用[55]。

iPSC 技术没有这些伦理问题，与自体供体细胞相比，可能降低移植后免疫排斥反应的可能性。最近，人 iPSC 被证明能分化为神经嵴细胞，然后在ROCK 和 TGF-β 的抑制作用下呈现内皮表型[51]。尽管人 iPSC 方法较大的应用前景，但仍然需要在动物模型中进行验证。iPSC 的使用也可能存在发生肿瘤的风险[56,57]，以及通过非靶向分化产生不良细胞类型的潜在污染[58]。在临床应用之前，必须优化 iPSC 的程序和分化，以解决以上问题。

8.2.3 HCEnC 隔离协议

建立 HCEnC 培养的第一步是从供体组织中分离角膜内皮细胞。一种方法是外植技术：内皮细胞与其附着的角膜后弹力层被切成小块，内皮细胞面朝上放置在培养皿中，细胞逐渐从外植体迁移到培养基表面[14,59]；另一种方法是利用手术刀或其他手术器械直接从 DM 上刮下细胞[60,61]。HCEnC 也可以通过剥离消化法分离。从角膜中取出 DM 和黏附的内皮细胞(图 8.1)，然后在 EDTA 中以非酶消化或在胶原酶、中性蛋白酶或胰蛋白酶中以酶消化，以分离 HCEnC(图 8.2)[7]。需要注意的是，后弹力层/内皮的剥脱过程必须小心处理，因为不恰当的操作可能导致基质纤维脱落，进而在酶消化过程中释放角膜细胞进入培养基。由于角膜细胞的增殖率比 HCEnC 高，它们将严重影响成纤维细胞的培养。真空吸持器可辅助 DM 剥离，提高培养的成功率[62,63]。有研究报道，使用不含 L-缬氨酸的培养基以选择性地抑制角膜细胞生长[64]；然而，从 HCEnC 培养所需的复合

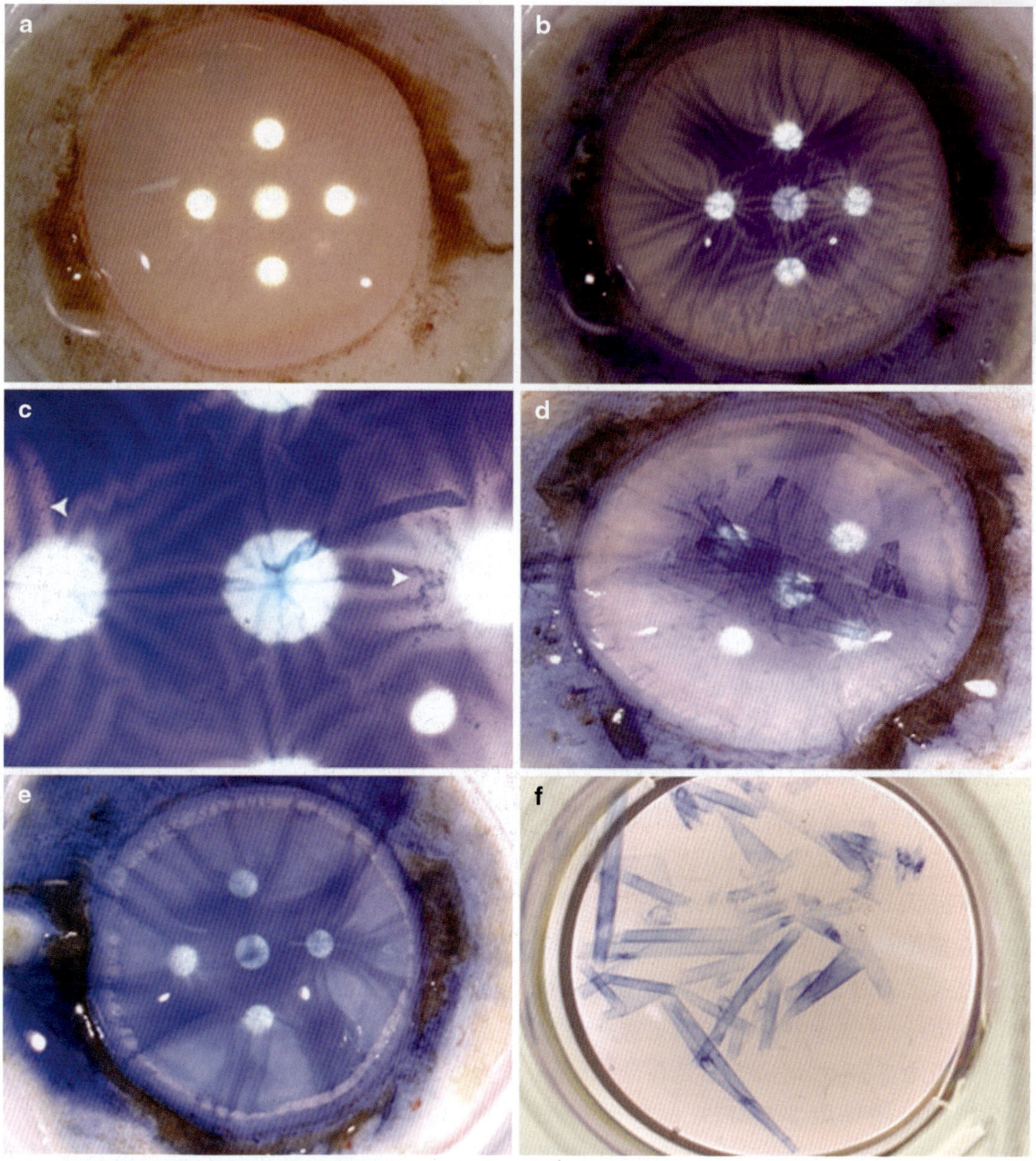

图 8.1 角膜后弹力层和内皮的分离。(a)尸体的角巩膜边缘被放置在一个吸盘架上进行剥离。(b)台盼蓝用于识别内皮细胞的边缘;边缘的蓝环是过渡区/外周未被切除的内皮细胞。(c)蓝色染色(白色箭头所示)可识别死亡的内皮细胞。(d)后弹力层的膜被小心地从基质上剥离并自发卷曲。(e)台盼蓝染色可见基质,显示已切除的后弹力层。(f)去除后弹力层/内皮细胞后在胶原酶中进行分解。

培养基中去除 L-缬氨酸存在困难,因此通常不采用这种方法。由于很少使用选择性培养基,因此,必须由经验丰富的技术人员通过熟练、温和的操作分离 DM/内皮层,以避免基质污染。

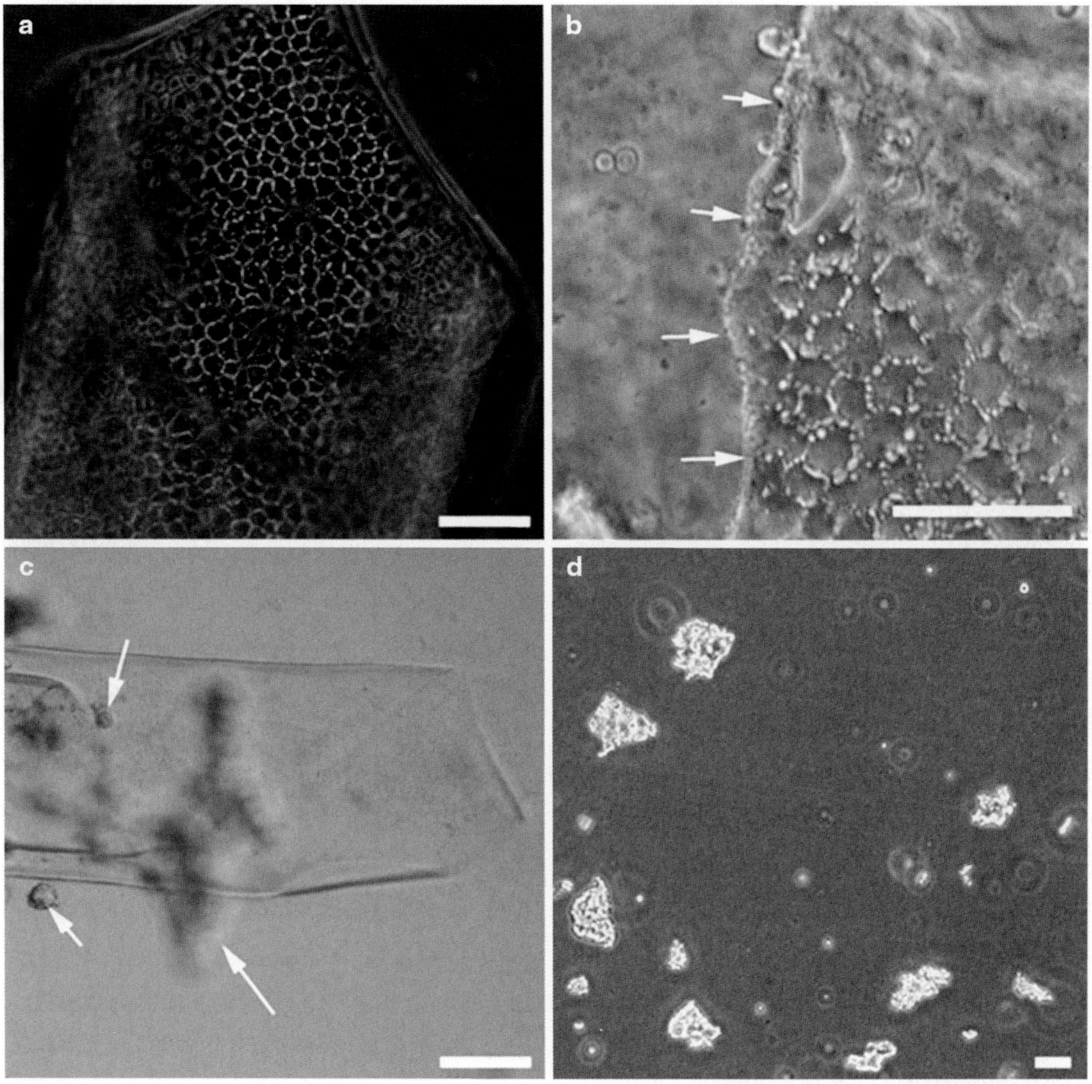

图 8.2　后弹力层膜/内皮细胞的分解。(a)卷曲后的后弹力层在显微镜下可见单层六角形内皮细胞。(b)胶原酶分解 45 分钟后，内皮细胞与后弹力层分离(白色箭头所示)。(c)分解 4 个小时后，几乎所有的细胞都已经从后弹力层膜上分离出来，后弹力层接近透明，许多漂浮的 CEnC 聚集在一起形成了更大的团块(箭头所示)。(d)使用胰蛋白酶部分分解 HCEnC 团块，随后将其接种到组织培养板上。比例尺=100μm。

8.3　内皮细胞培养

8.3.1　生长培养基

选择合适的培养条件来扩增分离的 HCEnC 是一项艰巨的任务，大量研究试图找到一种理想的培养基[15,16,24]。HCEnC 的培养是最大限度地促进增殖，以及维持具有适当细胞-细胞连接和泵活性的功能性多边形单层细胞之间的一个良好平衡。体外 HCEnC 生长的不同阶段如图 8.3 所示。比较各种不同的基础培养基，确定以 OptiMEM-I 和 Ham F12/M199 为基础的配方对 HCEnC 的增殖

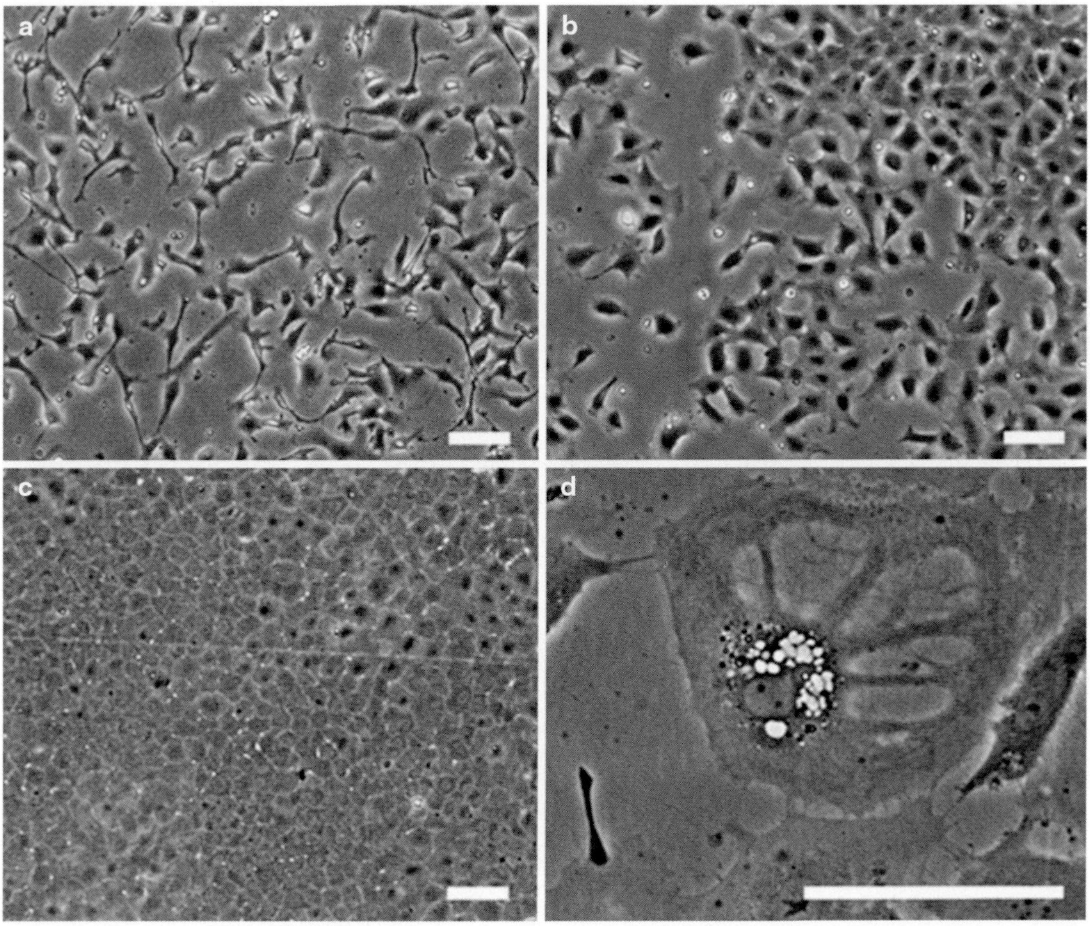

图 8.3 原代培养人内皮细胞的形态学。(a)在早期增殖期间,传代后 3 天(供体年龄 3,传代 3)沿袭 HCEnC 表型。(b)半融合 HCEnC 培养,部分为扁平多边形形态(供体年龄 3 岁,传代 4)。(c)融合 HCEnC 培养,显示规则的多边形单层细胞(供体年龄 3 岁,传代 3)。(d)复制性衰老的证据,包括细胞内空泡和不规则形态(供体年龄 13 岁,传代 3)。比例尺=100μm。

具有更好的促进作用[24]。这些培养基的一个关键组成部分是添加剂:OptiMEM-I 培养基由 NGF、EGF、BPE 补充,而 Ham F12/M199 培养基补充 bFGF、胰岛素、转铁蛋白和亚硒酸盐[25,65,66];两种培养基均添加抗坏血酸和血清。分析这些单独的生长因子,结果显示并不总是有显著的益处;NGF 和 EGF 似乎对内皮细胞增殖的影响很小[25,65,67]。BPE 模式在一定程度上刺激了 HCEnC 的增殖,但这种影响在老年角膜捐赠者中会减弱[25,67]。此外,垂体提取物由未知量的单个因子组成,这在试图创建一个明确和强有力的培养平台时是不可取的。尽管 bFGF 确实能促进内皮细胞增殖[68,69],但它也作为一种分化因子通过激活 Wnt 信号促使 EMT 的发生[4,27]。

在非生长因子添加剂中,硫酸软骨素是一种蛋白多糖,对血管内皮细胞具有促增殖作用,并可促进 HCEnC 的生长和黏附[59,70]。抗坏血酸,特别是 L-抗坏血酸 2-磷酸(Asc-2P),既能抑制 EMT,又能促进 HCEnC 的增殖[69,71]。Asc-2P 的作用是保护 DNA 免受氧化性损伤[69],以及上调肝细胞生长因子的产生[71]。胰岛素、转铁蛋白和亚硒酸盐各有一定的增殖益处，并允许使用较低浓度的动物血清；其中，胰岛素通过协同改善 bFGF 的促生长作用而发挥作用[66]。然而，尽管这些培养基添加剂可以增强 HCEnC 的增殖，但由于 EMT 导致内皮功能的丧失往往抵消了这种益处[72]。

除生长因子外，小分子培养基添加剂可用于靶向调节 EMT 的生化途径。最重要的研究进展是使用 ROCK 抑制剂 Y-27632，在增殖过程中保持 HCEnC 的形态。ROCK 抑制已被证明可增强细胞黏附以防止 EMT，同时促进增殖和抑制细胞凋亡；这被认为是细胞内的细胞骨架调节产生的作用[17,73]。HCEnC 增殖的另一个主要生化指标是 TGF-β，TGF-β 可能通过 Smad2/Smad3 信号传导以抑制角膜内皮细胞增殖[74,75]，并促进 EMT [76,77]。特异性 TGP-β 受体激酶抑制剂 SB431542 在保持 ZO-1 和 Na^+/K^+-ATP 酶表达的同时，抑制 HCEnC 的体外成纤维细胞转化[76]。

另一种平衡内皮细胞增殖和 EMT 的方法是双介质增殖。这种方法最初使用一种促增殖生长因子补充的培养基，一旦达到 80%~90%的融合，则使用无生长因子的培养基以防止 EMT。即使在第三次传代后，HCEnC 仍继续形成六边形/多角形单层细胞，并表达高水平的内皮标志物 Na^+/K^+-ATP 酶泵、ZO-1、GPC4 和 CD200[18,78]。这种双培养基溶液可通过添加 ROCK 抑制剂进一步优化，使 HCEnC 产量提高 2~3 倍[79]。

将这些增殖的 HCEnC 转化为临床应用，需要开发符合 GMP 指南的培养体系。研究级试剂，如胶原酶和胰蛋白酶，必须交换成符合 GMP 的替代品，如胶原酶 ™ 和重组胰蛋白酶 ™。除了用 GMP 等级的等效物代替个别成分外，一个持续受关注的问题是使用动物源性的和(或)未定义成分的试剂，特别是牛血清。动物产品的使用增加微生物污染和免疫原性并发症的风险，是人类移植应用时的潜在障碍[80]。已经描述了无异源体生长条件：一项研究比较了人血清和牛血清培养的 HCEnC，两者的增殖效果没有差异[81]，但存在形态变异[19]。从活化的人血小板释放的浓缩蛋白也可以作为牛血清的替代品，尽管其增殖能力降低，但可产生形态正常的 HCEnC[82]。然而，在大多数已公布的 HCEnC 培养方案中，这些无异源体替代物尚未超越牛血清。进一步优化以完全消除血清是可取的方案，因为血清中含有各种复杂且高度可变的蛋白质混合物，这些蛋白质在不同批次之间有很大的差异[83]。血清还可能将微生物污染物带入细胞培养[84]。尽管存在这些问题，但已证明血清对内皮细胞培养至关重要，它仍然是 HCEnC 培养系统的必要组成部分，而使用 GMP 级血清产品，如 EquaFetal，可将上述风险降至最低[19]。

8.3.2　培养表面

此外，培养基的作用及其在调节细胞生长中的作用也越来越引起人们的兴趣。理想情况下，培养基应模仿后弹力层，以复制角膜内皮细胞的体内环境。已经对多种天然和合成基质进行了试验，包括Ⅳ型胶原、层粘连蛋白、基质凝胶和 FNC 涂层混合物，其中 FNC 涂层混合物是一种含有纤维结合蛋白、胶原蛋白和白蛋白的专利试剂[25,79,85,86]。所有这些物质似乎都与 HCEnC 培养兼容，但是直接与Ⅳ型胶原、基质凝胶、层粘连蛋白和纤维连接蛋白比较后发现，Ⅳ型胶原最有利于 HCEnC 的黏附和扩增[25]。一项类似的研究显示了细胞良好的六边形形态，以及 ZO-1 和肌动蛋白在Ⅳ型胶原培养基上的表达[87]。最近，后弹力层中特异性层粘连蛋白被鉴定为层粘连蛋白511和层粘连蛋白521[88]。与Ⅰ型胶原和纤维连接蛋白相比，这些层粘连蛋白同种型能更好地促进HCEnC黏附、增殖和维持内皮表型[88]。由于Ⅳ型胶原、层粘连蛋白511和层粘连蛋白521都是人类角膜后弹力层的主要成分，这些观察结果支持了一个假设，即与天然后弹力层相似的材料可获得理想的培养结果[89]。除了使用表面蛋白外，调节培养基的弹性模量以模拟后弹力层的机械性能也可以改善内皮的形态[87]。

如前所述，这些培养基中有许多动物源性成分，这增加了临床应用中感染性和免疫原性并发症的风险[80]。重组蛋白，如层粘连蛋白-511和层粘连蛋白-521，可避免这种情况的发生，但费用高昂[19]。人胎膜干细胞(PCM-DM)的细胞外基质具有成为异种培养基的可能性。这种PCM-DM，由Ⅳ型胶原和纤维连接蛋白等蛋白质组成，其密度甚至比Ⅳ型胶原或纤维连接蛋白更高，已经被证明可产生单层HCEnC[90]。虽然其来源于人类的胎膜，对增殖和维持正常形态是一个挑战，但PCM-DM的效能和无异种特性对角膜内皮细胞培养有利。

培养基的进一步改进是在基质表面使用纳米地形模式，旨在模拟内皮细胞和后弹力层膜之间的生物物理相互作用。1μm或250nm结构的标准组织培养基聚苯乙烯(TCP)显示细胞密度增加，形态规则，ZO-1和Na^+/K^+-ATP酶的表达上调[91]。具体而言，1μm柱状结构使增殖增加了3倍，且培养基的风险性低，是令人惊喜的进步[91]。

8.3.3　功能性细胞标志物

通常，除了直接的形态学观察外，还可以通过检测ZO-1紧密连接蛋白和Na^+/K^+-ATP酶表达来鉴定培养的HCEnC[28]。这些标志物主要在单层细胞中表达，但在培养过程单层细胞被破坏而退化[92]。如前所述，检测真实的内皮细胞有助于量化培养的HCEnC的质量，并有可能净化污染的成纤维细胞培养物。因此，最近的研究试图建立一个定义HCEnC标志物的小组[78,93,94]。已经有研究报道了许多内皮表面标志物，包括CD200和GPC4[78]、CD166[29,94,95]、CD98和CD340[94]、神经细胞黏附分子(NCAM)[96]，以及sPrdx-6[29,96]。基因表达分析还发现了一组在HCENC中过度表达的基因，如SLC4A11、COL8A2和CYYR1[93]，以及CLRN1、MRG-PRX3、HTR1D，GRIP1和ZP4[97]。某些标志物组提供额外的表型信息；例如，据报道，CD9、CD49e、CD44和CD73与成纤维细胞HCEnC相关[94]，而CD166+、CD105-和CD44-则标志着内皮细胞亚群对EMT抵抗力强[98]。这些“阴性”HCEnC标志物与已知的特征一致，其中CD73与肺纤维化相关，而CD44用于区分成熟成纤维细胞和IPSC[99,100]。这同样适用于阳性HCEnC标志物；CD166或活化白细胞黏附分子(ALCAM)在血管内皮细胞中高度表达[101]；而GPC4增强了Wnt5a通路，该通路有助于内皮细胞迁移[102,103]。

最近的一项综合转录组学分析强调了标志物的重要性，发现培养的HCEnC和原代HCEnC之间标志物水平的显著差异[104]。例如，CD200和GPC4主要在原代HCEnC中表达，而SLC4A11在体外培养的HCEnC中表达水平明显较高[104]。培养的HCEnC与原代HCEnC在基因表达上的差异突出了培养方案对内皮表型标志物的影响。培养基、供体年龄和传代数等众多变量可能导致功能性内皮细胞间标志物的差异表达。对导致差异标记表达的因素进行详尽的分析是不现实的，因此，确定更广泛的内皮标志物有助于跨培养方案鉴定功能性 HCEnC。

随着对内皮标志物不断认知，开发针对这些标志物的特异性抗体以分离和富集 HCEnC 也取得了进展。单克隆抗体 TAG-1A3 和 TAG-2A12 可用于识别 HCEnC，分别以 CD166/ALCAM 和 sPrdx-6 为靶点[29]。值得注意的是，TAG-2A12 仅与 HCEnC（图 8.4）结合，而不与其他筛选出的细胞结合，包括肺成纤维细胞、人 ESC 和神经嵴细胞。与 TAG-2A12 不同，市面上可买到的 Prdx-6 抗体与基质成纤维细胞具有交叉反应性，强调靶向性上皮细胞和特异性抗体在尝试使用细胞表面标志物分离 HCEnC 时的重要性[29]。虽然这些结果令人鼓舞，但仍没有一个明确的 HCEnC 标志物。如上所述，特定的功能性 HCEnC 标志物可能因培养方案而异；应为每个特定的细胞治疗方案开发标准化标志物，以促进 HCEnC 的富集，并确保质量控制。

8.4　结论

角膜移植组织是目前世界上需求量最

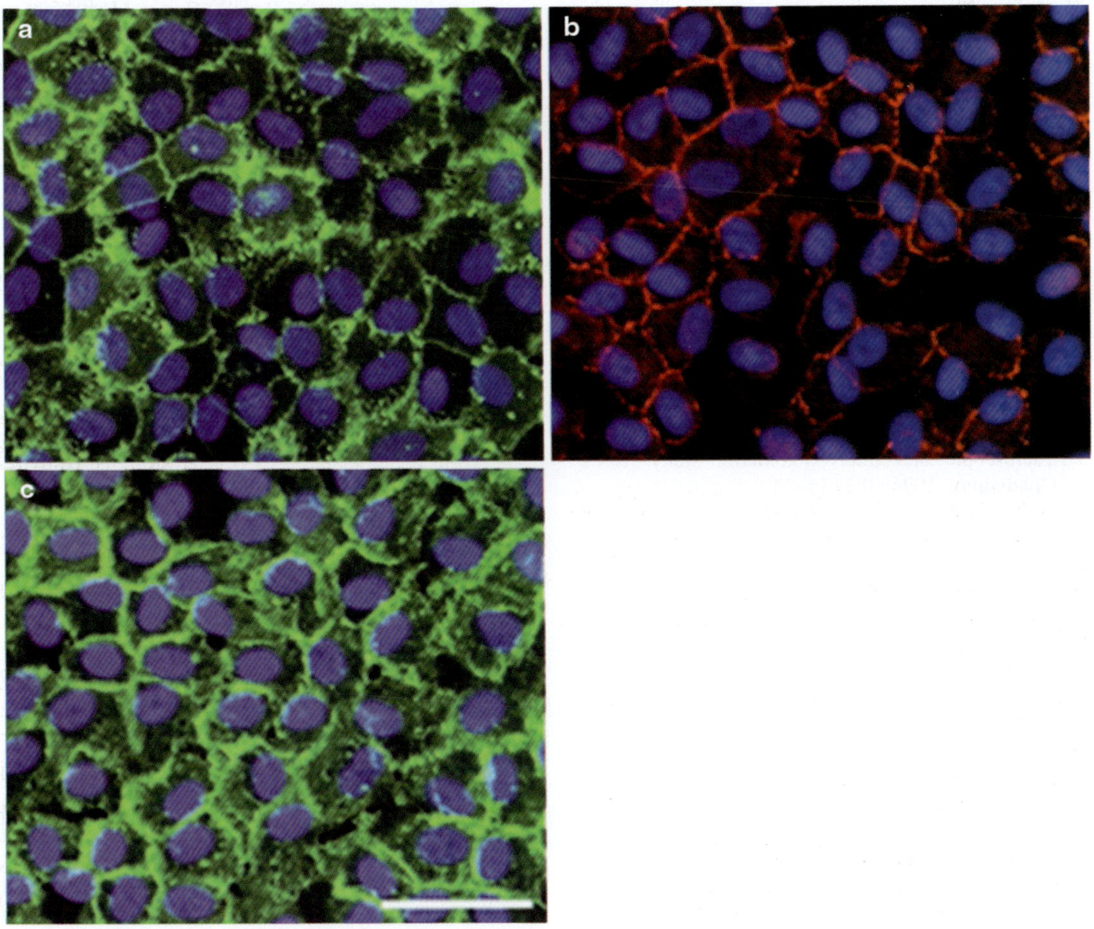

图 8.4　内皮细胞标志物蛋白的免疫荧光组织学研究。原代培养 HCEnC 染色。TAG-2A12 抗体（a）、表达蛋白 ZO-1（b）和 Na^+/K^+-ATP 酶（c）。比例尺=50μm。

大的组织之一。由人眼角膜内皮细胞体外扩增技术的细胞疗法，是一个有趣的潜在治疗方案。虽然人的内皮细胞通常是无核分裂的，但新发展的培养技术可以诱导细胞增殖维持体内功能所必需的固有表型。虽然目前还没有一个标准化的 HCEnC 分离和扩增方法，但在细胞提取、培养基和特殊设计的培养基方面的进展已经显著提高了培养产量。从干细胞中获得内皮样组织具有极大的应用前景，避免了原代 HCEnC 培养的许多困难，也是未来研究的目标。随着体外培养领域的不断改进，角膜内皮细胞治疗将为更多患者带来希望。

参考文献

1. Bonanno JA. Molecular mechanisms underlying the corneal endothelial pump. Exp Eye Res. 2012;95(1):2–7.
2. Maurice DM. The location of the fluid pump in the cornea. J Physiol. 1972;221(1):43–54.
3. Bourne WM. Biology of the corneal endothelium in health and disease. Eye (Lond). 2003;17(8):912–8.
4. Engelmann K, Bednarz J, Valtink M. Prospects for endothelial transplantation. Exp Eye Res. 2004;78(3):573–8.
5. Nuyts RM, Boot N, van Best JA, et al. Long term changes in human corneal endothelium following toxic endothelial cell destruction: a specular microscopic and fluorophotometric study. Br J Ophthalmol. 1996;80(1):15–20.
6. O'Neal MR, Polse KA. Decreased endothelial pump function with aging. Invest Ophthalmol Vis Sci. 1986;27(4):457–63.
7. Peh GS, Beuerman RW, Colman A, et al. Human corneal endothelial cell expansion for corneal endothelium transplantation: an overview. Transplantation. 2011;91(8):811–9.
8. Wilson SE, Bourne WM. Fuchs' dystrophy. Cornea. 1988;7(1):2–18.
9. Joyce NC. Proliferative capacity of the corneal endothelium. Prog Retin Eye Res. 2003;22(3):359–89.
10. Tan DT, Dart JK, Holland EJ, et al. Corneal transplantation. Lancet. 2012;379(9827):1749–61.
11. Borderie VM, Boelle PY, Touzeau O, et al. Predicted long-term outcome of corneal transplantation. Ophthalmology. 2009;116(12):2354–60.
12. Eye Bank Association of America. 2016; 2015 Eye Banking Statistical Report.
13. Gain P, Jullienne R, He Z, et al. Global survey of corneal transplantation and eye banking. JAMA Ophthalmol. 2016;134(2):167–73.
14. Baum JL, Niedra R, Davis C, et al. Mass culture of human corneal endothelial cells. Arch Ophthalmol. 1979;97(6):1136–40.
15. Choi JS, Kim EY, Kim MJ, et al. Factors affecting successful isolation of human corneal endothelial cells for clinical use. Cell Transplant. 2014;23(7):845–54.
16. Nakahara M, Okumura N, Kay EP, et al. Corneal endothelial expansion promoted by human bone marrow mesenchymal stem cell-derived conditioned medium. PLoS One. 2013;8(7):e69009.
17. Okumura N, Ueno M, Koizumi N, et al. Enhancement on primate corneal endothelial cell survival in vitro by a ROCK inhibitor. Invest Ophthalmol Vis Sci. 2009;50(8):3680–7.
18. Peh GS, Chng Z, Ang HP, et al. Propagation of human corneal endothelial cells: a novel dual media approach. Cell Transplant. 2015;24(2):287–304.
19. Peh GSL, Ang HP, Lwin CN, et al. Regulatory compliant tissue-engineered human corneal endothelial grafts restore corneal function of rabbits with bullous keratopathy. Sci Rep. 2017;7(1):14149.
20. Tan TE, Peh GS, George BL, et al. A cost-minimization analysis of tissue-engineered constructs for corneal endothelial transplantation. PLoS One. 2014;9(6):e100563.
21. Joyce NC, Harris DL, Mello DM. Mechanisms of mitotic inhibition in corneal endothelium: contact inhibition and TGF-beta2. Invest Ophthalmol Vis Sci. 2002;43(7):2152–9.
22. Joyce NC, Meklir B, Joyce SJ, et al. Cell cycle protein expression and proliferative status in human corneal cells. Invest Ophthalmol Vis Sci. 1996;37(4):645–55.
23. Yokoi T, Seko Y, Yokoi T, et al. Establishment of functioning human corneal endothelial cell line with high growth potential. PLoS One. 2012;7(1):e29677.
24. Peh GS, Toh KP, Wu FY, et al. Cultivation of human corneal endothelial cells isolated from paired donor corneas. PLoS One. 2011;6(12):e28310.
25. Zhu C, Joyce NC. Proliferative response of corneal endothelial cells from young and older donors. Invest Ophthalmol Vis Sci. 2004;45(6):1743–51.
26. Lin F, Wang N, Zhang TC. The role of endothelial-mesenchymal transition in development and pathological process. IUBMB Life. 2012;64(9):717–23.
27. Zhu YT, Chen HC, Chen SY, et al. Nuclear p120 catenin unlocks mitotic block of contact-inhibited human corneal endothelial monolayers without disrupting adherent junctions. J Cell Sci. 2012;125(Pt 15):3636–48.
28. Joyce NC, Harris DL, Zieske JD. Mitotic inhibition of corneal endothelium in neonatal rats. Invest Ophthalmol Vis Sci. 1998;39(13):2572–83.
29. Ding V, Chin A, Peh G, et al. Generation of novel monoclonal antibodies for the enrichment and characterization of human corneal endothelial cells (hCENC) necessary for the treatment of corneal endothelial blindness. MAbs. 2014;6(6):1439–52.
30. Senoo T, Joyce NC. Cell cycle kinetics in corneal

endothelium from old and young donors. Invest Ophthalmol Vis Sci. 2000;41(3):660–7.
31. Zaniolo K, Bostan C, Rochette Drouin O, et al. Culture of human corneal endothelial cells isolated from corneas with Fuchs endothelial corneal dystrophy. Exp Eye Res. 2012;94(1):22–31.
32. Matthaei M, Meng H, Meeker AK, et al. Endothelial Cdkn1a (p21) overexpression and accelerated senescence in a mouse model of Fuchs endothelial corneal dystrophy. Invest Ophthalmol Vis Sci. 2012;53(10):6718–27.
33. He J, Kakazu AH, Bazan NG, et al. Aspirin-triggered lipoxin A4 (15-epi-LXA4) increases the endothelial viability of human corneas storage in Optisol-GS. J Ocul Pharmacol Ther. 2011;27(3):235–41.
34. Schroeter J, Ruggeri A, Thieme H, et al. Impact of temporary hyperthermia on corneal endothelial cell survival during organ culture preservation. Graefes Arch Clin Exp Ophthalmol. 2015;253(5):753–8.
35. Spelsberg H, Reinhard T, Sengler U, et al. Organ-cultured corneal grafts from septic donors: a retrospective study. Eye (Lond). 2002;16(5):622–7.
36. Cotsarelis G, Cheng SZ, Dong G, et al. Existence of slow-cycling limbal epithelial basal cells that can be preferentially stimulated to proliferate: implications on epithelial stem cells. Cell. 1989;57(2):201–9.
37. Pellegrini G, Traverso CE, Franzi AT, et al. Long-term restoration of damaged corneal surfaces with autologous cultivated corneal epithelium. Lancet. 1997;349(9057):990–3.
38. Raviola G. Schwalbe line's cells: a new cell type in the trabecular meshwork of Macaca mulatta. Invest Ophthalmol Vis Sci. 1982;22(1):45–56.
39. Acott TS, Samples JR, Bradley JM, et al. Trabecular repopulation by anterior trabecular meshwork cells after laser trabeculoplasty. Am J Ophthalmol. 1989;107(1):1–6.
40. He Z, Campolmi N, Gain P, et al. Revisited microanatomy of the corneal endothelial periphery: new evidence for continuous centripetal migration of endothelial cells in humans. Stem Cells. 2012;30(11):2523–34.
41. McGowan SL, Edelhauser HF, Pfister RR, et al. Stem cell markers in the human posterior limbus and corneal endothelium of unwounded and wounded corneas. Mol Vis. 2007;13:1984–2000.
42. Whikehart DR, Parikh CH, Vaughn AV, et al. Evidence suggesting the existence of stem cells for the human corneal endothelium. Mol Vis. 2005;11:816–24.
43. Lwigale PY. Corneal development: different cells from a common progenitor. Prog Mol Biol Transl Sci. 2015;134:43–59.
44. Hara S, Hayashi R, Soma T, et al. Identification and potential application of human corneal endothelial progenitor cells. Stem Cells Dev. 2014;23(18):2190–201.
45. Lovatt M, Yam GH, Peh GS, et al. Directed differentiation of periocular mesenchyme from human embryonic stem cells, differentiation. 2018;99:62–9.
46. Katikireddy KR, Schmedt T, Price MO, et al. Existence of neural crest-derived progenitor cells in Normal and Fuchs endothelial dystrophy corneal endothelium. Am J Pathol. 2016;186(10):2736–50.
47. Schmedt T, Chen Y, Nguyen TT, et al. Telomerase immortalization of human corneal endothelial cells yields functional hexagonal monolayers. PLoS One. 2012;7(12):e51427.
48. McCabe KL, Kunzevitzky NJ, Chiswell BP, et al. Efficient generation of human embryonic stem cell-derived corneal endothelial cells by directed differentiation. PLoS One. 2015;10(12):e0145266.
49. Zhang K, Pang K, Wu X. Isolation and transplantation of corneal endothelial cell-like cells derived from in-vitro-differentiated human embryonic stem cells. Stem Cells Dev. 2014;23(12):1340–54.
50. Joyce NC, Harris DL, Markov V, et al. Potential of human umbilical cord blood mesenchymal stem cells to heal damaged corneal endothelium. Mol Vis. 2012;18:547–64.
51. Zhao JJ, Afshari NA. Generation of human corneal endothelial cells via in vitro ocular lineage restriction of pluripotent stem cells. Invest Ophthalmol Vis Sci. 2016;57(15):6878–84.
52. Trounson A, Thakar RG, Lomax G, et al. Clinical trials for stem cell therapies. BMC Med. 2011;9:52.
53. Chambers SM, Fasano CA, Papapetrou EP, et al. Highly efficient neural conversion of human ES and iPS cells by dual inhibition of SMAD signaling. Nat Biotechnol. 2009;27(3):275–80.
54. Song Q, Yuan S, An Q, et al. Directed differentiation of human embryonic stem cells to corneal endothelial cell-like cells: a transcriptomic analysis. Exp Eye Res. 2016;151:107–14.
55. Wu J, Izpisua Belmonte JC. Dynamic pluripotent stem cell states and their applications. Cell Stem Cell. 2015;17(5):509–25.
56. Gutierrez-Aranda I, Ramos-Mejia V, Bueno C, et al. Human induced pluripotent stem cells develop teratoma more efficiently and faster than human embryonic stem cells regardless the site of injection. Stem Cells. 2010;28(9):1568–70.
57. Lister R, Pelizzola M, Kida YS, et al. Hotspots of aberrant epigenomic reprogramming in human induced pluripotent stem cells. Nature. 2011;471(7336):68–73.
58. Gamm DM, Phillips MJ, Singh R. Modeling retinal degenerative diseases with human iPS-derived cells: current status and future implications. Expert Rev Ophthalmol. 2013;8(3):213–6.
59. Yue BY, Sugar J, Gilboy JE, et al. Growth of human corneal endothelial cells in culture. Invest Ophthalmol Vis Sci. 1989;30(2):248–53.
60. Fabricant RN, Alpar AJ, Centifanto YM, et al. Epidermal growth factor receptors on corneal endothelium. Arch Ophthalmol. 1981;99(2):305–8.
61. Tripathi RC, Tripathi BJ. Human trabecular endothelium, corneal endothelium, keratocytes, and scleral fibroblasts in primary cell culture. A comparative study of growth characteristics, morphology, and phagocytic activity by light and scanning electron microscopy. Exp Eye Res. 1982;35(6):611–24.

62. Lie JT, Birbal R, Ham L, et al. Donor tissue preparation for Descemet membrane endothelial keratoplasty. J Cataract Refract Surg. 2008;34(9):1578–83.
63. Melles GR, Lander F, Rietveld FJ. Transplantation of Descemet's membrane carrying viable endothelium through a small scleral incision. Cornea. 2002;21(4):415–8.
64. Engelmann K, Bohnke M, Friedl P. Isolation and long-term cultivation of human corneal endothelial cells. Invest Ophthalmol Vis Sci. 1988;29(11):1656–62.
65. Engelmann K, Friedl P. Optimization of culture conditions for human corneal endothelial cells. In Vitro Cell Dev Biol. 1989;25(11):1065–72.
66. Engelmann K, Friedl P. Growth of human corneal endothelial cells in a serum-reduced medium. Cornea. 1995;14(1):62–70.
67. Proulx S, Bourget JM, Gagnon N, et al. Optimization of culture conditions for porcine corneal endothelial cells. Mol Vis. 2007;13:524–33.
68. Niu G, Choi JS, Wang Z, et al. Heparin-modified gelatin scaffolds for human corneal endothelial cell transplantation. Biomaterials. 2014;35(13):4005–14.
69. Shima N, Kimoto M, Yamaguchi M, et al. Increased proliferation and replicative lifespan of isolated human corneal endothelial cells with L-ascorbic acid 2-phosphate. Invest Ophthalmol Vis Sci. 2011;52(12):8711–7.
70. Chen CH, Chen VN, Chen SC. Effect of chondroitin sulfate on the endothelium in corneal storage. Cornea. 1996;15(1):35–40.
71. Kimoto M, Shima N, Yamaguchi M, et al. Role of hepatocyte growth factor in promoting the growth of human corneal endothelial cells stimulated by L-ascorbic acid 2-phosphate. Invest Ophthalmol Vis Sci. 2012;53(12):7583–9.
72. Roy O, Leclerc VB, Bourget JM, et al. Understanding the process of corneal endothelial morphological change in vitro. Invest Ophthalmol Vis Sci. 2015;56(2):1228–37.
73. Okumura N, Koizumi N, Ueno M, et al. ROCK inhibitor converts corneal endothelial cells into a phenotype capable of regenerating in vivo endothelial tissue. Am J Pathol. 2012;181(1):268–77.
74. Joko T, Shiraishi A, Akune Y, et al. Involvement of P38MAPK in human corneal endothelial cell migration induced by TGF-beta(2). Exp Eye Res. 2013;108:23–32.
75. Kim TY, Kim WI, Smith RE, et al. Role of p27(Kip1) in cAMP- and TGF-beta2-mediated antiproliferation in rabbit corneal endothelial cells. Invest Ophthalmol Vis Sci. 2001;42(13):3142–9.
76. Okumura N, Kay EP, Nakahara M, et al. Inhibition of TGF-beta signaling enables human corneal endothelial cell expansion in vitro for use in regenerative medicine. PLoS One. 2013;8(2):e58000.
77. Saika S. TGFbeta pathobiology in the eye. Lab Investig. 2006;86(2):106–15.
78. Cheong YK, Ngoh ZX, Peh GS, et al. Identification of cell surface markers glypican-4 and CD200 that differentiate human corneal endothelium from stromal fibroblasts. Invest Ophthalmol Vis Sci. 2013;54(7):4538–47.
79. Peh GS, Adnan K, George BL, et al. The effects of rho-associated kinase inhibitor Y-27632 on primary human corneal endothelial cells propagated using a dual media approach. Sci Rep. 2015;5:9167.
80. De Becker A, Van Riet I. Mesenchymal stromal cell therapy in hematology: from laboratory to clinic and Back again. Stem Cells Dev. 2015;24(15):1713–29.
81. Vianna LM, Kallay L, Toyono T, et al. Use of human serum for human corneal endothelial cell culture. Br J Ophthalmol. 2015;99(2):267–71.
82. Chou ML, Burnouf T, Wang TJ. Ex vivo expansion of bovine corneal endothelial cells in xeno-free medium supplemented with platelet releasate. PLoS One. 2014;9(6):e99145.
83. Rao BM, Zandstra PW. Culture development for human embryonic stem cell propagation: molecular aspects and challenges. Curr Opin Biotechnol. 2005;16(5):568–76.
84. Gstraunthaler G. Alternatives to the use of fetal bovine serum: serum-free cell culture. ALTEX. 2003;20(4):275–81.
85. Miyata K, Drake J, Osakabe Y, et al. Effect of donor age on morphologic variation of cultured human corneal endothelial cells. Cornea. 2001;20(1):59–63.
86. Yamaguchi M, Ebihara N, Shima N, et al. Adhesion, migration, and proliferation of cultured human corneal endothelial cells by laminin-5. Invest Ophthalmol Vis Sci. 2011;52(2):679–84.
87. Palchesko RN, Lathrop KL, Funderburgh JL, et al. In vitro expansion of corneal endothelial cells on biomimetic substrates. Sci Rep. 2015;5:7955.
88. Okumura N, Kakutani K, Numata R, et al. Laminin-511 and -521 enable efficient in vitro expansion of human corneal endothelial cells. Invest Ophthalmol Vis Sci. 2015;56(5):2933–42.
89. Kabosova A, Azar DT, Bannikov GA, et al. Compositional differences between infant and adult human corneal basement membranes. Invest Ophthalmol Vis Sci. 2007;48(11):4989–99.
90. Numata R, Okumura N, Nakahara M, et al. Cultivation of corneal endothelial cells on a pericellular matrix prepared from human decidua-derived mesenchymal cells. PLoS One. 2014;9(2):e88169.
91. Muhammad R, Peh GS, Adnan K, et al. Micro- and nano-topography to enhance proliferation and sustain functional markers of donor-derived primary human corneal endothelial cells. Acta Biomater. 2015;19:138–48.
92. Bartakova A, Alvarez-Delfin K, Weisman AD, et al. Novel identity and functional markers for human corneal endothelial cells. Invest Ophthalmol Vis Sci. 2016;57(6):2749–62.
93. Chng Z, Peh GS, Herath WB, et al. High throughput gene expression analysis identifies reliable expression markers of human corneal endothelial cells. PLoS One. 2013;8(7):e67546.
94. Okumura N, Hirano H, Numata R, et al. Cell surface markers of functional phenotypic corneal

endothelial cells. Invest Ophthalmol Vis Sci. 2014;55(11):7610–8.
95. Dorfmueller S, Tan HC, Ngoh ZX, et al. Isolation of a recombinant antibody specific for a surface marker of the corneal endothelium by phage display. Sci Rep. 2016;6:21661.
96. He Z, Forest F, Gain P, et al. 3D map of the human corneal endothelial cell. Sci Rep. 2016;6:29047.
97. Yoshihara M, Ohmiya H, Hara S, et al. Discovery of molecular markers to discriminate corneal endothelial cells in the human body. PLoS One. 2015;10(3):e0117581.
98. Hamuro J, Toda M, Asada K, et al. Cell homogeneity indispensable for regenerative medicine by cultured human corneal endothelial cells. Invest Ophthalmol Vis Sci. 2016;57(11):4749–61.
99. Quintanilla RH Jr, Asprer JS, Vaz C, et al. CD44 is a negative cell surface marker for pluripotent stem cell identification during human fibroblast reprogramming. PLoS One. 2014;9(1):e85419.
100. Volmer JB, Thompson LF, Blackburn MR. Ecto-5′-nucleotidase (CD73)-mediated adenosine production is tissue protective in a model of bleomycin-induced lung injury. J Immunol. 2006;176(7):4449–58.
101. Masedunskas A, King JA, Tan F, et al. Activated leukocyte cell adhesion molecule is a component of the endothelial junction involved in transendothelial monocyte migration. FEBS Lett. 2006;580(11):2637–45.
102. Lee JG, Heur M. Interleukin-1beta-induced Wnt5a enhances human corneal endothelial cell migration through regulation of Cdc42 and RhoA. Mol Cell Biol. 2014;34(18):3535–45.
103. Sakane H, Yamamoto H, Matsumoto S, et al. Localization of glypican-4 in different membrane microdomains is involved in the regulation of Wnt signaling. J Cell Sci. 2012;125(Pt 2):449–60.
104. Frausto RF, Le DJ, Aldave AJ. Transcriptomic analysis of cultured corneal endothelial cells as a validation for their use in cell replacement therapy. Cell Transplant. 2016;25(6):1159–76.

第 9 章

角膜再生：利用体外干细胞

Christian Claude Lachaud, Abdelkrim Hmadcha, Bernat Soria

9.1 概述

对受损或病变组织进行再生治疗的一个主要问题是确定能够重建功能组织的合适的干细胞。理想情况下，这项任务应使用自体和内源性来源的干细胞，从而避免免疫排斥风险，并确保最佳再生结果[1]。然而，目前这种方法不适用于大多数角膜疾病，如角膜营养不良、其内源性干细胞和(或)祖细胞及其分化的细胞后代受到预先影响或缺乏，或其使用的有效技术仍然不可用[2,3]。对于大多数视力严重下降和失明的角膜疾病患者，移植供体的角膜组织是目前恢复视力的唯一选择。然而，不幸的是，全球范围内捐赠角膜组织的数量远远低于需求量，这是一个令人沮丧的局面，迫使人们不断研究其替代方法，如使用支架和 SC 构建人工角膜组织。

SC 是非特异性细胞，具有独特的不对称细胞分裂能力。通过这种机制，SC 在产生不同后代的同时，可以保持自身的自我更新潜能[4,5]。胚胎 SC(ESC)是发育中胚胎 3 个胚层的多能干细胞。根据适当的逐步分化方案，胚胎来源的胚胎干细胞实际上可以产生任何成人体内的分化细胞，包括角膜细胞。相比之下，胎儿和成人组织中的体细胞在体内的分化能力受限，仅生成其所在组织的细胞成分，使其具有祖细胞特性[7]。然而，累积的证据表明，成年 SC 的分化能力比最初想象更广[8]。因此，在新的体外化学环境下，几种类型的成体干细胞，如 MSC，能够获得神经元或肝细胞的分化特征，两种细胞类型分别来自胚胎外胚层和内胚层[8,9]。这种在不同细胞间转换表型的能力被称为转分化潜能，这种特性吸引了越来越多的人使用成体干细胞来开发新的角膜再生疗法[10,11]。

迄今为止，人胚胎和人诱导的多能干细胞及间充质干细胞是目前应用较为广泛的试验性角膜再生细胞类型。相比之下，胎儿和成人干细胞/祖细胞通常更局限于单个角膜细胞层(上皮细胞、基质细胞或内皮细胞)的再生，主要是基于它们与再生角膜细胞类型的相似性。因此，不同的体外来源(如皮肤或毛囊）的上皮性 SC 被专门用于角膜上皮再生[12-14]，而造血细胞来源的内皮祖细胞被用于修复角膜内皮细胞[15,16]。

我们在此介绍不同类型的角膜外干细胞，这些细胞已在科研和(或)临床上用于再生角膜上皮、基质和内皮层，并详细说明其应用。

9.2　角膜上皮细胞再生

不同类型的角膜外的 SC 被认为可以用于角膜上皮的再生，这可能是因为它们能够分化成具有角膜上皮细胞特征的细胞，或者间接由于其分泌因子诱导原位角膜上皮细胞再生。它们基本上可分为 4 类：①多能干细胞/祖细胞(胚胎或人工基因重编程诱导)；②上皮干细胞/祖细胞(口腔黏液、毛囊、表皮和羊膜)；③间充质干细胞(脐带、胎盘、羊膜、骨髓、脂肪组织和牙龈)；④神经嵴起源的多能干细胞(牙髓和毛囊)。

表 9.1 显示了用于角膜上皮再生的体外干细胞。

9.2.1　多能干细胞

9.2.1.1　胚胎干细胞

2001 年，Yu 等人通过特朗斯韦尔共培养体系(Transwell™ coculture system)联合兔眼原代角膜上皮细胞，首次对 ESC 向角膜上皮细胞分化的能力进行了研究。作者研究了共培养兔 CEC 分泌的可溶性因子如何诱导小鼠 ESC 分化为具有发达微绒毛和紧密连接的上皮样细胞，并表达 CEC 标志物细胞角蛋白 3y12(CK3/12)[17]。此后，Wang 等人报道，使用维 A 酸(RA)预诱导的 D3 小鼠 ESC-GFP 细胞在植入失去上皮化的角巩膜切片后，可形成一个表达 CEC 标志物 CK3 和 p63 的角膜上皮样组织[18]。通过重建角膜生态位微环境，人类角膜缘成纤维细胞在含有条件培养基的Ⅳ型胶原涂层组织培养皿上培养，可获得上皮样形态，表达 CK12 和 p63。有趣的是，一项研究报告了小鼠胚胎干细胞通过 PAX6(一种对眼发育至关重要的转录因子)转导，能够有效地产生表达CK12、上皮钙黏素和 CD44 的单层角膜上皮样细胞；这些细胞能够黏附并存活于受损小鼠角膜表面[20]。同一个实验室进一步报道了非人类灵长类 ESC 细胞在Ⅳ型胶原涂层表面培养的结果。在该研究中，作者报告了 ESC 细胞在受损的小鼠角膜上产生角膜上皮样组织的能力减弱(PAX6、CK3/12 和 p63 呈阳性)[21]。

其他研究进一步证实了角膜上皮生态位环境对引导 ESC 向角膜上皮样细胞分化的重要性[22-24]。事实上，将自发分化的人胚胎干细胞植入深度上皮化的人角膜前弹力层，可以成功地扩增和建立分化的 3~4 层 PAX6+/CK3+CEC 样细胞[22]。此外，使用由角膜缘上皮细胞调节的培养基本身就足以将 hESC 导向 LESC 样细胞[23]。随后将它们植入无细胞的猪角膜基质上(APCM)可形成复层上皮，基底细胞保留 LESC 标志物。将这种新角膜组织移植到 LSCD 的兔眼模型中，可以修复眼表损伤并防止角膜新生血管化[23]。Zhang 等人最近培养了胚胎干细胞来源的角膜上皮祖细胞(CEPC)，通过在不同浓度的二氧化碳(CO_2)下，将 DMEM/F12 与无血清角膜细胞培养基(KSFM)(1:1)混合培养；浓度为 7%的 CO_2 产生 ABCG2+和 p63+CEPC 的数量最高。纯化的人胚胎干细胞来源的 CEPC，可以通过气升式培养有效地生成多层上皮样细胞[24]。在同一年，使用与之前发表的相同方案[23,54]，Zhang 等人通过将其与 hESC 来源的角膜内皮样细胞在 APCM 进行共同培养，测试来源于 hESC 的 CEPC 的功能，从而构建出一个全层角膜等效物。值得注意的是，CEPC 在 APCM 上形成了多层角膜上皮，与表达角膜上皮标志物 ABCG2+和 CK3+的细胞相当。特别值得注意的是，在兔眼移植后 8 周的随访中，再细胞化的 APCM

表9.1 用于角膜上皮再生的体外干细胞

干细胞类型	主要步骤	主要结果	参考文献
ESC	Transwell与兔CEC共培养	上皮样，表达CK3/12	[17]
	用RA预诱导，在角巩膜切片上繁殖	上皮样，表达CK3和p63	[18]
	角膜缘成纤维细胞在Ⅳ型胶原涂层上的培养	上皮样物质，表达CK3和p63	[19]
	PAX6应用于小鼠角膜损伤表面的转导研究	上皮样，表达CK12，E-cadherin，CD44在小鼠角膜损伤表面的整合作用	[20]
	Ⅳ型胶原移植在小鼠角膜损伤表面的培养	在体内形成上皮细胞的能力有限表达CK3/12，PAX6，p63	[21]
	自发分化的人胚胎干细胞深层人眼角膜前弹力层	扩增，形成多层膜上皮样，表达CK3，PAX6	[22]
	用角膜缘上皮SC(LESC)CM接种于APCM，植入兔LSCD模型	LESC样细胞。在APCM上多层细胞，在体内恢复透明	[23]
	在含7%二氧化碳的KSFM中培养。气升式培养	类CEC多层细胞	[24]
	分化为CEC样细胞和CEC样细胞在APCM上生成角膜等效物	多层上皮样细胞附着在APCM上，兔角膜透明度的恢复	[24]
iPSC	人角膜缘上皮细胞iPSC的研究利用基质诱导PA6成纤维细胞活性	向CEC样细胞分化，如CK12、PAX6	[25]
	角膜缘基质细胞共培养含bFGF、EGF和NGF的培养基	向CEC样细胞分化如CK12	[26]
	在含有TGF-β抑制剂(SB-5051249和Wnt(IWP-2)+bFGF的Ⅳ型胶原涂层培养基上培养	向CEC样细胞分化如CK3/12，p63	[27]
	LESC样细胞的部分重分化	向角膜缘上皮细胞分化，如CK3/12	[28]
OMEC	在剥除的羊膜上培养，移植至损伤的兔角膜	恢复上皮和角膜透明	[29]
	OMEC移植，用于人角膜缘干细胞缺乏症	恢复上皮和角膜透明	[30]
	OMEC移植，用于人Stevens-Johnson综合征	恢复上皮和角膜透明	[31]
	在SFM上添加Ⅳ型胶原进行OMEC培养	产生了OMEC薄膜	[32]
HFSC	角膜缘成纤维细胞CM培养，Ⅳ型胶原涂层纤维蛋白凝胶上的上皮细胞层	向CEC样细胞分化，如CK12，表达α_6-整联蛋白CK15	[13]
	小鼠角膜表面损伤的移植	再上皮化成功	[33]
SESC	山羊角膜损伤(LSCD)的脱膜培养	恢复上皮和角膜透明	[12]

（待续）

表 9.1(续)

干细胞类型	主要步骤	主要结果	参考文献
HAEC	胶原角膜屏障培养兔角膜深层移植	角膜第三部分粘连	[34]
	永生化 hCEC 与 CM 培养	向 CEC 样细胞分化，如 CK3/12	[35]
	深松质兔角膜的气升式培养		
	兔深层角膜上皮的气升式培养	多层上皮样，exp°CK3/12	[36]
CLEC	器官型培养脐带内皮细胞	体外形成复层上皮	[37]
	剥膜培养	CK3/12 细胞形成层片状	[38]
BM-MSC	剥膜培养	移植物黏附和存活。降低炎症和新生血管。与 CK3+细胞无差异	[39]
	大鼠骨髓间充质干细胞共培养体系的建立	获取 CK12 实验值。移植物可减少角膜混浊和新生血管	[40]
	大鼠角膜表面损伤后静脉注射和静脉注射	MSC 有限的角膜归巢通过 TSG-6 减少角膜混浊和炎症	[41]
	角膜表面损伤小鼠静脉注射	角膜归巢。诱导角膜上皮再生	[42,43]
	用 KGF-2+AS 培养脱膜 AM	角膜愈合，减少角膜混浊	[43]
	角膜表面移植术		
	将角膜缘上皮 CM 移植到 LSCD 模型中，并将其移植到未脱膜的 AM 上	增加 CEC 标志物 ABCG2 和 p63 移植物促进角膜再生	[44]
	纳米纤维支架的生长。角膜损伤表面移植(兔)	促进角膜愈合。减少炎症、厚度、新生血管的形成	[45]
	纳米纤维支架的种植与培养	移植物恢复抗氧化酶	[46]
	角膜损伤表面移植(兔)		
	结膜下注射对 1 型糖尿病小鼠角膜上皮损伤愈合的影响	经 TSG-6 治疗糖尿病角膜上皮创面	[47]
ADSC	贴壁继代培养	表达 p63，ABCG2，上调 CK12	[48]
	Ⅳ型胶原涂层，hCEC 使用 CM	上皮样，表达 CK12	[49]
	PLA 基纳米纤维支架的植入	移植至受损的兔角膜	[45]
	兔角膜损伤表面局部应用	角膜黏附	[50]
		减少新生血管和提高角膜透明度	
HWJSC	纤维蛋白-琼脂糖支架的培养与接种	在支架上生成多层细胞，表达为 CK3712、CX43、PKG 和 ZO-1	[51]
IDPSC	移植至损伤的兔角膜	重建上皮，表达 LESC 和 CEC 标志物	[52]
	hIDPSC 层。移植至受损的兔角膜	重建上皮，表达 LESC 和 CEC 标志物	[53]

缩写：ADSC，脂肪源性 SC；ALDH1a1，醛脱氢酶 1 家族成员 A1；ALDH3A1，醛脱氢酶 3 家族成员 A1；AS，自体血清；bFGF，碱性成纤维细胞生长因子；BM-MSC，骨髓间充质干细胞；CEC，角膜上皮细胞；CLEC，线性上皮细胞；CM，条件培养基；COMET，口腔黏膜上皮移植；DPSC，牙髓 SC；ESC，胚胎 SC；DPSC，人羊膜上皮细胞；HFSC，毛囊 SC；HSHS，血小板缺乏型马血清；HWJSC，人脐带胶质干细胞；IGF-1，胰岛素样生长因子 1；iPSC，未成熟牙髓干细胞；LESC，角膜缘上皮 SC；LSCD，角膜缘干细胞缺乏症；KS-keratan，硫酸盐；OMEC，口腔黏膜上皮细胞；PEA，聚丙烯酸乙酯；PLGA，聚乳酸-乙醇酸；RA，维 A 酸；SESC，皮肤表皮细胞；SFM，无血清培养基；TGF-β_1，转化生长因子 β_1；UC-MSC，脐带间充质干细胞。

角膜替代物透明度逐渐增加，表明 hESC 衍生的新上皮和内皮细胞发挥了功能[55]。

9.2.1.2 诱导多能干细胞

Hayashi 等人报道了利用反转录病毒转染的 Yamanaka 四因子（OCT3/4、SOX2、c-Myc 和 Klf4），介导人成纤维细胞（HDF）和成人角膜缘上皮细胞（HLEC）培养第一代 iPSC[25,56]。根据小鼠基质细胞(PA6 细胞)的分泌活动，将 HDF-和 HLEC-衍生的 iPSC 进行基质细胞诱导分化，可获得 PAX6+/CK12+ CEC 样细胞集落。HLEC 衍生的 iPSC 可显著改善角膜上皮的分化程度，但 iPSC 仍然保留了一小部分差异甲基化区域，这表明其特定的表观遗传状态可能是导致其更倾向于靠近 CEC 谱系分化的原因[25]。

通过复制角膜缘上皮干细胞生态位，Yu 等报道了使用 bFGF、EGF 和 NGF 混合培养基共培养小鼠 iPSC 与角膜缘基质细胞，产生了 CK12+的 CEC 样细胞[26]。Mikhailova 等人将 iPSC 导入 p63+和 CK3/12+CEC 样细胞，经Ⅳ型胶原涂层表面连续培养，然后在含有两种小分子（TGF-β 抑制剂 SB-505124 和 Wnt 抑制剂 IWP-2）和 bFGF 的培养基中悬浮培养，最后进入角膜上皮细胞培养基 CnT-30[27]。Cieslar Pobuda 等人用 3 种角膜缘特异性转录因子 TCF4、CEBPD 和 ΔNp63α 对诱导的 LESC 样细胞进行部分重编辑，生成 CK3/12+角膜缘上皮细胞。这样的重编辑方式避免了完全退回至多能干细胞，以避免形成与使用 iPSC 衍生的角膜上皮样细胞相关的畸胎瘤[28]。

9.2.2 上皮干细胞

9.2.2.1 口腔黏膜

口腔黏膜是一种非角化的复层鳞状上皮，其形态结构和表型与角膜上皮细胞相似。因此，Nakamura 等人在 2003 年发表了一项先锋性研究，报告了将口腔黏膜组织活检组织培养至裸露的羊膜上作为载体[29]。再上皮化的 AM 可成功地完全移植至兔眼角膜板层切除术后受损的角膜上，并生成一种新的角膜上皮替代物恢复角膜透明度[29]。2004 年，Nishida 等人将双侧 LSCD 患者的口腔黏膜上皮细胞（OMEC）在温度敏感的细胞培养基中培养，然后将其放入含有 3T3 饲养细胞的较大培养板，获得自体培养 OMEC。将 OMEC 移植到他们的角膜表面已被证明可以成功地恢复他们的角膜上皮和角膜透明度[30]。继这项具有里程碑意义的临床研究之后，史蒂文斯-约翰逊综合征和化学性眼损伤患者通过连续培养的 COMET 和穿透性角膜移植术（PKP），成功地恢复了角膜功能[31]。最近的一项研究报告了组织工程化口腔黏膜上皮细胞在异种游离培养系统中的生成，为眼表手术提供了新的选择。目前培养角膜上皮细胞的最佳方案是使用含有 10ng/mL 重组表皮生长因子和Ⅳ型胶原涂层的化学培养基[32]。

9.2.2.2 毛囊

1990 年，Costarelis 等人在毛囊的突起区域发现了一个慢周期性 SC 群体[57]。这些滤泡状突起的上皮细胞有助于表皮在伤口愈合过程中再生[58-60]。随后，Blazejewska 等人首次报道了毛囊 SC（HFSC）在角膜缘环境中可在体外转化为角膜上皮样细胞[13]。更有趣的是，作者报道了仅从隆起区的细胞获得全克隆细胞（干细胞衍生）。通过酶消化或膨大区外植体培养获得的 HFSC 扩增到 3T3 饲养层细胞上。传代培养的 HFSC 在Ⅳ型胶原和层粘连蛋白-5 涂层表面形成规则的上皮样细胞层，但不能在层粘连蛋白-1 或纤维连接蛋白上形成。此外，在角膜缘成纤维细胞条件下培养的 HFSC 能有效地分化为 CK12+CEC 样细胞，而不能被周边角膜或 3T3 成纤维细胞诱导分化为 CK12+CEC 样细胞。在预先包被层粘连蛋白-5 的纤维蛋白凝胶上生成 HFSC 衍生 CEC 样细胞显示了天然角膜上皮的形态结构特征，基底细胞表达上皮 SC 标志物 α_6-整联蛋白和 CK15、浅表鳞状上皮细胞表达真皮（CK10）和角膜（CK12）分化标志物[13]。在另一项研究中进一步报道了 HFSC 对角膜上皮细胞再上皮化潜能的更确切证据：在该研究中，将植入小鼠 HFSC 的纤维蛋白凝胶载体移植到受损伤的小鼠角膜表面，并移除其角膜缘和角膜上皮细胞[33]。总之，这些研究证实，HFSC 是可被应用于人类 LSCD 的候选细胞。

9.2.2.3　表皮

皮肤表皮是一种复杂的复层上皮细胞，具有很强的再生潜能，来源于基底层的皮肤表皮细胞（SESC）。Howard Green 的实验室首次成功地将表皮活检组织器官型培养的人表皮角质形成细胞体外扩增至灭活的 3T3 胚胎成纤维细胞[61]。这项具有里程碑意义的研究为成功地将体外生成的皮肤替代物移植到人体大面积全层烧伤创面奠定了基础[62]。有趣的是，皮肤和角膜上皮有共同的谱系，起源于胚胎皮肤的基底层及其各自的 SC，即表皮细胞和角膜缘上皮细胞，是角质形成细胞 SC 的两种类型[10]。根据它们的表型相似性，Yang 等人的研究结果表明，从山羊皮肤分离培养的 SESC 移植到带有全部 LSCD 的山羊角膜表面，可使角膜上皮细胞恢复透明[12,63]。

9.2.2.4　羊膜

羊膜包围胎儿的羊膜腔，它与羊水接触的内侧是一层连续的外胚层扁平细胞，即羊膜上皮。不同的研究表明人羊膜上皮细胞（HAEC）可作为体外 SC 用于角膜表面再生。He 等人在 1999 年首次报道了利用 HAEC 进行角膜上皮修复的可行性，其通过将 HAEC 接种到胶原角膜屏障的凹面上实现，最后将细胞化的屏障层移植到兔眼失去上皮化的角膜表面。研究发现，移植角膜的第三部分附着并保留了 HAEC[34]。有趣的是，Yao 等人进一步报道了在条件培养基中的 hCEC 分泌的 HAEC 可以分化为 CK3/12+ CEC 样细胞[35]。Fatimah 等人还报道了传代培养的 HAEC 如何强烈表达 CK18 和 β_1 整联蛋白的，以及它们在含有 10ng/mL EGF 的正常培养基中如何增加 CK19 和 CK3 的表达，而同时它们又失去了干细胞标志物 p63 的表达。Zhou 等最近报道了将 HAEC 接种到失去内皮化兔眼角膜基质的前弹力层，并进行气升培养，可以产生 4~5 层的 CK3/12+ 细胞层，模拟自然角膜表层。将 HAEC 角膜基质移植到失去上皮化的兔眼角膜上，可在 4 周内恢复角膜透明度和正常的角膜上皮细胞[36]。

9.2.2.5　脐带内层上皮

脐带内层上皮（CLEC）是一种多层表皮[65]。CLEC 的初步报告表明其在器官型培养后能形成复层上皮[37]。Reza 等人将人CLEC 在剥膜的 AM 载体上培养。他们报告了 SC 标志物（HES1，ABCG2，BMI1，CK15）的初始表达，以及它们黏附、生长和形成 CK3/12+ CEC 样细胞层状结构的能力。将新生上皮组织移植到角膜缘干细胞缺乏的兔眼上，恢复了正常的透明角膜表面，显示了这种细胞类型在眼表修复中的前景[38]。

9.2.3 间充质干细胞

间充质干细胞是多能中胚层祖细胞，主要位于血管周围的结缔组织中[66]，因此，它们几乎存在于所有有血管的组织和器官中[67,68]。20世纪80年代末有研究报道了间充质细胞在含血清的培养基中进行体外培养时获得简单上皮标志物(CK18和CK19)的能力[69]。有趣的是，间充质细胞向上皮细胞转化(MET)的过程被证明是成人成纤维细胞重编辑为iPSC的必要过程[70]。成人MSC能否转化为成熟的角膜上皮细胞，已成为角膜表面再生治疗的研究热点。迄今为止，已经对不同来源的MSC进行了检测，包括骨髓、脂肪组织和胎儿组织。

9.2.3.1 骨髓间充质干细胞

骨髓源性MSC(BM-MSC)是研究角膜再生的第一类MSC。Ma等人在2006年报道了一种与人BM-MSC共同接种于去膜AM可以诱导大鼠受损角膜上皮的重建。骨髓间充质干细胞存活于同种异体移植物上，并能抑制新生血管生成和炎症反应，但是它们不能转分化为CK3+角膜上皮样细胞[39]。进一步的研究还报道了骨髓间充质干细胞在定向分化培养下获得一些CEC标志物(CK3/CK12、$β_1$整联蛋白、C/EBPδ、ABCG2和p63)的能力，以及它们在眼表上皮损伤动物模型中诱导角膜上皮再生的能力[40-47,71-73]。

对目前已发表研究进行的详细分析清楚地说明了BM-MSC是如何促进受伤角膜上皮的愈合和再生。然而，也有研究结果质疑这种再生机制是否直接通过BM-MSC转分化为CEC，或者通过分泌抗炎和再生因子间接介导维持内源性角膜上皮再生[11]。

支持其间接贡献的一些报告表明，BM-MSC通过分泌TGF-$β_1$[73]和肿瘤坏死因子诱导基因6蛋白(TSG-6)以刺激角膜上皮再生，因为其之后能够诱导促炎性巨噬细胞(M1)表达抗炎表型(M2)[41,47]。此外，BM-MSC移植到碱烧伤后的兔眼角膜上，也显示角膜组织中上皮下角膜基质细胞中的促炎和血管生成标志物(iNOS、MMP9、αSMA、TGF-$β_1$和VEGF)表达降低[46]。

9.2.3.2 脂肪组织MSC

一些研究探讨了人真皮下脂肪组织来源的MSC(通常称为h-ADSC)在体外获得CEC特性和(或)在眼表面损伤动物模型中诱导角膜上皮再生的潜力[45,46,50,74]。Martinez Conesa等人报道了早期培养的h-ADSC如何表达SC标志物p63和ABCG2，并上调其CK12的表达，表明它们具有CEC分化能力[48]。通过这种方法，将h-ADSC在Ⅳ型胶原涂层表面和人CEC的条件培养基上发现h-ADSC向表达CK12的上皮样细胞转化的现象。然而，当使用角膜缘成纤维细胞CM时，并没有发生这种转分化[49]。Holan等人培养了兔眼LESC和ADSC，然后将其分别接种于聚乳酸(PLA)纳米纤维支架上该研究报告了LESC和ADSC支架如何黏附于兔眼受伤的角膜表面，其促进角膜上皮再生和恢复角膜透明度的效果相似[45]。同一实验室进一步描述了移植至受伤的兔眼角膜的ADSC支架如何恢复再生上皮中的抗氧化酶，以及降低促炎症和血管生成标志物的表达水平(iNOS、MMP9、α-SMA、TGF-$β_1$和VEGF)[46]。Galindo等人建立部分和全部LSCD的兔眼模型。作者报告了局部移植的人ADSC如何黏附并迁移到受伤的角膜上，减少炎症和荧光素染色阳性的上皮缺损；在部分LSCD模型中，ADSC可部分逆转眼表新生血管和混浊的进程[50]。

9.2.3.3 胎儿组织 MSC：胎盘、羊膜、脐带

从废弃的胎儿组织(如胎儿胎盘、脐带或羊膜)中可获取临床相关数量的 MSC,这已成为角膜再生治疗的热点。Garzón 等人分离了人体沃顿胶质干细胞,即自然界中的 MSC[75]。该研究将其在纤维蛋白-琼脂糖膜上进行高密度繁殖和培养,形成一个 4~5 层的细胞层，表达一组与 CEC 一致的标志物[CK3/12、CX43、PKG 和闭锁小带（ZO1)][51]。Nam 等人从人胎盘和脐带中分离 MSC,并在微量必需培养基 α+10%胎牛血清中进行初步扩增。用 P-MSC 或 UC-MSC 制备无血清条件培养基,通过分泌基质分子蛋白转化生长因子 β 诱导蛋白(TGF-βIp)实现人眼角膜缘上皮细胞克隆性增殖[76]。

9.2.4 未成熟牙髓干细胞

口腔血管化组织具有 MSC 特征，是一种丰富的 SC 来源。分离 MSC 的口腔来源包括牙龈、牙周膜、发育牙(乳头和毛囊)和脱落乳牙(牙髓)[77,78]。很少有研究涉及口腔MSC对角膜上皮再生的潜力。Monteiro 等人从脱落的牙齿上分离出了人未成熟牙髓干细胞(hIDPSC),表达 MSC 和 ESC 标志物。有趣的是,未分化的 hIDPSC 还表达了角膜缘 SC 标志物 p63 和 ABCG2。在连续化学烧伤和角膜缘切除术诱导的兔眼全角膜缘 SC 缺乏(TLSCD)模型中评价 hIDPSC 的愈合能力。将 hIDPSC 移植至失上皮化的角膜,可以直接通过细胞融合重建角膜上皮,hIDPSC 表达角膜缘 SC 和角膜上皮细胞标志物[52]。2010年，同一个实验室在热响应聚合物聚 N-异丙基丙烯酰胺(PNI-PAAm)培养基表面上生成了未分化 hIDPSC 致密细胞板。如前所述,将 hIDPSC 移植到同一兔眼 TLSCD 模型上[52]促使上皮重建,细胞对 hIDPSC 产生反应,并且上层基底细胞 CEC 高表达 CK3,而基底细胞显示,LESC 标志物 ABCG2 和 p63 表达最高[53]。为了进一步支持这一观点,Tsai 等人还报道了 hIDPSC 在与永生化人角膜上皮（HCE-T）共培养 7 天,hIDPSC 获得 CEC 标志物 CK3/12 表达的能力[79]。

9.3 角膜基质再生

角膜基质含有特殊的成纤维细胞,即角膜细胞，其对维持 ECM 分子的特定排列至关重要,是实现角膜透明性所必需的。角膜细胞是神经嵴来源的间充质细胞[80]。虽然它们在健康角膜中是静止的,但在角膜创伤时可部分地诱导其重新激活为肌成纤维细胞,并分泌新的 ECM 纤维化成分,导致角膜纤维化、瘢痕化和透明性降低。此外,角膜基质疾病也起源于角膜细胞功能失调和（或)进行性细胞凋亡,如角膜营养不良最常见形式之一——圆锥角膜。角膜移植术是目前治疗严重圆锥角膜的唯一方法。基于 SC 的疗法被认为是有希望的,因为它们可能产生健康的角膜细胞,并将其重新整合到患病的角膜基质中,或采用生物医学工程,如角膜基质等效物的制造。我们下面将回顾过去 10 年提出的具有角膜细胞分化潜能的不同类型眼外干细胞的应用。

表 9.2 显示了用于角膜基质再生的体外干细胞。

9.3.1 胚胎干细胞和诱导多能干细胞

近期有研究从 hESC 中分化出具有表型和分化功能的角膜细胞[81-83]。Chan 等人于 2013 年将生成并纯化后表达细胞表面神经生长因子受体(NGFR)的 hESC 起源神经嵴

表 9.2　用于角膜基质再生的体外干细胞

干细胞类型	主要步骤	主要结果	参考文献
ESC	与 PA6 成纤维细胞共培养。SFM+抗坏血酸三维颗粒培养	表达 AQP1、B3GNT7、PTDGS、ALDH3A1、角蛋白聚糖、KS	[81]
	三维颗粒培养。SFM+RA+抗坏血酸-2-磷酸	表达角蛋白聚糖、KS	[82]
iPSC	DMEM+bFGF+抗坏血酸-2-磷酸酯三维颗粒培养	表达角蛋白聚糖、ABCB5、波形蛋白和 HNK1	[83]
DPSC	在 DMEM+抗坏血酸-2-磷酸、bFGF 和 TGF-β_1 中进行三维颗粒培养。小鼠角膜基质内注射	表达Ⅰ型胶原、角蛋白聚糖、KS 恢复透明度	[84]
UC-MSC	标准贴壁培养。lumican-/-null 小鼠间质内注射	表达 ALDH3A1、光蛋白聚糖和角蛋白聚糖	[85]
	标准贴壁培养。黏多糖症Ⅶ小鼠间质内注射	基质糖胺聚糖减少和角膜混浊	[86]
BM-MSC	基质内注射对无角膜溃疡小鼠的影响	分化为角蛋白聚糖+角膜细胞	[87]
	角膜细胞 CM 培养	分化为角膜细胞样、角蛋白聚糖+、光蛋白聚糖+和 ALDH1A1+	[88]
	GFP+-BM-MSC。基质内注射对大鼠角膜基质的损伤	基质角膜细胞标志物增加(角蛋白聚糖、ALDH 和 CD34)。分化成 GFP+/角蛋白聚糖+细胞	[89]
	小鼠角膜提取物+IGF-1 培养	分化为角蛋白聚糖+、光蛋白聚糖+和角膜细胞样	[71]
	BM-MSC 角膜局部应用 CM 治疗角膜损伤	基质角膜细胞存活率提高	[90]
	小鼠角膜损伤静脉注射	减少角膜肿胀,炎症和不透明。减少 TNF-α、IL-1β 和 IL-6	[91]
ADSC	兔角膜基质内注射	重新排列成多层角膜细胞。表达 ALDH3A1+和角蛋白聚糖+	[92]
	培养成纤维蛋白凝胶或三维颗粒培养成 SFM+抗坏血酸	向角蛋白聚糖+、ALDH3A1+分化	[93]
	在 PLGA 支架上培养。基质内移植物 ADSC-PLGA 构建体	良好的基质内植入。恢复角膜透明度	[94]
	与人角膜细胞共培养	向角蛋聚糖+、ALDH3A1+分化	[95]
	在基于 PEA 多孔膜上播种。角膜基质等效物的制备	兔角膜基质内良好的基质内植入	[96]
	接种于脱细胞人角膜基质片上。兔角膜移植术	良好的基质内移植物整合。h-ADSC 分化为人角蛋白聚糖+	[97]

(待续)

表 9.2(续)

干细胞类型	主要步骤	主要结果	参考文献
	h-ADSC 植入人角膜基质治疗晚期圆锥角膜的 1 期研究	6 个月时移植物植入良好适度改善视觉参数	[98]
	在 DMEM+bFGF,RA,抗坏血酸-2-磷酸中培养	向角蛋白聚糖+、ALDH3A1+分化	[99]

缩写:ADSC,脂肪源性 SC;ALDH1A1,醛脱氢酶 1 家族成员 A1;ALDH3A1,醛-3-脱氢酶 1 家族;bFGF,碱性成纤维细胞生长因子;BM-MSC,骨髓间充质干细胞;CM,条件培养基;DPSC,牙髓细胞;ESC,胚胎 SC;GAG,糖胺聚糖;HSHS,血小板缺乏马血清;IGF-1,胰岛素样生长因子-1;iPSC,未成熟牙本质干细胞;KS,硫酸角质素;PEA,聚丙烯酸乙酯;PLGA,聚乳酸-乙醇酸;RA,视黄酸;SFM,无血清培养基;TGF-β_1,转化生长因子 β_1;UC-MSC,脐带间充质干细胞。

祖细胞(NCP)与 PA6 胚胎成纤维细胞(a 细胞)共培养,是具有神经元诱导活性的细胞系[81]。在含抗坏血酸的无血清培养基中,NGFR+NCP 作为紧密型 3D 颗粒培养,可上调角膜细胞基因 AQP1、B3GNT7、PTDGS 和 ALDH3A1 和角膜细胞的表型表现,如角膜基质中的角蛋白聚糖(KERA)上调了 10 000 倍[100]。此外,从颗粒培养基中也发现含有经角质素硫酸盐修饰的高分子量角蛋白聚糖,是角膜基质独特的分子成分[81]。后来,同一个实验室对他们之前的方案稍做修改,在两步程序中省略了单层培养纯化的人胚胎干细胞衍生物 NGFR+,直接放入规定的无血清角膜细胞分化培养基进行 3D 颗粒培养;培养基由 DMEM 组成,含有 10ng/mL bFGF 和 0.1mm 抗坏血酸-2-磷酸诱导角膜细胞表型,分化培养 3 周后角蛋白聚糖和硫酸角质素蛋白多糖分泌增加。Naylor 等人报道了从人诱导的多能干细胞中获得 AP2a+和 p27NTR+神经嵴细胞(NCC)。将 hiPSC 来源 NCC 在角膜细胞分化培养基上进行 3D 颗粒培养,可有效地诱导其分化为表达角膜蛋白聚糖、ABCB5、波形蛋白和 HNK1 的角膜样细胞。此外,hiPSC 来源的 NCC 植入供体角膜后可在角膜基质内迁移,形成类似于角膜细胞的形态,并表达角膜细胞标志物[83]。

9.3.2 间充质干细胞

特别引人关注的是在成人 MSC 作为体外的 SC 以获得角膜细胞,是具有 MSC 样特征的细胞[101]。骨髓间充质干细胞来源于骨髓、脂肪组织、脐带和牙髓。

9.3.2.1 骨髓间充质干细胞

Liu 等首次报道了骨髓来源的 MSC 的角膜细胞分化能力[87]。他们展示了将 Dil 标志物的小鼠 BM-MSC 移植到无角蛋白聚糖(Kera-/-)小鼠中使其能正确进行基质整合和分化为 Dil+/kera+角膜细胞[87]。Park 等报道了在角膜细胞条件培养基中培养的人骨髓间充质干细胞如何有效地分化为角膜细胞样细胞,表现为 α-SMA 表达缺失,角蛋白聚糖、光蛋白聚糖和 ALDH1A1 的上调表达[88]。Demirayak 等人制作了大鼠穿透性角膜损伤模型,将大鼠 GFP+BM-MSC 进一步注入前房,观察其在损伤部位的归巢情况。移植后 8 周,大鼠的角膜细胞标志物(角蛋白聚糖、ALDH 和 CD34)增加,基质 BM-MSC 衍生的 GFP+/角蛋白聚糖+细胞位于损伤部位[89]。在另一项研究中,用通过反复冻融循环获得的小鼠角膜提取物(MCE),以及添加或不添加 20ng/mL 胰岛素样生长因子1(IGF-1)以培养纯化的小鼠 BM-MSC。MCE 和 IGF-1 联合应用是将 BM-MSC 分化为 K12+、角蛋白聚糖+和光蛋白聚糖+的角膜细胞样细胞的最佳条件[71]。为探讨 MSC 对角膜基质损伤的抗炎作用,Jiang 等人建立乙醇损伤后去除角膜上皮的小鼠模型。他们的研究显示,在角膜表面局部应用 BM-MSC 条件培养基可以显著提高基质角膜细胞的存活率[90]。采用相同的小鼠角膜损伤模型,Yun 等证明静脉移植 1.10^6 人 BM-MSC 可通过减少白细胞浸润以减轻角膜水肿和炎症。通过 BM-MSC 治疗可减少角膜混浊,炎症标志物 TNF-α、IL-1β 和 IL-6 降低[91]。

9.3.2.2　脂肪组织 MSC

MSC 是从人皮下脂肪组织的处理过脂肪细胞(PLA)中分离出来的一种体外 MSC,在角膜基质疾病的再生治疗中受到了特别的关注。Arnalich Montiel 等人首次报道了人 PLA 细胞可融合于正常免疫功能的兔眼角膜基质中,并且在长达 10 周时间里效果令人满意[92]。在第二阶段试验中,他们的进一步研究发现,在部分基质切削术后的兔眼角膜中注入 PLA 细胞可使角膜结构重新排列,形成典型的多层角膜细胞组织,并表达 ALDH 和角蛋白聚糖[92]。Ma 等人的研究报告他们制作了一种以聚乳酸-乙醇酸 (PLGA)为支架的薄片, 用自体兔 ASC 进一步细胞化,将 rASC-PGLA 基质等效物植入兔角膜基质。植入的 rASC-PGLA 结构逐渐透明, 其组织学特征与天然角膜基质相似[94]。Alió del Barrio 等人报道了用人 ADSC 体外细胞化聚丙烯酸乙酯(PEA)大孔膜制备角膜基质等效物的方法;作者报道将含 10%的丙烯酸羟乙基酯的 PEA 支架植入兔眼角膜基质,术后 3 个月时,h-ADSC 定植率表现出最佳并且无排斥反应[96]。同年,同一实验室成功地用 h-ADSC 使体外去细胞化的人眼角膜基质片再次植入兔角膜。基质等效物显示植入后 3 个月,h-ADSC 的生物整合、透明性、存活率和分化为人角膜基质细胞的能力明显增强。h-ADSC 和供体角膜基质的联合使用可能使角膜基质疾病的生物等效性组织工程得以实现[97]。Aliódel Barrio 等人最近发表的一项人类 1 期研究的结果,该研究探讨了自体或非细胞化人角膜基质层植入的效果,h-ADSC 可治疗晚期角膜溃疡[98]。6 个月后,去细胞化和再细胞化的基质内植入术均被接受,两种方法都显示了相似的视觉状态参数和角膜测量值的恢复, 表明 h-ADSC 并没有比单纯基质植入物有显著优势[98]。除了这些临床前研究外,其他研究还探讨了人皮下脂肪组织 MSC 体外分化为角膜细胞的能力[93,95,99]。人类通过不同的方法可以获得 ADSC 来源的角膜细胞样细胞(角蛋白聚糖+/ALDH3A1+)。在一项研究中,它们通过培养 h-ADSC 分化位成纤维蛋白凝胶,或在含抗坏血酸的无血清或还原血清培养基中进行颗粒培养[93]。此外,Zhang 等人将 h-ADSC 与人原代角膜细胞在 transwell 系统中共培养,并使用含有 10ng/mL FGF2、0.1 mM 抗坏血酸-2-磷酸、1%脱肝素血小板缺乏型马血清(HSHS)的 DMEM 基获得角膜细胞样细胞[95]。在含 10ng/mL FGF2、0.1mm 的 DMEM 抗坏血酸-2-磷酸和 RA 的培养基中培养 h-ADSC, 可上调角膜细胞标志物。浓度为 1μM 的 RA 可引起角膜基质和 ALDH3A1 的上调作用最强[99]。

9.3.2.3　脐带 MSC

Liu 等将 Dio 和(或)Dil 标志物的人脐带 MSC(h-UMSC)植入光蛋白聚糖-/-缺乏小

鼠体内,在基质中短暂增殖并表达光蛋白聚糖。在h-UMSC移植后,ALDH3A1、光蛋白聚糖和角蛋白聚糖的转录表达也增加了[85]。随后,将h-UMSC移植到Ⅶ型黏多糖小鼠体内,其由于糖胺聚糖的积累而出现角膜混浊;h-UMSC植入后,该小鼠降低了角膜混浊,恢复了角膜细胞形态,减少了软骨素和硫酸乙酰肝素的基质含量[86]。

9.3.3 口腔干细胞:牙髓干细胞

赛义德·皮卡德等人从第三磨牙中分离出成人牙髓细胞(hDPC)[84]。收集的牙髓组织经胶原酶I处理以释放DPC,然后在塑料黏附板上扩增为含有20%FBS的DMEM培养基。第2~4代传代培养的HDPC,在含有抗坏血酸-2-磷酸、FGF2和TGF-β_1的DMEM基础培养基中进行3周的颗粒培养[84]。在角膜细胞分化培养基中培养2周后,hDPC表现出Ⅰ型胶原和角蛋白多糖表达增加,并分泌含有硫酸角质素的蛋白多糖。在健康小鼠角膜基质内注射Dio标志物的hDPC,随着时间的推移,移植效果良好,角膜透明度和厚度没有改变。人角膜移植术后2周出现特异性角膜病变[84]。

9.4 角膜内皮再生

在过去的10年中,寻找能够分化为功能性CEnC或具有相似功能的成年细胞(替代物)的体外SC引起了广泛的关注。不同的实验室对其前体SC,如ESC或出生后的神经嵴祖细胞进行体外眼系限制,以获得适宜的CEnC。使用iPSC生成CEnC也是人们感兴趣的。其他实验室也评估了来自不同谱系的成体干细胞或祖细胞的适用性,如MSC、血管内皮祖细胞(VEPC)和皮肤源性前体细胞(SKP)。其他可能的方法是使用形态结构和功能与角膜内皮非常相似的组织分化细胞,例如,一些简单的上皮细胞,如血管内皮或间皮。

下面我们将更详细地介绍不同类型的体外SC在角膜内皮再生中的应用。表9.3显示用于角膜内皮再生的体外干细胞。

9.4.1 胚胎和诱导多能干细胞

Zhang等人于2014年首次采用两步诱导法研究了人ESC的角膜内皮分化能力。本研究首次采用一种基于Transwell的共培养系统结合人角膜基质细胞,以引导hESC向眼周间充质干细胞(POMPS)分化。在晶状体上皮细胞条件培养基中培养的POMPS可产生表达转录因子FoxC1和Pitx2的N-cadherin+CEnC样细胞。将人胚胎干细胞来源的CEnC样细胞接种到猪角膜的基质层上,进一步获得角膜内皮等效物。在角膜内皮功能异常的兔眼植入该替代物后,角膜透明度逐渐增加[54]。不久之后,McCabe等人还报道了通过促进人胚胎干细胞定向分化为CEnC样细胞,在含有Smad抑制剂Noggin和SB431542的培养基中初步分化为NCP。在含有B27补充剂、10ng/mL血小板源性生长因子BB(PDGF-BB)和10ng/mL dick-kopf-WNT信号通路抑制剂2(Dkk-2)的角膜内皮细胞培养基中,NCP进一步向CEnC样细胞分化。hESC来源的CEnC样细胞表达角膜内皮细胞标志物COL8A1、COL8A2和Na^+/K^+腺苷三磷酸酶α_1(ATPase α_1,AT-PA1)[102]。Chen等证明用反式RA处理小鼠诱导的iPSC产生胚状体,可诱导其分化为神经嵴细胞[104]。将分化后的EB移植至明胶涂层板上,再放入由原代晶状体上皮细胞诱导的条件培养基,可以产生表达CEnC标志物ATPA1、ZO-1和AQP1的单层细胞[104]。遵循类似的两步分化方案,Song等人获得了

表 9.3 用于角膜内皮再生的体外干细胞

干细胞类型	主要步骤	主要结果	参考文献
ESC	应用晶状体上皮细胞的 CM	多角形,CDH2+,波形蛋白+体内功能	[54]
	无血清培养基+B27、PDGF-BB、Dkk-2	多边形,COL8A1+,COL8A2+,ATPA1+	[102]
	硫酸软骨素和层粘连蛋白涂层	多边形,COL8A1+,COL8A2+,ATPA1+ 使用牛原始 CEnC 的 CM	[103]
	三步分化协议	功能性全厚角膜替代物(TECS)	[55]
iPSC	EB 形成。维 A 酸治疗 明胶涂层,晶状体上皮细胞	多边形 ATPA1+,ZO-1+,AQP1+	[104]
	三步分化协议。TGF-β 抑制与 ROCK 信号传导	多边形 ZO-1+,ATPA1+,CDH2+	[105]
NCSC	神经管外植体培养。层粘连蛋白和软骨素-6 硫酸盐涂层 应用大鼠原始 CEnC 的 CM	多边形,ATPA1+,ZO-1+ 牛 APCM 表面类 CE 单层膜的制备	[106]
SKP	将球体放入含有 B27、EGF 和 bFGF 的 SFM 中,培养基为 RA、BIO 和 Y-27632	多边形,ATPLA1+、Cdh2+和 Pitx2+。播种Ⅰ型血小板,体内功能性	[107]
	硫酸软骨素和层粘连蛋白涂层 与 hCEnC B4G12 共培养	多边形,表达基因(ATPLA1,ZO-1,cdh2,ca2,col4a2,col8a2)和蛋白质(ZO-1,atp1a1)	[108]
BM-EPC	Transwell 与人 CEnC 共培养	多边形,AQP1+,NSE+,在猫角膜中的功能	[15]
UCB-EPC	EGM-2 培养基中Ⅰ型胶原涂层的研究	利用磁场整合到兔损伤的 CE 中	[16]
UCB-MSC	应用人晶状体上皮细胞的 CM	非多边形,细胞间表达 ZO-1,CDH2	[109]
BM-MSC	BM-MSC-CM 促进 CEnC 生长	改善人类 CEnC 的多边形形状	[110]
AT-MC	在 MRPM 中培养。植入人晶状体囊(HLC)	多边形的。ZO-1、CDH2、ATP1A1、COL4A2、COL8A2、SLC4A4。黏附在 HLC 上	[111]

缩写:APCM,脱细胞猪角膜基质;AT-MC,脂肪组织间皮细胞;BM-EPC,骨髓内皮祖细胞;bFGF,碱性成纤维细胞生长因子;BM-MSC,骨髓间充质干细胞,CDH2,N-钙黏合蛋白;CEnC,角膜内皮细胞;CM,条件培养基;EGF,表皮生长因子;ESC,胚胎干细胞;IPSC,同侧成熟牙本质干细胞;MRPM,间皮保留显性介质;NCSC,神经嵴干细胞;PDGF-BB,血小板生长因子-BB;RA,维 A 酸;SFM,无血清培养基;SKP,皮肤衍生前体细胞;UCB-EPC,脐血内皮祖细胞;UCB-MSCSC,脐血间充质干细胞。

hESC 衍生的 EB,并通过使用含头蛋白和 SB431542 的培养基进一步诱导 NCP。EB 进一步在添加了 PDGF-BB、Dkk-2 和 TGF-β 的硫酸软骨素和层粘连蛋白培养基中培养分化,或在牛原代 CEnC 产生的 CM 中培养,以进一步分化成表达 COL8A1、ATPA1、

ZO-1、AQP1 和 S100A4 的 CEnC 样细胞[103]。Zhao 和 Afshari 报道了通过体外眼部谱系限制人 iPSC,使用三步诱导协议成功生成类角膜内皮细胞。在含有 bFGF、N2 和 B27 生长补充剂和小分子抑制物(SB431542、LDN193189 和 IWP-2)的无血清培养基中,iPSC 定向分化位眼部 SC。然后,在含有 N2、B27、L-抗坏血酸 2-磷酸和 CHR99021(GSK-3 抑制剂)的无血清培养基中,将 iPSC 衍生的 EFSC 分化为 HNK-1+/p75NTR+眼神经嵴 SC。通过抑制 TGF-β 和 ROCK 信号[105],NCSC 最终被分化为表达 ZO-1+、ATPA1+和 N-钙黏素+的 CEnC 样细胞[105]。Zhang 等人的实验室最近发表了一项相关研究,证明通过连续细胞化技术成功地实现了全层角膜组织工程,将一种无细胞猪角膜基质(APCM)与含有角膜缘上皮样细胞和 hESC 衍生的 CEnC 样细胞进行联系细胞化培养,随后的研究参照 2014 年发布的方法[54]。特别值得注意的是,植入兔眼的 TECS 在几周后透明度增加,并且与未进行细胞化植入的 APCM 支架相比,其新生血管显著减少,后者反而混浊度增加[55]。

9.4.2 神经嵴干细胞

Ju 等人从大鼠胚胎神经管外植体中分离出 p75 和 HNK-1 双阳性神经嵴 SC。在含有层粘连蛋白和硫酸软骨素-6 的大鼠原代 CEnC 衍生 CM 诱导培养基上培养 NCSC,可分化为表达 ATPA1+和 ZO-1+的多边形 CEnC 样细胞。将 NSC 来源的 CEnC 样细胞接种和培养至 APCM 上,可以获得单层角膜内皮样细胞[106]。

9.4.3 皮肤来源的前体细胞

皮肤源性前体细胞(SKP)存在于成人皮肤层,显示为一个原始细胞池,与胚胎神经嵴 SC 有共同的特征,其衍生自 CEnC[112]。根据这一概念,Inagaki 等人报告了一项研究,表明从新生小鼠面部皮肤分离的 SKP 可向角膜内皮细胞系分化的能力[107]。dispase Ⅱ 酶消化后,真皮与表皮分离,然后用胶原酶完全分解。在低附着介质和含有 B27 补充剂、EGF 和 bFGF 的无血清培养基中,以漂浮球的形式繁殖 SKP,表达神经嵴标志物 p75NTR 和 N-钙黏素。在含有 5%FBS 的角膜内皮诱导培养基(CEIM)中,在 0.1%明胶包被板上贴壁培养 SKP,胰岛素、全反式维 A 酸、GSK3-β 抑制剂 BIO、TGF-β_2 和 ROCK 抑制剂 Y-27632 可诱导其分化为多角形 CEnC 样细胞,表达角膜内皮细胞基因 Atp1a1(Na^+/K^+-ATP 酶 α_1)、Cdh2(N-钙黏蛋白)和 Pitx2。将 SKP 衍生的 CEnC 培养到Ⅰ型血小板上,以产生角膜内皮细胞等效物。将 CE 等效物移植到大疱性角膜病变的兔眼模型中,与不含细胞的载体相比,可显著降低角膜厚度,并保持透明度[107]。2017 年,Shen 等人发表了一篇基于从眼睑手术中分离出的成人 SKP 的优秀临床前研究报告[108]。经酶消化成游离 DH 溶液后,从真皮中分离出 SKP。在无血清 DMEM/F12 中培养SKPs2-4 代,在培养基中添加 2%的 B27、bFGF 和 EGF。该研究使用 Transwell 共培养系统进行 8 天的细胞分化,SKP 在硫酸软骨素和层粘连蛋白涂层表面培养,并在上层加入永生化 B4G12 hCEnC 细胞。通过这种方法,hSKP 逐步由成纤维细胞向多边形形态转变,这与 CEnC 基因(ATPLA1、ZO-1、N-钙黏蛋白、CA2、Col4a2 和 Col8a2)和蛋白质(ZO-1 和 ATP1A1)]增加有关。将 hSKP 来源的 CEnC 样细胞作为细胞悬液注入去除角膜内皮后的兔眼和猴眼前房,暴露其后弹力膜,评估细胞悬液的功能。与出现严重间质水肿和角膜混浊的非手术眼相比,使用

CEnC样细胞治疗的眼可保持良好的角膜厚度和透明度[108]。

9.4.4 血管内皮祖细胞:骨髓和脐血

Shao 等报道了人胎儿骨髓源性内皮祖细胞(BEPC)的分离[15]。采用 Transwell 共培养系统,用人原始 CEnC 及其条件培养基以非接触方式诱导 BEPC 分化位角膜内皮细胞。在刺激后,BEPC 来源的 CEnC 样细胞呈多边形,表达 AQP1、神经元特异性烯醇化酶 (NSE) 和紧密连接。将 BEPC 来源的 CEnC 样细胞接种到 APCM 上,可以生成角膜内皮细胞,可使去除后弹力层和角膜内皮层的猫眼角膜,恢复透明[15]。在下一个研究中,Shao 等人从人脐带血单核细胞(MNC)中分离出 EPC。脐带内皮祖细胞黏附于在Ⅰ型胶原涂层板上,在 EGM-2 内皮细胞培养基进行选择性培养。用此方法获得血管性血友病因子(vWF)、Ac-LDL、CD133 和 CD34阳性的 EPC。胰蛋白酶处理的 EPC 进一步用 CD34 免疫磁珠纳米粒标志物,然后注入去除角膜后弹力层和内皮层的兔眼前房。该过程通过在眼球顶部放置一块磁铁,在几个小时后将其放置并黏附在剥落的前角膜表面上。EPC 移植可逐渐减轻角膜水肿和混浊[16]。

9.4.5 间充质干细胞

9.4.5.1 脐带血 MSC

Joyce 等人在 2012 年首次对间充质干细胞分化为 CEnC 样细胞的能力进行了试验评估。从人脐带血(UCB-MSC)中分离出骨髓间充质干细胞并贴壁培养。作者报道了 UCB-MSC 在添加了 20%FBS 的培养基中有显著的形态学改变,该培养基由人晶状体上皮细胞调节。虽然分化后的 UCB-MSC 在细胞接触处表达 ZO-1 和 N-钙黏素,但它们没有典型 CEnC 的多边形形态。UCB-MSC 能在体外成功地黏附在人角膜内皮损伤区,但没有与 CEnC 相似的多边形形态[109]。

9.4.5.2 骨髓 MSC

Nakamura 等人评估了人骨髓间充质干细胞分泌体促进人 CEnC 增殖的能力:首先在含有 10%FBS 的 DMEM 中扩增 hBM-MSC,然后使用该 hBM-MSC 调节用于培养 CEnC 的基础生长培养基(含 8%FBS、EGF、抗坏血酸和硫酸软骨素的 OptiMEM-I)。将该条件培养基应用于 hCEnC 培养, 结果表明其形态学改变为更规则的多边形形态,类似于 CEnC 在体内的表现。hBM-MSC 条件培养基也比 3T3 小鼠成纤维细胞获得的条件培养基更能促进 CEnC 的体外增殖[110]。

9.4.6 脂肪组织间皮细胞

间皮细胞是来源于中胚层的鳞状上皮样细胞[113]。它们被发现排列在内脏器官的表面、体腔和腔壁。尽管间皮细胞不是被证实的 SC, 但是累积的证据表明它们在体外能获得为几种间皮细胞系的特征,如血管平滑肌细胞、脂肪细胞和骨细胞,并由此提出间皮祖细胞的存在[114-116]。由于间皮和角膜内皮是两种简单的上皮细胞,因此,间皮细胞可能具有 CEnC 的某些类似的功能。我们的实验室报告显示,间皮细胞是再生角膜内皮的一种假定的细胞替代物[111]。通过这种方法,我们报道了新近分离的小鼠脂肪组织间皮细胞(ATMC)在 CEnC 中以相似(N-钙黏蛋白)或更高水平(col4a2、slc4a4、car-2 和 ATPLA1)表达不同的基因。只有 col8a2,高特异性 CEnC 标志物在 ATMC 中表达较低。传代培养的 ATMC 在去细胞化的人晶状体囊上完全黏附并形成一个连续的单层膜[111]。目前正在进行进一步的研究, 以评估人类

ATMC是否具有与CEnC相似的表型,并可用于功能性角膜内皮等效物的组织工程。

9.5 结论

利用体外SC再生角膜技术是一个新兴的领域,但是该技术发展迅速,主要用于角膜组织等效物的组织工程应用。目前提出的用于角膜再生的不同类型体外来源的SC进行全面研究得出结论,使用与角膜细胞类型相似或密切相关的SC进行替换似乎是近期最有前景的细胞替代策略。鉴于迄今为止在这方面取得的许多进展都与角膜上皮的再生有关,因此需要加大努力,加速角膜基质和内皮的再生。角膜基质等效物的组织工程似乎是角膜再生中最具挑战性的,主要是因为它需要识别或开发出更接近于天然基质细胞外基质极其复杂的生化和形态结构特性的支架,而且还需要更好地确定哪种类型的SC能够替代丢失或发生病变的角膜细胞。因此,自体成年骨髓间充质干细胞似乎是一种非常有前景的细胞型,能够提供新的角化细胞。如上所述,用体外来源的SC再生角膜内皮细胞也是一个重要的优先事项。与角膜基质相比,角膜内皮细胞的简单上皮样结构使其具有层流支架和SC的组织工程成为一种无目标的复合物。使用来自单层细胞组织的体外SC或祖细胞,如血管内皮祖细胞或鳞状上皮细胞从羊膜或成人单纯上皮细胞中获得的细胞,有希望成为重建天然角膜内皮组织的替代物。这些细胞是否具有足够的可塑性以适应前房微环境,并获得天然角膜内皮细胞的功能,是一个有待进一步确定的关键问题。总之,将自体来源的体外干细胞用于角膜组织等效物的组织工程有望在未来几十年取得巨大的成绩,并可能用于一种全层自体角膜移植。

参考文献

1. Olson JL, Atala A, Yoo JJ. Tissue engineering: current strategies and future directions. Chonnam Med J. 2011;47(1):1–13. Epub 2011/11/24.
2. Lin ZN, Chen J, Cui HP. Characteristics of corneal dystrophies: a review from clinical, histological and genetic perspectives. Int J Ophthalmol. 2016;9(6):904–13. Epub 2016/07/02.
3. Klintworth GK. Corneal dystrophies. Orphanet J Rare Dis. 2009;4:7. Epub 2009/02/25.
4. Ito K. Metabolism and the control of cell fate decisions and stem cell renewal. Annu Rev Cell Dev Biol. 2016;32:399–409. Epub 2016/08/03.
5. Januschke J, Nathke I. Stem cell decisions: a twist of fate or a niche market? Semin Cell Dev Biol. 2014;34:116–23. Epub 2014/03/13.
6. Hmadcha A, Dominguez-Bendala J, Wakeman J, Arredouani M, Soria B. The immune boundaries for stem cell based therapies: problems and prospective solutions. J Cell Mol Med. 2009;13(8A):1464–75. Epub 2009/07/09.
7. Tweedell KS. The adaptability of somatic stem cells: a review. J Stem Cells Regen Med. 2017;13(1):3–13. Epub 2017/07/08.
8. Hombach-Klonisch S, Panigrahi S, Rashedi I, Seifert A, Alberti E, Pocar P, et al. Adult stem cells and their trans-differentiation potential--perspectives and therapeutic applications. J Mol Med (Berl). 2008;86(12):1301–14. Epub 2008/07/17.
9. Jadalannagari S, Aljitawi OS. Ectodermal differentiation of Wharton's jelly mesenchymal stem cells for tissue engineering and regenerative medicine applications. Tissue Eng Part B Rev. 2015;21(3):314–22. Epub 2014/12/18.
10. Pellegrini G, Rama P, Mavilio F, De Luca M. Epithelial stem cells in corneal regeneration and epidermal gene therapy. J Pathol. 2009;217(2):217–28. Epub 2008/10/16
11. Harkin DG, Foyn L, Bray LJ, Sutherland AJ, Li FJ, Cronin BG. Concise reviews: can mesenchymal stromal cells differentiate into corneal cells? A systematic review of published data. Stem Cells. 2015;33(3):785–91. Epub 2014/11/18.
12. Yang X, Moldovan NI, Zhao Q, Mi S, Zhou Z, Chen D, et al. Reconstruction of damaged cornea by autologous transplantation of epidermal adult stem cells. Mol Vis. 2008;14:1064–70. Epub 2008/06/17.
13. Blazejewska EA, Schlotzer-Schrehardt U, Zenkel M, Bachmann B, Chankiewitz E, Jacobi C, et al. Corneal limbal microenvironment can induce transdifferentiation of hair follicle stem cells into corneal epithelial-like cells. Stem Cells. 2009;27(3):642–52. Epub 2008/12/17.
14. Inatomi T, Nakamura T, Koizumi N, Sotozono C, Yokoi N, Kinoshita S. Midterm results on ocular surface reconstruction using cultivated autologous oral mucosal epithelial transplantation. Am J Ophthalmol. 2006;141(2):267–75. Epub 2006/02/07.

15. Shao C, Fu Y, Lu W, Fan X. Bone marrow-derived endothelial progenitor cells: a promising therapeutic alternative for corneal endothelial dysfunction. Cells Tissues Organs. 2011;193(4):253–63. Epub 2010/10/22.
16. Shao C, Chen J, Chen P, Zhu M, Yao Q, Gu P, et al. Targeted transplantation of human umbilical cord blood endothelial progenitor cells with immunomagnetic nanoparticles to repair corneal endothelium defect. Stem Cells Dev. 2015;24(6):756–67. Epub 2014/10/16.
17. Yu L, Ge J, Wang Z, Huang B, Yu K, Long C, et al. The preliminary experimental study of induced differentiation of embryonic stem cells into corneal epithelial cells. Yan ke xue bao = Eye science. 2001;17(3):138–43. Epub 2003/02/06.
18. Wang Z, Ge J, Huang B, Gao Q, Liu B, Wang L, et al. Differentiation of embryonic stem cells into corneal epithelium. Sci China C Life Sci. 2005;48(5):471–80. Epub 2005/12/01.
19. Ahmad S, Stewart R, Yung S, Kolli S, Armstrong L, Stojkovic M, et al. Differentiation of human embryonic stem cells into corneal epithelial-like cells by in vitro replication of the corneal epithelial stem cell niche. Stem Cells. 2007;25(5):1145–55. Epub 2007/01/27.
20. Ueno H, Kurokawa MS, Kayama M, Homma R, Kumagai Y, Masuda C, et al. Experimental transplantation of corneal epithelium-like cells induced by Pax6 gene transfection of mouse embryonic stem cells. Cornea. 2007;26(10):1220–7. Epub 2007/11/29.
21. Kumagai Y, Kurokawa MS, Ueno H, Kayama M, Tsubota K, Nakatsuji N, et al. Induction of corneal epithelium-like cells from cynomolgus monkey embryonic stem cells and their experimental transplantation to damaged cornea. Cornea. 2010;29(4):432–8. Epub 2010/02/19.
22. Hanson C, Hardarson T, Ellerstrom C, Nordberg M, Caisander G, Rao M, et al. Transplantation of human embryonic stem cells onto a partially wounded human cornea in vitro. Acta Ophthalmol. 2013;91(2):127–30. Epub 2012/01/28.
23. Zhu J, Zhang K, Sun Y, Gao X, Li Y, Chen Z, et al. Reconstruction of functional ocular surface by acellular porcine cornea matrix scaffold and limbal stem cells derived from human embryonic stem cells. Tissue Eng Part A. 2013;19(21–22):2412–25. Epub 2013/05/17.
24. Zhang C, Du L, Pang K, Wu X. Differentiation of human embryonic stem cells into corneal epithelial progenitor cells under defined conditions. PLoS One. 2017;12(8):e0183303. Epub 2017/08/17.
25. Hayashi R, Ishikawa Y, Ito M, Kageyama T, Takashiba K, Fujioka T, et al. Generation of corneal epithelial cells from induced pluripotent stem cells derived from human dermal fibroblast and corneal limbal epithelium. PLoS One. 2012;7(9):e45435. Epub 2012/10/03.
26. Yu D, Chen M, Sun X, Ge J. Differentiation of mouse induced pluripotent stem cells into corneal epithelial-like cells. Cell Biol Int. 2013;37(1):87–94. Epub 2013/01/23.
27. Mikhailova A, Ilmarinen T, Uusitalo H, Skottman H. Small-molecule induction promotes corneal epithelial cell differentiation from human induced pluripotent stem cells. Stem Cell Rep. 2014;2(2):219–31. Epub 2014/02/15.
28. Cieslar-Pobuda A, Rafat M, Knoflach V, Skonieczna M, Hudecki A, Malecki A, et al. Human induced pluripotent stem cell differentiation and direct transdifferentiation into corneal epithelial-like cells. Oncotarget. 2016;7(27):42314–29. Epub 2016/06/09.
29. Nakamura T, Endo K, Cooper LJ, Fullwood NJ, Tanifuji N, Tsuzuki M, et al. The successful culture and autologous transplantation of rabbit oral mucosal epithelial cells on amniotic membrane. Invest Ophthalmol Vis Sci. 2003;44(1):106–16. Epub 2002/12/31.
30. Nishida K, Yamato M, Hayashida Y, Watanabe K, Yamamoto K, Adachi E, et al. Corneal reconstruction with tissue-engineered cell sheets composed of autologous oral mucosal epithelium. N Engl J Med. 2004;351(12):1187–96. Epub 2004/09/17.
31. Inatomi T, Nakamura T, Kojyo M, Koizumi N, Sotozono C, Kinoshita S. Ocular surface reconstruction with combination of cultivated autologous oral mucosal epithelial transplantation and penetrating keratoplasty. Am J Ophthalmol. 2006;142(5):757–64. Epub 2006/09/23.
32. Ilmarinen T, Laine J, Juuti-Uusitalo K, Numminen J, Seppanen-Suuronen R, Uusitalo H, et al. Towards a defined, serum- and feeder-free culture of stratified human oral mucosal epithelium for ocular surface reconstruction. Acta Ophthalmol. 2013;91(8):744–50. Epub 2012/09/12.
33. Meyer-Blazejewska EA, Call MK, Yamanaka O, Liu H, Schlotzer-Schrehardt U, Kruse FE, et al. From hair to cornea: toward the therapeutic use of hair follicle-derived stem cells in the treatment of limbal stem cell deficiency. Stem Cells. 2011;29(1):57–66. Epub 2010/10/20.
34. He YG, Alizadeh H, Kinoshita K, McCulley JP. Experimental transplantation of cultured human limbal and amniotic epithelial cells onto the corneal surface. Cornea. 1999;18(5):570–9. Epub 1999/09/16.
35. Yao M, Chen J, Yang XX, Zhang XL, Ji QS, Zhou Q, et al. Differentiation of human amniotic epithelial cells into corneal epithelial-like cells in vitro. Int J Ophthalmol. 2013;6(5):564–72. Epub 2013/11/07.
36. Zhou Q, Liu XY, Ruan YX, Wang L, Jiang MM, Wu J, et al. Construction of corneal epithelium with human amniotic epithelial cells and repair of limbal deficiency in rabbit models. Hum Cell. 2015;28(1):22–36. Epub 2014/08/20.
37. Huang L, Wong YP, Gu H, Cai YJ, Ho Y, Wang CC, et al. Stem cell-like properties of human umbilical cord lining epithelial cells and the potential for epidermal reconstitution. Cytotherapy. 2011;13(2):145–55. Epub 2010/08/26.

38. Reza HM, Ng BY, Gimeno FL, Phan TT, Ang LP. Umbilical cord lining stem cells as a novel and promising source for ocular surface regeneration. Stem Cell Rev. 2011;7(4):935–47. Epub 2011/03/25.
39. Ma Y, Xu Y, Xiao Z, Yang W, Zhang C, Song E, et al. Reconstruction of chemically burned rat corneal surface by bone marrow-derived human mesenchymal stem cells. Stem Cells. 2006;24(2):315–21. Epub 2005/08/20.
40. Jiang TS, Cai L, Ji WY, Hui YN, Wang YS, Hu D, et al. Reconstruction of the corneal epithelium with induced marrow mesenchymal stem cells in rats. Mol Vis. 2010;16:1304–16. Epub 2010/07/29.
41. Roddy GW, Oh JY, Lee RH, Bartosh TJ, Ylostalo J, Coble K, et al. Action at a distance: systemically administered adult stem/progenitor cells (MSCs) reduce inflammatory damage to the cornea without engraftment and primarily by secretion of TNF-alpha stimulated gene/protein 6. Stem Cells. 2011;29(10):1572–9. Epub 2011/08/13.
42. Lan Y, Kodati S, Lee HS, Omoto M, Jin Y, Chauhan SK. Kinetics and function of mesenchymal stem cells in corneal injury. Invest Ophthalmol Vis Sci. 2012;53(7):3638–44. Epub 2012/05/09.
43. Pinarli FA, Okten G, Beden U, Fisgin T, Kefeli M, Kara N, et al. Keratinocyte growth factor-2 and autologous serum potentiate the regenerative effect of mesenchymal stem cells in cornea damage in rats. Int J Ophthalmol. 2014;7(2):211–9. Epub 2014/05/03.
44. Rohaina CM, Then KY, Ng AM, Wan Abdul Halim WH, Zahidin AZ, Saim A, et al. Reconstruction of limbal stem cell deficient corneal surface with induced human bone marrow mesenchymal stem cells on amniotic membrane. Transl Res. 2014;163(3):200–10. Epub 2013/11/30.
45. Holan V, Trosan P, Cejka C, Javorkova E, Zajicova A, Hermankova B, et al. A comparative study of the therapeutic potential of mesenchymal stem cells and Limbal epithelial stem cells for ocular surface reconstruction. Stem Cells Transl Med. 2015;4(9):1052–63. Epub 2015/07/18.
46. Cejka C, Holan V, Trosan P, Zajicova A, Javorkova E, Cejkova J. The favorable effect of mesenchymal stem cell treatment on the antioxidant protective mechanism in the corneal epithelium and renewal of corneal optical properties changed after alkali burns. Oxidative Med Cell Longev. 2016;2016:5843809. Epub 2016/04/09.
47. Di G, Du X, Qi X, Zhao X, Duan H, Li S, et al. Mesenchymal stem cells promote diabetic corneal epithelial wound healing through TSG-6-dependent stem cell activation and macrophage switch. Invest Ophthalmol Vis Sci. 2017;58(10):4344–54. Epub 2017/08/16.
48. Martinez-Conesa EM, Espel E, Reina M, Casaroli-Marano RP. Characterization of ocular surface epithelial and progenitor cell markers in human adipose stromal cells derived from lipoaspirates. Invest Ophthalmol Vis Sci. 2012;53(1):513–20. Epub 2011/12/27.
49. Nieto-Miguel T, Galindo S, Reinoso R, Corell A, Martino M, Perez-Simon JA, et al. In vitro simulation of corneal epithelium microenvironment induces a corneal epithelial-like cell phenotype from human adipose tissue mesenchymal stem cells. Curr Eye Res. 2013;38(9):933–44. Epub 2013/06/19.
50. Galindo S, Herreras JM, Lopez-Paniagua M, Rey E, de la Mata A, Plata-Cordero M, et al. Therapeutic effect of human adipose tissue-derived mesenchymal stem cells in experimental corneal failure due to Limbal stem cell niche damage. Stem Cells. 2017;35(10):2160–74. Epub 2017/08/02.
51. Garzon I, Martin-Piedra MA, Alfonso-Rodriguez C, Gonzalez-Andrades M, Carriel V, Martinez-Gomez C, et al. Generation of a biomimetic human artificial cornea model using Wharton's jelly mesenchymal stem cells. Invest Ophthalmol Vis Sci. 2014;55(7):4073–83. Epub 2014/06/08.
52. Monteiro BG, Serafim RC, Melo GB, Silva MC, Lizier NF, Maranduba CM, et al. Human immature dental pulp stem cells share key characteristic features with limbal stem cells. Cell Prolif. 2009;42(5):587–94. Epub 2009/07/21.
53. Gomes JA, Geraldes Monteiro B, Melo GB, Smith RL, Cavenaghi Pereira da Silva M, Lizier NF, et al. Corneal reconstruction with tissue-engineered cell sheets composed of human immature dental pulp stem cells. Invest Ophthalmol Vis Sci. 2010;51(3):1408–14. Epub 2009/11/07.
54. Zhang K, Pang K, Wu X. Isolation and transplantation of corneal endothelial cell-like cells derived from in-vitro-differentiated human embryonic stem cells. Stem Cells Dev. 2014;23(12):1340–54. Epub 2014/02/07.
55. Zhang C, Du L, Sun P, Shen L, Zhu J, Pang K, et al. Construction of tissue-engineered full-thickness cornea substitute using limbal epithelial cell-like and corneal endothelial cell-like cells derived from human embryonic stem cells. Biomaterials. 2017;124:180–94. Epub 2017/02/16.
56. Takahashi K, Yamanaka S. Induction of pluripotent stem cells from mouse embryonic and adult fibroblast cultures by defined factors. Cell. 2006;126(4):663–76. Epub 2006/08/15.
57. Cotsarelis G, Sun TT, Lavker RM. Label-retaining cells reside in the bulge area of pilosebaceous unit: implications for follicular stem cells, hair cycle, and skin carcinogenesis. Cell. 1990;61(7):1329–37. Epub 1990/06/29.
58. Taylor G, Lehrer MS, Jensen PJ, Sun TT, Lavker RM. Involvement of follicular stem cells in forming not only the follicle but also the epidermis. Cell. 2000;102(4):451–61. Epub 2000/08/31.
59. Ito M, Liu Y, Yang Z, Nguyen J, Liang F, Morris RJ, et al. Stem cells in the hair follicle bulge contribute to wound repair but not to homeostasis of the epidermis. Nat Med. 2005;11(12):1351–4. Epub 2005/11/17.
60. Ohyama M, Terunuma A, Tock CL, Radonovich MF, Pise-Masison CA, Hopping SB, et al. Characterization and isolation of stem cell-enriched

human hair follicle bulge cells. J Clin Invest. 2006;116(1):249–60. Epub 2006/01/06.
61. Rheinwald JG, Green H. Serial cultivation of strains of human epidermal keratinocytes: the formation of keratinizing colonies from single cells. Cell. 1975;6(3):331–43. Epub 1975/11/01.
62. Grafting of burns with cultured epithelium prepared from autologous epidermal cells. Lancet. 1981;1(8211):75–8. Epub 1981/01/10.
63. Yang X, Qu L, Wang X, Zhao M, Li W, Hua J, et al. Plasticity of epidermal adult stem cells derived from adult goat ear skin. Mol Reprod Dev. 2007;74(3):386–96. Epub 2006/09/26.
64. Liu J, Song G, Wang Z, Huang B, Gao Q, Liu B, et al. Establishment of a corneal epithelial cell line spontaneously derived from human limbal cells. Exp Eye Res. 2007;84(3):599–609. Epub 2007/01/16.
65. Regauer S, Franke WW, Virtanen I. Intermediate filament cytoskeleton of amnion epithelium and cultured amnion epithelial cells: expression of epidermal cytokeratins in cells of a simple epithelium. J Cell Biol. 1985;100(4):997–1009. Epub 1985/04/01.
66. Crisan M, Yap S, Casteilla L, Chen CW, Corselli M, Park TS, et al. A perivascular origin for mesenchymal stem cells in multiple human organs. Cell Stem Cell. 2008;3(3):301–13. Epub 2008/09/13
67. Oh M, Nor JE. The perivascular niche and self-renewal of stem cells. Front Physiol. 2015;6:367. Epub 2015/12/24.
68. da Silva ML, Chagastelles PC, Nardi NB. Mesenchymal stem cells reside in virtually all post-natal organs and tissues. J Cell Sci. 2006;119(Pt 11):2204–13. Epub 2006/05/11.
69. von Koskull H, Virtanen I. Induction of cytokeratin expression in human mesenchymal cells. J Cell Physiol. 1987;133(2):321–9. Epub 1987/11/01.
70. Li R, Liang J, Ni S, Zhou T, Qing X, Li H, et al. A mesenchymal-to-epithelial transition initiates and is required for the nuclear reprogramming of mouse fibroblasts. Cell Stem Cell. 2010;7(1):51–63. Epub 2010/07/14.
71. Trosan P, Javorkova E, Zajicova A, Hajkova M, Hermankova B, Kossl J, et al. The supportive role of insulin-like growth factor-I in the differentiation of murine mesenchymal stem cells into corneal-like cells. Stem Cells Dev. 2016;25(11):874–81. Epub 2016/04/07.
72. Sanchez-Abarca LI, Hernandez-Galilea E, Lorenzo R, Herrero C, Velasco A, Carrancio S, et al. Human bone marrow stromal cells differentiate into corneal tissue and prevent ocular graft-versus-host disease in mice. Cell Transplant. 2015;24(12):2423–33. Epub 2015/02/20.
73. Wen L, Zhu M, Madigan MC, You J, King NJ, Billson FA, et al. Immunomodulatory effects of bone marrow-derived mesenchymal stem cells on pro-inflammatory cytokine-stimulated human corneal epithelial cells. PLoS One. 2014;9(7):e101841. Epub 2014/07/09.
74. Zeppieri M, Salvetat ML, Beltrami A, Cesselli D, Russo R, Alcalde I, et al. Adipose derived stem cells for corneal wound healing after laser induced corneal lesions in mice. J Clin Med. 2017;6(12). Epub 2017/12/06.
75. Davies JE, Walker JT, Keating A. Concise review: Wharton's jelly: the rich, but enigmatic, source of mesenchymal stromal cells. Stem Cells Transl Med. 2017;6(7):1620–30. Epub 2017/05/11.
76. Nam SM, Maeng YS, Kim EK, Seo KY, Lew H. Ex vivo expansion of human Limbal epithelial cells using human placenta-derived and umbilical cord-derived mesenchymal stem cells. Stem Cells Int. 2017;2017:4206187. Epub 2017/09/13.
77. Xiao L, Nasu M. From regenerative dentistry to regenerative medicine: progress, challenges, and potential applications of oral stem cells. Stem Cells Cloning. 2014;7:89–99. Epub 2014/12/17
78. Gorski B. Gingiva as a new and the most accessible source of mesenchymal stem cells from the oral cavity to be used in regenerative therapies. Postepy Hig Med Dosw (Online). 2016;70(0):858–71. Epub 2016/09/07.
79. Tsai CL, Chuang PC, Kuo HK, Chen YH, Su WH, Wu PC. Differentiation of stem cells from human exfoliated deciduous teeth toward a phenotype of corneal epithelium in vitro. Cornea. 2015;34(11):1471–7. Epub 2015/07/15.
80. Lwigale PY, Cressy PA, Bronner-Fraser M. Corneal keratocytes retain neural crest progenitor cell properties. Dev Biol. 2005;288(1):284–93. Epub 2005/11/03.
81. Chan AA, Hertsenberg AJ, Funderburgh ML, Mann MM, Du Y, Davoli KA, et al. Differentiation of human embryonic stem cells into cells with corneal keratocyte phenotype. PLoS One. 2013;8(2):e56831. Epub 2013/02/26.
82. Hertsenberg AJ, Funderburgh JL. Generation of corneal Keratocytes from human embryonic stem cells. Methods Mol Biol. 2016;1341:285–94. Epub 2015/06/01.
83. Naylor RW, McGhee CN, Cowan CA, Davidson AJ, Holm TM, Sherwin T. Derivation of corneal Keratocyte-like cells from human induced pluripotent stem cells. PLoS One. 2016;11(10):e0165464. Epub 2016/10/30.
84. Syed-Picard FN, Du Y, Lathrop KL, Mann MM, Funderburgh ML, Funderburgh JL. Dental pulp stem cells: a new cellular resource for corneal stromal regeneration. Stem Cells Transl Med. 2015;4(3):276–85. Epub 2015/02/26.
85. Liu H, Zhang J, Liu CY, Wang IJ, Sieber M, Chang J, et al. Cell therapy of congenital corneal diseases with umbilical mesenchymal stem cells: lumican null mice. PLoS One. 2010;5(5):e10707. Epub 2010/05/27.
86. Coulson-Thomas VJ, Caterson B, Kao WW. Transplantation of human umbilical mesenchymal stem cells cures the corneal defects of mucopolysaccharidosis VII mice. Stem Cells. 2013;31(10):2116–26. Epub 2013/07/31.
87. Liu H, Zhang J, Liu CY, Hayashi Y, Kao WW. Bone marrow mesenchymal stem cells can differenti-

ate and assume corneal keratocyte phenotype. J Cell Mol Med. 2012;16(5):1114–24. Epub 2011/09/03.
88. Park SH, Kim KW, Chun YS, Kim JC. Human mesenchymal stem cells differentiate into keratocyte-like cells in keratocyte-conditioned medium. Exp Eye Res. 2012;101:16–26. Epub 2012/06/12.
89. Demirayak B, Yuksel N, Celik OS, Subasi C, Duruksu G, Unal ZS, et al. Effect of bone marrow and adipose tissue-derived mesenchymal stem cells on the natural course of corneal scarring after penetrating injury. Exp Eye Res. 2016;151:227–35. Epub 2016/08/29.
90. Jiang Z, Liu G, Meng F, Wang W, Hao P, Xiang Y, et al. Paracrine effects of mesenchymal stem cells on the activation of keratocytes. Br J Ophthalmol. 2017;101(11):1583–90. Epub 2017/08/28.
91. Yun YI, Park SY, Lee HJ, Ko JH, Kim MK, Wee WR, et al. Comparison of the anti-inflammatory effects of induced pluripotent stem cell-derived and bone marrow-derived mesenchymal stromal cells in a murine model of corneal injury. Cytotherapy. 2017;19(1):28–35. Epub 2016/11/15.
92. Arnalich-Montiel F, Pastor S, Blazquez-Martinez A, Fernandez-Delgado J, Nistal M, Alio JL, et al. Adipose-derived stem cells are a source for cell therapy of the corneal stroma. Stem Cells. 2008;26(2):570–9. Epub 2007/12/11.
93. Du Y, Roh DS, Funderburgh ML, Mann MM, Marra KG, Rubin JP, et al. Adipose-derived stem cells differentiate to keratocytes in vitro. Mol Vis. 2010;16:2680–9. Epub 2010/12/24.
94. Ma XY, Bao HJ, Cui L, Zou J. The graft of autologous adipose-derived stem cells in the corneal stromal after mechanic damage. PLoS One. 2013;8(10):e76103. Epub 2013/10/08.
95. Zhang S, Espandar L, Imhof KM, Bunnell BA. Differentiation of human adipose-derived stem cells along the keratocyte lineage In vitro. J Clin Exp Ophthalmol. 2013;4(270). Epub 2013/08/13.
96. Alio del Barrio JL, Chiesa M, Gallego Ferrer G, Garagorri N, Briz N, Fernandez-Delgado J, et al. Biointegration of corneal macroporous membranes based on poly(ethyl acrylate) copolymers in an experimental animal model. J Biomed Mater Res A. 2015;103(3):1106–18. Epub 2014/06/10.
97. Alio del Barrio JL, Chiesa M, Garagorri N, Garcia-Urquia N, Fernandez-Delgado J, Bataille L, et al. Acellular human corneal matrix sheets seeded with human adipose-derived mesenchymal stem cells integrate functionally in an experimental animal model. Exp Eye Res. 2015;132:91–100. Epub 2015/01/28.
98. Alio Del Barrio JL, El Zarif M, Azaar A, Makdissy N, Khalil C, Harb W, et al. Corneal stroma enhancement with Decellularized stromal laminas with or without stem cell Recellularization for advanced keratoconus. Am J Ophthalmol. 2017.; Epub 2017/11/07.
99. Lynch AP, Ahearne M. Retinoic acid enhances the differentiation of adipose-derived stem cells to Keratocytes in vitro. Transl Vis Sci Technol. 2017;6(1):6. Epub 2017/02/01.
100. Corpuz LM, Funderburgh JL, Funderburgh ML, Bottomley GS, Prakash S, Conrad GW. Molecular cloning and tissue distribution of keratocan. Bovine corneal keratan sulfate proteoglycan 37A. J Biol Chem. 1996;271(16):9759–63. Epub 1996/04/19.
101. Choong PF, Mok PL, Cheong SK, Then KY. Mesenchymal stromal cell-like characteristics of corneal keratocytes. Cytotherapy. 2007;9(3):252–8. Epub 2007/04/28.
102. McCabe KL, Kunzevitzky NJ, Chiswell BP, Xia X, Goldberg JL, Lanza R. Efficient generation of human embryonic stem cell-derived corneal endothelial cells by directed differentiation. PLoS One. 2015;10(12):e0145266. Epub 2015/12/23.
103. Song Q, Yuan S, An Q, Chen Y, Mao FF, Liu Y, et al. Directed differentiation of human embryonic stem cells to corneal endothelial cell-like cells: a transcriptomic analysis. Exp Eye Res. 2016;151:107–14. Epub 2016/08/16.
104. Chen P, Chen JZ, Shao CY, Li CY, Zhang YD, Lu WJ, et al. Treatment with retinoic acid and lens epithelial cell-conditioned medium in vitro directed the differentiation of pluripotent stem cells towards corneal endothelial cell-like cells. Exp Ther Med. 2015;9(2):351–60. Epub 2015/01/13.
105. Zhao JJ, Afshari NA. Generation of human corneal endothelial cells via in vitro ocular lineage restriction of pluripotent stem cells. Invest Ophthalmol Vis Sci. 2016;57(15):6878–84. Epub 2016/12/22.
106. Ju C, Zhang K, Wu X. Derivation of corneal endothelial cell-like cells from rat neural crest cells in vitro. PLoS One. 2012;7(7):e42378. Epub 2012/08/04.
107. Inagaki E, Hatou S, Higa K, Yoshida S, Shibata S, Okano H, et al. Skin-derived precursors as a source of progenitors for corneal endothelial regeneration. Stem Cells Transl Med. 2017;6(3):788–98. Epub 2017/02/12.
108. Shen L, Sun P, Zhang C, Yang L, Du L, Wu X. Therapy of corneal endothelial dysfunction with corneal endothelial cell-like cells derived from skin-derived precursors. Sci Rep. 2017;7(1):13400. Epub 2017/10/19.
109. Joyce NC, Harris DL, Markov V, Zhang Z, Saitta B. Potential of human umbilical cord blood mesenchymal stem cells to heal damaged corneal endothelium. Mol Vis. 2012;18:547–64. Epub 2012/03/16.
110. Nakahara M, Okumura N, Kay EP, Hagiya M, Imagawa K, Hosoda Y, et al. Corneal endothelial expansion promoted by human bone marrow mesenchymal stem cell-derived conditioned medium. PLoS One. 2013;8(7):e69009. Epub 2013/07/31.
111. Lachaud CC, Soria F, Escacena N, Quesada-Hernandez E, Hmadcha A, Alio J, et al. Mesothelial cells: a cellular surrogate for tissue engineering of corneal endothelium. Invest Ophthalmol Vis Sci. 2014;55(9):5967–78. Epub 2014/08/21.
112. Tuft SJ, Coster DJ. The corneal endothelium. Eye (Lond). 1990;4(Pt 3):389–424. Epub 1990/01/01.
113. Mutsaers SE, Wilkosz S. Structure and function of

mesothelial cells. Cancer Treat Res. 2007;134:1–19. Epub 2007/07/18.
114. Lachaud CC, Lopez-Beas J, Soria B, Hmadcha A. EGF-induced adipose tissue mesothelial cells undergo functional vascular smooth muscle differentiation. Cell Death Dis. 2014;5:e1304. Epub 2014/06/27.
115. Lansley SM, Searles RG, Hoi A, Thomas C, Moneta H, Herrick SE, et al. Mesothelial cell differentiation into osteoblast- and adipocyte-like cells. J Cell Mol Med. 2011;15(10):2095–105. Epub 2010/11/13.
116. Herrick SE, Mutsaers SE. Mesothelial progenitor cells and their potential in tissue engineering. Int J Biochem Cell Biol. 2004;36(4):621–42. Epub 2004/03/11.

第 10 章

一个细胞，两个表型：捕获多能性以促进角膜再生

Trevor Sherwin, Carol Ann Greene, Colin R. Green, Kushant R. Kapadia

10.1 概述

在过去的 10 年中，角膜修复和再生的主要目标是在体外生产用于移植的生物工程角膜，许多实验室研究了各种旨在保留角膜生理和光学特性的支架材料[1]。细胞重编程序[2,3]和基因治疗[4,5]的进展已经使体内角膜工程化成为可能。在这里，我们描述了在体内角膜细胞中诱导产生通常与其他细胞表型相关的蛋白质的方法，这些方法可以证明在体内可以有效诱导角膜细胞表型。

10.2 基质中的同位

角膜基质和相关的角膜细胞在胚胎发育过程中源自神经嵴。早期角膜的基质主要由Ⅱ型胶原组成，在后期发育中，Ⅱ型胶原逐渐被Ⅰ型胶原取代[6,7]，而Ⅰ型胶原是成人角膜中最丰富的胶原[8]。胶原纤维的间距和胶原层的厚度，以及它们在基质内的排列，对于光的穿透性和角膜的透明性至关重要。角膜基质的细胞外基质以非常缓慢的速度更新，以免干扰胶原层和纤维间距的微妙平衡。因此，长期以来人们一直认为角膜细胞是位于基质中的大部分处于静止状态的细胞，在需要时，如在角膜受到创伤后，可以迅速发挥作用[9]。

10.3 角膜细胞激活(图 10.1)

靠近创伤伤口的静态角膜细胞很快被激活，并具有处理伤口所需的细胞特性[10]。由于直接受到创伤的细胞和其紧密相关的细胞将在损伤后很快死亡，因此需要获得新的细胞，并使它们能够迁移到伤口部位。在创伤后被激活时，先前静止的角膜细胞获得成纤维细胞表型，能够进行快速的细胞分裂和具有促进迁移的能力。一旦到达伤口边缘，这些成纤维细胞就会重塑肌动蛋白的细胞骨架，并成为巨大的成肌纤维细胞，其具有显著的应力纤维，能够跨越和收缩伤口边缘。成纤维细胞还下调分化的角膜细胞的识别蛋白，并开始表达能重塑受损胶原纤维和胶原层所需的蛋白酶[11,12]。该细胞还产生Ⅲ型胶原，可能会造成瘢痕，并因此导致视觉缺陷[13,14]。

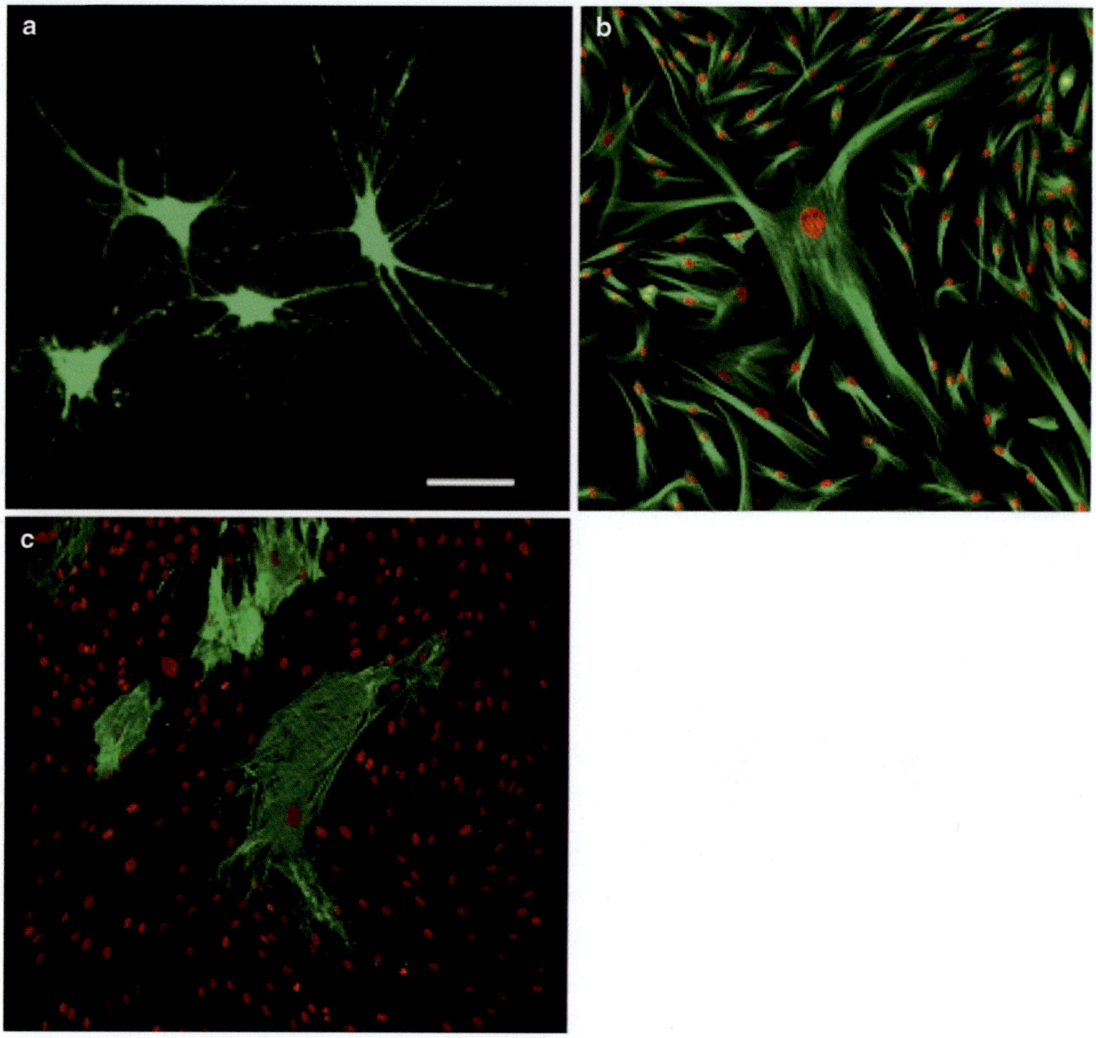

图 10.1 培养的人角膜细胞显示出紧凑细胞体的典型星状形态,具有长而细的树突状延伸,其在角膜细胞之间相互连接以形成合胞体(a)。在损伤刺激下,角膜细胞分化为成纤维细胞,微管蛋白染色显示出更多的纺锤形细胞体。大量的成纤维细胞位于成纤维细胞之间,并加剧了这两种分化的角膜细胞谱系之间的细胞大小差异(b)。通过使用平滑肌肌动蛋白染色可揭示构成成纤维细胞收缩性质的应力纤维(红色所示),可以从周围的角化细胞分子上区分成纤维细胞。细胞核用 DAPI(蓝色所示)染色。比例尺=50μm。

伤口闭合后肌成纤维细胞的命运尚不清楚,有证据显示它们消失了;然而,这究竟是通过靶向凋亡还是通过去分化仍有待阐明[12]。

10.4 角膜细胞分化

考虑到创伤后角膜细胞能够被激活,不能将角膜细胞视为静止细胞[9]。我们实际上应该将角膜细胞视为具有更大分化潜能的细胞[15]。终末分化细胞是一条单向通道,而该细胞既不能转分化为另一种细胞类型,也不能去分化为早期阶段,这已被证明是错误的[16]。例如,目前公认的角膜上皮发育、纤维化和发病机制中发生的间充质转变过程[17],

表明，角膜发生了转分化[18]。通过遗传操作诱导转录因子诱导多能干细胞的产生[19]，并随后通过使用小分子化学刺激[20]，证明了细胞去分化到更早和更有效阶段的潜力[20]。因此，如果正确的刺激出现，角膜细胞很可能可被诱导为其他表型。

10.5　尚未发现的角膜细胞潜力（图10.2和图10.3）

我们能够证明角膜细胞具有比先前认为的更大的分化潜能[21]。在一系列试验中，我们通过在神经元特异性培养基中培养角膜细胞并使其形成球形（指示干细胞或祖细胞潜力的参数），显示出具有神经元特异性蛋白标志物的细胞产生[21]（图 10.2）。

最初，我们计划利用这一观察结果继续培养角膜组织切片，并诱导神经元表型，目的是明确能够产生神经元标志物的细胞将位于角膜缘下方的基质中。

但是，我们惊讶地发现，在我们的神经元特异性培养基中培养角膜切片后，所有角膜细胞都能够表达神经元蛋白。此外，如果我们在特定条件下继续培养角膜切片，重编辑的角膜细胞会在与未成熟的神经元细胞分化为成熟的神经元细胞的相同时间范围

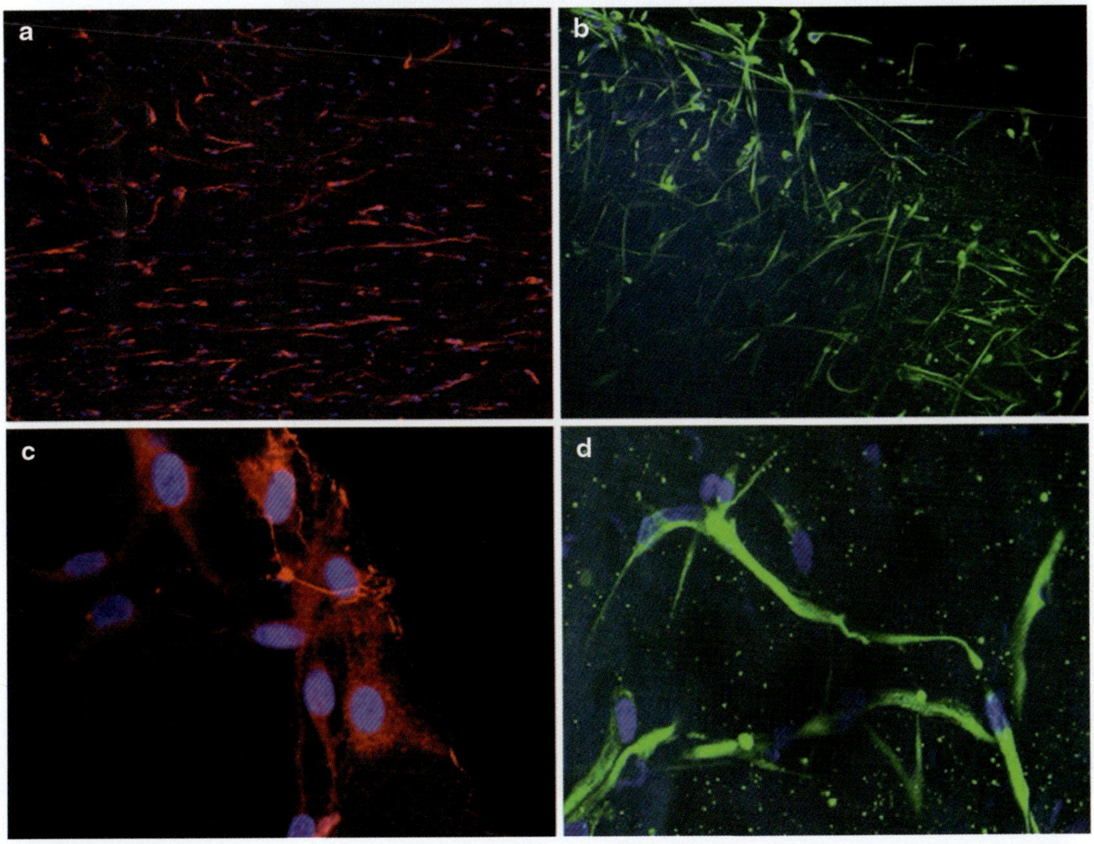

图 10.2　角膜细胞的神经再生研究。将人角膜切片放入神经再生培养基培养，其中的角质细胞在短短 3 天内就开始表达早期神经元标志物——巢蛋白（a）。到了第 8 天，这些细胞进一步发展，开始表达成熟神经元标志物——map-2（b）。类似的试验显示，角膜成纤维细胞也具有神经再生的潜力，它们在培养过程中同样表达了巢蛋白（c）和 map-2（d）。这些发现挑战了以往的观念，提示角膜成纤维细胞可能并非终末分化细胞，而是具有更大可塑性的细胞类型。

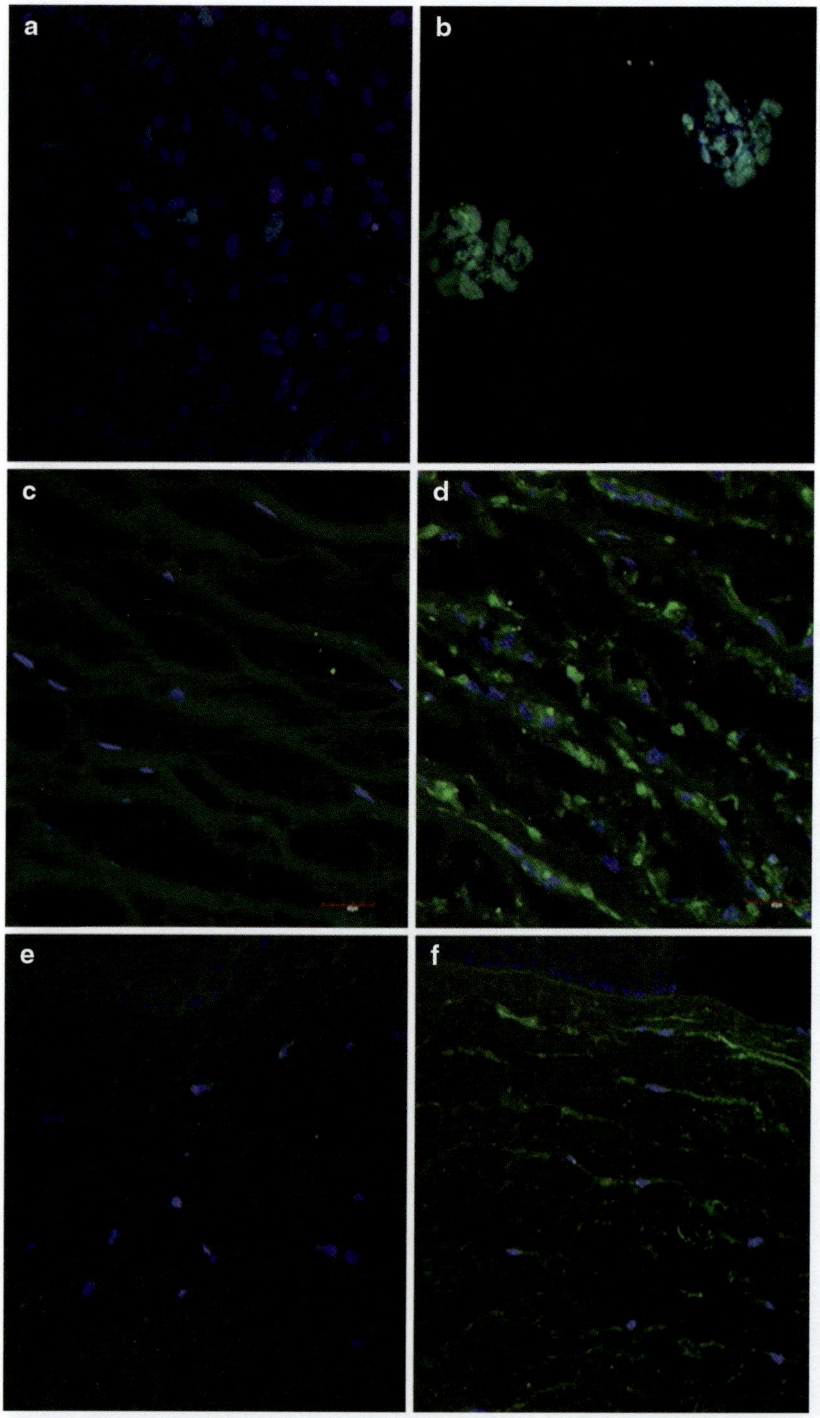

图 10.3　软骨细胞的软骨重编辑。在含有 TGF-β_3 和地塞米松的软骨分化培养基中培养了 3 周的角膜细胞形成了标记有Ⅱ型胶原的球体(b)。对照培养基中的角膜细胞未能形成球体(a)。将人角膜切片(d)在相同的成软骨重编程培养基中进行 2 周的培养[如(c)中所示，与在对照培养基中处理的角膜相比，以及在体内处理的大鼠角膜(f)与在对照培养基中处理的角膜(e)相比]，至少培养了 2 周，也标志物为Ⅱ型胶原蛋白阳性。

和序列中表达早期、中间和成熟的神经元标志物。与此蛋白质表达的变化同时，我们还看到了从角膜细胞到神经表型的形态变化。我们能够在啮齿动物和人体组织中重现这种效应，包括在啮齿动物体内进行体内治疗，只需使用简单的滴眼液即可释放重编程因子，而且证明了诱导神经元转换的分子是物种特异性的[21]。这些发现使我们明确，角膜细胞保留了其神经嵴起源的记忆,可以将其用于治疗目的。我们进一步检验了这一假设,以确定其他来自神经嵴的细胞是否也保留了其谱系的某些记忆,并且我们能够证明神经嵴衍生的软骨细胞也能够开启神经蛋白的表达[22]。

10.6 角膜细胞进一步开发的潜力

角膜细胞中神经嵴细胞的记忆是我们在研究中偶然发现的,从而可以假设在角膜发育期间由神经嵴细胞表达其他分子。此假设与实际观察到的现象一致,即Ⅱ型胶原在发育中的角膜中表达,但后来被Ⅰ型胶原取代[6-8]。此外,某些软骨组织来源于神经嵴,而Ⅱ型胶原是软骨特异性胶原;我们将用于诱导软骨细胞分化的分子应用于角膜细胞,以评估角膜细胞是否能够再次激活Ⅱ型胶原。

我们发现 TGF-β 家族是软骨分化的强大启动子,也是胶原蛋白产生的刺激物[23]。研究中发现,TGF-β_1 和 TGF-β_2 与基质生成瘢痕有关。我们测试了 TGF-β_3 的作用,其并无促进纤维化或形成瘢痕组织[24,25]。我们测试了 TGF-β_3 与合成类固醇地塞米松的组合,该组合已被证明可以有效地促进软骨形成[26],并且发现这种组合对于基质产物产生了强烈的阳性作用和持续一致的重复性结果。

10.7 治疗圆锥角膜的潜在方法

在成功诱导分离的角膜细胞产生发育性Ⅱ型胶原后(图 10.2),我们研究了在这种扩张性疾病中,不仅可能抑制圆锥角膜中基质的损失,而且具有恢复角膜基质的可能性,并增加角膜基质的厚度。此外,假设我们可以刺激圆锥角膜内生成Ⅱ型胶原,那么这将为重塑角膜,同时增强其特性,以恢复完整性和光学功能提供机会。这有可能成为圆锥角膜的首个再生疗法。为此,我们提出了一系列试验性问题[27]。

10.7.1 我们可以在人类组织中诱导产生发育性Ⅱ型胶原吗?

在对分离的角膜细胞进行初步研究之后,我们使用了 TGF-β_3 和地塞米松的组合,以观察是否可以通过在器官性系统中培养人类角膜组织的切片,以诱导角膜细胞中产生Ⅱ型胶原。培养 1 周后,在对照组或经处理的角膜中,Ⅱ型胶原的生成均不明显。但是,在诱导培养基中培养 3 周的切片显示生成了Ⅱ型胶原,而对照样品中没有明显的Ⅱ型胶原标志物。值得注意的是,我们观察到的Ⅱ型胶原沉积是沿着现有的角膜层均匀分布。没有观察到蛋白质沉积的团块,也没有观察到层状间隔的破坏(图 10.3)。

此外,在对照组或治疗组角膜中均未观察到Ⅲ型胶原蛋白(与瘢痕形成相关)或 α-SMA(与纤维化相关)的标志物,支持使用 TGF-β_3 作为非瘢痕形成因子。

10.7.2 我们可以在圆锥角膜组织中诱导产生Ⅱ型胶原吗?

在器官型条件下观察到人角膜切片中诱导产生了Ⅱ型胶原后,我们研究了使用该技术在修复圆锥角膜基质生成方面的应用。这种角膜发育性胶原蛋白的产生可以使角膜恢复至营养不良较轻的阶段,并改善胶原层的完整性。这种治疗方式可能是圆锥角膜的第一种恢复性治疗方法。然而,圆锥角膜组织内的角膜细胞可能已经受到疾病的显著影响，不能被诱导产生发育性Ⅱ型胶原。我们通过使用从角膜移植手术中获得的人角圆锥组织进行了检查。将其分成两半，并置于Ⅱ型胶原诱导培养基或对照培养基中。为了比较，对正常组织也进行了诱导。同样，在3周后，尽管存在圆锥角膜，治疗后的角膜中已开始产生Ⅱ型胶原。与正常组织相比，其角膜细胞的数量要低得多，因此，胶原Ⅱ的标志物低于诱导条件下正常角膜中的标志物就不足为奇了。尽管如此，圆锥角膜中的Ⅱ型胶原沿角膜层均匀分布且没有结块(图10.4)，仍然发生了明显的沉积。

10.7.3 Ⅱ型胶原的生产会改变营养不良性角膜的生物力学特性吗?

我们很幸运地获得了一对最初捐赠用于移植的圆锥角膜，但由于存在圆锥角膜而无法用于此目的。在我们的诱导培养基中对这些角膜进行长期治疗，然后在合作者的实验室中测量其生物力学性质。Ⅱ型胶原诱导后，角膜的弹性模量和硬度的后续测试均显示两个参数均显著增加。这表明Ⅱ型胶原的沉积与角膜弹性的恢复相关，即变形后恢复形状的能力，以及角膜刚度中抵抗变形的能力(图10.5)。

10.7.4 我们可以在体内模型中诱导发育的Ⅱ型胶原蛋白的产生吗?

已经证明使用TGF-β_3和地塞米松能够在正常人角膜和圆锥角膜中诱导Ⅱ胶原的产生，我们意识到要提高技术水平，我们需要将这种治疗方法转移至可以在体内进行测试的动物模型中。

在体外大鼠组织上使用Ⅱ型胶原蛋白诱导培养基进行的实验显示，其结果与体外人体组织的观察结果完全相同。因此，在获得体内实验的伦理学认可后，我们能够以滴眼剂的形式每天用TGF-β_3和地塞米松治疗大鼠角膜一次(使用十倍浓度的因子来补偿泪膜的冲洗和减少联系时间)。当通过免

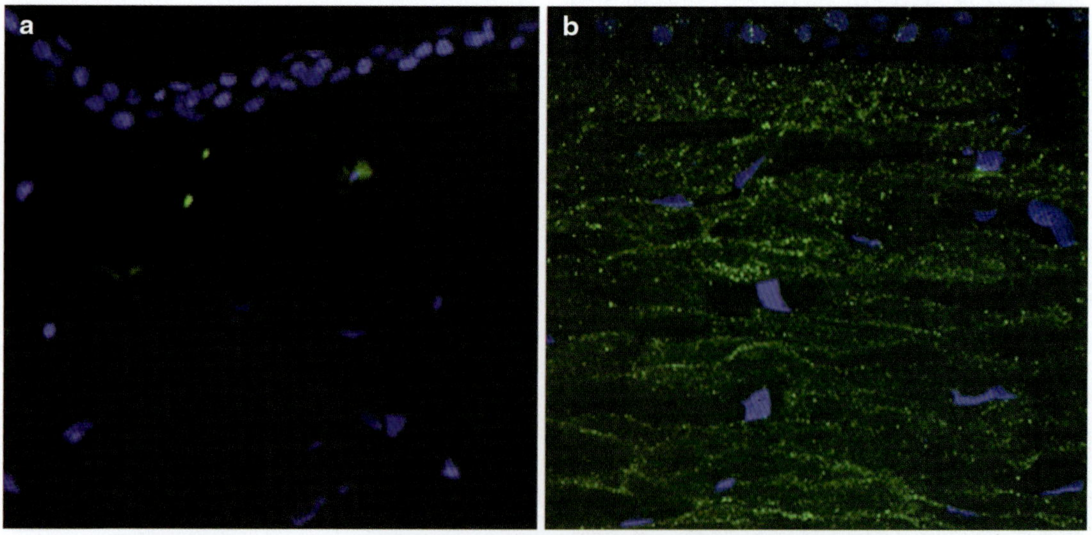

图10.4 圆锥角膜组织中Ⅱ型胶原的诱导。将圆锥角膜切片在对照培养基(a)和软骨形成培养基(b)中培养3周，并标志物Ⅱ型胶原。在软骨形成培养基中培养的角膜组织基质中，Ⅱ型胶原(绿色所示)有清晰而牢固的标志物。

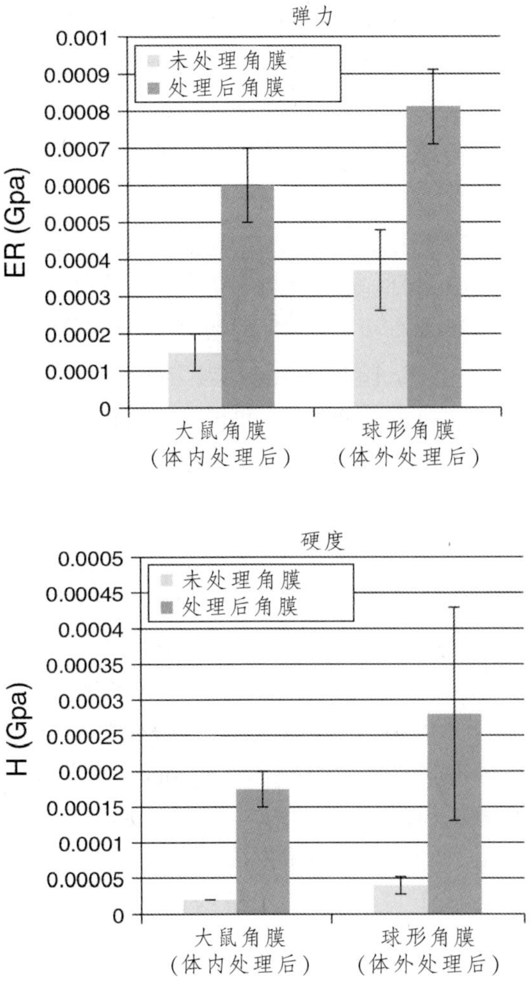

图 10.5　通过纳米压痕进行体外角膜生物力学测试的结果。在体内处理 3 周的经处理和对照大鼠角膜的弹性模量(Er)和硬度(H)量度显示，经处理的角膜的两个参数均显著增加。同样，在一对经过体外处理的和未经处理的角膜中，处理过的角膜的弹性模量(Er)和硬度(H)明显增加。

疫组织化学检查时，在体内大鼠角膜中产生的Ⅱ型胶原与在人类角膜中所观察到的模式相同，Ⅱ型胶原沉积在角膜全层，与现有的层状结构密切相关，但没有观察到结块。裂隙灯检查角膜显示正常的基质外观，没有任何基质不透明的提示，检眼镜检查显示容易对视神经和视网膜成像，以说明眼底前组织(包括角膜)的清晰度。

此外，还研究了大鼠角膜生物力学特性的变化。与对照组角膜相比，用Ⅱ型胶原诱导因子进行的 3 周治疗再一次产生了明显更高的弹性模量和角膜刚度。有趣的是，在仅用诱导因子治疗 1 周的活体大鼠角膜中，其生物力学性能并未提高。这与我们的免疫组织化学数据非常吻合，后者表明直到第二周Ⅱ型胶原的沉积才显现。

10.7.5　我们可以阻断Ⅱ型胶原的产生吗?

我们还处理了来自活体大鼠试验中已处理的角膜和对照组角膜组织，以进行 PCR 分析。我们观察了诱导组和对照组角膜在治疗 1 周及 3 后Ⅱ型胶原 mRNA 的水平。治疗后，我们从培养基中撤除了这些因子，并继续培养了 4 周。为了进行比较(作为内部对照)，我们还检测了Ⅰ型胶原的 mRNA 水平。

结果显示，在治疗 1 周后Ⅱ型胶原的 mRNA 表达达到最大值，这与治疗后第 2 周可测量的蛋白质沉积相吻合。治疗停止 4 周后，Ⅱ型胶原 mRNA 的水平恢复至基线，表明Ⅱ型胶原生成的诱导是可控的。有趣的是，在我们处理过的样品中，Ⅰ型胶原蛋白的生成在第一周也上调，可能是治疗的有益副产物。

10.7.6　这项技术可以转移至大型动物模型吗?

接下来，我们想知道该技术是否可以转移到大型动物模型上，因为我们想知道是否可以在大小和解剖结构与人类相似的活体角膜中诱导Ⅱ型胶原的生成。我们还想了解这种治疗效果的持续时间。我们建立了绵羊模型，在该模型中，我们用 TGF-β_3 和地塞米松制剂治疗其中一只眼3周,另一只眼作为对照。经过3周的治疗,直接收集绵羊组织,然后对另外2组绵羊进行3周或6周的治疗,然后在收集前放牧6个月。与人类和大鼠的研究相似,绵羊角膜仅在治疗组中显示Ⅱ型胶原的沉积,即使在已存在的胶原层中,胶原的沉积也是均匀的。

为了评估经过处理的绵羊角膜的生物力学特性变化,从对照组、经过3周治疗组,以及经过3周或6周治疗但在采集前6周无治疗组,采集以上组的绵羊眼。所有眼的眼内压均升高至20mmHg,以使压力读数正常化;然后使用Tono-Pen来确定角膜阻力的变化。Tono-Pen通常会记录眼压,但读数会部分地被角膜生物力学相混淆。在我们的研究中,眼压设定为一个常数,因此,读数的变化仅反映了角膜生物力学的变化。在所有接受测试的11只经治疗的眼中,抵抗力平均比未经治疗的眼高23%。有趣的是,经过6个月的停产期,经过处理的羊角膜的抵抗力仍然存在,这表明该疗法具有至少6个月的持久作用。

10.7.7 有毒吗?

已经对绵羊进行了全面的全身毒性测试,没有发现任何体液或组织有毒性的证据。对角膜和视网膜组织的分析也显示治疗后眼部均无炎症迹象[28]。

10.7.8 我们可以重塑角膜吗?

我们已经将关注点转移至Ⅱ型胶原蛋白是否可用于重塑角膜。我们设想将这种治疗方法与可重塑角膜接触镜或基质植入物结合使用,从而在发生Ⅱ型胶原沉积时使角膜保持新的形态。随着治疗后角膜刚度和角膜弹性的增加,我们推测治疗后可以长时间保持重塑的角膜。因此,就再生角膜基质而言,这种疗法不仅可视为圆锥角膜唯一的修复疗法,而且还可以提供一种恢复部分视敏度或功能的机制。

为此,我们在绵羊模型中进行了一些初步试验,在该模型中,我们在角膜中加入了压缩缝线以诱发经典的领结散光,然后用TGF-β_3和地塞米松制剂治疗。假设是在移除压缩缝合线后,诱发的散光会保留很长时间。初步试验令人鼓舞,因为即使仅进行1周的加压缝合和治疗,仍保留了部分诱发的散光(重塑),而在未经治疗的情况下加压缝合没有引起诱导的形状变化。

10.8 结论:圆锥角膜的修复治疗?

我们已经确定了一种联合药物疗法,该疗法能够在3种大鼠、绵羊和人的活体角膜中激活角膜发育Ⅱ型胶原的表达。出乎意料的是,两种成分的使用浓度都非常低,比目前临床上眼用地塞米松的使用量低2000倍,并且TGF-β_3的正常循环血药水平约为0.5%。Ⅱ型胶原的沉积维持了角膜的透明性,而角膜变得更硬也更有弹性。这种药物联合疗法具有成为圆锥角膜独特的修复性药物疗法的潜力。然而,由于药物疗法在正常角膜和营养不良性角膜中均有效,其可用于加强正常角膜的重塑,因此是一种潜在的近视治疗方法,目前正在探索这一方法。

参考文献

1. Chen Z, You J, Liu X, Cooper S, Hodge C, Sutton G, Crook JM, Wallace GG. Biomaterials for corneal bioengineering. Biomed Mater. Accepted Manuscript online 12 October 2017.
2. Sasamoto Y, Hayashi R, Park SJ, Saito-Adachi M, Suzuki Y, Kawasaki S, Quantock AJ, Nakai K, Tsujikawa M, Nishida K. PAX6 isoforms, along with reprogramming factors, differentially regu-

late the induction of cornea-specific genes. Sci Rep. 2016;6:20807.

3. Amici AW, Onikoyi FO, Bonfanti P. Lineage potential, plasticity and environmental reprogramming of epithelial stem/progenitor cells. Biochem Soc Trans. 2014;42(3):637–44.
4. Solinis MA, del Pozo-Rodriguez A, Apaolaza PS, Rodriguez-Gascon A. Treatment of ocular disorders by gene therapy. Eur J Pharm Biopharm. 2015;95(Pt B):331–42.
5. Farjadnia M, Naderan M, Mohammadpour M. Gene therapy in keratoconus. Oman J Ophthalmol. 2015;8(1):3–8.
6. Hendrix MJ, Hay ED, von der Mark K, Linsenmayer TF. Immunohistochemical localization of collagen types I and II in the developing chick cornea and tibia by electron microscopy. Invest Ophthalmol Vis Sci. 1982;22(3):359–75.
7. Toole BP. Transitions in extracellular macromolecules during avian ocular development. Prog Clin Biol Res. 1982;82:17–34.
8. Marshall GE, Konstas AG, Lee WR. Immunogold fine structural localization of extracellular matrix components in aged human cornea. I. Types I-IV collagen and laminin. Graefes Arch Clin Exp Ophthalmol. 1991;229(2):157–63.
9. Snyder MC, Bergmanson JP, Doughty MJ. Keratocytes: no more the quiet cells. J Am Optom Assoc. 1998;69(3):180–7.
10. West-Mays JA, Dwivedi DJ. The keratocyte: corneal stromal cell with variable repair phenotypes. Int J Biochem Cell Biol. 2006;38(10):1625–31.
11. Torricelli AA, Santhanam A, Wu J, Singh V, Wilson SE. The corneal fibrosis response to epithelial-stromal injury. Exp Eye Res. 2016;142:110–8.
12. Ljubimov AV, Saghizadeh M. Progress in corneal wound healing. Prog Retin Eye Res. 2015;49:17–45.
13. Cintron C, Hong BS, Covington HI, Macarak EJ. Heterogeneity of collagens in rabbit cornea: type III collagen. Invest Ophthalmol Vis Sci. 1988;29(5):767–75.
14. Manificat H, Rovère MR, Galiacy SD, Malecaze F, Hulmes DJ, Moali C, Damour O. Development of ex vivo organ culture models to mimic human corneal scarring. Mol Vis. 2012;18:2896–908. Epub 2012 Dec 1.
15. Kaltschmidt B; Kaltschmidt C, Widera D. Adult craniofacial stem cells: sources and relation to the neural crest. Stem Cell Rev. 2012;8(3):658–71.
16. Merrell AJ, Stanger BZ. Adult cell plasticity in vivo: de-differentiation and transdifferentiation are back in style. Nat Rev Mol Cell Biol. 2016;17(7):413–25.
17. Hay ED, Zuk A. Transformations between epithelium and mesenchyme: normal, pathological, and experimentally induced. Am J Kidney Dis. 1995;26(4):678–90.
18. Suzuki K, Yokoyama C, Higashi Y, Daikoku T, Mizoguchi S, Saika S, Wakayama YG. Symposium: epithelial-mesenchymal interaction regulates tissue formation and characteristics: insights for corneal development. Ocul Surf. 2012;10(4):217–20.
19. Takahashi K, Yamanaka S. Induction of pluripotent stem cells from mouse embryonic and adult fibroblast cultures by defined factors. Cell. 2006;126: 663–76.
20. Lin T, Wu S. Reprogramming with small molecules instead of exogenous transcription factors. Stem Cells Int. 2015;2015:794632.
21. Greene CA, Chang C-Y, Fraser CJ, Nelidova DE, Chen JA, Lim A, Brebner A, McGhee J, Sherwin T, Green CR. Cells from the adult corneal stroma can be reprogrammed to a neuron-like cell using exogenous growth factors. Exp Cell Res. 2014;322(1): 122–32.
22. Greene CA, Green CR, Sherwin T. Transdifferentiation of chondrocytes into neuron-like cells induced by neuronal lineage specifying growth factors. Cell Biol Int. 2015;39(2):185–91.
23. Quintana L, zur Nieden NI, Semino CE. Morphogenetic and regulatory mechanisms during developmental chondrogenesis: new paradigms for cartilage tissue engineering. Tissue Eng Part B Rev. 2009;15(1):29–41.
24. Shah M, Foreman DM, Ferguson MW. Neutralisation of TGF-beta 1 and TGF-beta 2 or exogenous addition of TGF-beta 3 to cutaneous rat wounds reduces scarring. J Cell Sci. 1995;108(3):985–1002.
25. Karamichos D, Hutcheon AEK, Zieske JD. Transforming growth factor-β3 regulates assembly of a non-fibrotic matrix in a 3D corneal model. J Tissue Eng Regen Med. 2011;5(8):e228.
26. Wa Q, Gao M, Dai X, Yu T, Zhou Z, Xu D, Zou X. Induction of chondrogenic differentiation of mouse embryonic mesenchymal stem cells through an in vitro pellet model. Cell Biol Int. 2015;39(6):657–65.
27. Greene CA, Green CR, Dickinson ME, Johnson V, Sherwin T. Keratocytes are induced to produce collagen type II: a new strategy for in vivo corneal matrix regeneration. Exp Cell Res. 2016;347: 241–9.
28. Kapadia K. Safety of a novel in vivo corneal tissue regeneration therapy for Keratoconus. Master of Science in Biomedical Science Thesis; 2017.

第 11 章

基于角膜干细胞的疗法

Yuzuru Sasamoto, Yoshinori Oie, Kohji Nishida

11.1 当前基于干细胞的疗法

当前，基于干细胞的疗法是治疗干细胞缺乏症角膜的方法。已对角膜上皮的干细胞进行了充分的研究（后续将涉及角膜基质和内皮中干细胞）。角膜上皮干细胞位于角膜缘的基底层，因此被称为角膜缘干细胞（LSC）[1]。它们会产生瞬时扩增细胞（TAC），通过增殖并向中央角膜顶点迁移而提供终末分化的上皮细胞（X，Y，Z 假设）[2,3]。它们在角膜上皮的维持和伤口愈合中起重要作用。LSC 的严重缺失导致角膜上皮再生障碍，这种情况称为角膜缘干细胞缺乏症。除了人工无细胞装置（例如，波士顿Ⅰ型角膜）以外，移植 LSC 或包含其替代物的组织是治疗干细胞缺陷的唯一方法。我们主要关注当前和未来基于干细胞的角膜上皮干细胞疗法，以及涉及未来基于干细胞的角膜基质和内皮疗法。

11.2 当前基于干细胞的疗法：角膜上皮

LSCD 的原因多种多样，包括先天性疾病（如无虹膜疾病和多发性内分泌缺乏症）、获得性疾病［如 Stevens-Johnson 综合征（SJS）］，眼瘢痕类天疱疮（OCP）、化学或热灼伤及隐形眼镜过大）。LSCD 患者有严重的视力障碍，并有结膜上皮向内生长、角膜基质新生血管形成和角膜混浊[4,5]。推测部分 LSC 异常是翼状胬肉的原因之一，翼状胬肉是一种在角膜缘上方伸入角膜的纤维血管组织增生[6]。翼状胬肉患者由于高度散光、泪膜改变、双眼复视和刺激等原因而导致视力受损。部分 LSCD 是因患者眼表新生物形成而行角膜缘手术切除而造成的。

LSC 治疗 LSCD 的工作始于 1986 年 LSC 概念的确立[1]。随着自体结膜-角膜缘移植（CLAU）、同种异体角膜缘移植（KLAL）、活体结膜-角膜缘同种异体移植（Lr-CLAL）、人工角膜缘上皮移植（CLET）和单纯角膜缘上皮移植（SLET）得以发展。此外，还开发了人工口腔黏膜上皮移植（COMET）作为使用 LSC 替代来源的移植。

11.2.1 结膜-角膜缘自体移植

在 20 世纪 80 年代初期，CLAU 用于治疗 LSCD[7]。1986 年，Schermer 等人[1]提出 LSC 的概念。Kenyon 等人引入 CLAU，其在

移植物中包含角膜缘干细胞[8]。这是第一个以干细胞为基础的 LSCD 治疗方法。

11.2.1.1 适应证

CLAU 的适应证包括角膜血管形成、瘢痕形成和长期眼表功能衰竭，包括上皮缺损、角化、睑球粘连、炎症和眼痛，以及 LSCD 患者视力下降[8]。由于 CLAU 使用对侧未损伤的角膜缘组织作为移植物，因此其适应证仅限于单侧 LSCD。CLAU 也被用作翼状胬肉的外科手术治疗方法之一，因为长期暴露于紫外线辐射导致 LSC 破坏，为其主要治疗方法（除了 CLAU，还可选择裸露巩膜技术、自体结膜自体移植和羊膜治疗）[9–12]。视觉上显著的散光，视轴受累，严重的刺激症状和美容需求是翼状胬肉的手术指征。当眼表赘生物广泛累及角膜缘区域时，CLAU 还被用于促进切除赘生物后角膜的上皮形成，以及防止纤维血管增生和结膜形成[13,14]。

11.2.1.2　步骤

LSCD（图 11.1）　用镊子、刮铲和（或）松解器通过钝性剥离来去除异常的角膜上皮和纤维血管翳，并抛光裸露的基质表面以提高清晰度。从对侧眼切下来自角膜缘和邻近结膜的两个移植物。移植物被转移至受体眼的相应部位，并在角膜和结膜边缘缝合[8]。当基质瘢痕阻碍视力提高时，应考虑同时或随后进行穿透性角膜移植术（PK）或深层板状角膜移植术。

CLAM 与 AM 移植（AMT）的结合可能会提高成功率，因为 AM 为上皮迁移和愈合提供了基底膜，并减少了炎症、瘢痕和血管形成[15]。在移植前，将基底膜面朝上的 AM 移植到供体部位的缺损处，以及受体角膜和角膜缘巩膜上。

传统上，CLAU 涉及从健康的同一只眼中去除两个 60°大的游离移植物[16]。有报告表明，只有一个 60°的移植物与 AMT 和纤维蛋白胶一起成功地重建了角膜表面[17]，但仍存在争议[18,19]。

翼状胬肉（图 11.2）　从角膜表面刮除翼状胬肉的头部，然后从周围结膜切除翼状胬肉体，去除巩膜外瘢痕。从对侧眼的角膜缘和结膜上切除的移植物被缝合到受体床上[20,21]。可用纤维蛋白胶代替缝合[22–24]。可选择在角膜缘和裸眼巩膜上应用丝裂霉素 C（MMC）和（或）AMT[11,25–27]。

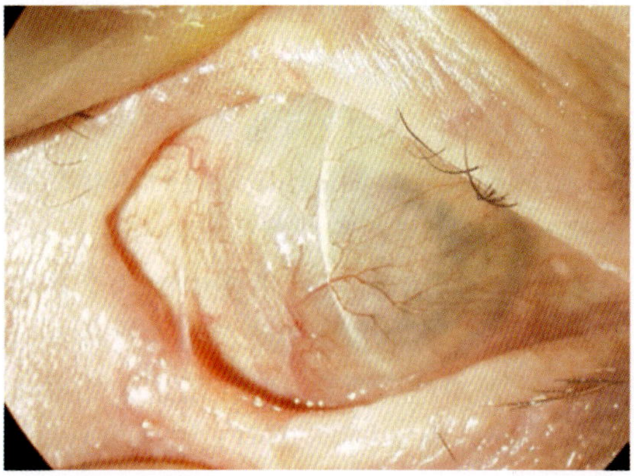

图 11.1　角膜缘干细胞缺乏症。Stevens–Johnson 综合征引起的角膜缘干细胞缺乏症。角膜表面被血管化结膜上皮完全覆盖。

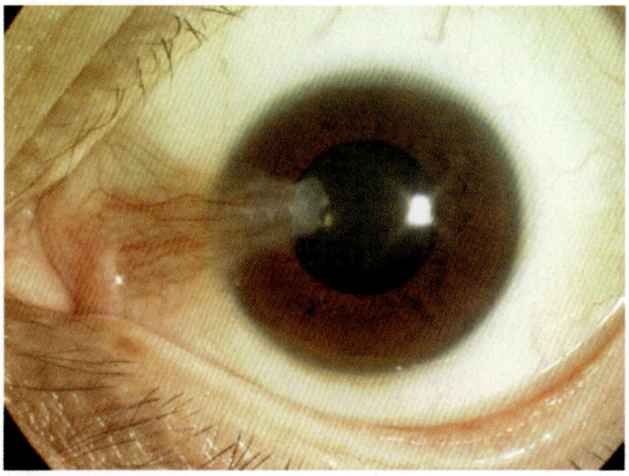

图 11.2　翼状胬肉。增厚血管化的翼状胬肉在 9 点钟位置侵入患者的角膜瞳孔区。

眼表面肿瘤 在角膜和结膜的肿瘤区域切除后，术中使用0.02%的MMC，从对侧眼获得的CLAU移植到切除部位并缝合在巩膜上。移植物应足够大，以覆盖裸露区域[14]。

11.2.1.3 结果

Kanyon等人报道了第一个CLAU系列。1989年[8]，他们对21例单侧LSCD患者进行了CLAU。大多数患者可迅速减轻并永久解决慢性外部眼部炎症。随访6个月或更长时间后，有17例(81%)的视力得到了改善，有20例(95.2%)的患者出现了稳定的上皮粘连，没有复发性糜烂或持续性上皮缺损，没有预期的免疫排斥反应。所有病例无发生感染、角膜缘移植失败和移植片脱落。

Meallet MA等人的报告指出，CLAU联合AMT可以改善所有5例患者的视力、角膜清晰度和成功重建眼表（平均随访期：22个月）[15]。在CLAU联合AMT的另一项研究中，10只眼中有8只眼(80%)获得了总的累计移植存活率(平均随访期：33个月)[28]。然而，比较研究表明，有AMT和无AMT的CLAU在视力和眼表重建方面没有差异[29]。

经过2年随访，CLAU治疗翼状胬肉的复发率为2.14%(234例中5例复发)。复发性翼状胬肉58例(6.9%)中有4例复发，原发性翼状胬肉178例(0.57%)中有1例复发。在10年的随访研究中，29例(6.9%)中有2例术后复发[31]。

系统回顾表明，与裸露巩膜手术[优势比(OR)=0.08，P<0.01]、自体球结膜移植术(OR=0.10，P<0.01)和术中MMC(OR=0.22，P<0.01)[32]相比，CLAU可显著降低翼状胬肉复发的风险。CLAU与AMT差异无统计学意义(OR=0.66，P=0.39)。另一项系统综述显示，与自体结膜移植相比，CLAU显著降低了翼状胬肉复发的风险[相对风险(RR)=0.09，P=0.02]。

至于联合治疗，对于复发性翼状胬肉，AMT联合CLAU的复发率低于AMT联合MMC(0%对比20%)[34]。原发性和复发性翼状胬肉的CLAU联合MMC与MMC结膜自体移植之间的复发率没有显著差异[11]。复发性翼状胬肉的CLAU联合MMC和AMT联合MMC之间的复发率也没有显著差异[35]。

对于预防复发，是否需要在切除眼部增殖物的同时应用CLAU[14]，目前仍有争议。

11.2.2 角膜同种异体移植物

由于CLAU需要对角膜缘进行较大程度的活检，因此经常会导致健康供体眼LSC耗竭。此外，CLAU不适用于双侧LSCD患者。KLAL的应用就是为了克服这些情况[36]。KLAL使用尸体供者的角膜缘组织，因此无须担心对侧眼LSC耗竭，该方法适用于双侧LSCD患者。然而，KLAL需要全身免疫抑制以避免移植排斥。

11.2.2.1 适应证

KLAL适用于单边和双边LSCD。

11.2.2.2 步骤(图11.3)

从两只尸体供者眼上取得角巩膜缘，将其等分为两半，通过去除角膜巩膜组织的后2/3而使其变薄。在受体眼上进行360°角膜缘切开。去除异常的纤维血管袢和上皮后，将4个解剖出的半月形供体中的3个移植至受体眼上，供体角膜边缘覆盖在受体角膜缘之上，并用缝合线固定[37]。可以使用纤维蛋白胶代替缝合线[38]，同时可联合AMT[39]。除了使用皮质类固醇和环孢霉素A进行局部免疫抑制外，还应考虑口服泼尼松、环孢霉素A和硫唑嘌呤等免疫抑制剂[37]。当基质

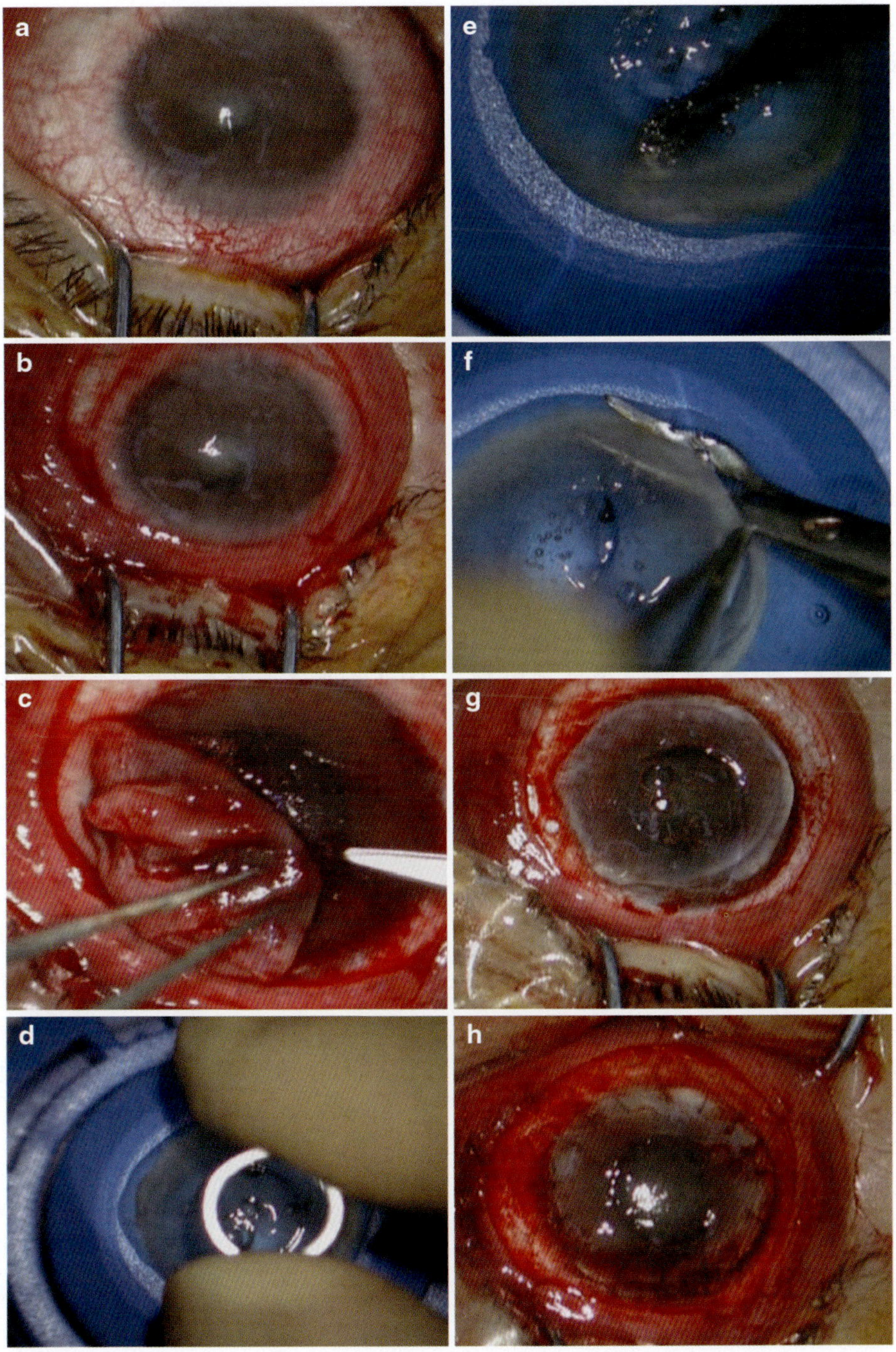

图 11.3 KLAL 步骤。(a)术前状态。(b)进行结膜切开以分离角膜内的异常纤维血管组织与巩膜上的结膜。(c)从角膜表面去除纤维血管袢。(d~f)使用环钻、高尔夫刀和剪刀获取尸体巩膜角膜组织制作角膜缘移植物。(g,h)将供体的角膜缘组织缝合至受体角膜缘。

瘢痕形成阻碍视力的改善时,可以考虑同时或随后进行角膜移植手术。

11.2.2.3 结果

Holland等人的文献报道,31例患者中有23例(74.2%)恢复了正常眼表,而27例(87.1%)改善了视力,并且无虹膜所致的双眼LSCD无不良反应[37]。值得注意的是,20只眼随后接受了PK手术(64.5%)。系统回顾研究显示,在最后一次随访(中位随访期:42个月)中,29只眼中有20只眼(69%)的最佳矫正视力(BCVA)≥20/200,36只眼中的32只眼(80%)同时或后续接受了PK手术[40]。SolomonA.等人报道了KLAL和AMT联合PK,以及无联合PK的长期预后效果,发现同时进行KLAL和PK可能与不良预后相关[39]。Shimazaki等人报道,在单侧LSCD患者中,KLAL的效果较CLAU差[41]。

11.2.3 活体结膜-角膜缘同种异体移植(Lr-CLAL)

Lr-CLAL的应用可以降低KLAL排斥反应的风险[42,43]。角膜缘和结膜取自患者亲属的活体组织。至少在HLA不相容的情况下仍需要全身免疫抑制。

11.2.3.1 适应证

Lr-CLAL的适应证与KLAL(单侧和双侧LSCD)相似,不同的是,Lr-CLAL适用于有意愿患者亲属的活体组织。良好的HLA匹配是可取的(Ophthalmology,2001年,Daya SM;Ophthalmology,1999年,Srinivas KRao-DO)。对于重度LSCD患眼,可以考虑KLAL联合Lr-CLAL(Cincinnati手术)[47]。

11.2.3.2 步骤

从供体眼切除角膜缘和邻近结膜的两个移植物,移植到受体角膜上步骤与CLAU相同[44]。同时,可选择行AMT、PK和使用纤维蛋白胶代替缝合[24,45]。

11.2.3.3 结果

Daya等报告了10只眼Lr-CLAL的结果(平均随访期:26.2个月)[44]。所有患者均进行全身免疫抑制治疗。8只眼(80%)角膜上皮恢复,血管化减少;7只眼(70%)获得了视觉改善;2只眼(25%)发生同种异体移植排斥,其中两眼Ⅰ类HLA不匹配和存在SJS的潜在诊断。Gomes等报道了10例由SJS引起的LSCD进行Lr-CLAL联合AMT治疗的结果(平均随访期:1.67个月)[45]。9例患者(90%)与他们各自的亲属供体不符合HLA要求,需要全身免疫抑制。仅2只眼(20%)成功眼表重建,4只眼(40%)发生了感染,4只眼(40%)视力改善。与KLAL相比,Lr-CLAL在眼灼伤患眼中具有更高的视力增益(P=0.029),结膜化降低(P=0.009)和Schirmer值增加(P=0.009)[46]。另一组研究表明,与KLAL和Lr-CLAL相比,CLAU获得了更好的长期眼表重建效果[33]。虽然KLAL和Lr-CLAL之间没有显著差异,但提示HLA匹配和全身免疫抑制可以改善Lr-CLAL的预后。

Biber等人报道了24只眼联合应用KLAL和Lr-CLAL的临床效果(平均随访时间:43.4个月)[47]。重建眼表后,79.2%的患眼中进行了角膜移植术。眼表稳定或改善的比例为87.5%,视力提高比例为75%。

11.2.4 培养的角膜缘上皮移植

CLAU可能因大面积切除而损害供体角膜[48]。为了克服这个缺点,Pellegrini等人应用自体培养角膜缘上皮移植治疗单侧LSCD[49]。他们从对侧角膜缘小活检标本中获取细胞。同种异体 CLET 是针对双侧 LSCD 的眼研发的[50]。与 KLAL 和 Lr-CLAL 相比，该技术在供体角膜受损的风险方面具有优势。

11.2.4.1　适应证

自体 CLET 适用于单侧 LSCD 患者，同种异体 CLET 适用于双侧 LSCD 患者。

11.2.4.2　步骤

Rama 等报道了一种标准步骤[51]。从对侧眼取 1~2mm^2 的角膜缘活检组织，然后在致死剂量照射的 3T3-J2 细胞纤维蛋白和饲养层上培养原代角膜形成细胞 14~16 天。在进行 360°角膜缘结膜切开术并去除受体眼中的纤维血管性组织后，将纤维蛋白培养的上皮层组织移植至准备好的角膜床上。然后将结膜缝合在外周血纤维蛋白薄片上。为降低小鼠 3T3 细胞和胎牛血清中人畜共患传染病的传播风险，建立了人 AM 无异种外植体培养体系[52]。

关于同种异体 CLET 术后使用全身性免疫抑制是有争议的。当中央角膜瘢痕存在时，可选择同时或随后施行角膜移植术[53]。

11.2.4.3　结果

Rama 等人在 2010 年[平均随访时间：(2.91±1.99)年]报道了关于眼表烧伤引起的单侧 LSCD 患者长期 CLET 疗效的研究[51]。他们在纤维蛋白和 3T3-J2 饲养细胞上培养了角膜缘细胞。在接受治疗的 107 只眼中，有 73 只眼(68.2%)成功，60 只眼(56.1%)的视力有所改善。Sangwan 等人报道了使用无异种外植体培养系统和人 AM 作为基质治疗由眼表烧伤引起的 LSCD 的 CLET 长期效果[平均随访期：(3±1.6)年][52]。在接受治疗的 200 只眼中，142 只眼(71%)获得了完全上皮化、无血管化和功能稳定的角膜表面，而 121 只眼(60.5%)的视力得到了改善。

Basu 等人报道了 47 例患者接受 CLET 和 PK 联合治疗的结果 [平均随访时间为(4.2±1.9)年][54]。71.4%的患眼可获得 20/40 或更高的视力。然而，由于同时进行的 PK 导致 LSCD 的复发率(58.3%)比随后的 PK(14.3%)更高，因此，建议避免同时进行的 PK。同种异体 CLET，必要时再行 PK 治疗，可以恢复双侧 LSCD 患者的眼表，并改善视力[55]。Qi 等人在(17.8±3.8)个月的随访期间，在 42 只眼(23.8%)中的 10 只眼观察到异体 CLET 和排斥反应后，给予全身性类固醇、局部类固醇和环孢霉素 A[56]。

一些系统的回顾显示了 CLET 的有效性。Holland 报告了 720 只眼接受自体(641 只眼)或同种异体 CLET(79 只眼)治疗的长期结果[57]。总体成功率为 72%，视力提高率为 63%。Haagdorens 等人报告了 1029 例自体移植和 135 例同种异体移植的临床结果[58]：总体成功率为 70%，视力提高率为 55%。Zhao 等人报道了以人 AM 为底物的 572 例 CLET 患者的临床结局[59]：成功率为 67%，视力提高为 62%。

11.2.5　单纯角膜缘上皮移植

CLET 是为了克服 CLAU 的缺点，CLAU 可能会因大量切除而损坏供体角膜。然而，CLET 需要昂贵的临床级实验室的支持来进行移植物培养和两个步骤的外科手术(肢体切除和移植)。为了克服这些情况，Sangwan 等人通过结合 CLAU 和 CLET 的优势开发了 SLET[60]。该技术利用自体供体角膜的一小部分进行移植，并且不需要临床级实验室。

11.2.5.1　适应证

单侧 LSCD 患者。

11.2.5.2 步骤[60,61]

从对侧供体眼切除1小时方向的角膜缘组织。去除覆盖角膜的血管袢后，将人AM移植物置于裸露的眼表上，并用纤维蛋白胶固定。然后将供体组织切成小块，放在人AM上，并用血纤蛋白胶固定。角膜移植术可与SLET结合使用以改善视力。

11.2.5.3 结果

Basu等人报道了125例化学性或热性烧伤引起的单侧LSCD患者的SLET预后(中位随访期：1.5年)[61]。95只眼(76%)观察到成功的结果(完全上皮，临床稳定且无血管化角膜表面)，94只眼(75.2%)视力提升2行。随机研究显示，所有患者均获得稳定的上皮角膜表面，CLAU和SLET的视力改善无显著差异[62]。

11.2.6 培养的口腔黏膜上皮移植术

KLAL、Lr-CLAL和同种异体CLET用于治疗双侧LSCD，但是这些技术的缺点为其同种异体方式，即排斥反应、与免疫抑制相关的不良事件和疾病传播。研发自体COMET消除了这些担忧[63]。培养的口腔黏膜上皮细胞含有上皮干细胞，可作为眼表面LSC的替代来源。

11.2.6.1 适应证

双侧LSCD患者。

11.2.6.2 程序[63,64](图11.4)

从口腔颊黏膜上皮切下3mm×3mm的口腔黏膜组织标本。将分离的口腔黏膜上皮细胞接种到人AM或血纤蛋白包被的培养板或温度敏感培养皿上，3T3细胞作为饲养层培养，培养14天后获得上皮细胞层组织。在切除结膜和结膜下瘢痕组织后，将3~5层培养的口腔黏膜上皮片直接置于角膜表面。尽管异种饲养细胞具有传播病毒感染的潜在风险，但自体饲养层仍是一种解决方法[65]。培养细胞层组织的运输技术已经开发用于多中心临床试验[66]。为了提高角膜基质的透明性，可以考虑进行二次角膜移植。

11.2.6.3 结果

佐竹等报道了接受COMET治疗的40只双侧LSCD患眼的长期结果（平均随访期：25.5个月）[64]。57.5%的患眼眼表功能稳定，59%的患眼视力得到改善。进行了二次角膜移植术，以改善7只眼的视力。另一项长期临床报告显示，20只眼中的15只眼(75%)眼表功能稳定，14只眼(70%)视力得到改善(平均随访时间：31.9个月)[67]。

11.2.7 并发症(图11.5)

术后并发症包括复发或持续上皮缺损、持续的结膜粘连(翼状胬肉复发)、结膜下出血、角膜变薄(或融化、穿孔)、炎症和感染性角膜炎。在CLAU和Lr-CLAL的供体眼中，已经报道了活检相关的上皮异常、丝状角膜炎和结膜下出血[43,48,68]。然而，LSC在1年内重新在供体区域增殖，切除供体角膜各2片2小时方向的角膜缘组织不会对供体角膜产生任何不良影响[48,69]。

在KLAL、CLAL和同种异体CLET中，存在移植排斥和全身免疫抑制相关不良事件的风险，如感染、贫血、高血糖，以及肾功能和肝功能异常[70–72]。在这些异体基因技术中，有一些疾病传播的报道，如肿瘤(黑色素瘤和乳腺癌)和巨细胞病毒疾病[73–75]。

上皮层下浅表角膜新血管形成的发展是COMET的主要关注点[63,76]。

3T3细胞和胎牛血清用于细胞培养可

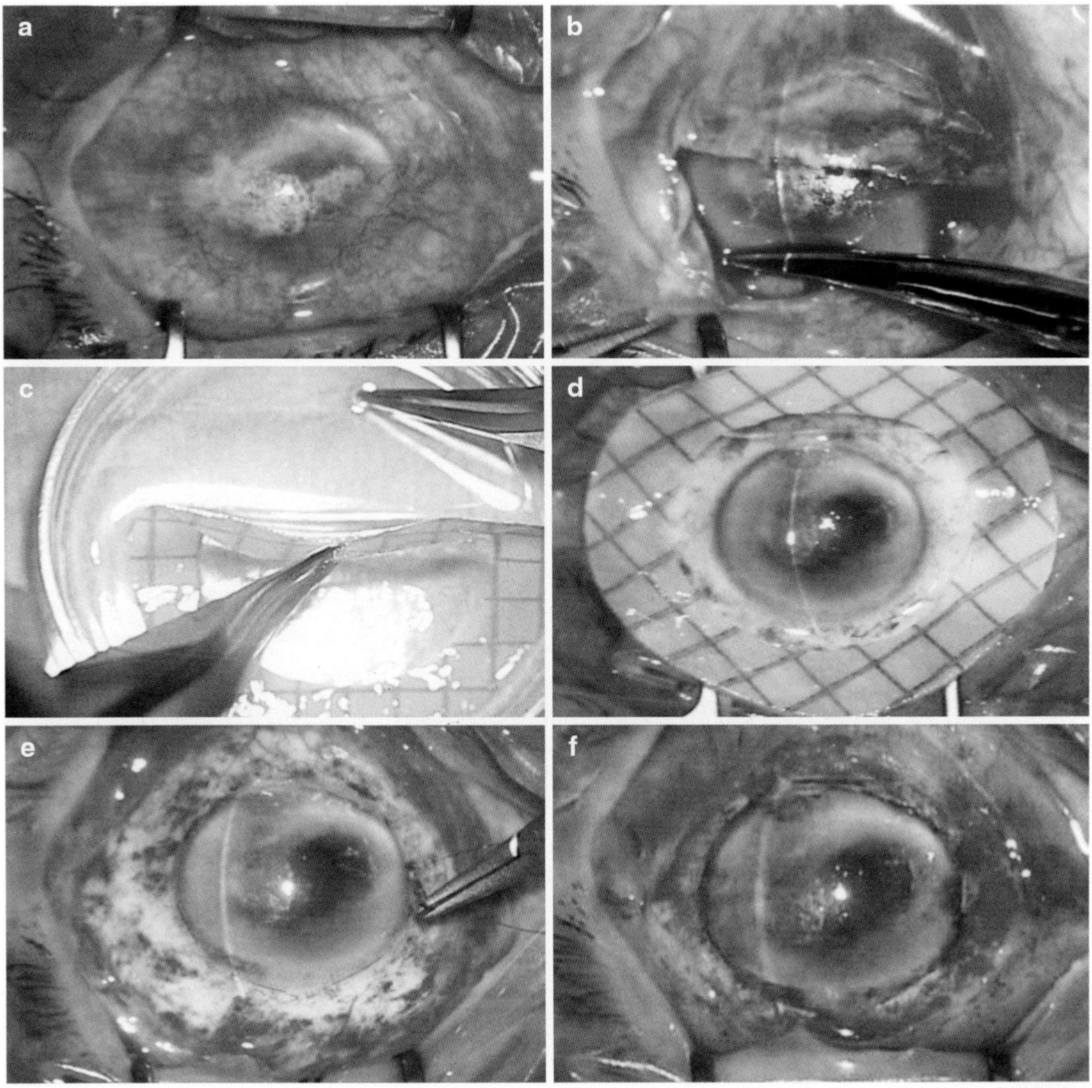

图 11.4 COMET 程序。(a)术前状态。(b)从角膜中除去纤维血管袢。(c)在降低温度下收获培养的口腔黏膜上皮细胞片。(d)将细胞片置于宿主眼表上。(e)使用 10-0 尼龙线连续缝合至角膜缘。(f)眼表被细胞片和结膜覆盖。

增加 CLET 和 COMET 中人畜共患感染的传播风险[77]。

11.3 未来基于干细胞的疗法:角膜上皮

由于目前每一种方法都有其优缺点,因此迄今为止尚无金标准。特别是对于双侧 LSCD 的治疗,全身免疫抑制的必要性是一个大问题。COMET 可以解决该障碍,但是重建的眼表不能长期全面改善视力,并且容易出现新血管形成相关的问题。

因此,研究人员正在寻找其他干细胞来源来克服这种情况。

被研究的细胞来源可分为 4 类:①由多能干细胞诱导产生的角膜上皮细胞;②由其

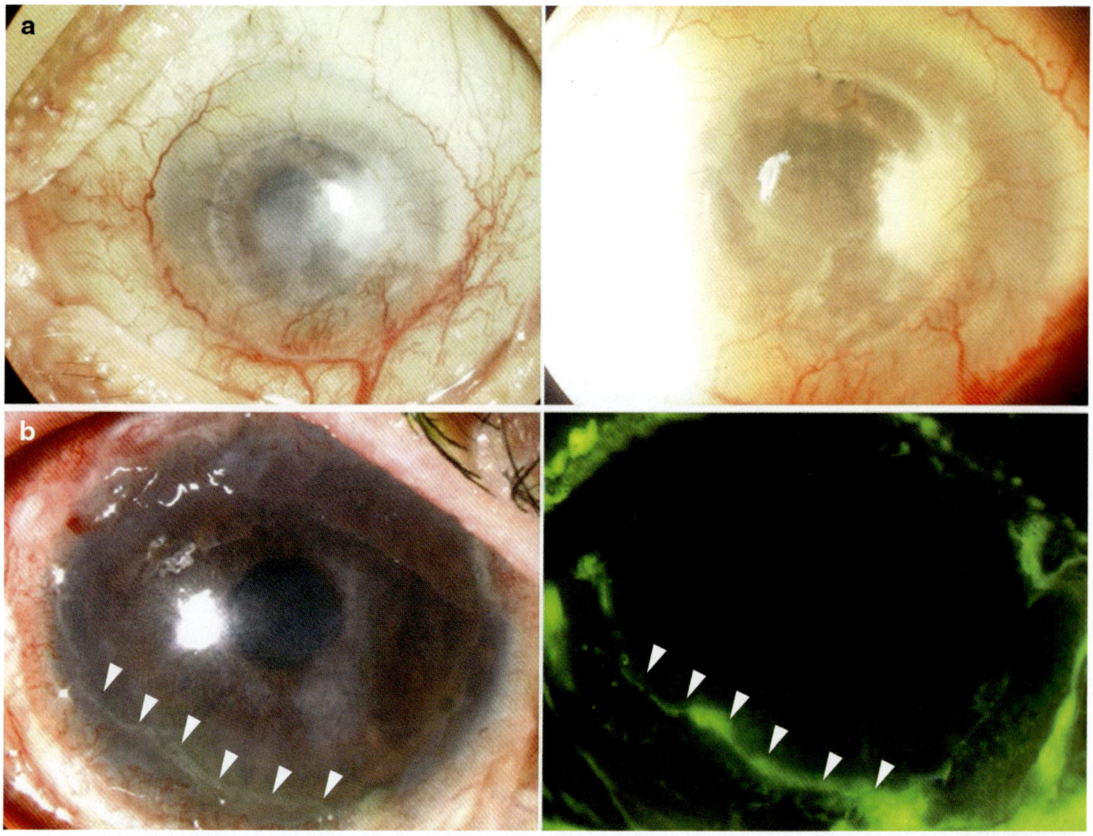

图 11.5 并发症。(a)角膜缘移植术后由副念珠菌引起的真菌性角膜炎。(b)同种异体角膜缘移植后的排斥反应。观察到排斥线(箭头所示)。

他分化细胞来源诱导的角膜上皮细胞(直接重编程);③来自其他分化细胞的角膜上皮替代物其他表面外胚层来源的细胞,以及④纯化的 LSC。

11.3.1 多能干细胞诱导的角膜上皮细胞

研究人员正在尝试从 3 种不同的多能干细胞中产生角膜上皮细胞或 LSC,即胚胎干细胞、诱导性多能干细胞和间充质干细胞。

在角膜缘成纤维细胞条件培养基中,成功地从 ESC 诱导出了角膜上皮样细胞[78]。然而,存在一些障碍,如免疫原性,不受控制的生长会导致致癌性增加,以及源自其胚胎起源的伦理问题[79]。

iPSC 是通过将 Yamanaka 4 个因子引入分化细胞(如成纤维细胞和血细胞)而开发的,并显示出它们具有与 ESC 相似的特性[80]。这种技术可以克服伦理问题。Hayashi 等人报道了一种通过模仿全眼发育从 iPSC 诱导角膜干细胞和祖细胞的方法[81,82]。他们成功地生成了角膜上皮细胞片,并且其移植恢复了兔子的 LSCD 模型眼 (图 11.6)。然而,iPSC 的产生和角膜上皮细胞的诱导花费时间长且成本高。创建 HLA 型 iPSC 库可以是解决方案之一[83]。据计算,最高水平的

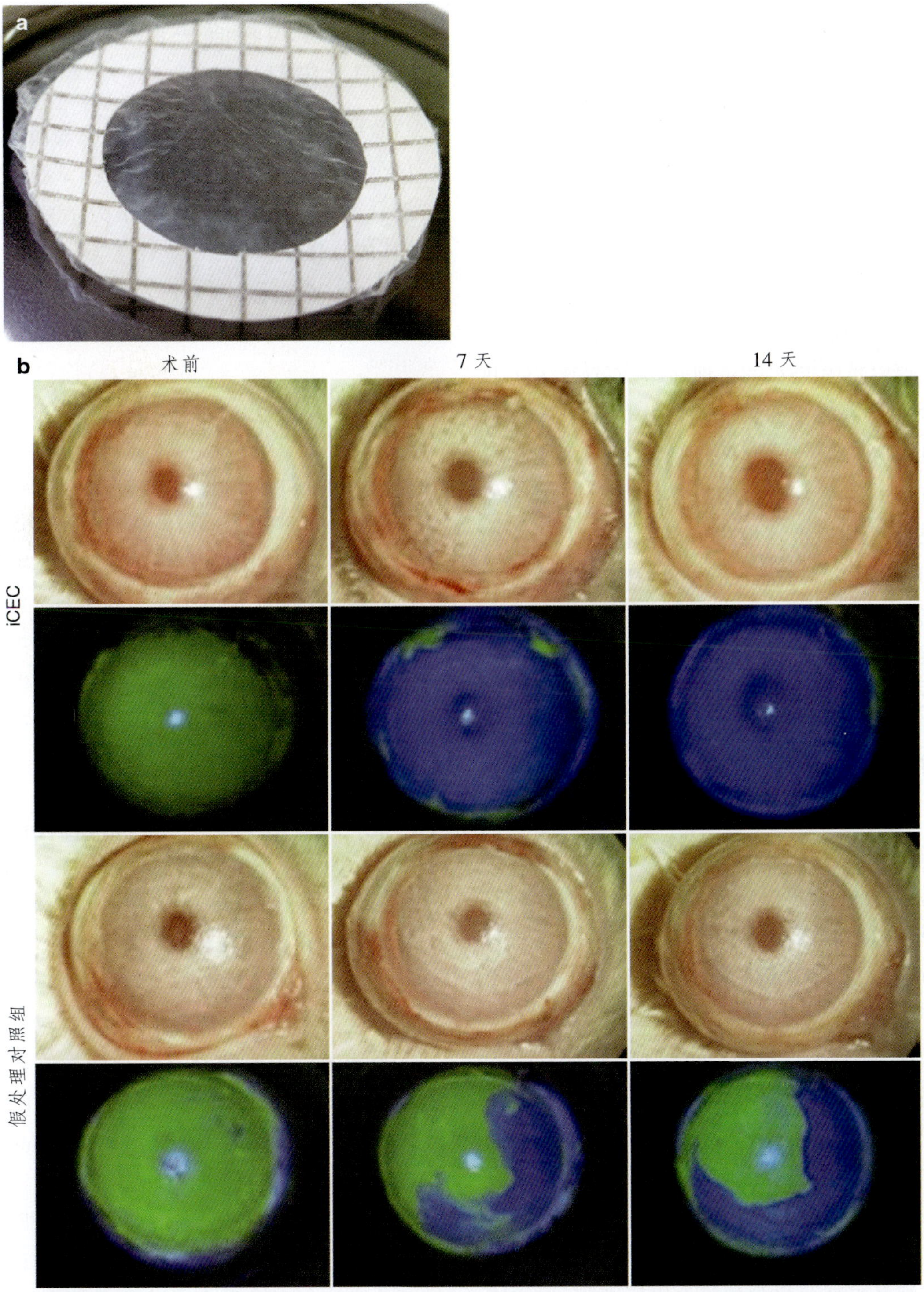

图 11.6　在兔模型中使用 iPSC 衍生的角膜上皮细胞层组织重建眼表。(a)来源于人 iPSC 的角膜上皮细胞片。(b)在手术后第 0、7 和 14 天使用荧光素染色对 iPSC 衍生的角膜上皮细胞片移植兔 LSCD 模型进行屏障功能测定。iPSC 衍生的角膜上皮细胞片成功恢复了健康的角膜屏障功能。iCEC iPSC 衍生的角膜上皮细胞。(Reproduced from Hayashi et al.[82])

纯合HLA类型的50个iPSC品系可以为79%的潜在英国接受者提供零HLA错配。有一种策略是从排名靠前的HLA型iPSC诱导角膜上皮干细胞和祖细胞并预先存储它们,然后我们可以在需要时解冻和培养它们。关于iPSC的致瘤性,免疫原性和致突变性,仍有一些问题需要解决[84,85]。

MSC是多能成体干细胞,位于多个组织中,包括脐带、骨髓和脂肪组织。MSC不仅可以克服ESC的伦理问题,而且比ESC和iPSC容易得多。甚至当用作同种异体移植时,MSC的免疫原性也较低,并且可能具有较低的诱变性[86,87]。MSC在体外[88-90]和体内[91]在LSC生态位环境中可分化为角膜上皮样细胞。牙髓干细胞具有MSC和ESC的特征,它们可以在兔LSCD模型中产生细胞膜并重建角膜上皮[92]。仍然存在致癌性的担忧[93]。

11.3.2 从其他分化细胞来源诱导的角膜上皮细胞(直接重编辑)

直接重编程是一种将完全分化的成熟细胞转换为其他类型的细胞,同时绕过多能状态的方法,可以缩短角膜上皮细胞与其他类型细胞的诱导时间,并降低致瘤性风险[94]。Ouyang等人在体外通过皮肤上皮干细胞中PAX6的转导来诱导LSC样细胞[95]。角膜上皮样细胞也可以通过成纤维细胞和口腔黏膜上皮细胞的过度表达而被诱导,包括PAX6[96,97]。尽管基因传递具有插入诱变的潜力,但无转基因的方法(例如,仙台病毒,直接mRNA或蛋白质传递)可以解决此问题[98]。有趣的是,毛囊上皮干细胞和角膜缘成纤维细胞有可能分化为角膜上皮样细胞,而无须任何基因修饰[99,100]。

11.3.3 其他表面外胚层衍生细胞的角膜上皮替代物

除口腔黏膜外,还有其他一些表面外胚层衍生的细胞可以替代角膜上皮。结膜上皮细胞体外培养(EVCAU)已作为治疗双侧LSCD的临床试验进行[101]。观察到临床症状改善占83.3%,视力改善占75%。鼻黏膜上皮细胞也具有重建功能性眼表上皮细胞的潜力[102]。

11.3.4 纯化LSC

Ksander等人报道细胞膜蛋白ABCB5是LSC的标志物[103]。结果表明,抗abcb5抗体可纯化LSC。移植纯化的ABCB5阳性LSC可恢复LSCD模型小鼠角膜上皮。由于有报道称,ABCB5阳性的真皮干细胞可诱导异体移植耐受HLA错配移植,ABCB5阳性的LSC可能是双侧LSCD患者进行异体移植的良好候选细胞[104,105]。

11.4 未来基于干细胞的疗法:角膜基质

角膜基质由胶原蛋白、蛋白聚糖、糖蛋白和少量称为基质细胞组成。PK和深层前角膜移植术已被用于治疗角膜基质疾病[106]。

角膜基质干细胞是一群神经嵴来源的MSC,位于角膜基质中、上皮基底膜之下[107]。注入基质的角膜基质干细胞可以恢复lumican缺陷型鼠角膜的透明度和厚度[108]。

体外已从ESC[109,110]、iPSC[111]、MSC[112]和人牙髓干细胞[113]诱导了角膜样细胞。在动物模型中,MSC被证明具有治疗角膜基质疾病的能力。注入小鼠角膜基质的MSC可以存活超过 3 个月，并且这些细胞具有角膜细胞表型[114]。同样，注入前房的 MSC 可以迁移至基质并分化为功能性角膜细胞[115]。

11.5 未来基于干细胞的疗法：角膜内皮

角膜内皮的丧失或功能障碍导致大疱性角膜病变（BK）。BK 的主要原因是白内障手术、周围虹膜切开术和 Fuchs 内皮角膜营养不良[116]。由于没有有效的增殖角膜内皮细胞的方法，BK 通过角膜移植治疗，如 PK，Descemet 剥离自动内皮角膜移植术（DSAEK）和 Descemet 膜内皮角膜移植术[117-119]。最近，ROCK 抑制剂被证明可增强增殖，促进细胞黏附并抑制角膜内皮细胞的凋亡[120,121]。一项临床试验的试验数据表明，将培养的角膜内皮细胞与 ROCK 抑制剂联合注入前房已显示出其安全性和有效性[121]。自体或同种异体培养的角膜内皮细胞移植将来可用于治疗BK。

角膜内皮干细胞的存在已经讨论了很长时间[122,123]。最近，从角膜内皮细胞中分离了多能神经神经嵴来源的祖细胞（NCDP），并从 NCDP 诱导了角膜内皮细胞[124]。由于不仅在正常而且在 Fuchs 内皮角膜营养不良内皮组织中均检测到正常 NCDP，所以该细胞群有望用于潜在的自体细胞治疗。

已经从 ESC[125-127]、iPSC[128]、MSC[129]、脂肪来源的干细胞[130]和角膜基质干细胞[131]中诱导了人角膜内皮样细胞。

11.6 总结和结论

临床研究表明，在几种基于干细胞的疗法中，尤其是在 LSCD 的治疗中，取得了一定程度的成功。然而，我们仍然需要建立更多的证据来决定哪种程序更适合特定的条件。除了当前进行的疗法之外，正在研究使用各种干细胞的越来越多的新技术。ESC、iPSC 和 MSC 的存在不仅可以诱导角膜上皮细胞，还可以诱导角膜细胞和角膜内皮细胞。这些技术可能是有前途的未来疗法之一，但是有许多障碍需要解决，例如，伦理问题、致瘤性、免疫原性和致突变性。

除了上面显示的未来可能的疗法之外，构建具有上皮、基质和内皮组织的完整功能角膜可能是下一个突破。最近，已经从人 iPSC 诱导了包含这 3 种成分的角膜类器官[132]，并且人工角膜由角膜上皮样细胞和源自人 ESC 和无细胞猪角膜基质的角膜内皮细胞样细胞组成已经被开发[133]。技术的飞速发展正在加速角膜干细胞疗法的研究。

参考文献

1. Schermer A, Galvin S, Sun TT. Differentiation-related expression of a major 64K corneal keratin in vivo and in culture suggests limbal location of corneal epithelial stem cells. J Cell Biol. 1986;103(1):49–62.
2. Thoft RA, Friend J. The X, Y, Z hypothesis of corneal epithelial maintenance. Invest Ophthalmol Vis Sci. 1983;24(10):1442–3.
3. Yoon JJ, Ismail S, Sherwin T. Limbal stem cells: central concepts of corneal epithelial homeostasis. World J Stem Cells. 2014;6(4):391–403.
4. Chen JJ, Tseng SC. Corneal epithelial wound healing in partial limbal deficiency. Invest Ophthalmol Vis Sci. 1990;31(7):1301–14.
5. Tseng SC. Concept and application of limbal stem cells. Eye (Lond). 1989;3(Pt 2):141–57.
6. Kwok LS, Coroneo MT. A model for pterygium formation. Cornea. 1994;13(3):219–24.
7. Thoft RA. Conjunctival transplantation. Arch Ophthalmol. 1977;95(8):1425–7.
8. Kenyon KR, Tseng SC. Limbal autograft transplantation for ocular surface disorders. Ophthalmology. 1989;96(5):709–22; discussion 22–3.
9. Koch JM, Mellin KB, Waubke TN. The pterygium, autologous conjunctiva-limbus transplantation as treatment. Ophthalmologe. 1992;89(2):143–6.
10. Prabhasawat P, Barton K, Burkett G, Tseng SC. Comparison of conjunctival autografts, amniotic membrane grafts, and primary closure for pterygium excision. Ophthalmology.

1997;104(6):974–85.
11. Kheirkhah A, Hashemi H, Adelpour M, Nikdel M, Rajabi MB, Behrouz MJ. Randomized trial of pterygium surgery with mitomycin C application using conjunctival autograft versus conjunctival-limbal autograft. Ophthalmology. 2012;119(2):227–32.
12. Chui J, Coroneo MT, Tat LT, Crouch R, Wakefield D, Di Girolamo N. Ophthalmic pterygium: a stem cell disorder with premalignant features. Am J Pathol. 2011;178(2):817–27.
13. Copeland RA Jr, Char DH. Limbal autograft reconstruction after conjunctival squamous cell carcinoma. Am J Ophthalmol. 1990;110(4):412–5.
14. Siganos CS, Kozobolis VP, Christodoulakis EV. The intraoperative use of mitomycin-C in excision of ocular surface neoplasia with or without limbal autograft transplantation. Cornea. 2002;21(1):12–6.
15. Meallet MA, Espana EM, Grueterich M, Ti SE, Goto E, Tseng SC. Amniotic membrane transplantation with conjunctival limbal autograft for total limbal stem cell deficiency. Ophthalmology. 2003;110(8):1585–92.
16. Dua HS, Azuara-Blanco A. Autologous limbal transplantation in patients with unilateral corneal stem cell deficiency. Br J Ophthalmol. 2000;84(3):273–8.
17. Kheirkhah A, Raju VK, Tseng SC. Minimal conjunctival limbal autograft for total limbal stem cell deficiency. Cornea. 2008;27(6):730–3.
18. Baradaran-Rafii A, Akbari M, Shirzadeh E, Shams M. Single block conjunctival limbal autograft for unilateral total limbal stem cell deficiency. J Ophthalmic Vis Res. 2015;10(1):90–2.
19. Marinho D, Hofling-Lima AL, Kwitko S, Tseng SC. Does amniotic membrane transplantation improve the outcome of autologous limbal transplantation? Cornea. 2003;22(4):338–42.
20. Kenyon KR, Wagoner MD, Hettinger ME. Conjunctival autograft transplantation for advanced and recurrent pterygium. Ophthalmology. 1985;92(11):1461–70.
21. Al Fayez MF. Limbal-conjunctival vs conjunctival autograft transplant for recurrent pterygia: a prospective randomized controlled trial. JAMA Ophthalmol. 2013;131(1):11–6.
22. Ozdamar Y, Mutevelli S, Han U, Ileri D, Onal B, Ilhan O, et al. A comparative study of tissue glue and vicryl suture for closing limbal-conjunctival autografts and histologic evaluation after pterygium excision. Cornea. 2008;27(5):552–8.
23. Jiang J, Gong J, Li W, Hong C. Comparison of intra-operative 0.02% mitomycin C and sutureless limbal conjunctival autograft fixation in pterygium surgery: five-year follow-up. Acta Ophthalmol. 2015;93(7):e568–72.
24. Welder JD, Pandya HK, Nassiri N, Djalilian AR. Conjunctival limbal autograft and allograft transplantation using fibrin glue. Ophthalmic Surg Lasers Imaging. 2012;43(4):323–7.
25. Fakhry MA. The use of mitomycin C with autologous limbal-conjunctival autograft transplantation for management of recurrent pterygium. Clin Ophthalmol. 2011;5:123–7.
26. Shimazaki J, Shinozaki N, Tsubota K. Transplantation of amniotic membrane and limbal autograft for patients with recurrent pterygium associated with symblepharon. Br J Ophthalmol. 1998;82(3):235–40.
27. Yao YF, Qiu WY, Zhang YM, Tseng SC. Mitomycin C, amniotic membrane transplantation and limbal conjunctival autograft for treating multirecurrent pterygia with symblepharon and motility restriction. Graefes Arch Clin Exp Ophthalmol. 2006;244(2):232–6.
28. Santos MS, Gomes JA, Hofling-Lima AL, Rizzo LV, Romano AC, Belfort R Jr. Survival analysis of conjunctival limbal grafts and amniotic membrane transplantation in eyes with total limbal stem cell deficiency. Am J Ophthalmol. 2005;140(2):223–30.
29. Barreiro TP, Santos MS, Vieira AC, de Nadai Barros J, Hazarbassanov RM, Gomes JA. Comparative study of conjunctival limbal transplantation not associated with the use of amniotic membrane transplantation for treatment of total limbal deficiency secondary to chemical injury. Cornea. 2014;33(7):716–20.
30. Masters JS, Harris DJ Jr. Low recurrence rate of pterygium after excision with conjunctival limbal autograft: a retrospective study with long-term follow-up. Cornea. 2015;34(12):1569–72.
31. Young AL, Ho M, Jhanji V, Cheng LL. Ten-year results of a randomized controlled trial comparing 0.02% mitomycin C and limbal conjunctival autograft in pterygium surgery. Ophthalmology. 2013;120(12):2390–5.
32. Zheng K, Cai J, Jhanji V, Chen H. Comparison of pterygium recurrence rates after limbal conjunctival autograft transplantation and other techniques: meta-analysis. Cornea. 2012;31(12):1422–7.
33. Ontario HQ. Limbal stem cell transplantation: an evidence-based analysis. Ont Health Technol Assess Ser. 2008;8(7):1–58.
34. Fallah MR, Golabdar MR, Amozadeh J, Zare MA, Moghimi S, Fakhraee G. Transplantation of conjunctival limbal autograft and amniotic membrane vs mitomycin C and amniotic membrane in treatment of recurrent pterygium. Eye (Lond). 2008;22(3):420–4.
35. Chen R, Huang G, Liu S, Ma W, Yin X, Zhou S. Limbal conjunctival versus amniotic membrane in the intraoperative application of mitomycin C for recurrent pterygium: a randomized controlled trial. Graefes Arch Clin Exp Ophthalmol. 2017;255(2):375–85.
36. Tsai RJ, Tseng SC. Human allograft limbal transplantation for corneal surface reconstruction. Cornea. 1994;13(5):389–400.
37. Holland EJ, Djalilian AR, Schwartz GS. Management of aniridic keratopathy with keratolimbal allograft: a limbal stem cell transplantation technique. Ophthalmology. 2003;110(1):125–30.
38. Sonmez B, Beden U. Fibrin glue-assisted sutureless limbal stem cell transplantation surgery for the treatment of severe ocular chemical injury. Cornea.

2011;30(3):296–300.
39. Solomon A, Ellies P, Anderson DF, Touhami A, Grueterich M, Espana EM, et al. Long-term outcome of keratolimbal allograft with or without penetrating keratoplasty for total limbal stem cell deficiency. Ophthalmology. 2002;109(6):1159–66.
40. Shanbhag SS, Saeed HN, Paschalis EI, Chodosh J. Keratolimbal allograft for limbal stem cell deficiency after severe corneal chemical injury: a systematic review. Br J Ophthalmol. 2018;102(8):1114–21.
41. Shimazaki J, Shimmura S, Tsubota K. Donor source affects the outcome of ocular surface reconstruction in chemical or thermal burns of the cornea. Ophthalmology. 2004;111(1):38–44.
42. Kenyon KR, Rapoza PA. Limbal allograft transplantation for ocular surface disorders. Ophthalmology. 1995;102(suppl):101–2.
43. Tan DT, Ficker LA, Buckley RJ. Limbal transplantation. Ophthalmology. 1996;103(1):29–36.
44. Daya SM, Ilari FA. Living related conjunctival limbal allograft for the treatment of stem cell deficiency. Ophthalmology. 2001;108(1):126–33; discussion 33–4.
45. Gomes JA, Santos MS, Ventura AS, Donato WB, Cunha MC, Hofling-Lima AL. Amniotic membrane with living related corneal limbal/conjunctival allograft for ocular surface reconstruction in Stevens-Johnson syndrome. Arch Ophthalmol. 2003;121(10):1369–74.
46. Titiyal JS, Sharma N, Agarwal AK, Prakash G, Tandon R, Vajpayee R. Live related versus cadaveric limbal allograft in limbal stem cell deficiency. Ocul Immunol Inflamm. 2015;23(3):232–9.
47. Biber JM, Skeens HM, Neff KD, Holland EJ. The Cincinnati procedure: technique and outcomes of combined living-related conjunctival limbal allografts and keratolimbal allografts in severe ocular surface failure. Cornea. 2011;30(7):765–71.
48. Miri A, Said DG, Dua HS. Donor site complications in autolimbal and living-related allolimbal transplantation. Ophthalmology. 2011;118(7):1265–71.
49. Pellegrini G, Traverso CE, Franzi AT, Zingirian M, Cancedda R, De Luca M. Long-term restoration of damaged corneal surfaces with autologous cultivated corneal epithelium. Lancet. 1997;349(9057):990–3.
50. Schwab IR, Reyes M, Isseroff RR. Successful transplantation of bioengineered tissue replacements in patients with ocular surface disease. Cornea. 2000;19(4):421–6.
51. Rama P, Matuska S, Paganoni G, Spinelli A, De Luca M, Pellegrini G. Limbal stem-cell therapy and long-term corneal regeneration. N Engl J Med. 2010;363(2):147–55.
52. Sangwan VS, Basu S, Vemuganti GK, Sejpal K, Subramaniam SV, Bandyopadhyay S, et al. Clinical outcomes of xeno-free autologous cultivated limbal epithelial transplantation: a 10-year study. Br J Ophthalmol. 2011;95(11):1525–9.
53. Basu S, Ali H, Sangwan VS. Clinical outcomes of repeat autologous cultivated limbal epithelial transplantation for ocular surface burns. Am J Ophthalmol. 2012;153(4):643–50, 50 e1–2.
54. Basu S, Mohamed A, Chaurasia S, Sejpal K, Vemuganti GK, Sangwan VS. Clinical outcomes of penetrating keratoplasty after autologous cultivated limbal epithelial transplantation for ocular surface burns. Am J Ophthalmol. 2011;152(6):917–24 e1.
55. Basu S, Fernandez MM, Das S, Gaddipati S, Vemuganti GK, Sangwan VS. Clinical outcomes of xeno-free allogeneic cultivated limbal epithelial transplantation for bilateral limbal stem cell deficiency. Br J Ophthalmol. 2012;96(12):1504–9.
56. Qi X, Xie L, Cheng J, Zhai H, Zhou Q. Characteristics of immune rejection after allogeneic cultivated limbal epithelial transplantation. Ophthalmology. 2013;120(5):931–6.
57. Holland EJ. Management of limbal stem cell deficiency: a historical perspective, past, present, and future. Cornea. 2015;34(Suppl 10):S9–15.
58. Haagdorens M, Van Acker SI, Van Gerwen V, Ni Dhubhghaill S, Koppen C, Tassignon MJ, et al. Limbal stem cell deficiency: current treatment options and emerging therapies. Stem Cells Int. 2016;2016:9798374.
59. Zhao Y, Ma L. Systematic review and meta-analysis on transplantation of ex vivo cultivated limbal epithelial stem cell on amniotic membrane in limbal stem cell deficiency. Cornea. 2015;34(5):592–600.
60. Sangwan VS, Basu S, MacNeil S, Balasubramanian D. Simple limbal epithelial transplantation (SLET): a novel surgical technique for the treatment of unilateral limbal stem cell deficiency. Br J Ophthalmol. 2012;96(7):931–4.
61. Basu S, Sureka SP, Shanbhag SS, Kethiri AR, Singh V, Sangwan VS. Simple limbal epithelial transplantation: long-term clinical outcomes in 125 cases of unilateral chronic ocular surface burns. Ophthalmology. 2016;123(5):1000–10.
62. Arora R, Dokania P, Manudhane A, Goyal JL. Preliminary results from the comparison of simple limbal epithelial transplantation with conjunctival limbal autologous transplantation in severe unilateral chronic ocular burns. Indian J Ophthalmol. 2017;65(1):35–40.
63. Nishida K, Yamato M, Hayashida Y, Watanabe K, Yamamoto K, Adachi E, et al. Corneal reconstruction with tissue-engineered cell sheets composed of autologous oral mucosal epithelium. N Engl J Med. 2004;351(12):1187–96.
64. Satake Y, Higa K, Tsubota K, Shimazaki J. Long-term outcome of cultivated oral mucosal epithelial sheet transplantation in treatment of total limbal stem cell deficiency. Ophthalmology. 2011;118(8):1524–30.
65. Oie Y, Hayashi R, Takagi R, Yamato M, Takayanagi H, Tano Y, et al. A novel method of culturing human oral mucosal epithelial cell sheet using post-mitotic human dermal fibroblast feeder cells and modified keratinocyte culture medium for ocular surface reconstruction. Br J Ophthalmol. 2010;94(9):1244–50.
66. Oie Y, Nozaki T, Takayanagi H, Hara S, Hayashi R, Takeda S, et al. Development of a cell sheet transpor-

tation technique for regenerative medicine. Tissue Eng Part C Methods. 2014;20(5):373–82.
67. Prabhasawat P, Ekpo P, Uiprasertkul M, Chotikavanich S, Tesavibul N, Pornpanich K, et al. Long-term result of autologous cultivated oral mucosal epithelial transplantation for severe ocular surface disease. Cell Tissue Bank. 2016;17(3):491–503.
68. Jenkins C, Tuft S, Liu C, Buckley R. Limbal transplantation in the management of chronic contact-lens-associated epitheliopathy. Eye (Lond). 1993;7 .(Pt 5:629–33.
69. Busin M, Breda C, Bertolin M, Bovone C, Ponzin D, Ferrari S, et al. Corneal epithelial stem cells repopulate the donor area within 1 year from limbus removal for limbal autograft. Ophthalmology. 2016;123(12):2481–8.
70. Satake Y, Dogru M, Yamaguchi T, Tomida D, Hirayama M, Shimazaki J. Immunological rejection following allogeneic cultivated limbal epithelial transplantation. JAMA Ophthalmol. 2013;131(7):920–2.
71. Tsubota K. Ocular surface management in corneal transplantation, a review. Jpn J Ophthalmol. 1999;43(6):502–8.
72. Krakauer M, Welder JD, Pandya HK, Nassiri N, Djalilian AR. Adverse effects of systemic immunosuppression in keratolimbal allograft. J Ophthalmol. 2012;2012:576712.
73. Sepsakos L, Cheung AY, Nerad JA, Mogilishetty G, Holland EJ. Donor-derived conjunctival-limbal melanoma after a keratolimbal allograft. Cornea. 2017;36(11):1415–8.
74. Miller AK, Young JW, Wilson DJ, Dunlap J, Chamberlain W. Transmission of donor-derived breast carcinoma as a recurrent mass in a keratolimbal allograft. Cornea. 2017;36(6):736–9.
75. Cheung AY, Govil A, Friedstrom SR, Holland EJ. Probable donor-derived cytomegalovirus disease after keratolimbal allograft transplantation. Cornea. 2017;36(8):1006–8.
76. Nakamura T, Inatomi T, Sotozono C, Amemiya T, Kanamura N, Kinoshita S. Transplantation of cultivated autologous oral mucosal epithelial cells in patients with severe ocular surface disorders. Br J Ophthal. 2004;88(10):1280–4.
77. Murphy FA. The public health risk of animal organ and tissue transplantation into humans. Science. 1996;273(5276):746–7.
78. Ahmad S, Stewart R, Yung S, Kolli S, Armstrong L, Stojkovic M, et al. Differentiation of human embryonic stem cells into corneal epithelial-like cells by in vitro replication of the corneal epithelial stem cell niche. Stem Cells. 2007;25(5):1145–55.
79. Grinnemo KH, Sylven C, Hovatta O, Dellgren G, Corbascio M. Immunogenicity of human embryonic stem cells. Cell Tissue Res. 2008;331(1):67–78.
80. Takahashi K, Tanabe K, Ohnuki M, Narita M, Ichisaka T, Tomoda K, et al. Induction of pluripotent stem cells from adult human fibroblasts by defined factors. Cell. 2007;131(5):861–72.
81. Hayashi R, Ishikawa Y, Katori R, Sasamoto Y, Taniwaki Y, Takayanagi H, et al. Coordinated generation of multiple ocular-like cell lineages and fabrication of functional corneal epithelial cell sheets from human iPS cells. Nat Protoc. 2017;12(4):683–96.
82. Hayashi R, Ishikawa Y, Sasamoto Y, Katori R, Nomura N, Ichikawa T, et al. Co-ordinated ocular development from human iPS cells and recovery of corneal function. Nature. 2016;531(7594):376–80.
83. Taylor CJ, Peacock S, Chaudhry AN, Bradley JA, Bolton EM. Generating an iPSC bank for HLA-matched tissue transplantation based on known donor and recipient HLA types. Cell Stem Cell. 2012;11(2):147–52.
84. Miura K, Okada Y, Aoi T, Okada A, Takahashi K, Okita K, et al. Variation in the safety of induced pluripotent stem cell lines. Nat Biotechnol. 2009;27(8):743–5.
85. Zhao T, Zhang ZN, Rong Z, Xu Y. Immunogenicity of induced pluripotent stem cells. Nature. 2011;474(7350):212–5.
86. Zhang J, Huang X, Wang H, Liu X, Zhang T, Wang Y, et al. The challenges and promises of allogeneic mesenchymal stem cells for use as a cell-based therapy. Stem Cell Res Ther. 2015;6(1):234.
87. Bellagamba BC, Abreu BR, Grivicich I, Markarian CF, Chem E, Camassola M, et al. Human mesenchymal stem cells are resistant to cytotoxic and genotoxic effects of cisplatin in vitro. Genet Mol Biol. 2016;39(1):129–34.
88. Gu S, Xing C, Han J, Tso MO, Hong J. Differentiation of rabbit bone marrow mesenchymal stem cells into corneal epithelial cells in vivo and ex vivo. Mol Vis. 2009;15:99–107.
89. Jiang TS, Cai L, Ji WY, Hui YN, Wang YS, Hu D, et al. Reconstruction of the corneal epithelium with induced marrow mesenchymal stem cells in rats. Mol Vis. 2010;16:1304–16.
90. Rohaina CM, Then KY, Ng AM, Wan Abdul Halim WH, Zahidin AZ, Saim A, et al. Reconstruction of limbal stem cell deficient corneal surface with induced human bone marrow mesenchymal stem cells on amniotic membrane. Transl Res. 2014;163(3):200–10.
91. Reinshagen H, Auw-Haedrich C, Sorg RV, Boehringer D, Eberwein P, Schwartzkopff J, et al. Corneal surface reconstruction using adult mesenchymal stem cells in experimental limbal stem cell deficiency in rabbits. Acta Ophthalmol. 2011;89(8):741–8.
92. Gomes JA, Geraldes Monteiro B, Melo GB, Smith RL, Cavenaghi Pereira da Silva M, Lizier NF, et al. Corneal reconstruction with tissue-engineered cell sheets composed of human immature dental pulp stem cells. Invest Ophthalmol Vis Sci. 2010;51(3):1408–14.
93. Barkholt L, Flory E, Jekerle V, Lucas-Samuel S, Ahnert P, Bisset L, et al. Risk of tumorigenicity in mesenchymal stromal cell-based therapies–bridging scientific observations and regulatory viewpoints. Cytotherapy. 2013;15(7):753–9.

94. Kelaini S, Cochrane A, Margariti A. Direct reprogramming of adult cells: avoiding the pluripotent state. Stem Cells Cloning. 2014;7:19–29.
95. Ouyang H, Xue Y, Lin Y, Zhang X, Xi L, Patel S, et al. WNT7A and PAX6 define corneal epithelium homeostasis and pathogenesis. Nature. 2014;511(7509):358–61.
96. Kitazawa K, Hikichi T, Nakamura T, Mitsunaga K, Tanaka A, Nakamura M, et al. OVOL2 maintains the transcriptional program of human corneal epithelium by suppressing epithelial-to-mesenchymal transition. Cell Rep. 2016;15(6):1359–68.
97. Sasamoto Y, Hayashi R, Park SJ, Saito-Adachi M, Suzuki Y, Kawasaki S, et al. PAX6 isoforms, along with reprogramming factors, differentially regulate the induction of cornea-specific genes. Sci Rep. 2016;6:20807.
98. Bayart E, Cohen-Haguenauer O. Technological overview of iPS induction from human adult somatic cells. Curr Gene Ther. 2013;13(2):73–92.
99. Blazejewska EA, Schlotzer-Schrehardt U, Zenkel M, Bachmann B, Chankiewitz E, Jacobi C, et al. Corneal limbal microenvironment can induce transdifferentiation of hair follicle stem cells into corneal epithelial-like cells. Stem Cells. 2009;27(3):642–52.
100. Katikireddy KR, Dana R, Jurkunas UV. Differentiation potential of limbal fibroblasts and bone marrow mesenchymal stem cells to corneal epithelial cells. Stem Cells. 2014;32(3):717–29.
101. Ricardo JR, Cristovam PC, Filho PA, Farias CC, de Araujo AL, Loureiro RR, et al. Transplantation of conjunctival epithelial cells cultivated ex vivo in patients with total limbal stem cell deficiency. Cornea. 2013;32(3):221–8.
102. Kobayashi M, Nakamura T, Yasuda M, Hata Y, Okura S, Iwamoto M, et al. Ocular surface reconstruction with a tissue-engineered nasal mucosal epithelial cell sheet for the treatment of severe ocular surface diseases. Stem Cells Transl Med. 2015;4(1):99–109.
103. Ksander BR, Kolovou PE, Wilson BJ, Saab KR, Guo Q, Ma J, et al. ABCB5 is a limbal stem cell gene required for corneal development and repair. Nature. 2014;511(7509):353–7.
104. Schatton T, Yang J, Kleffel S, Uehara M, Barthel SR, Schlapbach C, et al. ABCB5 identifies immunoregulatory dermal cells. Cell Rep. 2015;12(10):1564–74.
105. Frank MH, Frank NY. Restoring the cornea from limbal stem cells. Regen Med. 2015;10(1):1–4.
106. Tan DT, Dart JK, Holland EJ, Kinoshita S. Corneal transplantation. Lancet. 2012;379(9827):1749–61.
107. Pinnamaneni N, Funderburgh JL. Concise review: stem cells in the corneal stroma. Stem Cells. 2012;30(6):1059–63.
108. Du Y, Carlson EC, Funderburgh ML, Birk DE, Pearlman E, Guo N, et al. Stem cell therapy restores transparency to defective murine corneas. Stem Cells. 2009;27(7):1635–42.
109. Zhu Q, Li M, Yan C, Lu Q, Wei S, Gao R, et al. Directed differentiation of human embryonic stem cells to neural crest stem cells, functional peripheral neurons, and corneal Keratocytes. Biotechnol J. 2017;12(12). https://doi.org/10.1002/biot.201700067. Epub 2017 Aug 22.
110. Hertsenberg AJ, Funderburgh JL. Generation of corneal keratocytes from human embryonic stem cells. Methods Mol Biol. 2016;1341:285–94.
111. Naylor RW, McGhee CN, Cowan CA, Davidson AJ, Holm TM, Sherwin T. Derivation of corneal keratocyte-like cells from human induced pluripotent stem cells. PLoS One. 2016;11(10):e0165464.
112. Park SH, Kim KW, Chun YS, Kim JC. Human mesenchymal stem cells differentiate into keratocyte-like cells in keratocyte-conditioned medium. Exp Eye Res. 2012;101:16–26.
113. Syed-Picard FN, Du Y, Lathrop KL, Mann MM, Funderburgh ML, Funderburgh JL. Dental pulp stem cells: a new cellular resource for corneal stromal regeneration. Stem Cells Transl Med. 2015;4(3):276–85.
114. Liu H, Zhang J, Liu CY, Wang IJ, Sieber M, Chang J, et al. Cell therapy of congenital corneal diseases with umbilical mesenchymal stem cells: lumican null mice. PLoS One. 2010;5(5):e10707.
115. Demirayak B, Yuksel N, Celik OS, Subasi C, Duruksu G, Unal ZS, et al. Effect of bone marrow and adipose tissue-derived mesenchymal stem cells on the natural course of corneal scarring after penetrating injury. Exp Eye Res. 2016;151:227–35.
116. Shimazaki J, Amano S, Uno T, Maeda N, Yokoi N, Japan Bullous Keratopathy Study G. National survey on bullous keratopathy in Japan. Cornea. 2007;26(3):274–8.
117. Gorovoy MS. Descemet-stripping automated endothelial keratoplasty. Cornea. 2006;25(8):886–9.
118. Price MO, Giebel AW, Fairchild KM, Price FW Jr. Descemet's membrane endothelial keratoplasty: prospective multicenter study of visual and refractive outcomes and endothelial survival. Ophthalmology. 2009;116(12):2361–8.
119. Price MO, Gorovoy M, Benetz BA, Price FW Jr, Menegay HJ, Debanne SM, et al. Descemet's stripping automated endothelial keratoplasty outcomes compared with penetrating keratoplasty from the Cornea Donor Study. Ophthalmology. 2010;117(3):438–44.
120. Okumura N, Ueno M, Koizumi N, Sakamoto Y, Hirata K, Hamuro J, et al. Enhancement on primate corneal endothelial cell survival in vitro by a ROCK inhibitor. Invest Ophthalmol Vis Sci. 2009;50(8):3680–7.
121. Okumura N, Kinoshita S, Koizumi N. Application of rho kinase inhibitors for the treatment of corneal endothelial diseases. J Ophthalmol. 2017;2017:2646904.
122. Hara S, Hayashi R, Soma T, Kageyama T, Duncan T, Tsujikawa M, et al. Identification and potential application of human corneal endothelial progenitor cells. Stem Cells Dev. 2014;23(18):2190–201.
123. He Z, Campolmi N, Gain P, Ha Thi BM, Dumollard JM, Duband S, et al. Revisited microanatomy of the corneal endothelial periphery: new evidence for con-

tinuous centripetal migration of endothelial cells in humans. Stem Cells. 2012;30(11):2523–34.
124. Katikireddy KR, Schmedt T, Price MO, Price FW, Jurkunas UV. Existence of neural crest-derived progenitor cells in normal and fuchs endothelial dystrophy corneal endothelium. Am J Pathol. 2016;186(10):2736–50.
125. Zhao JJ, Afshari NA. Generation of human corneal endothelial cells via in vitro ocular lineage restriction of pluripotent stem cells. Invest Ophthalmol Vis Sci. 2016;57(15):6878–84.
126. McCabe KL, Kunzevitzky NJ, Chiswell BP, Xia X, Goldberg JL, Lanza R. Efficient generation of human embryonic stem cell-derived corneal endothelial cells by directed differentiation. PLoS One. 2015;10(12):e0145266.
127. Zhang K, Pang K, Wu X. Isolation and transplantation of corneal endothelial cell-like cells derived from in-vitro-differentiated human embryonic stem cells. Stem Cells Dev. 2014;23(12):1340–54.
128. Chen P, Chen JZ, Shao CY, Li CY, Zhang YD, Lu WJ, et al. Treatment with retinoic acid and lens epithelial cell-conditioned medium in vitro directed the differentiation of pluripotent stem cells towards corneal endothelial cell-like cells. Exp Ther Med. 2015;9(2):351–60.
129. Joyce NC, Harris DL, Markov V, Zhang Z, Saitta B. Potential of human umbilical cord blood mesenchymal stem cells to heal damaged corneal endothelium. Mol Vis. 2012;18:547–64.
130. Dai Y, Guo Y, Wang C, Liu Q, Yang Y, Li S, et al. Non-genetic direct reprogramming and biomimetic platforms in a preliminary study for adipose-derived stem cells into corneal endothelia-like cells. PLoS One. 2014;9(10):e109856.
131. Hatou S, Yoshida S, Higa K, Miyashita H, Inagaki E, Okano H, et al. Functional corneal endothelium derived from corneal stroma stem cells of neural crest origin by retinoic acid and Wnt/beta-catenin signaling. Stem Cells Dev. 2013;22(5):828–39.
132. Foster JW, Wahlin K, Adams SM, Birk DE, Zack DJ, Chakravarti S. Cornea organoids from human induced pluripotent stem cells. Sci Rep. 2017;7:41286.
133. Zhang C, Du L, Sun P, Shen L, Zhu J, Pang K, et al. Construction of tissue-engineered full-thickness cornea substitute using limbal epithelial cell-like and corneal endothelial cell-like cells derived from human embryonic stem cells. Biomaterials. 2017;124:180–94.

第 3 部分

眼表上皮的再生手术与治疗

第 12 章

眼表上皮的应用解剖学

Harminder Singh Dua，Dalia G. Said

摘要

• 在解剖学上，眼表由结膜、角膜缘和角膜上皮组成，角膜上皮被泪膜覆盖。在功能上，瞬目反射和泪液引流通道也是重要的组成部分。

• 泪膜对角膜表面起到光学抛光作用，在保护眼表方面也起着重要作用。

• 角膜上皮由 5 层结构组成。基底细胞具有有丝分裂活性，是暂时性增殖细胞。基底上皮细胞的黏附复合物强于中心上皮细胞，且在周围呈多样性，中心上皮细胞易磨损。

• 角膜上皮细胞的更替由 Vogt 栅栏结构和角膜缘上皮的干细胞维持。

• 在生理动态平衡中，基底上皮细胞可以维持上皮细胞功能，而角膜缘干细胞在损伤和疾病反应中起关键作用。

• 角膜缘的损伤或破坏会导致角膜缘干细胞缺乏，从而改变角膜上皮的性质，进而影响视力。

• 结膜是黏膜免疫系统的组成部分。结膜上皮的厚度可变，并具有分泌泪膜黏蛋白主要成分的杯状细胞。

• 角膜是人体最敏感的结构，由来自第五脑神经的感觉神经和营养神经的密集网络提供。它还具有自主神经供应，但这在人类中定义尚不明确。

“眼表”(OS)一词具有解剖学和功能上的内涵。在解剖学上，它包括眼睑边缘结膜、角膜缘和角膜上皮。在功能上，OS 包括眼睑和相关的瞬目反射、泪膜，以及分泌泪液成分的各种腺体和泪液排出系统。

透明角膜是 OS 的关键组成部分，允许光线有规律地通过并聚焦于视网膜。OS 是保持角膜健康和光学质量的核心。OS 还与环境相互作用，因此，具有一系列先天性和适应性免疫机制，加上复杂的感觉神经元输入，提供营养和保护性防御反应，强调视觉在进化方面对物种生存的重要性。

角膜从角膜缘(角巩膜交界处)延伸到角膜缘，其水平直径为 11.5~12mm，垂直直径减少约 1mm。当巩膜侵犯上、下缘时，它呈椭圆形；然而，如果从其内部看，角膜呈圆形，平均直径为 11.7mm。角膜呈横椭圆形，中央的曲率半径比周围大。同样，其厚度从中央大约 0.53mm 增加到外周大约 0.71mm[1,2]。尽管角膜上皮具有高度组织化和规整的结构，但它并不是理想的光学表面。泪膜提供光学抛光，这对于视力和角膜健康都至关重要。

角膜分为5层，从前到后分别是上皮细胞层、前弹力层、基质层、后弹力层和内皮细胞层。越来越多的证据支持在前弹力层的前面存在一个组织层，即前Descemet层（Dua层）[3]。

12.1　角膜上皮

眼表上皮可分为3个不同的区域：角膜上皮、角膜缘上皮和结膜上皮。

角膜上皮是一种非角化的均匀复层鳞状上皮，在妊娠5~6周时从表面外胚层衍生而来。它从角膜缘至角膜缘，并与角膜缘上皮连续。角膜上皮分为4~6层，厚度范围为40~50μm。像所有"覆盖上皮细胞"一样，其功能包括选择性扩散气体（大气中的氧气）、营养物质和细胞代谢废物，同时防止液体过多流失；分泌多种物质，如黏蛋白和抗菌肽，作为正常生理的一部分，并对有害刺激做出反应；对摩擦力的物理保护作用；角膜和外界之间的屏障功能。为了保持角膜的透明度，上皮层具有良好的组织性。血管的缺乏和细胞内细胞器的相对稀疏也有助于维持角膜上皮的透明性。角膜上皮由3种类型的细胞组成，这些细胞在外部和内部环境之间表现出极性[4]（图12.1）。

浅层扁平细胞　浅表2~3层上皮由具有扁平细胞核的多边形扁平细胞（50μm×5μm）组成（图12.1a，b）。最前层细胞前表面呈发育良好的"顶端微绒毛"指状突起和微皱襞"脊状突起"，增大了细胞膜的表面积，并被上皮质膜分泌的带电糖萼层覆盖，其加强了泪膜黏液层与上皮细胞膜的黏附性。这一层组织的缺陷使得黏液黏附力差，从而导

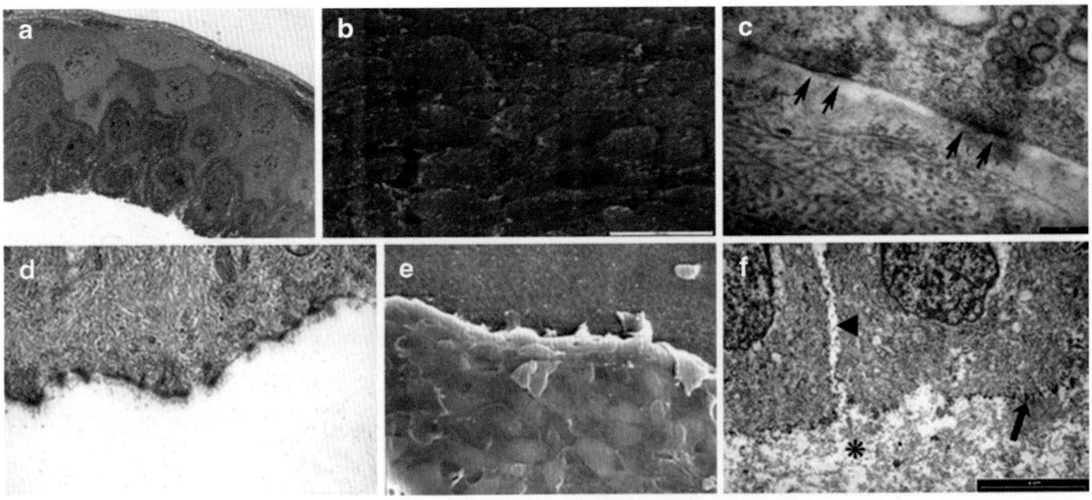

图12.1　(a)复层角膜上皮的透射电镜（TEM）显示：基底层为柱状细胞，中层为翼状细胞，浅层为扁平鳞状细胞。(b)浅层鳞状细胞前表面的扫描电镜（SEM）显示多面体轮廓，其轮廓清晰可见。在细胞交界处看到的黑色"孔"是固定物。(c)角膜上皮细胞的TEM显示下基质（羊膜）为半桥粒附着体（三角箭头所示）。(d)从基质中分离的基底上皮细胞，其TEM显示分离的半桥粒。(e)复层角膜上皮和剥离细胞的基底膜的SEM。(f)复发性角膜糜烂综合征患者两个基底上皮细胞的TEM观察。两个细胞（箭头所示）之间的边界清晰可见。半桥粒异常（箭头所示），位于基底细胞和前弹力层之间的胶原碎片（星号所示）上。（Adapted from author's own publi-cation Browning et al.[16], Fig.12.1f is from author's own publication Dua et al.[15]）

致泪膜不稳定，这可以通过快速的泪膜破裂时间来检测[5]。翼状细胞（上层基底细胞）：在表层下方有 2~3 层翼状细胞，其中央有椭圆形或多面体的胞体，翼状的侧突从两侧延伸（直径 20μm），前表面凸起，后表面凹陷。浅层细胞和翼状细胞都是有丝分裂后细胞。基底细胞：角膜上皮的最深层，即“基底层”，由单层柱状细胞（高 20μm）组成，位于基底膜上，由基底细胞分泌。这些细胞具有有丝分裂活性（暂时性增殖细胞）（见下文）[4,6]。

细胞附属物　像所有上皮细胞一样，角膜上皮细胞存在特殊的细胞–细胞和细胞–基底膜附着物，它们将单个细胞整合成一层黏性的上皮层。靠近顶端的相邻浅层细胞的细胞膜沿着周边紧密附着或融合在一起，形成紧密的连接或闭锁的带状结构。这形成了一种有效的密封结构，限制了小分子、水和电解质的通过。起连接作用的主要蛋白质是闭合蛋白，闭合蛋白与另一种称为 ZO–1 的细胞蛋白密切相关，而 ZO–1 又与细胞内的细胞骨架蛋白相连。闭合蛋白和 ZO–1 是侵袭性病原体的靶点，这些病原体必须突破该屏障才能进入上皮细胞。荧光素染料通常不会穿透此屏障，因此正常上皮不会染色。然而，如果这一屏障被打破或功能下降，荧光素染料可以勾勒出完整上皮层中的细胞轮廓，就像在伤口愈合期间上皮活跃迁移或角膜结膜化发生时所见[7,8]。

在紧密连接处下方和所有底层细胞层中，相邻细胞之间被 E–钙黏着蛋白填充，该蛋白质是一种糖蛋白，可将细胞“黏合”在一起以形成锚定连接或小带粘连。粘连带依次与细胞内细胞骨架肌动蛋白丝连接。桥粒或黄斑附着物是另一种明确定义的细胞–细胞附着结构，由相邻细胞壁上的电子致密化（斑点）斑块构成，这些斑块通过跨膜钙黏着蛋白（称为桥粒糖蛋白和桥粒胶蛋白）相连。这些附着物像小带粘连一样，与细胞内细胞骨架细丝相连。它们为细胞提供了一定的灵活性，允许单个细胞在限制范围内改变形状，同时保持与上皮层的连接。

细胞之间也存在称为间隙连接的通信通道，它们不是黏附型连接。连接蛋白的特殊分子形成被称为连接蛋白的微观通道。来自相邻单元的连接线排列在一起，在两个单元之间形成一个连续的通道，称为间隙连接。这些通道允许分子量<1 万道尔顿（Da）的分子通过，但不允许蛋白质通过[4,9]。

基底细胞、基底膜和前弹力层之间存在特殊的黏附复合体。中央基底上皮细胞基底膜的细胞质表面约 25%被半桥粒电子致密斑块占据，细胞骨架细丝（角蛋白）嵌入其中（图 12.1c，d）。在半线粒体的后面并与之相对应的是一条较窄的电子致密线，可产生细小的原纤维，即主要由Ⅶ型胶原组成的锚定纤维。锚定纤维穿过基底膜的透光层和致密层，插嵌入位于前弹力层前面 1~2μm 的锚定斑块中。锚定斑块的主要蛋白质是层粘连蛋白。在这里，锚定纤维和Ⅶ型胶原蛋白与前弹力层的Ⅰ型胶原蛋白交织在一起。黏附复合物的关键跨膜蛋白是整联蛋白。除了这些特殊的附着外，所有基底上层细胞的细胞膜和基底细胞顶面的细胞膜都呈波浪状，与相邻细胞交错，使它们像拼图游戏的碎片一样相互“贴合”。大疱性表皮松解症存在Ⅶ型胶原存在遗传缺陷，导致角膜上皮与基质失去附着[10]。

所有上皮细胞的细胞质内结构元素称为细胞骨架，是由中间丝蛋白，即细胞角蛋白组成的。细胞角蛋白（CK）3（碱性）/CK12（酸性）是角膜上皮细胞所特有的[11,12]。细胞骨架细丝附着在上述不同的黏附结构上。其他细胞骨架细丝有肌动蛋白细丝和微管。后者在有丝分裂细胞中尤其常见，它们定向指引分离的染色体。

基底膜 BM为0.11~0.33μm厚，由基底上皮细胞分泌，主要由Ⅳ型胶原、层粘连蛋白和巢蛋白（糖蛋白类）、纤维蛋白和纤维连接蛋白组成[13,14]。从结构上看，通过透射电镜下可见一个苍白透明层（前部）和后部的致密层。它的作用是提供细胞黏附的底物，是上皮细胞层的基础，促进细胞迁移，重要的是提供细胞极性和维持细胞分层的基础[6]。在糖尿病患者中，BM增厚并复制，锚定丝长度不足，无法穿透前弹力层，导致上皮细胞松散附着，容易脱落，使糖尿病患者容易发生角膜擦伤。在复发性角膜糜烂综合征中也存在类似的机制，即上皮下胶原碎片的积聚削弱了锚定丝的附着[15]（图12.1e，f）。当BM受损时，就像激光手术后一样，需要一周或更长时间才能形成新的BM，但纤维粘连蛋白为细胞迁移提供了一个临时的基质。激光角膜切除术后上皮细胞的附着性很强，使得切除上皮细胞的再治疗更加困难[6,16]。

角膜上皮是自我更新的。浅表角膜上皮细胞不断发生凋亡、脱落，并被迁移的上皮深层细胞所取代，上皮细胞在5~7天内完全更替[17,18]。然而，角膜移植后上皮细胞排斥反应可能会持续长达一年，这表明供体细胞在人类体内至少一年内不会“逆转”。基底上皮可能存活更长时间[19]。像所有的自我更新系统一样，位于角膜缘的干细胞提供了细胞再生和更新的驱动力。

12.2 角膜缘和角膜缘上皮

Vogt栅栏及其栅栏间的嵴、角膜缘上皮隐窝、特殊的结缔组织结构和不同的上皮免疫表型，在高度有序的血管和神经供应的支持下，为角膜缘提供了解剖学基础和生理微环境维持角膜缘上皮干细胞。干细胞（SC）是负责细胞更新和组织再生的祖细胞。它们是最终的来源细胞，几乎所有其他构成特定器官的细胞都来源于干细胞。干细胞是缓慢更新的，与其器官或有机体长时间存活的时间相同。它们占器官总细胞质量的比例很小，主要属性是分化潜能和可塑性。分化潜能是单个SC沿不同细胞系分化的能力，例如，所有SC的母体受精卵（全能SC）可以产生一个完整的婴儿和部分胎盘。在随后的细胞分裂过程中，尽管细胞保持了SC的特性，但失去了部分潜能。因此，干细胞具有全能性、多能性和专能性。可塑性是指SC为一个器官服务的能力，当移植至另一个器官时，它开始为另一个器官服务。此属性也称为转分化，是临床上从一种来源衍生的SC用于另一个衰竭器官再生和恢复的基础。角膜上皮干细胞是单能或定向分化的祖细胞，尽管在试验条件下可以使其分化为毛囊，但它们的生理作用仅分化为角膜上皮表型。SC通常位于SC生态位中，它代表了SC的解剖学和生理学微环境。Vogt栅栏的栅栏间嵴和角膜缘上皮隐窝构成角膜缘SC的生态位[20–24]。

Vogt栅栏 Vogt栅栏是放射状的纤维血管嵴，沿上、下缘最突出，在色素沉着的个体中很容易看到，这是由上皮细胞黑色素含量增加所致（图12.2a）。相邻栅栏之间的“山谷”充满了构成栅栏间（上皮）网嵴的上皮细胞。印迹细胞学研究表明，角膜缘上皮细胞比中央角膜上皮细胞更小，细胞密度更高，核浆比更大[25,26]（图12.2b，c）。栅栏的结缔组织包括动脉和静脉，径向定位为狭窄的发夹环、神经和淋巴管。动脉由直肌动脉发出的睫状前动脉供血。覆盖栅栏的上皮厚度为2~3个细胞。栅栏间网嵴的上皮细胞厚度为10~15个细胞[27,28]。网嵴基底细胞为（CK）5/14+、

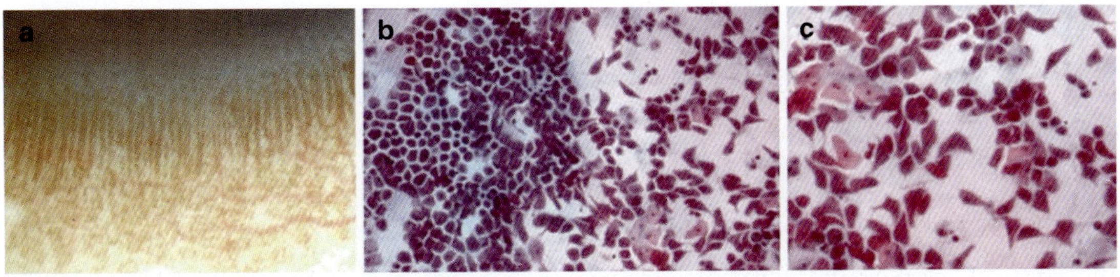

图 12.2　(a)Vogt 栅栏边缘清晰可见，在色素沉着的个体中呈放射状排列的纤细线条。它们与周围的结膜上皮融合，并在中央转变成圆点状的栅栏状结构。(b)角膜缘和周边角膜上皮印迹细胞学检查。角膜缘上皮细胞体积小、密度大，与周围和(c)中央上皮细胞相比，细胞核与细胞质的比值更大。(From author's own publication Dua et al.[52])

CK19+和 CK3/12+[4,12]。这些细胞还显示波形蛋白、表皮生长因子受体和 α 烯醇化酶染色，连接蛋白 43(缝隙连接蛋白)阴性[29-32]。ATP 结合盒转运蛋白 ABCG2 被认为是含有 SC 细胞亚群的标志物。ABCG2 阳性细胞位于角膜缘基底细胞[33,34]。这些细胞还显示了 p63(ΔNp63α)的一种特殊亚型，一种被认为与 SC 相关的转录因子[35]。其他可能的干细胞标志物，如神经上皮干细胞蛋白、细胞角蛋白 15 和 SOX-9 转录因子，也与角膜缘干细胞相关[36,37]。

角膜缘上皮隐窝　角膜缘上皮隐窝 (LEC) 是从栅栏间网嵴后端发出的独特的上皮细胞实线，沿周边、中心向角膜或沿圆周顺时针/逆时针方向延伸至周围的固有质[26,38](图 12.3)。LEC 分为小型和大型，大型的范围为 40~200μm。它们在起点处最宽，在末端逐渐变细到窄的圆形末端。LEC 的数目为 3~13 个，平均每只眼 9 个。LEC 具有基底细胞、基底上细胞和中央细胞的上皮表型。基底细胞小，核仁突出，染色质边缘密集，与较浅的细胞不同(图 12.4a，b)。与基底膜接触的基底细胞，其细胞膜有复杂的指状突起，与基底膜中相应的内陷相匹配，并表达多个半桥粒，允许这些 SC 与底物结合。外周角膜基底细胞附着比中央上皮强。因此，在受伤后，即使剥夺大面积的中央角膜，周边角膜上皮(和角膜缘上皮)仍保持附着。周边的细胞向心迁移形成凸起，从而封闭缺损并恢复上皮的完整性。这些凸起之间的接触线被荧光素染色，并表现为在角膜上皮缺损愈合期间所见的假树突[7]。活体共聚焦显微镜(IVCM)是一种很好的临床检查工具，可用于评估正常解剖结构和角膜缘干细胞缺乏症[39,40]。栅栏的基质表现为高反射带，网状基底缘上皮细胞呈深色，轮廓鲜明 (图 12.5a)。在平面上到基底细胞更深的地方，网状基质表现为高反射(亮)，而相应平面中的栅栏的基质表现为低反射 (暗)(图 12.5b)。在基质的深处，在某些地方存在明亮的细胞团，可能代表角膜缘上皮隐窝(图 12.5c)。用光学相干断层扫描技术在活体显示隐窝是可能的，并且有助于评估角膜缘干细胞缺乏症[41,42]。

从免疫表型上看，LEC 细胞表现出 SC 特性。细胞角蛋白 3 是一种分化标志物，存在于角膜中央上皮细胞中，但在角膜缘和 LEC 细胞中不存在。在 LEC 中可以看到 CK19，它是结膜细胞的主要细胞角蛋白。波形蛋白是一种中间纤维，主要在基质细胞和

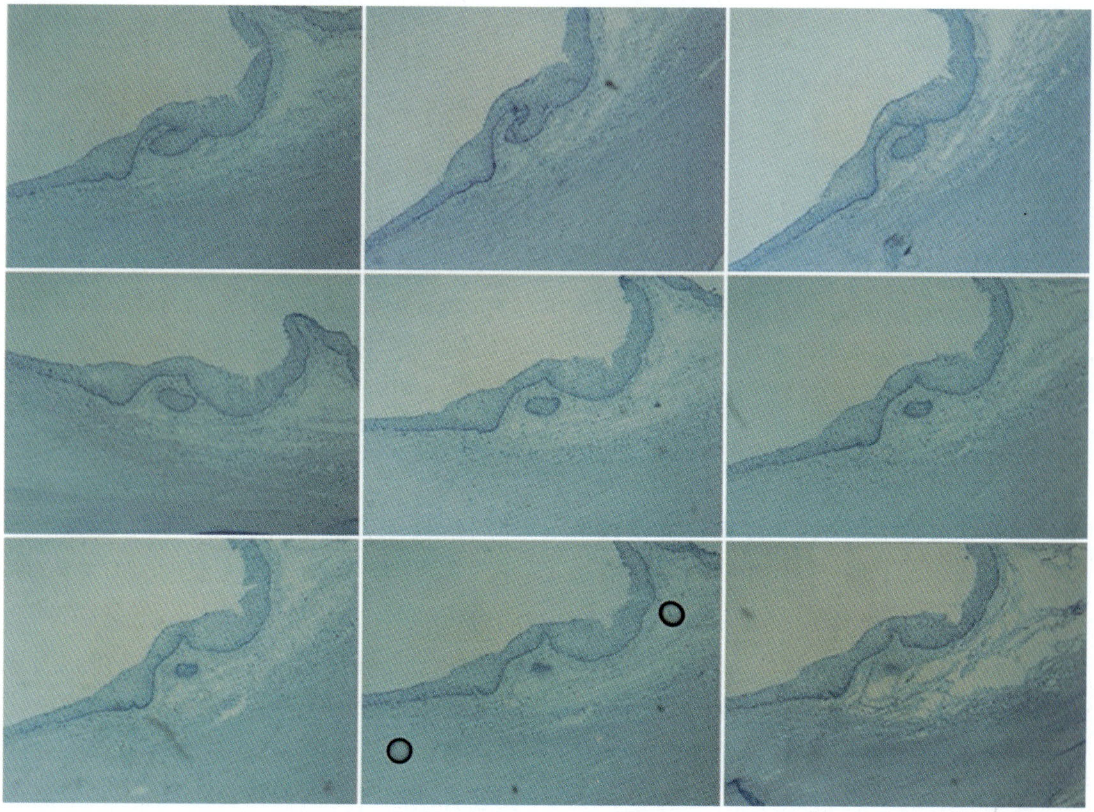

图 12.3　角膜缘上皮隐窝从开始到终止的连续切片。可见 LEC 起源于栅栏间网状基质的后端，延伸至下层基质，逐渐变细至末端。

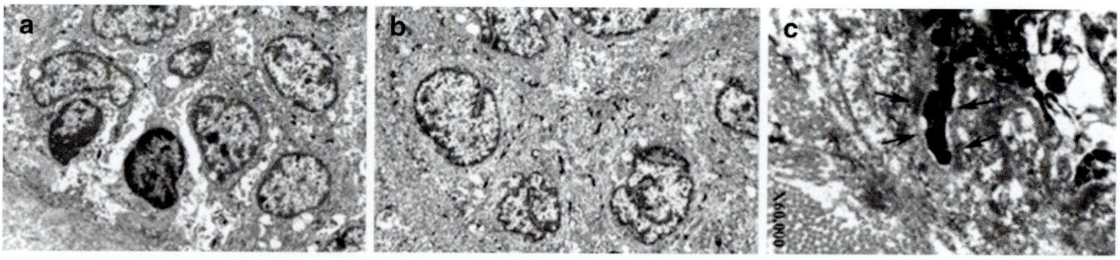

图 12.4　(a)角膜缘上皮隐窝基底细胞的透射电镜(TEM)显示明显的核仁和边缘染色质。(b)LEC 的中央细胞。(c)显示了 LEC 基底细胞的附着。细胞膜的细胞质延伸到基底膜的相应凹陷处，具有多个半桥粒附着体(箭头所示)。(Adapted from the author's own publication Shanmuganathan et al.[38])

低分化细胞中表达，存在于角膜缘基底细胞群、基底和基底上的 LEC 细胞中。p63 和 ABCG2 是推测的 SC 标志物，在 LEC 中表达最多(图 12.6a)。桥粒蛋白 3 是一种细胞膜蛋白，在桥粒的形成和细胞间的黏附中起作用。如在 LEC 中所见，桥粒蛋白 3 的表达减少与集落形成效率的增加有关。肌腱蛋白 C 是一种细胞外基质蛋白，在 LEC 的 BM 中表达显著。它通过锚定角膜基质干细胞，调节细胞黏附，在角膜生长、发育和维持角

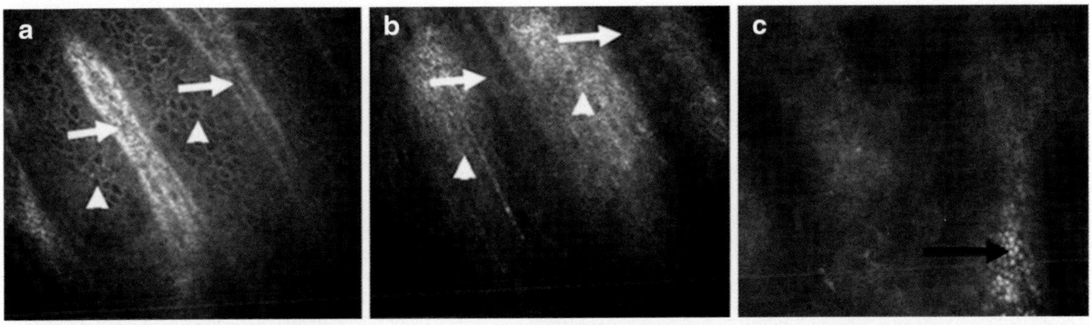

图 12.5 活体共聚焦显微镜观察(a)显示网状基底细胞(三角箭头所示)和栅栏的基质。(b)当 IVCM 平面移到细胞下方的基质时,这些结构的反射率会反转。(c)深层基质中可见一簇高反射细胞,代表角膜缘上皮隐窝细胞。(Adapted from the authors' own publication Miri et al.[39])

膜干细胞"干细胞"中发挥作用[43,44]。细胞增殖的标志物 Ki67(MIB-1)和造血干细胞标志物 CD34 在 LEC 细胞和与 LEC 相连的角膜缘均未表达。已知 SC 缺乏间隙连接[连接蛋白(Cx)43]。这为 SC 带来了生存优势,因为它将 SC 与它们的后代隔离开来,相邻细胞中的感染和应激相关的因子不能进入健康细胞。然而,LEC 细胞表达丰富的 Cx43。这可能与 Cx43 的非间隙连接功能有关,该功能包括抑制肿瘤生长、分化和迁移。因此,在 LEC 中发现 Cx43+细胞与将其作为干细胞的假定生态位是一致的,而 Cx43+细胞可能是支持干细胞分裂的生态位细胞[45-47](图 12.6b)。

角膜上皮细胞团由角膜缘/晶状体上皮细胞的 SC 维持,其后代以瞬时细胞(TC)和瞬时扩增细胞(TAC)的形式离开生态位,在角膜 BM 上向心迁移。有丝分裂后的细胞随着翼状细胞和浅表细胞向前迁移。这体现在角膜上皮维持的 X、Y 和 Z 假说中,其中 X=基底上皮细胞增殖,Y=外周细胞向心运动对细胞质量的贡献,Z=上皮细胞从表面脱落[48]。尽管角膜缘上皮完全丧失,但健康的角膜上皮中央岛仍然存活,这表明角膜中央上皮细胞团可由 TAC 维持。推测 SC 在角膜上皮损伤后的愈合和再生过程中起着关键作用,但在角膜上皮的生理内稳态中的作用微乎其微,而角膜上皮的生理内稳态由基底细胞起作用[19,49]。

临床上,角膜缘干细胞可以被多种原因破坏,从先天性缺陷到慢性炎症和化学烧伤。角膜上皮被结膜上皮(轻度病例)或广泛的纤维血管翳(重度病例)所代替[50,51]。在 IVCM 下,角膜结膜上皮显示出高反射性化生细胞,其边缘不清,杯状细胞呈单个或呈玫瑰花状分布(图 12.7a~c)。角膜缘移植或体外培养角膜缘干细胞可用于成功地治疗这类病例,证明了角膜缘干细胞的重要性,并直接证实了角膜缘的位置[52-54]。

12.3 结膜

结膜是高度分化的眼表黏膜衬里,从眼睑边缘延伸到灰线之后。当眼睑或睑板结膜折叠覆盖眼部时,它在眼睑后表面形成一线,如球结膜。眼睑和球结膜之间的皱褶被称为上穹隆、下穹隆、内侧穹隆和外侧穹隆。眼睑结膜牢固地附着在睑板,但穹隆结膜和球结膜松散地附着于睑板的固有质上,而靠近角膜缘处,2~3mm 的球结膜可附着牢固。

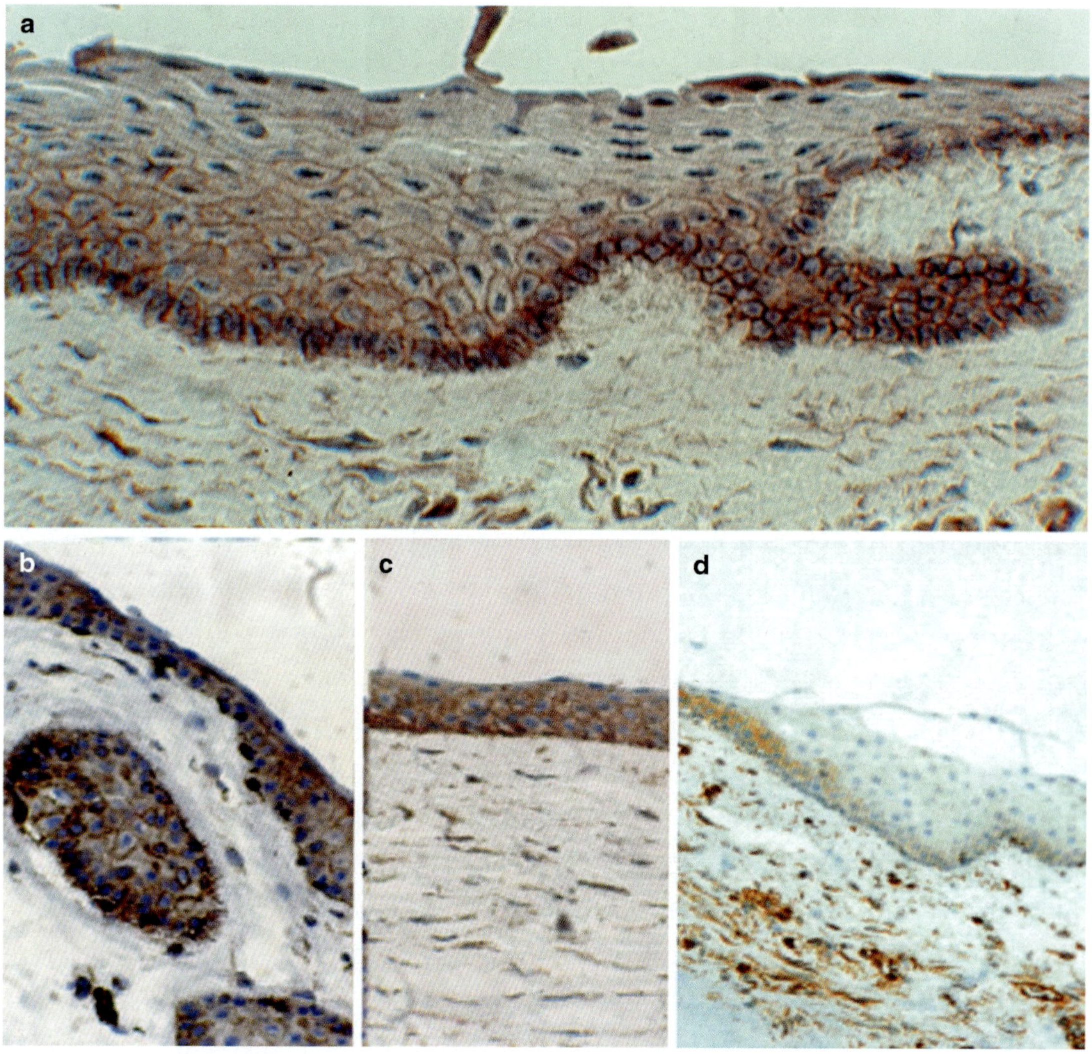

图 12.6 (a)角膜缘上皮隐窝染色的转运体蛋白 ABCG2,显示 LEC 内所有细胞和网状基底细胞的强染色。在 LEC 结膜侧的染色减弱。(Adapted from author's own publication Dua et al.[26])。(b~d)LEC 对 Cx43 的免疫过氧化物酶染色。LEC 及其上皮均对 Cx43 呈阳性。(b)中央角膜上皮的所有细胞均为 Cx43 阳性。与 LEC 相距一定距离的网状基底细胞呈 Cx43 阴性,而相邻的外周角膜上皮细胞阳性(d)。(Adapted from the author's own publication Shanmuganathan et al.[38])

因此,在用镊子夹眼球时,应紧挨角膜缘,夹住结膜也可夹住球体。固有质是结膜上皮下疏松的结缔组织,血管化程度高,含有由淋巴细胞、浆细胞、肥大细胞和中性粒细胞组成的弥漫性和局限性的淋巴组织集合(图 12.8a)。在发炎状态下,固有层的血管表达高内皮小静脉和淋巴细胞归巢受体蛋白,即血管黏附蛋白-1,用于循环白细胞的附着和排出[55,56](图 12.8b)。与角膜上皮基底膜不同,结膜基底膜表现为开窗样改变,在炎症过程中免疫细胞可以从固有层迁移至表面[57](图 12.9a,b)。增厚上皮覆盖的血管增殖组织形成乳头状反应,淋巴细胞集合构成滤泡反应,两者都是结膜对慢性炎症的非特异性反应。

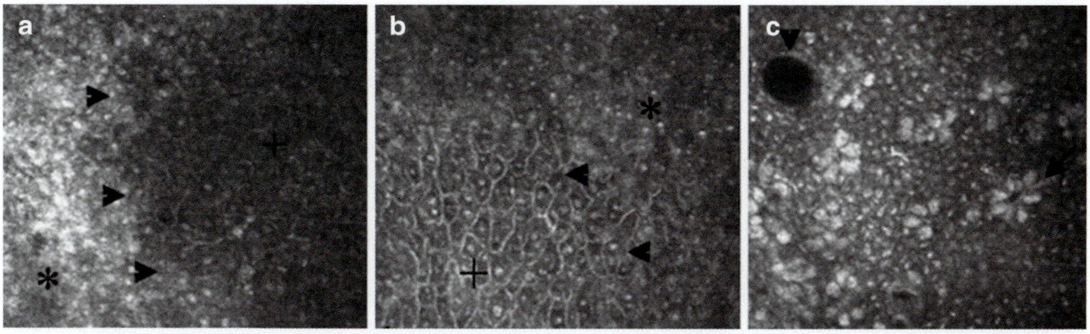

图 12.7 角膜缘干细胞缺乏症的体内共聚焦显微镜特征。(a)表面层为高反射细胞,边缘不清晰,代表角膜的结膜化(星号所示)。邻近的正常角膜上皮(+)显示边缘清晰的深色细胞。三角箭头所示为两种上皮表型的交界处。(b)结膜区(星号所示)移行区的浅下细胞可见明显的细胞核,无细胞边界。正常角膜上皮细胞的邻接区域(+)显示明亮、清晰的边界。三角箭头所示为交叉点。(c)在结膜区可见单个或呈玫瑰花状的囊性空腔(三角箭头所示)和杯状细胞(箭头所示)。(Adapted from the author's own publication Dua et al.[19])

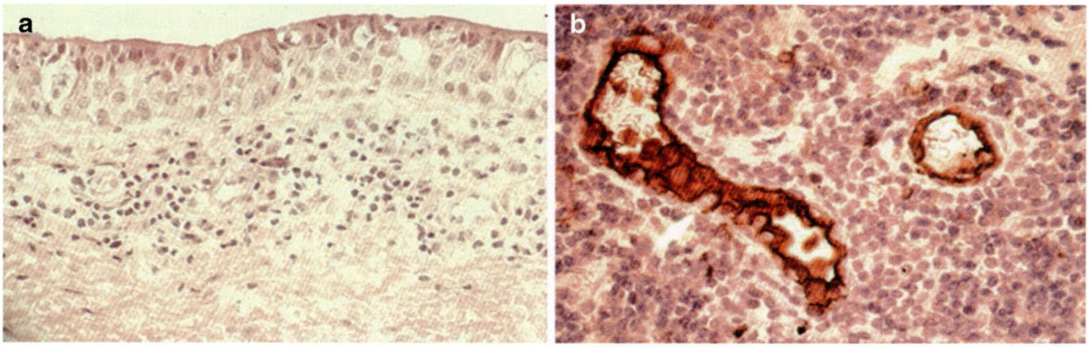

图 12.8 (a)正常结膜的苏木素染色和伊红染色切片显示复层上皮细胞和杯状细胞位于基底膜上,基底膜下的实质充满了固有免疫细胞、血管和结缔组织细胞。(b)结膜发炎处血管的免疫过氧化物酶染色。内皮细胞表达血管黏附蛋白-1。(Adapted from the author's own publication Haynes et al.[55])

结膜上皮 结膜上皮为非角化鳞状上皮,厚度为 2~3 个细胞,与杯状细胞紧密结合,分布于结膜各处,尤其集中于鼻侧睑部和穹隆区。在睑缘处,厚度达 10~12 个细胞。结膜细胞与角膜上皮细胞不同,具有丰富的胞质细胞器。沿结膜基底细胞的基底外侧表面存在上皮内 CD8+淋巴细胞,是大多数黏膜上皮的特征[58](图 12.10)。杯状细胞是柱状腺细胞,位于包括结膜在内的大多数黏膜上皮细胞中。它们是先天防御中黏膜屏障的一部分,具有明显的形态,细胞的顶端充满黏蛋白小泡和颗粒,细胞核和其他细胞器堆积在底部。其分泌物是泪膜的重要组成部分,可润滑与环境接触的眼表。当黏蛋白被排出时,细胞呈"高脚杯"状。黏蛋白的分泌是通过全分泌激素 (细胞膜破裂释放分泌物,提示细胞破坏)或脱辅基分泌蛋白(细胞的顶端被夹住以释放分泌性颗粒或填充黏蛋白的囊泡和一些细胞质,但细胞存活了下来)。结膜具有保护和润滑两大功能。对于

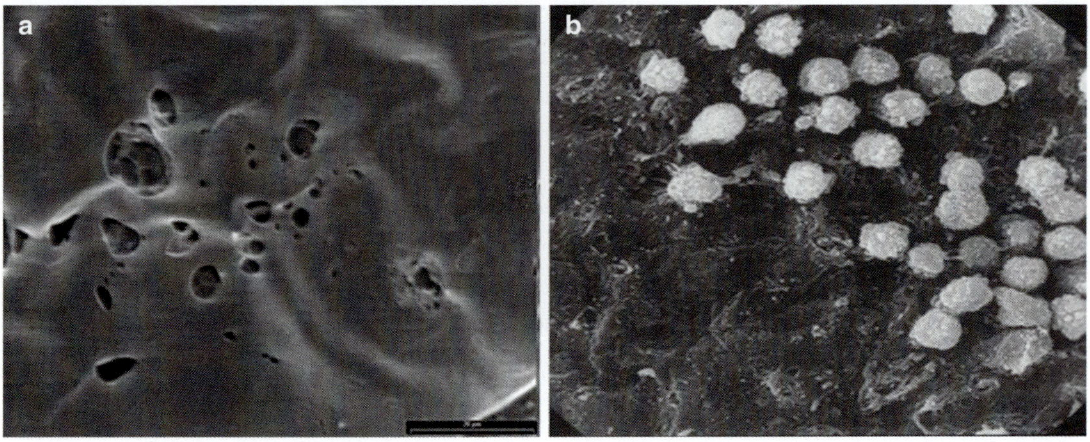

图 12.9 (a)结膜上皮基底膜的扫描电镜(SEM)显示多处开窗。(b)剥离的结膜在组织培养液中维持数小时后,经扫描电镜图显示单核细胞已通过开窗迁移。

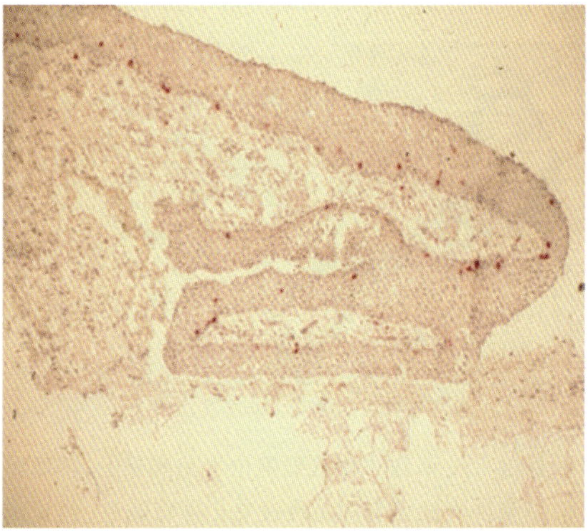

图 12.10 碱性磷酸酶-抗碱性磷酸酶染色法检测人黏膜淋巴细胞抗原-1(HML-1)。HML-1 阳性细胞与基底上皮细胞相关联,为红点。这些细胞也见于身体其他部位的黏膜表面。(Adapted from the author's own publication Dua et al.[58])

OS 防御,上皮细胞能够直接吞噬细菌并分泌抗细菌和抗病毒的物质,如抗菌肽。黏蛋白具有润滑功能,是泪膜不可分割的一部分。结膜广泛损伤,如化学烧伤或慢性炎症,导致杯状细胞丢失,从而引起黏蛋白缺失和泪膜迅速破裂。泪腺和睑板腺的导管通向结膜。结膜的广泛瘢痕可导致腺体孔阻塞,使 OS 泪液分泌减少,导致眼球干涩[4,9]。

泪膜和结膜 泪膜是一个动态的复杂结构,由许多细胞和腺体维持,通过眼睑的瞬目动作,不断补充并均匀分布在 OS 上。角膜上皮的疏水表面通过黏蛋白与上皮细胞的结合形成亲水结构,这使得水性成分在黏液层上形成相对较厚的一层。而睑板腺分泌的脂质层以薄层的形式扩散,延缓了泪膜的蒸发和破裂。眼泪中含有许多蛋白质、生长因子、维生素、电解质和细胞,它们共同为眼表的营养、防御和健康[59],其中包括免疫球蛋白、溶菌酶、乳铁蛋白和抗菌肽。适应性细胞介导和体液反应的原位和循环淋巴细胞有助于为结膜黏膜免疫系统提供保护。角膜从房水、泪膜和角膜缘血管获得营养。溶解在泪膜中的氧气到达角膜;因此,配戴角膜接触镜可能会干扰这一功能,并造成不良后果。同样有害的物质,如烟雾中的一氧化碳,也可以溶解至眼泪中,到达角膜。眼泪不足会导致眼球干涩,出现如视力模糊等症状,从而影响患者的生活质量。恢复视力的外科干预措施,如角膜和角膜缘移植,在干

燥的环境中通常不能存活很长时间[53]。

12.4　角膜神经支配

角膜是人体最敏感的结构，比结膜敏感100 倍[62]，比皮肤敏感 400 多倍[63]。

角膜神经支配主要来自三叉神经的眼部，通过睫状后长神经。这些神经分支形成角膜缘周围神经丛，既有感觉神经，又有自主神经，在功能上主要负责血管舒缩[64]。脱髓鞘的桡神经从角膜缘周围神经丛进入角膜基质的中厚层，每个象限约有 11 条。这些神经在中央和浅层穿行，形成前弹力层下神经丛。较小的细枝穿过前弹力层，末端在上皮的基底平面下，并位于不同的末端[65]。从鳞状结构中，较细的神经突形成裸露的末端(无神经膜细胞)，形成基底下神经丛。神经突的方向通常是在上 2/3 和下 1/3 之间的区域汇合，形成一个独特的螺纹图案[65,66](图 12.11)。末梢神经从基底下神经丛进入上皮细胞，终止于细胞间和细胞内[67]。

自主神经主要由颈上神经节 (SCG)的交感神经组成。到达眼的纤维形成睫状神经节的交感神经根。一些纤维直接与睫状长神经融合，另一些纤维穿过睫状神经节，没有突触，出现在睫状短神经中。虽然人类角膜中的交感神经纤维很少[68,69]，但它们是角膜缘周围神经丛的重要组成部分。

OS 神经具有感觉、营养和血管舒缩功能。角膜缘血管弓通过血管扩张(角膜周围充血)对角膜神经刺激做出反应，这促进了白细胞的渗出(三重反应)，白细胞侵入角膜以对抗有害和感染性物质。在神经受损的情况下，感染性生物可以在没有宿主反应的情况下以一种独特的模式迅速发展，这种感染模式称为感染性结晶性角膜病变[70]。角膜感觉神经的丧失导致神经营养性角膜病变，其中 OS 遭受泪膜不稳定、上皮不规则、持续性上皮缺损和基质溶解。三叉神经节周围和受累的角膜神经损伤会导致感觉和营养功能的丧失，并有上皮丢失和基质溶解的风险。神经节中央的损伤会导致感觉丧失，而营养功能则得以保留[71,72]。这类病例的预后很可能是好的。

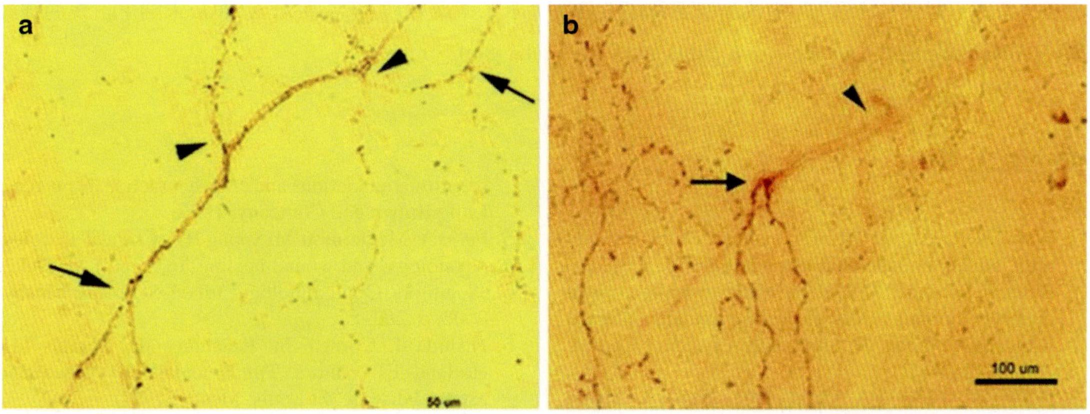

图 12.11　用乙酰胆碱酯酶技术染色的正常人角膜整个表面的显微照片。(a)具有特征性分支(箭头所示)和结合/团聚(三角箭头所示)的基底神经丛。(b)间质神经(三角箭头所示)穿透前弹力层(箭头所示)，末端位于终末球部，基底下神经丛的一束神经突起从中出现。(待续)

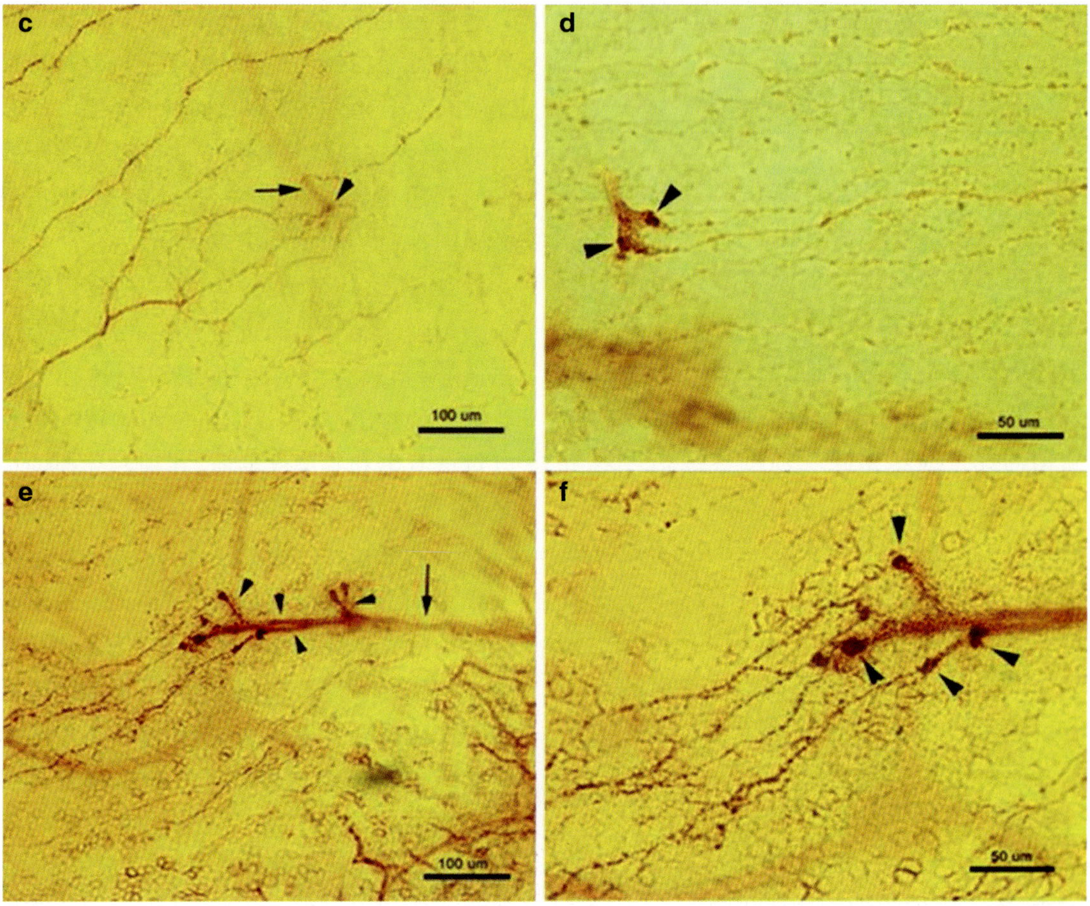

图 12.11(续) (c)粗大的间质神经(箭头所示)出现在前弹力层的前面,末端是一个凸起(三角箭头所示)。(d)间质神经在穿过前弹力层后立即分叉,每个分支的末端都有一个末端凸起(三角箭头所示),形成细长的神经突起。(e)单个前弹力层的神经分支(箭头所示)产生多个分支(三角箭头所示),每个分支的末端都是穿透前弹力层膜的末端球。(f)(e)的更高放大倍数显示了末端球(三角箭头所示)和从末端中出现的神经束。(Adapted from the author's own publication Al-Aqaba et al.[65])

参考文献

1. Warwick R. Eugene Wolff's anatomy of the eye and orbit. 7th ed. Philadelphia: Saunders; 1976. p. 3.
2. Rufer F, Schroder A, Erb C. White-to-white corneal diameter; normal values in healthy humans obtained with the Orbscan II topography system. Cornea. 2005;24:259–61.
3. Dua HS, Faraj LA, Said DG, Gray T, Lowe J. Human corneal anatomy redefined: a novel pre-Descemet's layer (Dua's layer). Ophthalmology. 2013;120:1778–85.
4. Gipson IK. Anatomy of the conjunctiva, cornea and limbus. In: Smolin G, Thoft RA, editors. The cornea, scientific foundations and clinical practice. New York: Little Brown and Company; 1994.
5. Farjo A, McDermott M, Soong HK. Corneal anatomy, physiology, and wound healing. In: Yanoff M, Duker JS, editors. Ophthalmology. 3rd ed. St. Louis: Mosby; 2008. p. 203–8.
6. Nishida T. Cornea. In: Krachmer JH, Mannis MJ, Holland EJ, editors. Fundamentals of cornea and external disease. St Louis: Mosby; 1997.
7. Dua HS, Forrester JV. Clinical patterns of corneal epithelial wound healing. Am J Ophthalmol. 1987;104:481–9.
8. Dua HS. The conjunctiva in corneal epithelial wound healing. Br J Ophthalmol. 1998;82:1407–11.

9. Scott RA, Lauweryns B, Snead DM, Haynes RJ, Mahida Y, Dua HS. E-cadherin distribution and epithelial basement membrane characteristics of the normal human conjunctiva and cornea. Eye. 1997;11:607–12.
10. Gipson IK, Grill SM, Spurr SJ, Brennan SJ. Hemidesmosome formation in vitro. J Cell Biol. 1983;97:849–57.
11. Chaloin-Dufau C, Pavitt I, Delorme P, Dhouailly D. Identification of keratins 3 and 12 in corneal epithelium of vertebrates. Epithelial Cell Biol. 1993;2:120–5.
12. Schermer A, Galvin S, Sun TT. Differentiation related expression of a major 64k corneal keratin in vivo and in culture suggests limbal location of corneal epithelial stem cells. J Cell Biol. 1986;102:49–62.
13. Taylor HR, Kimsey RA. Corneal epithelial basement membrane changes in diabetes. Invest Ophthalmol Vis Sci. 1981;20:548–53.
14. Torricelli AAM, Singh V, Santhiago MR, Wilson SE. The corneal epithelial basement membrane: structure, function, and disease. Invest Ophthalmol Vis Sci. 2013;54:6390–400.
15. Dua HS, Lagnado R, Raj D, Singh R, Mantry S, Gray T, Lowe J. Alcohol delamination of the corneal epithelium: an alternative in the management of recurrent corneal erosions. Ophthalmology. 2006;113:404–11.
16. Browning AC, Shah S, Dua HS, Maharajan SV, Gray T, Bragheeth MA. Alcohol debridement of the corneal epithelium in PRK and LASEK: an electron microscopic study. Invest Ophthalmol Vis Sci. 2003;44:510–3.
17. Hanna C, O'Brien JE. Cell production and migration in the epithelial layer of the cornea. Arch Ophthalmol. 1960;64:536–9.
18. Hanna C, Bicknell DS, O'Brien JE. Cell turnover in the adult human eye. Arch Ophthalmol. 1961;65:695–8.
19. Dua HS, Miri A, Alomar T, Yeung AM, Said DG. The role of limbal stem cells in corneal epithelial maintenance: testing the dogma. Ophthalmology. 2009;116:856–63.
20. Dua HS. Stem cells of the ocular surface: scientific principles and clinical applications. Br J Ophthalmol. 1995;79:968.
21. Alison MR, Poulsom R, Forbes S, Wright NA. An introduction to stem cells. J Pathol. 2002;197:419–23.
22. Fuchs E, Segre JA. Stem cells: a new lease on life. Cell. 2000;100:143–55.
23. Janes SM, Lowell S, Hutter C. Epidermal stem cells. J Pathol. 2002;197:479–91.
24. Sehic A, Utheim ØA, Ommundsen K, Utheim TP. Pre-clinical cell-based therapy for limbal stem cell deficiency. J Funct Biomater. 2015;6:863–88.
25. Dua HS, Azuara-Blanco A. Limbal stem cells of the corneal epithelium. Surv Ophthalmol. 2000;44:415–25.
26. Dua HS, Shanmuganathan VA, Powell-Richards AO, Tighe PJ, Joseph A. Limbal epithelial crypts: a novel anatomical structure and a putative limbal stem cell niche. Br J Ophthalmol. 2005;89:529–32.
27. Goldberg MF, Bron A. Limbal palisades of Vogt. Trans Am Ophthalmol Soc. 1982;80:155–71.
28. Van Buskirk EM. Anatomy of the limbus. Eye. 1989;3:101–8.
29. Zieske JD, Wasson M. Regional variation in distribution of EGF receptor in developing and adult corneal epithelium. J Cell Sci. 1993;106:145–52.
30. Chung EH, DeGregorio PG, Wasson M, et al. Epithelial regeneration after limbus-to-limbus debridement. Expression of alpha-enolase in stem and transient amplifying cells. Invest Ophthalmol Vis Sci. 1995;36:1336–43.
31. Zieske JD. Perpetuation of stem cells in the eye. Eye. 1994;8:163–9.
32. Matic M, Petrov IN, Chen S, Wang C, Dimitrijevich SD, Wolosin JM. Stem cells of the corneal epithelium lack connexins and metabolite transfer capacity. Differentiation. 1997;61:251–60.
33. Chen Z, De Pavia CS, Luo L, Kretzer FL, Pflugfelder SC, Li DQ. Characterization of putative stem cell phenotype in human limbal epithelia. Stem Cells. 2004;22:355–66.
34. Watanabe H, Okano T, Tano Y. Human limbal epithelium contains side population cells expressing the ATP-binding cassette transporter ABCG2. FEBS Lett. 2004;565:6–10.
35. Kawasaki S, Tanioka H, Yamasaki K, Connon CJ, Kinoshita S. Expression and tissue distribution of p63 isoforms in human ocular surface epithelia. Exp Eye Res. 2006;82:293–9.
36. Sartaj R, Zhang C, Wan P, Pasha Z, Guaiquil V, Liu A, Liu J, Luo Y, Fuchs E, Rosenblatt MI. Characterization of slow cycling corneal limbal epithelial cells identifies putative stem cell markers. Sci Rep. 2017;7:3793.
37. Ghoubay-Benallaoua D, de Sousa C, Martos R, Latour G, Schanne-Klein MC, Dupin E, Borderie V. Easy xeno-free and feeder-free method for isolating and growing limbal stromal and epithelial stem cells of the human cornea. PLoS One. 2017;12:e0188398.
38. Shanmuganathan VA, Foster T, Kulkarni BB, Hopkinson A, Gray T, Powe DG, Lowe J, Dua HS. Morphological characteristics of the limbal epithelial crypt. Br J Ophthalmol. 2007;91:514–9.
39. Miri A, Al-Aqaba M, Otri AM, Fares U, Said DG, Faraj LA, Dua HS. In vivo confocal microscopic features of normal limbus. Br J Ophthalmol. 2012;96:530–6.
40. Miri A, Alomar T, Nubile M, Al-Aqaba M, Lanzini M, Fares U, Said DG, Lowe J, Dua HS. In vivo confocal microscopic findings in patients with limbal stem cell deficiency. Br J Ophthalmol. 2012;96:523–9.
41. Haagdorens M, Behaegel J, Rozema J, Van Gerwen V, Michiels S, Ní Dhubhghaill S, Tassignon MJ, Zakaria N. A method for quantifying limbal stem cell niches using OCT imaging. Br J Ophthalmol. 2017;101:1250–5.
42. Grieve K, Ghoubay D, Georgeon C, Thouvenin O, Bouheraoua N, Paques M, Borderie VM. Three-dimensional structure of the mammalian limbal stem cell niche. Exp Eye Res. 2015;140:75–8.
43. Yeung AM, Schlötzer-Schrehardt U, Kulkarni B, Tint NL, Hopkinson A, Dua HS. Limbal epithelial crypt: a model for corneal epithelial maintenance and

novel limbal regional variations. Arch Ophthalmol. 2008;126:665–9.
44. Kulkarni BB, Tighe PJ, Mohammed I, Yeung AM, Powe DG, Hopkinson A, Shanmuganathan VA, Dua HS. Comparative transcriptional profiling of the limbal epithelial crypt demonstrates its putative stem cell niche characteristics. BMC Genomics. 2010;29:526.
45. Goodenough DA, Paul DL. Beyond the gap: functions of unpaired connexon channels. Nat Rev Mol Cell Biol. 2003;4:285–94.
46. Omori Y, Yamasaki H. Mutated connexin43 proteins inhibit rat glioma cell growth suppression mediated by wild-type connexin43 in a dominant-negative manner. Int J Cancer. 1998;9:446–53.
47. Huang RP, Fan Y, Hossain MZ, Peng A, Zeng ZL, Boynton AL. Reversion of the neoplastic phenotype of human glioblastoma cells by connexin 43 (cx43). Cancer Res. 1998;58:5089–96.
48. Thoft RA, Friend J. XYZ thoft hypothesis the X, Y, Z hypothesis of corneal epithelial maintenance. Invest Ophthalmol Vis Sci. 1983;24:1442–3.
49. Majo F, Rochat A, Nicolas M, Jaoudé GA, Barrandon Y. Oligopotent stem cells are distributed throughout the mammalian ocular surface. Nature. 2008;456:250–4.
50. Dua HS, Forrester JV. The corneoscleral limbus in human corneal epithelial wound healing. Am J Ophthalmol. 1990;110:646–56.
51. Dua HS, Joseph A, Shanmuganathan VA, Jones RE. Stem cell differentiation and the effects of deficiency. Eye. 2003;17:877–85.
52. Dua HS. Transplantation of limbal stem cells. Essentials in ophthalmology. Series Editors Krieglstein GK and Weinreb RN. Cornea and external eye disease. Section editor Thomas Rienhard. Berlin/Heidelberg: Springer; 2005. p. 34–56.
53. Dua HS, Said DG. The ocular surface functional anatomy, medical and surgical management. In: Guell JL, editor. ESASO course series, Cornea. Basel: Krager; 2015. p. 1–25.
54. Rama P, Ferrari G, Pellegrini G. Cultivated limbal epithelial transplantation. Curr Opin Ophthalmol. 2017;28:387–9.
55. Haynes RJ, Tighe PJ, Scott RA, Singh Dua H. Human conjunctiva contains high endothelial venules that express lymphocyte homing receptors. Exp Eye Res. 1999;69:397–403.
56. Knop N, Knop E. Conjunctiva-associated lymphoid tissue in the human eye. Invest Ophthalmol Vis Sci. 2000;41:1270–9.
57. Chan JH, Amankwah R, Robins RA, Gray T, Dua HS. Kinetics of immune cell migration at the human ocular surface. Br J Ophthalmol. 2008;92:970–5.
58. Dua HS, Gomes JA, Jindal VK, Appa SN, Schwarting R, Eagle RC Jr, Donoso LA, Laibson PR. Mucosa specific lymphocytes in the human conjunctiva, corneoscleral limbus and lacrimal gland. Curr Eye Res. 1994;13:87–93.
59. Paulsen F. Functional anatomy and immunological interactions of ocular surface and adnexa. Dev Ophthalmol. 2008;41:21–35.
60. Knop E, Knop N. Anatomy and immunology of the ocular surface. Chem Immunol Allergy. 2007;92:36–49.
61. Mohammed I, Said DG, Dua HS. Human antimicrobial peptides in ocular surface defense. Prog Retin Eye Res. 2017;61:1–22.
62. Wells JR, Michelson MA. Diagnosing and treating neurotrophic keratopathy, EyeNet Magazine. American Academy of Ophthalmology. 2008. https://www.aao.org/eyenet/article/diagnosing-treating-neurotrophic-keratopathy. Accessed 02 Apr 2018.
63. Bonini S, Rama P, Olzi D, Lambiase A. Neurotrophic keratitis. Eye. 2003;17:989–95.
64. Marfurt CF, Cox J, Deek S, Dvorscak L. Anatomy of the human corneal innervation. Exp Eye Res. 2010;90:478–92.
65. Al-Aqaba MA, Fares U, Suleman H, Lowe J, Dua HS. Architecture and distribution of human corneal nerves. Br J Ophthalmol. 2010;94:784–9.
66. Patel DV, McGhee CN. In vivo confocal microscopy of human corneal nerves in health, in ocular and systemic disease, and following corneal surgery: a review. Br J Ophthalmol. 2009;93:853–60.
67. Stepp MA, Tadvalkar G, Hakh R, Pal-Ghosh S. Corneal epithelial cells function as surrogate Schwann cells for their sensory nerves. Glia. 2017;65:851–63.
68. Toivanen M, Tervo T, Partanen M, Vannas A, Hervonen A. Histochemical demonstration of adrenergic nerves in the stroma of human cornea. Invest Ophthalmol Vis Sci. 1987;28:398–400.
69. Sugiura S, Yamaga C. Studies on the adrenergic nerve of the cornea. Nippon Ganka Gakkai Zasshi. 1968;72:872–9.
70. Butler TK, Dua HS, Edwards R, Lowe JS. In vitro model of infectious crystalline keratopathy: tissue architecture determines pattern of microbial spread. Invest Ophthalmol Vis Sci. 2001;42:1243–6.
71. Dhillon VK, Elalfy MS, Al-Aqaba M, Dua HS. Anaesthetic corneas with intact sub-basal nerve plexus. Br J Ophthalmol. 2014;983:417–8.
72. Dhillon VK, Elalfy MS, Al-Aqaba M, Gupta A, Basu S, Dua HS. Corneal hypoesthesia with normal sub-basal nerve density following surgery for trigeminal neuralgia. Acta Ophthalmol. 2016;94:e6–e10.

第 13 章

角膜缘移植的经典手术技巧

Rafael I. Barraquer, Juan Alvarez de Toledo

13.1 历史背景

早在 1964 年，Jose I. Barraquer 在第一届世界角膜大会[1]的讨论中提出了“角膜缘移植手术用于治疗严重的眼表疾病” 的观点。他描述了使用“从另一只眼取下的上皮结膜-角膜缘”来治疗单只患眼[2]的浅表烧伤。1966 年，Strampelli 和 Restivo Manfredi 发表了一个病例，在从对侧眼移植角膜缘后，患眼高度血管化和不透明的症状得到了改善[3]。在 1967 年于伦敦举行的第二届国际人造塑料会议上，对该技术并结合第二个病例进行了更详细的描述[4]。Joaquin Barraquer 在巴塞罗那也做了一些类似的病例检查(图 13.1)，并在后来发表了他的研究(图 13.2 和图 13.3)[5]。

1977 年，Thoft 提出“结膜移植”治疗单侧眼化学烧伤[6]。这项技术并没有产生功能性的角膜表面，可能因为它没有包括供体组织中的角膜上皮干细胞(CESC)。他在 1984 年[7]进一步描述了“角膜上皮成形术”的过程，后来由 Turgeon 等人在 1990 年进行了修改[8]。这涉及从尸体周围角膜上获取几个薄盘状或环状组织。这些移植物可能只包括少量的供体 CESC。然而，他们是第一次尝试用同种异体移植物重建眼表，这将有助于治疗双侧眼部疾病。

关于上皮再生和稳态的相关研究可以追溯到 20 世纪 40 年代。利用有丝分裂图计数和放射胸腺嘧啶研究显示，周边角膜基底层有丝分裂的频率增加[9-11]。然而，“角膜缘干细胞”，或者更准确地说是“CESC”的关键作用，直至 20 世纪 70 年代和 80 年代才开始被认识到。这得益于 Davenger 和 Evenson[12]、Schermer[13]、Kinoshita[14]、Potten，以及 Loeffler[15]等人的研究。

1989 年，Kenyon 和 Tseng 发表了一系列基于 CESC 理论的角膜缘移植手术的论著[16]。他们使用来自另一只眼的结膜和外周角膜组织之间的两个弧形段来治疗单侧角膜缘干细胞缺陷。他们的技术仍然是大多数单侧严重眼表疾病的标准治疗方式，特别是在体外扩增技术不可用的情况下。1994 年，Tsai 和 Tseng 首次介绍了一种使用尸体供体组织的异体角膜缘移植技术[17]。1 年后，

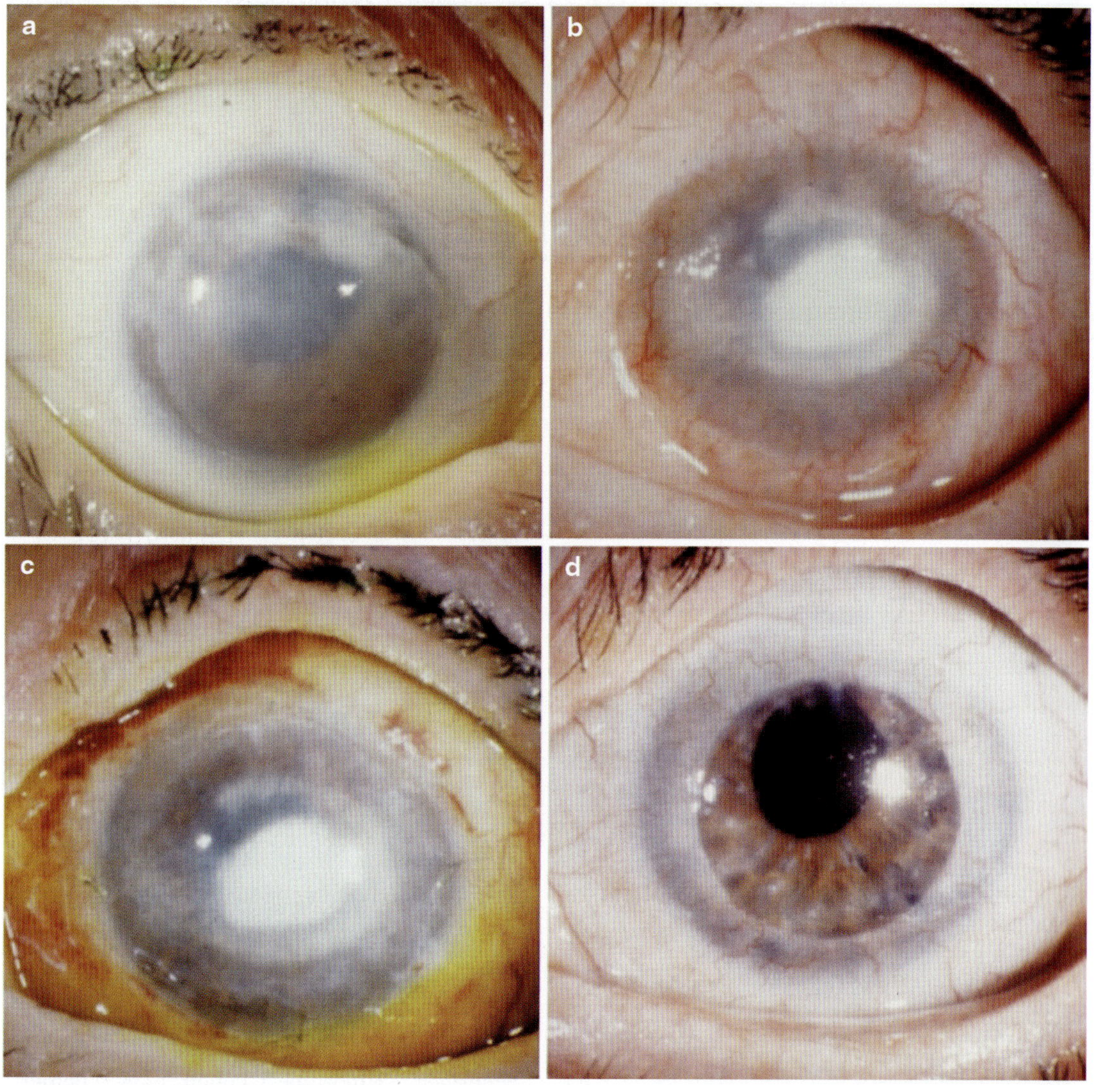

图 13.1 (a)左眼化学烧伤的女性患者的右眼(RE)。右眼(RE)由于先天性单侧无晶状体眼而导致弱视。该图像显示了360°移除结膜角膜缘环后2个月的眼表状态。(b)接受自体角膜缘移植术前的左眼化学烧伤患者接受自体角膜缘移植术前图像。(c)结膜角膜缘自体移植术后(CLAU术)15天结果。(d)穿透性角膜移植术后一年,患者恢复视力功能。(Case courtesy of Prof. Joaquin Barraquer, performed in 1981.)

Kwitko等人报告了使用活体亲属捐赠者(兄弟姐妹或其他活体亲属)的结膜治疗双侧LSCD[18]。Kenyon和Rapoza对他们的技术进行了改进,使其包括活体亲属的角膜缘和结膜,这是第一次关于活体相关结膜-角膜缘移植(lr-CLAL)技术[19]。

随着越来越多的技术以不同的名称被发表,1996年Holland和Schwartz提出了基于供体组织的解剖位置和来源是否是同一个体的分类[20]。这将有助于更好地理解每种技术及其结果,并改善外科医生之间的沟通。角膜学会委员会最近审查和修改了这个分类,并建议所有角膜外科医生使用相同的命名法[21]。

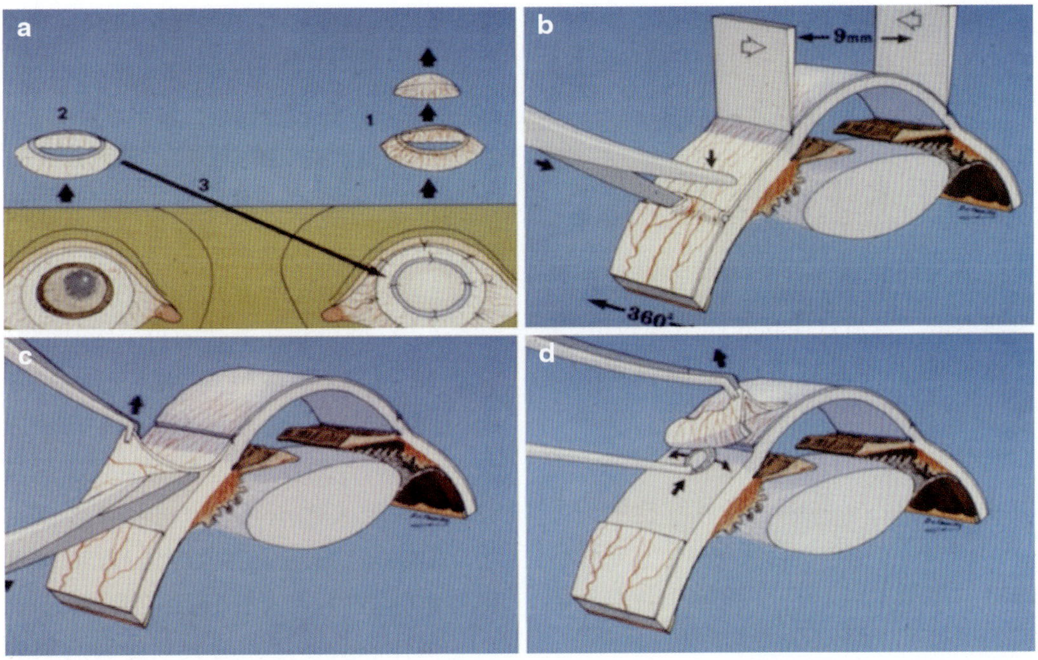

图 13.2 (a)环形 CLAU 的原理图设计(Emilio Iglesias MD,PhD[5],1981)。从供体获得一环形角膜缘组织,包括 5mm 的角膜缘结膜和周围角膜上皮,并锚定于受体的眼中。(b)完整的球结膜环状切开术和(c)外周性角膜切除术,其标志物为受体眼表 9mm 的浅表非穿孔性切口。(d)用新月形叶片对周围角膜缘区进行解剖定位。

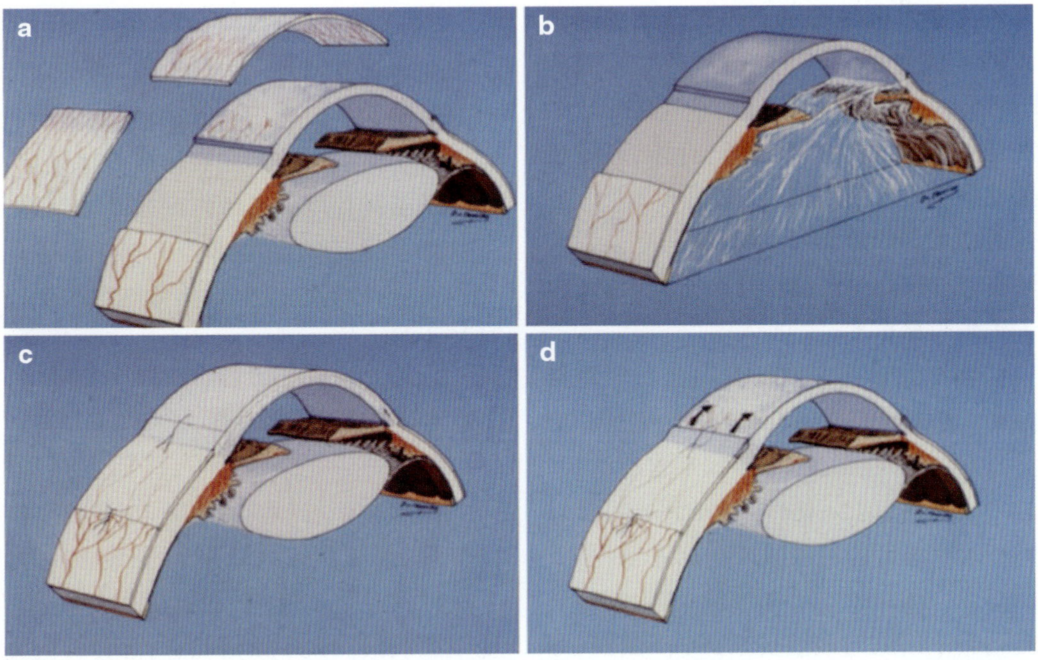

图 13.3 (a)完全切除覆盖角膜缘和角膜的纤维血管组织。(b)受体的眼表完全暴露。(c)然后用缝合线将自体环移植固定在结膜和角膜周围。(d)角膜缘区上皮层中的干细胞开始再生。

在本章中,我们将重点回顾用于眼表康复的经典手术技术,但不包括体外扩增技术(这些技术将在其他章节介绍)。

13.2 手术步骤的分类

眼表重建技术是近几十年发展起来的一系列术语,包括自体和异体结膜移植、角膜上皮移植、同种角膜缘细胞移植、角膜缘移植,以及自体和异体角膜缘移植。由于容易引起混淆,角膜协会在2008年成立了一个指导委员会,以提出一个更合理的命名法。接下来的分类和一组缩写是基于移植组织的解剖学起源(结膜、角膜缘和其他黏膜组织),供体和受体之间的关系(自体移植、尸体移植、活体亲属或非同亲属移植),以及组织是否在体外培养(表13.1)。这种分类和常用的命名便于外科手术医生交流,允许对每个步骤的结果进行更准确的比较。这种分类可以被回顾,最终纳入新的技术。

首先要考虑的是用于眼表重建的移植组织的解剖类型。其中最常见的是结膜和(或)角膜缘。然而,其他组织,如口腔组织[22]、鼻腔组织[23]、腹膜组织[24]或肠(直肠)黏膜也在某些病例中被使用。口腔黏膜可能是眼表重建最常用的眼外黏膜组织,尤其是复发性翼状胬肉、睑球粘连、结膜穹隆重建,以及生物人工角膜移植术。

结膜组织被认为是眼表内稳态的重要贡献者。健康的结膜对于LSCD是绝对必要的,因为其在产生黏蛋白(杯状细胞产生)和细胞因子方面起着关键作用。结膜组织可以从同侧眼、患者的对侧眼或捐赠者获得,获取的部位为球结膜或穹隆结膜。其中穹隆结膜是结膜干细胞的最重要来源[25]。然而,球结膜因为更容易获得所以更常使用。

角膜缘组织已被证实是CESC的位点,CESC非均匀地分布于角膜缘周围。当仅从角膜缘结膜(结膜-角膜缘移植)获得组织时,只能获得少量CESC。另一方面,包括外周和浅表角膜在内的角膜缘组织段将包含大部分CESC。第一种主要用于重建邻近角膜的结膜缺损,如翼状胬肉或角膜缘肿瘤手术,或局限性LSCD(在角膜缘的剩余部分有一个广泛、健康和功能性的角膜缘)的病例。在结膜-角膜缘移植术中,来自供体的CESC被保存下来。角膜缘组织是严重或完全LSCD患者的首选组织,因为它不仅可以修复角膜缘区域,还有助于角膜上皮细胞再生。在角膜缘移植中应考虑到CESC对供体眼(患者的同眼或亲属)的潜在影响。

供体和受体之间的关系是决定眼表移植成功与否和长期预后的关键参数,组织相容性可以作为其表征。在这方面,最好的组织来源是自体组织,因为不会出现免疫反应。然而,在双侧眼部疾病的情况下无法使用自体组织。第二种选择是相容的活体供体:至父母、兄弟或姐妹,至少有一半的主要组织相容性抗原相同[26]。此时应该确定所有亲属和潜在的家庭捐赠者的HLA Ⅰ型和Ⅱ型。对于无血缘关系的活体或尸体供体,应该尝试某种程度的组织匹配以改善结果。体外扩增技术可能提供改变培养细胞免疫原性的可能性[27],以减少对移植细胞的免疫排斥反应[28]。

13.3 结膜移植

结膜组织已被广泛用于许多眼表疾病的修复,如翼状胬肉[29]、睑球粘连[30]、青光眼术后并发症[31],如睑球穿孔、肿瘤切除[32]及其他结膜缺损。大多数情况下,患者的同侧眼或对侧眼的结膜被用作自体移植物。如果是双侧的疾病,可以使用来自活体捐赠者或尸

表 13.1　眼表康复手术和组织工程手术的分类

手术	缩写	供体来源	移植组织
结膜移植			
自体结膜移植	CAU	对侧眼	结膜
同种异体结膜移植	c-CAL	尸体	结膜
活体同种异体结膜移植	lr-CAL	活体亲属	结膜
活体非亲属同种异体结膜移植	lnr-CAL	活体非亲属	结膜
角膜缘移植			
自体结膜角膜缘移植	CLAU	对侧眼	角膜缘/结膜
同种异体膜角膜缘移植	c-CLAL	尸体	角膜缘/结膜
活体同种异体膜角膜缘移植	lr-CLAL	活体亲属	角膜缘/结膜
活体非亲属同种异体膜角膜缘移植	lnr-CLAL	活体非亲属	角膜缘/结膜
自体角膜缘移植	KLAU	对侧眼	角膜缘/角膜
异体角膜缘移植	KLAL	尸体	角膜缘/角膜
其他黏膜移植			
口腔黏膜自体移植	OMAU	受体	口腔黏膜
鼻黏膜自体移植	NMAU	受体	鼻黏膜
肠黏膜自体移植	IMAU	受体	肠黏膜
腹黏膜自体移植	PMAU	受体	腹黏膜
体外培养结膜移植			
体外培养结膜自体移植	EVCAU	受体眼	结膜
体外培养结膜异体移植	EVc-CAL	尸体	结膜
体外培养活体结膜异体移植	EVlr-CAL	活体亲属	结膜
体外培养活体非亲属结膜异体移植	EVlnr-CAL	活体非亲属	结膜
体外培养角膜缘移植			
体外培养角膜缘自体移植	EVLAU	受体眼	角膜缘/角膜
体外培养同种异体膜角膜缘移植	EVc-LAL	尸体	角膜缘/角膜
体外培养活体角膜缘异体移植	Evlr-LAL	活体亲属	角膜缘/角膜
体外培养活体非相关角膜缘异体移植	Evlnr-LAL	活体非亲属	角膜缘/角膜
其他体外培养黏膜移植			
体外培养口腔黏膜移植	EVOMAU	受体	口腔黏膜

体捐赠者的结膜。然而，同种异体结膜移植仅占目前结膜移植的一小部分。

在供体部位，结膜必须仔细解剖，并与Tenon 囊分离。因为眼球筋膜会在术后引起移植物的收缩和纤维化。建议在分离前用记号笔标记移植物的周边（图 13.4），使得移植物的尺寸更好地匹配受体植床（图 13.5）。手术医生可使用生物（纤维蛋白）胶（图 13.6）、10-0 尼龙外科缝线间断或连续缝合将移植物固定在原位。供体部位也可以用相同的方法（图 13.7）。然而，一个中等大小的纯结膜（非筋膜）供体区将在健康的上部结膜区被

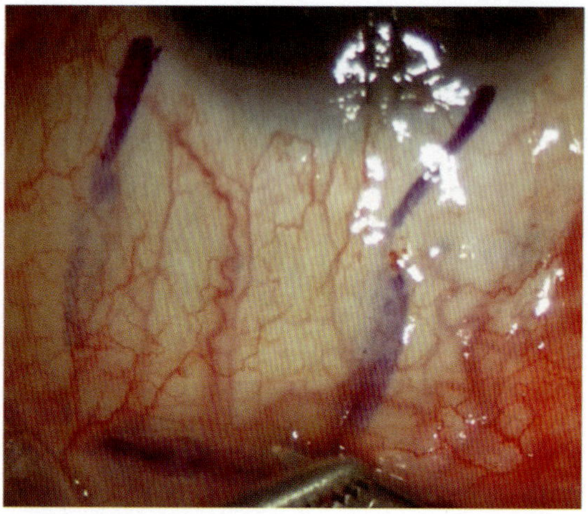

图 13.4 用笔标记自体结膜移植物以划定要解剖的结膜区域。

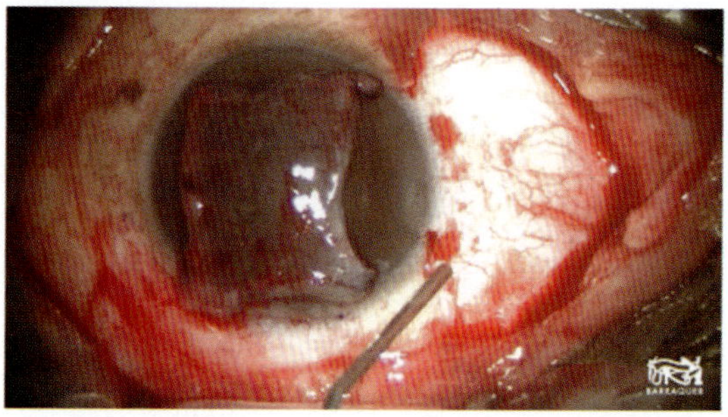

图 13.5 将自体结膜移植物基质面朝上置于角膜上，用纤维蛋白胶生物黏合剂黏合裸眼巩膜和自体移植物。翻转和调整供体移植物的角膜缘区时，必须注意将其定位在受体的角膜缘区。

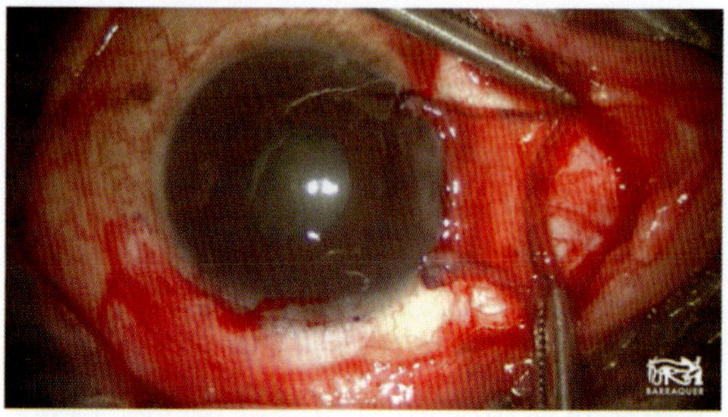

图 13.6 结膜移植物的上皮细胞面朝上放置，并将其角膜缘区域调整到离受体角膜 1~2mm 的位置，以避免移植物自然膨胀直至血运重建发生时出现凹陷。移植物外周边界也须尽量平整，延伸使受体的结膜接触。

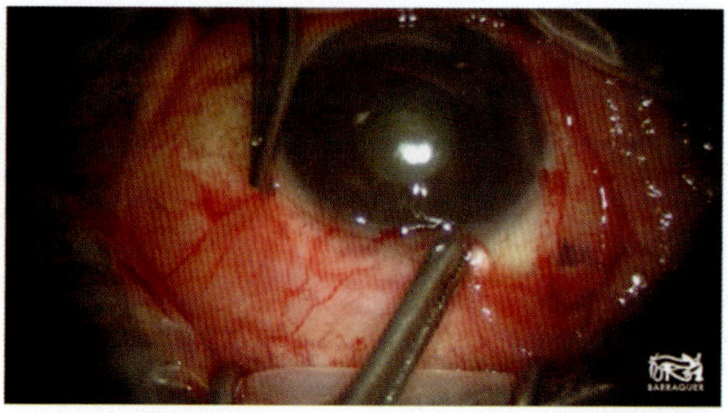

图 13.7 供体眼再次用纤维蛋白胶附着的结膜组织覆盖，以避免瘢痕和睑球粘连的形成。

上眼睑保护，可能会导致自发的再上皮化。自体结膜移植技术主要用于翼状胬肉手术，也可用于修复穿孔的滤泡或受挤压的青光眼引流器(图 13.8)。

异体结膜移植仅适用于无法获得自体移植组织，且羊膜不适合使用的情况。近期有两例单侧严重化学/热烧伤病例采用 CLAU 和 lr-CLAL 的联合手术治疗。这种方法的基本原理是使用患者另一侧眼的结膜，以解决其结膜和杯状细胞的缺乏，以及 ABO 和 HLA 匹配良好的活体供体结膜移植来覆盖更大的缺陷。这种联合手术降低了抗原负荷，并且在随访期间没有出现免疫排斥(2 例患者都处于免疫抑制状态：口服他克莫司和霉酚酸酯)。

使用结膜或角膜缘的同种异体移植物涉及许多风险，包括免疫排斥、长期使用免疫抑制药物引起的全身毒性反应、诱导供体眼发生 LSCD[33]、供体感染传播[34]，甚至最近报道的结膜瘤样病变的传播[35]。在专家的严格监测和监督下，可以使用长期免疫抑制方案控制免疫排斥[36]。多种药物方案包括口服类固醇、联合他克莫司和霉酚酸莫替双免疫抑制、缬更昔洛韦和 TMP/SMX 预防巨细胞病毒和卡氏肺孢子虫。如果眼部情况稳定，通常手术后需要持续用药 3 年。

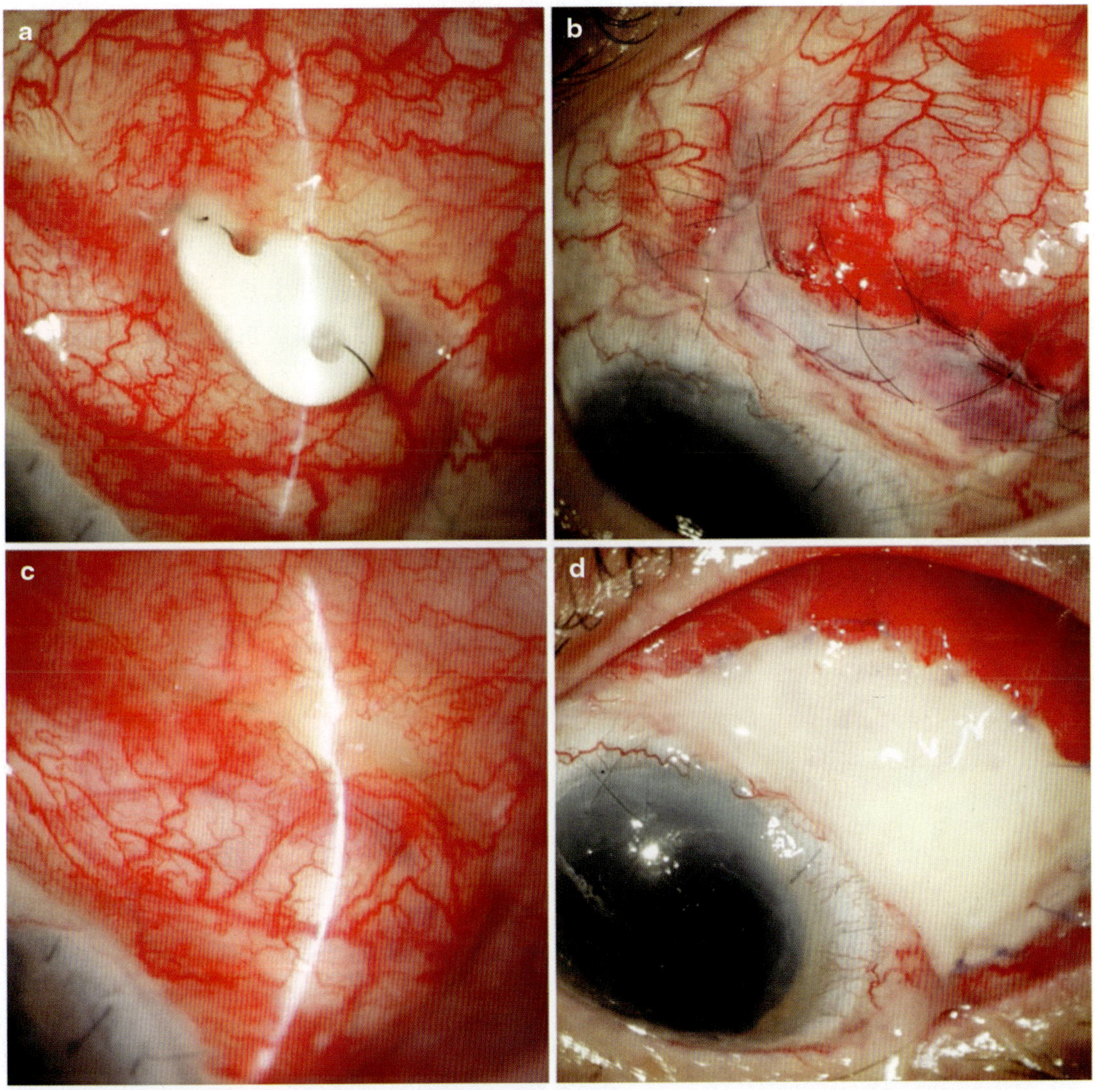

图 13.8　(a)因前房上皮生长引起继发性青光眼患者经结膜挤压 Baerveldt 植入物。(b)使用来自另一只眼的结膜和薄薄的一层胶原(Tutopatch®)进行修复。(c)结膜伤口裂开和挤压复发。(d)采用新型 Tutopatch®植入物和口腔黏膜移植物进行最终修复。

潜在的供体眼必须在裂隙灯下仔细检查,以排除任何亚临床的 LSCD;若存在任何类型的恶性肿瘤或传染性疾病,因其所需的免疫抑制会增加移植的风险,并可导致休眠转移细胞的生长,将不能作为异体移植物供体。然而,在另一个捐赠源性乳腺癌[37]传播病例中,受体恶性细胞的激活与口服免疫抑制的减少相吻合。

13.4　自体角膜缘移植术

自体结膜角膜缘移植术和自体角膜缘移植术(CLAU 和 KLAU)是预后最好的眼表康复方法[38]。自体组织的使用避免了免疫排斥的风险,以及获取尸体组织,并将其保存在培养基中所涉及的创伤性操作;除了相对罕见的活体组织来源外，大多数同种异体移植技术都是如此。

CLAU 的供体组织包括结膜和一些外周角膜缘上皮细胞(图 13.9a,b)，而 KLAU 的供体组织包括角膜缘结膜，以及外周浅表角膜基质和上皮，包括 Vogt 栅栏组织（图 13.9c,d)。

在 CLAU 中，解剖供体结膜，将筋膜与其角膜缘仔细分离，用剪刀剪去浅表角膜缘(角膜周围)上皮，注意不包括前弹力层。该技术主要用于翼状胬肉手术(图 13.10)。然而，与标准结膜移植物相比，尚无确凿证据这类角膜缘组织具有显著的益处。

在 KLAU 中，供体组织中包括一部分外周浅表角膜基质和上皮。在向心剥离结膜后，用刀片在角膜缘巩膜处做 150~200μm

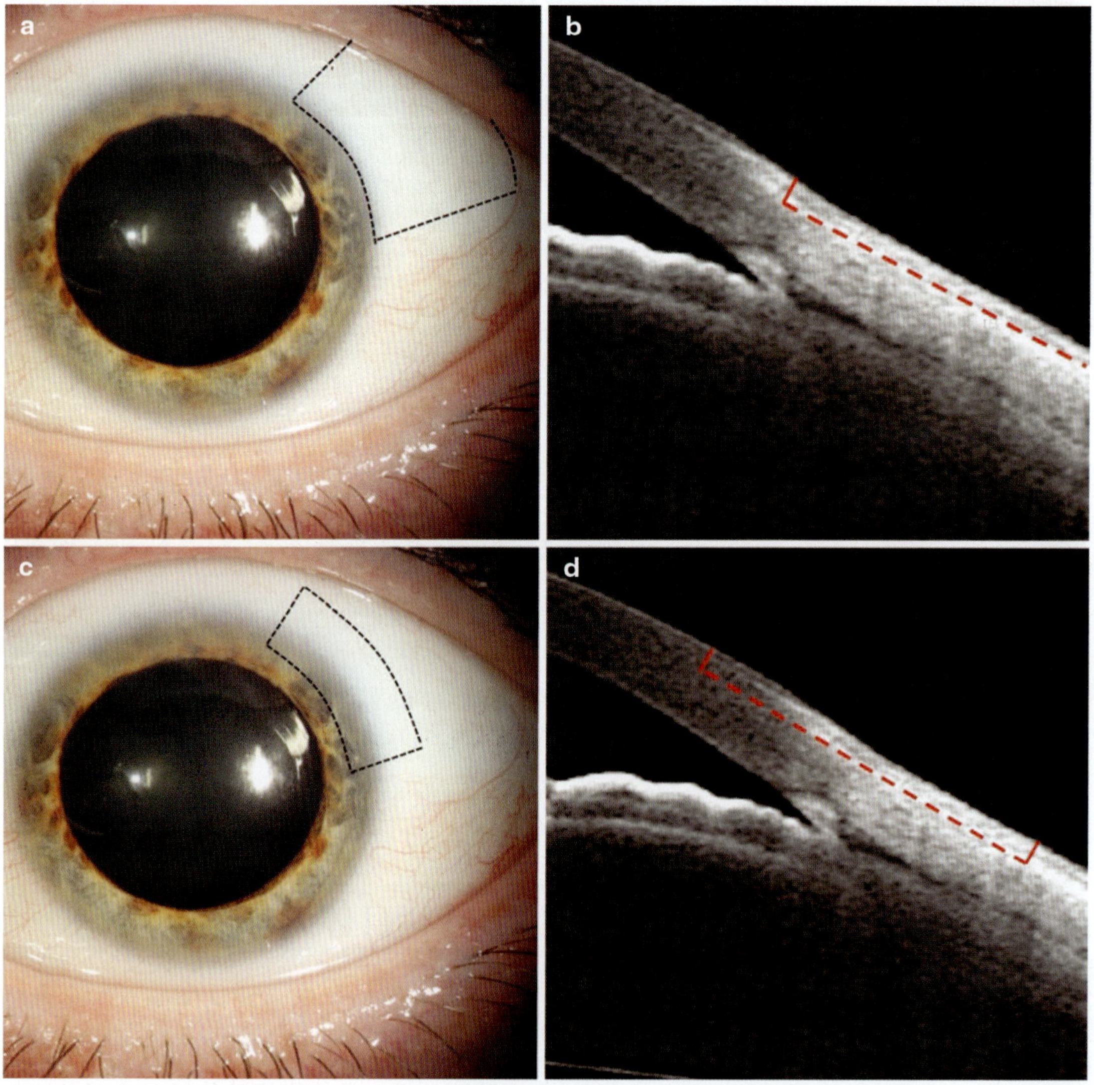

图 13.9 (a)CLAU 区域的划分。只切除角膜缘区域的上皮部分。(b)切开结膜以分离筋膜，如果包括筋膜在内，这将导致移植物挛缩。(c,d)KLAU 夹层包括外周浅表角膜基质、上皮和浅表角膜缘巩膜，以确保角膜缘上皮干细胞的所有小细胞都包含在内。

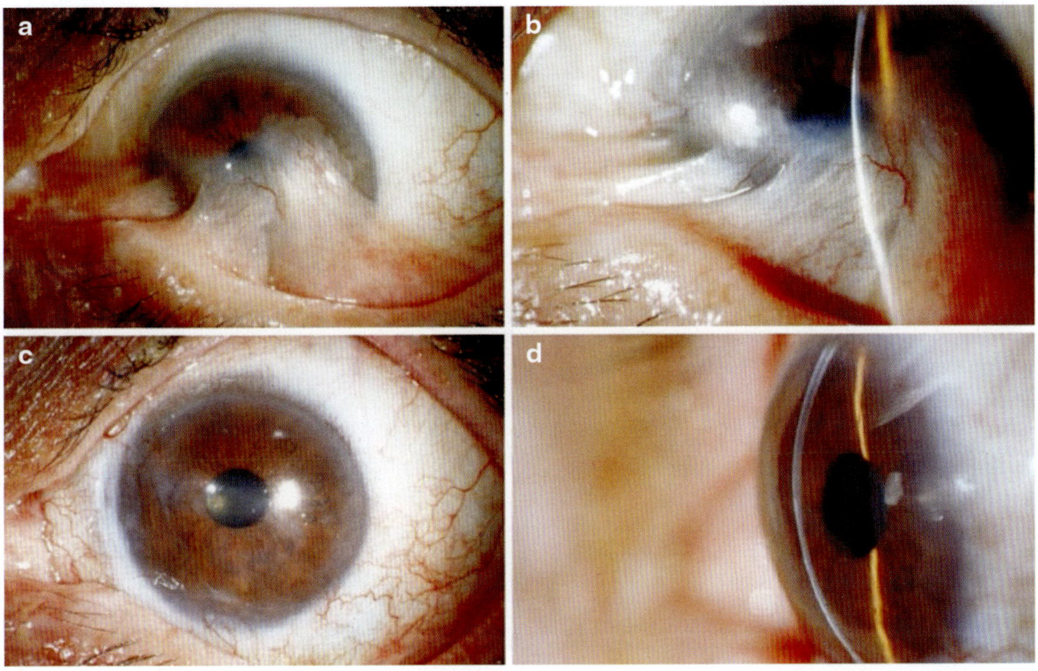

图 13.10 (a)复发性翼状胬肉 4 次手术后多发性角膜粘连。(b)鼻下象限穹隆的睑球粘连,并累及下泪点、眼睑收缩和侧翻时复视。(c)结果:经仔细剥除睑球粘连、CLAU 及浅表角膜切除术。(d)角膜切除术后的裂隙灯图像:下方象限基质中度变薄。

的凹槽;然后对周围浅表角膜基质进行板层剖离,解剖周围角膜为 1.0~1.5mm。这些组织将包括 Vogt 栅栏在内的 CESC 的微环境。当使用角膜缘移植治疗局部 LSCD 时,可由同侧眼获得(图 13.11);或者在严重单侧 LSCD 的情况下,可从对侧眼获得(图 13.12)。

CLAU 或 KLAU 可联合板层角膜移植(图 13.13)或穿透性角膜移植(图 13.14),以在治疗 LSCD 合并角膜混浊时提高眼表稳定性,避免移植物产生新生血管。在剥离所有浅表角膜新生血管和角膜缘结膜后,去除所有周围纤维化组织,按标准技术进行板层角膜移植或穿透性角膜移植。一旦缝合完成,从另一侧眼获得一个 90°(3 点钟位)自体移植物,并用单丝缝合线(10–0 尼龙或 11–0 涤纶外科缝合线)固定,通常在上睑缘。

联合自体结膜移植和异体角膜移植(CLAU+KLAL),有时也被称为“Cincinnati 改良手术”[39],它从对侧眼获得受体结膜的两个节段及尸体源性角膜缘环的两部分。结膜移植物在上方和下方放置,异体角膜缘移植物在鼻侧和颞侧放置。

另一种从供体对侧眼或同种异体移植移植 CESC 的方法是“单纯角膜缘上皮移植”(SLET)[40]。在这项技术中,将人羊膜用纤维蛋白胶移植到裸眼表面。将来自对侧眼的角膜缘组织的小碎片或新鲜的尸体角巩膜边缘以圆形覆盖羊膜移植物,避开视轴。用一层纤维蛋白胶固定小块移植组织,并用软性角膜接触镜将其固定于角膜。因羊膜可以刺激细胞生长,这些含有 CECS 的组织将会产生一个新的上皮复层。

在自体角膜移植的情况下,患者主要关

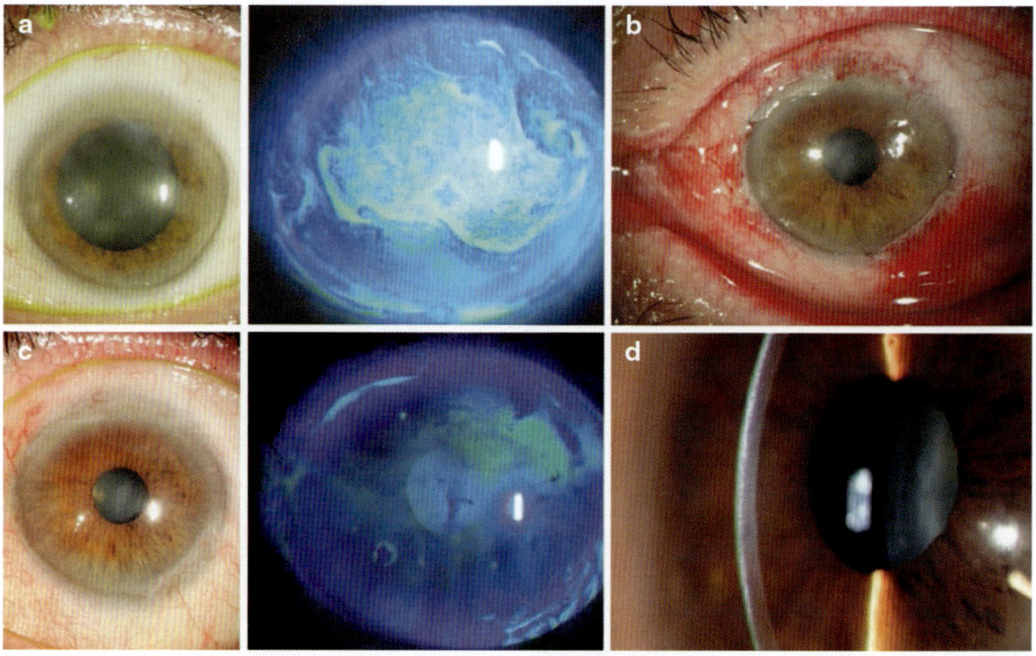

图 13.11　(a)右眼单侧化学烧伤患者自体角膜缘移植术后。术后一天，两个自体移植物定位在眼睑上缘和下缘。(b)自体角膜缘移植物向心性再上皮化(荧光素染色)。(c)术后6天上皮完整，未见荧光素染色。(d)KLAU术后9年眼表稳定，角膜透明度改善；配戴RGP后BCVA达到0.9。

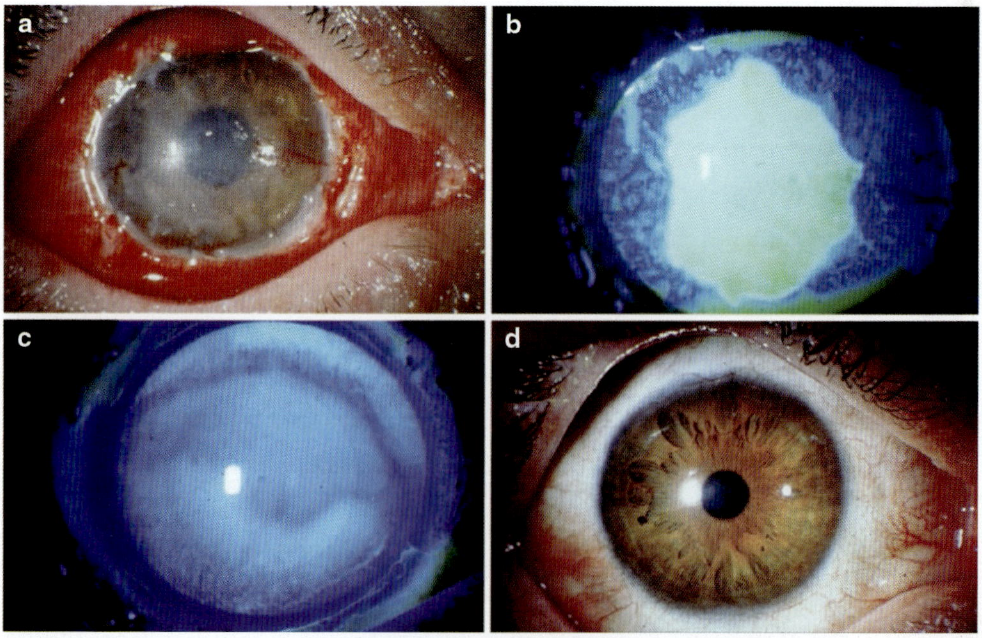

图 13.12　(a)独眼角膜缘干细胞缺乏症患者，经鼻上巩膜区玻璃体内注射抗VEGF20余次。在注射过程中使用的防腐剂或麻醉剂的毒性反应是本例LSCD的病因。(b)由于缺失对侧眼(婴儿期已缺失)，KLAU通过使用同侧眼下方象限组织移植至鼻上区实现。(c)KLAU术后2个月，完整的健康上皮覆盖角膜。(d)角膜表面间质仍有轻微混浊，但BCVA和主观症状有所改善。

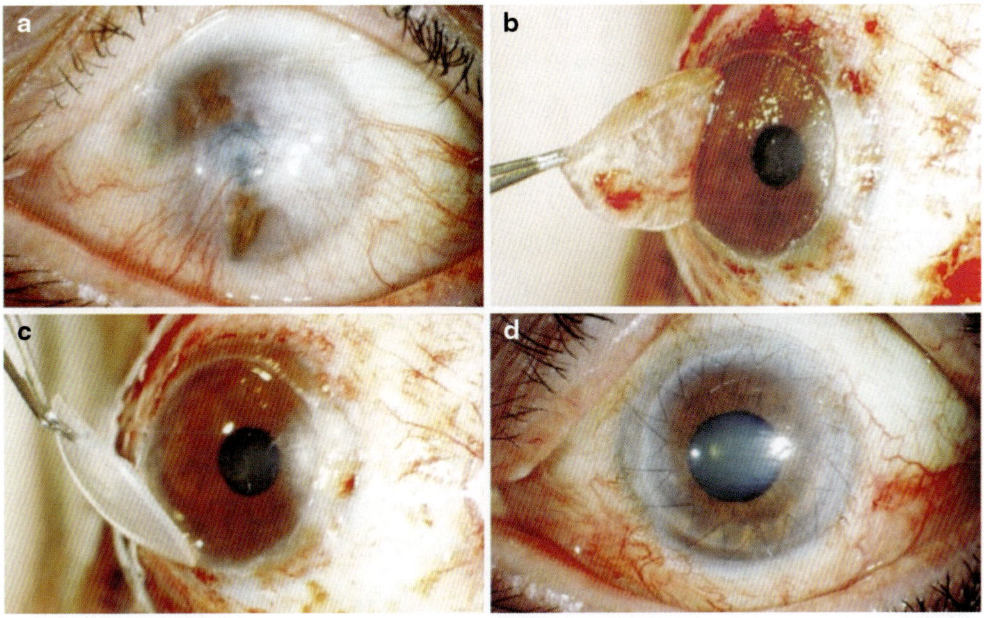

图 13.13　(a)既往翼状胬肉手术失败后角膜混浊，形成新生血管。(b)人工行板层角膜切除术，直到到达透明角膜基质平面。(c)用另一侧眼的 CLAU 重建角膜缘结膜后，在角膜床上缝合板层角膜移植片。(d))最终结果：术后 6 个月，眼球表面稳定，角膜移植片透明。

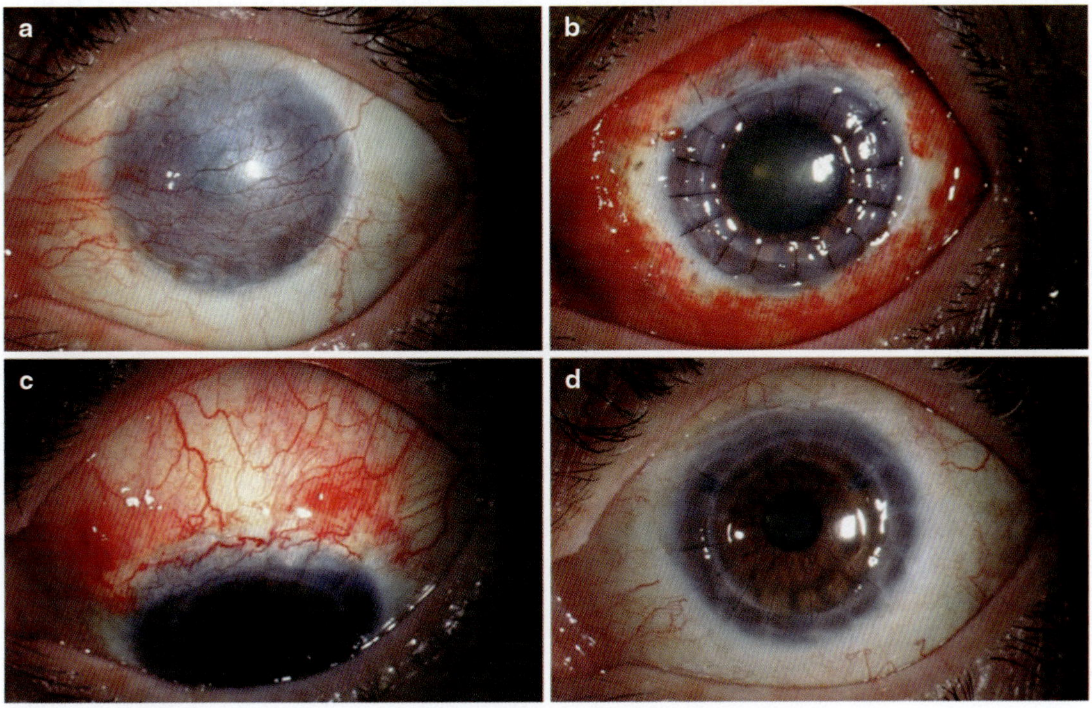

图 13.14　(a)前结膜瓣治疗有穿孔危险的细菌性角膜炎，术后浅表角膜新生血管形成。(b)上缘 KLAU 联合穿透性角膜移植术。(c)KLAU 固定在位，血运重建良好。(d)角膜移植后植片透明，术后 1 年眼表稳定。

心的是从健康的眼上切除角膜缘的可能后果。在CLAU手术中,由于上眼睑的保护作用,获取供体组织的首选区域是同侧眼或同一只眼的上或颞上象限的结膜。供体存在瘢痕和纤维化,甚至上穹隆的睑球粘连,可能是由于该部分组织未适当修复,尤其是瘢痕体质倾向的人群,以及患者术后类固醇治疗不佳的情况下。

KLAU[41]术后有罕见和相对较轻的并发症报告,包括供体感染、丝状角膜炎、阴性荧光素染色和结膜下出血。如果角膜基质切除得过深或位置太靠近中央,将引起散光。有资料表明,CESC[42]术后的一年内完全再生填充了供体区域[42];只有1例在翼状胬肉术后出现Mooren溃疡[43]。

如果严格遵循指导原则,KLAU通常是非常成功的。从对侧眼获得健康的角膜缘组织,可以补充受体眼的CESC,提高角膜基质的透明度,改善视力,并提高眼的舒适度。然而,如果受体的眼表存在严重炎症、泪膜严重受损或眼睑位置不正确,KLAU就不起作用。所有这些因素都应该进行医学或手术矫正,以确保CESC的存活和角膜上皮层的正确再生。

角膜基质也不能存在炎症;在执行KLAU之前,应该治疗或减少眼表新生血管的形成。为了获得最佳的术后效果,眼表重建手术必须合理地分阶段进行。

经过1.5年的随访,125只接受自体SLET治疗的眼成功率为76%,其中18.4%的患眼出现进行性结膜炎[44]。失败的主要因素是酸性损伤、严重的睑球粘连、SLET联合角膜移植,以及术后移植损伤。这就强调了在无炎症、预先修复眼睑或结膜错位的情况下进行手术的重要性。

13.5 同种异体角膜缘移植术

在双侧全LSCD病例中,异体CESC移植是角膜上皮祖细胞重建眼表的唯一方法。20世纪90年代中期首次报道了成功的异体角膜缘移植术。Turgeon等对13例患者进行了角膜上皮成形术,以稳定存在持续性上皮缺损的眼表[8]。Tsai和Tseng报道了16只因多种原因导致LSCD的病例(化学烧伤、Stevens-Johnson综合征、先天性硬角膜、Terrien变性和慢性结膜炎),其中环形角膜缘同种异体移植是CESC的来源[17]。

角膜缘同种异体移植术或KLAL有不同的手术方式:①扇形KLAL,对应于Thoft首次描述的角膜上皮成形术;②环形KLAL;③环形KLAL联合板层角膜移植或穿透性角膜移植;④hAM及纤维蛋白胶覆盖的多段异体角膜缘组织(SLET同种异体移植)。扇形KLAL(图13.15)包括从供体(活体亲属或尸体)移植两个弓形角膜缘组织节段。

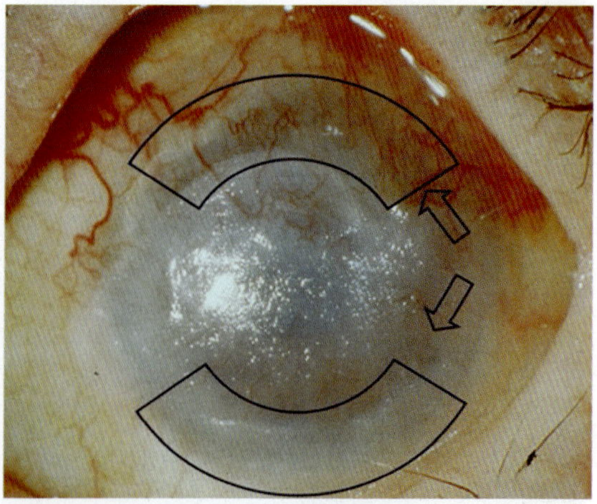

图 13.15 KLAL的一个分类示意图。在切除受体角膜和角膜缘区域的血管翳和纤维血管组织后,在上缘和下缘(3点钟方向)放置两个的异体角膜缘移植物。

在进行 360°球结膜环形切开和移除覆盖在角膜上的血管膜。当受体前弹力层缺失时，羊膜可以被移植到同种异体角膜缘下，覆盖在角膜基质上，促进上皮的再生，减少基质炎症，抑制新生血管形成。扇形 KLAL 可应用于双侧完全性 LSCD，且无广泛血管化及眼表瘢痕的病例(图 13.16)。

环状 KLAL 是治疗双侧 LSCD 最常用的技术(图 13.17)。从一只新鲜的尸体眼中获得角膜缘组织环(图 13.18)，其内径和外径用不同的环钻适当标记。环的宽度和厚度应足以包括角膜-巩膜角膜缘区，包括 CESC 微环境。术者必须对受体的浅角膜和角膜缘血管膜进行彻底解剖，hAM 可用于促进再上皮化，需要稳定的泪膜和良好的眼睑功能才能获得长期成功效果(图 13.19)。

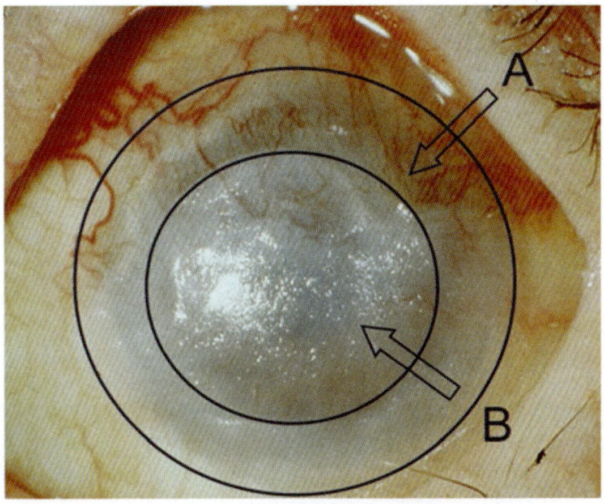

图 13.17 环状 KLAL 示意图。切除受体角膜及其角膜缘区的血管膜和纤维血管组织后，在角膜缘区放置包括角膜缘结膜、浅表巩膜和角膜的环状异体角膜缘移植物，并缝合固定。

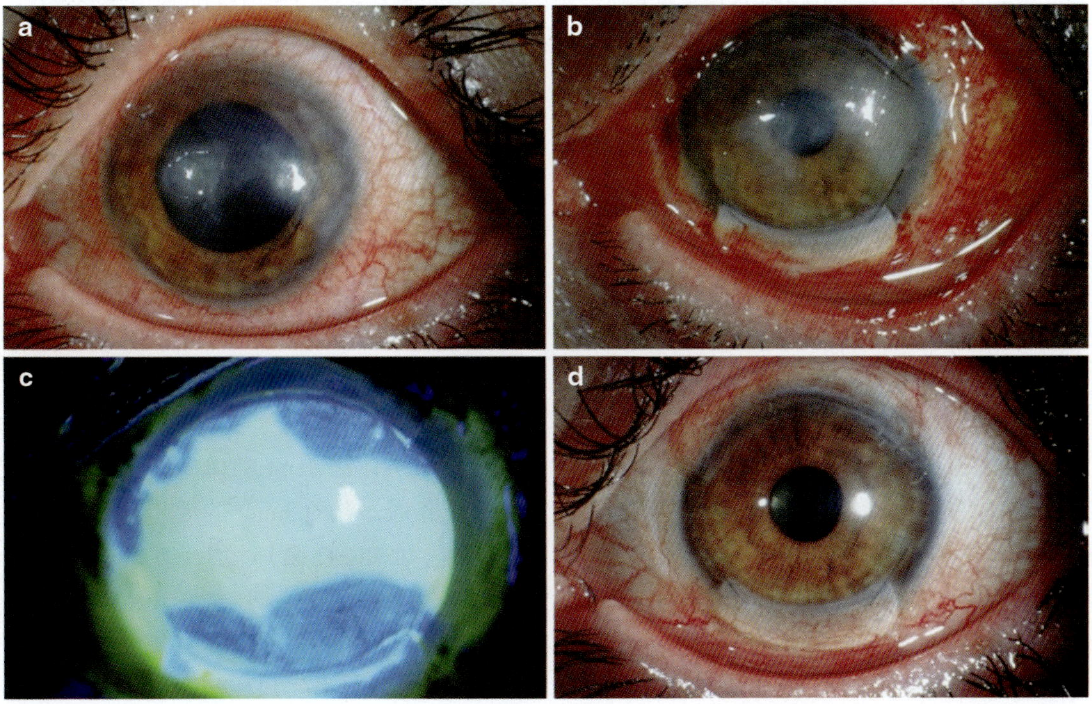

图 13.16 (a)长期不规范使用角膜接触镜导致的双侧 LSCD。持续性上皮缺损和浅表基质瘢痕。(b)KLAL，在角膜缘垂直子午线位置放置两个角膜缘移植物。(c)两例同种异体角膜缘移植后新的上皮细胞向心性生长。(d)重建手术后 1 年，角膜完全再上皮化，并恢复透明。

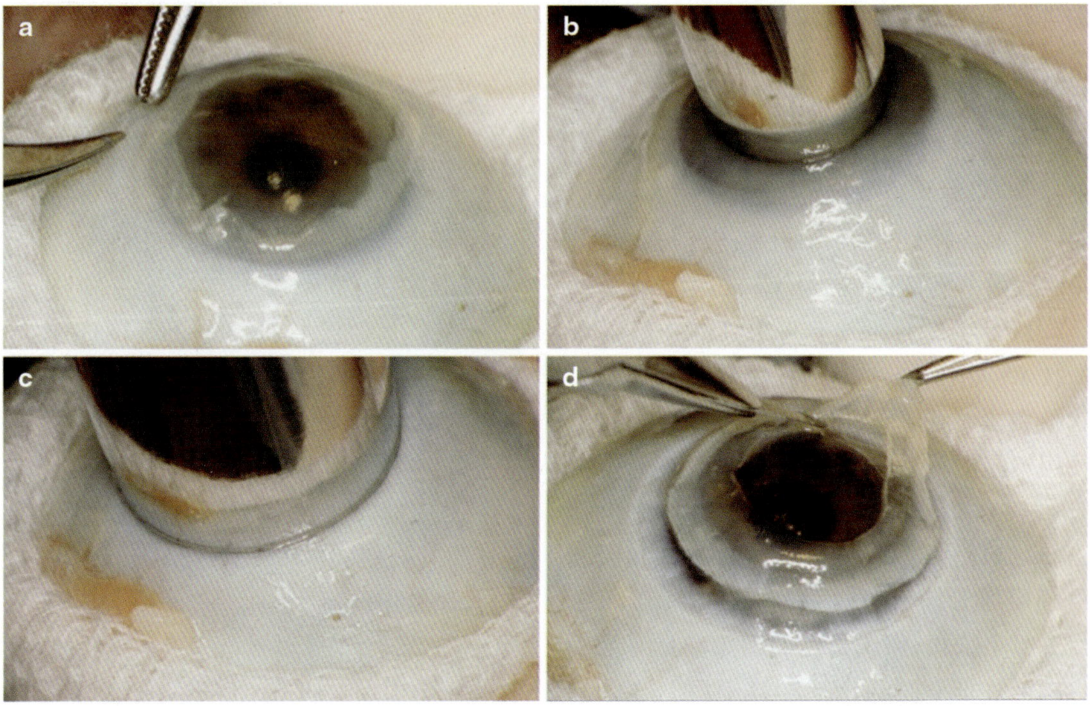

图 13.18 (a)从一只新鲜的尸体眼中获得环状 KLAL。从角膜缘切下 3~5mm 的结膜。(b)环的内径用 8~9mm 环钻做标记,穿透 150~200μm 的角膜基质。(c)外巩膜直径也有标记,并用 13~14mm 的环钻进行标记。(d)进行仔细的板层解剖,以获得包含供体所有角膜缘干细胞池的角膜缘组织环。

环形角膜瓣也可以同时联合板层角膜移植或穿透性角膜移植术(图 13.20)。当角膜中央状况不佳或患者需要快速恢复视力时,可采用此联合手术(图 13.21)。切除角膜缘所有纤维化组织和表面新生血管后,使用 8 根 10-0 尼龙单缝线固定穿透性或深板层角膜移植物;然后放置环状同种异体移植物,用 10-0 尼龙或 8-0 Vicryl 缝合线缝合移植物外边界的巩膜。再使用 8 根尼龙缝线缝合包括中央供体移植物、受体周围角膜和异体角膜缘的内缘。移除开始时用于固定中央角膜移植物的 8 根缝合线,然后再次使用 8 根新的尼龙缝合线固定 3 个组织。最后,用 8-0 或 9-0 Vicryl 固定供体和受体的结膜。

单个大直径板层或穿透性角膜移植,在供体中偏心环钻(图 13.22),将包括部分供体角膜缘区及干细胞。这项手术在 1994 年被其作者[45]命名为角膜缘移植术,在技术上要求较低,但是由于移植的角膜缘区比例较小(高达 40%),失败的可能性更大。随着免疫抑制的最新进展,在非严重的特殊适应证如凝胶性角膜营养不良中,该手术有较好的长期效果[46]。

异体供体组织 SLET 的成功也有报道。体外研究通过约 $0.3mm^2$ 的活体角膜缘细胞片段(包括 CESC 微环境[47])培养增殖上皮细胞确定其所需的最小组织量。供体来源(尸体或活体组织)不同其生长潜力存在差异,需要更大面积的尸体组织($0.5mm^2$)才能获得与活体组织相似的增殖率。这种异体角膜缘移植技术表现为体内或原位干细胞和上皮细胞的扩增,这就绕过了对复杂而昂贵

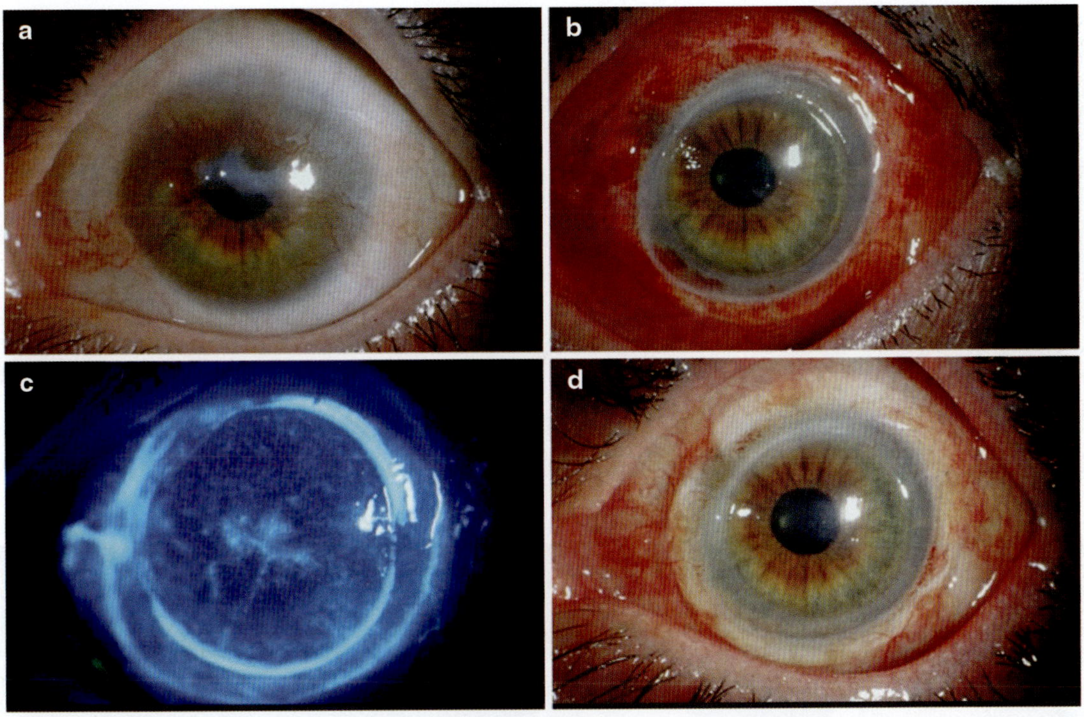

图 13.19 (a)双侧化学性烧伤,伴有浅表角膜血管翳和角膜中央白斑。(b)环状 KLAL 术后 4 天。仅用 8-0 Vicryl 缝线缝合组织外缘,不使用缝线固定组织内缘。(c)完整的上皮层,荧光素可在角膜中央看到上皮愈合线。(d)最终结果:术后 1 年,角膜上皮稳定,角膜清晰。患者常规口服环孢霉素 A。

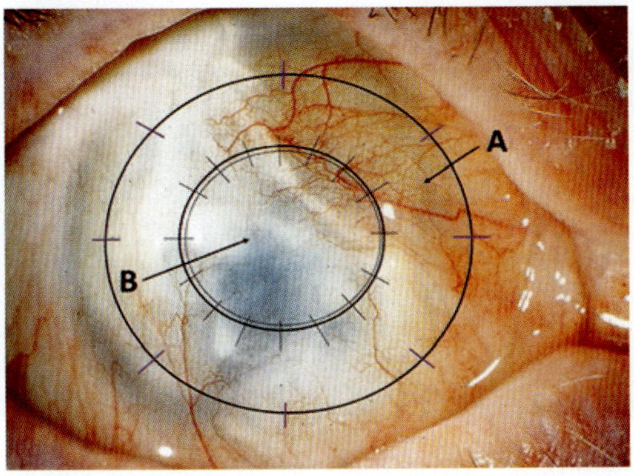

图 13.20 环状角膜瓣联合中央板层或穿透性角膜移植的示意图。去除受体角膜和角膜缘区的血管翳和纤维血管组织后,施行中央板层角膜移植术或穿透性角膜移植术,并用 8-0 尼龙缝线固定。将包括角膜缘结膜、浅层巩膜和角膜的环状异体角膜缘移植物(A)置于角膜缘区域,在巩膜侧用 8-0 Vicryl 缝线固定。中央移植物(B)用另外 8 根缝合线缝合,移除先前的 8 根缝合线并使用新的 8 根缝合线缝合,包括角膜移植物、受体外周角膜和 KLAL。

的体外细胞扩增培养技术的需求,尤其适用于缺乏该技术的国家。

口服免疫抑制是影响异体角膜缘移植术长期成功率的关键因素。由于存在包括朗格汉斯细胞在内不同类型的细胞,角膜缘组织的抗原负荷比标准的穿透性角膜移植要大得多。同种异体角膜缘移植有很高的免疫排斥风险,这也是由于角膜缘区域的血管丰富,使角膜中央的免疫特权丧失。大多数眼科医生不熟悉所需的免疫抑制方案及其一般副作用。尽管在大多数情况下这些情况并不严重[48],但适当的管理需要特定的知识和经验。由于这些方案必须经常根据每例患者的术后状况进行调整,免疫抑制专家的配合(通常是内科医生)是必要条件。

最近报道的一项方案包括两种口服免

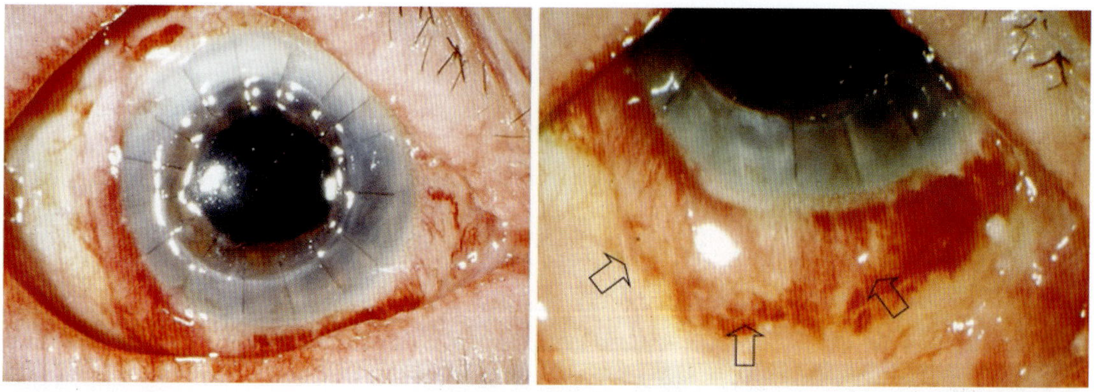

图 13.21　1 例 Stevens-Johnson 综合征患者进行环瓣联合穿透性角膜移植手术。供体结膜边界以箭头突出显示。典型的术后组织内出血发生在血液微循环重建完成之前。

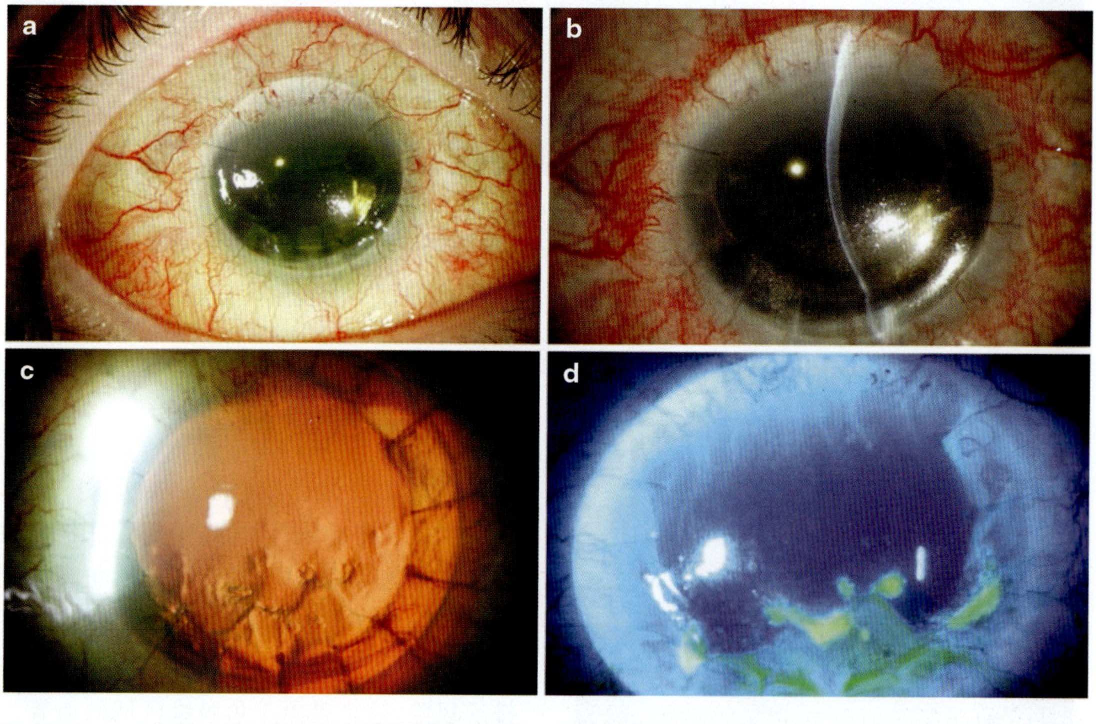

图 13.22　(a)先天性无虹膜患者单眼角膜缘移植术，直径为 9mm。(b)偏心环钻时，移植物中包含约 40% 的供体角膜缘。(c)逆光下角膜上皮不规则。(d)上方和中央区角膜上皮细胞正常，荧光素染色阴性；下方角膜上皮缺损和结膜细胞染色模式，显示 LSCD 存在于下方角膜缘。因 LSCD 复发移植术后 3 年植片溶解。

疫抑制剂(霉酚酸酯和他克莫司)与 1mg/kg 口服泼尼松联合使用，所有这些都应在手术前 1 周内开始使用。术后第一个月他克莫司浓度调整为 8~10ng/mL，术后 6 个月调整为 5~8ng/mL。口服泼尼松剂量逐渐变小，3 个月后停用。术后 1 年可考虑单药治疗；术后 3 年，如果眼表稳定，可停止口服药物治疗(见下文)[36]。其他方案包括硫唑嘌呤和环孢霉素 A 与泼尼松的联合用药。

口服免疫抑制的绝对禁忌证包括患者

有恶性肿瘤史，未遵守严格的临床或实验室随访或药物治疗，以及有重要的健康问题，如糖尿病、不受控制的高血压、肾功能不全、严重的心脏病或其他器官衰竭。年龄超过70岁也是禁忌证，60~70岁的患者将根据他们的一般情况选择进行免疫抑制。中止口服免疫抑制仍然是一个有争议的问题。最近，KLAL术后超过3年多的一系列研究中，6例患者出现急性异体角膜缘排斥反应[49]，提示供体细胞仍然存在，因此存在急性排斥反应的风险。尽管中期效果良好，仍应考虑长期或无限期免疫抑制治疗。

促进和保护上皮细胞生长的局部治疗是术后的一个重要方面。合理使用自体血清或富含生长因子的血浆滴剂、羊膜提取物、局部免疫抑制剂[50]和聚硫酸羧甲基葡萄糖等上皮化促进剂，以增强上皮愈合，维持上皮层内稳态。

关于长期结果，最近的一份报告发现，在适当的选择标准和适当的免疫抑制下，并且根据需要重复手术，KLAL在72.7%的病例中实现了真正的眼表稳定性，平均随访时间为9.1年[51]。包括最后一种选择显然会限制长期“成功”的意义，因为实际上每次移植的持续时间更短。在对已发表的角膜缘移植结果的深入回顾中[52]，使用自体组织的结果在统计学上显著改善，但同种异体角膜缘移植技术的差异无统计学意义（KLAL和lr-CLAL，P=0.328）。当lr-CLAL在HLA匹配(0-1 HLA不匹配)下进行时，移植物存活率增加[26]。其他作者也报道了使用与生存相关的供体组织[53]时结果更好。Stevens-Johnson综合征患者和同期hAM移植患者预后较差[52]。

供体年龄似乎不是决定临床结果成功的关键因素。从老年供体获得的角膜缘干细胞培养显示，至少需要3%的p63阳性细胞才能获得预期的良好结果[54]。供体角膜缘组织的保存一般采用常规4℃液体培养基低温保存，但低温空运条件等新的保存方法[55]表现出更好的上皮结构、细胞表型和更高的生存能力。

13.6　其他黏膜移植

口腔黏膜是最常用于修复眼表缺损的黏膜组织。其易于采集、可获得大量组织，以及组织学和解剖学特征，使其成为几十年来治疗翼状胬肉等疾病的常规手术方法。除具有眼科适应证外，口腔黏膜是尿道重建手术中新的金标准组织[56]。最近，人们再次对这种组织产生了兴趣，将其作为培养的上皮细胞来源，用于体外细胞扩增技术[57,58]。

作为生物角膜假体、穹隆重建和其他眼表重建技术或眼膜整形手术的组成部分，口腔黏膜在许多手术中被用于修复睑球粘连和原发性或复发性翼状胬肉。口腔黏膜组织最常用于翼状胬肉手术。通过电角膜刀(如Castroviejo)对薄层移植物进行适当的解剖，可以获得良好的美容和长期解剖效果（图13.23)。在这项技术中，从内下唇上夹取一层厚度达50~20mm的口腔黏膜，并将其置于需要进行重建的结膜上或穹隆部位。这种机械化摘取移植物的方法适合没有黏膜下组织和脂肪小叶，避免组织收缩。与人工用剪刀获得的全层移植相比，美容外观得到改善。

13.7　结论

经典的眼表重建技术仍然是许多涉及结膜缺损或LSCD眼表疾病的手术选择。具备足够的解剖和病理生理学知识，熟悉所有的手术方案和设备，是选择最佳技术和取得成功的必要条件。在任何可能的情况下，自

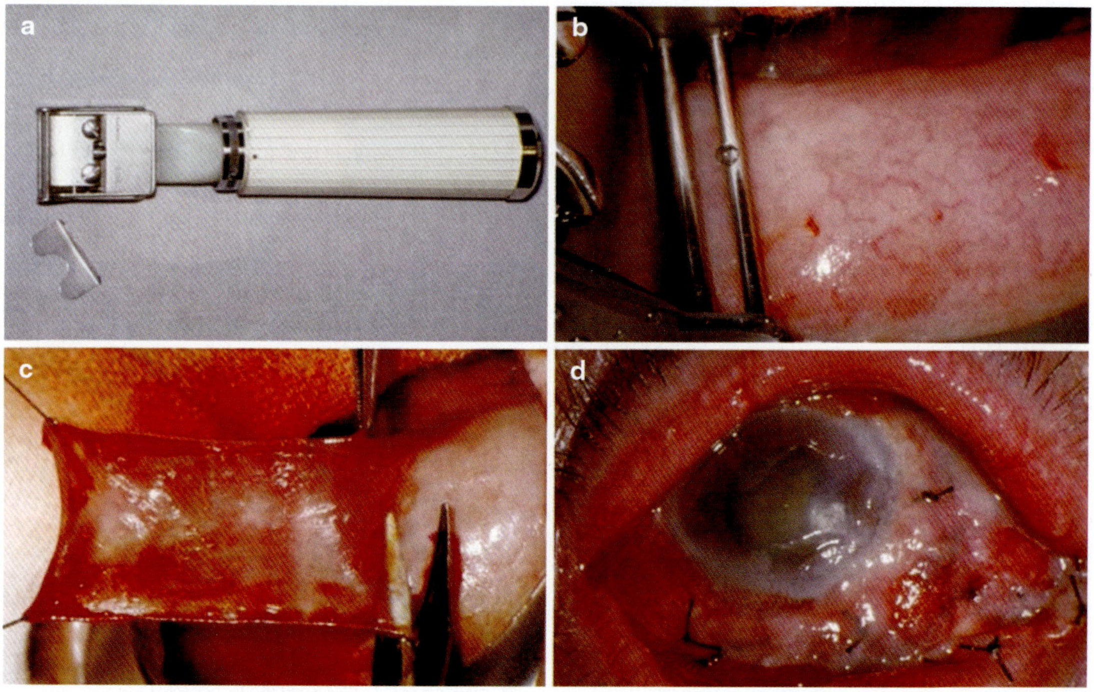

图 13.23 (a)Castroviejo 的电动角膜刀,手柄中装有马达,头部安装有摆动的刀片,以及用于获取所需植片厚度的测量仪。(b)在下唇的黏膜下区域注射生理盐水以产生组织内张力后,电角膜刀稳固地通过黏膜表面向前推进。(c)然后用剪刀从唇上取下一块极好的薄移植物。(d)在眼天疱疮患者的下结膜处放置移植物重建下穹隆。

体移植技术都是可取的,对供体区和受体区组织的适当管理是避免并发症的良好结果的线索。当需要同种异体移植时,与全身性免疫抑制专家密切合作是至关重要的,适当的治疗方案的应用可以大大改善长期疗效。应向患者和潜在的活体相关捐赠者提供明确的信息,说明这些选择的优点和可能的并发症,并强调作为受影响亲属的组织来源的好处。一些在某些方面被认为过时的技术,如口腔黏膜移植,可以非常有用地解决复杂的情况。当体外细胞扩张和再生的技术的可用性和成本问题限制了它们的实际应用,经典的技术仍然是一个非常有效的选择,如果使用合适的方式,就可以获得优异的结果。

参考文献

1. Barraquer J. Panel three discussion. In: King JH, McTigue JW, editors. The world cornea congress I. Washington, DC: Butterworths; 1965. p. 354.
2. Holland EJ. Management of limbal stem cell deficiency: a historical perspective, past, present, and future. Human Cell. 2015;34(Suppl:10):S9–15.
3. Strampelli B, Restivo Manfredi ML. Total keratectomy in leukomatous eye associated with autograft of a keratoconjunctival ring removed from the contralateral eye. Ann Ottalmol Clin Ocul. 1966;92:778–86.
4. Strampelli B. Ring autokeratoplasty. In: Rycroft PV, editor. Corneoplastic surgery. Oxford: Pergamon Press; 1969. p. 253–75.
5. Barraquer J, Rutllán J. Microsurgery of the cornea: an atlas and text book. Barcelona: Ed: Ediciones Scriba; 1984. p. 160–2.
6. Thoft RA. Conjunctival transplantation. Arch Ophthalmol. 1977;95:1425–7.
7. Thoft RA. Keratoepithelioplasty. Am J Ophthalmol. 1984;97:1–6.
8. Turgeon PW, Nauhein RC, Roat MI, et al. Indications

for keratoepitelioplasty. Arch Ophthalmol. 1990;108:33–6.
9. Buschke W, Friedenwald JS, Fleischmann W. Studies on the mitotic activity of the corneal epithelium; methods; the effects of colchicine, ether, cocaine and ephedrin. Bull Johns Hopkins Hosp. 1943;73:143–67.
10. Hanna C, O'Brien JE. Cell production and migration in the epithelial layer of the cornea. Arch Ophthalmol. 1960;64:536–9.
11. Mann I. A study of epithelial regeneration in the living eye. Br J Ophthalmol. 1944;28:26–40.
12. Davanger M, Evensen A. Role of the pericorneal papillary structure in renewal of corneal epithelium. Nature. 1971;229:560–1.
13. Schermer S, Galvin S, Sun TT. Differentiation-related expression of a major 64K corneal keratin in vivo and in culture suggests limbal location of corneal epithelial stem cells. J Cell Biol. 1986;103:49–62.
14. Kinoshita S, Friend J, Thoft RA. Biphasic cell proliferation in transdifferentiation of conjunctival to corneal epithelium in rabbits. Invest Ophthalmol Vis Sci. 1983;24:1008–14.
15. Potten CS, Loeffler M. Epidermal cell proliferation. I. Changes with time in the proportion of isolated, paried, and clustered labeled cells in sheets of murine epidermis. Virchows Arch B Cell Pathol Incl Mol Pathol. 1987;53:286–300.
16. Kenyon KR, Tseng SCG. Limbal autograft transplantation for ocular surface disorders. Ophthalmology. 1989;96:709–23.
17. Tsai RJF, Tseng SCG. Human allograft limbal transplantation for corneal surface reconstruction. Cornea. 1994;13:389–400.
18. Kwitko S, Raminho D, Barcaro S, et al. Allograft conjunctival transplantation for bilateral ocular surface disorders. Ophthalmology. 1995;102:1020–5.
19. Kenyon KR, Rapoza PA. Limbal allograft transplantation for ocular surface disorders. Ophthalmology. 1995;102(suppl):101–2.
20. Holland EJ, Schwartz OS. The evolution of epithelial transplantation for severe ocular surface disease and a proposed classification system. Cornea. 1996;15:549–56.
21. Daya SM, Chan CC, Holland EJ. Cornea society nomenclature for ocular surface rehabilitative procedures. Cornea. 2011;30:1115–9.
22. Forbes J, Collin R, Dart J. Split thickness buccal mucous membrane grafts and beta irradiation in the treatment of recurrent pterygium. Br J Ophthalmol. 1998;82(12):1420–3.
23. Naumann GO, Lang GK, Rummelt V, Wigand ME. Autologous nasal mucosa transplantation in severe bilateral conjunctival mucus deficiency syndrome. Ophthalmology. 1990;97(8):1011–7.
24. llen JH. The use of peritoneum as a substitute for conjunctiva in plastic surgery; a preliminary report. Am J Ophthalmol. 1953;36:1249–52.
25. Harun MH, Sepian SN, Chua KH, Ropilah AR, Abd Ghafar N, Che-Hamzah J, Idrus RBH, Annuar FH. Human forniceal region is the stem cell-rich zone of the conjunctival epithelium. Hum Cell. 2013;26(1):35–40.
26. Daya SM, Ilari FA. Living related conjunctiva limbal allograft for the treatment of stem cell deficiency. Ophthalmology. 2001;108:126–33; discussion 133–134.
27. Shaharuddin B, Ahmad S, Meeson A, Ali S. Concise review: immunological properties of ocular surface and importance of limbal stem cells for transplantation. Stem Cells Transl Med. 2013;2(8):614–24.
28. Qi X, Xie L, Cheng J, Zhai H, Zhou Q. Characteristics of immune rejection after allogeneic cultivated limbal epithelial transplantation. Ophthalmology. 2013;120(5):931–6.
29. Lee JS, Ha SW, Yu S, Lee GJ, Park YJ. Efficacy and safety of a large conjunctival autograft for recurrent pterygium. Korean J Ophthalmol. 2017;31(6):469–78.
30. Kheirkhah A, Blanco G, Casas V, Hayashida Y, Raju VK, Tseng SC. Surgical strategies for fornix reconstruction based on symblepharon severity. Am J Ophthalmol. 2008;146(2):266–75.
31. Thakur S, Ichhpujani P, Kumar S. Grafts in glaucoma surgery: a review of the literature. Asia Pac J Ophthalmol (Phila). 2017;6(5):469–76.
32. Choi YJ, Kim IH, Choi JH, Lee MJ, Kim N, Choung HK, Khwarg SI. Early results of surgical management of conjunctival dermolipoma: partial excision and free conjunctival autograft. Br J Ophthalmol. 2015;99(8):1031–6.
33. Cheung AY, Sarnicola E, Holland EJ. Long-term ocular surface stability in conjunctival limbal autograft donor eyes. Cornea. 2017;36(9):1031–5.
34. Cheung AY, Govil A, Friedstrom SR, Holland EJ. Probable donor-derived cytomegalovirus disease after keratolimbal allograft transplantation. Cornea. 2017;36(8):1006–8.
35. Sepsakos L, Cheung AY, Nerad JA, Mogilishetty G, Holland EJ. Donor-derived conjunctival-limbal melanoma after a keratolimbal allograft. Cornea. 2017;36(11):1415–8.
36. Holland EJ, Mogilishetty G, Skeens HM, et al. Systemic immunosuppression in ocular surface stem cell transplantation: results of a 10-year experience. Cornea. 2012;31:655–61.
37. Miller AK, Young JW, Wilson DJ, Dunlap J, Chamberlain W. Transmission of donor-derived breast carcinoma as a recurrent mass in a keratolimbal allograft. Cornea. 2017;36(6):736–9.
38. Daya SM. Conjunctival-limbal autograft. Curr Opin Ophthalmol. 2017;28(4):370–6.
39. Chan CC, Biber JM, Holland EJ. The modified Cincinnati procedure: combined conjunctival limbal autografts and keratolimbal allografts for severe unilateral ocular surface failure. Cornea. 2012;31(11):1264–72.
40. Sangwan VS, Basu S, MacNeil S, Balasubramanian D. Simple limbal epithelial transplantation (SLET): a novel surgical technique for the treatment of unilateral limbal stem cell deficiency. Br J Ophthalmol. 2012;96(7):931–4.
41. Miri A, Said DG, Dua HS. Donor site complications

in autolimbal and living-related allolimbal transplantation. Ophthalmology. 2011;118(7):1265–71.
42. Busin M, Breda C, Bertolin M, Bovone C, Ponzin D, Ferrari S, Barbaro V, Elbadawy HM. Corneal epithelial stem cells repopulate the donor area within 1 year from limbus removal for limbal autograft. Ophthalmology. 2016;123(12):2481–8.
43. Kim EC, Jun AS, Kim MS, Jee D. Mooren ulcer occurring at donor site after contralateral conjunctivolimbal autograft for recurrent pterygium. Cornea. 2012;31(11):1357–8.
44. Basu S, Sureka SP, Shanbhag SS, Kethiri AR, Singh V, Sangwan VS. Simple limbal epithelial transplantation: long-term clinical outcomes in 125 cases of unilateral chronic ocular surface burns. Ophthalmology. 2016;123(5):1000–10.
45. Sundmacher R, Reinhard T, Althaus C. Homologous central limbo-keratoplasty in limbus stem cell damage. Retrospective study of 3 years' experience. Ophthalmologe. 1997;94(12):897–901.
46. Lang SJ, Böhringer D, Reinhard T. Penetrating limbokeratoplasty for gelatinous corneal dystrophy. Klin Monatsbl Augenheilkd. 2017. [Epub ahead of print].
47. Kethiri AR, Basu S, Shukla S, Sangwan VS, Singh V. Optimizing the role of limbal explant size and source in determining the outcomes of limbal transplantation: an in vitro study. PLoS One. 2017;12(9):e0185623.
48. Krakauer M, Welder JD, Pandya HK, Nassiri N, Djalilian AR. Adverse effects of systemic immunosuppression in keratolimbal allograft. J Ophthalmol. 2012;2012:576712.
49. Eslani M, Haq Z, Movahedan A, Moss A, Baradaran-Rafii A, Mogilishetty G, Holland EJ, Djalilian AR. Late acute rejection after allograft limbal stem cell transplantation: evidence for long-term donor survival. Cornea. 2017;36(1):26–31.
50. Pfau B, Kruse FE, Rohrschneider K, Zorn M, Fiehn W, Burk RO, Völcker HE. Comparison between local and systemic administration of cyclosporin A on the effective level in conjunctiva, aqueous humor and serum. Ophthalmologe. 1995;92(6):833–9.
51. Movahedan A, Cheung AY, Eslani M, Mogilishetty G, Govil A, Holland EJ. Long-term outcomes of ocular surface stem cell allograft transplantation. Am J Ophthalmol. 2017;184:97–107.
52. Health Quality Ontario. Limbal stem cell transplantation: an evidence-based analysis. Ont Health Technol Assess Ser. 2008;8(7):1–58.
53. Titiyal JS, Sharma N, Agarwal AK, Prakash G, Tandon R, Vajpayee R. Live related versus cadaveric limbal allograft in limbal stem cell deficiency. Ocul Immunol Inflamm. 2015;23(3):232–9.
54. Nieto-Nicolau N, Martínez-Conesa EM, Casaroli-Marano RP. Limbal stem cells from aged donors are a suitable source for clinical application. Stem Cells Int. 2016;2016:3032128.
55. Li C, Dong N, Wu H, Dong F, Xu Y, Du H, He H, Liu Z, Li W. A novel method for preservation of human corneal limbal tissue. Invest Ophthalmol Vis Sci. 2013;54(6):4041–7.
56. Barbagli G, Balò S, Montorsi F, Sansalone S, Lazzeri M. History and evolution of the use of oral mucosa for urethral reconstruction. Asian J Urol. 2017;4(2):96–101.
57. Prabhasawat P, Ekpo P, Uiprasertkul M, Chotikavanich S, Tesavibul N, Pornpanich K, Luemsamran P. Long-term result of autologous cultivated oral mucosal epithelial transplantation for severe ocular surface disease. Cell Tissue Bank. 2016;17(3):491–503.
58. Kinoshita S, Koizumi N, Nakamura T. Transplantable cultivated mucosal epithelial sheet for ocular surface reconstruction. Exp Eye Res. 2004;78(3):483–91.

第 14 章

单纯角膜缘上皮移植的研究进展

Nandini Venkateswaran, Guillermo Amescua

14.1 角膜缘干细胞缺乏症的病因和表现

角膜上皮在保护角膜、维持角膜光学特性和角膜透明度方面起着不可或缺的作用。角膜上皮不断脱落和再生，而角膜缘干细胞对健康角膜上皮的再生至关重要。角膜干细胞位于角膜缘，在被称为 Vogt 栅栏的径向纤维血管嵴内。角膜缘干细胞缺乏症(LSCD)是一种由正常角膜上皮化延迟或缺失引起的疾病，导致结膜化、浅层角膜新生血管形成和角膜表面愈合不良，最终形成角膜瘢痕和继发性失明[1-3]。

LSCD 可能是由无数个主要和次要原因引起的。这个过程主要是由干细胞生态微环境的破坏所驱动[2]，主要原因包括无虹膜、多发性内分泌缺陷、表皮发育不良、先天性红斑角化病和先天性角化病。次要原因通常更常见，包括化学和(或)热烧伤、长期使用角膜接触镜、炎症性眼病(如 Stevens Johnson 综合征)、眼部瘢痕性类天疱疮、特应性结膜炎、微生物性角膜炎、神经营养性角膜炎、多次手术史、辐射或全身化疗暴露，或局部使用抗代谢药物，如 5-氟尿嘧啶或丝裂霉素 C[1]。

LSCD 主要是临床上的诊断，眼科医生根据患者的临床病史和眼科检查得出诊断。患者常伴有疼痛、视力下降和畏光症状。在检查中，可发现角膜缘解剖结构异常，荧光素染色显示“螺纹状”角膜上皮，以及角膜结膜化、持续性上皮缺损和角膜瘢痕形成[1,2](图 14.1)。角膜印痕细胞学可显示杯状细胞，共聚焦显微镜可显示 Vogt 栅栏缺失[4]。

14.2 角膜缘干细胞缺乏症的治疗

LSCD 的治疗主要是为了恢复正常表型

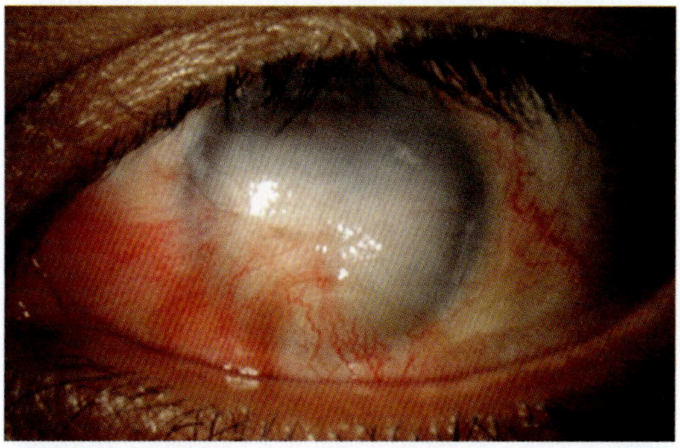

图 14.1 持续化学烧伤后出现 160°角膜缘干细胞缺乏症患者的临床照片。

的角膜上皮和修复眼表。在进行任何外科手术前，必须对眼表进行优化和扩大，以改善手术效果。活动性、共病性自身免疫性疾病必须通过适当的药物治疗，如免疫调节剂，目的是有一个稳定的眼表。暴露或神经营养性角化病应采用肉毒杆菌诱导的上睑下垂和(或)眼睑缝合治疗。眼睑或睫毛异常引起的机械刺激应与眼科整形术联合治疗，巩膜镜片或黏膜移植以保护表面。水性泪液缺乏应通过泪点阻塞、润滑液滴或自体血清泪液以缓解[5]。

对于手术入路，主要考虑的因素包括角膜缘受累的程度(部分性与整体性)和疾病的偏侧性(单侧或双侧)[2]。值得注意的是，角膜移植在LSCD病例中几乎普遍失败[6]。对于部分LCSD，最初可以进行机械清创和羊膜移植治疗。然而，完全恢复往往受到角膜干细胞保留程度的限制。对于大部分病例，必须进行角膜缘干细胞移植[1]。根据移植组织的解剖来源(结膜、角膜缘或黏膜)、自体或异体组织(尸体或活体相关组织)来源的使用及细胞培养技术（如培养角膜缘上皮移植)的不同，对各种技术进行描述和区分[2,3]。

14.3 单纯角膜缘上皮移植

单纯角膜缘上皮移植(SLET)是Sangwan在2010年宣布的一种新的手术方法，它允许在体内扩增获得的角膜缘干细胞[7]。在SLET手术中，从未受影响的眼获取一个2mm×2mm的供体角膜缘移植物，通常是上象限。一旦获得角膜缘移植物，将其置于平衡盐溶液中。在受体眼中，进行360°结膜切开，并将继发于LSCD的纤维血管膜切除。新鲜羊膜移植物用纤维蛋白胶固定在角膜上，将供体角膜缘移植片切成8~10个小块，均匀分布，上皮面朝上放置在羊膜移植片上，用纤维蛋白胶固定。然后让患者配戴绷带隐形眼镜，以覆盖基底羊膜和角膜缘移植物。随后对患者进行随访，以监测表面愈合和评估LSCD的复发情况。对患者进行局部抗生素和一个疗程的局部类固醇滴剂治疗。绷带形隐形眼镜通常在术后1周内取出[7]。最近，Amescua等人在2014年对上述SLET手术步骤进行了修改，采用了美国现有的双层低温保存羊膜。使用这种改良技术的角膜缘移植被夹在两层羊膜中，而不是仅仅放置在固定于角膜表面的羊膜层上。这种双层羊膜的目的是保护和复制胚胎环境中的角膜缘干细胞[6]。SLET术后上皮化最早发生在术后2天。Mittal等人的结果表明，上皮化起源于羊膜移植后的角膜缘移植物，并持续2周以上。角膜缘移植物通常在1~2个月内消失[8]，在某些情况下可能需要4~6个月。

14.4 单纯角膜缘上皮移植的优点

SLET与其他LSCD手术方法相比有更多优点[7]。自体结膜角膜缘移植需要从供体眼获得角膜缘和相邻结膜组织，3~6个小时后移植至受体眼[9]。虽然CLAU是一种与SLET相似的一次性手术，有研究报道，成功率为77%~100%，但与SLET相比，它需要切除更大面积的供体角膜缘和结膜才能获得成功[10,11]。手术本身对技术要求也很苛刻，有可能破坏供体眼的眼表[12]。

根据供体组织的来源和解剖位置，可分为不同的角膜缘移植术式，包括尸体结膜缘自体移植(c-CLAL)、活体亲属供体结膜缘自体移植(lr-CLAL)和尸体角膜缘异体移植(KLAL)[13]。选择这些手术的患者通常为无法进行自体移植的双侧LSCD患者。这类手术要求患者长期使用免疫抑制，包括皮质类固醇、抗代谢药和 T 细胞抑制剂 3 类药物，以减少免疫排斥风险。使用免疫抑制会增加全身副作用，这些患者需要由免疫抑制领域的专家进行监测[14]。

与上述技术相比，培养角膜缘上皮移植可将采集的供者角膜缘细胞体外扩增小于 1 小时[15]。手术成功率为 50%~100%；然而，这种技术的可行性受到培养细胞所需的时间和成本，以及允许细胞生长和增殖的设施限制。在美国，目前还没有 FDA 批准可以进行体外培养角膜缘干细胞的设施[16,17]。

14.5　单纯角膜缘上皮移植的适应证

角膜缘移植手术的适应证很大程度上取决于角膜缘干细胞和结膜的状况。分期模式根据角膜缘受累的百分比、结膜受累程度和结膜炎症活跃程度对眼表疾病进行[14]。干细胞移植应用于眼表干燥、发炎并伴有结膜瘢痕的患者是十分困难的[13]。

SLET 虽然是一种相对较新的外科手术，但在成功治疗 LSCD 方面显示出很好的前景。该手术最初是针对单侧 360° LSCD 患者，但它也显示出对部分 LCSD 患者的益处[7]。它在继发于化学烧伤或先前手术（即眼表肿瘤切除）且眼表润滑良好的单侧 LSCD 患者中最为成功（图 14.2 至图 14.4）。Vazirani 等人的大样本回顾性、多中心、干预性系列研究发现，在单侧 LSCD 患者中，SLET 的成功率为 83.8%，1 年随访后患者的中位生存率>80%[18]。在诸如 Stevens-Johnson 综合征或眼部瘢痕性类天疱疮等慢性炎症活动性疾病的情况下，眼表优化不良患者的预后效果有限[18]。

Sangwan 首次在 6 例单侧或全侧眼表烧伤继发 LSCD 的患者中实施 SLET 手术。在所有的病例中，未受影响的另一只眼作为供体眼。术后 6 周，6 只眼角膜表面稳定、无血管、上皮化，平均维持 9 个月。在 66.6%的病例中，患者的视力从低于 20/200 提高到 20/60[7]。Amescua 等人用双层低温保存羊膜对 4 例单侧 LCSD 患者进行 SLET 治疗，实现了 100%的移植成功率。除了获得稳定的上皮外，患者的视力 100%由最初≤20/200 提升至≥20/50，眼部症状完全消失。供体的眼没有明显损伤[6]。

Basu 等人在一个包含成人和儿童共

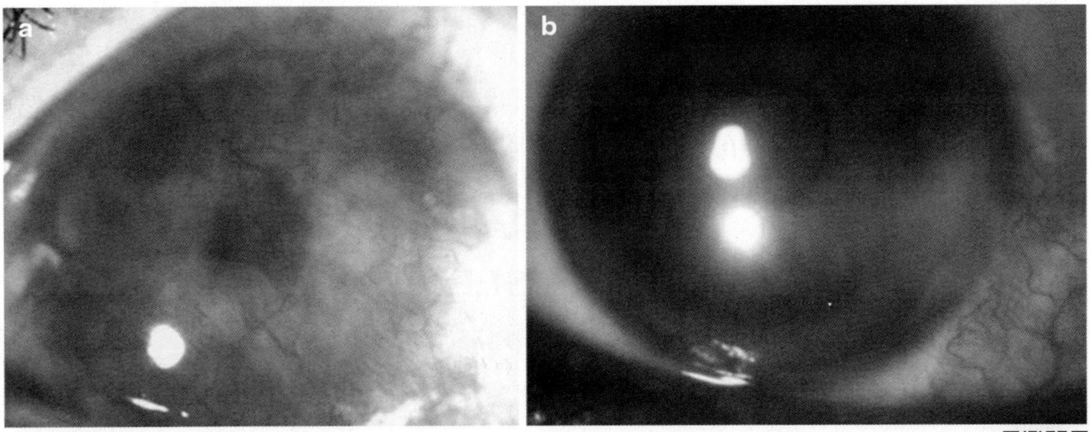

图 14.2　(a)化学烧伤后角膜缘干细胞缺乏患者的临床照片。(b)术后两年，患者角膜透明，上皮细胞稳定，角膜缘干细胞缺乏症无复发迹象。（扫码看彩图）

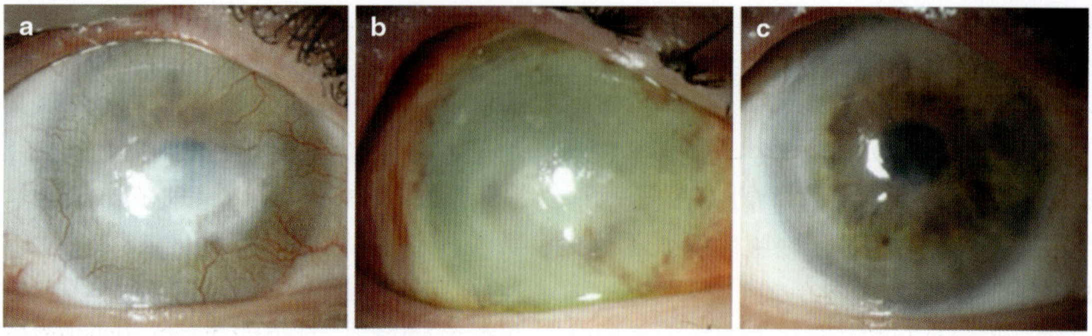

图 14.3 (a)化学烧伤后 360°角膜缘干细胞缺乏患者的临床照片。(b)一例单纯角膜缘上皮移植术后患者的临床照片。(c)术后两年,患者角膜恢复透明,残留轻度混浊,无进一步角膜新生血管形成。

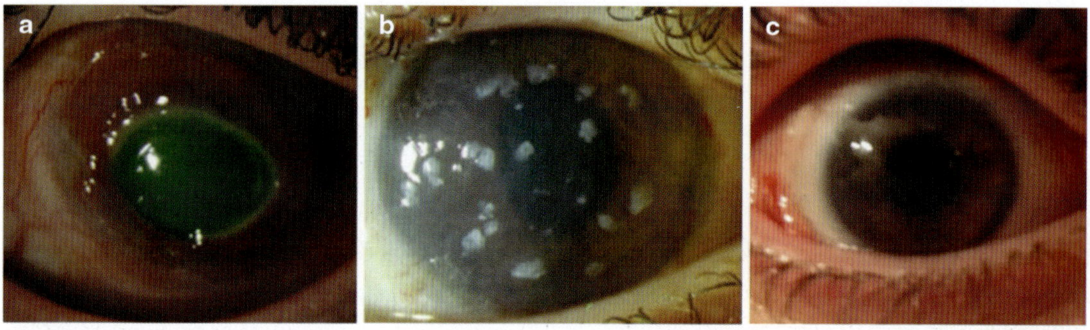

图 14.4 (a)碱烧伤后出现角膜缘干细胞缺乏症的年轻患者的临床照片。(b)术后,供体角膜缘片均匀分布在角膜表面的羊膜上。(c)术后 5 个月,患者视力明显改善,眼表稳定。

125 例患者的前瞻性研究中发现,平均随访时间 1.5 年,76%的患者在 SLET 术后保持了上皮化、无血管角膜,67%的患者最终视力超过 20/60,这在统计学上是有意义的[12]。SLET 也可以作为单侧眼表烧伤的有效治疗方法,Gupta 等人报道,平均随访 1.1 年,其手术成功率为 70%[19]。SLET 在治疗严重的单侧化学烧伤患者,尤其是儿童,具有极好的应用前景[20]。

一些病例报告也描述了 SLET 在其他临床上的成功。在大面积眼表鳞状肿瘤切除术联合 SLET 的病例显示, 在没有 LSCD 证据的情况下,角膜缘干细胞可完全恢复并维持眼表稳态[21,22]。使用 SLET 治疗儿童 CLET 难治性 LCSD 表明,与 CLET 相比,SLET 作为一线或二线治疗方法在儿童中的成功率低于成人[23,24]。研究还表明,严重化学损伤的儿童在 SLET 术后恢复眼表稳态,有助于后续深板层角膜移植术恢复其解剖结构和视力[25]。Arya 等人报道称,SLET 应用于酸损伤和严重睑裂闭合不全患者,成功修复了稳定的无血管化上皮细胞[26]。

14.6 单纯角膜缘上皮移植 SLET 的并发症和失败危险因素

SLET 是一个总体上耐受性良好的手术。供体眼的并发症并不常见,包括结膜下出血、化脓性肉芽肿或 LCSD。在受体眼中,

SLET 手术可导致纤维血管翳清创时的角膜穿孔、术后角膜炎、羊膜脱落、角膜缘移植失败，或睑球粘连形成等并发症[12]。

SLET 虽然在绝大部分是成功的，但也可能有失败的例子。Basu 等人发现 18.4% 的患者出现进行性结膜化，与失败相关的因素包括酸损伤、热烧伤、严重睑球粘连、SLET 合并角膜移植和术后移植失败（图 14.5）[12]。Gupta 等人和 Vazirani 等人也发现睑球粘连，以及 SLET 合并穿透性角膜移植与 SLET 失败相关[18,19]。在选择 SLET 手术的候选者时，应考虑这些失败的危险因素（图 14.6）。

14.7　结论

SLET 手术已被证明是一种安全、重复性好和有效的手术治疗方法，可以在眼表湿润、眼表炎症得到充分控制的单侧 LCSD 患者中实现眼表的长期再生。SLET 的结果还表明，只要恢复角膜上皮表型，患者的视力就能得到显著改善[6]。该方法易于复制，不需要实验室支持细胞培养，对供体眼的风险最小，在儿童和成人 LSCD 病例中均已被证明是成功的。SLET 较 CLAU 和 CLET 有一些优势，特别是在儿童人群中；然而，还没有随机对照比较这些不同

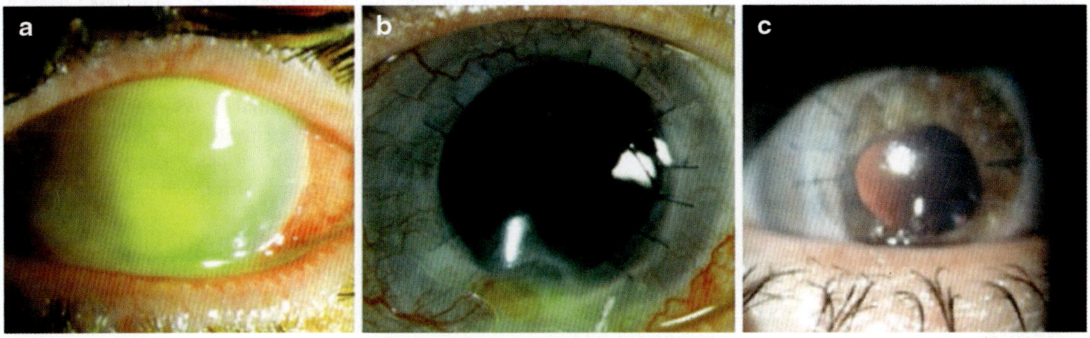

图 14.5　(a)假单胞菌巩膜炎后角膜缘干细胞缺乏患者的临床照片。(b,c)患者接受了穿透性角膜移植术和单纯角膜缘上皮移植术，随后患者角膜恢复透明，视觉功能恢复。

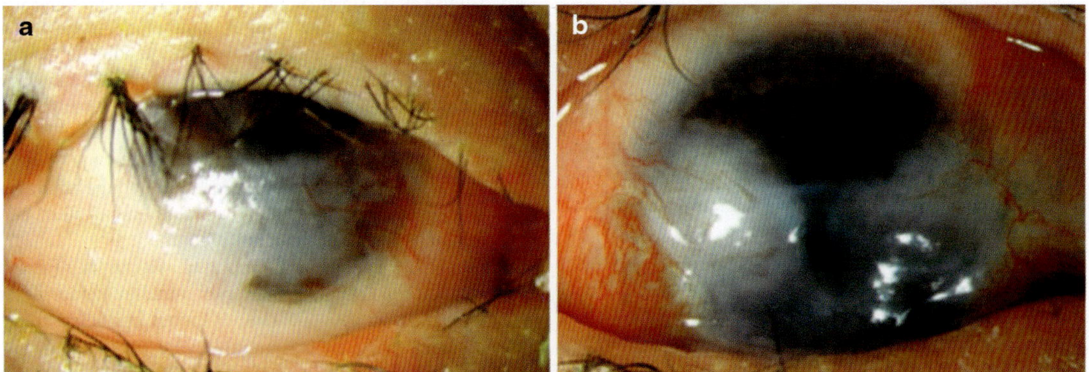

图 14.6　焰火伤角膜烧伤后出现角膜缘干细胞缺乏和结膜瘢痕的患者的临床照片。尽管睑球粘连松解，单纯角膜缘上皮移植，以及用黏膜移植重建眼表，但眼表仅有微小改善。(a)化学/热烧伤后角膜缘干细胞缺乏和角膜瘢痕形成。(b)黏膜移植联合 SLET 重建眼表后角膜缘干细胞缺乏症的复发。

治疗方式的试验。最后，对长期随访的SLET患者进行更大样本的队列评估，可以帮助临床医生更好地了解该手术在LCSD治疗中的应用。

参考文献

1. Haagdorens M, Van Acker SI, Van Gerwen V, Ni Dhubhghaill S, Koppen C, Tassignon MJ, et al. Limbal stem cell deficiency: current treatment options and emerging therapies. Stem Cells Int. 2016;2016:9798374.
2. Atallah MR, Palioura S, Perez VL, Amescua G. Limbal stem cell transplantation: current perspectives. Clinical Ophthalmol (Auckland, NZ). 2016;10:593–602.
3. Yin J, Jurkunas U. Limbal stem cell transplantation and complications. Semin Ophthalmol. 2018;33(1):134–141. https://doi.org/10.1080/08820538.2017.1353834. Epub 2017 Nov 27.
4. Nubile M, Lanzini M, Miri A, Pocobelli A, Calienno R, Curcio C, et al. In vivo confocal microscopy in diagnosis of limbal stem cell deficiency. Am J Ophthalmol. 2013;155(2):220–32.
5. Espana EM, Di Pascuale M, Grueterich M, Solomon A, Tseng SC. Keratolimbal allograft in corneal reconstruction. Eye (London, England). 2004;18(4):406–17.
6. Amescua G, Atallah M, Nikpoor N, Galor A, Perez VL. Modified simple limbal epithelial transplantation using cryopreserved amniotic membrane for unilateral limbal stem cell deficiency. Am J Ophthalmol. 2014;158(3):469–75.e2.
7. Sangwan VS, Basu S, MacNeil S, Balasubramanian D. Simple limbal epithelial transplantation (SLET): a novel surgical technique for the treatment of unilateral limbal stem cell deficiency. Br J Ophthalmol. 2012;96(7):931–4.
8. Mittal V, Jain R, Mittal R. Ocular surface epithelialization pattern after simple limbal epithelial transplantation: an in vivo observational study. Cornea. 2015;34(10):1227–32.
9. Kenyon KR, Tseng SC. Limbal autograft transplantation for ocular surface disorders. Ophthalmology. 1989;96(5):709–22; discussion 22–3.
10. Tan DT, Ficker LA, Buckley RJ. Limbal transplantation. Ophthalmology. 1996;103(1):29–36.
11. Arora R, Dokania P, Manudhane A, Goyal JL. Preliminary results from the comparison of simple limbal epithelial transplantation with conjunctival limbal autologous transplantation in severe unilateral chronic ocular burns. Indian J Ophthalmol. 2017;65(1):35–40.
12. Basu S, Sureka SP, Shanbhag SS, Kethiri AR, Singh V, Sangwan VS. Simple limbal epithelial transplantation: long-term clinical outcomes in 125 cases of unilateral chronic ocular surface burns. Ophthalmology. 2016;123(5):1000–10.
13. Holland EJ, Schwartz GS. The evolution of epithelial transplantation for severe ocular surface disease and a proposed classification system. Cornea. 1996;15(6):549–56.
14. Biber JM, Skeens HM, Neff KD, Holland EJ. The cincinnati procedure: technique and outcomes of combined living-related conjunctival limbal allografts and keratolimbal allografts in severe ocular surface failure. Cornea. 2011;30(7):765–71.
15. Tsai RJ, Li LM, Chen JK. Reconstruction of damaged corneas by transplantation of autologous limbal epithelial cells. N Engl J Med. 2000;343(2):86–93.
16. Shortt AJ, Tuft SJ, Daniels JT. Ex vivo cultured limbal epithelial transplantation. A clinical perspective. Ocul Surf. 2010;8(2):80–90.
17. Ramachandran C, Basu S, Sangwan VS, Balasubramanian D. Concise review: the coming of age of stem cell treatment for corneal surface damage. Stem Cells Transl Med. 2014;3(10):1160–8.
18. Vazirani J, Ali MH, Sharma N, Gupta N, Mittal V, Atallah M, et al. Autologous simple limbal epithelial transplantation for unilateral limbal stem cell deficiency: multicentre results. Br J Ophthalmol. 2016;100(10):1416–20.
19. Gupta N, Joshi J, Farooqui JH, Mathur U. Results of simple limbal epithelial transplantation in unilateral ocular surface burn. Indian J Ophthalmol. 2018;66(1):45–52.
20. Mittal V, Jain R, Mittal R, Vashist U, Narang P. Successful management of severe unilateral chemical burns in children using simple limbal epithelial transplantation (SLET). Br J Ophthalmol. 2016;100(8):1102–8.
21. Mittal V, Narang P, Menon V, Mittal R, Honavar S. Primary simple limbal epithelial transplantation along with excisional biopsy in the management of extensive ocular surface squamous neoplasia. Cornea. 2016;35(12):1650–2.
22. Guarnieri A, Moreno-Montanes J. Concomitant simple limbal epithelial transplantation after surgical excision of ocular surface squamous neoplasia. Am J Ophthalmol. 2017;179:205.
23. Bhalekar S, Basu S, Lal I, Sangwan VS. Successful autologous simple limbal epithelial transplantation (SLET) in previously failed paediatric limbal transplantation for ocular surface burns. BMJ Case Reports. 2013;2013:bcr2013009888. https://doi.org/10.1136/bcr-2013-009888.
24. Nair D, Mohamed A, Sangwan VS. Outcome of cataract surgery following simple limbal epithelial transplantation for lime injury-induced limbal stem cell deficiency. BMJ Case Rep. 2015;2015.
25. Singh D, Vanathi M, Gupta C, Gupta N, Tandon R. Outcomes of deep anterior lamellar keratoplasty following autologous simple limbal epithelial transplant in pediatric unilateral severe chemical injury. Indian J Ophthalmol. 2017;65(3):217–22.
26. Arya SK, Bhatti A, Raj A, Bamotra RK. Simple limbal epithelial transplantation in acid injury and severe dry eye. J Clin Diagn Res: JCDR. 2016;10(6):Nd06–7.

第 15 章

体外培养角膜缘细胞的细胞治疗：CLET和等效物

Paolo Rama,Giulio Ferrari

15.1 概述:LSCD 流行病学

LSCD 是指位于角膜缘的角膜上皮细胞丢失或缺乏[1-4]。许多眼部疾病可诱发LSCD，包括先天性异常（如无虹膜）、创伤性疾病（如化学/热损伤）、炎症性疾病（如 Stevens-Johnson 或 Lyell 综合征）、中毒性损伤（如人为角膜炎或过度使用隐形眼镜），以及感染[5,6]。值得注意的是，尽管这些疾病最终会导致干细胞损伤，但整个眼表也会受到影响（通常是眼睑、结膜、角膜神经、基质和泪腺系统）。在治疗 LSCD 时，应注意眼表疾病的复杂病理生理。

由于角膜上皮细胞不断更新脱落的老细胞，LSCD 导致角膜上皮细胞周转失败和延迟伤口愈合。然后，结膜在角膜上二次生长。结膜移行或“结膜化”，保护角膜免受感染和基质融化，尽管代价是严重的视力损害，因为结膜上皮是不透明和血管化的。

估计 10 万名受试者中有 1~9 名患有 LSCD。因此，它被认为是一种罕见的疾病，并被列入欧洲罕见病网数据库（ORPHA：171673）。然而，有证据表明，在考虑不同的地理区域时，某些地区患病率较高。例如，据估计，印度人群中与 LSCD 相关的严重眼表疾病的患病率为 1.25%[7]，这可能是工业/家庭眼外伤发病率较高的结果。

15.1.1 LSCD 的治疗

15.1.1.1 非手术治疗

药物治疗不能治愈 LSCD，但它是眼表的辅助治疗，可以在早期改善临床表现。治疗包括在慢性或持续性炎症的情况下，经常局部使用润滑剂、绷带隐形眼镜和局部类固醇。

15.1.1.2 手术治疗

羊膜移植只能通过促进角膜缘未受损区域的恢复而在部分 LSCD 中起作用。尽管 LSCD 现在被一致认为是角膜移植的禁忌证，无论是穿透性还是板层角膜移植，因为供体移植物不能再上皮化，将导致上皮化不良，移植物结膜化，最终移植失败。

多年来，单侧角膜缘干细胞缺乏症通过直接移植部分对侧眼的健康角膜缘组织而得到成功的治疗，尽管这种手术对未受影响的眼有潜在的风险，尤其是如果供体眼也受到部分 LSCD 的影响，这是常有的事。此外，除了临床检查，无法对这些植入物进行质量控制。总之，LSCD 曾经是一个重要的和未得到满足的医疗需求领域。

SLET 是一种新近被报道的手术技术[8]，其中自体角膜缘干细胞从未受影响的眼中收集，并在一次手术中植入 LSCD 患眼。具体来说，供体组织被切成小块，用羊膜支架和纤维蛋白胶进行移植。SLET 在 1.5 年的随访中显示出良好的效果；它是一种低成本的手术，在组织运输和实验室处理可能不可行的情况下仍然是一种选择。

15.1.1.3 CLET

为了克服供体眼带来的风险，并确保给予正确数量的干细胞，已开发出 CLET。CLET 起源于 Rheinwald 和 Green 的研究，他们通过在小鼠成纤维细胞（3T3 细胞）上培养单个角质形成细胞来获得复层上皮[9]。后来，Pellegrini 等人发现，在 2 例角膜缘上皮完全丧失的患者中，从 $1mm^2$ 角膜缘活检获得的培养细胞自体移植能够恢复角膜表面[10]。随后，培养程序被标准化[11]，迄今为止，在意大利各个中心已经进行了 270 多例角膜缘上皮移植手术，报告显示 150 多例患者实现角膜表面长期稳定性，病例成功率为 70%~80%[12,13]。随后进一步完善该程序以满足监管标准，并最终于 2015 年 2 月获得欧洲药品管理局（EMA）批准，用于治疗角膜烧伤（Holoclar；Holostem Terapie Avanzate，Modena，Italy）。

CLET 的治疗方案包括在另一只眼上进行活检，并在纤维蛋白层上移植体外扩增的角膜缘干细胞。活检通常是从角膜缘的上象限进行，但当我们处理部分 LSCD 时，可以在任何象限进行。手术在局部麻醉下进行，不需要包扎。将活检组织运至实验室并进行处理：提取和培养干细胞。干细胞产品经过多次质量检查（无菌检查、干细胞标志物表达等）。p63 的表达用于区分 LSC 和瞬时扩增细胞。可推测 p63 亮细胞的定量可以解决效力问题。释放规格设定为 2.5%~10.0% p63 亮细胞。事实上，已有的一项研究表明，p63 细胞占 3%以上的培养物在近 80%的病例中获得了良好的临床效果[12]。然后将干细胞放在纤维蛋白纸上，运回医院。手术在局部或全身麻醉下进行。首先，仔细烧灼去除血管翳，以防止纤维蛋白膜下出血。然后，干细胞被转移至角膜纤维蛋白胶层上，用一个无菌条暂时封闭。术后治疗包括皮质类固醇治疗并逐渐减量，以控制炎症；持续性或复发性炎症是先前研究中失败的首要原因[12,13]。

与活体角膜缘组织移植相比，CLET 具有许多优点。

首先，对侧眼需要进行微创手术，因为同一疾病常部分累及对侧眼。这大大降低了手术过程中的潜在风险，包括感染和诱发同眼 LSCD。

第二，如果第一次植入失败，可允许再次移植。

第三，对 CLET 的严格质量控制保证了每次移植的干细胞达到移植所需的最低数量，以获得临床成功。

最后，自体干细胞的储存可以为干细胞的遗传操作铺平道路，从而纠正遗传异常（即无虹膜、梅斯曼营养不良）或减少移植排斥反应（主要由组织相容性复合物调节）。

总之，CLET 可以成功地治疗单侧或部分双侧 LSCD。

值得注意的是，与同种异体干细胞移植（即当细胞受体和供体不是同一个体时）相比，CLET 具有许多优点。特别是，CLET 不需要全身性的终身免疫抑制。此外,已发表的数据表明,CLET 中移植上皮细胞保持长期稳定性[12],而异体干细胞移植的长期疗效仍存在疑问,因为许多研究[14-16]未能在异体移植后 3 个月检测到供体 DNA 在角膜植入物中的持续表达。值得注意的是,CLET 并不用于治疗双侧 LSCD,而是通过同种异体移植以治疗。

15.1.1.4　眼表生态系统的恢复

我们想强调在 LSCD 患者中恢复适当眼表环境的重要性,因为这有助于细胞治疗的成功。事实上,干细胞缺乏伴随着整个眼表的广泛破坏,包括结膜、眼睑和泪腺系统。因此,结膜瘢痕引起的强直性睑球粘连/睑球粘连应手术矫正,以及眼睑位置异常也应手术矫正。保持眼表良好的润滑至关重要,因为这类患者的常见症状是严重的睑裂闭合不全,并且会影响细胞移植物。最后,眼表炎症应时刻控制。顽固性炎症是 LSCD 患者的常见症状,尤其是化学烧伤、Stevens-Johnson 综合征和眼部瘢痕性类天疱疮患者。炎症暴发时应及时采用适当的局部免疫调节剂控制。

15.2　结论:CLET 和未来展望

欧洲药品管理局最近批准的 CLET,为干细胞治疗眼表疾病奠定了基础。现在已经建立了一条监管途径,可以预见进一步的发展。首先,诱导多能干细胞移植可以治疗双侧干细胞缺乏症患者,因为没有干细胞可供活检。第二,可以设想干细胞(自体或异体)的基因编辑。这种方法将是最终治愈某些角膜上皮营养不良(如梅斯曼上皮营养不良)理想方法。此外,调节主要组织相容性复合物(MHC)分子的表达可以控制/调节移植排斥反应。

总之,CLET 揭示了当前存在重大和未得到满足的医疗需求领域中的许多机会。技术进步使细胞和基因编辑变得更容易、更快和毒性更小。然而,长期的毒性或恶性转化风险,以及 GMP 生产的高成本值得密切关注,并将最终决定 CLET 的未来发展。

图 15.1 显示化学烧伤后角膜缘干细胞严重缺乏,图 15.2 显示 CLET 术后 1 年角膜透明,上皮细胞稳定。

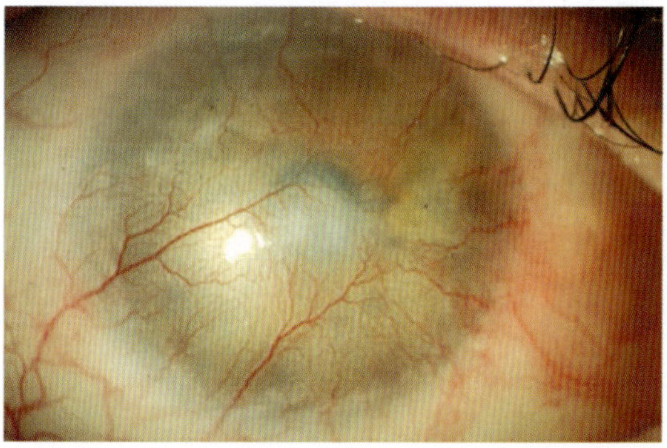

图 15.1　化学烧伤后角膜缘干细胞严重缺乏。

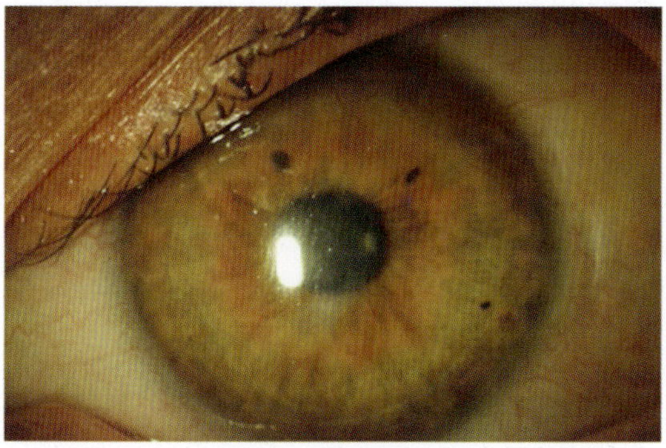

图 15.2　CLET 术后 1 年角膜透明,上皮细胞稳定。

参考文献

1. Notara M, Alatza A, Gilfillan J, et al. In sickness and in health: corneal epithelial stem cell biology, pathology and therapy. Exp Eye Res. 2010;90(2):188–95.
2. Ordonez P, Chow S, Wakefield D, et al. Human limbal epithelial progenitor cells express alphavbeta5-integrin and the interferon-inducible chemokine CXCL10/IP-10. Stem Cell Res. 2013;11(2):888–901.
3. Cotsarelis G, Cheng SZ, Dong G, et al. Existence of slow-cycling limbal epithelial basal cells that can be preferentially stimulated to proliferate: implications on epithelial stem cells. Cell. 1989;57(2):201–9.
4. Thoft RA, Wiley LA, Sundarraj N. The multipotential cells of the limbus. Eye (Lond). 1989;3(Pt 2):109–13. The limbus is the transition area placed between the conjunctiva and the cornea.
5. Dua HS, Saini JS, Azuara-Blanco A. Limbal stem cell deficiency: concept, aetiology, clinical presentation, diagnosis and management. Indian J Ophthalmol. 2000;48(2):83–92. Review
6. Daniels JT, Notara M, Shortt A, et al. Limbal epithelial stem cell therapy. Expert Opin Biol Ther. 2007;7(1):1–3. Review.
7. Vemuganti GK, Sangwan VS. Interview: affordability at the cutting edge: stem cell therapy for ocular surface reconstruction. Regen Med. 2010;5:337–4.
8. Basu S, Sureka SP, Shanbhag SS, et al. Simple limbal epithelial transplantation: long-term clinical outcomes in 125 cases of unilateral chronic ocular surface burns. Ophthalmology. 2016;123(5):1000–10.
9. Rheinwald JG, Green H. Serial cultivation of strains of human epidermal keratinocytes: the formation of keratinizing colonies from single cells. Cell. 1975;6(3):331–43.
10. Pellegrini G, Traverso CE, Franzi AT, et al. Long-term restoration of damaged corneal surfaces with autologous cultivated corneal epithelium. Lancet. 1997;349(9057):990–3.
11. Pellegrini G, Golisano O, Paterna P, et al. Location and clonal analysis of stem cells and their differentiated progeny in the human ocular surface. J Cell Biol. 1999;145(4):769–82.
12. Rama P, Matuska S, Paganoni G, et al. Limbal stem-cell therapy and long-term corneal regeneration. N Engl J Med. 2010;363(2):147–55.
13. Pellegrini G, Rama P, Matuska S, et al. Biological parameters determining the clinical outcome of autologous cultures of limbal stem cells. Regen Med. 2013;8(5):553–67.
14. Chen P, Zhou Q, Wang J, et al. Characterization of the corneal surface in limbal stem cell deficiency and after transplantation of cultured allogeneic limbal epithelial cells. Graefes Arch Clin Exp Ophthalmol. 2016;254:1765–77.
15. Henderson TR, Coster DJ, Williams KA, et al. The long term outcome of limbal allografts: the search for surviving cells. Br J Ophthalmol. 2001;85:604–9.
16. Daya SM, Watson A, Sharpe JR, et al. Outcomes and DNA analysis of ex vivo expanded stem cell allograft for ocular surface reconstruction. Ophthalmology. 2005;112:470–7.

第 16 章

培养口腔黏膜上皮移植的细胞治疗

Roberto Fernández Buenaga, Sajjad Ahmad

16.1 LSCF 管理的主要原则

LSCF 的管理有 5 个主要原则如下。

1.了解和控制炎症:在任何外科治疗之前控制眼表炎症至关重要,可以使用局部或全身免疫抑制。急性化学烧伤后,炎症可能需要长达 12~18 个月的时间才能控制。黏膜类天疱疮患者需要全身免疫抑制。

2.矫正眼睑错位和穹隆粘连:这些是导致眼表创伤和炎症的重要因素,加重了疾病的进程,阻碍了眼表重建的成功。因此,在 LSCF 任何外科手术之前,首先需要纠正这些问题。

3.治疗干眼症:LSCF 与泪膜异常并不罕见。这可能是由于泪道流出道阻塞,如黏膜类天疱疮、杯状细胞丢失(如 Stevens-Johnson 综合征),或因任何瘢痕性结膜炎引起的睑板腺功能障碍。在考虑任何眼表重建手术之前,这些异常需要尽可能地改善。为了达到这一目的,可能还需要一些外科措施,如泪点栓塞和永久性部分睑裂缝合。

4.部分与全部 LSCF:眼表重建的主要目标之一是提高视力。在角膜缘和角膜表面部分或全部受累的情况下,中央角膜受累是手术重建的重要原因;部分 LSCF 不累及中央角膜,无须进行眼表重建。还须注意的是,在部分 LSCF 中,健康的角膜缘可用于手术重建(自体 CLET 或自体 SLET)。

5.单侧与双侧 LSCF:了解 LSCF 的病因对确定手术方案很重要,主要应采用自体或异体移植的方法。对于单侧疾病,最常见的是损伤性或医源性 LSCF, 可以采用自体移植手术。对于双边疾病,如遗传性和炎症性疾病,可以使用 COMET 或同种异体移植术。

遵循上述原则,对每例患者进行个性化管理,可以成功地确定重建眼表的术式。

16.2 早期口腔黏膜研究

Ballen 和同事于 1963 年首次尝试使用口腔黏膜进行眼表重建[1]。其口腔黏膜移植物包括上皮和上皮下组织,并发展为早期纤维化和严重的角膜新生血管。在 1986 年,Gipson 及其同事[2]使用口腔上皮(不含结缔组织以避免血管形成),但是他们发现这类上皮细胞不能在角膜中央无血管区存活。

16.3 COMET 的发展

考虑到之前这些研究的问题,Nakamura及其同事[3]开发了一种以羊膜为载体培养兔口腔黏膜上皮细胞的方法(图 16.1)。从口腔获得 2~3mm 的活检标本。活检标本用酶试剂孵育以分离上皮细胞和下层结缔组织。口腔黏膜上皮细胞的单细胞悬液在脱落的羊膜载体上与失活的 3T3 成纤维细胞共培养 2~3 周。在培养末期,采用空气提升技术促进上皮分化和分层。最后培养成功的移植物被移植至兔眼中。术后 10 天,8 只兔角膜全部透明并且上皮化。口腔黏膜上皮细胞呈 5~6 层分层,与活体正常角膜上皮细胞非常相似。作者检测到非角质化、黏膜特异性角蛋白 4、角蛋白 13 和重要的角膜上皮特异性角蛋白 3,而角质化相关的角蛋白 1 或角蛋白 10 未检测到。上皮细胞外观与正常角膜上皮细胞非常相似,有大量桥粒,并与半桥粒附着在基底膜上。这些表型特征在随后的其他研究中也得到了证实[4,5]。

其他研究者也报道了一种口腔黏膜培养方法,在培养基中不使用动物饲养细胞(如成纤维细胞)和(或)动物源性产品,从而避免动物病原体传播,降低排斥反应的风险[6]。

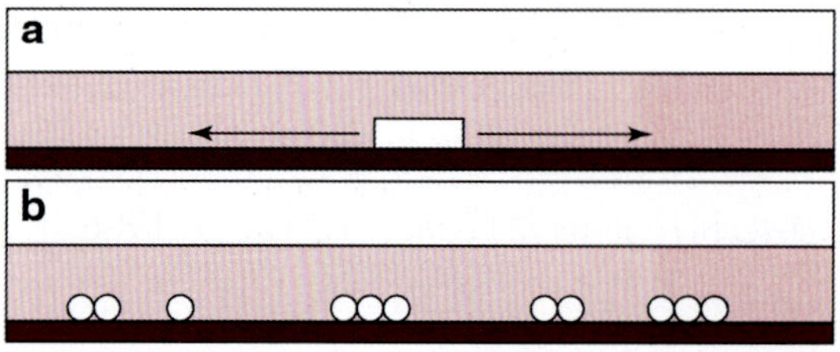

图 16.1 口腔黏膜上皮细胞培养方法示意图。(a)显示了羊膜上的外植体培养。箭头所示为外植体周围扩增的上皮细胞。(b)为一种细胞悬浮培养,羊膜上的单个上皮细胞增殖,形成多个菌落或增殖细胞团。

16.4 COMET:外科手术

在离角膜缘 3mm 处进行 360°结膜切开。所有结膜下的瘢痕或发炎组织均被切除,直至巩膜裸露。角膜血管翳可用手术剪刀或刀片通过钝性剥离或浅表性角膜切除术完全清除。结膜下间隙用 C 0.04%MMC 处理 5 分钟,然后用生理盐水冲洗。将培养的口腔黏膜上皮片置于角膜表面,并用 10-0 尼龙缝线固定在角膜缘。术后荧光染色证实培养上皮的完整性,并用硅胶水凝胶绷带形角膜接触镜保护眼表。

16.5 COMET 临床效果

重建稳定透明的角膜上皮、角膜结膜/血管生成的消退、持续性上皮缺损(PED)的修复被认为是 LSCF 临床成功的标准。在一项短期的随访研究中,10 只眼因多种眼表慢性疾病的 LSCF 引起的 PED 眼被植入 COMET。术后第 4 周,7 只眼(70%)完全上皮化,3 只眼出现小范围上皮缺损。术后第 24 周,除 1 例未进行第 24 周随访外,所有患者的 PED 均有所改善[7]。在另一项平均随访 25.5 个月的研究中,40 只眼接受了 COMET 手术[8]。在 COMET 术后 6 个月内角膜表面稳定性出现下降, 此后保持稳定(1 年,64.8%;2 年,59%;3 年,53.1%)。尽管接受了 COMET 治疗,持续性上皮细胞衰竭与术前 PED(其中大多数眼有 SJS、化学和热损伤)有非常强的相关性。这些眼的中位生存期只有 27 天。术后 8 只眼角膜表面有纤维血管侵犯,并延伸至瞳孔,这在 OCP 患者中尤为显著。15 只眼手术时联合角膜重建术重建功能性穹隆。在最后检查随访的 15 个病例中,有 11 个病例实现了这一目标。在视力方面,许多患者的视力有所提高,但之后的生存曲线呈逐渐下降趋势。

有 10 只眼出现溶解、穿孔或感染性角膜炎等并发症,尽管接受了 COMET 治疗,但患眼均出现了 PED。其中,两只眼因药物或外科治疗(包括重复 COMET 或构造性移植)无效,最终需要进行摘除手术。

Nakamura 和同事[9]的研究指出,经过平均 55 个月的长期随访,19 只眼取得了较好的疗效。所有病例在术后 2~7 天均出现角膜表面完全再上皮化。5 只眼(79%)的 BCVA 改善 2 行以上,术后 36 个月 8 只眼(42%) VA 改善。所有术眼在术后均出现不同程度的角膜新生血管,但逐渐减弱,术后 6 个月趋于稳定。在并发症方面,7 只眼(37%)在随访期间出现一次 PED,3 只眼(16%)出现眼压增高。最后,1 只眼出现了由耐甲氧西林金黄色葡萄球菌引起的角膜感染。另外,有学者[10]在对 20 只眼进行平均 31.9 个月的随访后,报道了类似的结果。临床成功率(定义为稳定眼表)为 70.5%(4 年),BCVA 改善率为 70%。1 例患者 SJS 并发严重眼睑异常,导致持续性上皮缺损,角膜穿孔。这例患者没有遵守随访方案,角膜穿孔患者在进行移植手术后,情况得到改善。

16.6 两步手术法:COMET+角膜移植术

严重的干细胞缺乏有时伴有明显的角膜混浊和(或)内皮功能障碍。当 COMET 手术成功修复眼表时,一种角膜移植术,通常是穿透性角膜移植(PKP),可以被认为是一种两步手术法,以获得更好的角膜透明度。在这些患者中,如果角膜移植术中未进行上皮移植(在本例中为 COMET),则会导致持续性上皮缺损,进而引起许多可能的并发症,如移植物溶解、穿孔和(或)结膜侵犯损害视轴。

已有研究报道了 COMET 联合角膜移植术的结果。Inatomi 等[11]报道了 2 例 COMET 治疗的病例,6 个月后行 PKP 三重手术。平均随访 22.5 个月,未观察到持续性上皮缺损、排斥反应或瘢痕复发等并发症。在第一个病例中(化学烧伤),BCVA 从术前的手动改善至术后 20/100,并在随访期间保持稳定。第二例(SJS)术前视力为手动,术后视力提高至 20/125 并保持稳定。Satake 等人[8]对 40 只眼行 COMET 手术,7 只眼进行了二期角膜移植术(4 只眼行 PKP,2 只眼行前部板层角膜移植术,1 只眼行深板层角膜移植术)。COMET 与角膜移植术之间的平均间隔时间和角膜移植术后的平均随访时间分别为 12.6 个月(范围为 6~19.6 个月)和 22.2个月(范围为 9.4~42.5 个月)。6 只眼角膜上皮保持稳定,但其中 2 只眼在 18 个月时结膜逐渐浸润,角膜表面出现新生血管。角膜移植术后 4 只眼(57.1%)角膜透明,上皮稳定。随访结束时,4 只眼无结膜侵犯复发,视力仍优于 20/125。并发症包括一只眼复发性疱疹性角膜炎和另一只眼内皮细胞排斥反应。

Baradaran Rafii 等人[12]最近报道了 14 例 COMET 手术成功的患者,其在术后(7.6±1.3)个月接受了 PKP 治疗。PKP 术后平均随访(28.2±8.0)个月,所有眼在术后 5~7 天完全角膜上皮化。13 只眼术后眼表稳定,无上皮缺损。1 只眼(病例 6)术后 3 个月出现持续性角膜上皮缺损,并发细菌性角膜炎。局部抗生素治疗成功,移植血管愈合。总的移植物存活率为 92.6%,12、24 和 40 个月时无排斥反应的移植物存活率分别为 76.9%、69.2%和 69.2%。大多数患者术后 1~2 个月开始出现轻度稳定的周围浅表血管(1 级),3~6 个月达到高峰。随访期间,4 只眼出现内皮移植排斥反应,经治疗得到控制。

16.7 结论

COMET是治疗双侧LSCF伴视轴受累的有效方法。对于LSCF患者的一个亚组，如移植物抗宿主病，因无免疫抑制，自体治疗方式如COMET是必要的。COMET是LSCF的一种重要治疗方法，其主要优点是自身特性和黏膜来源。双侧眼病如黏膜类天疱疮、Stevens-Johnson综合征和移植物抗宿主病是COMET最可能的手术指征。在这些疾病中，波动性炎症是疾病过程的关键组成部分，同种异体角膜缘移植的治疗效果不如自体角膜缘移植的治疗效果(图16.2)。

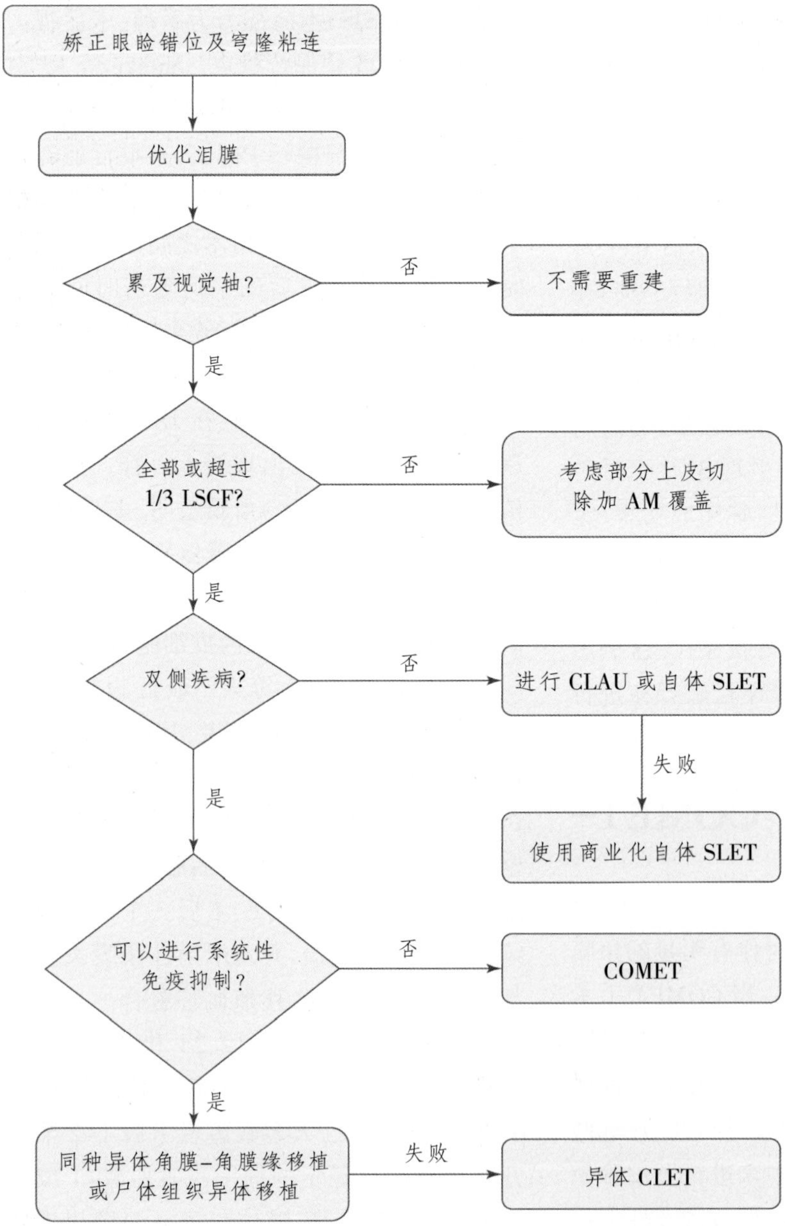

图16.2 拟定决策流程图。

参考文献

1. Ballen PH. Mucous membrane grafts in chemical (eye) burns. Am J Ophthalmol. 1963;55:302–12.
2. Gipson IK, Geggel HS, Spurr-Michaud SJ. Transplant of oral mucosal epithelium to rabbit ocular surface wounds in vivo. Arch Ophthalmol. 1986;104:1529–33.
3. Nakamura T, Endo K, Cooper L, et al. The successful culture and autologous transplantation of rabbit oral mucosal epithelial cells on amniotic membrane. Invest Ophthalmol Vis Sci. 2003;44:106–16.
4. Nakamura T, Inatomi T, Cooper LJ, et al. Phenotypic investigation of human eyes with transplanted autologous cultivated oral mucosal epithelial sheets for severe ocular surface diseases. Ophthalmology. 2007;114(6):1080–8.
5. Satake Y, Dogru M, Yamane GY, et al. Barrier function and cytologic features of the ocular surface epithelium after autologous cultivated oral mucosal epithelial transplantation. Arch Ophthalmol. 2008;126(1):23–8.
6. Kolli S, Ahmad S, Mudhar HS, et al. Successful application of ex vivo expanded human autologous oral mucosal epithelium for the treatment of total bilateral limbal stem cell deficiency. Stem Cells. 2014;32(8):2135–46.
7. Sotozono C, Inatomi T, Nakamura T, et al. Cultivated oral mucosal epithelial transplantation for persistent epithelial defect in severe ocular surface diseases with acute inflammatory activity. Acta Ophthalmol. 2014;92(6):e447–53.
8. Satake Y, Higa K, Tsubota K, et al. Long-term outcome of cultivated oral mucosal epithelial sheet transplantation in treatment of total limbal stem cell deficiency. Ophthalmology. 2011;118:1524–30.
9. Nakamura T, Takeda K, Inatomi T, et al. Long-term results of autologous cultivated oral mucosal epithelial transplantation in the scar phase of severe ocular surface disorders. Br J Ophthalmol. 2011;95(7):942–6.
10. Prabhasawat P, Ekpo P, Uiprasertkul M, et al. Long-term result of autologous cultivated oral mucosal epithelial transplantation for severe ocular surface disease. Cell Tissue Bank. 2016;17(3):491–503.
11. Inatomi T, Nakamura T, Kojyo M, et al. Ocular surface reconstruction with combination of cultivated autologous oral mucosal epithelial transplantation and penetrating keratoplasty. Am J Ophthalmol. 2006;142(5):757–64.
12. Baradaran-Rafii A, Delfazayebaher S, Aghdami N, et al. Midterm outcomes of penetrating keratoplasty after cultivated oral mucosal epithelial transplantation in chemical burn. Ocul Surf. 2017;15(4):789–94.

第 17 章

眼外间充质干细胞在细胞治疗中的应用

Teresa Nieto-Miguel, Sara Galindo, Marina López-Paniagua, Inmaculada Pérez, José M. Herreras, Margarita Calonge

缩写

ABCG2	ATP 结合盒亚家族 G 成员 2
ALDH3A1	醛脱氢酶 3 家族成员 A1
AM	羊膜
APC	抗原呈递细胞
AT-MSC	脂肪组织源性间充质干细胞
BM-MSC	骨髓源性间充质干细胞
C/EBPδ	胞嘧啶-胞嘧啶-腺苷-腺苷-胸腺嘧啶/增强子结合蛋白 δ
CAT	氧化氢酶
CCL	趋化因子(C-C 基序)配体
CCL2/MCP-1	趋化因子(C-C 基序)配体 2/单核细胞趋化蛋白-1
CD	分化集群
CINC-1/CXCL1	细胞因子诱导的中性粒细胞趋化因子 1
CK	细胞角蛋白
CLET	培养角膜缘上皮移植
Cox-2	环氧化酶-2
Cx43	连接蛋白
CXCR4	C-X-C 趋化因子受体 4型
DP-MSC	牙髓源性 MSC
EGF	表皮生长因子
GM-CSF	粒细胞-巨噬细胞集落刺激因子
GPX	谷胱甘肽过氧化物酶
GvHD	移植物抗宿主病
HLA-DR	人白细胞抗原
ICAM-1	细胞间黏附分子
IDO	吲哚胺-2,3-双加氧酶
IFN-γ	干扰素 γ
Ig	免疫球蛋白
IGF -1	胰岛素样生长因子-1
IL	白细胞介素
iNOS	诱导型一氧化氮合酶诱导多能干细胞
iPSC- MSC	诱导多能干细胞衍生间充质干细胞
LSCD	角膜缘干细胞缺位
M1	巨噬细胞 1 型
M2	巨噬细胞 2 型
MCP-1	单核细胞趋化蛋白 1

MDA	丙二醛
MHC	主要组织相容性复合体
MMP -1α	巨噬细胞炎症蛋白-1α
MMP	基质金属肽酶
MPO	髓过氧化物酶
MSC	间充质干细胞
MSCT	间充质干细胞移植
NaOH	氢氧化钠
NF-kB	核因子 κβ
NK	自然杀伤细胞
NO	一氧化氮
NT	硝基酪氨酸
PanCK	泛细胞角蛋白
PAX6	配对 box 6
PCNA	增殖细胞核抗原
PD-1	程序性死亡-1
PDGF	血小板源性生长因子
PD-L1	程序性死亡配体-1
PEDF	色素上皮源性因子
PGE2	前列腺素 E2
PT-PCR	反转录聚合酶链反应
SDF-1α/CXCL12	基质细胞衍生因子 α1/ C-X-C 基元趋化因子
SGPT	血清谷丙转氨酶
SOD	超氧化物歧化酶
SSEA4	阶段特异性胚胎抗原-4
TER	经皮上皮电阻值
TGF-β	转化生长因子 β
TLR	Toll 样受体
TNF-α	肿瘤坏死因子 α
Treg	调节性 T 细胞
TSG-6	肿瘤坏死因子刺激基因/蛋白-6
TSP-1	血栓响应蛋白-1
UC-MSC	脐带源性间充质干细胞
VCAM-1	血管细胞黏附蛋白 1
VEGF	血管内皮生长因子
WJ-MSC	来源于脐带沃顿氏胶的间充质干细胞
XOX	黄嘌呤氧化酶
ZO-1	闭塞带

17.1 概述

维持角膜上皮细胞的完整性是保持角膜透明度和视觉功能的关键。角膜缘基底上皮的干细胞，即所谓的 LESC 不断更新角膜上皮层[1-4]。这些角膜缘上皮细胞或生态位破坏或功能障碍会诱发 LSCD 的综合征。这可能是由各种各样的眼表损伤和疾病引起的，如化学或热烧伤、多次眼科手术、瘢痕形成-自身免疫病理、严重干眼综合征、感染和先天性疾病等。LSCD 的特征是角膜上皮再生不足，最终导致持续性上皮缺损、结膜组织在角膜表面的生长、新生血管和持续性眼表炎症。以上情况通常可能导致视力下降和慢性疼痛综合征[5,6]。

对侧健康眼培养的 CLET 移植是目前治疗单侧 LSCD 的首选方法。移植手术前，从健康眼自体角膜缘组织中获得干细胞，并培养以扩增其数量[7]。双侧病例则更常见，由于患者眼中缺乏健康组织，需要使用已故供体的异体角膜缘组织进行移植。同种异体移植需要 1 年的全身免疫抑制，以避免免疫排斥反应，虽然该方法避免了与活检相关的费用，但是增加了患者发病的风险和医疗费用[7,8]。使用眼外细胞可以克服对角膜缘上皮细胞的依赖和限制，因为这类细胞很难获得和培养，而且在同种异体的情况下可能诱导免疫排斥反应[9-11]。

MSC 是基质细胞的一个子集，可以从多种组织中分离出来，包括骨髓、脂肪组织、牙髓、脐带和人眼的角膜缘基质等[9,12]。它们在标准条件下培养时附着在塑料支架上，在体外具有分化为骨细胞、软骨细胞和脂肪细胞的潜能，以及表达特定的表面抗原，包括分化簇（CD）73、CD90、CD105 阳性，CD34、CD45、CD11b 或 CD14、CD19 或 CD79α，以及 HLA-DR 标志物阴性[13]。

在再生医学领域，基于细胞治疗中应用人类间充质干细胞在过去的 10 年中有了极大的增长。越来越多的文献显示，间充质干细胞的治疗效果不仅取决于它们修复受损组织的分化能力，还取决于它们的免疫调节和抗炎特性，即其迁移至损伤和炎症组织的能力，以及调节局部环境、激活内源性祖细胞和分泌营养因子的能力。此外，与其他类型的干细胞相比，MSC 具有几个优点，如可从各种组织类型中获得，伦理问题较少，体外增殖能力较强，以及免疫原性较低[12,14,15]。

由于这些原因，间充质干细胞在许多临床应用中已成为非常有吸引力的细胞治疗候选者，包括自身免疫性和炎症性疾病[如移植物抗宿主病（GvHD）、克罗恩病和类风湿关节炎]、骨骼疾病、心脏病、糖尿病和神经疾病等[12,15]。在眼科方面，潜在的治疗应用也很多，根据 ClinicalTrial.gov 研究数据库，目前有几项正在进行的临床试验，以测试MSC在治疗各种眼部疾病，如视网膜色素变性、老年性黄斑变性、青光眼、非动脉炎缺血性视神经病变和不同眼表疾病的疗效[16]。本章将集中介绍临床前和临床上使用眼外骨髓间充质干细胞进行角膜上皮再生的进展。

17.2　眼外间充质干细胞促进角膜上皮再生

17.2.1　眼外间充质干细胞在角膜上皮再生中的治疗作用

关于使用眼外 MSC 进行角膜上皮再生的体内外研究非常丰富。所有已发表的研究都显示了其在动物模型中良好的效果，并显示了显著的角膜再生，提高了角膜透明度，以及与视力恢复相关的快速愈合过程[10,17-19]。然而，为揭示 MSC 对受损眼表有益作用的潜在机制而进行的研究表明，多种机制可能同时促进其治疗作用。

虽然尚不明确 MSC 是否能转分化为角膜上皮细胞[20]，但这些细胞已经显示出分泌营养和生长因子的能力，能够刺激常驻干细胞，减轻组织损伤，发挥抗炎和免疫调节作用，以及向受损组织迁移的能力[11,17,19-21]（图 17.1）。

17.2.1.1　转分化为角膜上皮细胞的能力

角膜上皮起源于胚胎发育过程中的表面外胚层[22]。显然，MSC 不仅可以分化为中胚层细胞，而且可以分化为非中胚层细胞谱系，包括神经外胚层和上皮细胞[23-25]。骨髓间充质干细胞向角膜上皮细胞的潜在转分化能力尚不清楚，目前仍在研究中[20]。

BM-MSC 向角膜上皮细胞的转分化能力　已有多项研究发表了关于人 BM-MSC 向角膜上皮细胞的转分化能力。研究表明，人 BM-MSC 在羊膜上培养并移植至碱烧伤的兔角膜表面，迁移至角膜后，表达角膜上皮细胞标志物 CK12[26]。随后，将人 BM-MSC 首先在猪角膜前弹力层上培养，然后在空气提升条件下形成多层细胞，证实了其分化为角膜上皮细胞的潜力。经过 4 周的分化诱导，Hou 等人发现，部分 BM-MSC 分别表达角膜和角膜缘上皮标志物 CK12 和 CK19，但不表达角膜缘干细胞标志物 ATP 结合盒亚家族 G 成员 2（ABCG2）[27]。之后，Rohaina 等人的研究表明，虽然在人 BM-MSC 中未检测到 CK3 和 p63，但在角膜缘培养基中培养 10 天后，角膜和角膜缘上皮

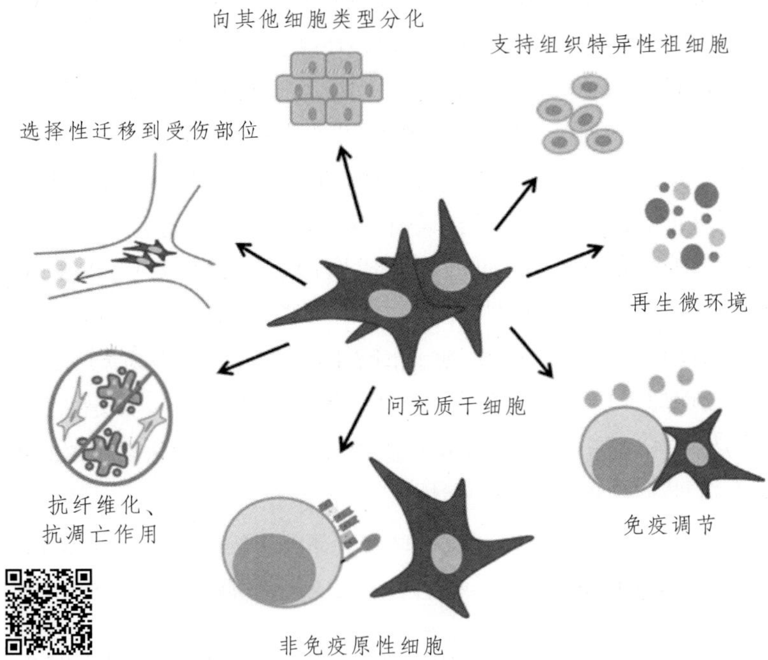

图 17.1　MSC 的特性。MSC 具有分化为其他类型细胞的能力；支持组织特异性祖细胞；提供再生微环境；具有非免疫原性；具有免疫调节、抗纤维化和抗凋亡特性；以及迁移到损伤部位。(扫码看彩图)

标志物 CK3 和 p63 的表达显著增加[28]。他们还证明，将 AM 上诱导培养的 BM-MSC 移植至裸鼠 LSCD 模型上，在角膜透明度和血管化方面得到显著改善。尽管他们没有追踪移植的细胞，但观察到了新生的角膜中 CK3 和 p63 蛋白的表达[28]。最近的一项研究还显示，早期胚胎干细胞标志物阶段特异性胚胎抗原-4(SSEA4)阳性的人 BM-MSC 具有较高分化为角膜上皮细胞的潜力。尽管分化的细胞没有达到典型的角膜上皮跨上皮电阻(TER)，但它们呈现上皮样形态，角膜和角膜缘上皮标志物 CK3、CK12、CK8、CK14、CK15、β_1-整联蛋白和 E-钙黏附素呈阳性[29]。此外，另一项活体研究也证实，小鼠经结膜下注射的人骨髓间充质干细胞，该细胞可以迁移至角膜组织，并显示出上皮细胞、基质细胞和内皮细胞的形态特征[30]。

关于兔 BM-MSC，Gu 等人的研究表明，当它们与角膜缘上皮干细胞或其条件培养液共同培养时，成纤维细胞形态改变为更扁平的上皮样形状，并瞬时增加了角膜上皮特异性标志物 CK3 的表达[31]。他们还发现，当它们悬浮在纤维蛋白凝胶中并进一步移植至碱烧伤的兔角膜上时，兔 BM-MSC 诱导下成功重建眼表，其中一些位于角膜上皮的干细胞表达了角膜上皮特异性标志物 CK3，这意味着 BM-MSC 分化为角膜上皮细胞[31]。有趣的是，另一项研究证明，在标准培养条件下，兔 BM-MSC 的角膜缘和角膜上皮标志物 ABCG2、p63 和 Cx43 均为阴性，而 CK3/12 和 α-烯醇化酶呈阳性，首次证明 CK3 和 CK12 对分化的角膜上皮特异性不高[32]。

关于从大鼠中分离的 BM-MSC，Jiang 等人证明了大鼠 BM-MSC 与角膜基质细胞共培养可诱导角膜上皮特异性标志物 CK12 的表达，并获得上皮细胞典型形态和细胞结构(紧密连接)。将诱导的大鼠 BM-MSC 移植到 AM 上培养 7 天，结果表明，这些细胞显著促进了碱烧伤 LSCD 大鼠角膜表面的重建[33]。Zhang 等人发现，将大鼠 BM-MSC 在异种脱细胞角膜基质上体外培养7天后具有向角膜上皮细胞转分化的能力，并显示细胞获得上皮样形状，并表达角膜上皮标志物CK3[34]。

关于小鼠BM-MSC，最近的一项体外研究表明，当小鼠BM-MSC与含有IGF-I的角膜提取物一起培养时，小鼠BM-MSC可以分化为具有角膜上皮细胞和角质细胞特征的细胞，并保持MSC的特性。他们观察到角膜提取液培养后角膜特异性标志物CK12、角蛋白聚糖和光蛋白聚糖的表达上调，在培养基中加入IGF-I显著增加了这些基因的表达[35]。

与支持BM-MSC分化为角膜上皮细胞的结论相反，Ma等人进行的一项研究表明，通过AM培养的人类BM-MSC移植至化学燃烧的大鼠角膜上，细胞可以存活并成功地重建了受损的大鼠角膜表面，但治疗效果并非来自BM-MSC的上皮分化，而是抑制了新血管形成和炎症[36]。同样，另一项研究表明，在兔角膜碱烧伤模型中移植兔BM-MSC，通过刺激和协同天然细胞，并非分化为角膜或角膜缘上皮细胞，而是分化为成肌纤维细胞，从而促进伤口愈合[37]。

虽然许多体外试验的结果支持BM-MSC在一定条件下能够转分化为角膜上皮细胞的观点，但在体内，迄今公布的数据显示出相互矛盾和不确定的结果。对于BM-MSC能否获得角膜上皮细胞表型还须进一步研究。

皮下脂肪组织源性间充质干细胞(AT-MSC)向角膜上皮细胞的转分化能力　到目前为止，少数AT-MSC分化为角膜上皮细胞的研究结果并不足以支持其具备分化为功能性角膜上皮细胞的假说，且这些研究都只是基于体外试验。第一项研究表明，眼眶脂肪来源的干细胞比皮下来源的骨髓间充质干细胞更有可能分化为角膜上皮细胞，因为它们在胚胎发育过程中具有相同的发育来源[38]，随后的研究发现，人AT-MSC表达了分化上皮细胞CK12和CK76的祖细胞标志物p63和ABCG2，以及细胞角蛋白。此外，随着时间的推移，细胞黏附会导致CK12表达自发地逐渐增加，这表明AT-MSC在适当条件下具有获得角膜上皮样特征的潜力[39]。Nieto-Miguel等人进一步证实了这些结果：其证明在基础培养条件下生长的人类AT-MSC表达角膜上皮标志物CK3和CK12，并且当它们在角膜上皮细胞条件培养基中培养时，AT-MSC具有更明显的上皮样形态，以及CK12表达上调持续15天[40]。另一项体外研究表明，通过诱导角膜上皮特异性标志物CK12的表达，配对PAX6稳定转染可刺激小鼠AT-MSC向角膜上皮样细胞分化，促进了AT-MSC的转分化能力[41]。

华通胶(WJ-MSC)来源的间充质干细胞向角膜上皮细胞转分化能力的研究　基于可获得性、丰富性、缺乏伦理问题，以及转分化为上皮细胞的能力[42]，Garzón等人选择了人类华通的凝胶间充质干细胞，用纤维蛋白-琼脂糖支架制造出三维异型的人类角膜。结果表明，WJ-MSC能够分化为角膜上皮样细胞，其角膜上皮细胞关键标志物CK3/12、血小板蛋白、ZO-1和Cx43的表达与天然角膜相似[43]。另一方面，Sidney等人研究了特定的上皮细胞标志物在角膜基质细胞不同传代和活动阶段的表达，并将其与WJ-MSC中的一种进行了比较。结果表明，在体外培养的基质细胞不仅能引起表型的改变，而且能诱导特异性细胞角蛋白的表达。WJ-MSC表达CK3/12、CK19、PANCK和E-钙黏蛋白，而角膜基质细胞仅表达CK3/12和CK19。反转录聚合酶链反应(RT-PCR)

分析显示，与角膜基质细胞相比，WJ-MSC中 CK3、CK12 和 CK19 基因的表达显著降低，CK5 和 E-钙黏蛋白基因的表达水平均可检测到，提示从不同组织分离的基质细胞中表达的细胞角蛋白可能具有一定的特异性[44]。

牙髓源性骨髓间充质干细胞（DP-MSC）向角膜上皮细胞的转分化能力 很少有研究探讨 DP-MSCS 分化为角膜上皮细胞的潜能 [45-48]。在第一篇发表的研究中，Monteiro 等人证明了人类未成熟牙髓干细胞在体外表达角膜缘上皮干细胞标志物，例如，ABGC2、Cx43、整联蛋白-β_1、p63 和波形蛋白，而不表达或弱表达角膜上皮特异性标志物 CK3 和 CK12[45]。随后将 DP-MSC 移植到轻度和重度 LSCD 兔模型的眼表上，也证实了 DP-MSC 在体内成功诱导了角膜上皮重建，并具有向角膜上皮细胞转分化的能力[45,46]。后来，研究证明，人类脱落乳牙的干细胞在体外也有被诱导分化为角膜上皮样细胞的潜力。Tsai 等人的研究表明，与角膜上皮细胞直接或间接共培养均上调了角膜上皮标志物 CK3 和角膜上皮祖细胞标志物 CK19 的表达[48]。此外，当 Kushnerev 等人使用软性角膜接触镜将来自牙髓组织外植体的骨髓间充质干细胞移植至器官培养中的人眼去上皮角膜的体外模型中，他们发现，一旦细胞转移，它们就开始表达角膜上皮特异性标志物 CK3 和 CK12，支持 DP-MSC 一旦附着于前弹力层上就会分化为角膜上皮样细胞[47]。

虽然几个体外试验的结果支持 MSC 在特定条件下能够分化为角膜上皮样细胞表型的观点，但仍不确定某些上皮标志物（如细胞角蛋白）的表达是否代表真正的功能分化，或仅仅是 MSC 培养的结果[20,44]。此外，几项体内研究的结果并不支持体外试验显示的数据，这表明需要进行额外的体内研究，以明确 MSC 是否可以转分化为功能性角膜上皮细胞的问题。

17.2.1.2 营养活性

国际细胞治疗学会间充质和组织干细胞委员会在 2006 年提出了定义人类 MSC 的最低标准[13]。然而，在尚未建立关于 MSC 的正式定义之前，研究人员就已经知道从骨髓获得的间充质祖细胞可以分泌不同的细胞因子，这些细胞因子在生理条件下，在组织内部具有特定功能，并且在炎症情况下其表达被修饰[49]。这一事实，再加上不同研究的结果，尽管 MSC 没有迁移到受损组织，但 BM-MSC 促进了角膜伤口的愈合[50,51]，有助于建立目前所知的“MSC 的营养效应”的概念。

目前已知，MSC 可以分泌大量可溶性生物活性分子，以引起直接的细胞内信号（自分泌效应）、直接的细胞外效应，或者通过使附近的另一个细胞分泌功能活性物质而产生间接效应[52,53]。这些生物活性分子的主要功能是抑制凋亡和限制损伤或损伤的范围（抗凋亡机制）、抗炎作用、调节血管生成（促血管生成和抗血管生成）、刺激和支持局部干细胞的生长和分化，以及氧化应激保护[52,54,55]。在角膜上皮再生过程中也检测到了 MSC 的营养作用，表明 MSC 分泌的不同因子参与了角膜再上皮化、抗炎和抗血管生成等一系列过程，最终促使全部或部分角膜组织再生。

角膜伤口愈合、再上皮化与抗凋亡机制 角膜伤口愈合是一个复杂的多阶段过程。为使角膜伤口达到最佳愈合，一系列多细胞相互作用和组织重塑必须有序进行。这一过程可以由细胞分泌的几种组织修复生长因子和组织损伤后立即补充到伤口的生长因子来促进[34,56]。目前,已知BM-MSC分泌的因子包括血管内皮生长因子(VEGF)、表皮生长因子、色素上皮衍生因子(PEDF)和TGF-β_1[34],EGF和TGF-β_1在角膜上皮细胞的增殖和迁移中起着重要作用[57-59],因而其在刺激角膜上皮再生中至关重要。当比较大鼠MSC和LESC在体外角膜上皮伤口愈合中的作用时发现,MSC的EGF和TGF-β_1的分泌高于LESC。这一差异表明,MSC在角膜伤口愈合方面可能比LESC更好[34]。然而,不同的研究表明,兔BM-MSC、AT-MSC和LESC自发地或脂多糖刺激后分泌TGF-β,它们之间无显著差异[60,61]。此外,当将这3种类型的细胞在纳米纤维支架上培养并移植至去上皮的兔角膜表面时,将干细胞接种的纳米纤维支架转移到受损的眼表面上可显著改善角膜愈合;部分原因是与未处理的受伤角膜或无细胞纳米纤维支架治疗角膜相比,干细胞接种纳米纤维治疗组中凋亡的半胱氨酸蛋白酶3+细胞减少[60]。这一事实证明,由干细胞(如MSC或LESC)分泌的许多营养和生长因子对伤口愈合具有重要影响。此外,在BM-MSC或LESC培养的纳米纤维支架治疗的角膜中可发现最佳的上皮再生,报告指出,不同来源的MSC对受伤的角膜上皮有不同的营养作用[60]。另一方面,众所周知,MSC促进LESC在组织中的存活和增殖,并且这些作用可能以旁分泌方式介导,因为与MSC共培养的LESC细胞增殖率和EGF的表达明显高于单独培养的LESC[62]。此外,受损人角膜上皮细胞表达的基质金属肽酶(MMP)-9被人MSC强烈抑制[63]。MMP-9干扰了损伤角膜的正常再上皮化[64],这一事实支持了在角膜和角膜缘上皮清创术后移植MSC可以促进LESC增殖和减少角膜上皮细胞凋亡的假说。近年来也有研究表明,小鼠BM-MSC分泌的肿瘤坏死因子a刺激基因/蛋白-6(TSG-6)通过激活LESC促进糖尿病小鼠角膜上皮损伤愈合[65]。

抗炎作用　2006年,有报道首次证明,人BM-MSC可通过抗炎机制用于治疗角膜上皮损伤,因为在单独使用AM治疗受损角膜时,可以检测到促炎分子,如CD45、白细胞介素(IL)2和MMP-2,经AM加MSC治疗的角膜损伤表面未检测到[36]。有趣的是,移植的治疗作用可能与MSC的抗炎营养作用有关,尽管这一假设必须加以对照。数年后,观察到局部应用MSC衍生的条件培养基有助于受损动物的角膜上皮恢复抗炎特性[66]。作者认为,MSC分泌的高浓度IL-6进入细胞外培养基后,再应用于损伤的角膜,可抑制损伤眼表树突状细胞的活化[66-68]。鉴于此,一些研究小组支持MSC分泌的可溶性因子在受损角膜抗炎治疗中发挥了重要作用,因为尽管MSC没有向损伤组织迁移,但可以观察到角膜炎症减轻[51,69],证实MSC的抗炎机制可能是通过旁分泌途径介导的。多项工作支持MSC分泌的营养因子可通过抑制巨噬细胞炎性蛋白-1α(MIP-1α)的表达来抑制炎症细胞和CD68+巨噬细胞的浸润[51,70,71],以及MSC分泌的因子能够抑制局部烧伤的角膜中巨噬细胞产生促炎性肿瘤坏死因子α(TNF-α)[51,72,73]。众所周知,MSC在炎症信号的激活下,分泌了抗炎蛋白TSG-6[69,74]。具体来说,角膜上皮细胞的化学损伤激活了人骨髓间充质干细胞分泌抗炎蛋白TNF-α,该蛋白刺激了TSG-6的表达,后者通过驻留巨噬细胞上的CD44受体并相互作用,减弱了由它们引发的炎症级联反应[74],也减轻了角膜的炎症损伤[69]。结果表明，眼内注射 TSG-6 可明显降低不同促炎细胞因子和趋化因子 [IL-6、IL-1β、细胞因子诱导的中性粒细胞趋化因子 1(CINC-1/CXCL1)、单核细胞趋化蛋白 1(CCL2/MCP-1)]的表达,以及角膜和角膜缘上皮清创术后中性粒细胞和蛋白酶向角膜的浸润,是 TSG-6 的剂量依赖性作用[75]。以上结果有力地支持了这样一种假说：人 BM-MSC 对损伤信号反应时产生 TSG-6,可以保护角膜表面,使其免受过度炎症反应的影响[75]。

抗血管生成功能 2008 年,有人提出 MSC 可能具有通过旁分泌途径介导的抗血管生成作用。这项研究表明,血小板反应蛋白 1(TSP-1)是一种强大的抗血管生成因子,在局部 MSC 衍生条件培养基治疗角膜上皮损伤时高水平上调 [66]。目前，已知人 BM-MSC 在基础状态下分泌不同的分子,如 VEGF、MMP-2 和 TSP-1 等[75]。此外,当这些细胞在炎症环境下受到刺激时,MSC 分泌大量的 VEGF[66,68,72,75]。VEGF 和 MMP-2 作为促血管生成分子在角膜中发挥作用,而 TSP-1 是一种强大的抗血管生成因子,其作用是抑制 VEGF 诱导的血管生成[76-78],维持角膜的无血管状态。MSC 分泌的另一种被认为是角膜损伤后抗血管生成因子的是 TSG-6,因为它可以减少去除角膜上皮后新生血管的形成[75]。另一方面,已知 MSC 和 LESC 自发或在脂多糖刺激后分泌 VEGF,两者之间无显著差异，提示 MSC 诱导角膜新生血管的风险不高[34,60]。因此,将培养的兔 BM-MSC、T-MSC 或 LESC 移植至去上皮的兔角膜表面时,3 种干细胞的新生血管减少。然而,令人惊讶的是,使用纳米纤维支架植入 BM-MSC 或 LESC 治疗损伤角膜的下降幅度最大[60]。

局部干细胞生长分化的刺激与支持 已有研究表明,MSC 可诱导角膜损伤后再上皮化。这一事实可以用 MSC 移植后的转分化或其他机制来解释。有研究者观察到,用兔 BM-MSC、T-MSC 或 LESC 在纳米纤维支架上处理去上皮化大鼠角膜时，角膜的伤口愈合和 CK3 和 CK12 的上皮表达显著增强[60]。他们认为,MSC 的转分化不是再上皮化作用的主要机制,表明大量营养和生长因子的产生是重要的作用,这些营养和生长因子可以支持角膜上皮细胞和 LESC 的生长[60]。

氧化应激保护 目前已知碱性角膜损伤后角膜上皮中活性氧含量增加[79,80]。然而,在纳米纤维支架上培养的兔 BM-MSC 可以减少碱诱导的去上皮角膜的氧化和亚硝化应激。我们认为,在纳米纤维支架上培养的 MSC 可以保护过氧亚硝酸盐的形成，降低细胞凋亡,减少基质金属蛋白酶和促炎细胞因子的产生，从而减少角膜炎症和新生血管,显著促进角膜愈合[80]。此外,经 BM-MSC 或 LESC 纳米纤维处理后，抗氧化酶-超氧化物歧化酶(SOD)和黄嘌呤氧化酶(XOX)在与健康角膜相似的再生角膜上皮中的表达也得到了恢复[61]。根据这些结果,一些作者推测 MSC 可以通过分泌抗氧化分子发挥直接的抗氧化作用，因为 MSC 分泌细胞外抗氧化分子 SOD3[81]。

总之,MSC 的旁分泌机制可能在促进角膜伤口修复中发挥重要作用,这涉及调节炎症和血管生成,以及改善组织再生的各种可溶性因子的联合参与(表 17.1)。然而,角膜伤口愈合的相关生物生理因素和潜在机制仍不明确[82]。

最近，从不同来源获得的关于 MSC 营养作用的重要综述已经发表[53,83]。具体地说,

表 17.1 间充质干细胞的活性物质

分泌的物质	对角膜重建的影响
EGF	诱导角膜上皮细胞的增殖和迁移
IL-6	抗炎作用,抑制树突状细胞
SOD3	抗氧化作用
TGF-β	诱导角膜上皮细胞的增殖和迁移
TNF-α	刺激 TSG-6 表达
TSG-6	激活 LESC。抑制局部活化的巨噬细胞,降低促炎细胞因子、趋化因子和 MMP-9 的表达。角膜中性粒细胞浸润减少,角膜新生血管减少
TSP-1	抗血管生成
抑制物质	**对角膜重建的抑制作用**
IL-2	抗炎作用
MMP-2	抗炎作用
MMP-9	LESC 增殖,角膜上皮细胞凋亡减少
VEGF	抗血管生成

缩写:EGF,表皮生长因子;IL,白细胞介素;LESC,角膜缘上皮干细胞;MMP,基质金属肽酶;MSC,间充质干细胞;SOD,超氧化物歧化酶;TGF-β,转化生长因子 β;TNF-α,肿瘤坏死因子 α;TSG-6,肿瘤坏死因子刺激基因/蛋白-6;TSP-1,血栓响应蛋白 1;VEGF,血管内皮生长因子。

在角膜再生中,AT-MSC 与 BM-MSC 或LSC相比,潜在的治疗效果更低,可能是由于 AT-MSC 的分化潜能较低,以及这些细胞产生的不同的生长和免疫调节因子谱[53,83],尽管这一事实目前仍有争议。另一方面,有研究者回顾了通常被称为 MSC 分泌体的研究,描述了完全可溶性因子,并报道了与细胞外囊泡中释放的因子(如外泌体和微泡)相关的新机制[83-85]。外泌体是一组分泌的囊泡,大小为 40~100nm,从大小和形态上可通过微泡和凋亡小体加以区分[86]。它们可以与细胞膜融合,并且有人提出,外泌体是由多种细胞类型分泌的。在它们之间,我们可以找到转运遗传物质和蛋白质的 MSC[87,88]。研究者认为,它们模仿了 MSC 扮演的角色[88,89]。目前,MSC 外体对组织伤口愈合的影响已有报道[90]。尽管目前还没有在角膜上皮中检测到这种作用的研究,但这可能是 MSC 营养作用的另一种可能途径[83]。

17.2.1.3 免疫调节能力

随着时间的推移,一些研究已经证实,MSC 具有重要的免疫调节特性[82]。这个问题早在几年前就被提出,在这些研究中,MSC 直接抑制了 T 细胞的增殖[91,92]。MSC 的免疫调节作用通常归因于其分泌的不同成分的作用。为了有效地影响免疫调节,MSC 需要由炎症微环境激活,并受到促炎细胞因子的刺激,如干扰素 γ(IFN-γ)和 TNF-α[82]。这种免疫调节作用的特征可以是最终的免疫抑制作用或免疫刺激作用[82,93]。此外,MSC 可以抑制先天性和适应性免疫细胞调节的机制[82,93]。在天然免疫反应调节方面,MSC 分泌粒细胞-巨噬细胞集落刺激因子(GM-CSF)、IL-6 和前列腺素 E2(PGE2)等分子。GM-CSF 诱导 2 型巨噬细胞的抗炎状态,后者降低了抗原呈递功能,不分泌促炎分子[73,94]。MSC 分泌的 IL-6 抑制嗜中性粒细胞的作用,防止呼吸爆发[95,96],而这些细胞分泌的 PGE2 抑制肥大细胞脱粒[97]。此外,PGE2 与 TGF-β 或吲哚胺-2,3-双加氧酶(IDO)一起可以减少这些细胞的自然杀伤细胞增殖和促炎细胞因子的产生,而含有 IL-6 的 PGE2 抑制树突状细胞的成熟和细胞因子表达,并向淋巴结迁移[98,99]。在适应性免疫反应中,MSC 分泌的程序性死亡-1(PD-1)和程序性死亡配体-1(PD-L1)因子可以抑制 B 细胞增殖,减少免疫球蛋白(Ig)G、IgM 和 IgA 的产生[100-103]。此外,MSC 抑制

T 细胞增殖和调节细胞因子的表达，两者都是通过 MSC 分泌的 NO、IL-10、PD-1、PD-L1 和 TGF-β 等分子加以调节[72,91,104,105]。例如，MSC 可以降低 Th1 细胞干扰素-γ(致炎分子）的表达水平，提高 Th2 细胞 IL-4 和 IL-10 的表达水平，具有抗炎作用[72,106,107]。此外，MSC 促进调节性 T 细胞(Treg)的增殖和分化，从而抑制 T 细胞的反应[82]。另一方面，MSC 具有模式识别受体，可以调节这些细胞的特异性免疫刺激特性，如 Toll 样受体(TLR)。例如，在对 TLR3 信号的响应中，MSC 保持抗炎表型，而在通过 TLR4 信号的响应中，MSC 采用促炎表型上调 IL-8、IL-1 和 CCL-5 的产生[93,108-110]。

最后，MSC 的主要组织相容性复合体(MHC)Ⅰ类表达降低，MHC Ⅱ类和经典的共刺激分子均不表达[72]。此外，MSC 还可以减少其他细胞表面 MHC Ⅱ类分子和共刺激分子 CD80、CD86 和 CD40 的表达[82]，事实证明，MSC 可能具有非免疫原性表型，表现出免疫功能。因此，MSC 可潜在地用于同种异体或异种组织疾病状态[54]。

MSC 对角膜上皮的免疫抑制和免疫刺激作用　MSC 的这些免疫调节特性在角膜上皮再生中起决定性作用。众所周知，在促炎环境(IFN-γ 和 TNF-α 刺激)下培养人角膜上皮细胞时，细胞间黏附分子 1 (I-CAM-1)，MHC-1 和 HLA-DR (MHC-Ⅱ)的表达上调[111]。然而，MSC 有效降低 IFN-γ/TNF-α 诱导的 ICAM1、MHC-Ⅰ和 MHC-Ⅱ的表达[111]。由于这些黏附分子在受损角膜上皮中活化白细胞的浸润中起着重要作用[112,113]。这可能是 MSC 减少角膜损伤后白细胞浸润的机制之一。目前，有研究认为，MSC 通过 NF-KB(NF-KB)信号通路降低角膜上皮细胞黏附分子的表达[111]，由于 NF-kB 核易位的特异性抑制，降低了上皮细胞上 ICAM-1 和血管细胞黏附蛋白 1(VCAM-1)等分子的表达[66,114-116]。另一方面，与预期相反，MSC 显著减弱了细胞因子诱导的人角膜上皮细胞 IDO 的表达[111]，该分子与延长角膜同种异体移植物的存活密切相关[117]。近年来，人们还通过体内试验研究了 MSC 对角膜上皮细胞的免疫调节作用。当前，已知对小鼠角膜-角膜缘上皮的机械损伤诱导了炎症反应，其特征是在眼表面产生 IFN-γ 和诱导型一氧化氮合酶(iNOS)[118]。另外，同种异体角膜缘移植治疗眼表受损时，IL-6 也会表达。然而，将含有 BM-MSC 的纳米纤维支架移植到受损角膜缘上皮的小鼠模型中时，炎症情况都有所减轻，这表明炎症抑制受 MSC 免疫调节作用的调节，因为 MSC 在体外抑制 IFN-γ 分泌和 T 细胞增殖[118]。另一方面，有报道，关于角膜去上皮的兔子模型中，纳米纤维支架上培养的兔 BM-MSC 和 AT-MSC 的免疫调节作用，该模型表现出强烈的组织浸润，具有适应性(淋巴细胞)和先天性(表达 iNOS 的细胞)的执行细胞[60]。MSC 移植可明显减少损伤的各种不良表现，尽管与 BM-MSC 相比，AT-MSC 的治疗效果不明显。MSC 移植效果与免疫调节分子 IDO-2、环氧合酶-2(Cox-2)和 iNOS 的基因表达有关，由于这类细胞分泌的这些分子可以抑制活化 T 细胞的增殖，抑制自然杀伤(NK)细胞，分别在低浓度 IFNα/IL-1 作用下抑制肥大细胞[93,97]。另一方面，已经测试了 BM-MSC 静脉注射对自身免疫性眼部炎症(自身免疫性葡萄膜炎)小鼠模型的作用，观察到在外周血和肺中，Treg 细胞和 M2 分别增加[119]。然而，由于高水平的 M2 持续时间比 Treg 长，据报道，M2 可以有效地抵抗试验性自身免疫性葡萄膜炎，表明 M2 在 MSC 诱导的耐受中起直接作用[119]。

其他研究者将 MSC 与小鼠腹膜巨噬细

胞分离物共培养,结果进一步证实了这一事实。当巨噬细胞单独培养时,它们分化为典型的1型巨噬细胞(M1)(促炎);然而,当这些极化M1暴露于人脐带源性MSC(UC-MSC)时,这些巨噬细胞开始表达典型的M2标志物(抗炎)[120],尽管UC-MSC被修饰后,去除其表面的细胞外基质、硫酸皮肤素和透明质酸,抑制了UC-MSC对M1的影响[120]。另外,目前已知UC-MSC表面存在细胞外基质和透明质酸,MSC移植至角膜上皮碱烧伤模型,对抑制炎症和逃避宿主排斥反应至关重要[120]。MSC透明质酸能调节的另一个作用是诱导调节性T细胞[120,121]。综上所述,目前认为UC-MSC糖萼在宿主免疫调节中起重要作用。

MSC在角膜移植中的免疫调节作用 目前,MSC已广泛应用于实体器官移植的免疫治疗。研究者陆续报道了骨髓间充质干细胞对角膜移植有潜在的治疗作用,可以降低免疫排斥反应,提高角膜移植的成活率[82]。该领域的第一项研究于2009年进行,认为大鼠商业性MSC应用不会显著延长异种角膜移植的存活时间[122]。然而,一个研究小组在几年后发现,当移植后立即给予细胞时,静脉注射大鼠BM-MSC可延长同种异体角膜的存活[123],而术前输注无效,与以往的研究结果一致[122,123]。在这项工作中,当从先前已移植同种异体角膜的MSC处理和媒介物处理的大鼠的脾脏和淋巴结中分离出单核细胞时,MSC治疗的大鼠的T细胞的增殖明显较载体治疗组少,提示MSC可能通过减少体内效应T细胞增殖以减少排斥反应。同时,研究发现MSC治疗后大鼠T淋巴细胞培养液中Th1促炎因子减少,IL-4分泌增加。此外,在用MSC处理的大鼠单核培养中,Treg表达上调。因此,有人认为MSC可以减少角膜移植排斥反应,认为这种作用可能是通过免疫调节反应,如抑制致病性T细胞反应、Th1/Th2平衡的抗炎性改变和Treg细胞的激活以介导[123]。此外,目前已知静脉注射小鼠BM-MSC,可在术后3小时内通过抑制抗原提呈细胞(APC)成熟和诱导同种异体反应性T细胞而提高移植角膜存活率[119,124]。另一方面,已证实3种不同来源的大鼠BM-MSC具有延长大鼠角膜同种异体移植物存活的能力。从同一个受体菌株获得的MSC(同基因移植,syn-MSC),从同一种供体(Allo-MSC)或第三种类型(third-MSC)静脉注射至大鼠受体:大量未经处理和syn-MSC处理的同种异体移植物被排斥(分别为80%和100%);相反,同种异体MSC(90%)和第三种MSC(80%)治疗的同种异体移植角膜同种异体移植存活时间显著延长[125]。这一事实可以解释为,与syn-MSC治疗的动物角膜相比,用同种或第三种MSC治疗的动物的角膜自然杀伤T细胞数量较少,同时脾脏调节性T细胞比例更高。与未经治疗的动物相比,接受任何一种MSC的动物角膜中的CD4 T和B细胞活化减少[125]。以上结果表明,MSC抑制免疫排斥反应的作用可能与MSC来源有关。

然而,尽管先前已有研究报道,MSC在体内抑制免疫排斥反应的作用仍存在争议[82],而其他参数,如MSC应用于组织移植的时间或应用的细胞总剂量等,对MSC在角膜移植中的作用起着重要作用[82,93]。当研究局部和全身注射人AT-MSC对两种兔同种异体角膜移植排斥反应模型(正常和高危模型)的影响时,与预期相反,在手术时,观察到局部注射AT-MSC在两种模型中都引起炎症增加、角膜水肿、淋巴细胞浸润增加,导致移植物存活率下降[126]。这一结果不能用使用人 MSC 可以创造异种环境来解释，因为从人和兔身上分离移植的 MSC 的结果是相似的。据推测,MSC 可能被获得性免疫系统识别[127]。在目前已经建立炎症环境的情况下,T-MSC 分泌 IL-6 和 IL-8 会加剧白细胞对注射区域的趋化,从而增加炎症。在这种情况下,促炎细胞因子 IL-6 和 IL-8 的作用似乎高于同样由 AT-MSC 分泌的 IDO 和 NO 的免疫抑制作用[126]。

综上所述，尽管 MSC 的免疫调节作用已在多个场合表现出来,目前一些作用机制已为人所知(表 17.2),为了阐明 MSC 在受损角膜上皮细胞中的所有免疫调节作用,还需要更多的研究。

17.2.1.4　组织归巢能力

已知 MSC 具有特异性迁移至炎症组织的能力,符合损伤和炎症诱导干细胞动员、迁移和定植的一般前提[82,128]。尽管 MSC 的组织归巢能力已经被一些作者所证实[55,82,83,129–133]，但目前,MSC 归巢能力的调控机制仍不清楚,而这一特性主要受损伤组织表达的生长因子和(或)趋化因子,以及 MSC 表面表达的细胞外基质受体的调控[55,82,134]。例如,基质细胞衍生因子 1/C-X-C 基序趋化因子 12 (SDF-1α/CXCL12)和 C-X-C 趋化因子受体 4 型(CXCR4)的相互作用直接介导移植 MSC 的运输,而炎性细胞因子,如 PDGF、TGF-β_1、TNF-α 和SDF-1α/CXCL12 的存在则增加了 MSC 的运动性[83,135–137]。MSC 可以迁移的几个组织之一是炎症角膜上皮,这是因为受损的角膜上皮表达特异性的趋化因子,可以将 MSC 动员至这个区域。

在兔碱烧伤模型中，静脉给药后监测 BM-MSC 向外周血、骨髓和角膜的迁移,尽管细胞迁移模式不同,但所有治疗动物都成功地植入了 MSC。当无免疫抑制的动物注射 MSC 时,MSC 迅速迁移至骨髓和角膜缘伤口(上皮、基质和角膜内皮),尽管随后MSC

表 17.2　间充质干细胞的免疫调节能力

分泌的免疫调节因子	对角膜再生的影响
Cox-2	抑制自然杀伤细胞
GM-CSF	诱导巨噬细胞的抗炎状态
IL-6	抑制中性粒细胞作用或加剧白细胞对受损角膜趋化作用
IL-10	抑制 T 细胞增殖
iNOS	抑制肥大细胞作用
NO	抑制 T 细胞增殖
PD-1	减少 IgG, IgM 和 IgA 的产生，抑制 B 和 T 细胞的增殖
PD-L1	减少 IgG、IgM 和 IgA 的产生，抑制 B 和 T 细胞的增殖
PGE2	抑制肥大细胞脱颗粒,PGE2 + TGF-β 或 IDO:减少自然杀伤细胞增殖,PGE2 + IL-6:抑制树突状细胞
TGF-β	抑制 T 细胞增殖
免疫调节因子被 MSC 抑制或下调	**抑制作用对角膜再生中免疫反应的影响**
IDO	增加 T 细胞增殖
IFN-γ	降低角膜上皮细胞 ICAM1、MHC Ⅰ、Ⅱ表达,减少角膜炎症上皮白细胞浸润
TNF-α	降低角膜上皮细胞 ICAM1、MHC Ⅰ、Ⅱ表达,减少角膜炎症上皮白细胞浸润

缩写:Cox-2,环氧化酶-2;GM-CSF,粒细胞-巨噬细胞集落刺激因子;IDO,吲哚胺-2,3-双加氧酶;IFN-γ,干扰素 γ;Ig,免疫球蛋白;IL,白细胞介素;iNOS,诱导型一氧化氮合酶;MSC, 间充质干细胞;NO,一氧化氮;PGE2,前列腺素 E2;PD-1,程序性死亡 1;PD-L1,程序性死亡配体 1;TGF-β,转化生长因子 β;TNF-α,肿瘤坏死因子 α。

的存在随着时间的推移而减少。然而，当MSC被移植至免疫抑制的动物体内时，MSC慢慢迁移至骨髓中。在本例中，MSC在外周血中停留时间较长，角膜中主要为基质层，MSC的存在随时间缓慢增加，1个月后MSC呈高度浸润。因此，骨髓状态在BM-MSC的迁移能力中起重要作用。其他试验表明，在角膜上皮热烧灼的小鼠模型中，静脉注射的小鼠BM-MSC可以特异性迁移至受伤的角膜，持续MSC浸润至少50天，而MSC则不能迁移至健康的对侧角膜[138]。此外，如果在受损动物中不使用外源性MSC，角膜损伤刺激48小时后，外周血中发现内源性MSC的水平升高，这一事实与血液循环和角膜受损组织中高水平的SDF-1/CXCL12因子和P物质（据报道具有干细胞趋化特性）的存在相关[139-141]。推测受伤的角膜组织是这些MSC趋化物的来源[138]。最近一项新的研究支持，当MSC参与这种修复功能时，SDF-1/CXCL12在角膜上皮愈合中的重要作用。在通过大鼠角膜缘MSC单层形成划痕的体外伤口愈合模型中，SDF-1/CXCL12的存在刺激MSC从创伤边缘迁移至损伤培养区以修复单层细胞[89]。在另一项研究中，全身使用MSC作为角膜损伤的治疗方法，特别是在角膜移植中，研究表明，静脉注射BM-MSC优先位于有炎症的眼表和引流至淋巴结，而没有迁移至健康的角膜组织[124]。

有研究者认为，在全身应用MSC后，大部分移植细胞迁移至主要器官，如肺、肝、肾和脾，因此，MSC向有组织损伤的区域迁移的能力较低[82,142]，如受损的角膜上皮。随后，一些研究人员开始进行局部MSC移植。几年前，研究发现大鼠局部应用BM-MSC后，其向受损角膜上皮迁移，在损伤后3周角膜上皮中出现MSC。这一事实支持MSC在局部应用后3周内成功植入上皮细胞层下[66]。另一个研究小组也证明，局部应用MSC具有向受损角膜上皮迁移的能力，他们在角膜烧伤的大鼠模型上以悬浮液（局部滴注）的形式给予人AT-MSC[143]。另一方面，将从羊膜中获得的人MSC移植于受损的兔角膜上皮细胞上，在第28天后向角膜缘组织迁移[144]。此外，结膜下给药后受损小鼠角膜组织中的人BM-MSC可向角膜上皮迁移，并在不同的上皮层出现。此外，根据细胞在组织中的位置不同，其表现为立方至扁平的不同形态[30]。此外，当MSC在羊膜上培养时，加或不加角膜细胞生长因子-2（KGF-2）和（或）人体血清，并将该细胞-基质复合体移植至角膜上皮损伤的大鼠时，MSC可以向损伤的角膜迁移[145]。在最近的一项研究中，将培养在羊膜上的人AT-MSC移植至先前诱导部分或全部角膜缘干细胞缺乏的兔子模型；移植后8周，在上、下角膜缘基质和角膜的炎症区均发现存在MSC，因为AT-MSC可从羊膜向眼表迁移[18]。这种细胞迁移可能受MSC表达的SDF-1/CXCL12，及其受体CXCR4介导的信号通路调节[146]。然而，该领域的研究并非全部支持MSC向炎症组织的迁移的理论[50,51]。

目前，MSC向受损组织迁移的细胞机制，以及调节MSC迁移的不同生理和病理情况尚不明确[82]；尽管一般而言，一些作者报告的结果表明，MSC具有迁移至受损角膜上皮的能力，促进上皮伤口愈合，减少角膜混浊和新生血管，与给药途径无关。综上所述，科学界认为MSC的归巢能力，以及其定向和免疫调节作用，在角膜上皮再生中起着重要作用。

17.2.2 3 种角膜上皮损伤试验模型中眼外 MSC 的试验研究

17.2.2.1 角膜上皮损伤的试验模型

为了研究不同的潜在疗法,有必要加深对疾病的认识和理解。试验模型是帮助实现这一目标的最佳工具之一。

角膜上皮损伤的试验模型种类繁多,特点各异,差异包括角膜和(或)角膜缘病变区域的大小、模型的严重程度,以及建立该模型所采用的方法等。有中央角膜损伤但无角膜缘损伤的试验模型被认为是角膜烧伤或角膜损伤模型。角膜烧伤模型是由化学物质诱导的,而角膜损伤是由机械损伤引起的,包括角膜缘损伤的试验模型被指定为 LSCD 模型。在角膜烧伤和 LSCD 模型诱导过程中,最常用的药剂是氢氧化钠(NaOH)。但是,乙醇、正庚醇和机械刮擦也可引起角膜上皮损伤。

有研究报道了应用 MSC 治疗角膜上皮损伤的不同试验模型和方法。影响这些研究结果的主要因素之一是给药途径:全身(静脉或腹腔内)、使用不同载体(羊膜、纤维蛋白和生物聚合物等)、局部,甚至结膜下注射。此外,一些研究者还报道了内源性 MSC 对角膜上皮损伤后眼表的治疗作用。

17.2.2.2 内源性 MSC 动员

不同的研究者已经证明,当角膜上皮损伤时,内源性 MSC 可以在角膜中发挥治疗作用。在部分 LSCD 模型中,内源性 MSC 可减轻正常骨髓功能的兔眼角膜上皮缺损和混浊[147],而这在骨髓抑制兔模型中没有发生。此外,MSC 和造血干细胞能够从骨髓迁移至功能骨髓的兔角膜损伤处,但在骨髓抑制的动物中没有发生[147]。此外,在部分 LSCD 的动物中观察到循环内源性 MSC 的数量显著增加[138],伴随外周血和角膜组织中 SDF-1/CXCL12 和 P 物质水平的增加。这些因素有助于动员内源性细胞[138]。因此,这些数据表明内源性 MSC 可以从骨髓迁移至角膜,从而触发其对受损角膜上皮的治疗作用。

17.2.2.3 静脉注射 MSC

有证据表明, 在不同的试验模型中,静脉注射 MSC 有助于伤口愈合, 减轻角膜上皮损伤的临床症状[19,138]。此外,通过静脉注射 BM-MSC,可减少部分 LSCD 模型形成新生血管[37]。此外,在角膜上皮损伤的试验模型中,研究结果表明,静脉注射 MSC 能够减轻角膜损伤和 LSCD 模型的角膜混浊[19,37,69,148]。部分研究表明,MSC 可有效降低角膜上皮损伤中的角膜混浊,但其效果因细胞供体而异;一些供体的 MSC 比来自其他供体的 MSC 在降低角膜混浊方面更有效[148]。此外,静脉诱导的多能干细胞(iPSC)衍生的 MSC(iPSC-MSC)也可以降低 LSCD 模型的角膜混浊。因此,这些数据表明,在角膜上皮损伤的试验模型中静脉注射 MSC 有助于减轻临床症状。然而,这些研究中的 MSC 给药是在角膜上皮损伤的急性期。这一事实有助于在早期阶段抑制损伤的发展。与此相反,很多患者在慢性期出现 LSCD 或角膜上皮损伤;因此, 有必要研究静脉注射 MSC 对慢性期角膜上皮损伤或 LSCD 模型的影响。

为了在静脉注射时触发角膜上皮中 MSC 的治疗效果, 细胞必须从外周血迁移至受伤的角膜,或者在一定距离外执行其作用。一些作者观察到,受伤的角膜中存在静脉注射的 MSC[37,138,150]。此外,他们还描述了全身给药后发现细胞存在于外周血中,并迁移到骨髓[37]。虽然一些研究者认为静脉注射的 MSC 可迁移至受损角膜,但其他研究者在角膜中发现 iPSC-MSC 数量不足 10 个[149]，或者没有发现支持 MSC 迁移的证据[69]。这种情况下，作者假设 MSC 的治疗效果是从远处产生的[69]。

已经证实 MSC 在许多组织中具有抗炎特性，如角膜。这种抗炎作用可能有利于角膜上皮损伤后的再生。在这方面，有研究报道了 MSC 静脉注射后在 LSCD 模型中发挥了抗炎作用。在 LSCD 模型中静脉注射 BM-MSC 时，观察到角膜基质中炎性细胞的浸润较少，角膜的组织紊乱较少[150]。此外，经静脉注射 BM-MSC 治疗的受伤角膜中髓过氧化物酶(MPO)的水平低于未经治疗的角膜[69,148]，表明受治疗动物角膜其中性粒细胞的浸润较少。然而，BM-MSC 降低 MPO 水平的能力取决于细胞供体[148]。此外，TSG-6 在 BM-MSC 的表达水平与其降低 MPO 的能力有直接关系[148]。此外，在 LSCD 和 MSC 治疗的角膜中，促炎症细胞因子 TNF-α、IL-1β、IL-6、CCL2、CCL3 和 CCL4 的表达均降低[69,149]。此外，在植入 MSC 的角膜，一种促血管生成和促纤维化分子，即 Tenascin C 的表达也降低了[69]。此外，在 LSCD 模型中静脉注射 BM-MSC 后，抗炎因子 TGF-β 和 IL-1Ra 在角膜组织中增加[138]。因此，MSC 似乎可促进损伤部位释放这些抗炎因子。此外，为了证明 MSC 的治疗效应是否由 TSG-6 介导，一些研究下调了 MSC 中 TSG-6 基因的表达，并通过静脉注射这类细胞，但没有在角膜上显示出治疗效果[69,149]。这些数据可能表明 TSG-6 与角膜中 MSC 的有益作用有关。根据所有这些数据，我们可以得出结论，静脉注射 MSC 可以促进受损角膜上皮的抗炎作用。此外，这种效应似乎在很大程度上是由 MSC 分泌的 TSG-6 因子所诱导。

在角膜上皮细胞表型方面，有数据支持 MSC 可以通过释放营养因子和旁分泌因子，有助于祖细胞恢复表型和功能。与未给药动物相比，静脉注射 BM-MSC 治疗部分 LSCD 模型，角膜中干细胞标志物 ABCG2、p63、Hes1 和 C/EBPδ，以及上皮细胞标志物 CK12 和 CK19 的表达增加[37,138]。此外，细胞增殖活性标志物增殖细胞核抗原(PCNA)在 MSC 治疗组中不仅在角膜缘基底部有表达，而且在周边角膜上皮也有表达[37]。因此，MSC 对角膜上皮损伤后角膜和角膜缘细胞表型的恢复有积极的促进作用。

17.2.2.4 MSC 腹腔内注射

对于 MSC 在角膜上皮损伤模型中的作用，人们知之甚少。与静脉给药的情况一样，大鼠 LSCD 模型经腹腔注射 MSC 后，观察到角膜混浊和 MPO 水平降低[69]。腹腔注射 MSC 组的促炎细胞因子和趋化因子 IL-1β、CXCL1、CCL2、CCL3、CCL4 和肌腱蛋白 C 的表达也降低。与静脉注射一样，在角膜中没有检测到腹腔注射的 MSC[69]。因此，MSC 的治疗效果是从远处产生的。然而，在 LSCD 小鼠模型中，腹腔内注射 BM-MSC 的小鼠角膜组织中 IL-17 水平低于未治疗的动物[151]。因此，作者得出结论，即 BM-MSC 通过阻断非 Th17 细胞和 Th17 细胞，而对 IL-17 分泌细胞具有抗炎作用[151]。这些数据表明，腹腔注射 MSC 对角膜上皮损伤有抗炎作用。然而，没有数据支持其从腹膜区域向受损角膜迁移，因此它们的影响可能是从远处产生的。值得注意的是，与静脉给药的情况一样，所有腹腔注射 MSC 的研究都是在上皮损伤的急性期进行的，这一事实可能会影响结果。因此，进一步研究该细胞应用于角膜上皮损伤的慢性期或慢性 LSCD 模型是必要的，以加深应用 MSC 的认识。

17.2.2.5　MSC 眼部局部给药

局部给药是眼表用药最简单的方法，但存在滞留时间短、洗涤率高、角膜上皮通透性低等缺点。角膜烧伤模型中局部应用 AT-MSC 可减少上皮缺损，与局部血清治疗效果相似[143]，但两组之间在治疗效果上无显著差异。然而，角膜烧伤模型的温和性影响，加上动物数量较少，以及研究的随访时间较短，可能是导致两组间无显著差异的原因之一。此外，局部使用 BM-MSC 治疗的 LSCD 模型的角膜没有显示出良好的愈合效果[80]。因此，快速冲洗局部给药的 BM-MSC 可以避免其治疗作用。相反，在大鼠 LSCD 模型中，BM-MSC 或 BM-MSC 条件培养基处理的角膜，其新生血管和角膜混浊减少，主要是 BM-MSC 处理组[66]。此外，尽管抗血管生成因子 TSP-1 增加，但促血管生成因子 MMP-2 仅在 BM-MSC 治疗的角膜中减少[66]。所有这些数据表明，局部应用 MSC 对有角膜上皮损伤的临床体征疗效不佳。

在大鼠角膜烧伤模型中，角膜上皮和基质中发现了 AT-MSC[143]。因此，细胞能够从角膜表面迁移至角膜上皮和深层基质。然而，这种迁移试验只在一只大鼠的双眼上进行，还需要从更多的动物那里获得更多的数据，才能得出任何有效的结论。

AT-MSC 或 BM-MSC 治疗的角膜烧伤和 LSCD 模型的角膜组织炎症程度低于其他试验组[66,143]。此外，BM-MSC 诱导的角膜组织中促炎因子 IL-2 和干扰素-γ 的表达降低，而抗炎因子 IL-10 和 TGF-β 表达增加。虽然 IL-6 水平较低，但 BM-MSC 治疗组的 IL-6 水平高于载体治疗组[66]，提示 IL-6 可介导 MSC 的免疫调节作用。总的来说，BM-MSC 局部应用于受损角膜 2 小时比条件培养基给药效果更好。这可能表明细胞间接触对可溶性因子的作用具有累加作用，或者因子的连续分泌比通过条件培养基给予这类能产生更好的效果。这些数据及在临床中局部 MSC 的不良治疗效果可能表明，低保留时间、高洗涤率和低角膜上皮渗透性是造成这些结果的原因。此外，目前还没有足够的数据表明 MSC 在眼表的迁移能力；因此有必要对其进行进一步研究。

17.2.2.6　以羊膜为载体移植 MSC

羊膜是胎盘的最内层，AM 被越来越多地用于各种眼部疾病的眼表重建，甚至作为干细胞体外扩增的载体，以治疗角膜上皮损伤或 LSCD。AM 具有一些有益的特性，如低免疫原性、刺激上皮化、抗纤维化、抗炎、抗血管生成和抗菌作用[152]。在该领域，AM 作为载体已被广泛应用于角膜上皮损伤试验模型的眼表 MSC 移植。将 MSC 植入眼表后，在 LSCD 模型中观察到上皮缺损、新生血管和角膜混浊症状改善[18,28,33,36,145]。此外，经 BM-MSC 治疗，角膜中促血管生成因子 MMP-2 表达降低[36]。通过头部追踪法检查大鼠的视觉功能，结果显示移植 BM-MSC 的动物其视觉能力比未治疗组好[36]。然而，在角膜烧伤模型中，通过 AM 移植 BM-MSC 并没有明显改善临床症状，而结膜下注射 BM-MSC 则显示出治疗作用[50]。然而，值得注意的是，结膜下注射给药的细胞剂量高于接种在 AM 上的细胞剂量，因此可能会影响结果。总之，以 AM 为载体移植 MSC 至角膜上皮损伤试验模型的眼表面，不仅可以改善伤口的愈合过程，还可以减少新生血管和角膜混浊。

一些作者证明，在角膜上皮损伤的试验模型中，MSC 从 AM 向角膜组织迁移[18,36,145]。因此，使用 AM 作为载体进行 MSC 移植，有利于其向角膜组织迁移。

MSC 通过 AM 移植至角膜上皮损伤实验模型时,其抗炎特性也得到了证实。经 AM 为载体的 MSC 移植后,LSCD 模型中炎性细胞减少, 角膜组织不规则程度降低[18,28,33]。此外,BM-MSC 移植后,患眼的白细胞标志物 CD45 和促炎细胞因子 IL-2 表达明显降低[36]。以上结果表明,在角膜上皮损伤的实验模型中, 通过 AM 移植 MSC 可以减少炎性细胞的浸润但其抗炎作用的机制尚未深入研究。

在角膜标志物方面,已证实以 AM 为载体移植 AT-MSC 或 BM-MSC 后, 角膜上皮标志物 CK3 和 E-钙黏蛋白恢复[18,28]。然而,其他研究没有发现角膜上皮标志物 CK3、CK12 和 panCK 存在于经 BM-MSC 治疗后角膜上皮[33,36]。因此,他们推测 BM-MSC 的治疗作用可能并非来自这些细胞向角膜上皮细胞的分化。此外,角膜缘干细胞标志物 CK15 和 p63 的表达在 AT-MSC 治疗眼的角膜缘上皮中部分恢复[18,28]。此外,移植 BM-MSC 的大鼠角膜缘上皮细胞中 CK19 呈阳性表达,而未经治疗的大鼠未表达该标志物 [145]。然而,CK19 标志物的定位存在争议,因为它不仅在角膜缘上皮中表达,而且在结膜上皮中也有表达[153]。这些研究表明,MSC 对角膜和角膜缘表型恢复有影响的证据不足。因此,需要进一步的研究来阐明这一问题。

以 AM 作为载体移植 MSC 时, 细胞剂量低于通过其他途径。此外,在一些以 AM 为载体的研究中, 移植 MSC 的剂量并没有得到完全控制,因为一些作者在 AM 上植入了一些细胞,并将其培养了几天。此外,与其他给药方式相比,以 AM 为载体移植 MSC后疾病的急性期较短; 这一事实有助于了解 MSC 在角膜上皮损伤慢性期的作用。

17.2.2.7 羊膜袋

AM 也被用来制造一个囊袋,在这个囊袋里 BM-MSC 被注射于兔眼 LSCD 模型[32]。然而, 不同试验组的临床症状没有差异[32]。角膜上皮标志物 CK3/12 在 BM-MSC 治疗组角膜中的表达比未治疗组强。此外,BM-MSC 治疗组角膜上皮标志物 Cx43、角膜缘干细胞标志物 ABCG2 和 β_1-整联蛋白的表达水平高于未治疗组[32]。

17.2.2.8 MSC 植入纤维蛋白基质

由纤维蛋白原和凝血酶制备纤维蛋白凝胶, 获得能够容纳细胞并适合移植的基质。在含有 BM-MSC 和不含细胞的 LSCD 模型中,纤维蛋白基质移植可重建角膜上皮[31]。移植术后 4 周,BM-MSC 定位于角膜上皮中。两组均观察到角膜上皮标志物 CK3 的表达, 但在 BM-MSC 处理过的角膜中表达更为规则和连续。另外,部分移植到眼表的 BM-MSC 表达 CK3[31]。然而,其他研究者发现在正常条件下培养的 MSC 表达 CK3[32,40];因此, 在移植 BM-MSC 后角膜表达 CK3 可能并不代表 MSC 真正分化为角膜上皮细胞。

17.2.2.9 角膜接触镜载体

其他用于将 MSC 移植至眼表的载体是角膜接触镜。研究通过角膜接触镜向 LSCD 移植 AT-MSC[154],与没有细胞的角膜接触镜组相比,经 AT-MSC 处理的动物上皮缺损、新生血管和角膜混浊减轻。研究者还观察到, 经 AT-MSC 处理的角膜基质组织破坏减少,炎症细胞也较少[154]。因此,角膜接触镜可以作为一种合适的载体以将干细胞移植至眼表,从而治疗角受损的膜上皮。

17.2.2.10　聚 L-乳酸载体

生物聚合物是一种替代载体，对其研究的目的是找到可复制的基质，允许细胞黏附和增殖，以及在将它们移植至角膜上皮损伤试验模型的眼表时，对眼表进行再上皮化。在这种试验模型中，研究最多的生物聚合物是基于聚 L-乳酸。以聚-L-乳酸载体为载体移植 MSC(包括 BM-MSC 和 AT-MSC)于角膜烧伤和 LSCD 模型，其角膜上皮缺损、新生血管、角膜混浊和角膜厚度显示均减少[60,61,80,155]。然而，AT-MSC 在 LSCD 模型中的治疗效果不如 BM-MSC 明显[60,61]。此外，经 BM-MSC 处理的角膜中促血管生成因子 VEGF 的表达也降低[60,61,80,155]。所有这些数据表明，以聚 L-乳酸纳米纤维为载体移植 MSC 可以减轻角膜上皮损伤试验模型中的临床症状，且治疗效果优于 AT-MSC。

目前尚无关于 MSC 从聚 L-乳酸载体向眼表迁移能力的数据，对其进行进一步研究非常有意义。

在角膜炎症方面，以聚 L-乳酸为载体移植 MSC 可以减少 LSCD 模型角膜组织中 CD3+细胞和巨噬细胞[60,80]。此外，上皮受损的角膜和以聚-L-乳酸为载体移植 BM-MSC 后的角膜，其促炎细胞因子 TGF-β、IL-6、IL-8、IL-1β、IL-2 和 IFN-γ 的表达均降低[61,80,155]。另一方面，已证实角膜上皮损伤后其氧化应激增加[80]。在这方面，纳米纤维上种植的 BM-MSC 降低了氧化应激标志物 iNOS、半胱氨酸蛋白酶-3、硝基酪氨酸(NT)和丙二醛(MDA)的表达，另一方面促进了保护酶乙醛脱氢酶 3 家族成员 A1(ALDH3A1)的增加[60,61,80,155]。此外，BM-MSC 处理的角膜与健康对照角膜相比，XOX 的表达，以及抗氧化剂 SOD、谷胱甘肽过氧化物酶(GPX)和过氧化氢酶(CAT)的水平相似，而 AT-MSC 处理的角膜中 SOD、CAT 和 GPX 的水平低于健康角膜[61]。此外，经 BM-MSC 治疗的损伤角膜中 MMP-9 的表达减少或被抑制[61,80,155]。尽管如此，治疗总是在损伤的急性期进行。在这方面，研究证实治疗越早，愈合越好，主要在炎性和氧化性环境中。然而，在临床环境中，有许多处于慢性疾病阶段的患者，因此有必要了解这些细胞在这类患者中的作用，在角膜损伤的慢性阶段进行进一步试验。此外，在 AM 试验中，使用这种基质可移植的干细胞数量与注射给药的细胞剂量相比非常低。值得注意的是，由于这些细胞在移植前已在培养物中保存了几天，因此无法完全控制载体中移植至眼表的细胞剂量。

关于角膜表型，角膜上皮标志物 CK3 和 CK12 的表达在 MSC 治疗组中增加[60]。

17.2.2.11　聚酰胺 6/12 载体

含有 LESC+BM-MSC 的聚酰胺纳米纤维支架被移植至 LSCD 模型的眼表[118]。与未治疗眼相比，治疗后的角膜中 iNOS、IL-2 和 IFN-γ 水平降低[118]。这种抗炎作用可能起源于两种细胞类型，也可能仅起源于其中一种，但研究尚未明确。

17.2.2.12　MSC 结膜下注射

结膜下注射是一种广泛应用于眼科的技术。虽然这种给药方式允许使用高细胞浓度的局部治疗，但药物剂量必须较低。MSC 经结膜下注射于角膜烧伤试验模型，其上皮缺损、新生血管和角膜混浊的减轻[50,51,156,157]。此外，在糖尿病小鼠损伤后立即结膜下注射 BM-MSC 可减少其上皮缺损，表现出与非糖尿病小鼠相似的再上皮化率[65]。研究还表明，经 BM-MSC 治疗后角膜中，促血管生成因子 VEGF 和 MMP-9 的表达较低，而抗血管生成因子 TSP-1 的表达增加[50,51,156]。因此，无论是 BM-MSC 还是AT-MSC，结膜下注射 MSC 对试验性角膜上皮损伤的临床体征均有一定的改善作用。

关于结膜下注射 MSC 的迁移，虽然一些研究者已经将 BM-MSC 定位于角膜的伤口边缘[65]，但也有研究者其定位于注射部位[50,51]。这些数据似乎表明，MSC 经结膜下注射后在注射部位发挥作用，而不会迁移至中央角膜。尽管如此，细胞的治疗作用已经被证实。

MSC 结膜下注射对眼表面也有抗炎作用。经 MSC 治疗的试验性角膜上皮损伤模型中，眼内炎症细胞、巨噬细胞(CD68+细胞)和白细胞(CD45+细胞)浸润较少[50,51,65]。BM-MSC 处理的角膜中，MPO 的表达低于经 PBS 处理的角膜[65]。与未治疗组相比，BM-MSC 治疗组角膜中趋化因子 MIP-1α、单核细胞趋化蛋白-1(MCP-1)、促炎性细胞因子 TNF-α、IL-1β 和 MMP-2 的表达较未治疗组低[51,65,156]。抗炎因子 TGF-β 在 BM-MSC 处理的角膜中显示增加[156]，TSG-6 的表达也增加，而其他可能与 MSC 免疫调节作用相关的因子未见变化[65]。此外，TSG-6 基因敲除的 BM-MSC 对伴有上皮损伤的糖尿病角膜没有显示出治疗作用[65]。因此，TSG-6 可能是 MSC 经结膜下注射于受损角膜起治疗效果的介质之一。

上皮标志物 Cx43 和 β-连环蛋白在经 AT-MSC 治疗的角膜中表达增加，而上皮标志物 E-钙黏蛋白和角膜缘干细胞标志物 p63 的表达没有差异[157]。因此，结膜下注射 MSC 在角膜和角膜缘表型恢复中的作用尚不清楚。

17.2.2.13 MSC 的联合应用

在部分 LSCD 模型的角膜中，MSC 也被应用于联合途径：局部、结膜下和基质袋[158]。与未治疗的角膜相比，AT-MSC 治疗组上皮缺损，新血管形成和角膜混浊减轻。增殖标志物 Ki67 在经 AT-MSC 治疗组中表达增加，而分泌的 VEGF 因子表达减少。在损伤和治疗后 28 天，在角膜中发现了 AT-MSC。在炎症方面，研究者注意到未经治疗组中有炎症细胞，而 AT-MSC 治疗组表现为正常的角膜基质，没有炎症。AT-MSC 可降低角膜损伤指标血清谷丙转氨酶(SGPT)。因此，3 种局部联合应用 MSC 治疗试验性角膜上皮损伤是有效的。

综上所述，BM-MSC 和 AT-MSC 在不同给药途径下对角膜上皮损伤或 LSCD 试验模型的临床体征均有一定的治疗作用。然而，所有这些方式均有其局限性；静脉或腹腔注射 MSC 离角膜很远，在载体上移植 MSC 不允许高细胞剂量，局部给药细胞洗去很快，结膜下注射给药量必须很低。尽管存在这些缺点，但所有 MSC 的给药途径在治疗试验性角膜上皮损伤方面都是有效的。另外，经静脉和腹膜内注射或通过载体移植，证实 MSC 从施用部位向角膜迁移。然而，结膜下注射不允许细胞迁移至中央角膜，需要进一步试验以了解局部给药后 MSC 的迁移情况。此外，这些细胞的抗炎特性，以及它们对抗由角膜上皮损伤引起的氧化应激的有益作用已经被证实，其中 TSG-6 是影响 MSC 抗炎作用的主要因素之一。虽然一些研究者主张将眼外 MSC 转分化为角膜上皮细胞，但只有一位研究者证明 MSC 移植于试验性角膜上皮损伤的眼表时，角膜上皮细胞表达 CK3[31]。由于部分研究者已经证明 MSC 在基础条件下表达 CK3[18,32]，CK3 的表达可能并不代表真的转分化。因此，MSC 向角膜上皮细胞的转分化尚未在体内得到证实，但所有的结果似乎都表明，MSC 通过分泌因子促进组织中常驻干细胞的增殖和分化以促进角膜上皮的恢复。

17.2.3 眼外 MSCs 用于人角膜上皮损伤

MSC 已成功用于组织修复和再生[159]。在 20 世纪 80 年代，研究者得出的结论，即 MSC 可以分化为成骨细胞、软骨细胞、脂肪细胞和成肌细胞，且被用于修复心肌梗死[160]、肝硬化[161]、胃肠道癌[162]、牙周治疗[163]、骨骼畸形及骨折[164]。研究还证明，这些细胞可以促进外胚层组织的再生，例如，支气管和肺泡上皮细胞[165]、肾小球和肾小管细胞，或胃肠道细胞[166]。这种分化过程将取决于它们所处环境中的诱导和控制因素[167]。

在眼科和视觉相关治疗领域已经有一些使用 MSC 的方法，主要是在眼表。虽然有研究表明将这些细胞用于动物模型[10,17-19,60,82]，但几乎没有临床领域的研究。

MSC 已被用于治疗慢性 GvHD 的不良后果，后者是成功的异基因造血干细胞移植治疗血液恶性肿瘤最可怕的并发症之一[168,169]。几年前，一项研究发表了静脉注射 MSC 治疗严重眼表受累的良好效果。这项研究的 22 例患者中，54.55%患者的临床睑裂闭合不全评分有所改善，同时伴随调节性 CD8+CD28-淋巴细胞（而不是 CD4+CD25+）水平增加，由此得出结论：MSC 改善难治性睑裂闭合不全的免疫调节作用可能是由于触发 CD8+CD28-T 淋巴细胞的生成，以调节 Th1/Th2 平衡[169]。

一份病例报告显示，一例患有圆锥角膜和对常规治疗无效的持续性角膜上皮缺损患者，通过局部应用脂肪组织源性 MSC 治疗，1 个月后角膜上皮愈合[170]。

MSC 不仅被试验用于治疗急性期眼部化学烧伤[171]，而且还被用于治疗严重眼部化学损伤引起慢性损害。已经有足够的试验证据表明，MSC 在处理化学损伤的慢性后遗症方面是有益的，有助于为角膜上皮提供由于角膜缘干细胞及其生态位的破坏而丧失的再生能力[10,17-19]。尽管 MSC 在 LSCD 的动物模型中被证明是有用的，但它们还没有被完全批准用于临床，因为只有一项关于MSC用于人类 LSCD 的临床试验。该探索性概念验证临床试验在我们研究所进行[172]，探讨 MSC 用于各种病因双侧 LSCD 的安全性和有效性，由于完全缺乏健康的角膜缘而无法从中取出活检组织，因此更广泛应用的是自体培养角膜缘上皮移植[7-9]。在这项随机对照临床试验中，我们比较了接受 CLET 治疗的患者和 MSC 移植的患者，因为我们在这一过程中有足够的经验[8,173]。由于 MSCT 具有探索性，所以纳入了数量虽少但可观的患者。通过广泛的评价终点分析，有足够的证据表明 MSCT 与 CLET 一样安全有效，12 个月后成功率为 73%~86%[172]（图 17.2）。虽然研究结果必须在更大的临床试验中重复以证实，但给那些由于广泛的双侧疾病而无法进行自体角膜缘移植的患者带来了希望。

17.3 未来展望和结论

眼外 MSC 是一种可用的、非免疫原性的干细胞来源，根据临床前和临床研究的结果，这种干细胞在角膜上皮再生方面已被证明具有潜在的治疗价值；这种方法相当新颖，尽管目前只进行了几项临床研究。然而，通过不同技术从不同组织中分离的 MSC 可能具有不同的性质和活性水平，直接影响其疗效。此外，大多数 MSC 的分离、增殖和特性鉴定方案在不同的实验室中各不相同，基

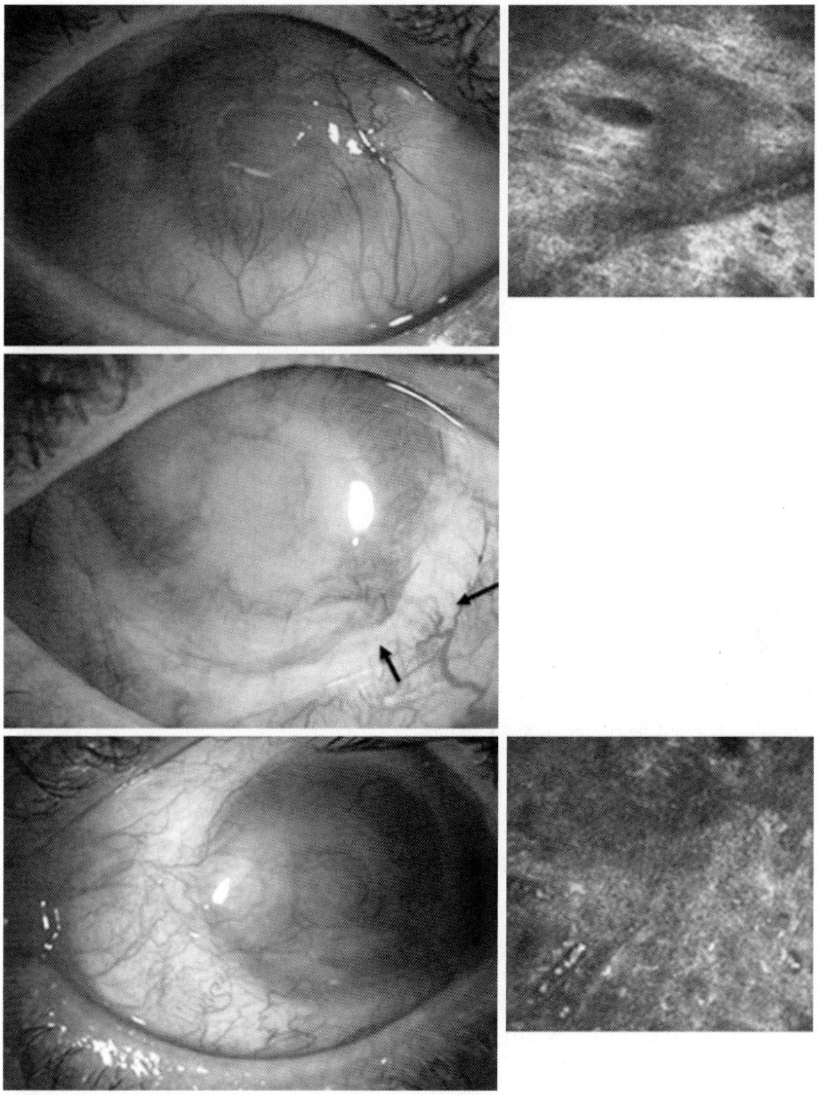

图 17.2　这例 48 岁的男性患者在 4 年前有双侧化学损伤，根据护理标准，对其进行了多次羊膜移植。两只眼都表现为严重化学烧伤的典型终末期图像：由于全层基质瘢痕形成的残余角膜血管化混浊。图像中没有观察到双眼白内障、虹膜和角膜后表面之间的广泛粘连，以及青光眼。因此，恢复视力需要 3 种外科手术，即干细胞移植、穿透性角膜移植和另一种非角膜手术（白内障摘除）。患者左眼接受了间充质干细胞移植。上排显示的是细胞移植前 4 周的左眼。中间一排显示术后 2 天，移植片在位，细胞面向下，羊膜（箭头所示）面对巩膜镜。下排显示 12 个月后移植成功。活体共聚焦显微镜显示移植前角膜中央（上排）有结膜样表型。手术 12 个月后，患者左侧中央角膜（下排）出现了角膜样表型。移植后 12 个月中央角膜上皮表型的持续改善表明，该患者将有更大的机会进行成功的穿透性角膜移植以改善其视力。（扫码看彩图）

于 MSC 疗法的临床转译意味着它们的制造过程应该遵守良好的制造规范（GMP），以保持最终细胞产品的质量和安全标准。因此，MSC 的制备、表征和生物潜能活性（效价测定）评价的标准化方案对于更好地理解 MSC 的功能和临床应用，以及改进研究和临床中心之间结果的比较是至关重要的。为实现这一目标,基础研究人员、医生、产业界和监管机构之间的合作至关重要。

尽管包括我们在内的几个研究组已经报道了利用 MSC 进行角膜上皮再生具有很好的前景,但这些细胞如何在眼表面发挥治疗作用的确切机制尚不明确,值得进一步研究。需要对 LSCD 动物模型进行进一步研究,以确定 MSC 是否能够转分化为角膜上皮细胞,以及 MSC 在角膜分泌因子中能存活多久,从而减少组织损伤,解决 MSC 应用于眼表的最佳细胞剂量和最佳给药途径等问题。

我们的概念验证临床试验表明,将 MSC 移植至 LSCD 患者的眼表可以安全有效地恢复角膜上皮。然而,仍需要进一步的研究,明确移植 MSC 后其改善角膜上皮细胞表型的机制。要做到这一点,首先必须就 LSCD 的诊断标准和临床评估终点达成一致,以便能够有效地比较从不同临床中心收集到的应用细胞治疗 LSCD 的数据。

参考文献

1. Cotsarelis G, Cheng SZ, Dong G, Sun TT, Lavker RM. Existence of slow-cycling limbal epithelial basal cells that can be preferentially stimulated to proliferate: implications on epithelial stem cells. Cell. 1989;57(2):201–9.
2. Li W, Hayashida Y, Chen YT, Tseng SCG. Niche regulation of corneal epithelial stem cells at the limbus. Cell Res. 2007;17:26–36.
3. Schlötzer-Schrehardt U, Kruse FE. Identification and characterization of limbal stem cells. Exp Eye Res. 2005;81:247–64.
4. Schermer A, Galvin S, Sun TT. Differentiation-related expression of a major 64K corneal keratin in vivo and in culture suggests limbal location of corneal epithelial stem cells. J Cell Biol. 1986;103(1):49–62.
5. Dua HS, Saini JS, Azuara-Blanco A, Gupta P. Limbal stem cell deficiency: concept, aetiology, clinical presentation, diagnosis and management. Indian J Ophthalmol. 2000;48(2):83–92.
6. Nakamura T, Inatomi T, Sotozono C, Koizumi N, Kinoshita S. Ocular surface reconstruction using stem cell and tissue engineering. Prog Retin Eye Res. 2016;51:187–207.
7. Rama P, Matuska S, Paganoni G, Spinelli A, De Luca M, Pellegrini G. Limbal stem-cell therapy and long-term corneal regeneration. N Engl J Med. 2010;363(2):147–55.
8. Ramírez BE, Sánchez A, Herreras JM, Fernández I, García-Sancho J, Nieto-Miguel T, et al. Stem cell therapy for corneal epithelium regeneration following good manufacturing and clinical procedures. Biomed Res Int. 2015;2015:408495.
9. Singh V, Shukla S, Ramachandran C, Mishra DK, Katikireddy KR, Lal I, et al. Science and art of cell-based ocular surface regeneration. Int Rev Cell Mol Biol. 2015;319:45–106.
10. Zhang L, Coulson-Thomas VJ, Ferreira TG, Kao WWY. Mesenchymal stem cells for treating ocular surface diseases. BMC Ophthalmol. 2015;15(Suppl 1(155)):55–65.
11. Yao L, Bai H. Review: mesenchymal stem cells and corneal reconstruction. Mol Vis. 2013;19:2237–43.
12. Rohban R, Pieber TR. Mesenchymal stem and progenitor cells in regeneration: tissue specificity and regenerative potential. Stem Cells Int. 2017;2017:1–16.
13. Dominici M, Le Blanc K, Mueller I, Slaper-Cortenbach I, Marini FC, Krause DS, et al. Minimal criteria for defining multipotent mesenchymal stromal cells. The International Society for Cellular Therapy position statement. Cytotherapy. 2006;8(4):315–7.
14. Fu Y, Karbaat L, Wu L, Leijten J, Both SK, Karperien M. Trophic effects of mesenchymal stem cells in tissue regeneration. Tissue Eng Part B Rev. 2017;23(6):515–28.
15. Si YL, Zhao YL, Hao HJ, Fu XB, Han WD. MSCs: biological characteristics, clinical applications and their outstanding concerns. Ageing Res Rev. 2011;10:93–103.
16. Higuchi A, Suresh Kumar S, Benelli G, Alarfaj AA, Munusamy MA, Umezawa A, et al. Stem cell therapies for reversing vision loss. Trends Biotechnol. 2017;35(11):1102–17.
17. Holan V, Javorkova E. Mesenchymal stem cells, nanofiber scaffolds and ocular surface reconstruction. Stem Cell Rev Rep. 2013;9(5):609–19.
18. Galindo S, Herreras JM, López-Paniagua M, Rey E, de la Mata A, Plata-Cordero M, et al. Therapeutic effect of human adipose tissue-derived mesenchymal stem cells in experimental corneal failure due to limbal stem cell niche damage. Stem Cells. 2017;35(10):2160–74.
19. Mittal SK, Omoto M, Amouzegar A, Sahu A, Rezazadeh A, Katikireddy KR, et al. Restoration of corneal transparency by mesenchymal stem cells. Stem Cell Rep. 2016;7(4):583–90.
20. Harkin DG, Foyn L, Bray LJ, Sutherland AJ, Li FJ, Cronin BG. Concise reviews: can mesenchymal stromal cells differentiate into corneal cells? a systematic review of published data. Stem Cells. 2015;33:785–91.

21. Li F, Zhao S. Control of cross talk between angiogenesis and inflammation by mesenchymal stem cells for the treatment of ocular surface diseases. Stem Cells Int. 2016;2016:1–8.
22. Graw J. Eye development. Curr Top Dev Biol. 2010;90(C):343–86.
23. Phinney DG, Prockop DJ. Concise review: mesenchymal stem/multipotent stromal cells: the state of transdifferentiation and modes of tissue repair-current views. Stem Cells. 2007;25(11):2896–902.
24. Baer PC. Adipose-derived stem cells and their potential to differentiate into the epithelial lineage. Stem Cells Dev. 2011;20(10):1805–16.
25. Barui A, Chowdhury F, Pandit A, Datta P. Rerouting mesenchymal stem cell trajectory towards epithelial lineage by engineering cellular niche. Biomaterials. 2018;156:28–44.
26. Guo T, Wang W, Zhang J, Chen X, Li B, Li L. Experimental study on repairing damage of corneal surface by mesenchymal stem cells transplantation. Zhonghua Yan Ke Za Zhi. 2006;42(3):246–50.
27. Hou GH, Ye N, Wu J, Xu JT, Shi WJ, Chen Y, et al. Preliminary study on human bone marrow mesenchymal stem cells differentiation into epithelial-like cells. Zhonghua Yan Ke Za Zhi. 2010;46(8):719–24.
28. Rohaina CM, Then KY, Ng AMH, Wan Abdul Halim WH, Zahidin AZM, Saim A, et al. Reconstruction of limbal stem cell deficient corneal surface with induced human bone marrow mesenchymal stem cells on amniotic membrane. Transl Res. 2014;163(3):200–10.
29. Katikireddy KR, Dana R, Jurkunas UV. Differentiation potential of limbal fibroblasts and bone marrow mesenchymal stem cells to corneal epithelial cells. Stem Cells. 2014;32(3):717–29.
30. Sanchez-Abarca LI, Hernandez-Galilea E, Lorenzo R, Herrero C, Velasco A, Carrancio S, et al. Human bone marrow stromal cells differentiate into corneal tissue and prevent ocular graft-versus-host disease in mice. Cell Transplant. 2015;24(12):2423–33.
31. Gu S, Xing C, Han J, Tso MOM, Hong J. Differentiation of rabbit bone marrow mesenchymal stem cells into corneal epithelial cells in vivo and ex vivo. Mol Vis. 2009;15:99–107.
32. Reinshagen H, Auw-Haedrich C, Sorg RV, Boehringer D, Eberwein P, Schwartzkopff J, et al. Corneal surface reconstruction using adult mesenchymal stem cells in experimental limbal stem cell deficiency in rabbits. Acta Ophthalmol. 2011;89(8):741–8.
33. Jiang T-S, Cai L, Ji W-Y, Hui Y-N, Wang Y-S, Hu D, et al. Reconstruction of the corneal epithelium with induced marrow mesenchymal stem cells in rats. Mol Vis. 2010;16:1304–16.
34. Zhang J, Huang C, Feng Y, Li Y, Wang W. Comparison of beneficial factors for corneal wound-healing of rat mesenchymal stem cells and corneal limbal stem cells on the xenogeneic acellular corneal matrix in vitro. Mol Vis. 2012;18:161–73.
35. Trosan P, Javorkova E, Zajicova A, Hajkova M, Hermankova B, Kossl J, et al. The supportive role of insulin-like growth factor-I in the differentiation of murine mesenchymal stem cells into corneal-like cells. Stem Cells Dev. 2016;25(11):774–81.
36. Ma Y, Xu Y, Xiao Z, Yang W, Zhang C, Song E, et al. Reconstruction of chemically burned rat corneal surface by bone marrow-derived human mesenchymal stem cells. Stem Cells. 2006;24(2):315–21.
37. Ye J, Yao K, Kim JC. Mesenchymal stem cell transplantation in a rabbit corneal alkali burn model: engraftment and involvement in wound healing. Eye. 2006;20(4):482–90.
38. Ho JH-C, Ma W-H, Tseng T-C, Chen Y-F, Chen M-H, Lee OK-S. Isolation and characterization of multi-potent stem cells from human orbital fat tissues. Tissue Eng Part A. 2011;17(1–2):255–66.
39. Martínez-Conesa EM, Espel E, Reina M, Casaroli-Marano RP. Characterization of ocular surface epithelial and progenitor cell markers in human adipose stromal cells derived from lipoaspirates. Invest Ophthalmol Vis Sci. 2012;53(1):513–20.
40. Nieto-Miguel T, Galindo S, Reinoso R, Corell A, Martino M, Pérez-Simón JA, et al. In vitro simulation of corneal epithelium microenvironment induces a corneal epithelial-like cell phenotype from human adipose tissue mesenchymal stem cells. Curr Eye Res. 2013;38(9):933–44.
41. Liu W, Liu Y, Liu H, Luo Y, Xu J. Differentiation of adipose-derived mesenchymal stem cells after transfection with Pax6 gene. Zhongguo Xiu Fu Chong Jian Wai Ke Za Zhi. 2014;28(8):1004–8.
42. Garzon I, Miyake J, Gonzalez-Andrades M, Carmona R, Carda C, Sanchez-Quevedo M, Del C, et al. Wharton's jelly stem cells: a novel cell source for oral mucosa and skin epithelia regeneration. Stem Cells Transl Med. 2013;2(8):625–32.
43. Garzón I, Martín-Piedra MA, Alfonso-Rodríguez C, Gonźalez-Andrades M, Carriel V, Martínez-Gómez C, et al. Generation of a biomimetic human artificial cornea model using wharton's jelly mesenchymal stem cells. Invest Ophthalmol Vis Sci. 2014;55(7):4073–83.
44. Sidney LE, McIntosh OD, Hopkinson A. Phenotypic change and induction of cytokeratin expression during in vitro culture of corneal stromal cells. Invest Ophthalmol Vis Sci. 2015;56(12):7225–35.
45. Monteiro BG, Serafim RC, Melo GB, Silva MCP, Lizier NF, Maranduba CMC, et al. Human immature dental pulp stem cells share key characteristic features with limbal stem cells. Cell Prolif. 2009;42(5):587–94.
46. Gomes JÁP, Monteiro BG, Melo GB, Smith RL, da Silva MCP, Lizier NF, et al. Corneal reconstruction with tissue-engineered cell sheets composed of human immature dental pulp stem cells. Invest Ophthalmol Vis Sci. 2010;51(3):1408–14.
47. Kushnerev E, Shawcross SG, Sothirachagan S, Carley F, Brahma A, Yates JM, et al. Regeneration of corneal epithelium with dental pulp stem cells using a contact lens delivery system. Investig

Opthalmology Vis Sci. 2016;57(13):5192–9.
48. Tsai C-L, Chuang P-C, Kuo H-K, Chen Y-H, Su W-H, et al. Differentiation of stem cells from human exfoliated deciduous teeth toward a phenotype of corneal epithelium in vitro. Cornea. 2015;34:1471–7.
49. Haynesworth SE, Baber MA, Caplan AI. Cytokine expression by human marrow-derived mesenchymal progenitor cells in vitro: effects of dexamethasone and IL-1 alpha. J Cell Physiol. 1996;166(3):585–92.
50. Ghazaryan E, Zhang Y, He Y, Liu X, Li Y, Xie J, et al. Mesenchymal stem cells in corneal neovascularization: comparison of different application routes. Mol Med Rep. 2016;14(4):3104–12.
51. Yao L, Li ZR, Su WR, Li YP, Lin ML, Zhang WX, et al. Role of mesenchymal stem cells on cornea wound healing induced by acute alkali burn. PLoS One. 2012;7(2):e30842.
52. Caplan AI, Dennis JE. Mesenchymal stem cells as trophic mediators. J Cell Biochem. 2006;98:1076–84.
53. Kocan B, Maziarz A, Tabarkiewicz J, Ochiya T, Banaś-Ząbczyk A. Trophic activity and phenotype of adipose tissue-derived mesenchymal stem cells as a background of their regenerative potential. Stem Cells Int. 2017;2017:1653254.
54. Caplan AI. Why are MSCs therapeutic? New data: new insight. J Pathol. 2009;217:318–24.
55. da Silva ML, Fontes AM, Covas DT, Caplan AI. Mechanisms involved in the therapeutic properties of mesenchymal stem cells. Cytokine Growth Factor Rev. 2009;20:419–27.
56. Singer AJ, Clark RAF. Cutaneous wound healing. Epstein FH, editor. N Engl J Med. 1999;341(10):738–46.
57. Mohan RR, Wilson SE. Ex vivo human corneal epithelial cells express membrane-bound precursor and mature soluble epidermal growth factor (EGF) and transforming growth factor (TGF) alpha proteins. Exp Eye Res. 1999;68(1):129–31.
58. Yang H, Sun X, Wang Z, Ning G, Zhang F, Kong J, et al. EGF stimulates growth by enhancing capacitative calcium entry in corneal epithelial cells. J Membr Biol. 2003;194(1):47–58.
59. Morita S, Shirakata Y, Shiraishi A, Kadota Y, Hashimoto K, Higashiyama S, et al. Human corneal epithelial cell proliferation by epiregulin and its cross-induction by other EGF family members. Mol Vis. 2007;13:2119–28.
60. Holan V, Trosan P, Cejka C, Javorkova E, Zajicova A, Hermankova B, et al. A comparative study of the therapeutic potential of mesenchymal stem cells and limbal epithelial stem cells for ocular surface reconstruction. Stem Cells Transl Med. 2015;4(9):1052–63.
61. Cejka C, Holan V, Trosan P, Zajicova A, Javorkova E, Cejkova J. The favorable effect of mesenchymal stem cell treatment on the antioxidant protective mechanism in the corneal epithelium and renewal of corneal optical properties changed after alkali burns. Oxidative Med Cell Longev. 2016;2016:5843809.
62. Hu N, Zhang Y-Y, Gu H-W, Guan H-J. Effects of bone marrow mesenchymal stem cells on cell proliferation and growth factor expression of limbal epithelial cells in vitro. Ophthalmic Res. 2012;48(2):82–8.
63. Oh JY, Kim MK, Shin MS, Wee WR, Lee JH. Cytokine secretion by human mesenchymal stem cells cocultured with damaged corneal epithelial cells. Cytokine. 2009;46(1):100–3.
64. Taheri F, Bazan HEP. Platelet-activating factor overturns the transcriptional repressor disposition of Sp1 in the expression of MMP-9 in human corneal epithelial cells. Invest Ophthalmol Vis Sci. 2007;48(5):1931–41.
65. Di G, Du X, Qi X, Zhao X, Duan H, Li S, et al. Mesenchymal stem cells promote diabetic corneal epithelial wound healing through TSG-6-dependent stem cell activation and macrophage switch. Investig Opthalmol Vis Sci. 2017;58(10):4344–54.
66. Oh JY, Kim MK, Shin MS, Lee HJ, Ko JH, Wee WR, et al. The anti-inflammatory and anti-angiogenic role of mesenchymal stem cells in corneal wound healing following chemical injury. Stem Cells. 2008;26(4):1047–55.
67. Sotozono C, He J, Matsumoto Y, Kita M, Imanishi J, Kinoshita S. Cytokine expression in the alkali-burned cornea. Curr Eye Res. 1997;16(7):670–6.
68. Djouad F, Charbonnier L-M, Bouffi C, Louis-Plence P, Bony C, Apparailly F, et al. Mesenchymal stem cells inhibit the differentiation of dendritic cells through an interleukin-6-dependent mechanism. Stem Cells. 2007;25(8):2025–32.
69. Roddy GW, Oh JY, Lee RH, Bartosh TJ, Ylostalo J, Coble K, et al. Action at a distance: systemically administered adult stem/progenitor cells (MSCs) reduce inflammatory damage to the cornea without engraftment and primarily by secretion of TNF-α stimulated gene/protein 6. Stem Cells. 2011;29(10):1572–9.
70. DiPietro LA, Burdick M, Low QE, Kunkel SL, Strieter RM. Mip-1α as a critical macrophage chemoattractant in murine wound repair. J Clin Invest. 1998;101(8):1693–8.
71. Choi JA, Choi J-S, Joo C-K. Effects of amniotic membrane suspension in the rat alkali burn model. Mol Vis. 2011;17(February):404–12.
72. Aggarwal S, Pittenger MF. Human mesenchymal stem cells modulate allogeneic immune cell responses. Blood. 2005;105(4):1815–22.
73. Maggini J, Mirkin G, Bognanni I, Holmberg J, Piazzón IM, Nepomnaschy I, et al. Mouse bone marrow-derived mesenchymal stromal cells turn activated macrophages into a regulatory-like profile. PLoS One. 2010;5(2):e9252.
74. Choi H, Lee RH, Bazhanov N, Oh JY, Prockop DJ. Anti-inflammatory protein TSG-6 secreted by activated MSCs attenuates zymosan-induced mouse peritonitis by decreasing TLR2/NF-κB signaling in resident macrophages. Blood. 2011;118(2):330–8.
75. Oh JY, Roddy GW, Choi H, Lee RH, Ylöstalo JH, Rosa RH, et al. Anti-inflammatory protein TSG-6 reduces inflammatory damage to the cornea follow-

ing chemical and mechanical injury. Proc Natl Acad Sci U S A. 2010;107(39):16875–80.
76. Cursiefen C, Masli S, Ng TF, Dana MR, Bornstein P, Lawler J, et al. Roles of thrombospondin-1 and -2 in regulating corneal and iris angiogenesis. Invest Ophthalmol Vis Sci. 2004;45(4):1117–24.
77. Cursiefen C. Immune privilege and angiogenic privilege of the cornea. Chem Immunol Allergy. 2007;92:50–7.
78. Zak S, Treven J, Nash N, Gutierrez LS. Lack of thrombospondin-1 increases angiogenesis in a model of chronic inflammatory bowel disease. Int J Color Dis. 2008;23(3):297–304.
79. Downes JE, Swann PG, Holmes RS. Ultraviolet light-induced pathology in the eye: associated changes in ocular aldehyde dehydrogenase and alcohol dehydrogenase activities. Cornea. 1993;12(3):241–8.
80. Cejkova J, Trosan P, Cejka C, Lencova A, Zajicova A, Javorkova E, et al. Suppression of alkali-induced oxidative injury in the cornea by mesenchymal stem cells growing on nanofiber scaffolds and transferred onto the damaged corneal surface. Exp Eye Res. 2013;116:312–23.
81. Kemp K, Gray E, Mallam E, Scolding N, Wilkins A. Inflammatory cytokine induced regulation of superoxide dismutase 3 expression by human mesenchymal stem cells. Stem Cell Rev. 2010;6(4):548–59.
82. Li F, Zhao S-Z. Mesenchymal stem cells: potential role in corneal wound repair and transplantation. World J Stem Cells. 2014;6(3):296–304.
83. Konala VBR, Mamidi MK, Bhonde R, Das AK, Pochampally R, Pal R. The current landscape of the mesenchymal stromal cell secretome: a new paradigm for cell-free regeneration. Cytotherapy. 2016;18:13–24.
84. Bermudez MA, Sendon-Lago J, Eiro N, Trevino M, Gonzalez F, Yebra-Pimentel E, et al. Corneal epithelial wound healing and bactericidal effect of conditioned medium from human uterine cervical stem cells. Invest Ophthalmol Vis Sci. 2015;56(2):983–92.
85. Bermudez MA, Sendon-Lago J, Seoane S, Eiro N, Gonzalez F, Saa J, et al. Anti-inflammatory effect of conditioned medium from human uterine cervical stem cells in uveitis. Exp Eye Res. 2016;149:84–92.
86. Raposo G, Stoorvogel W. Extracellular vesicles: exosomes, microvesicles, and friends. J Cell Biol. 2013;200:373–83.
87. Baglio SR, Rooijers K, Koppers-Lalic D, Verweij FJ, Lanzón MP, Zini N, et al. Human bone marrow- and adipose-mesenchymal stem cells secrete exosomes enriched in distinctive miRNA and tRNA species. Stem Cell Res Ther. 2015;6(1):127.
88. Katsuda T, Ochiya T. Molecular signatures of mesenchymal stem cell-derived extracellular vesicle-mediated tissue repair. Stem Cell Res Ther. 2015;6:212.
89. Tang Q, Luo C, Lu B, Fu Q, Yin H, Qin Z, et al. Thermosensitive chitosan-based hydrogels releasing stromal cell derived factor-1 alpha recruit MSC for corneal epithelium regeneration. Acta Biomater. 2017;61:101–13.
90. Hu L, Wang J, Zhou X, Xiong Z, Zhao J, Yu R, et al. Exosomes derived from human adipose mensenchymal stem cells accelerates cutaneous wound healing via optimizing the characteristics of fibroblasts. Sci Rep. 2016;6:32993.
91. Di Nicola M, Carlo-Stella C, Magni M, Milanesi M, Longoni PD, Matteucci P, et al. Human bone marrow stromal cells suppress T-lymphocyte proliferation induced by cellular or nonspecific mitogenic stimuli. Blood. 2002;99(10):3838–43.
92. Krampera M, Glennie S, Dyson J, Scott D, Laylor R, Simpson E, et al. Bone marrow mesenchymal stem cells inhibit the response of naive and memory antigen-specific T cells to their cognate peptide. Blood. 2003;101(9):3722–9.
93. Glenn JD, Whartenby KA. Mesenchymal stem cells: emerging mechanisms of immunomodulation and therapy. World J Stem Cells. 2014;6(5):526–39.
94. Zhang QZ, Su WR, Shi SH, Wilder-Smith P, Xiang AP, Wong A, et al. Human gingiva-derived mesenchymal stem cells elicit polarization of M2 macrophages and enhance cutaneous wound healing. Stem Cells. 2010;28(10):1856–68.
95. Raffaghello L, Bianchi G, Bertolotto M, Montecucco F, Busca A, Dallegri F, et al. Human mesenchymal stem cells inhibit neutrophil apoptosis: a model for neutrophil preservation in the bone marrow niche. Stem Cells. 2008;26(1):151–62.
96. Maqbool M, Vidyadaran S, George E, Ramasamy R. Human mesenchymal stem cells protect neutrophils from serum-deprived cell death. Cell Biol Int. 2011;35(12):1247–51.
97. Brown JM, Nemeth K, Kushnir-Sukhov NM, Metcalfe DD, Mezey E. Bone marrow stromal cells inhibit mast cell function via a COX2-dependent mechanism. Clin Exp Allergy. 2011;41(4):526–34.
98. Sotiropoulou PA, Perez SA, Gritzapis AD, Baxevanis CN, Papamichail M. Interactions between human mesenchymal stem cells and natural killer cells. Stem Cells. 2006;24(1):74–85.
99. Spaggiari GM, Capobianco A, Becchetti S, Mingari MC, Moretta L. Mesenchymal stem cell-natural killer cell interactions: evidence that activated NK cells are capable of killing MSCs, whereas MSCs can inhibit IL-2-induced NK-cell proliferation. Blood. 2006;107(4):1484–90.
100. Augello A, Tasso R, Negrini SM, Amateis A, Indiveri F, Cancedda R, et al. Bone marrow mesenchymal progenitor cells inhibit lymphocyte proliferation by activation of the programmed death 1 pathway. Eur J Immunol. 2005;35(5):1482–90.
101. Corcione A, Benvenuto F, Ferretti E, Giunti D, Cappiello V, Cazzanti F, et al. Human mesenchymal stem cells modulate B-cell functions. Blood. 2006;107(1):367–72.
102. Tabera S, Pérez-Simón JA, Díez-Campelo M, Sánchez-Abarca LI, Blanco B, López A, et al. The effect of mesenchymal stem cells on the viability, proliferation and differentiation of B-lymphocytes. Haematologica. 2008;93(9):1301–9.
103. Franquesa M, Hoogduijn MJ, Bestard O, Grinyó

JM. Immunomodulatory effect of mesenchymal stem cells on B cells. Front Imunol. 2012;3:212.
104. Ren G, Zhang L, Zhao X, Xu G, Zhang Y, Roberts AI, et al. Mesenchymal stem cell-mediated immunosuppression occurs via concerted action of chemokines and nitric oxide. Cell Stem Cell. 2008;2(2):141–50.
105. Qu X, Liu X, Cheng K, Yang R, Zhao RCH. Mesenchymal stem cells inhibit Th17 cell differentiation by IL-10 secretion. Exp Hematol. 2012;40(9):761–70.
106. English K, Ryan JM, Tobin L, Murphy MJ, Barry FP, Mahon BP. Cell contact, prostaglandin E2 and transforming growth factor beta 1 play non-redundant roles in human mesenchymal stem cell induction of CD4+CD25Highforkhead box P3+ regulatory T cells. Clin Exp Immunol. 2009;156(1):149–60.
107. Fiorina P, Jurewicz M, Augello A, Vergani A, Dada S, La Rosa S, et al. Immunomodulatory function of bone marrow-derived mesenchymal stem cells in experimental autoimmune type 1 diabetes. J Immunol. 2009;183(2):993–1004.
108. Traggiai E, Volpi S, Schena F, Gattorno M, Ferlito F, Moretta L, et al. Bone marrow-derived mesenchymal stem cells induce both polyclonal expansion and differentiation of B cells isolated from healthy donors and systemic lupus erythematosus patients. Stem Cells. 2008;26(2):562–9.
109. Romieu-Mourez R, François M, Boivin M-N, Bouchentouf M, Spaner DE, Galipeau J. Cytokine modulation of TLR expression and activation in mesenchymal stromal cells leads to a proinflammatory phenotype. J Immunol. 2009;182(12):7963–73.
110. Waterman RS, Tomchuck SL, Henkle SL, Betancourt AM. A new mesenchymal stem cell (MSC) paradigm: polarization into a pro-inflammatory MSC1 or an immunosuppressive MSC2 phenotype. PLoS One. 2010;5(4):e10088.
111. Wen L, Zhu M, Madigan MC, You J, King NJC, Billson FA, et al. Immunomodulatory effects of bone marrow-derived mesenchymal stem cells on pro-inflammatory cytokine-stimulated human corneal epithelial cells. PLoS One. 2014;9(7):e101841.
112. Kao WWY, Zhu G, Benza R, Kao CWC, Ishizaki M, Wander AH. Appearance of immune cells and expression of MHC II DQ molecule by fibroblasts in alkali-burned corneas. Cornea. 1996;15(4):397–408.
113. Li Z, Burns AR, Smith CW. Lymphocyte function-associated antigen-1-dependent inhibition of corneal wound healing. Am J Pathol. 2006;169(5):1590–600.
114. Yomogida S, Hua J, Sakamoto K, Nagaoka I. Glucosamine suppresses interleukin-8 production and ICAM-1 expression by TNF-alpha-stimulated human colonic epithelial HT-29 cells. Int J Mol Med. 2008;22(2):205–11.
115. Kim JY, Kang JS, Kim HM, Ryu HS, Kim HS, Lee HK, et al. Inhibition of bone marrow-derived dendritic cell maturation by glabridin. Int Immunopharmacol. 2010;10(10):1185–93.
116. Lee YJ, Moon MK, Hwang SM, Yoon JJ, Lee SM, Seo KS, et al. Anti-Inflammatory effect of Buddleja officinalis on vascular inflammation in human umbilical vein endothelial cells. Am J Chin Med. 2010;38(3):585–98.
117. Zaher SS, Germain C, Fu H, Larkin DFP, George AJT. 3-hydroxykynurenine suppresses CD4+ T-cell proliferation, induces T-regulatory-cell development, and prolongs corneal allograft survival. Invest Ophthalmol Vis Sci. 2011;52(5):2640–8.
118. Zajicova A, Pokorna K, Lencova A, Krulova M, Svobodova E, Kubinova S, et al. Treatment of ocular surface injuries by limbal and mesenchymal stem cells growing on nanofiber scaffolds. Cell Transplant. 2010;19(10):1281–90.
119. Ko JH, Lee HJ, Jeong HJ, Kim MK, Wee WR, Yoon S, et al. Mesenchymal stem/stromal cells precondition lung monocytes/macrophages to produce tolerance against allo- and autoimmunity in the eye. Proc Natl Acad Sci. 2016;113(1):158–63.
120. Coulson-Thomas VJ, Gesteira TF, Hascall V, Kao W. Umbilical cord mesenchymal stem cells suppress host rejection: the role of the glycocalyx. J Biol Chem. 2014;289(34):23465–81.
121. Bollyky PL, Evanko SP, Wu RP, Potter-Perigo S, Long SA, Kinsella B, et al. Th1 cytokines promote T-cell binding to antigen-presenting cells via enhanced hyaluronan production and accumulation at the immune synapse. Cell Mol Immunol. 2010;7(3):211–20.
122. Oh JY, Kim MK, Ko JH, Lee HJ, Lee JH, Wee WR. Rat allogeneic mesenchymal stem cells did not prolong the survival of corneal xenograft in a pig-to-rat model. Vet Ophthalmol. 2009;12(SUPPL. 1):35–40.
123. Jia Z, Jiao C, Zhao S, Li X, Ren X, Zhang L, et al. Immunomodulatory effects of mesenchymal stem cells in a rat corneal allograft rejection model. Exp Eye Res. 2012;102:44–9.
124. Omoto M, Katikireddy KR, Rezazadeh A, Dohlman TH, Chauhan SK. Mesenchymal stem cells home to inflamed ocular surface and suppress allosensitization in corneal transplantation. Invest Ophthalmol Vis Sci. 2014;55(10):6631–8.
125. Treacy O, O'Flynn L, Ryan AE, Morcos M, Lohan P, Schu S, et al. Mesenchymal stem cell therapy promotes corneal allograft survival in rats by local and systemic immunomodulation. Am J Transplant. 2014;14(9):2023–36.
126. Fuentes-Julián S, Arnalich-Montiel F, Jaumandreu L, Leal M, Casado A, García-Tuñon I, et al. Adipose-derived mesenchymal stem cell administration does not improve corneal graft survival outcome. PLoS One. 2015;10(3):e0117945.
127. Crop MJ, Korevaar SS, de Kuiper R, Ijzermans JNM, van Besouw NM, Baan CC, et al. Human mesenchymal stem cells are susceptible to lysis by CD8+ T cells and NK cells. Cell Transplant. 2011;20(10):1547–59.
128. Kang SK, Shin IS, Ko MS, Jo JY, Ra JC. Journey of mesenchymal stem cells for homing: strategies to enhance efficacy and safety of stem cell therapy. Stem Cells Int. 2012;2012:342968.
129. Devine SM, Cobbs C, Jennings M, Bartholomew

A, Hoffman R. Mesenchymal stem cells distribute to a wide range of tissues following systemic infusion into nonhuman primates. Blood. 2003;101(8):2999–3001.
130. Rojas M, Xu J, Woods CR, Mora AL, Spears W, Roman J, et al. Bone marrow-derived mesenchymal stem cells in repair of the injured lung. Am J Respir Cell Mol Biol. 2005;33(2):145–52.
131. Rüster B, Göttig S, Ludwig RJ, Bistrian R, Müller S, Seifried E, et al. Mesenchymal stem cells display coordinated rolling and adhesion behavior on endothelial cells. Blood. 2006;108(12):3938–44.
132. Segers VFM, Van Riet I, Andries LJ, Lemmens K, Demolder MJ, De Becker AJML, et al. Mesenchymal stem cell adhesion to cardiac microvascular endothelium: activators and mechanisms. Am J Physiol Heart Circ Physiol. 2006;290:H1370–7.
133. da Silva ML, Caplan AI, Nardi NB. In search of the in vivo identity of mesenchymal stem cells. Stem Cells. 2008;26(9):2287–99.
134. Ponte AL, Marais E, Gallay N, Langonné A, Delorme B, Hérault O, et al. The in vitro migration capacity of human bone marrow mesenchymal stem cells: comparison of chemokine and growth factor chemotactic activities. Stem Cells. 2007;25(7):1737–45.
135. Ries C, Egea V, Karow M, Kolb H, Jochum M, Neth P. MMP-2, MT1-MMP, and TIMP-2 are essential for the invasive capacity of human mesenchymal stem cells: differential regulation by inflammatory cytokines. Blood. 2007;109(9):4055–63.
136. Karp JM, Leng Teo GS. Mesenchymal stem cell homing: the devil is in the details. Cell Stem Cell. 2009;4:206–16.
137. Baek SJ, Kang SK, Ra JC. In vitro migration capacity of human adipose tissue-derived mesenchymal stem cells reflects their expression of receptors for chemokines and growth factors. Exp Mol Med. 2011;43(10):596–603.
138. Lan Y, Kodati S, Lee HS, Omoto M, Jin Y, Chauhan SK. Kinetics and function of mesenchymal stem cells in corneal injury. Invest Ophthalmol Vis Sci. 2012;53(7):3638–44.
139. Ceradini DJ, Kulkarni AR, Callaghan MJ, Tepper OM, Bastidas N, Kleinman ME, et al. Progenitor cell trafficking is regulated by hypoxic gradients through HIF-1 induction of SDF-1. Nat Med. 2004;10(8):858–64.
140. Hong HS, Lee J, Lee E, Kwon YS, Lee E, Ahn W, et al. A new role of substance P as an injury-inducible messenger for mobilization of CD29 + stromal-like cells. Nat Med. 2009;15(4):425–35.
141. Hannoush EJ, Sifri ZC, Elhassan IO, Mohr AM, Alzate WD, Offin M, et al. Impact of enhanced mobilization of bone marrow derived cells to site of injury. J Trauma. 2011;71(2):283–91.
142. Gao J, Dennis JE, Muzic RF, Lundberg M, Caplan AI. The dynamic in vivo distribution of bone marrow-derived mesenchymal stem cells after infusion. Cells Tissues Organs. 2001;169(1):12–20.
143. Zeppieri M, Salvetat ML, Beltrami AP, Cesselli D, Bergamin N, Russo R, et al. Human adipose-

D, Bergamin N, Russo R, et al. Human adipose-

derived stem cells for the treatment of chemically burned rat cornea: preliminary results. Curr Eye Res. 2013;38(4):451–63.
144. Zeng W, Li Y, Zeng G, Yang B, Zhu Y. Transplantation with cultured stem cells derived from the human amniotic membrane for corneal alkali burns: an experimental study. Ann Clin Lab Sci. 2014;44(1):73–81.
145. Pınarlı FA, Okten G, Beden U, Fışgın T, Kefeli M, Kara N, et al. Keratinocyte growth factor-2 and autologous serum potentiate the regenerative effect of mesenchymal stem cells in cornea damage in rats. Int J Ophthalmol. 2014;7(2):211–9.
146. Sohni A, Verfaillie CM. Mesenchymal stem cells migration homing and tracking. Stem Cells Int. 2013;2013:130763.
147. Ye J, Lee SY, KooK KH, Yao K. Bone marrow-derived progenitor cells promote corneal wound healing following alkali injury. Graefes Arch Clin Exp Ophthalmol. 2008;246(2):217–22.
148. Lee RH, Yu JM, Foskett AM, Peltier G, Reneau JC, Bazhanov N, et al. TSG-6 as a biomarker to predict efficacy of human mesenchymal stem/progenitor cells (hMSCs) in modulating sterile inflammation in vivo. Proc Natl Acad Sci. 2014;111(47):16766–71.
149. Yun YI, Park SY, Lee HJ, Ko JH, Kim MK, Wee WR, et al. Comparison of the anti-inflammatory effects of induced pluripotent stem cell–derived and bone marrow–derived mesenchymal stromal cells in a murine model of corneal injury. Cytotherapy. 2017;19(1):28–35.
150. Ahmed SK, Soliman AA, Omar SMM, Mohammed WR. Bone marrow mesenchymal stem cell transplantation in a rabbit corneal alkali burn model (a histological and immune histo-chemical study). Int J Stem Cells. 2015;8(1):69–78.
151. Lee JY, Jeong HJ, Kim MK, Wee WR. Bone marrow-derived mesenchymal stem cells affect immunologic profiling of interleukin-17-secreting cells in a chemical burn mouse model. Korean J Ophthalmol. 2014;28(1011–8942 (Print)):246–56.
152. Jirsova K, Jones GLA. Amniotic membrane in ophthalmology: properties, preparation, storage and indications for grafting—a review. Cell Tissue Bank. 2017;18:193–204.
153. Krenzer KL, Freddo TF. Cytokeratin expression in normal human bulbar conjunctiva obtained by impression cytology. Invest Ophthalmol Vis Sci. 1997;38(1):142–52.
154. Espandar L, Caldwell D, Watson R, Blanco-Mezquita T, Zhang S, Bunnell B. Application of adipose-derived stem cells on scleral contact lens carrier in an animal model of severe acute alkaline burn. Eye Contact Lens. 2014;40(4):243–7.
155. Cejka C, Cejkova J, Trosan P, Zajicova A, Sykova E, Holan V. Transfer of mesenchymal stem cells and cyclosporine A on alkali-injured rabbit cornea using nanofiber scaffolds strongly reduces corneal neovascularization and scar formation. Histol Histopathol. 2016;31(9):969–80.

156. Ke Y, Wu Y, Cui X, Liu X, Yu M, Yang C, et al. Polysaccharide hydrogel combined with mesenchymal stem cells promotes the healing of corneal alkali burn in rats. PLoS One. 2015;10(3):e0119725.
157. Lin HF, Lai YC, Tai CF, Tsai JL, Hsu HC, Hsu RF, et al. Effects of cultured human adipose-derived stem cells transplantation on rabbit cornea regeneration after alkaline chemical burn. Kaohsiung J Med Sci. 2013;29(1):14–8.
158. Almaliotis D, Koliakos G, Papakonstantinou E, Komnenou A, Thomas A, Petrakis S, et al. Mesenchymal stem cells improve healing of the cornea after alkali injury. Graefes Arch Clin Exp Ophthalmol. 2015;253(7):1121–35.
159. Trounson A, McDonald C. Stem cell therapies in clinical trials: progress and challenges. Cell Stem Cell. 2015;17:11–22.
160. Jackson L, Jones DR, Scotting P, Sottile V. Adult mesenchymal stem cells: differentiation potential and therapeutic applications. J Postgrad Med. 2007;53(2):121–7.
161. Miao C, Lei M, Hu W, Han S, Wang Q. A brief review: the therapeutic potential of bone marrow mesenchymal stem cells in myocardial infarction. Stem Cell Res Ther. 2017;8(1):242.
162. Dai L-J, Li HY, Guan L-X, Ritchie G, Zhou JX. The therapeutic potential of bone marrow-derived mesenchymal stem cells on hepatic cirrhosis. Stem Cell Res. 2009;2(1):16–25.
163. von Einem JC, Peter S, Günther C, Volk H-D, Grütz G, Salat C, et al. Treatment of advanced gastrointestinal cancer with genetically modified autologous mesenchymal stem cells - TREAT-ME-1 - a phase I, first in human, first in class trial. Oncotarget. 2017;8(46):80156–66.
164. Yin X, Li P, Li Y, Cai Y, Wen J, Luan Q. Growth/differentiation factor-5 promotes in vitro/vivo periodontal specific differentiation of induced pluripotent stem cell-derived mesenchymal stem cells. Exp Ther Med. 2017;14(5):4111–7.
165. Prasadam I, Akuien A, Friis TE, Fang W, Mao X, Crawford RW, et al. Mixed cell therapy of bone marrow-derived mesenchymal stem cells and articular cartilage chondrocytes ameliorates osteoarthritis development. Lab Investig. 2018;98(1):106–16.
166. Kotton DN, Ma BY, Cardoso WV, Sanderson EA, Summer RS, Williams MC, et al. Bone marrow-derived cells as progenitors of lung alveolar epithelium. Development. 2001;128:5181–8.
167. Okamoto R, Yajima T, Yamazaki M, Kanai T, Mukai M, Ikeda Y, et al. Damaged epithelia regenerated by bone marrow-derived cells in the human gastrointestinal tract. Nat Med. 2002;8(9):1011–7.
168. Liu Z-J, Zhuge Y, Velazquez OC. Trafficking and differentiation of mesenchymal stem cells. J Cell Biochem. 2009;106(6):984–91.
169. Cocho L, Fernández I, Calonge M, de la Maza MS, Rovira M, Stern ME, et al. Prehematopoietic stem cell transplantation tear cytokines as potential susceptibility biomarkers for ocular chronic graft-versus-host disease. Invest Ophthalmol Vis Sci. 2017;58(11):4836–46.
170. Weng J, He C, Lai P, Luo C, Guo R, Wu S, et al. Mesenchymal stromal cells treatment attenuates dry eye in patients with chronic graft-versus-host disease. Mol Ther. 2012;20(12):2347–54.
171. Agorogiannis GI, Alexaki VI, Castana O, Kymionis GD. Topical application of autologous adipose-derived mesenchymal stem cells (MSCs) for persistent sterile corneal epithelial defect. Graefes Arch Clin Exp Ophthalmol. 2012;250(3):455–7.
172. Calonge M, Herreras JM, Pérez I, Galindo S, Nieto-Miguel T, López-Paniagua M, Alberca M, García-Sancho J, Sánchez A. A randomized controlled trial of cultivated limbal epithelial cells compared to mesenchymal stem cells for the treatment of corneal failure due to limbal stem cell deficiency. Invest Ophthalmol Vis Sci. 2017;58(8):3372. ARVO 2017 Annual Meeting.
173. Ramírez BE, Victoria DA, Murillo GM, Herreras JM, Calonge M. In vivo confocal microscopy assessment of the corneoscleral limbal stem cell niche before and after biopsy for cultivated limbal epithelial transplantation to restore corneal epithelium. Histol Histopathol. 2015;30(2):183–92.

第 18 章

角膜内皮细胞的体外扩增方法

Ricardo Pedro Casaroli-Marano

18.1 概述

角膜的结构完整性和生理功能维持是其保持透明性的关键因素。角膜上皮层在角膜透明性中起重要作用，不仅有助于无血管化，而且有助于永久修复功能[1-3]。因此，角膜上皮细胞的稳态维持了眼表结构的完整性，这对视力至关重要。

位于角巩膜缘区域基底层中的细胞亚群使角膜上皮的持续更新成为可能。这些细胞被称为角膜缘干细胞(LSC)，具有祖细胞特征，可以维持上皮细胞持续更新。它们的关键特性是作为寡能干细胞，具有较高的增殖潜能，且细胞周期缓慢，同时通过非对称分裂显示其很强的自我更新能力[2,3]。由于这些特殊性，它们被认为在维持眼表完整性和角膜上皮更新方面起着至关重要的作用。此外，角巩膜缘不仅是LSC的储存库，同时也是防止结膜上皮细胞替代角膜上皮细胞而导致新生血管形成的不可控和异常生长的结构屏障[1-3]。

角巩膜缘的微环境为眼表稳态提供了一个特殊的生态位，使角膜缘区在细胞更新过程中具有特殊的意义。因此，影响角巩膜缘区域的完整性，导致LSC消失、减少，甚至功能恶化的侵袭性损伤，可形成持续性角膜缘干细胞缺乏症(LSCD)的病理状态，并导致眼表显著改变。这些变化包括持续性角膜缺损、上皮角化和结膜化现象的出现，在持续性炎症过程中伴有角膜新生血管形成，这会降低角膜透明性，并加速视力下降[1-4]。在这种情况下，用角膜移植替换病变的角膜将导致移植失败，因为LSC的功能缺失，角膜上皮再生的生理机制受到了破坏[4]。

目前，以细胞为基础的治疗是LSCD眼表重建和修复最合适的方法[5,6]。体外培养角膜缘上皮细胞移植(CLET)或体外培养的口腔黏膜上皮细胞移植(COMET)方法都是通过体外细胞扩增后通过微创活检获得健康的自体组织。两种方法都为眼表恢复提供了好的临床效果，并且可能有助于患者的视力恢复。在单侧疾病中，使用CLET的自体治疗是首选，尽管这种祖细胞来源并不总是可用的。如果双眼都患有严重疾病，可以使用同种异体LSC或COMET技术[5-7]。

利用成体组织祖细胞[如成体间充质干细胞(MSC)或诱导多能干细胞(IPSC)]进行细胞治疗的发展是某些眼病治疗的一个重大进展[2,8]。无论是否与新兴的组织生物工程方法相结合，这类方法都为眼表的再生提供了一种更合理、创伤性更小的生理学治疗选择。在本章中，我们概述并讨论了在眼表再生医学的这些新方法中使用 IPSC 作为细胞来源的未来前景。

18.2　LSC：上皮更新及其分子机制

除了维持角巩膜缘结构的完整性，维持角膜上皮充分的更新和再生过程的一个重要因素是 LSC 所在微环境或生态位的平衡。Vogt 栅栏是在人类角巩膜缘区域的一系列放射状的纤维血管嵴，以及近期角膜缘上皮隐窝被描述为 LSC 的天然生态位[9,10]。在组织学上，Vogt 栅栏与角膜基质向基底上皮层的投射相对应。角膜缘上皮隐窝位于两者之间，是上皮细胞深入基质的区域；它的最低面，也就是离表面最远的部位，可能是 LSC 数量最多的位置[9,11]。

该生态位提供了多种特定的因素，有助于 LSC 的生存和动态。另一方面，它们提供细胞外基质的某些成分，并促进生长因子和细胞因子的形成，这些生长因子和细胞因子决定了一种特殊的增殖状态和有组织的细胞生长过程。该生态位还负责维持 LSC 的主干状态，并观察到细胞分化受到控制的抑制及不对称分裂[1,12]。这种不对称分裂使一个子细胞保持其干性，并补充干细胞池，而另一个子细胞进入分化。

已经证明 LSC 可以通过定向细胞分化过程分化为有丝分裂后的细胞群。这遵循从最深的外周上皮层（角巩膜缘的基底层）至浅层和更中心层面（浅层角膜上皮）的持续向心运动。这种有序的细胞增殖和分化机制确保了角膜上皮的持续更新和完整性的维持[10,13-15]。然而，一个细胞亚群可能位于角膜中央，它可以产生具有上皮再生能力的未分化祖细胞[10,15,16]。这反过来又表明角膜上皮层的更新和维持可能存在辅助机制。

研究还表明，在角巩膜缘上皮细胞的克隆能力是在分层的隔层祖细胞系统下组织的[10,12,15,17]。在初始隔室中，未分化的细胞亚群表现出具有高度自我更新能力的祖细胞特征；然而，随着细胞迁移通过以下隔室，该特性降低。在最后一个隔室中，存在一个具有末端分化特征的细胞亚群，其自我更新能力低或无。这些细胞作为分化的角膜上皮细胞掺入中央角膜表面。从这个意义上讲，与中央角膜上皮细胞相反，角巩膜缘区域的上皮细胞可以形成具有更大克隆潜力的全克隆特性[12]。同样，从角膜缘区基底层分离的上皮细胞在扩增或对角膜损伤反应中表现出较高的体外增殖潜能，并表现出未分化的表型，缺乏角膜上皮分化标志物的表达[17]。

考虑到上述因素，人们认为 LSC 会产生瞬时扩增细胞（TAC）亚群，这些细胞在有序的向心运动下从边缘区向中央角膜表面迁移和分化，并产生分化的角膜上皮细胞，最终消失。这种协同机制负责角膜上皮的更新和持续再生（图 18.1）。

目前，特异性标志物的鉴定及细胞和分子对生态位中关系的详细研究，对于提高我们对 LSC 治疗潜力的认识具有重要意义。转录因子 p63（ΔNp63α），特别是其 α 亚型，已被描述为鉴定人类 LSC 最具特征的标记之一[4,18]。基于 p63 细胞的存在，也有可能成功建立 CLET 技术的临床相关的质量标准[4,18,19]。已经得出结论，成功实现临床移植取决于通过体外扩增培养的 p63+细胞群。在移植细胞培养物中含有 5%~10%p63+细胞的病例中，成功的临床结果更为常见。p63+细胞百分比<3%的病例与临床失败

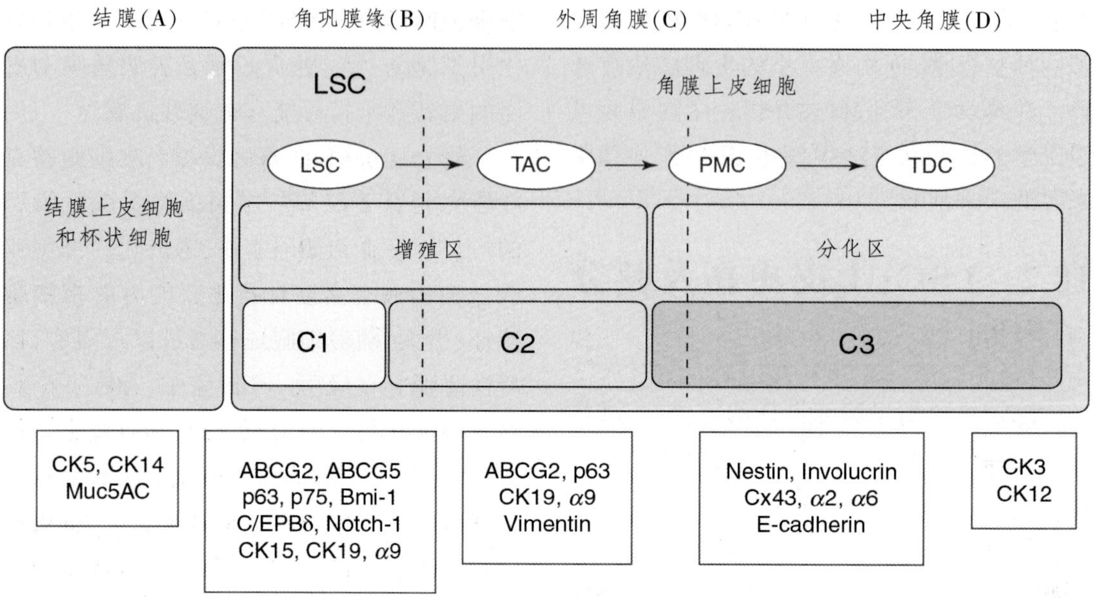

图 18.1 根据 Thoft 假设(XYZ 假设)[13],LSC 在角膜上皮修复过程中分化为角膜上皮细胞。这种分化过程是有序的,并在细胞“成熟”的不同隔间和区域中逐步进行。角巩膜缘区域(B)是 LSC 的“储备库”,同时作为一个特殊的微环境(生态位),阻止结膜上皮细胞(A)及其血管在角膜周边(C)和中央(D)区域生长。LSC 是一群具有干细胞特性、高增殖能力和自我更新特性的细胞。短暂扩增细胞(TAC)则是另一群细胞,它们表现出一定程度的分化,但自我更新能力有限。增殖区(隔间 C1 和 C2)也有其特殊的微环境,负责保持 LSC 的多样性。末期细胞(PMC)和终末分化细胞(TDC)位于分化区(隔间 C3),它们已经达到终末分化状态,不再具有自我更新能力。角膜上皮的修复是通过 LSC 的增殖、迁移和分化来实现的,这些细胞从角巩膜缘的上基底层(上皮隐窝)开始,逐渐形成 TAC(XY 运动,从 B 到 C),然后通过向心迁移,继续分化成 TDC,直至达到中央角膜的表层(YZ 运动;到 D)。图中右侧展示了主要的假定细胞标志物。(扫码看彩图)

有关[19]。

最近,我们的研究小组已经证实,通过细胞培养 65 岁以上捐赠者的角膜缘组织,其 p63+细胞百分比高,可用于同种异体移植[20]。然而,由于角膜中 LSC 的数量很少,无论是体外方法还是试验模型,表征和细胞行为研究均有较大困难。因此,对于这种细胞群特定标记的定义仍然缺乏共识。尽管如此,基于蛋白质组学和免疫定位的研究,已经描述了不同的假定标志物。他们使用了一系列可能的标志物,包括 ΔNp63α、ATP 结合盒亚家族 G 成员 2 (ABCG2)、成员 5 (ABCG5)、Ccaat(胞嘧啶-胞嘧啶-腺苷-腺苷-胸腺嘧啶)-增强子结合蛋白 δ 亚型(C/EBPδ)、多克隆复合蛋白 B 淋巴瘤 Mo-MLV (Bmi-1)、细胞角蛋白 15(CK15)和 Notch 同源物 1,易位相关(果蝇)(Notch-1)是主要候选。角膜上皮分化的标志物细胞角蛋白 3 (CK3)和细胞角蛋白 12(CK12)的细胞表达也被排除在外[21,22](图 18.1)。

LSC 生态位(即 Vogt 栅栏和角膜缘上皮隐窝)由各种元素组成,包括不同特征的细胞成分,如抗原呈递和免疫系统细胞、角膜基质间充质细胞、黑色素细胞、血管细胞和神经末梢,以及细胞外成分,如细胞外基质(ECM)蛋白和细胞内信号分子[10,14,15]。在调控 LSC 的增殖、迁移和分化时，生态位中所有细胞和细胞外成分的精确和协调功能对其正确的生理机制至关重要。因此，角巩膜缘区域的内环境平衡应涉及生态位元素（即 ECM 和细胞成分）与 LSC 之间复杂的相互关系。

角膜基质间充质细胞似乎对 LSC 起调节作用，有助于维持其干细胞特性[10,15]。该生态位还富含血管和神经末梢，这些对维持 LSC 的生存和营养功能至关重要[15,23]。此外，某些主要的 ECM 蛋白，如层粘连蛋白、纤维连接蛋白和胶原蛋白[24]，不仅对生态位的超微结构构象至关重要，而且对参与 LSC 迁移和分化调控相关过程也至关重要。因此，角膜缘生态位的结构和分子特征使其成为 LSC 行为和干细胞的独特环境。同样，细胞内信号介导分子和参与细胞行为的分子途径对维持 LSC 的增殖和分化至关重要[24]。

触发 LSC 激活、增殖和迁移至 TAC 隔室的信号还不完全清楚。有研究表明，某些生长因子和细胞因子，以及包括 ECM 降解产物在内的趋化分子，均参与了 LSC 角膜上皮更新和内环境稳态机制。

18.3　IPSC：重编程机制

与簇状规则间隔的短回文重复序列（CRISPR）相关的系统（即 Cas）联合基因组编辑（也称为“基因组手术”）[25,26]，IPSC 的技术是近几十年来再生医学疗法中最重要的进展之一。通过逐步发展，已证明在成体组织分化的体细胞（如皮肤角质形成细胞或成纤维细胞）中转染和过表达一组特定的转录因子–Oct4/Klf4/Sox2/cMyc 或 Oct4/Sox2/Lin28/Nanog，可以从未成熟的细胞状态重新改变细胞命运，以恢复其多能性的能力：具有高克隆和高增殖潜力的 IPSC[27–29]。这些细胞可以分化成其他几种不同胚胎起源的细胞类型，如内胚层、中胚层或外胚层细胞系。

此特性为研究不同的细胞功能（包括分化、增殖、衰老和毒性的机制，以及与细胞行为有关的其他过程）的可能性提供了方法。胚胎干细胞的收集和使用存在既定的伦理问题，而 IPSC 很容易从成人组织中的分化细胞中收集，以获得祖细胞群的自体来源。相反，这些可以用于再生治疗和研究罕见疾病的机制。因此，细胞建模通过患者特定 IPSC 可以用于某些罕见的疾病，以帮助更好地理解其病理生理学和开发治疗方法[30–32]。

IPSC 作为先进的基于细胞治疗方法，为未来临床应用提供了极有前景的资源。目前，与 IPSC 有关的方法和获取途径正在扩大，以提高其生产效率，并降低其免疫原性和致癌风险。用患者特异性自体 IPSC 进行细胞治疗，不仅可以减轻潜在的免疫反应，而且可以为移植提供大量持续的细胞供应[32,33]。对于 IPSC 在人类中的临床应用，选择正确的供体细胞类型和最合适的重编辑方法至关重要。供体体细胞必须易于获得和重新编辑，理想情况下应来自需要治疗的患者。因此，外周血单核细胞（PBMC）、成纤维细胞和皮肤角质形成细胞是诱导多能性的首选细胞[29,33–35]。

产生 IPSC 的方法是基于细胞重编辑（图 18.2）。Yamanaka[27]的早期研究将病毒整合于细胞基因组中的高效病毒重编辑方法（Moloney 小鼠白血病反转录病毒），已经开发出这种方法的变体。然而，该技术限制了人类的临床应用，部分原因是使用 IPSC 存在未知问题，如在宿主 DNA 中加入病毒成分的长期影响。高效（>0.1%）的细胞转染方法值得注意，如将反转录病毒和慢病毒整合于细胞基因组中(整合重编辑)或使用腺病毒和仙台病毒(非整合重编辑)[29,36,37]。其他非整合性细胞重编辑的方法已经被开发出来，不使用病毒作为细胞载体，但这些方法的转染效率各不相同。基于 DNA 质粒(非游离体)和游离体的方法是非整合方法，显示出中等转染效率(0.01%~0.1%)[29,36]。近年来，人工合成 RNA 或微 RNA(miRNA)的研究取得了比一般非整合方法更高的效率[29,37]。此外，非整合重编辑方法似乎更适合临床应用[38]，因为它们限制了内部突变、细胞周期失调和肿瘤形成的可能性[29,38]。

最近在不同的状态下直接的细胞重编程技术得到了发展，无论是多能干细胞还是体细胞。这些是再生医学中最有前景的方法之一，具有安全和治疗性临床应用的巨大潜力。直接重编辑的特征在于一个过程，其中成熟且完全分化的体细胞或保留一定分化潜力的未成熟细胞被诱导为其他细胞类型，而无须经过多能性状态[36,39]。为此目的，可以通过在相对较短的时间间隔内转录因子的瞬时过表达对细胞进行重新编辑。因此，处于这种状态的细胞称为部分 IPSC，可以进

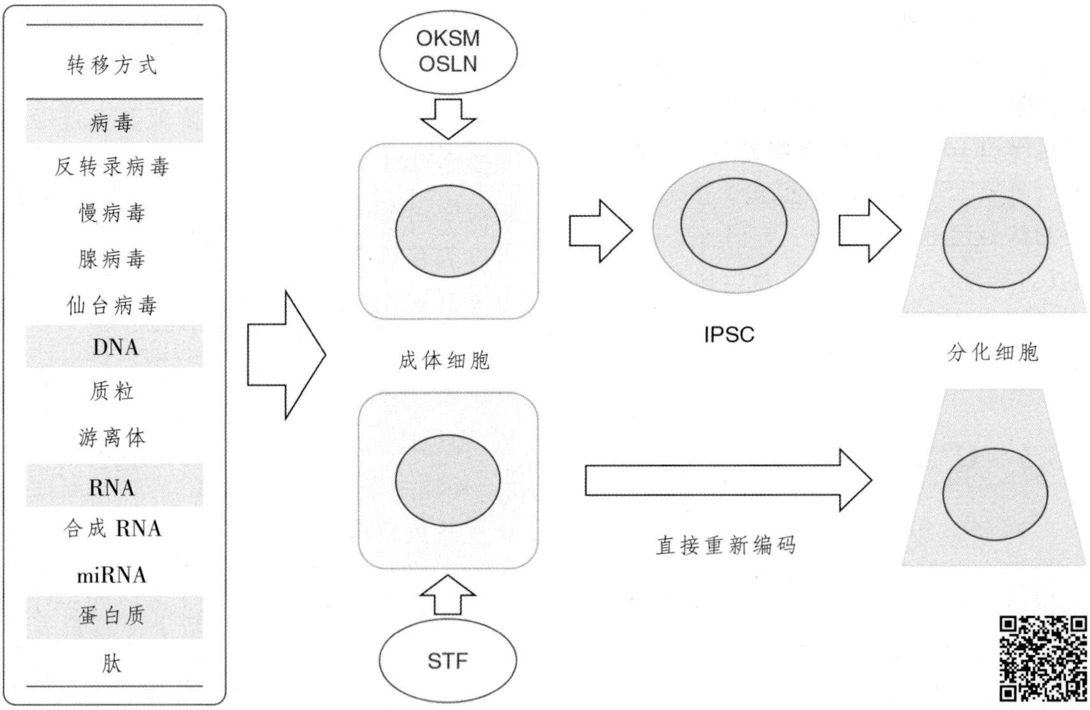

图 18.2 细胞重编程的方法。通过在部分或终末分化的成人(体)细胞中引入并过表达特定的转录因子，可以诱导它们获得多能性，即诱导多能干细胞(IPSC)。最早被发现能够诱导多能性的转录因子包括 Oct4/Klf4/Sox2/cMyc(OKSM)和 OCT4/SOX2/LIN28/Nanog(OSLN)。细胞转染的方法主要基于病毒载体和非病毒载体，包括整合性(如反转录病毒和慢病毒)和非整合性(如腺病毒、仙台病毒、DNA、质粒、RNA 和肽)重编程方法。近期，研究者们描述了一种直接重编程策略，通过转染选择性特定的转录因子(STF)，使体细胞获得向其他细胞类型分化的能力(部分诱导多能性)，而不必经过特定的多能性状态。这种方法避免了突变和致畸的风险。(扫码看彩图)

行调节以响应不同的信号传导环境(例如，生长因子、细胞因子或诱导剂)。在相对较短的时间内，细胞可以通过转录因子的瞬时过表达而重新编程[39](图 18.2)。对于角膜修复，直接重编程具有巨大的优势，不仅消除了多能性阶段潜在风险的需要，而且在生产特定的 IPSC 时也减少了时间和资源的需求。

直接重编辑的另一个优点是眼表细胞治疗所需细胞极少，这意味着获得和产生 IPSC 的困难并不是限制因素。然而，通过容易获得的成人体细胞转分化产生 LSC 的经验仍然很有限。通过将毛囊球的祖细胞转化为角膜上皮细胞，获得了潜在的转分化证据。当模拟角巩膜缘区域的生态位时，这些细胞获得了一些 LSC 标志物，包括 CK15、p63 和低亲和力神经生长因子受体(p75；神经营养素受体)；为此，角膜基质成纤维细胞和层粘连蛋白-5 的存在至关重要[40]。用这种方法获得的角膜缘干细胞样细胞被成功地用于修复自体干细胞移植的试验性受损角膜[41]。在另一项研究中，来自毛囊球茎的小鼠成体干细胞通过强制 PAX6 的过表达而转分化为角膜上皮样表型，并将其维持在含有从角巩膜缘区获得的可溶性因子的补充培养基中[42]。此外，角膜上皮细胞可以由前体皮肤细胞产生，并在生长因子存在的情况下进行培养[43]。当在含有细胞分化诱导剂的 LSC 培养基中培养时，来自脂肪组织的 MSC 也可以获得角膜上皮样表型[44]。这些都是令人鼓舞的结果，可能会为自体 LSC 供应的新来源打开大门。

有趣的是，近期开发的直接转分化方法获得 LSC 和角膜上皮，并将其与 IPSC 的衍生方法进行了比较[45]。通过在慢病毒转染中过表达三种角膜缘特异性转录因子并将其维持于角膜特异性培养基中，将人类成纤维细胞直接转分化为 LSC 和角膜上皮细胞。他们使用 ΔNp63α、C/EBPδ 和转录因子 4(TCF4 或免疫球蛋白转录因子 2；ITF-2)作为角膜缘特异性转录因子。由此产生的分化细胞表现出与角膜上皮一致的形态和标志物变化，显示了绕过多能性的中间状态，直接从人类皮肤成纤维细胞重新编辑的可能性。尽管 IPSC 来源的细胞也表现出特异性的特征和标记，但多能性标记(如 Oct4 和 Klf4)的表达不能被消除。与使用多能性的未区分状态(IPSC 状态)相比，这仍然是直接编辑的优势。

18.4　在眼表上的平移应用

在眼表临床应用中，基于 IPSC 的治疗方法很有前景。它们无限的增殖能力和特异性(自体细胞)可以提供足够数量的细胞，同时从理论上将异体移植相关的免疫反应和移植物抗宿主疾病的风险降至最低。这也可以减轻或消除受体免疫抑制引起的不良反应。例如，对于神经退行性疾病和心脏病，由于神经元和心脏组织是不可再生的，因此，治疗选择有限，基于 IPSC 的策略可能是令人鼓舞的[29,33]。

临床上，最近首次在人类中进行了自体和同种异体 IPSC 细胞治疗老年性黄斑变性的试验[46,47]。在这些临床试验中，从真皮成纤维细胞产生自体 IPSC 衍生的视网膜色素上皮(RPE)细胞首先从患者体内产生，以避免潜在的免疫排斥反应。植入后没有任何副作用，但是由于在 IPSC 中检测到突变，因此，在治疗第二名患者之前暂停了临床试验。这一发现，再加上患者特异性 IPSC 的产生时间长且成本高的事实，导致使用同种异体

IPSC；这些细胞不仅被证明是安全的，而且与受体的单倍型HLA具有相容性。对于HLA-A、HLA-B和HLA-DRB1抗原，最近的研究证明，人类淋巴细胞能识别直接表达HLA Ⅰ/Ⅱ类抗原的IPSC来源的RPE细胞，尽管在具有相同单倍型的纯合子RPE供体细胞中没有观察到这一点[48,49]。这种方法具有高度的创新性、转换性和成本效益，因为它可以从单倍型细胞中产生一组IPSC，从而覆盖更多基于细胞治疗的候选受体。

如前所述，LSC使角膜上皮修复和不断再生成为可能。这些细胞具有持续自我更新的能力，并在短暂的增殖期后产生终末分化的TAC[1,2,10,14,15,50]，但在LSCD治疗中的应用存在局限性。当患者使用诱导性多能干细胞进行单侧LSCD治疗时，即使通过微创手术进行活检，也可能损害对侧或患眼的健康组织。然而，在双侧LSCD的病例中，获得同种异体细胞群会增加受体发生免疫排斥反应的风险。因此，IPSC代表了一种真正的替代方法，提供了可以直接从患者身上获得永久性细胞储备，从而避免了免疫排斥和细胞可用性的问题。

初步研究表明，通过阻断TGF-β/Nodal和Wnt/β-catenin信号通路，诱导眼外胚层的早期发育，可以从IPSC中产生角膜上皮细胞谱系[51]。为此，Mikhailova及其同事[52]研究了一种分化方案，该方案既没有细胞生长的饲养层系统，也没有细胞培养液中的血清补充剂。小分子抑制剂(SB431542和GSK3β)分别阻断两条相关的细胞信号通路，并刺激与成纤维细胞生长因子(FGF)途径相关的细胞内信号转导。经过长时间的诱导分化，它们产生了相对纯净的角膜上皮祖细胞群，能够表达特异性标记ABCG2、CK15、p63和PAX6，最终向成熟的角膜上皮细胞(CK3和CK12)终末分化。

研究表明，可重复的方案可通过诱导毛囊和真皮成纤维细胞的多能性，重塑角膜上皮胚胎发生的经典途径，并使其再生。这可以通过转染慢病毒载体来实现，该慢病毒载体含有Oct4/Sox2/c-Myc/Klf4多顺反子盒，通过来自角膜成纤维细胞的条件培养基进行诱导分化，并在Ⅳ型胶原底物下补充骨形态发生蛋白4(BMP4)[53]。具有典型角膜上皮表型的相对纯化细胞群的器官型诱导分析表明，该细胞具有分层进入上皮的能力，对特定角膜标志物p63、CK14和CK12呈阳性反应。另外，该模型将miRNA作为眼上皮分化的分子开关。有趣的是，miR-450b-5p的增加可抑制PAX6的表达，从而抑制角膜上皮的体外发育，而miR-184的降低可抑制PAX6和CK3的表达[53]。从这些发现可以得出结论，miRNA（一组小的非编码RNA分子）也参与决定IPSC的命运。单个miRNA的过表达或缺失与人类疾病有关，这表明miRNA系统的失调及其生物发生要素的改变也可能与LSC功能障碍有关[54,55]。

最近，已经有可能从IPSC中产生纯净和稳定的LSC群，其表型和分子特征与体细胞LSC的表型和分子特征相当。此外，这些细胞在细胞培养融合条件下保持了终末分化能力[56]。使用了四株人类IPSC——AnaW04、DFC、B5CRE和29.3，第一株来自毛囊角质形成细胞，最后三株来自人类皮肤成纤维细胞。为了启动角膜缘损害，通过饲养层系统将从周围角膜分离的经照射的成纤维细胞放置于涂有Ⅳ型胶原的培养板中，在类似于人类角巩膜缘生态位的环境中培养IPSC。将培养物保存在改良的SHEM培养基中，该培养基通常用于人类LSC的体外扩增[57]。研究表明，PAX6、CK14和E-钙黏着蛋白在分化后均有表达[56]。虽然这项研究的目的是开发用于临床前验证的体外细胞毒性试验的分化细胞系，但它们清楚地显示了 IPSC 分化为类似于 LSC 表型的潜力，从而可以考虑其临床应用。

最近的研究在 IPSC 获得自体组织三维有机体方法方面取得了重大进展，将在未来产生重要影响[58]。这些研究可能会影响毒理学和药物测试，人类眼部疾病的建模及基于细胞疗法的替代治疗[59–61]。

Hayashi 及其同事[62]描述了一种使用维持在分化培养基中的人类 IPSC 眼形态发生的体外模型，该模型自发地、渐进地形成了一个眼原基，由四个形态上可识别的同心区和自我形成的外胚层自主多区（SEAM）组成。在这项有趣的研究中，同心 SEAM 模拟了完整的原始眼部发育，因为不同区域的细胞位置对应于眼表外胚层的谱系：晶状体、视网膜神经上皮和 RPE。细胞特性研究表明，最内层的 SEAM 对Ⅲ类 β-微管蛋白（TUBB3）、神经元谱系和 PAX6 呈阳性。令人惊讶的是，最外层的 SEAM 对上皮/浅表外胚层标志物 p63 和 E-钙黏着蛋白呈阳性。从与眼表相对应的外胚层区域分离的细胞可以在体外扩增，以产生特异性表达 CK12 的角膜上皮[63]。这些上皮片一旦植入试验性的 LSCD 模型，就能恢复受损眼表的功能。

最近描述了一种从人 IPSC 中产生复杂三维角膜有机体的有效方法[64]。在这项研究中，F2-3F1 人 IPSC 系在小鼠胚胎成纤维细胞饲养层和基质涂层基质上均形成了典型的类胚体集落。随着三维结构在体外逐渐成熟，椭圆形眼基原始团在由视网膜细胞、角膜原基和类似于原始眼睑的外层覆盖组成的自体组织微型结构中发育。成熟有机体在复杂的 3D 组织中发育，如小角膜，并在体外模拟早期发育的事件。这些 3D 结构更多在终末阶段表达特定的标记，如 PAX6、p63 和 CK12[64]。这些方法可以代表几种眼细胞类型的另一种组织来源。

最后，在其他角膜细胞系中分化 IPSC 的可能性也得到了验证，如基质角膜细胞或角膜内皮细胞。由于其起源于间充质，分化方案必须通过一个中间的细胞亚群，即神经嵴细胞（NCC）。这些 NCC 是胚胎迁移细胞，能在不同的组织中分化成多种细胞类型，包括角膜、周围神经系统和皮肤黑色素细胞[65]。使用离心致密的细胞颗粒，IPSC 来源的 NCC 在 3D 基质中培养形成卫星细胞，其表型类似于角膜基质中的角膜细胞，表达角质聚糖。然而，实时 qPCR 更详细的分析表明，它们与活体基质角膜细胞是不同的[66]。有趣的是，当 NCC 被引入适当的体外生态位环境（人角膜组织）时，它们迁移至基质胶原纤维中，获得成纤维细胞样的表型，并呈现出与活体角膜基质细胞相同的转录行为[66]。Fukuta 及其同事[67]还描述了一种基于使用添加了胰岛素的特定细胞培养液的简单而稳健的衍生方法。其诱导小分子阻断 Wnt/β-catenin（GSK3β）和 TGF-β/Avidin/Nodal（SB431542）信号通路，允许 NCC 作为 IPSC 的中间产物生成，保持其终末阶段分化细胞的能力。使用人角膜内皮细胞的条件培养液和 Rho 激酶的选择性抑制剂（ROCK，Y-27632），成功诱导 NCC 分化为角膜内皮细胞和其他类型细胞。

18.5　医学临床应用的新视角和新挑战

近年来，基于细胞的先进疗法在各种眼科疾病中具有修复和再生不同眼部结构的巨大潜力已被认识，主要用于角膜和视网膜退行性病变[68,69]。这些进展集中在胚胎、成体和诱导分化为不同细胞表型的多潜能细胞的新技术上。对多能性的分子机制及其临床意义的深入理解，为角膜缘生态位信号促进干细胞分化的方式提供越来越丰富的数据。尤其是在角膜，干细胞治疗提供了最具生理学、最合理和最小侵入性的再生方法。对于LSCD来说，这已经被认为是一种先进的治疗方法。

在IPSC应用于细胞治疗之前，仍然有一些重要的问题需要解决。值得注意的是，需要对其安全性和耐受性制订严格的指导方针，以尽量减少对受体的有害影响。IPSC临床应用的主要关注点在于其性质和获得多能细胞系的方法。在判断其临床应用是否安全之前，必须对其进行彻底的评估。评估应确保以下几点：①不应导致肿瘤或癌症风险；②它们不应无法控制地增殖；③它们在使用载体(病毒或非病毒)时不应在受体组织中产生免疫原性反应；④它们不应在受体组织中产生侵袭性反应；⑤它们必须仅位于目标再生组织的特定应用部位[70]。与此一致的是，通过非整合重编辑诱导多能性的方法——使用DNA或干扰RNA的瞬时和受控的转染载体、异构体等——可能是创建安全的最终差异化产品的最佳选择。直接重编辑的方法避免了纯多能状态，也可能为控制宿主组织中的细胞行为提供显著的优势。

一个有利于IPSC被临床广泛应用的优势是，自体眼组织可能并不总是在有严重的双眼疾病时被应用。虽然从同种异体组织中获得和应用的细胞群有可能在受体组织中引起免疫反应，但成人组织自体干细胞(IPSC和诱导的MSC)的最新进展，预示着基于衍生不同类型的眼组织相容治疗的可能性[68,71-73]。通过微创方法可较易从皮肤、脂肪组织或外周血中获得所需的祖细胞。虽然IPSC尚未用于临床重建眼表，但最近的一些研究表明，IPSC可成功分化为LSC和角膜上皮细胞群。然而，在这种潜在无限来源的角膜上皮干细胞满足临床应用要求之前，还需要进一步完善IPSC来源的角膜细胞。

通常，用于诱导细胞多能性和分化细胞系体外扩增的方法需要使用异种或同种异体产物。这些可能包括非人类来源的细胞，用于饲养层技术中的共培养方法，向细胞培养液中添加动物来源的血清，或者使用其他分子来诱导或抑制体外分子现象。不幸的是，这些可能达不到临床应用所需的最低质量要求。这些产品具有潜在的疾病传播、肿瘤发生或在受体内引发免疫反应的风险[4,18,33,74,75]。它们还显示出一种特殊的生物变异性，这可能会对细胞培养的质量和移植的最终结果产生负面影响。因此，目前需要研究使用符合临床等级规范和协议的化学定义的无异种培养基和人源重组分子的选择方案[57]。因此，在没有外源物质的情况下，在良好的生产规范(GMP)法规和标准操作程序的指导下，生产临床级别的细胞系是重要的和强制性的，从而得到临床应用的IPSC和分化细胞。另一个重要的概念是成本和安全之间的平衡[32]。为此，在建立这种细胞类型的临床适用性方面，最重要的是开发IPSC生物库，其中细胞源于人群中显示高频率的纯合单倍型[76]。

已证实体内或体外微环境(生态位)是维持祖细胞的动态平衡和干细胞状态的关键因素。提高我们对LSC这个生态位特性的认识是我们下一步的关键问题，因为这有助于理解角膜修复的相关机制和细胞分化的相关事件。事实上，细胞与其环境之间的平衡在很大程度上是由于持续产生和分泌旁分泌因子，而旁分泌因子是每个微环境所特有的。细胞间通讯部分是由来自 ECM 和分泌性微囊泡(SMV)信号介导的外泌体是核内体起源的 SMV,以多泡体的形式释放[77],由细胞骨架分子、信号转导蛋白和细胞质酶富集[77,78]。令人惊讶的是,它们还可以将功能性 RNA 和 miRNA 转移至受体细胞[78]。外泌体和 miRNA 也具有多效生物学功能,但目前仍不清楚,可能包括免疫激活、血管生成调节及细胞保护和修复方面的作用[55,79]。此外,从 MSC[80]和 ESC[72]获得的外泌体,已经被证明具有再生和细胞诱导的可塑性特性。因此,角膜再生领域未来的一个关键研究主题将围绕角膜微环境,特别是角膜细胞分泌的外泌体在维持眼表动态平衡和再生方面的作用。

18.6 结论

先进的细胞治疗,无论是否与组织生物工程方法相关,在过去的十年中都取得了令人惊讶的进展。另一种新兴的眼表治疗细胞来源已经出现在成人组织的祖细胞中。这些细胞具有很高的增殖潜能和较低的免疫原性,但对于完全的终末分化有一定的限制。基于患者自身组织的体外细胞扩增技术,为包括 LSCD 在内的眼表疾病的治疗提供了一种合理的、生理的、微创的方法。事实上,自体组织比同种异体方法更具有优势,尤其与受体组织的免疫耐受性有关。随着方法学的改进,这些组织工程技术不断发展,它们的有效性和临床适用性也在不断提高。我们对眼表再生和修复机制的理解也有了显著提升。相反,更好地理解 LSC 行为和角膜缘生态位,有助于改善临床效果的转化观察。一个核心概念是,在角膜缘区产生和分泌的旁分泌因子构成了细胞生存和 LSC 自我更新所需的特殊元素,对角膜上皮细胞的再生过程至关重要。

IPSC 的临床应用前景广阔。眼,尤其是眼表(角膜)似乎具有应用先进 IPSC 技术治疗的最佳特性。眼作为小尺寸结构精细复杂的器官,只需要少量的细胞就可以进行治疗,并享有“免疫特权”。另一个优点是,IPSC 植入眼表后,通过图像捕捉和记录,过程易于监控。同样,对侧眼的眼表可以作为双眼疾病结果演变的对照。这些都是不争的事实,而目前使用 IPSC 的唯一人体临床试验用于治疗老年性黄斑变性:其通过植入来源于患者自身皮肤成纤维细胞源性 IPSC 的 RPE 细胞实现[46]。

尽管这些新方法极有前景,但关于 IPSC 分化细胞系的安全性和耐受性尚有未解决的问题。其中,细胞周期和肿瘤形成的风险仍令人担忧。通过非整合甚至直接重编辑诱导多能性的方法已经被整合,以实现更可控的临床应用。还需要开发细胞培养技术,这些技术能够使用经过严格配比的培养基和补充剂来实现细胞的扩增和维护。这些培养基和补充剂需要达到临床级别的要求,且不包含任何异种来源的物质。这不仅可以提高最终治疗产品的质量,而且还可以增加其在受体中的安全性。这些问题是当前正在进行的研究的重点。一旦解决,我们可以看到一个新的时代,基于 IPSC 对某些眼部疾病,特别是眼表疾病的可控临床使用。

参考文献

1. Osei-Bempong C, Figueiredo FC, Lako M. The limbal epithelium of the eye–a review of limbal stem cell biology, disease and treatment. BioEssays. 2013;35:211–9.
2. Casaroli-Marano RP, Nieto-Nicolau N, Martinez-Conesa EM. Progenitor cells for ocular surface regenerative therapy. Ophthalmic Res. 2013;49:115–21.
3. Utheim TP. Limbal epithelial cell therapy: past, present, and future. Methods Mol Biol. 2013;1014:3–43.

4. Pellegrini G, Rama P, Di Rocco A, Panaras A, De Luca M. Concise review: hurdles in a successful example of limbal stem cell-based regenerative medicine. Stem Cells. 2014;32:26–34.
5. Rama P, Ferrari G, Pellegrini G. Cultivated limbal epithelial transplantation. Curr Opin Ophthalmol. 2017;28:387–9.
6. Fuest M, Yam GH-F, Peh GS-L, Mehta JS. Advances in corneal cell therapy. Regen Med. 2016;11:601–15.
7. Kim K, Mian S. Diagnosis of corneal limbal stem cell deficiency. Curr Opin Ophthalmol. 2017;24:355–62.
8. Casaroli-Marano R, Nieto-Nicolau N, Martínez-Conesa E, Edel M, Álvarez-Palomo AB. Potential role of induced pluripotent stem cells (IPSCs) for cell-based therapy of the ocular surface. J Clin Med. 2015;4:318–42.
9. Dua HS, Shanmuganathan VA, Powell-Richards AO, Tighe PJ, Joseph A. Limbal epithelial crypts: a novel anatomical structure and a putative limbal stem cell niche. Br J Ophthalmol. 2005;89:529–32.
10. Gonzalez G, Sasamoto Y, Ksander BR, Frank MH, Frank NY. Limbal stem cells: identity, developmental origin, and therapeutic potential. Wiley Interdiscip Rev Dev Biol. 2017. https://doi.org/10.1002/wdev.303.
11. Yeung AMH, Schlötzer-Schrehardt U, Kulkarni B, Tint NL, Hopkinson A, Dua HS. Limbal epithelial crypt: a model for corneal epithelial maintenance and novel limbal regional variations. Arch Ophthalmol. 2008;126:665–9.
12. Pellegrini G, Golisano O, Paterna P, Lambiase A, Bonini S, Rama P, et al. Location and clonal analysis of stem cells and their differentiated progeny in the human ocular surface. J Cell Biol. 1999;145:769–82.
13. Thoft RA, Friend J. The X, Y, Z hypothesis of corneal epithelial maintenance. Invest Ophthalmol Vis Sci. 1983;24:1442–3.
14. Dua HS, Miri A, Alomar T, Yeung AM, Said DG. The role of limbal stem cells in corneal epithelial maintenance. Testing the dogma. Ophthalmology. 2009;116:856–63.
15. Yazdanpanah G, Jabbehdari S, Djalilian AR. Limbal and corneal epithelial homeostasis. Curr Opin Ophthalmol. 2017;28:348–54.
16. Majo F, Rochat A, Nicolas M, Jaoudé GA, Barrandon Y. Oligopotent stem cells are distributed throughout the mammalian ocular surface. Nature. 2008;456:250–4.
17. Zhang Y, Sun H, Liu Y, Chen S, Cai S, Zhu Y, et al. The limbal epithelial progenitors in the limbal niche environment. Int J Med Sci. 2016;13:835–40.
18. Pellegrini G, Rama P, Matuska S, Lambiase A, Bonini S, Pocobelli A, et al. Biological parameters determining the clinical outcome of autologous cultures of limbal stem cells. Regen Med. 2013;8:553–67.
19. Rama P, Matuska S, Paganoni G, Spinelli A, De Luca M, Pellegrini G. Limbal stem-cell therapy and long-term corneal regeneration. N Engl J Med. 2010;363:147–55.
20. Nieto-Nicolau N, Martínez-Conesa E, Casaroli-Marano R. Limbal stem cells from aged donors are a suitable source for clinical application. Stem Cells Int. 2016;2016:3032128.
21. Joe AW, Yeung SN. Concise review: identifying limbal stem cells: classical concepts and new challenges. Stem Cells Transl Med. 2014;3:318–22.
22. Ljubimov AV, Saghizadeh M. Progress in corneal wound healing. Prog Retin Eye Res. 2015;49:17–45.
23. Huang M, Wang B, Wan P, Liang X, Wang X, Liu Y, et al. Roles of limbal microvascular net and limbal stroma in regulating maintenance of limbal epithelial stem cells. Cell Tissue Res. 2015;359:547–63.
24. Polisetti N, Zenkel M, Menzel-Severing J, Kruse FE, Schlötzer-Schrehardt U. Cell adhesion molecules and stem cell-niche-interactions in the limbal stem cell niche. Stem Cells. 2016;34:203–19.
25. Mali P, Yang L, Esvelt KM, Aach J, Guell M, DiCarlo JE, et al. RNA-guided human genome engineering via Cas9. Science. 2013;339:823–6.
26. Cabral T, DiCarlo JE, Justus S, Sengillo JD, Xu Y, Tsang SH. CRISPR applications in ophthalmologic genome surgery. Curr Opin Ophthalmol. 2017;28:252–9.
27. Takahashi K, Yamanaka S. Induction of pluripotent stem cells from mouse embryonic and adult fibroblast cultures by defined factors. Cell. 2006;126:663–76.
28. Yu J, Vodyanik MA, Smuga-Otto K, Antosiewicz-Bourget J, Frane JL, Tian S, et al. Induced pluripotent stem cell lines derived from human somatic cells. Science. 2007;318:1917–20.
29. Yamanaka S. Induced pluripotent stem cells: past, present, and future. Cell Stem Cell. 2012;10:678–84.
30. Compagnucci C, Bertini E. The potential of iPSCs for the treatment of premature aging disorders. Int J Mol Sci. 2017;18. https://doi.org/10.3390/ijms18112350.
31. Li L, Chao J, Shi Y. Modeling neurological diseases using iPSC-derived neural cells: iPSC modeling of neurological diseases. Cell Tissue Res. 2018;371:143–51.
32. Grskovic M, Javaherian A, Strulovici B, Daley GQ. Induced pluripotent stem cells--opportunities for disease modelling and drug discovery. Nat Rev Drug Discov. 2011;10:915–29.
33. Diecke S, Diecke S, Diecke S, Jung SM, Lee J, Lee J, et al. Recent technological updates and clinical applications of induced pluripotent stem cells. Korean J Intern Med. 2014;29:547–57.
34. Chou BK, Mali P, Huang X, Ye Z, Dowey SN, Resar LMS, et al. Efficient human iPS cell derivation by a non-integrating plasmid from blood cells with unique epigenetic and gene expression signatures. Cell Res. 2011;21:518–29.
35. Takahashi K, Tanabe K, Ohnuki M, Narita M, Ichisaka T, Tomoda K, et al. Induction of pluripotent stem cells from adult human fibroblasts by defined factors. Cell. 2007;107:861–72.
36. Pietronave S, Prat M. Advances and applications of induced pluripotent stem cells. Can J Physiol Pharmacol. 2012;90:317–25.

37. Schlaeger T. Nonintegrating human somatic cell reprogramming methods. Adv Biochem Eng Biotechnol. 2018;163:1–21.
38. Parameswaran S, Balasubramanian S, Rao MS, Ahmad I. Concise review: non-cell autonomous reprogramming: a nucleic acid-free approach to induction of pluripotency. Stem Cells. 2011;29: 1013–20.
39. Kelaini S, Cochrane A, Margariti A. Direct reprogramming of adult cells: avoiding the pluripotent state. Stem Cells Cloning. 2014;7:19–29.
40. Blazejewska EA, Schlötzer-Schrehardt U, Zenkel M, Bachmann B, Chankiewitz E, Jacobi C, et al. Corneal limbal microenvironment can induce transdifferentiation of hair follicle stem cells into corneal epithelial-like cells. Stem Cells. 2009;27:642–52.
41. Meyer-Blazejewska EA, Call MK, Yamanaka O, Liu H, Schlötzer-Schrehardt U, Kruse FE, et al. From hair to cornea: toward the therapeutic use of hair follicle-derived stem cells in the treatment of limbal stem cell deficiency. Stem Cells. 2011;29:57–66.
42. Yang K, Jiang Z, Wang D, Lian X, Yang T. Corneal epithelial-like transdifferentiation of hair follicle stem cells is mediated by pax6 and β-catenin/Lef-1. Cell Biol Int. 2009;33:861–6.
43. Saichanma S, Bunyaratvej A, Sila-Asna M. In vitro transdifferentiation of corneal epithelial-like cells from human skin-derived precursor cells. Int J Ophthalmol. 2012;5:158–63.
44. Martínez-Conesa EM, Espel E, Reina M, Casaroli-Marano RP. Characterization of ocular surface epithelial and progenitor cell markers in human adipose stromal cells derived from lipoaspirates. Invest Ophthalmol Vis Sci. 2012;53:513–20.
45. Cieślar-Pobuda A, Rafat M, Knoflach V, Skonieczna M, Hudecki A, Małecki A, et al. Human induced pluripotent stem cell differentiation and direct transdifferentiation into corneal epithelial-like cells. Oncotarget. 2016;7:42314–29.
46. Mandai M, Watanabe A, Kurimoto Y, Hirami Y, Morinaga C, Daimon T, et al. Autologous induced stem-cell–derived retinal cells for macular degeneration. N Engl J Med. 2017;376:1038–46.
47. Takashima K, Inoue Y, Tashiro S, Muto K. Lessons for reviewing clinical trials using induced pluripotent stem cells: examining the case of a first-in-human trial for age-related macular degeneration. Regen Med. 2018;13:123–8.
48. Sugita S, Iwasaki Y, Makabe K, Kimura T, Futagami T, Suegami S, et al. Lack of T cell response to iPSC-derived retinal pigment epithelial cells from HLA homozygous donors. Stem Cell Rep. 2016;7:619–34.
49. Sugita S, Iwasaki Y, Makabe K, Kamao H, Mandai M, Shiina T, et al. Successful transplantation of retinal pigment epithelial cells from MHC homozygote iPSCs in MHC-matched models. Stem Cell Rep. 2016;7:635–48.
50. Morikawa S, Mabuchi Y, Niibe K, Suzuki S, Nagoshi N, Sunabori T, et al. Development of mesenchymal stem cells partially originate from the neural crest. Biochem Biophys Res Commun. 2009;379:1114–9.
51. Fuhrmann S. Wnt signaling in eye organogenesis. Organogenesis. 2008;4:60–7.
52. Mikhailova A, Ilmarinen T, Uusitalo H, Skottman H. Small-molecule induction promotes corneal epithelial cell differentiation from human induced pluripotent stem cells. Stem Cell Rep. 2014;2: 219–31.
53. Shalom-Feuerstein R, Serror L, De La Forest Divonne S, Petit I, Aberdam E, Camargo L, et al. Pluripotent stem cell model reveals essential roles for miR-450b-5p and miR-184 in embryonic corneal lineage specification. Stem Cells. 2012;30:898–909.
54. Xu S. microRNA expression in the eyes and their significance in relation to functions. Prog Retin Eye Res. 2009;28:87–116.
55. Rassi D, De Paiva C, Dias L, Modulo C, Adriano L, Fantucci M, et al. Review: microRNAs in ocular surface and dry eye diseases. Ocul Surf. 2017;14: 660–9.
56. Aberdam E, Petit I, Sangari L, Aberdam D. Induced pluripotent stem cell-derived limbal epithelial cells (LiPSC) as a cellular alternative for in vitro ocular toxicity testing. PLoS One. 2017;12:e0179913.
57. Gonzalez S, Chen L, Deng S. Comparative study of xenobiotic-free media for the cultivation of human limbal epithelial stem/progenitor cells. Tissue Eng Part C Methods. 2017;23:219–27.
58. Lancaster MA, Knoblich JA. Organogenesis in a dish: modeling development and disease using organoid technologies. Science. 2014;345:1247125.
59. Kuwahara A, Ozone C, Nakano T, Saito K, Eiraku M, Sasai Y. Generation of a ciliary margin-like stem cell niche from self-organizing human retinal tissue. Nat Commun. 2015;6:6286.
60. Völkner M, Zschätzsch M, Rostovskaya M, Overall RW, Busskamp V, Anastassiadis K, et al. Retinal organoids from pluripotent stem cells efficiently recapitulate retinogenesis. Stem Cell Rep. 2016;6:525–38.
61. Foster JW, Wahlin K, Adams SM, Birk DE, Zack DJ, Chakravarti S. Cornea organoids from human induced pluripotent stem cells. Sci Rep. 2017;7:41286.
62. Hayashi R, Ishikawa Y, Sasamoto Y, Katori R, Nomura N, Ichikawa T, et al. Co-ordinated ocular development from human iPS cells and recovery of corneal function. Nature. 2016;531:376–80.
63. Hayashi R, Ishikawa Y, Katori R, Sasamoto Y, Taniwaki Y, Takayanagi H, et al. Coordinated generation of multiple ocular-like cell lineages and fabrication of functional corneal epithelial cell sheets from human iPS cells. Nat Protoc. 2017;12:683–96.
64. Susaimanickam PJ, Maddileti S, Pulimamidi VK, Boyinpally SR, Naik RR, Naik MN, et al. Generating minicorneal organoids from human induced pluripotent stem cells. Development. 2017;144:2338–51.
65. Zhu Q, Lu Q, Gao R, Cao T. Prospect of human pluripotent stem cell-derived neural crest stem cells in clinical application. Stem Cells Int. 2016;2016:7695836.
66. Naylor RW, McGhee CNJ, Cowan CA, Davidson AJ, Holm TM, Sherwin T. Derivation of corneal

keratocyte-like cells from human induced pluripotent stem cells. PLoS One. 2016;11:e0165464.
67. Fukuta M, Nakai Y, Kirino K, Nakagawa M, Sekiguchi K, Nagata S, et al. Derivation of mesenchymal stromal cells from pluripotent stem cells through a neural crest lineage using small molecule compounds with defined media. PLoS One. 2014;9:e112291.
68. Aharony I, Michowiz S, Goldenberg-Cohen N. The promise of stem cell-based therapeutics in ophthalmology. Neural Regen Res. 2017;12:173–80.
69. Zarbin M. Cell-based therapy for degenerative retinal disease. Trends Mol Med. 2016;22:115–34.
70. Palomo ABA, Lucas M, Dilley RJ, McLenachan S, Chen FK, Requena J, et al. The power and the promise of cell reprogramming: personalized autologous body organ and cell transplantation. J Clin Med. 2014;3:373–87.
71. Kao WWY, Coulson-Thomas VJ. Cell therapy of corneal diseases. Cornea. 2016;35:S9–19.
72. Erbani J, Aberdam D, Larghero J, Vanneaux V. Pluripotent stem cells and other innovative strategies for the treatment of ocular surface diseases. Stem Cell Rev. 2016;12:171–8.
73. Angunawela RI, Mehta JS, Daniels JT. Ex-vivo ocular surface stem cell therapies: current techniques, applications, hurdles and future directions. Expert Rev Mol Med. 2013;15:e4.
74. Menzel-Severing J, Kruse FE, Schlötzer-Schrehardt U. Stem cell–based therapy for corneal epithelial reconstruction: present and future. Can J Ophthalmol. 2013;48:13–21.
75. Di Iorio E, Ferrari S, Fasolo A, Böhm E, Ponzin D, Barbaro V. Techniques for culture and assessment of limbal stem cell grafts. Ocul Surf. 2010;8:146–53.
76. Morrison M, Bell J, George C, Harmon S, Munsie M, Kaye J. The European General Data Protection Regulation: challenges and considerations for iPSC researchers and biobanks. Regen Med. 2017;12:693–703.
77. Colombo M, Raposo G, Théry C. Biogenesis, secretion, and intercellular interactions of exosomes and other extracellular vesicles. Annu Rev Cell Dev Biol. 2014;30:255–89.
78. Zhang J, Li S, Li L, Li M, Guo C, Yao J, et al. Exosome and exosomal microRNA: trafficking, sorting, and function. Genomics Proteomics Bioinformatics. 2015;13:17–24.
79. Klingeborn M, Dismuke WM, Bowes Rickman C, Stamer WD. Roles of exosomes in the normal and diseased eye. Prog Retin Eye Res. 2017;59:158–77.
80. Yu B, Zhang X, Li X. Exosomes derived from mesenchymal stem cells. Int J Mol Sci. 2014;15:4142–57.

第 19 章

角膜缘干细胞培养移植：适应证和方法技术

Joséphine Behaegel, Sorcha Ní Dhubhghaill, Marie-José Tassignon

19.1 概述

LSCD 是由角膜缘干细胞缺失或角膜缘微环境功能失调而导致的一种疾病。该术语指的是一组高度异质性的病理，包括获得性疾病（如化学烧伤）到严重的自身免疫性疾病、医源性创伤和遗传异常（如无虹膜）[1,2]（表 19.1）。在所有这些情况下，埋藏在角膜缘壁龛中的角膜缘干细胞的储备耗尽。在缺乏这些细胞的情况下，失去的上皮细胞不能得到补充，导致角膜上皮缺陷。这种上皮屏障的破坏导致慢性炎症状态，结膜细胞最终迁移以覆盖缺陷和形成角膜表面血管[4,22]。

此类疾病的结果是患者的视力下降、疼痛和畏光。传统的角膜移植技术往往在这些患者中失败的原因有两个：

• 移植后的上皮细胞生长缓慢，持续的上皮细胞缺陷可能导致新的移植物间质外露。即使上皮细胞关闭，这也是由结膜上皮细胞过度生长、透明性降低所致。

• 眼中角膜血管化的增加将显著增加长期移植排斥反应的风险。

表 19.1 角膜缘干细胞缺乏的病因

遗传因素	后天因素
无虹膜[3]	化学和烧伤[4]
特纳综合征[5]	Stevens-Johnson 综合征[6]
先天性角化不良[7]	眼瘢痕性类天疱疮[8]
着色性干皮病[9]	移植物抗宿主病[10]
LADD 综合征[11]	感染性角膜炎[12]
KID 综合征[13]	医源性原因：化疗、放疗、手术、冷冻治疗[14-16]
显性遗传性角膜炎[17]	眼表肿瘤[18]
先天性表皮发育不良[19]	长期配戴隐形眼镜[20]
	大疱性角膜病变[21]

由于这两个原因，在这些高危患者中不建议进行标准角膜移植。

因此，LSCD 治疗的主要目标是恢复角膜缘微环境，恢复能自我维持的角膜上皮表型。这可以通过移植健康的角膜缘上皮细胞来实现。手术方式的主要区别在于细胞的数量、来源和收集后的处理。“大面积组织”直接移植包括同种异体角膜缘移植、自体结膜-角膜缘移植和与活体相关的同种异体结膜-角膜缘移植，均需要大面积的角膜缘供体组织切片[24-26]。虽然自体移植比同种异体移植效果更好，但是健康的眼可以移植多少组织是有安全限制的。因此，大面积组织自体移植通常只能进行一次。培养移植物技术通过减少供体组织所需的量[27]来减少对供体眼的风险。

与供体的大面积组织移植相比，体内培养扩增有以下几个优点：

• 由于只需要少量的供体组织，减少了对供体眼的风险。

• 如有必要，可以进行再次移植[28]。

• 在异体移植中，由于抗原呈递巨噬细胞不能在培养过程中存活，供体排斥的风险更小[29]。

• 在异体移植中，由于供体细胞的长期存活率有限，全身免疫抑制的剂量和持续时间明显减少[30-32]。

因此，许多眼科中心已倾向于培养移植技术[26]。

19.2　术前评估

19.2.1　手术指征及术前评估

培养的角膜缘干细胞移植适用于患有完全或部分 LSCD 的患者。在移植前，应该仔细评估和准备患眼，以优化手术条件，并确保成功移植的最佳机会，因为不是所有的 LSCD 患者都可能受益。

19.2.1.1　患者

LSCD 的治疗首先要仔细评估缺陷和相关的异常程度[33]。由于 LSCD 是一个术语，适用于各种病理的最终结果，它很少作为一个唯一和独立的上皮问题出现。患者通常有复杂的疾病发展、治疗和手术史，根据病因和严重程度，可累及周围的眼组织，包括角膜神经、角膜基质、内皮细胞、结膜、眼睑和泪腺系统。

角膜缘干细胞可以被视为“种子”，而眼表是它们的“土壤”(图 19.1)[34]。种子只能在有适当营养的最佳环境中生长。因此，在干细胞移植前，为培养的细胞准备最佳的受体床，以恢复眼表防御是很重要的。

因此，术前检查从眼睑开始。

眼睑　眼睑对于保持眼表完整及维持健康的泪膜至关重要[35]。许多导致 LSCD 的病理，如化学损伤或黏膜类天疱疮，也会导致严重的结膜和眼睑疾病。即使是最优质的培养细胞也无法抵抗倒睫、睑内翻或暴露造成的反复机械磨损，也无法移植。用于保护新移植物的隐形眼镜也很难适应睑球粘连，因此，在进行 CLET 之前，所有的眼睑畸形都应被尽可能地矫正。

泪膜　同样，健康的泪膜对于干细胞

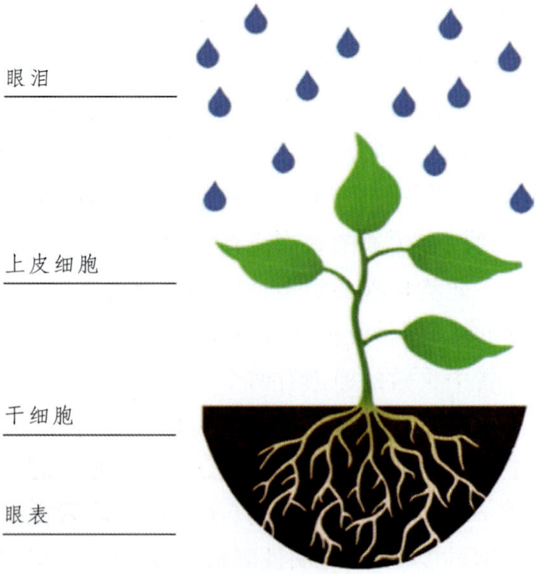

图 19.1　成功的角膜缘干细胞移植类似于从种子中生长植物(类似于 Tseng 和 Tsubota[34])。

的存活是至关重要的。泪膜通过提供氧气和营养物质来支持眼部表面,并保护眼免受干燥环境的影响[36]。泪膜可以通过使用非防腐剂眼液或泪点阻塞和治疗眼睑炎症(如睑缘炎)来优化。虽然轻度干眼症并不是排除标准,但完全不产生任何泪液和(或)存在角膜上皮角化的情况下,就可以确定一个极其恶劣的环境,因此,这些眼的表现非常差,通常被排除在角膜缘干细胞手术之外。

此外,如有必要,应评估和治疗眼表的任何炎症。炎症扰乱了角膜缘生态位残留环境,可能导致干细胞功能障碍或异常分化[37]。

角膜上皮　我们通常检查角膜本身。虽然目前对 LSCD 临床试验的分类方案还存在争议,但以时钟象限表达结膜化或血管化区域是有用的。任何上皮缺陷的存在和测量也应加以注意。这可以通过眼表摄影很容易地记录下来。重要的是要确定视觉轴是否受到影响或威胁,因为如果视轴区没有异常组织,可能不需要手术治疗。对于部分 LSCD,可以进行结膜上皮的重复清创术。这个简单的手术将迁移的结膜细胞剥离,从而为健康的角膜上皮细胞赢得时间,以覆盖连续扇形结膜上皮切除术(SSCE)中的缺陷[38,39]。这种方法的优点是不需要供体组织,但对于那些尚存一些干细胞来维持上皮层的病情较轻的患者,这只是一种选择。在中央角膜受累的 LSCD 中,角膜缘干细胞移植仍然是首选的治疗方法。

角膜基质　在最简单的 LSCD 患者中,病理局限于上皮细胞,厚的纤维血管翳可被剥离,显示出清晰的基质层。这些是理想的患者,成功的 CLET 手术不仅可以改善上皮层,还可以提高视力。然而,在现实中,这只代表了 LSCD 患者中的少数。导致 LSCD 的损伤通常伴有基质层更深的损伤,导致瘢痕形成。重要的是,这些患者需明白,如果有明显的角膜基质瘢痕,CLET 手术将不会是一个视力恢复程序。在这些病例中,CLET 的目的是第一步改善上皮细胞,第二步促进角膜移植后视力恢复。

持续的上皮缺陷和基质溶解也会导致角膜区域变薄,这在 CLET 手术中尤其值得关注。如果供体基质层过薄,去除纤维血管翳并移植 CLET 可导致角膜生物力学严重受损,从而导致进一步变薄和穿孔。建议使用至少 350μm 的残留基质床以避免这种严重的不良后果。当术前发现基质明显变薄时,手术计划可能需要调整,包括采用 PK 或深前板层角膜移植术(DALK)结合 CLET 手术进行基质置换,尽管这并非没有风险。

角膜内皮　功能性角膜内皮对上皮细胞黏附至关重要。如果没有内皮细胞活性泵功能,即使是健康的角膜上皮也会形成水疱并脱落[40]。移植的上皮细胞并没有好转。这类患者内皮功能的临床评估可能是困难的,因为角膜血管翳和基质瘢痕往往阻碍前节的可视化,结膜上皮的覆盖将不会形成与角膜上皮相同的特征性水疱以帮助诊断。术前检查角膜基质增厚因怀疑存在严重的内皮功能障碍。如果是这样,它也可能是在 CLET 时执行 PK 的一个参数。

角膜神经　角膜敏感性应进行测试并记录(在临床研究中使用 Cochet-Bonnet 触觉计)。在健康情况下,角膜上皮细胞受基底下神经丛末梢神经纤维的高度支配[41]。这种神经支配不仅是神经生长因子(NGF)供应所必需的,NGF 在角膜愈合过程中起着至关重要的作用,而且也是控制泪膜生成的泪腺功能单元(LFU)的关键输入[42,43]。因此,角膜敏感性的丧失会使新植入的干细胞失去 NGF 并破坏泪膜,从而造成“双重打击”。

青光眼 如前所述,LSCD通常发生在更大范围严重的眼前节疾病中。高眼压和青光眼是常见的并发症,尤其是在无虹膜的情况下。移植手术后的处理需要长时间局部使用类固醇皮质激素,即使是眼内压正常的患者,也应考虑激素性高眼压的可能性。任何眼压升高都应在考虑CLET之前进行处理。对青光眼患者进行局部药物治疗可导致正常角膜的浅表点状角膜炎[44],对体外培养的上皮细胞移植毒性更大。我们建议在CLET之前使用无防腐剂滴眼液、激光或手术来控制青光眼。适应证和禁忌证在不同的眼科中心可能有所不同。双侧LSCD常被描述为禁忌证,因为这需要异体干细胞。我们中心的研究范围包括了单侧和双侧的疾病,还包括了LSCD的所有病因,其禁忌证列于表19.2。

19.2.1.2 捐赠者

自体和异体供眼均可用于角膜缘组织捐赠。自体组织始终是首选,因为它没有免疫反应性,而且术后不需要全身免疫抑制。如遇双侧病变或其他禁止自体组织捐赠的情况,可考虑活体或尸体捐赠。虽然人类白细胞抗原(HLA)检测对CLET和角膜缘组织捐赠的益处尚未得到证实,但我们仍然在研究中心进行这一检测,因为我们相信这可能会带来益处。我们要求HLA-A、HLA-B和HLA-DR位点至少匹配50%的组织,以减少移植物排斥反应。捐赠时只需要一小块健康的角膜缘组织;1mm×2mm对于大多数培养方案是足够的。我们排除了部分角膜缘干细胞缺乏症患者的捐赠,以避免对已经受损的眼造成额外风险。对此方案研究者的意见不一,其他研究小组确实从受损的眼中获取干细胞,目的是即使在双侧病变中也能提供自体移植物[45]。

在考虑对角膜缘区进行组织活检时,我们使用裂隙灯生物显微镜和无创成像技术对Vogt栅栏进行可视化观察,以评估该区域的总体健康状况。此外,所有组织捐赠者,无论是自体还是异体,在术前都要进行人体免疫缺陷病毒1型和2型(HIV-1和HIV-2)、乙型肝炎病毒(HBV)和丙型肝炎病毒(HCV)及梅毒的筛查。虽然自体组织不会将疾病传播给受体,但这样做是为了确定要处理的组织状态,并达到可追溯性的目的。与自体组织不同,异体细胞确实会给受体带来额外的感染风险。因此,所有同种异体组织供体都需要进一步筛查人类T细胞白血病淋巴瘤病毒1型,并使用核酸测试(NAT)检测HBV、HCV和HIV。异基因捐赠者接受克雅病(CJD)和狂犬病等疾病的筛查问卷。

每只供眼最多允许接受两次活组织检查。这是由于手术对该组织的破坏。获取两处以上的活体组织可能损害供体角膜缘,并有发生局限性医源性LSCD的风险。因此,在我们的方案中,需要排除既往有两次活检的供眼。

在活体组织捐赠的情况下,最后一个重

表19.2 CLET禁忌证

相对禁忌证	绝对禁忌证
视轴区清晰	角膜角质化
眼表(眼表/眼睑)炎症	肺结核
结膜病理(睑球粘连、瘢痕)	泪膜缺失
眼睑错位	无法遵守术后治疗计划/任何妨碍治疗依从性的情况
青光眼	对术后治疗的不可控的高眼压超敏反应

要的考虑是捐赠的伦理问题。这在器官移植中经常被考虑,但在干细胞手术中确常常被遗忘。很难证实捐赠是否真的是自愿行为。家庭压力、情绪和外部影响会影响捐赠者的选择权利。他们可能害怕说他们实际上不想捐赠。我们建议在一个安静的空间与可能的捐赠者讨论捐赠事宜,不要让受赠者或其他家庭成员在场。如果可能的捐赠者不愿捐赠,我们应尊重他们的意愿,并与患者沟通,可能的捐赠者“不适合”捐赠。告知这个家庭可能的捐赠者只是不愿捐赠,可能会对这个家庭产生严重的影响。必须尊重可能捐赠者并保密,因此,让捐赠者的决定细节为人所知是不符合道德的。

组织捐赠的适应证和禁忌证列于表 19.3。

表 19.3 (对照 -)角膜缘组织捐赠适应证

适应证	禁忌证
健康的角膜和角膜缘	角膜缘干细胞缺乏的迹象
年龄≥18 岁	年龄<18 岁
位点上≥50% HLA 匹配 HLA-A、HLA-B 和 HLA-DRB1[a]	位点上<50% HLA 匹配 HLA-A、HLA-B 和 HLA-DRB1[a]
自愿捐赠[b]	两次角膜缘活检捐赠/大型角膜缘移植物的病史
	血清学检测呈阳性[a]
	潜在传染病的调查问卷/病史提示[b]
	组织捐赠的外部压力[b]

[a] 如属异基因(活体及尸体)捐赠者。

[b] 异基因亲属供体。

19.2.2 辅助检查

除了裂隙灯生物显微镜评价,我们在患者和供体筛选过程中进行了一些额外的术前测试。

19.2.2.1 Schirmer 试验

采用 Schirmer 滤纸试验法对泪膜的含量进行了测定[46]。这种定量方法提供的关于泪膜质量的信息很少,这可能比数量更重要,但它是一个有用的术前测量方法。如果试纸测量值<10mm/5min,应在干细胞手术前进行泪点栓塞,以增强泪膜的稳定性。如果试纸显示没有任何水分,这可能是手术禁忌证。

19.2.2.2 印迹细胞学

通过角膜印迹细胞学进行免疫组化可以区分角膜和结膜上皮细胞,从而有助于诊断 LSCD。虽然这一过程相对简单,但患者认为这种检测是痛苦的,而且有破坏上皮细胞的风险。此外,印迹细胞学的假阴性率较高,部分原因是许多其他眼表疾病中同时存在杯状细胞缺陷[47]。在患者筛选和术后评估期间,我们不再常规进行印迹细胞学检查,而更倾向于使用体外共聚焦显微镜,如下所述。

19.2.2.3 光学相干断层扫描(OCT)

OCT 是一种无创、非接触式成像技术,用于包括角膜和角膜缘在内的眼前节横断面成像。这种成像模式对术前评估患者和供体眼、术中血管翳剥离和术后随访都有额外的价值。与裂隙灯生物显微镜相比,OCT 已被证明是一种更可靠的显示 Vogt 栅栏的工具[48],但与体内共焦显微镜(IVCM)相比,OCT 图像的分辨率明显较低。然而,OCT 检查更省时、非接触、不依赖操作者、视野广和便于实际应用。利用傅里叶域 OCT(FD-OCT),我们开发了一种定量角膜缘 POV 的技术,可以帮助定位进行组织捐赠的活检部位[48](图 19.2)。

术前评估时,OCT 图像也用于检查基质受累和厚度,并评估去除血管翳后残留的角膜基质情况。如果最薄区域厚度<350μm,CLET 可能需要结合 PK 或 DALK,以防止术后角膜变薄和穿孔。术前了解这一点也使我们有机会与患者讨论合适的手术方式。

OCT 在术中可用于协助外科医生去除纤维血管翳。这有助于外科医生更精确地切除病变组织,增加保留任何可行的角膜基质的机会,并可能减少其极度变薄和穿孔的风险[49]。在术后随访期间,OCT 可用于角膜上皮评估、移植物追踪及角膜厚度检测。

19.2.2.4　体内共聚焦显微镜(IVCM)

IVCM 是一种接触成像技术,在细胞水平上提供高分辨率的眼表图像。这项技术已在角膜专家中广受欢迎,用于评估角膜、结膜和角膜缘的各种结构[50-53]。它可用于术前患者和供体筛选及评估角膜缘干细胞缺陷。由于其分辨率高,IVCM 能够分化干细胞的生态位。对这些生态位的成像有助于确保供体角膜缘的健康,并显示出干细胞密度最高的区域。在实践中,供体成像主要在下缘和上缘,因此干细胞主要位于这些区域。记录最富干细胞的区域可以进行有针对性的活检,从而改善临床结果(图 19.3)。

LSCD 的 ICVM 征象包括角膜上存在杯状细胞、上皮表型改变、Vogt 栅栏缺失或异常、角膜新生血管形成、基底下神经缺失(图 19.4)。这些征象有助于眼科医生对 LSCD 进行临床诊断,因此,ICVM 可以提供一种替代印迹细胞学的诊断技术[54-56]。术后,IVCM 可协助评估,并在裂隙灯下临床可见之前显示移植物融合和可能的疾病进展。

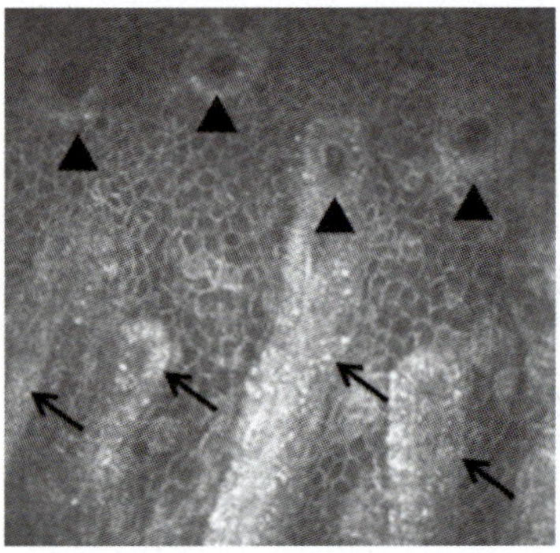

图 19.3　IVCM 下边缘干细胞丰富区域显示角膜缘栅栏脊(箭头所示)和局灶性基质突起(三角箭头所示)。

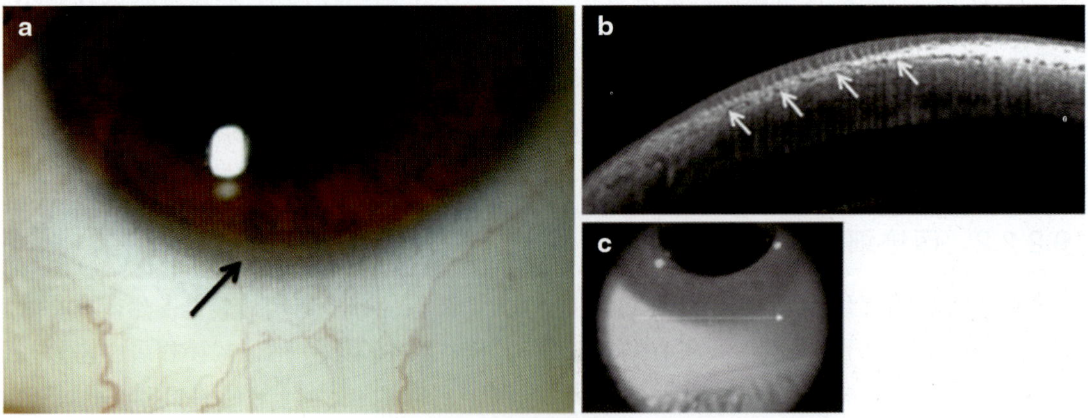

图 19.2　供体角膜缘的评价:(a)角膜缘下边缘的裂隙灯图像。黑色箭头表示 Vogt 栅栏。(b)同一受试者的 OCT 图像,通过角膜缘下边缘,识别角膜缘壁龛(灰色箭头所示)。(c)感兴趣区域的 OCT 选择。

患者和捐赠者评估期间的所有补充试验见表 19.4。

19.3 手术程序

各国研究者对不同的角膜缘干细胞培养和移植方案进行了报道。在患者选择、培养技术、供体材料、手术方法及术后治疗和随访方面均存在差异。不同的方法均有报道其良好的临床结果，但迄今为止还没有达成最佳方案的共识。基于细胞方法的复杂性和费用，以及该疾病的罕见性，使大型多中心比较试验难以实现。在本章中，将描述我们的标准化方法，但读者也应该对比其他选择方案[29,57]。

19.3.1 培养方法

19.3.1.1 支架

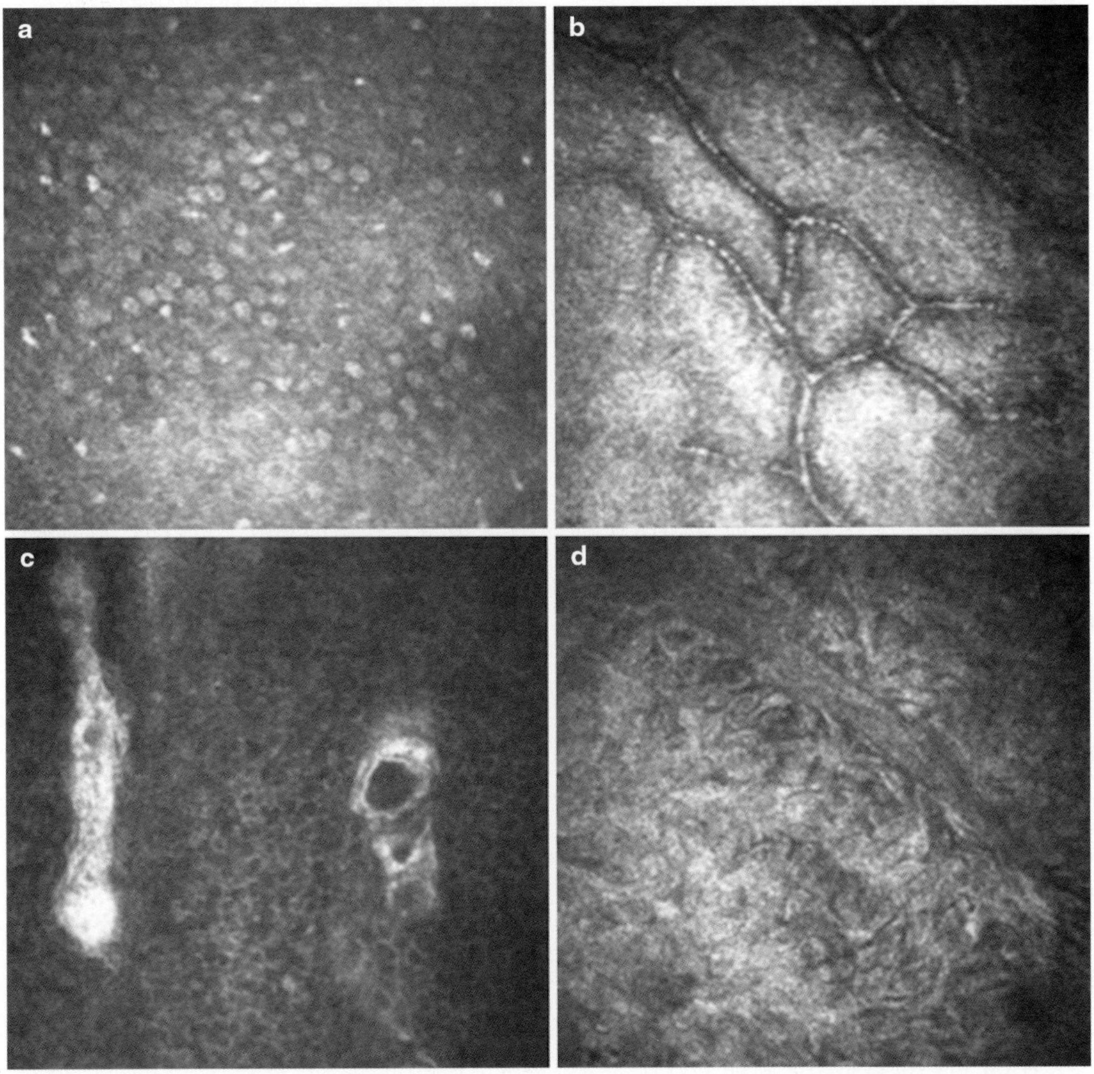

图 19.4 LSCD IVCM 表现。(a)角膜杯状细胞。(b)角膜新生血管。(c)Vogt 栅栏异常。(d)化生上皮表型。

表 19.4　补充试验

患者	捐赠者
生物显微镜评价	生物显微镜评价
泪膜(Schirmer 试验)	医学问卷组织捐赠
IOP	IOP
OCT	OCT(角膜缘)
IVCM	IVCM(角膜缘)
闪光视觉诱发电位[a]	
血清学	血清学
肾脏学筛查[b]	

[a] 如视力低于手的运动或疑似视神经病变。

[b] 如需要免疫抑制。

我们利用人羊膜(HAM)作为支架,进行角膜缘干细胞的细胞扩增。HAM 具有抗炎和抗菌的特性,其低免疫原性使其成为眼表重建的理想载体。HAM 取自安特卫普大学附属医院羊膜库,按标准方法制备[58]。在使用前 24 小时,将 HAM 解冻,并用 0.9%无菌 NaCl 洗涤 3 次,持续 30 分钟。然后用嗜热菌蛋白酶(Sigma-Aldrich)对其进行处理,以去除失活的羊膜上皮细胞[58,59]。

在将细胞放入培养箱之前,将 HAM 拉伸成两个可交叉的羊膜环(Lumox 培养器,Greiner Bio-One,BeLux)。这些环支架是由塑料制成的,提供了一个紧绷、不起皱的结构。

使用两个 25mm 细胞刮刀(Sarsted 和 Essen,比利时)去除 HAM 的海绵状层。这提供了更薄、更透明的支架,具有更标准化的蛋白组学特征[59,60]。去除海绵层后,将内环(直径 32mm)放在 HAM 顶部,将膜的边缘拉过内环的外表面。翻转与内环相连的 HAM,以使其正确定位。然后,外环(直径 35mm)被锁定在其上面,将膜夹在适当的位置。HAM 最终位置是基底膜朝上[58]。

19.3.1.2　技术

1mm×2mm 的活检组织采用无异种培养方案进行培养。将固定好的 HAM 置于 55mm 的培养皿中,培养皿中含有 3.5mL CnT-20 培养基(以祖细胞为靶点的角膜上皮培养基);补充含 1%的人 AB 血清(Sigma-Aldrich),在 37℃用 5% CO_2 孵育 24 小时。在培养中放置角膜缘活检组织之前,在含有抗生素的 CnT-Prime 培养基中冲洗 6 次,并放置在准备好的 HAM 中心。然后将细胞在 CnT-Prime 培养基中培养,在空气-液体界面添加 1%人 AB 血清。将 100μL 的培养基放置在固定的 HAM 上,2.5mL 置于培养皿中。这些条件维持整个培养周期 14 天,培养基每 2~3 天更换一次。常规检查培养基中的需氧菌、厌氧菌、真菌、酵母、支原体和内毒素[58]。

19.3.2　外科手术

19.3.2.1　活检

活检是在局部麻醉下进行的。术前影像学显示,1mm×2mm 的浅表角膜缘组织取自干细胞丰富区域的上缘或下缘。活组织切片的边缘用 45°菱形刀片标记出来,然后用月牙形的刀片挖出大约 100μm 的深度。在此过程中,我们不使用任何镊子,以避免挤压损伤角膜缘干细胞或活检组织内的生态位(图 19.5)。分离后立即将获取的组织置于培养基中,并运送至实验室,在培养基中加入抗生素进行冲洗[58]。

19.3.2.2　移植物移植

培养 14 天后,在全身麻醉下将角膜缘干细胞移植物移植至干细胞缺陷的患眼上。手术首先使用结膜剪刀在角膜缘进行 360°

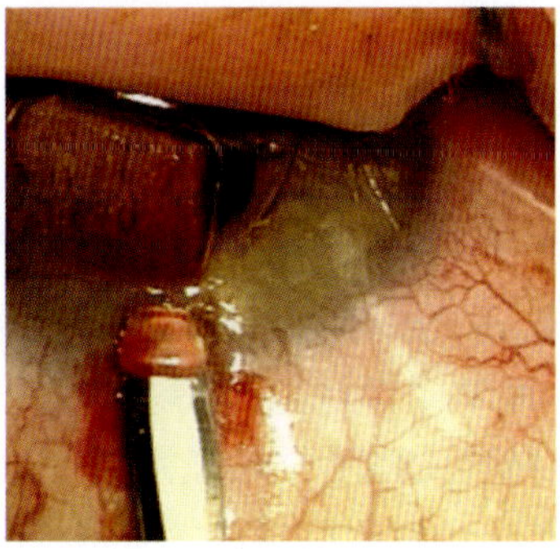

图 19.5 供体角膜缘活检切片。

结膜切开术(图 19.6a),随后在前 OCT 成像指导下解剖纤维血管翳(图 19.6b)。血管翳剥离后,通过在角膜表面涂上纤维蛋白胶(Tissucol®),将复合移植物附着于角膜上(图 19.6c)。用环钻和显微手术剪刀从环上切除移植物(图 19.6d)。然后在移植物上放置第二个 HAM,其上皮面朝下。这层膜作为生物补片,为移植物提供额外的机械保护,防止原发性开裂。用 4 条 10–0 尼龙线将补片固定于结膜上,移植后 5~7 天取出补片。最后,给术眼戴上绷带型角膜接触镜[58]。

19.4 术后管理

19.4.1 术后早期治疗

无防腐剂滴眼液是角膜缘干细胞患者

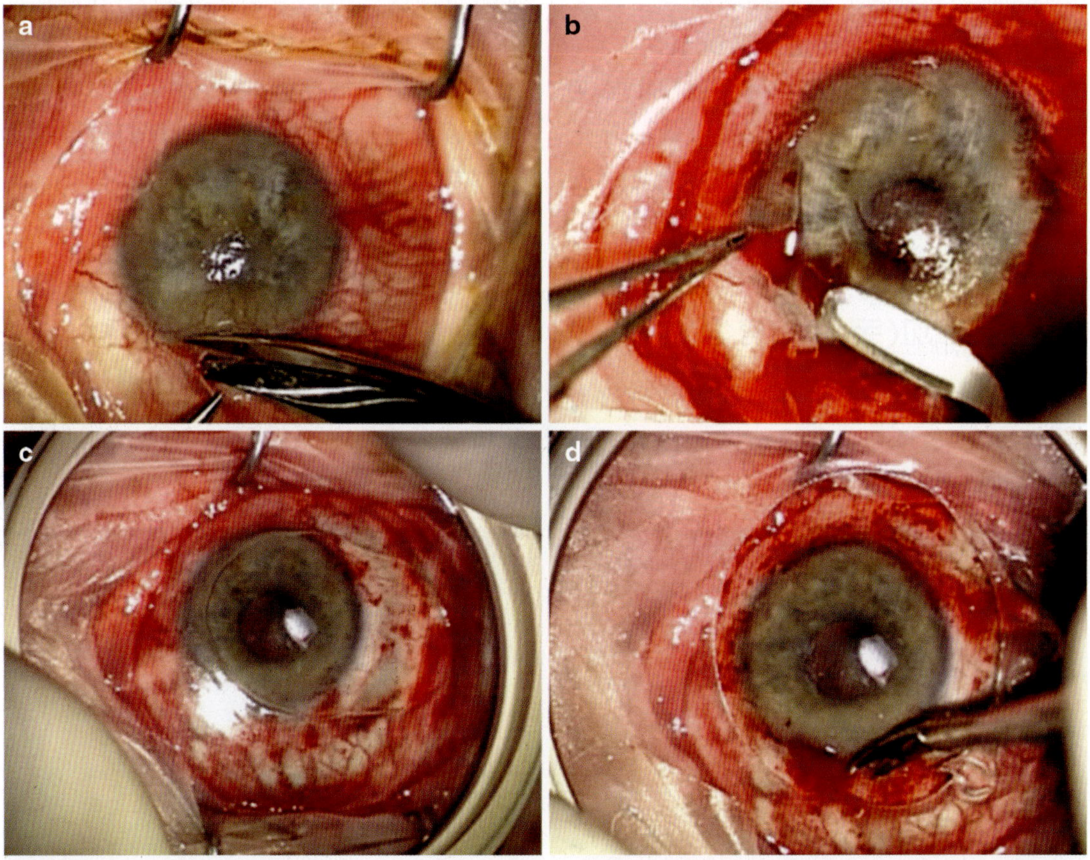

图 19.6 在 CLET 期间的不同步骤。(a)结膜切开术。(b)血管翳组织解剖。(c)移植过程中纤维蛋白胶的应用。(d)用环钻(未显示)和剪刀释放移植物。使用直径为 13mm 的环钻释放移植物,并使用 Vanas 剪刀结束环钻。

治疗的金标准。与防腐剂相关的细胞毒性包括对干细胞和表面微环境的风险[61]。因此，应尽可能避免使用含防腐剂的滴眼液。对于所有患者给予0.3%氧氟沙星滴眼液(4次/天)，0.1%地塞米松滴眼液(8次/天)，20%自体血清滴眼液(16次/天)，持续使用1个月，然后逐渐减少使用量。如果患者有任何禁止使用血清滴眼液的传播性疾病(如艾滋病毒)，则用不含防腐剂的透明质酸钠滴眼液代替。

同种异体角膜缘移植患者需要额外的免疫抑制治疗，以防止移植物排斥反应。患者每天使用环孢素A 3mg/kg，在移植前1周开始使用，移植后持续2个月。血液最低浓度应维持在100~150ng/mL(除非出现肾功能或肝功能损害)，然后逐渐减少至每天25~50mg/kg，并在此剂量下维持至少1年。如有需要，可在围手术期静脉注射甲泼尼龙(每天1~2mg/kg，视角膜和角膜缘的血管化程度而定)，持续3天。根据宿主的炎症反应，如果需要可延长口服皮质类固醇治疗，但一般建议在术前控制好炎症。

19.4.2　附加(手术)治疗

角膜缘上皮干细胞移植的主要目的是恢复眼表。如果底层基质清晰，CLET术后视力可能已经提高，但通常需要进一步的手术来恢复角膜清晰度和改善视觉效果(图19.7)。一般认为，两阶段手术优于联合手术，因为联合手术与较差的临床结果相关[62]。在我们看来，某些眼部疾病需要综合治疗。如前所述，OCT成像评估残留基质<350μm的患者，将结合CLET全层角膜移植或DALK以减少术后并发症的风险。此外，非功能性内皮细胞的证据可能是在干细胞手术中进行PK的一个指示。值得注意的是，每个患者都是不同的，治疗应该根据患者的个人需求和期望进行调整。

在移植失败的情况下，可以为患者提供二次干细胞移植。我们限制每位患者最多只能进行两次移植。出于安全考虑，我们从同一个供眼中采集活体组织不超过两次。在同种异体移植的情况下，也存在宿主对同种异体抗原致敏的可能性，因此，我们也将这类移植限制在每位患者最多两次。

19.5　结论

LSCD是一种复杂的疾病，需要个体化治疗和逐步重建。体外培养的角膜缘干细胞移植可为单侧和双侧(亚)全干细胞缺陷患

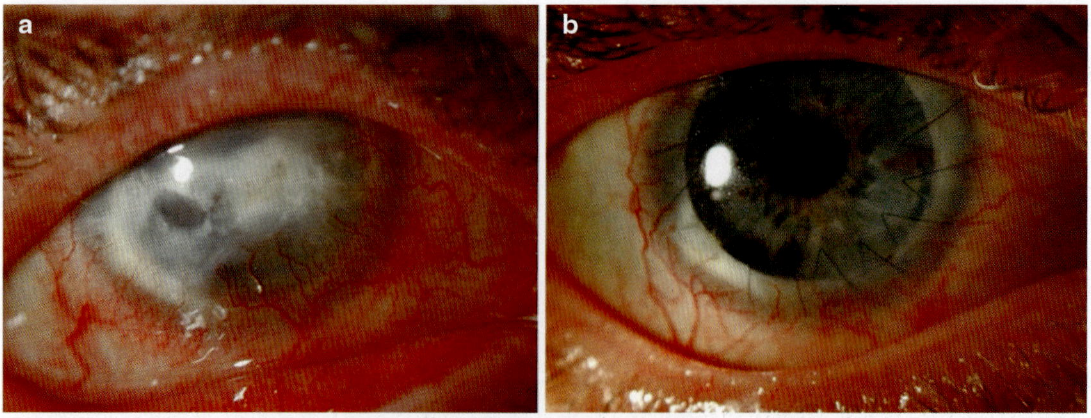

图19.7　(a)碱烧伤后角膜缘干细胞完全缺失的眼。(b)两阶段手术后：CLET术后25个月；PK术后9个月。

眼提供角膜修复。全面的术前评估和仔细的眼表准备是为移植细胞提供最佳环境的关键。良好的眼表准备加上严格的术后管理和随访将为成功移植提供最佳机会。尽管 CLET 技术是安全的，但是由于人群的异质性和相关的并发症，LSCD 的治疗仍然具有挑战性。如果移植失败，仍有可能进行第二次移植。

参考文献

1. Kruse FE. Stem cells and corneal epithelial regeneration. Eye. 1994;8:170–83.
2. Puangsricharern V, Tseng SC. Cytologic evidence of corneal diseases with limbal stem cell deficiency. Ophthalmology. 1995;102(10):1476–85.
3. Le Q, Deng SX, Xu J. In vivo confocal microscopy of congenital aniridia-associated keratopathy. Eye. 2013;27(6):763–6.
4. Ahmad S. Concise review: limbal stem cell deficiency, dysfunction, and distress. Stem Cells Transl Med. 2012;1(2):110–5.
5. Strungaru MH, Mah D, Chan CC. Focal limbal stem cell deficiency in turner syndrome. Cornea. 2014;33(2):207–9.
6. Catt CJ, Hamilton GM, Fish J, Mireskandari K, Ali A. Ocular manifestations of Stevens-Johnson Syndrome and toxic epidermal necrolysis in children. Am J Ophthalmol. 2016;166:68–75.
7. Aslan D, Akata R, Holm H, Vulliamy T, Dokal I. Limbal stem cell deficiency in patients with inherited stem cell disorder of dyskeratosis congenita. Int Ophthalmol. 2012;32(6):615–22.
8. Eschle-Meniconi ME, Ahmad SR, Foster CS. Mucous membrane pemphigoid: an update. Curr Opin Ophthalmol. 2005;16(5):303–7.
9. Fernandes M, Sangwan VS, Vemuganti GK. Limbal stem cell deficiency and xeroderma pigmentosum: a case report. Eye. 2004;18(7):741–3.
10. Sivaraman KR, Jivrajka RV, Soin K, Bouchard CS, Movahedan A, Shorter E, et al. Superior limbic keratoconjunctivitis-like inflammation in patients with chronic graft-versus-host disease. Ocul Surf. 2016;14(3):393–400.
11. Cortes M, Lambiase A, Sacchetti M, Aronni S, Bonini S. Limbal stem cell deficiency associated with LADD syndrome. Arch Ophthalmol. 2005;123(5):691.
12. Bobba S, Di Girolamo N, Mills R, Daniell M, Chan E, Harkin DG, et al. Nature and incidence of severe limbal stem cell deficiency in Australia and New Zealand. Clin Exp Ophthalmol. 2017;45(2):174–81.
13. Messmer EM, Kenyon KR, Rittinger O, Janecke AR, Kampik A. Ocular manifestations of keratitis-ichthyosis-deafness (KID) syndrome. Ophthalmology. 2005;112(2):3–8.
14. Lichtinger A, Pe'er J, Frucht-Pery J, Solomon A. Limbal stem cell deficiency after topical mitomycin C therapy for primary acquired melanosis with atypia. Ophthalmology. 2010;117(3):431–7.
15. Nghiem-Buffet M-H, Gatinel D, Jacquot F, Chaine G, Hoang-Xuan T. Limbal stem cell deficiency following phototherapeutic keratectomy. Cornea. 2003;22(5):482–4.
16. Schwartz GS, Holland EJ. Iatrogenic limbal stem cell deficiency. Cornea. 1998;17(1):31–7. A.
17. Lim P, Fuchsluger TA, Jurkunas UV. Limbal stem cell deficiency and corneal neovascularization. Semin Ophthalmol. 2009;24(3):139–48.
18. Gupta N, Sachdev R, Tandon R. Ocular surface squamous neoplasia in xeroderma pigmentosum: clinical spectrum and outcome. Graefes Arch Clin Exp Ophthalmol. 2011;249(8):1217–21. A.
19. Merchant A, Zhao T-Z, Foster CS. Chronic keratoconjunctivitis associated with congenital dyskeratosis and erythrokeratodermia variablis. Ophthalmology. 1998;105(7):1286–91.
20. Rossen J, Amram A, Milani B, Park D, Harthan J, Joslin C, et al. Contact Lens-induced limbal stem cell deficiency. Ocul Surf. 2016;14(4):419–34.
21. Fdos P, Goncalves ED, Barros JN, Campos MS, Sato EH, Gomes JAP. Impression cytology findings in bullous keratopathy. Br J Ophthalmol. 2010;94(6):773–6.
22. Dua HS, Saini JS, Azuara-Blanco A, Gupta P. Limbal stem cell deficiency: concept, aetiology, clinical presentation, diagnosis and management. Indian J Ophthalmol. 2000;48(2):83–92.
23. Djalilian AR, Holland EJ, Schwartz GS. Limbal stem cell deficiency. Ophthalmology. 2003;110(10):2071–2.
24. Holland EJ, Djalilian AR, Schwartz GS. Management of aniridic keratopathy with keratolimbal allograft: a limbal stem cell transplantation technique. Ophthalmology. 2003;110(1):125–30.
25. Javadi M-A, Baradaran-Rafii A. Living-related conjunctival-limbal allograft for chronic or delayed-onset mustard gas keratopathy. Cornea. 2009;28(1):51–7.
26. Meallet MA, Espana EM, Grueterich M, Ti S-E, Goto E, Tseng SC. Amniotic membrane transplantation with conjunctival limbal autograft for total limbal stem cell deficiency. Ophthalmology. 2003;110(8):1585–92.
27. Pellegrini G, Traverso CE, Franzi AT, Zingirian M, Cancedda R, De Luca M. Long-term restoration of damaged corneal surfaces with autologous cultivated corneal epithelium. Lancet. 1997;349:990–3.
28. Behaegel J, Dhubhghaill SN, Koppen C, Zakaria N. Safety of cultivated limbal epithelial stem cell transplantation for human corneal regeneration. Stem Cells Int. 2017;2017:1.
29. Shortt AJ, Secker GA, Notara MD, Limb GA, Khaw PT, Tuft SJ, et al. Transplantation of ex vivo cultured limbal epithelial stem cells: a review of techniques and clinical results. Surv Ophthalmol. 2007;52(5):483–502.
30. Henderson TR, Coster DJ, Williams KA. The long term outcome of limbal allografts: the search for surviving cells. Br J Ophthalmol. 2001;85(5):604–9.
31. Daya SM, Watson A, Sharpe JR, Giledi O, Rowe

A, Martin R, et al. Outcomes and DNA analysis of ex vivo expanded stem cell allograft for ocular surface reconstruction. Ophthalmology. 2005;112(3):470–7.
32. Sharpe JR, Daya SM, Dimitriadi M, Martin R, James SE. Survival of cultured allogeneic limbal epithelial cells following corneal repair. Tissue Eng. 2007;13(1):123–32.
33. Dua HS, Miri A, Said DG. Contemporary limbal stem cell transplantation – a review. Clin Exp Ophthalmol. 2010;38(2):104–17.
34. Tseng SCG, Tsubota K. Important concepts for treating ocular surface and tear disorders. Am J Ophthalmol. 1997;124(6):825–35.
35. Knop E, Korb D, Blackie C, Knop N. The lid margin is an underestimated structure for preservation of ocular surface health and development of dry eye disease. Dev Ophthalmol. 2010;45:108–22.
36. Willcox MDP, Argüeso P, Georgiev GA, Holopainen JM, Laurie GW, Millar TJ, et al. TFOS DEWS II tear film report. Ocul Surf. 2017;15(3):366–403.
37. Kim BY, Riaz KM, Bakhtiari P, Chan CC, Welder JD, Holland EJ, et al. Medically reversible limbal stem cell disease clinical features and management strategies. Ophthalmology. 2014;121(10):2053–8.
38. Dua HS. The conjunctiva in corneal epithelial wound healing. Br J Ophthalmol. 1998;82(12):1407–11.
39. Dua HS. Sequential sector conjunctival epitheliectomy. In: Holland EJ, Mannis M, editors. Ocular surface disease, medical and surgical management. New York: Springer; 2002. p. 168–74.
40. Waring GO, Bourne WM, Edelhauser HF, Kenyon KR. The corneal endothelium: normal and pathologic structure and function. Ophthalmology. 1982;89(6): 531–90.
41. Oliveira-Soto L, Efron N. Morphology of corneal nerves using confocal microscopy. Cornea. 2001;20(4):374–84.
42. Lambiase A, Manni L, Bonini S, Rama P, Micera A, Aloe L. Nerve growth factor promotes corneal healing: structural, biochemical, and molecular analyses of rat and human corneas. Invest Ophthalmol Vis Sci. 2000;41(5):1063–9.
43. Stern ME, Gao J, Siemasko KF, Beuerman RW, Pflugfelder SC. The role of the lacrimal functional unit in the pathophysiology of dry eye. Exp Eye Res. 2004;78(3):409–16.
44. Aguayo Bonniard A, Yeung JY, Chan CC, Birt CM. Ocular surface toxicity from glaucoma topical medications and associated preservatives such as benzalkonium chloride (BAK). Expert Opin Drug Metab Toxicol. 2016;12(11):1279–89.
45. Rama P, Matuska S, Paganoni G, Spinelli A, De Luca M, Pellegrini G. Limbal stem-cell therapy and long-term corneal regeneration. N Engl J Med. 2010;363(2):147–55.
46. Cho P, Yap M. Schirmer test. I. A review. Optom Vis Sci. 1993;70(2):152–6.
47. Sejpal K, Bakhtiari P, Deng SX. Presentation, diagnosis and management of limbal stem cell deficiency. Middle East Afr J Ophthalmol. 2013;20(1):5–10.
48. Haagdorens M, Behaegel J, Rozema J, Van Gerwen V, Michiels S, Ní Dhubhghaill S, et al. A method for quantifying limbal stem cell niches using OCT imaging. Br J Ophthalmol. 2017;101(9):1250.
49. Zakaria N, Ni Dhubhghaill S, Taal M, Berneman Z, Koppen C, Tassignon M-J. Optical coherence tomography in cultivated limbal epithelial stem cell transplantation surgery. J Ophthalmol. 2015;4(6):339–45.
50. Villani E, Baudouin C, Efron N, Hamrah P, Kojima T, Patel SV, et al. In vivo confocal microscopy of the ocular surface: from bench to bedside. Curr Eye Res. 2014;39(3):213–31.
51. Miri A, Al-Aqaba M, Otri AM, Fares U, Said DG, Faraj LA, et al. In vivo confocal microscopic features of normal limbus. Br J Ophthalmol. 2012;96(4): 530–6.
52. Patel DV, Sherwin T, McGhee CNJ. Laser scanning in vivo confocal microscopy of the normal human corneoscleral limbus. Investig Ophthalmol Vis Sci. 2006;47(7):2823–7.
53. Messmer EM, Mackert MJ, Zapp DM, Kampik A. In vivo confocal microscopy of pigmented conjunctival tumors. Graefes Arch Clin Exp Ophthalmol. 2006;244(11):1437–45.
54. Nubile M, Lanzini M, Miri A, Pocobelli A, Calienno R, Curcio C, et al. In vivo confocal microscopy in diagnosis of limbal stem cell deficiency. Am J Ophthalmol. 2013;155(2):220–32.
55. Miri A, Alomar T, Nubile M, Al-aqaba M, Lanzini M, Fares U, et al. In vivo confocal microscopic findings in patients with limbal stem cell deficiency. Br J Ophthalmol. 2012;96(4):523–9.
56. Deng SX, Sejpal K, Tang Q, Aldave AJ, Lee OL, Yu F. Characterization of limbal stem cell deficiency by in vivo laser scanning confocal microscopy: a microstructural approach. Arch Ophthalmol. 2012;130(4):440–5.
57. Zhao Y, Ma L. Systematic review and meta-analysis on transplantation of ex vivo cultivated limbal epithelial stem cell on amniotic membrane in limbal stem cell deficiency. Cornea. 2015;34(5):592–600.
58. Zakaria N, Koppen C, Van Tendeloo V, Berneman Z, Hopkinson A, Tassignon M-J. Standardized limbal epithelial stem cell graft generation and transplantation. Tissue Eng Part C Methods. 2010;16(5):921–7.
59. Hopkinson A, Shanmuganathan VA, Gray T, Yeung AM, Lowe J, James DK, et al. Optimization of amniotic membrane (AM) denuding for tissue engineering. Tissue Eng Part C Methods. 2008;14(4):371–81.
60. Hopkinson A, McIntosh RS, Tighe PJ, James DK, Dua HS. Amniotic membrane for ocular surface reconstruction: donor variations and the effect of handling on TGF-beta content. Invest Ophthalmol Vis Sci. 2006;47(10):4316–22.
61. Baudouin C, Labbé A, Liang H, Pauly A. Preservatives in eyedrops: The good, the bad and the ugly. Prog Retin Eye Res. 2010;29(4):312–34.
62. Basu S, Mohamed A, Chaurasia S, Sejpal K, Vemuganti GK, Sangwan VS. Clinical outcomes of penetrating keratoplasty after autologous cultivated limbal epithelial transplantation for ocular surface burns. Am J Ophthalmol. 2011;152(6):917–924.e1.

第 20 章

眼表再生手术的优化：结果的重要和关键因素

Kai B. Kang, Ali R. D'jalilian

摘要

• 优化再生手术眼表健康的方法包括提高泪膜质量、控制局部和全身炎症及修复异常眼睑。

• 各种泪液补充剂、血液衍生物、睑板腺功能障碍的治疗、隐形眼镜的使用、羊膜和泪点阻塞，以及降低青光眼滴眼液的毒性对改善泪膜健康至关重要。

• 在再生手术前控制局部和系统炎症是至关重要的。控制局部炎症的方法包括使用局部类固醇、环孢素、他克莫司和利非他司特。控制全身炎症的方法包括各种类固醇和类固醇保护剂。

• 在再生手术之前，还应该修复眼睑异常，以修复暴露和睫毛错位。

20.1 概述

再生手术的术前规划要求优化患者眼表健康状况。干燥和恶劣的表面环境会导致再生手术的失败。在本章中，我们概述了外科医生应该采取的几种重要的方法，以最大限度地提高患者的眼表健康。这些方法包括优化泪膜、控制局部和全身炎症，以及修复异常眼睑。图 20.1 显示了优化眼表健康的关键因素。

20.2 改善泪膜健康

20.2.1 泪液补充剂

为了提高再生手术的成功率，通过优化泪膜的质量使泪膜和眼表恢复至正常的稳态非常关键。根据根本原因，可以采取几个步骤来改善泪膜质量，一个重要的步骤是使用人工泪液、软膏和凝胶。干燥的眼表可能导致进一步的渗透压和电解质浓度升高，从而激活细胞应激信号通路和细胞损伤[1]。眼部润滑剂可以为泪膜提供电解质和低张力，以克服这些问题。对于再生手术，无防腐剂的润滑剂是最好的，因为防腐剂（洗涤剂或氧化剂）可能会进一步刺激和破坏上皮细胞，降低细胞存活率。

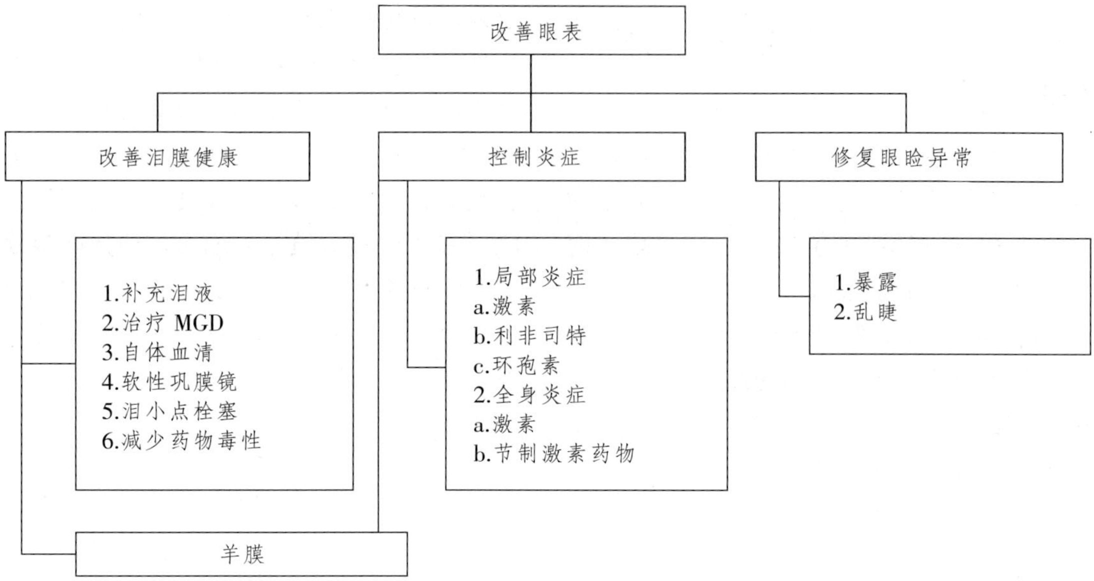

图 20.1 优化眼表健康的关键因素。

20.2.2 MGD 和睑缘炎的治疗

此外，许多治疗选择是可用的和必要的，以改善睑板腺健康。例如，补充 ω-3 脂肪酸(如来自鱼油和亚麻籽油)已被证明可以改变睑板腺脂质的成分，并减少促炎介质，如 IL-1 和 TNF-α[2,3]。临床上，补充 ω-3 脂肪酸可以促进泪液分泌，以及改善 TBUT、Schirmer 评分和眼表疾病指数[2,4-8]。

多种具有抗炎作用的抗生素可用于治疗睑板腺疾病[9]。这些抗生素包括四环素类，如多西环素和米诺环素，以及大环内酯类，如阿奇霉素。几项比较局部使用或口服阿奇霉素与口服多西环素治疗睑板腺功能障碍有效性方面的研究发现，尽管作用机制不同，但两种抗生素均可缓解睑板腺的体征和症状，恢复睑板腺分泌物的正常脂质特性[10,11]。然而，阿奇霉素可能会刺激睑板腺上皮细胞的分化，在某些情况下可能更可取，因为 5 天的短期疗程与使用多西环素治疗 1 个月相比，前者总体临床反应更好[12]。

20.2.3 血液衍生物

从患者自身血液中产生的各种血液衍生物是有价值的选择，有助于优化患者再生手术的眼表健康。这些包括自体血清、富含血小板的血浆和富含生长因子的血浆(PRGF)。血液衍生物是不含防腐剂的，为人眼泪中活跃的许多蛋白质、维生素和脂类提供天然替代品。自体血清滴眼液已被证明可以抑制结膜和角膜上皮细胞的凋亡[13]。浓度在 20%~100%的血清滴眼液已被使用。最近，一项关于 50%血清滴眼液的长期研究结果显示，荧光素染色、Schirmer 评分和眼表指数评分均有改善[14]。自体血清滴眼液在严重泪液缺乏和反射性泪液缺乏的患者中尤为重要。这包括 Stevens-Johnson 综合征、黏膜天疱疮、碱性或热损伤后形成泪腺瘢痕的患者。最近的研究还表明，富含血小板的血浆和富含生长因子的血浆比自体血清更适用于有持续性角膜上皮缺陷的患者[15]。

20.2.4 软性角膜接触镜和巩膜接触镜

治疗性软性角膜接触镜常用于保护和滋润干燥的角膜表面。对于有严重干眼症的患者，软性角膜接触镜往往能立即缓解症状，并有助于保护眼部表面免受机械创伤。例如,在眼睑边缘角化症患者中,眨眼引起的摩擦可能会对眼部表面造成损害。防止角膜损伤的一种方法是长期使用绷带型角膜接触镜。为了获得更合适的角膜接触镜,临床医生可以考虑使用更大直径的 Kontur 镜片。此外,巩膜接触镜通常充满泪液并覆盖角膜。它们停留在角膜缘上,为眼部表面提供持续的润滑。这些镜片可以通过最大限度地减少角膜上皮的机械力和摩擦力,并在上皮上保持恒定的泪膜来保护眼表。研究表明,巩膜接触镜改善了严重眼表疾病患者的舒适度和眼表健康状况[16-20]。目前,有不同的巩膜接触镜可供选择。例如,波士顿巩膜镜(Prosthetic Replacement of the Ocular Surface Ecosystem, PROSE, Boston, MA, USA)允许特殊定制,可精确地适合患者眼表的曲率,尤其适用于眼表高度不规则的再生手术患者[20]。

20.2.5 泪点阻塞

另一种治疗因泪液分泌不足引起的干性眼表的方法是泪点阻塞,既可以在导管内放置泪点塞,也可以在泪点平面放置。我们建议先用临时的点塞(如胶原蛋白塞)进行试验,如果证明对特定的患者有效,临床医生可以考虑放置永久性塞(如硅胶或丙烯酸塞)。

20.2.6 最小化滴眼液毒性

在为拟行再生手术的患者做准备时,减少外用药物的毒性作用也很重要。许多青光眼患者在长期使用外用药物后会出现毒性结膜炎。例如,局部 β 肾上腺素受体阻滞剂(如噻吗洛尔)与点状上皮性角膜病变和上皮糜烂有关[21];多佐胺与黏液脓性无菌性结膜炎有关[22];而溴莫尼定通常可引起变应性眼睑结膜炎和滤泡性结膜炎[23]。对于多次使用滴眼液的青光眼患者,临床医生可能会考虑手术或口服药物,以减少滴眼液的毒性。

20.2.7 羊膜

羊膜最初用于皮肤移植治疗溃疡和烧伤[24]。羊膜基底膜的胶原蛋白和层粘连蛋白结构与结膜相似[24]。其基底膜可促进上皮细胞迁移、黏附、增殖和分化[25-27]。羊膜基底膜也具有抗炎、抗血管生成和抗纤维化的特性。这些特性使羊膜成为促进眼表愈合的良好基质。

有两种主要类型的羊膜:冷冻保存和脱水。PROKERA 生物绷带(Bio-Tissue,Doral,Florida)用 PMMA 环固定。它对缓解急性期眼表炎症有抗炎作用。对于不能耐受 PROKERA PMMA 环的患者,或者青光眼滤过泡或导管导致安装困难的患者,脱水羊膜移植物,如 AmbioDisk(IOP Ophthalmics,Costa Mesa,California),可能有效[28]。这种脱水的角膜接触镜被放置在眼球表面,然后用绷带型角膜接触镜覆盖。它适用于严重干性眼表的患者。此外,羊膜移植手术常与再生手术结合应用,如伴有炎症时采用 KLAL,因为它已被证明可以抑制炎症和促进上皮形成。

20.3 控制炎症

优化患者眼表的另一个重要步骤是控制局部和全身炎症。再生手术在眼部整体发炎的情况下是不会成功的,需要药物治疗以帮助控制炎症。

20.3.1 局部炎症

20.3.1.1 类固醇

局部应用糖皮质激素仍然是抑制眼表炎症最有效和最快速的治疗方法。糖皮质激素的作用是抑制磷脂释放花生四烯酸。在组织水平上,糖皮质激素可以预防或抑制局部体温升高、血管充血、水肿和急性炎症引起的疼痛。它们还能抑制成纤维细胞增殖、胶原沉积和后期炎症反应相关的瘢痕。对于短期或脉冲治疗,可以使用类固醇(地塞米松、醋酸泼尼松龙、氯替泼诺、二氟泼尼酯和氟米龙等)。不含防腐剂的形式,如1%的甲泼尼龙,也可以作为市售类固醇制剂的良好替代品,并且对上皮细胞毒性更低[29,30]。

20.3.1.2 环孢素/他克莫司

钙调神经磷酸酶抑制剂的作用是减少促炎细胞因子和活化的淋巴细胞[31]。用甘油、蓖麻油和聚山梨醇酯80乳剂制备的外用制剂0.05%环孢素,其本身对眼表提供了良好的润滑。每天滴眼2次,可完全吸收且副作用可以忽略不计。最近一项对0.05%环孢素疗效的系统评估显示,该药物降低了眼表疾病指数评分,延长了泪膜破裂时间,提高了Schirmer I评分,减少了角膜荧光素染色,提高了杯状细胞密度[31]。虽然我们知道这种制剂可能只对一部分患者有益,但它仍然是治疗眼表疾病的一种重要的非甾体类药物。他克莫司是另一种钙调神经磷酸酶抑制剂,0.03%他克莫司和其他浓度的外用制剂在控制炎症方面显示出较少的副作用和良好的疗效,特别是在特应性疾病患者中[32]。

20.3.1.3 立他司特

外用立他司特是目前减少眼表炎症治疗方案的最新补充之一。其可以阻断淋巴细胞功能相关抗原与细胞内黏附分子-1的相互作用,从而降低T细胞募集[33]。我们希望在未来可以获得更多的经验,并对其进行研究,以了解其对各种疾病过程的疗效。

20.3.2 系统性炎症

20.3.2.1 类固醇

不受控制的眼表炎症对任何再生手术都是一种威胁。全身免疫抑制治疗通常是必要的,以进一步抑制炎症后进行再生手术。口服类固醇仍然是目前最快速有效的全身免疫抑制剂。由于长期使用会产生不良反应,包括骨质疏松、高血压、高血糖、体重变化和情绪变化等,建议术前仅短期使用类固醇,以进一步减少眼表炎症。

20.3.2.2 节约类固醇免疫抑制

在为再生手术做准备时,充分控制自身免疫性疾病患者的全身炎症是至关重要的,如黏膜类天疱疮和Stevens-Johnson综合征。这类患者可以使用Steroid-Sparing以实现长期免疫抑制。建议与当地器官移植团队合作管理这类患者,其在可用的免疫抑制剂使用方面有丰富的经验。现有免疫抑制剂如钙调神经磷酸酶抑制剂,其主要通过抑制淋巴因子(包括IL-2)的转录来作用于T细胞[34]。环孢素A(CsA)和他克莫司是最常用的药物。钙调神经磷酸酶抑制剂的不良反应包括高血压、肾毒性、神经毒性、高血糖和肝毒性[34,35]。他克莫司优于CsA的一个优点是无多毛症和牙龈增生[34]。另一类免疫抑制剂是阻止分裂细胞增殖的抗代谢药,包括硫唑嘌呤和霉酚酸酯。对于服用这类药物的患者,应定期检测完整的血细胞计数和肝功能,因为可以观察到骨髓抑制作用[36,37]。霉酚酸酯常被作为 CsA 和类固醇三联疗法的一部分。第三类免疫抑制剂是西罗莫司,是一种大环内酯类免疫抑制剂,通过抑制 mTOR 来延长细胞周期,mTOR 作用于许多细胞周期依赖性激酶的磷酸化。定期监测使用西罗莫司患者的血脂和血细胞计数是很重要的,因为可能出现高脂血症、白细胞减少症和血小板减少症[38]。此外,针对免疫系统特定成分的各种生物药物可以帮助传统免疫抑制剂失效的患者。例如,TNF 抑制剂如英夫利昔单抗或单克隆 CD-20 抗体利妥昔单抗已被证明在控制眼部炎症方面有效。

20.4 修复异常眼睑

眼睑异常可导致眼表健康受损,而正常眨眼、眼睑贴合和闭合是保护眼表的关键。眼科医生经常会遇到眼睑结构和功能的异常,尤其是在接受再生手术的患者中,因为这些患者经常伴有瘢痕或有化学或热损伤史。在任何再生手术之前,为了保护眼表和提供一个湿润的环境,修复异常眼睑是必要的。

20.4.1 暴露

几种眼睑异常可能导致眼表的慢性暴露。例如,由于面神经麻痹、睑外翻、眼睑边缘位置不正确和角化,患者可能会患睑裂闭合不全。睑裂闭合不全可导致慢性干眼;因此,修复睑裂闭合不全至关重要。睑裂闭合不全处理取决于潜在的原因,需要眼整形外科医生的参与。例如,由睑外翻引起的睑裂闭合不全有各种各样的原因。由水平眼睑松弛引起的对合性睑外翻,需要外侧睑板修复术[39]。面神经麻痹继发的麻痹性睑外翻可能需要外侧睑板缝合术。面神经麻痹引起的睑裂闭合不全可能需要放置金或白金重量砝码[40]。瘢痕性睑外翻可能需要通过植皮进行瘢痕修复和睑板延长[41]。

20.4.2 睫毛错位

由眼睑内翻、倒睫和双行睫导致的睫毛错位可能会对结膜和角膜上皮造成机械损伤,从而导致慢性炎症状态。在再生手术之前,减少睫毛错位是非常重要的。长期的管理计划包括冷冻治疗、氩激光消融、全层楔形切除和眼睑内翻修复,将有利于再生手术。

20.5 结论

再生手术的第一步是确保有一个健康眼表,以便手术的长期成功,避免干燥和不利的眼表环境。在本章中,我们概述了外科医生应该采取的各种方法以优化眼表健康。许多药物可以使用;然而,外科医生应该根据每位患者的疾病机制进行个性化治疗。

参考文献

1. Dry Eye WorkShop. Management and therapy of dry eye disease: report of the management and therapy subcommittee of the International Dry Eye WorkShop. Ocul Surf. 2007;5(2):163–78.
2. Pinna A, Piccinini P, Carta F. Effect of oral linoleic and gamma-linolenic acid on meibomian gland dysfunction. Cornea. 2007;26(3):260–4. https://doi.org/10.1097/ICO.0b013e318033d79b.
3. Lemp MA. Advances in understanding and managing dry eye disease. Am J Ophthalmol. 2008;146(3):350–6. https://doi.org/10.1016/j.ajo.2008.05.016.
4. Brignole-Baudouin F, Baudouin C, Aragona P, et al. A multicentre, double-masked, randomized, controlled trial assessing the effect of oral supplementation of omega-3 and omega-6 fatty acids on a conjunctival inflammatory marker in dry eye patients. Acta Ophthalmol. 2011;89(7):e591–7. https://doi.org/10.1111/j.1755-3768.2011.02196.x.
5. Deinema LA, Vingrys AJ, Wong CY, Jackson DC, Chinnery HR, Downie LE. A randomized, double-

masked, placebo-controlled clinical trial of two forms of omega-3 supplements for treating dry eye disease. Ophthalmology. 2017;124(1):43–52. https://doi.org/10.1016/j.ophtha.2016.09.023.
6. Epitropoulos AT, Donnenfeld ED, Shah ZA, et al. Effect of oral re-esterified omega-3 nutritional supplementation on dry eyes. Cornea. 2016;35(9):1185–91. https://doi.org/10.1097/ICO.0000000000000940.
7. Georgakopoulos CD, Makri OE, Pagoulatos D, et al. Effect of omega-3 fatty acids dietary supplementation on ocular surface and tear film in diabetic patients with dry eye. J Am Coll Nutr. 2017;36(1):38–43. https://doi.org/10.1080/07315724.2016.1170643.
8. Sheppard JD, Singh R, McClellan AJ, et al. Long-term supplementation with n-6 and n-3 PUFAs improves moderate-to-severe keratoconjunctivitis sicca: a randomized double-blind clinical trial. Cornea. 2013;32(10):1297–304. https://doi.org/10.1097/ICO.0b013e318299549c.
9. Thulasi P, Djalilian AR. Update in current diagnostics and therapeutics of dry eye disease. Ophthalmology. 2017;124(11S):S27–33. https://doi.org/10.1016/j.ophtha.2017.07.022.
10. Foulks GN, Borchman D, Yappert M, Kakar S. Topical azithromycin and oral doxycycline therapy of meibomian gland dysfunction: a comparative clinical and spectroscopic pilot study. Cornea. 2013;32(1):44–53. https://doi.org/10.1097/ICO.0b013e318254205f.
11. Kashkouli MB, Fazel AJ, Kiavash V, Nojomi M, Ghiasian L. Oral azithromycin versus doxycycline in meibomian gland dysfunction: a randomised double-masked open-label clinical trial. Br J Ophthalmol. 2015;99(2):199–204. https://doi.org/10.1136/bjophthalmol-2014-305410.
12. Liu Y, Kam WR, Ding J, Sullivan DA. Can tetracycline antibiotics duplicate the ability of azithromycin to stimulate human meibomian gland epithelial cell differentiation? Cornea. 2015;34(3):342–6. https://doi.org/10.1097/ICO.0000000000000351.
13. Kojima T, Higuchi A, Goto E, Matsumoto Y, Dogru M, Tsubota K. Autologous serum eye drops for the treatment of dry eye diseases. Cornea. 2008;27(Suppl 1):S25–30. https://doi.org/10.1097/ICO.0b013e31817f3a0e.
14. Hussain M, Shtein RM, Sugar A, et al. Long-term use of autologous serum 50% eye drops for the treatment of dry eye disease. Cornea. 2014;33(12):1245–51. https://doi.org/10.1097/ICO.0000000000000271.
15. Soni NG, Jeng BH. Blood-derived topical therapy for ocular surface diseases. Br J Ophthalmol. 2016;100(1):22–7. https://doi.org/10.1136/bjophthalmol-2015-306842.
16. La Porta Weber S, Becco de Souza R, Gomes JÁP, Hofling-Lima AL. The use of the esclera scleral contact lens in the treatment of moderate to severe dry eye disease. Am J Ophthalmol. 2016;163:167–173.e1. https://doi.org/10.1016/j.ajo.2015.11.034.
17. Alipour F, Kheirkhah A, Jabarvand BM. Use of mini scleral contact lenses in moderate to severe dry eye. Cont Lens Anterior Eye. 2012;35(6):272–6. https://doi.org/10.1016/j.clae.2012.07.006.
18. Carracedo G, Blanco MS, Martin-Gil A, Zicheng W, Alvarez JC, Pintor J. Short-term effect of scleral lens on the dry eye biomarkers in keratoconus. Optom Vis Sci. 2016;93(2):150–7. https://doi.org/10.1097/OPX.0000000000000788.
19. Harthan J, Nau CB, Barr J, et al. Scleral lens prescription and management practices: the SCOPE study. Eye Contact Lens. 2017. https://doi.org/10.1097/ICL.0000000000000387.
20. Heur M, Bach D, Theophanous C, Chiu GB. Prosthetic replacement of the ocular surface ecosystem scleral lens therapy for patients with ocular symptoms of chronic Stevens-Johnson syndrome. Am J Ophthalmol. 2014;158(1):49–54. https://doi.org/10.1016/j.ajo.2014.03.012.
21. Van Buskirk EM. Adverse reactions from timolol administration. Ophthalmology. 1980;87(5):447–50.
22. Schnyder CC, Tran VT, Mermoud A, Herbort CP. Sterile mucopurulent conjunctivitis associated with the use of dorzolamide eyedrops. Arch Ophthalmol. 1999;117(10):1429–31.
23. Katz LJ. Twelve-month evaluation of brimonidine-purite versus brimonidine in patients with glaucoma or ocular hypertension. J Glaucoma. 2002;11(2):119–26.
24. John T. Human amniotic membrane transplantation: past, present, and future. Ophthalmol Clin N Am. 2003;16(1):43–65, vi.
25. Rahman I, Said DG, Maharajan VS, Dua HS. Amniotic membrane in ophthalmology: indications and limitations. Eye (Lond). 2009;23(10):1954–61. https://doi.org/10.1038/eye.2008.410.
26. Optimizing the ocular surface with amniotic membrane therapy|Ophthalmology Magazine. https://www.eyeworld.org/optimizing-ocular-surface-amniotic-membrane-therapy. Accessed 1 Jan 2018.
27. Paolin A, Cogliati E, Trojan D, et al. Amniotic membranes in ophthalmology: long term data on transplantation outcomes. Cell Tissue Bank. 2016;17(1):51–8. https://doi.org/10.1007/s10561-015-9520-y.
28. Vlasov A, Sia RK, Ryan DS, et al. Sutureless cryopreserved amniotic membrane graft and wound healing after photorefractive keratectomy. J Cataract Refract Surg. 2016;42(3):435–43. https://doi.org/10.1016/j.jcrs.2015.11.045.
29. Marsh P, Pflugfelder SC. Topical nonpreserved methylprednisolone therapy for keratoconjunctivitis sicca in Sjögren syndrome. Ophthalmology. 1999;106(4):811–6. https://doi.org/10.1016/S0161-6420(99)90171-9.
30. Hong S, Kim T, Chung S-H, Kim EK, Seo KY. Recurrence after topical nonpreserved methylprednisolone therapy for keratoconjunctivitis sicca in Sjögren's syndrome. J Ocul Pharmacol Ther. 2007;23(1):78–82. https://doi.org/10.1089/jop.2006.0091.
31. Wan KH, Chen LJ, Young AL. Efficacy and safety of topical 0.05% cyclosporine eye drops in the treatment of dry eye syndrome: a systematic review and meta-analysis. Ocul Surf. 2015;13(3):213–25. https://doi.org/10.1016/j.jtos.2014.12.006.

32. Shoughy SS. Topical tacrolimus in anterior segment inflammatory disorders. Eye Vis (Lond). 2017;4:7. https://doi.org/10.1186/s40662-017-0072-z.
33. Holland EJ, Luchs J, Karpecki PM, et al. Lifitegrast for the treatment of dry eye disease: results of a phase III, randomized, double-masked, placebo-controlled trial (OPUS-3). Ophthalmology. 2017;124(1):53–60. https://doi.org/10.1016/j.ophtha.2016.09.025.
34. Vanrenterghem YF. Which calcineurin inhibitor is preferred in renal transplantation: tacrolimus or cyclosporine? Curr Opin Nephrol Hypertens. 1999;8(6):669–74.
35. Jain A, Nalesnik M, Reyes J, et al. Posttransplant lymphoproliferative disorders in liver transplantation: a 20-year experience. Ann Surg. 2002;236(4):429–36; discussion 436–437. https://doi.org/10.1097/01.SLA.0000033429.89424.F8.
36. Liang L, Sheha H, Tseng SCG. Long-term outcomes of keratolimbal allograft for total limbal stem cell deficiency using combined immunosuppressive agents and correction of ocular surface deficits. Arch Ophthalmol. 2009;127(11):1428–34. https://doi.org/10.1001/archophthalmol.2009.263
37. European Mycophenolate Mofetil Cooperative Study Group. Mycophenolate mofetil in renal transplantation: 3-year results from the placebo-controlled trial. Transplantation. 1999;68(3):391–6.
38. Kruh J, Foster CS. Corticosteroid-sparing agents: conventional systemic immunosuppressants. Dev Ophthalmol. 2012;51:29–46. https://doi.org/10.1159/000336185.
39. Jordan DR, Anderson RL. The lateral tarsal strip revisited. The enhanced tarsal strip. Arch Ophthalmol. 1989;107(4):604–6.
40. Reanimation of the paretic eyelid using gold weight implantation. A new approach and prospective evaluation. PubMed – NCBI. https://www.ncbi.nlm.nih.gov/pubmed/?term=gilbard+paretic+eyelid+god+weight. Accessed 31 Dec 2017.
41. Brown BZ, Beard C. Split-level full-thickness eyelid graft. Am J Ophthalmol. 1979;87(3):388–92.

第 21 章

用于角膜再生的干细胞球

Salim Ismail, Jennifer J. McGhee, Ye Li, Jeremy John Mathan, Jinny Jung Yoon, Himanshu Wadhwa, Stephanie U-Shane Huang, Trevor Sherwin

21.1 干细胞球用于修复

从人的角膜或巩膜组织中分离出的角膜缘细胞，在体外培养为富含干细胞的球体，作为角膜修复和再生的可移植元件，具有令人难以置信的修复潜力。我们实验室倡导使用从角膜缘分离出的混合细胞群作为可移植的元件，用以改造和修复角膜缘生态位。然而，由于这些球体除了含有干细胞之外，还含有不同谱系的混合细胞类型，因此，需要仔细评估它们的特性和再生能力。我们实验室对干细胞球的体外和原位评估都有丰富的经验。在本章中，我们将讨论构成干细胞球的不同细胞类型，以及它们在营养不良性角膜的发病和治疗过程中所扮演的角色。我们还概述了培养的干细胞球的行为和能力的广泛表征，以及它们作为干细胞治疗的真实潜力。

21.2 角膜缘干细胞/角膜细胞祖细胞/基质干细胞

人眼是人体内具有成体干细胞的众多器官之一。虽然越来越多的证据表明这些成体干细胞可能具有分化为其他类型细胞的潜在能力，但目前它们的主要作用被认为是参与维持和修复眼部组织结构。

在角膜内，LSC 一直被认为是角膜表面修复和维持的主要驱动力。然而，由于缺乏一个对 LSC 明确的标志物，因此对它们的鉴定是很困难的[1]。LSC 的特点是它们主要存在于角膜缘[2]，即透明角膜和不透明巩膜的移行区域。它们相对静止，更新缓慢，但是在组织受损需要修复时，能够迅速参与损伤修复，以维持正常的视力。相关的研究证实，人类角膜缘区域的 LSC 主要存在于 Vogt 栅栏[3,4]和角膜缘上皮隐窝内[5]。在正常的角膜稳态维持过程中，LSC 能够转化为瞬时扩增细胞，沿着基底上皮向中心迁移，发生细胞分化以代替丢失的上皮细胞[6]。因此，LSC 的主要作用被认为是参与长期维持角膜表面的稳定。

角膜基质干细胞已被证明比角膜上皮干细胞更难识别和分离。尽管基质占角膜厚度的 90%，但其大部分结构由胶原纤维、糖蛋白和蛋白多糖组成，与静止分化的角膜细胞分布一致[7]。2005 年，一项研究证明了角膜周围基质中存在一个侧群(SP)细胞,这些细胞似乎具有与角膜缘上皮干细胞相似的干细胞特性,并且可以被诱导表达与角膜细胞表型一致的分化标志物[8],表明存在特定的成体干细胞群参与维持和修复基质。角膜基质干细胞主要位于Vogt栅栏基底侧的前基质中[9,10]。目前的证据表明,这种基质干细胞群集中在角膜缘发挥作用,维持角膜基质内的角膜细胞群。此外,部分证据表明,它们也可能通过间充质上皮转分化促进角膜上皮再生[11]。

角膜细胞祖细胞(KPC)自我更新和分化的能力有限[12]。这种能力使它们与真正的干细胞有所不同。尽管它们确实具有在体外克隆生长和在表型上成为角膜细胞的能力;然而,它们与角膜细胞的不同之处在于,它们不会随着体外扩增而迅速失去表型。KPC遍布基质[8,13,14],但似乎特别集中在角膜缘[13],因此,通常不容易将其与真正的基质干细胞区分开来。KPC的主要作用被认为是角膜细胞在角膜内稳态维持过程中的补充。

除了在角膜修复和维护过程中直接发挥作用的干细胞和祖细胞外,角膜缘还包含一个生态位[15],其作用是维持干细胞和祖细胞的再生和修复能力[16,17];该生态位容纳了许多其他类型的细胞,包括黑色素细胞、免疫细胞(朗格汉斯细胞、巨噬细胞)、血管内皮细胞和角膜缘基质成纤维细胞[18],这些细胞起到了保护生态位的作用。

21.3 角膜缘干细胞缺乏症

角膜缘干细胞缺乏症(LSCD)是指正常的角膜缘干细胞被部分或完全破坏或功能失调时发生的眼部疾病,其表型结果通常是角膜透明性下降,最终失明。

有研究表明,导致角膜缘干细胞遭到破坏的因素有很多,包括机械损伤、化学或热烧伤、感染和导致瘢痕形成的自身免疫性疾病等[19]。此外,一些LSCD病例还涉及炎症病变,如Stevens-Johnson综合征、戴角膜接触镜过程中发生感染、接受过强的紫外线照射和化疗[20,21]。

由此导致的LSC特征性的缺失或功能障碍将严重影响角膜表面上皮的再生能力,导致一系列持续性角膜上皮缺损[22]。通常,临床医生可以观察到患者眼部结膜浸润,这可能会导致角膜透明性丧失,并伴有血管化和炎症[19,22-24]。出现这种情况的患者由于角膜混浊和不规则散光而表现为慢性疼痛、呈红色、眼部刺激征、眼部瘢痕形成和视力下降等临床症状[25]。在严重的情况下,LSCD可进展为基质瘢痕形成,包括残留角质细胞的丢失、溃疡和极少数情况下出现的角膜穿孔。

考虑到LSCD患者出现的临床症状与严重程度的广泛性,相应的诊断并不简单[26]。最明显和最可靠的诊断指标是裂隙灯检查确定其结膜化表现[27,28]。印迹细胞学方法常用于检查角膜表面的细胞中是否存在杯状细胞,以提供结膜形成的证据[29]。然而,这项技术的灵敏度有限,可能导致假阴性的结果[25]。另外,人体激光扫描共聚焦显微镜(IVCM)成像技术已经被用来检查角膜缘的细胞形态学变化[30,31],而光学相干断层扫描(OCT)已经被用于测量LSCD中常见的角膜上皮变薄的病理状态[32,33]。对比两种技术,IVCM可以提供高分辨率的图像,精确检查角膜缘的结构,识别这些结构的损伤或边缘的异常形态[34,35]。OCT的成像更快,对患者的影响更小,也可以提供角膜缘结构的图像,但它的分辨率不如IVCM[36]。然而,目前这两种技术在临床上都没有应用于标准诊断[25]。

21.4 治疗:角膜缘移植、角膜缘干细胞扩增和基质干细胞移植?

任何治疗 LSCD 的基本前提是替换损伤的干细胞和修复再生因创伤或疾病而受损的角膜缘结构。

对于病情程度较轻的 LSCD 患者,最初可以采取相对保守的治疗方法。非手术治疗包括使用自体血清滴剂、配戴治疗性角膜接触镜和使用限制角膜缘干细胞缺陷进一步发展的滴眼液进行润滑,从而加快缺损的愈合,并促进现有干细胞的增殖和迁移,以重建正常的角膜缘结构[37-40]。角膜刮除术有时用于去除过度生长的结膜,并使剩余的健康角膜上皮干细胞重新填充角膜表面[41]。然而,这种治疗依赖于患者仍有一定量的剩余干细胞,以便在角膜结膜化复发之前再次有效地修复角膜上皮[41]。羊膜移植是角膜刮除术的一个辅助手段,可用于限制结膜进一步形成,并促进角膜上皮的修复。在角膜刮除术后,立即将生物来源的供体羊膜移植至受影响的角膜上皮区域[42]。营养丰富的羊膜为局部干细胞的迁移和增殖提供了理想的微环境,促进角膜上皮和角膜缘的修复。

如果以上治疗方法均无明显效果,或者 LSCD 患者病情正处于严重发展阶段,以至于角膜缘干细胞数量明显减少且功能失调,就需要通过移植的方法更换 LSC。在严重的 LSCD 病例中,如果患者只有一只眼受到影响,则可通过未受到影响的眼行自体角膜缘移植治疗[43]。这种治疗方案的优势在于利用患者自身正常的角膜缘组织,减轻自身免疫反应,并降低感染风险,而以上问题常常是角膜缘移植治疗过程中的主要关注点[44-46]。然而,这种治疗方案也有一定的风险,因角膜缘移植需要从健康的供体眼切除大量的角膜缘组织,这种损伤可能增加患者供体眼发生 LSCD 的风险。为了降低这种风险,在移植至受影响的角膜上皮之前,可以只切除少量的角膜缘组织,然后在基质微环境(如羊膜)中体外扩增,以获得移植所需的角膜缘组织[44,47-49]。

LSCD 患者主要受损组织为角膜最前部的角膜上皮细胞。然而,在病情较为严重的情况下,如严重的化学烧伤,角膜基质可能缺损,部分角膜细胞也可能丢失。由于大多数治疗方案主要以促进角膜上皮恢复为目标,因此,角膜细胞及其干细胞和祖细胞的丧失对角膜缘恢复的影响尚未完全阐明。在基质瘢痕形成明显的 LSCD 病例中,通常在移植体外扩增的 LSC 前立即对患者进行全层或部分角膜移植手术。这种治疗方法具有替换缺损的角膜基质和促进角膜缘恢复的作用,但由于供体组织是否能用于移植和体外扩增的问题而受到阻碍。

21.5 再生能力:角膜缘的再生?

虽然角膜缘干细胞的功能障碍或数量减少被认为是导致 LSCD 的主要原因,但最近的研究结果表明,对角膜缘生态位的显著紊乱也可能是原因之一[6],因此,LSCD 也被认为是角膜缘生态位发生缺陷。因此,必须考虑上述 LSCD 治疗方案能否使角膜缘正常再生,并形成角膜缘生态位。

羊膜的体外扩增可能会导致上皮细胞、瞬时扩增细胞和干细胞的混合培养,这些细胞共同构成了角膜缘生态位;但目前的方法无法确定,在移植至角膜缘干细胞缺乏的患眼之前,计算和控制其在羊膜表面扩增细胞中的相对比例。因此，我们对实际移植的LSC数量仍不清楚。尽管研究表明该治疗方法在改善患者视力方面的有效率为70%[50]，但具体移植的LSC数量对治疗具有显著影响，因此，会改变治疗方案的有效性。然而，对移植细胞的最终定位还有待研究，能否将角膜缘恢复到受损之前的状况尚不清楚，确定治疗是否成功的标准也往往是主观的。因此，以上治疗方案的长期有效性还有待进一步证实。

21.6　干细胞球分离

鉴于治疗LSCD具有一定的挑战性，以及目前治疗方案中所使用的细胞再生能力的模糊性，亟待寻找一种用于角膜移植的具有良好特性且功能明确的干细胞球。考虑到这一实际情况，我们专注于在从角膜中分离出混合细胞群，在适宜的细胞培养环境下，这些细胞有可能进行角膜缘重建。

我们着重沿着角膜表面的位置寻找理想的细胞类型，而角膜缘是角膜缘干细胞主要存在位置。此外，我们也评估了中央角膜和周边角膜细胞的再生能力。在2008年，我们开发了一种类似于"甜甜圈"的准分子激光切削模型，利用该模型，我们发现角膜上皮修复不仅从周边角膜向内发生，也可从中央角膜向外发生，这表明周边和中央角膜均具有再生细胞[51]。即使角膜缘被完全切除，也可以观察到上皮再生，这提供了角膜修复可以不依赖于功能性角膜缘而发生的证据。尽管有这些发现，我们认为角膜缘非依赖性再生本质上是一种短期修复的伤口愈合反应（在我们的研究中是在角膜缘受损后12小时内），而健康正常的角膜缘结构对于角膜的长期维护是必不可少的。

考虑到这一点，我们已经从角膜缘和周边角膜中分离出细胞，并评估了它们重建角膜缘结构的潜力。由周边角膜、角膜缘和巩膜组织组成的角巩膜缘通常在外科医生切除中央角膜进行移植手术后被丢弃。这些手术后丢弃的组织是获取角膜缘、基质干细胞和祖细胞的理想来源，可用于基质细胞的治疗。该组织的角膜缘或周围角膜区域可从巩膜组织或细胞外组织提取的物质中切除。由此产生的细胞提取物很可能代表角膜缘生态位的单个细胞成分。球形法是在非贴壁培养体系中从组织提取物分离出具有增殖潜能细胞的一种方法。自20世纪90年代初，在脑组织中被命名为"神经球试验"以来[52]，在2000年之后，干细胞球形法已经成为一种眼部组织中分离和富集成体干细胞和祖细胞的重要方法[53]。球形法培养的细胞比传统单层贴壁培养的细胞更有优势。其最大的优势在于该方法使球体保留了与分离出的组织相似的特征，并可以精确模拟这种组织的自然行为[54]。

我们实验室常规从角巩膜缘区域分离用于球体形成试验的角膜缘细胞，其分离方法为先机械去除内皮细胞和前上皮细胞，再使用分散酶Ⅱ、胶原酶及透明质酸酶进行长时间的组织分离，以确保角膜缘细胞和细胞外组织成分完全分离。单细胞提取物随后在有丝分裂原驱动的无血清培养系统中进行体外培养[55]。通常，单个细胞聚集在一起，不断分裂增殖形成具有明确球形边界的细胞聚集体，这在形态学上真正区分了球形和松散的细胞聚集体（图21.1）。根据我们的经验，在体外培养过程中，球体的形成可以在几天到几周内发生。球体的形成过程不仅仅是一个被动的细胞聚集过程，更是一个主动的、动态的过程，汇聚多种因子最终形成富含干细胞的球体。我们发现在球体形成的初始阶段是松散细胞群的被动聚集过程，而后

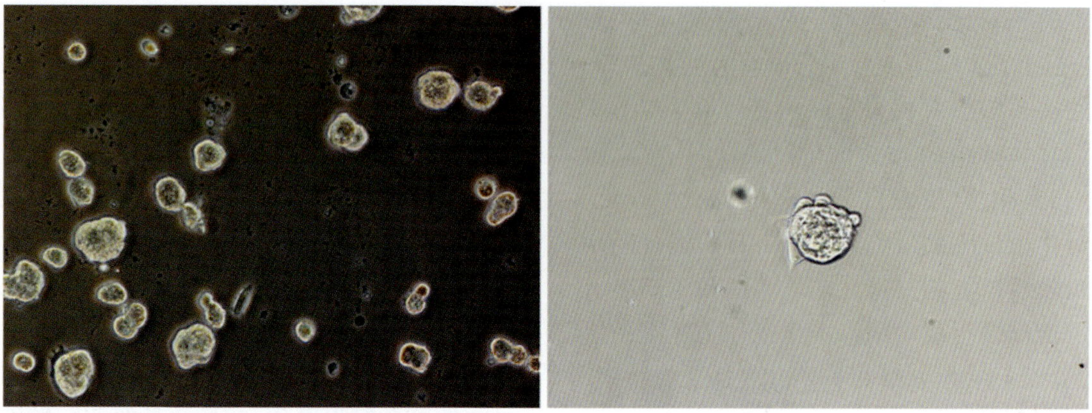

图 21.1 球体形成试验:在球体形成条件下培养的人角巩膜组织,其分离的细胞形成具有明确球形边界的细胞聚集体。

也可能出现通过扩展的伪足将不是球体的一部分或先前已从球体中迁移出来的单个细胞重新拉入球体的主动过程[55]。类似地,球体周边或球体外的一些增殖细胞显示出向球体方向快速迁移的现象。此外,我们也可以通过基于 EdU 的增殖分析对球体内的增殖细胞进行观察,该方法使细胞的增殖情况以免疫荧光的含量得以呈现。试验结果显示,在培养 7 天时,有多达 70%的球体完全由 EdU 阳性细胞组成[55]。尽管球体形成试验的微环境有利于非贴壁细胞的培养,但我们经常观察到附着在玻璃器皿表面的细胞所形成的细胞网络,随着培养时间的延长,细胞聚集在一起,形成半附着的球体,最后成为非黏附性的成熟球体。通过结合以上试验现象,我们总结发现这些球体并不一定是克隆形成的[56],而是由多种细胞聚集、发生活跃的主动募集和增殖组合形成的。

球体形成试验中使用的培养条件旨在促进干细胞和祖细胞的存活,并在扩增培养中筛选出分化程度较高的细胞类型。此外,考虑到细胞提取物的来源是角膜缘和周边角膜,且已知球体的形成是非克隆的,因此,球体很可能含有上皮和基质来源的细胞。长期自然增殖的干细胞球可在培养皿中生存超过 4 个月,因此,进一步证明了它们维持自身生长繁殖和干细胞富集的能力。尽管我们观察到不同供体的细胞提取物形成球体的能力和球体生存时间之间有明显的差异,但在大多数情况下,我们能够在培养皿中培育生存时间超过 9 个月的干细胞球。通过评估球体内的细胞对刺激(如胶原底物)的反应能力来表征它们的特征,结果显示在球体外围和迁移细胞中观察到相对较强的迁移和增殖能力,而球体核心部位的细胞则保持相对静止(图 21.2)[55]。通过免疫细胞化学检测的方法对这些迁移细胞进行细胞分化标记,从而显示间充质细胞标记波形蛋白和上皮细胞标记角蛋白 K3/K76 的表达,最后证实这些迁移细胞可能是上皮细胞和基质来源细胞的混合(图 21.3)。相比之下,自由漂浮球体和胶原刺激球体内的非迁移细胞显示出角膜缘基底上皮标记的 δ Np63、角膜缘生态位标记的 notch1、神经祖细胞标记的神经干细胞蛋白和修复细胞 (肌成纤维细胞)标志物 α-平滑肌肌动蛋白(α-SMA)的表达(图 21.4)[55-57]。综上所述,以上结果表明干细胞球体在细胞谱系、干性和分化状态方

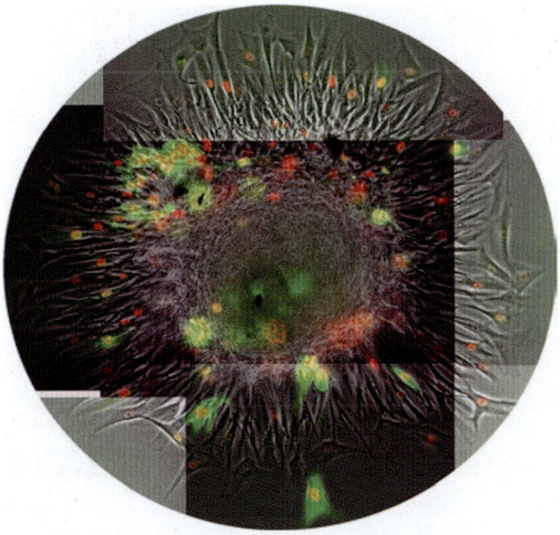

图 21.2　球体对胶原刺激的反应是增殖和迁移：放置在胶原蛋白表面球体的荧光泛素化细胞周期指示剂(Fucci)标记显示，球体周围和迁移细胞(红色所示)的增殖能力最强(绿色/黄色所示)，而球体核心部位的细胞则保持相对静止。

面都含有混合细胞群的成分。在球体组成中观察到的细胞类型的异质性可能反映了在人体正常角膜缘生态位中也存在以上异质性，在长期参与维护干细胞和祖细胞方面发挥重要作用。

当球体暴露在胶原蛋白基质中时，会表现出一些独特的行为，因此需要仔细评估，以便确定它们是否适用于干细胞治疗。我们观察到球体一旦放置在胶原蛋白基质上，就不再自由漂浮而附着在胶原蛋白基质表面，伴随着细胞分裂，细胞迅速向外迁移。在75%的球体中，细胞的生长是随机的，在球体周围的所有方向(图 21.5a)。然而，在 25%的球体中，对胶原蛋白刺激的反应似乎更具有特异性和针对性，细胞的生长有明显方向性(图 21.5b)。在所有的情况下，细胞的生长似乎从两个“极”的相反方向开始，从而形成相对较明显的极性，在邻近极点的区域可作为细胞的隔离区(图 21.5c)。在某些情况下，少数迁移细胞进入细胞排斥区，但不继续向外迁移，而是转向极性生长区域的方向或向球体反向迁移。随着时间的推移(2~10 天)，

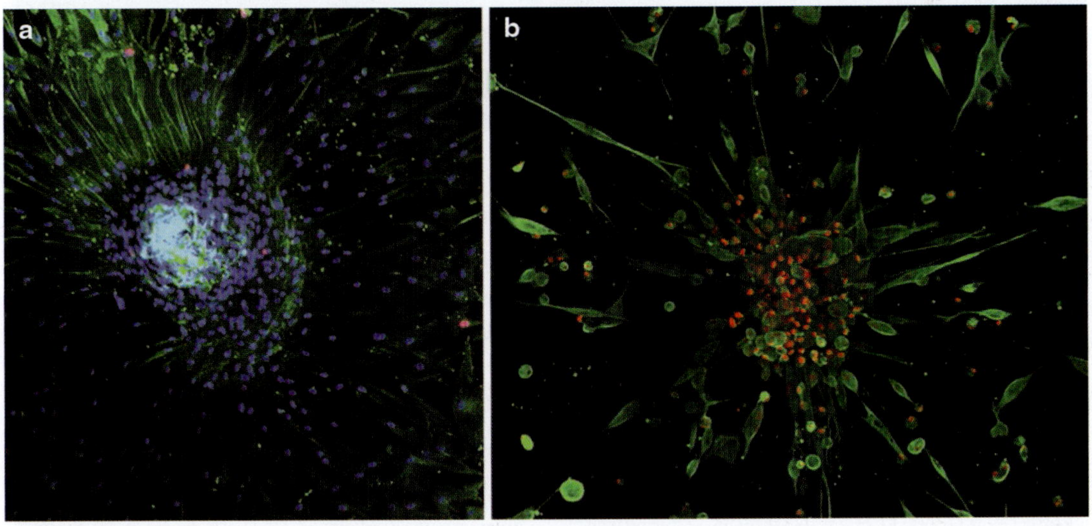

图 21.3　球体形成的混合来源细胞：球体来源的迁移细胞显示间充质细胞标记波形蛋白(a)和上皮细胞标记角蛋白 K3/K76(b)(绿色所示)的表达，证实迁移细胞可能是上皮细胞和基质来源细胞的混合。图 a：细胞核用 DAPI 标记(蓝色所示)，增殖细胞用 EdU 标记(粉红色/红色所示)；图 b：碘化丙啶(红色/橙色所示)标记的细胞核。(Panel a reproduced in part from reference: [57].)

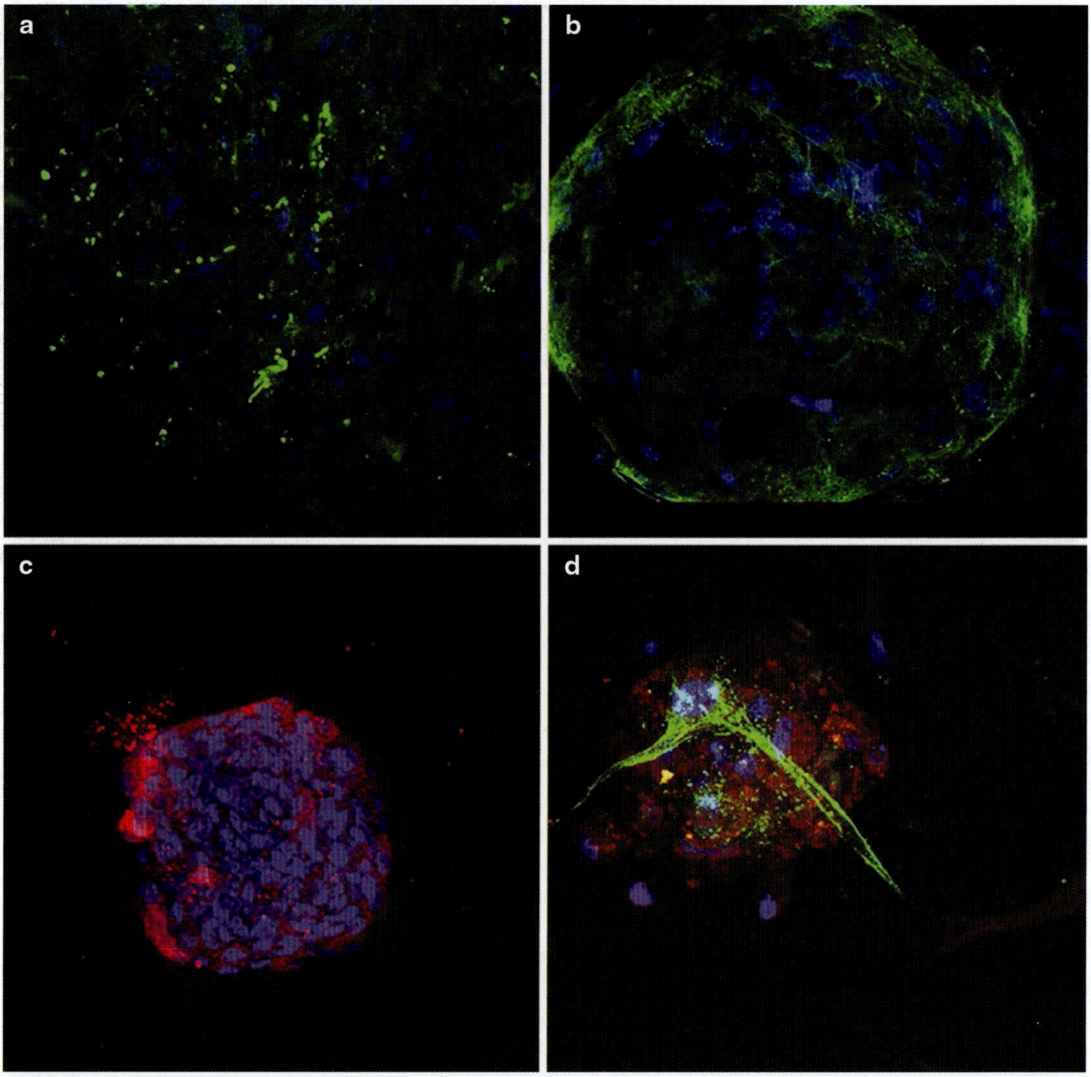

图 21.4 球体细胞特征：自由漂浮的球体和胶原刺激球体内的非迁移细胞显示角膜缘基底上皮标记的 δNp63(a,绿色所示)、角膜缘生态位标记的 notch1(b,绿色所示)、神经前体细胞标记的神经干细胞蛋白(c,红色所示)和修复细胞(肌成纤维细胞)标记的 α-平滑肌肌动蛋白(α-SMA)(d,绿色所示)的表达。细胞核用 DAPI 标记(蓝色所示)。(Panel b reproduced in part from reference: [57].)

细胞迁移进入细胞隔离区,这种球形和定向迁移细胞的极性模式部分或完全消失(图 21.5d)。另一方面,细胞与球体中心的距离对细胞之间的信号传递也很重要,研究发现,离球体中心最远的细胞似乎失去了方向性。

在极少数情况下(被分析的球体不到 10%),会出现一种独特的球体集体迁移现象(图 21.6)。随着细胞的定向迁移和极性生长,整个球体可作为一个整体迁移,来自不同极的细胞则表现出不同的运动行为。活动球体前部的细胞经历片状向前伸展和牵引的循环,而另一极的尾部细胞则表现出高度协调的回缩模式,这有助于球体向前运动[55]。整体球体迁移的方向不是线性的,迁移路径

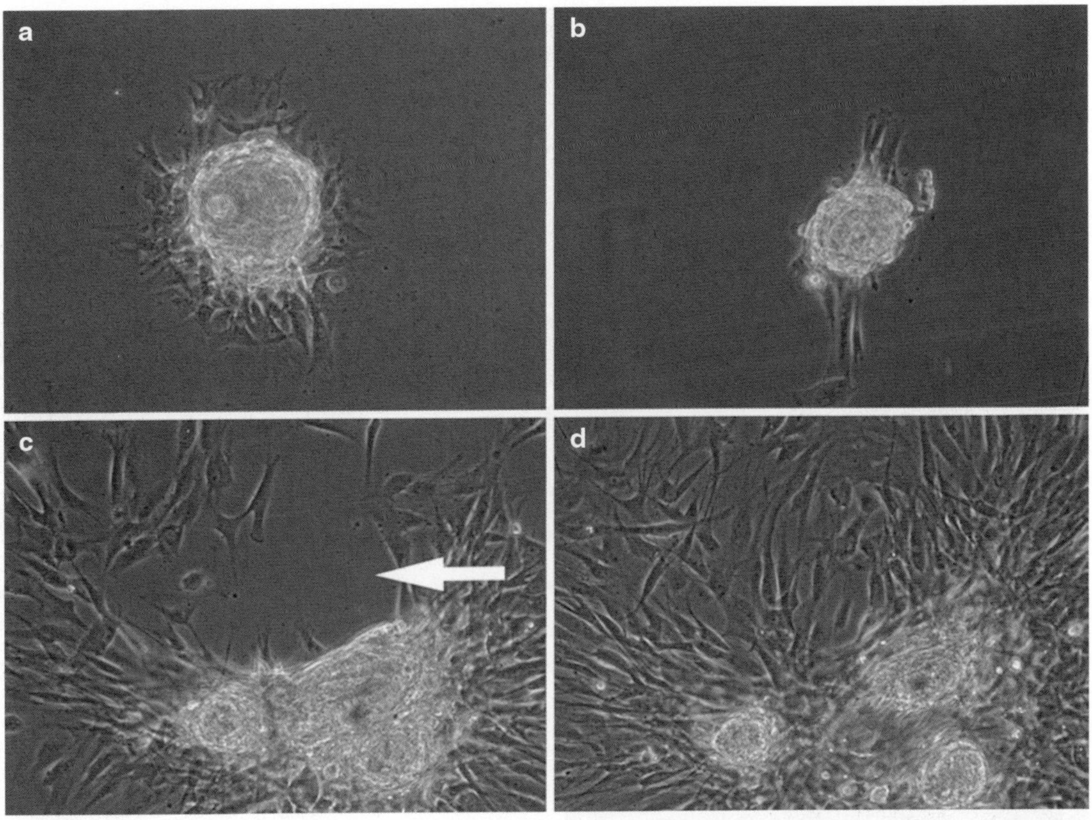

图 21.5 胶原蛋白基质上的球体行为：球体通过各种方式对胶原蛋白刺激做出反应，约 75%的球体与来自各个方向的随机刺激做出反应，(a)约 25%的球体则表现出定向反应，细胞沿不同的极向迁移。(b)这种定向的细胞迁移创建了细胞隔离区(c，箭头所示)，随着时间的推移，该隔离区被细胞部分或全部填充(d)。

可以根据微环境中信号分子从一个初始方向改变成另一个方向。这种集体迁移的意义目前尚不清楚。迁移路径发生改变的优势在于让球体受细胞因子的影响重新定位至最有利的位置，而建立角膜缘。然而，从另一方面来说，这种迁移模式也可能导致球体远离预定的迁移部位，并在非预期区域，发生不确定的细胞迁移和增殖。

当多个球体彼此紧密接触时，来自各个球体的迁移细胞相互作用，形成突起区域和细胞排斥区，当它们组织成环形组织时，可形成具有大的中央排斥区的环状结构。虽然目前对这些现象主要是定性的观察，但是这并不是偶然的例子，多年来我们已经从多个捐赠者收集的组织所制备的球体中观察到了这些结果。总而言之，这些试验现象表明，我们的角膜缘和周边角膜球体是异质结构，能够对刺激做出积极的动态反应。我们认为这种球体行为不是预定的反应，而是由它们所处的微环境决定的。因此，我们可以通过模拟这种微环境，有效地再生角膜缘。

角膜缘干细胞具有增殖替换丢失细胞和抗损伤的双重作用。在这里，我们需要研究球体培养物是否具有上述第二种功能，以评估它们的抗损伤和促进伤口愈合的能力(图 21.7)。在提取组织后培养 3~4 个月的成熟球体，最有可能是由干细胞富集形成的。将球体放置在胶原蛋白基质上，并附着 48小

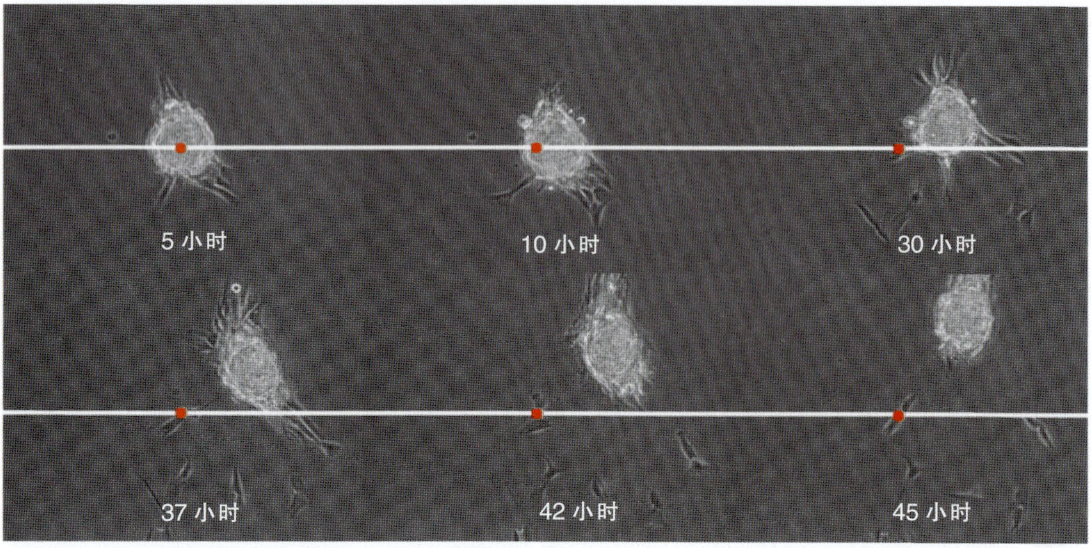

图 21.6 球体集体迁移：不到 10%的球体被观察到集体迁移，其中球体作为一个整体迁移，来自各极的细胞表现出不同的运动行为。在此，球体最初在胶原基质上放置 5~10 小时后向右下略微移动。在 30~37 小时，球体改变方向，并开始向上移动，到 42~45 小时，球体开始迁移到视线之外。这表明球体整体迁移可以在多个方向上进行。红点表示球体的原始中心位置，白色参考线表示球体中心的原始水平位置。

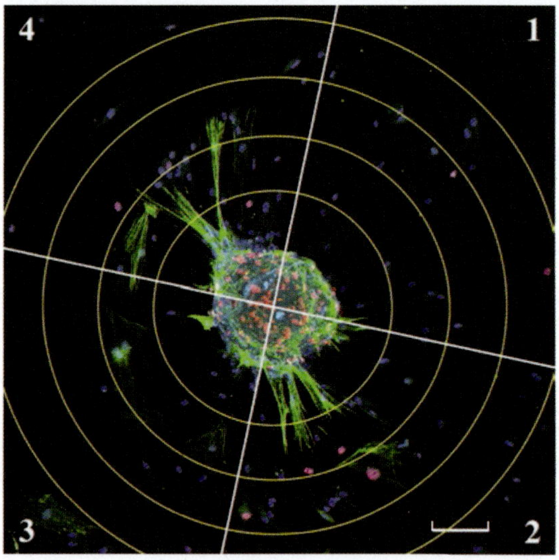

图 21.7 干细胞球对损伤的反应：直接压迫球体所致的损伤使细胞向球体外迁移、增殖(EdU 掺入，红色或粉红色所示)；肌成纤维细胞分化(α-平滑肌肌动蛋白表达，绿色所示)。以 100μm 间隔绘制的辐射同心圆用于量化细胞向外迁移，而方向反应则通过对 1-4 象限中的细胞迁移进行计数评估。细胞核通过 DAPI 标记为蓝色。比例尺=100μm。

时后，在显微操作器的帮助下，使用 10μm 的毛细玻璃管直接压迫刺激球体中心。基于活细胞和死亡细胞的荧光染色证实，与未受损伤的球体相比，受压损伤后死亡细胞的数量增加。死亡细胞数量的增加引发了一些球体内细胞的分化反应，从而可以在细胞损伤后 24 小时内检测到肌成纤维细胞等修复细胞的标志物 α-SMA 的表达明显增加[58]。在受伤后第 4、7 和 14 天，观察到球体中 α-SMA 阳性细胞不再增加。从受伤球体迁移出的细胞具有成纤维肌细胞的形态特征。这表明球体的间质来源细胞中 α-SMA 的表达增加，这可能是伤口愈合反应[58]。伤口愈合反应的一个重要部分，使细胞分裂快速增加，以替换受伤部位死亡的细胞。在直接压迫损伤的球体中，通过 EdU 基础增殖测定法检测到的增殖细胞数量在受伤后第 4 天与未受伤球体相比显著增加。这种增殖反应在受伤后第 7 天也存在，但第 4 天的峰值有所下降，到第 14 天时，增殖反应已恢复至未受伤时的水平。从受伤球体向外迁移的细胞在增殖方面没有差异，这表明细胞分裂增加是受伤细胞引起的细胞死亡信号的直接反应。直接压迫损伤似乎在受伤后 24 小时降低了细胞从球体向外迁移的速度，然后可能由于受伤的影响减弱，于是在受伤后第 7 天速度恢复。这些结果充分表明，培养 3~4 个月的成熟球体能够对各种损伤刺激做出反应，达到修复角膜缘的治疗目的。然而，眼的损伤并不总是发生在角膜周围或角膜缘区域，因此，球体是否能对扩大范围的损伤做出修复反应也是一种重要的考虑因素。为了进一步验证球体是否具有这种修复能力，我们在每个距离球体中心相隔 50μm 和 100μm 的同心圆上，对细胞向外迁移水平最高的方向进行大范围的刺激损伤。在之前确定球体能够在胶原蛋白表面进行定向的细胞迁移之后，我们测量了球体向划痕损伤方向的定向迁移细胞数量是否增加。通过对比测量距离球体中心 50μm 和 100μm 同心圆的细胞数量，我们发现，与那些没有受到划痕损伤的球体和距离球体更远(100μm)的细胞相比，距离球体相对较近(50μm)的划痕损伤导致的向外迁移的细胞数量更多。这可能是由于距离球体中心相对较远的 100μm 同心圆处的细胞，接收来源于中心处的信号分子数量减少，从而影响了伤口的愈合反应。在观察细胞的增殖情况时，划痕损伤将导致迁移细胞出现大量的分裂增殖，而在球体内部 α-SMA 表达阳性的细胞和远处受损的球体中的迁移细胞之间都触发了基质细胞反应。但在未受损的球体中未发生该反应[58]。总而言之，以上结果表明，干细胞球通过促进细胞的增殖和分化，启动细胞迁移，参与角膜缘修复和抗损伤的过程。然而，干细胞球在体外对大范围的抗损伤作用没有表现出特定的方向性反应，表明存在其他生理因素对修复细胞从角膜缘到达受损部位发挥作用。

在体外确定了干细胞球的性质和行为特征，并确认了它们对胶原蛋白基质有良好的反应和诱导伤口愈合的作用后，我们需要进一步评估它植入人眼角膜组织后的生理活性及再生能力。因此，我们研究干细胞球移植至去细胞后的角巩膜组织，该植入的球体在角巩膜组织以类似在体外胶原蛋白涂层表面相同的方式做出反应。为了进一步验证这一点，我们发明了一种显微外科技术，在角巩膜缘做楔形切口[59]，以产生一个浅槽，在其中可以植入球体。角膜缘组织被证实在植入球体前由于已经去细胞而缺乏活细胞染色，因此，基本上属于 LSCD 模型。在显微镜下将成熟的干细胞球体植入对应的切口。经试验观察，球体显示出附着于对应组织上的倾向，并且经过 241 小时，干细胞球仍然保持在手术切口的部位(图 21.8a)。在体外环境下，将植入了球体的去细胞组织孵育在含有血清的培养基中，球体表现出与在胶原蛋白涂层表面相似的行为。首先，球体能够通过主动向外发送迁移细胞来对其周围的胶原纤维做出反应；其次，通过对比定向细胞迁移的数量可观察到发生细胞迁移模式的活跃组织；第三，相互靠近的球体显示出相互之间的细胞迁移 (图 21.8b)[57]。此外，细胞的迁移模式明显偏向组织的角膜方向，而不是巩膜方向。在植入后第 7 天，活细胞染色证明，这个受损角膜组织已经全部重新填充，而填充的细胞不可能仅来源于细胞的迁移，还有部分细胞发生了分裂增殖反应。细胞迁移局限的范围是角膜组织，我们观察到迁移细胞延伸到角膜表面的边缘区域(图 21.8c)。在组织的巩膜一侧则没有这种现象，巩膜侧只发生了有限的迁移，其中大部分仍靠近角膜缘区域。这些现象再次证明了我们先前的观点，即球体不一定发生预定反应，而是根据迁移细胞所处的微环境做出适当的方向调整。因此，当球体被植入角膜缘区域时，表现出与我们预期一致的现象，即角膜缘细胞向角膜表面迁移。进一步的观察发现，角膜、角膜缘和巩膜表面的迁移细胞组织形态不同，角膜缘和巩膜表面的迁移细胞呈细长的纺锤形，而角膜表面的迁移细胞较宽，迁移前缘的细胞突起呈分枝状。角膜缘和角膜表面的细胞排列更加整齐，而巩膜表面的细胞排列相对不均匀。对植入球体组织的横截面分析显示，大部分细胞在角膜浅表面重新增殖，只有少量的细胞迁移至组织深处。在植入球体2周后，可检测到干细胞的标志物δ Np63、层粘连蛋白和波形蛋白。植入球体后的组织整体染色也显示，部分细胞中存在ABCG2标记的干细胞，在另一些细胞中存在notch1标记的角膜缘基底上皮细胞，而没有检测到角膜蛋白多糖标记的角膜细胞。综上所述，以上结果表明，球体中储存有干细胞、祖细胞、瞬时扩增细胞、分化细胞及角膜缘的成分。所有成分都存在于天然细胞化组织中未检测到角膜蛋白多糖标记的角膜细胞反映出植入2周后基质细胞分化不足，而这可能是由底部组织细胞浸润有限，以及血清培养的条件所造成的。然而，存在波形蛋白标记的间充质细胞为基质来源的细胞保留在植入的球体中提供了证据。植入球体组织的基因表达数据证实，与植入前球体细胞相比，植入2周后的球体细胞中角膜蛋白多糖和层粘连蛋白-1的表达减少，而含PCNA标记的增殖细胞的数量在植入第4天显著增加，达到峰值水平，在随后的3天内下降，并在第14天恢复至基础水平。第4天的增殖高峰与早期直接压迫损伤球体试验中观察的细胞增殖高峰相同，表明第4天可能是细胞增殖的关键时间点。此外，根据基因表达数据，波形蛋白和干细胞标志物(ABCB5、ABCG2和p63)的表达均没有发生变化，这可能表明含有以上标志物的细胞类型是相对静止的，随时间的推移未发生明显的分裂增殖。这些球体植入试验提供的数据与体外创伤愈合试验结果相一致，表明球体植入后引起的反应是创伤愈合反应，可通过球体细胞向角膜表面迁移和增殖，以修复创伤。然而，在植入干细胞球后，整个角膜床在7天内重新填充，随后可维持1周左右的稳定性，这表明角膜稳态过程正逐渐发生。尽管在这段时间内，我们无法明确分析稳态发生的过程，但是长期的球体植入试验使我们能够认识到保留基质细胞和干细胞有助于维护角膜表面的相对稳定。因此，球体移植在角膜再生中的应用前景广阔。

此外，我们将从正常供体组织制备的球体植入脱细胞的正常受体组织中，进行球体植入试验。为了测试球体是否具有同等的重新填充病变组织的能力，我们将楔形切口球体植入技术应用于病变角膜组织。球体将植入圆锥角膜患者和角膜移植术后失代偿患者的角膜中央。同样的，组织通过反复冻融循环脱细胞，并通过活细胞染色证实没有宿主组织细胞。这使得脱细胞病变组织基质比相应的正常供体基质更加脆弱。试验数据显示，植入的球体能够黏附于病变组织上，并保持在与正常组织相似的位置。在7天内，球体能够在组织表面发出迁移细胞。然而，不同球体之间的迁移程度是不同的，在某些情况下，植入后第3天观察到的快速迁移到第7天已经减少。这种现象并不是病变组织独有的，在同时植入的圆锥角膜患者中也观察到了类似的反应，因此，表明这是一种作用于特定的球体或培养条件的反应。由于与角巩膜组织段相比，圆锥形角膜的表面积更大，在植入 3~4 个球体后未观察到角膜表面完全再生(图 21.9)。然而，无论是在细胞形态模式上还是在细胞的极向模式上，正常组织和病变组织的增殖都是相似的。植入的球体彼此邻近，可发生球体间的细胞相互作用，并且似乎在球体之间形成了细胞间桥。连续出现 7 天及以上的细胞迁移是细胞增殖的明确证据。此外，在大多数情况下，球体在细胞迁移的过程中，其形态结构保持不变也证实了这一点。基于 EdU 的细胞增殖分析证实，在植入后第 10 天仍然存在增殖细胞。将球体放置在去细胞后病变间质组织最大切面为 10μm 的切片上时，也观察到类似的附着、细胞迁移和增殖反应。在这些试验中，当将多个球体放置在间质部分上时，第 14 天细胞迁移即可达到整个间质部分。在所有情况下，球体细胞的迁移优先于培养皿表面基质细胞迁移。这些试验结果清楚地表明，病变组织的异常结构未影响球体细胞附着、迁移和分裂；并且与正常组织相比，以上细胞活动也没有明显增强的趋势。值得注意的是，圆锥角膜间质切片胶原纤维排列疏松，这种改变确实对植入后 1 周和 2 周的细胞迁移模式有明显的影响，细胞取向呈现出正常基质切片所没有的更松散和更随机的取向模式。

对迁移细胞形态的定性观察显示，少数植入病变组织的球状细胞出现角膜细胞表型较少。基因表达数据显示正常切片与病变切片间干细胞标记、上皮细胞标记、角质细胞标记或细胞外基质标记无明显差异，在病变组织中的反应与在正常组织中观察到的基本相同。波形蛋白在正常和病变部位的表达均随时间增加，可能反映了大部分间质部位的基质细胞发生迁移反应。这些基质细胞是否会分化为角膜细胞尚不清楚，在球体植入后 14 天也没有相应的证据表明了这一点。更长时间的试验研究有助于确定基质内迁移细胞的位置，以及判断其是否会分化为角质细胞。此外，还需要进一步研究确定促进角膜细胞分化的培养条件。球体植入后的第 1 天和第 4 天的 α-SMA 免疫组织化学染色显示，只有少数细胞 α-SMA 表达呈阳性，表明创伤愈合反应较小。这些结果证实了球体对病变组织和正常组织相似的反应方式，其显示出与所在组织(上皮或基质)相适应的形态和结构。

这一研究需要进一步解决的问题是，来自正常细胞的球体植入病变组织中能否改变病变组织的结构。我们最初的试验结果显示，部分植入的球体细胞表达了胶原蛋白，表明它们有一定的重新形成角膜基质的能力，但该研究的时间只有 14 天，相对较短，无法确定这是否是球体对病变组织结构修复的初始阶段。第二个需要进一步研究的问题是正常的供体细胞和病变的受体细胞之间的相互作用。由于我们所有的体外试验都是在脱细胞的基质上进行的，驻留细胞的作用在很大程度上是未知的。理想情况下，移植的正常细胞能够利用信号转导机制来逆转、改变或停止宿主细胞的异常细胞反应。干细胞球体移植的最终治疗效果取决于疾病进展程度，因此，这可能存在一个临界进展水平或“临界点”，在临界点之后任何治疗都不能逆转疾病进展。以上这些问题的答案都需要进一步的研究。

我们最近研究了从圆锥角膜组织中提取的细胞球体形成能力，并评估了它们对相同正常供体来源球体的刺激反应能力(图 21.10)。然而，由于圆锥角膜组织通常在中央角膜纽扣瓣获得，且在移植前已从患者体内取出，缺少周边角膜和角膜缘细胞。在关

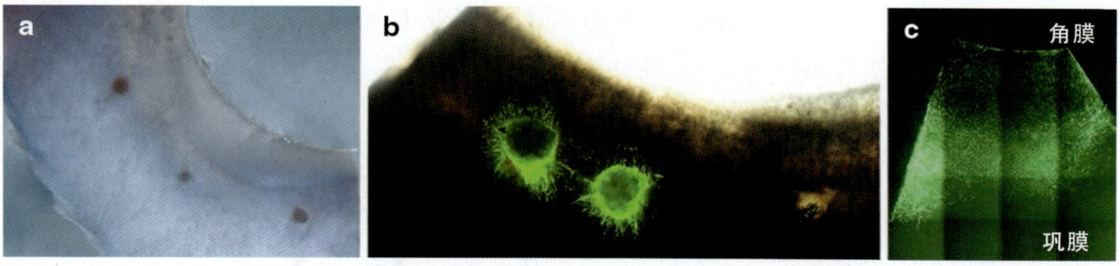

图 21.8 球体植入角巩膜缘：手术将球体植入去细胞角巩膜边缘区域(a)，导致植入后 3 天内细胞(钙黄绿素 AM，绿色所示)向各个方向迁移(b)，角膜表面在一周内完全再生(c)。(Reproduced in part from reference: [57].)

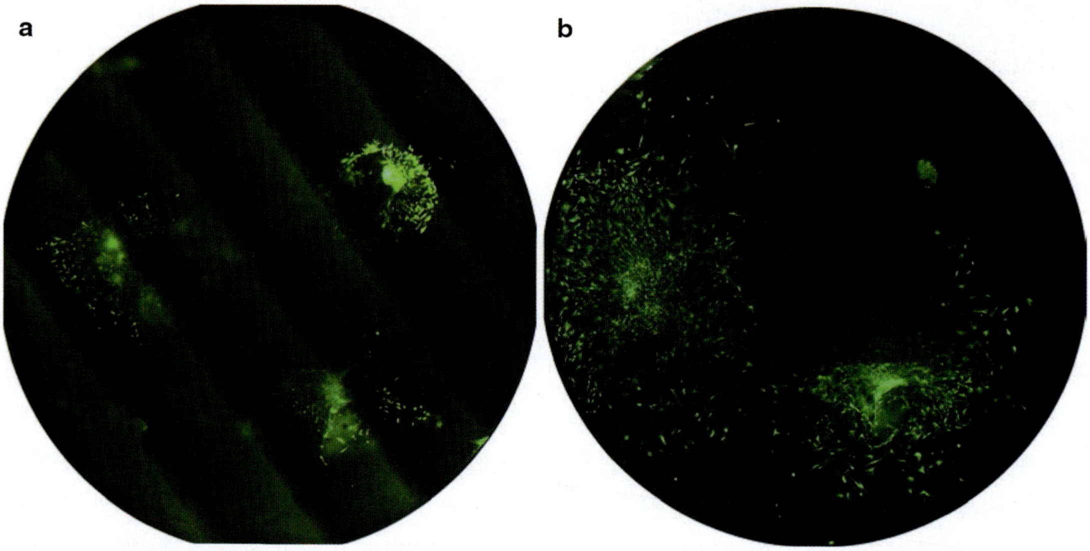

图 21.9 将球体植入病变中央角膜组织：将球体植入角膜移植后失代偿的中央角膜区域，通过钙黄绿素 AM 活细胞染色(绿色所示)评估，显示细胞从植入的球体向外迁移的模式，主要是植入后的第 3 天(a)到第 10 天(b)增加。

于正常中央角膜组扣瓣的球体形成能力的试验中，我们发现球体的形成确实发生在中央角膜细胞中，但与周边角膜/角膜缘提取物的球体形成能力相比，其能力降低了 1/2[56,60]。这种球体形成能力在圆锥角膜细胞提取物中进一步减弱，我们几乎没有从圆锥角膜组织中观察到球体形成细胞。在极少数圆锥角膜细胞提取物最终成功形成球体的情况下，其对比正常组织提取物形成的球体的存活时间明显缩短。并且与来自正常供体组织的球体相比，当放置在胶原刺激物上时，圆锥角膜细胞提取物所形成的球体对基质的反应更明显，细胞迁移和分裂发生更快。然而，这一反应的时间并没有延长，随着时间的推移，正常球体的细胞迁移得更远，增殖得更多，而圆锥角膜球体则不能维持其迁移和增殖反应。这可能表明来自圆锥角膜组织的细胞处于伤口愈合反应的永久增强状态，不能长期维持正常的角膜稳态。此外，圆锥角膜细胞与正常细胞共培养是否会将病变细胞

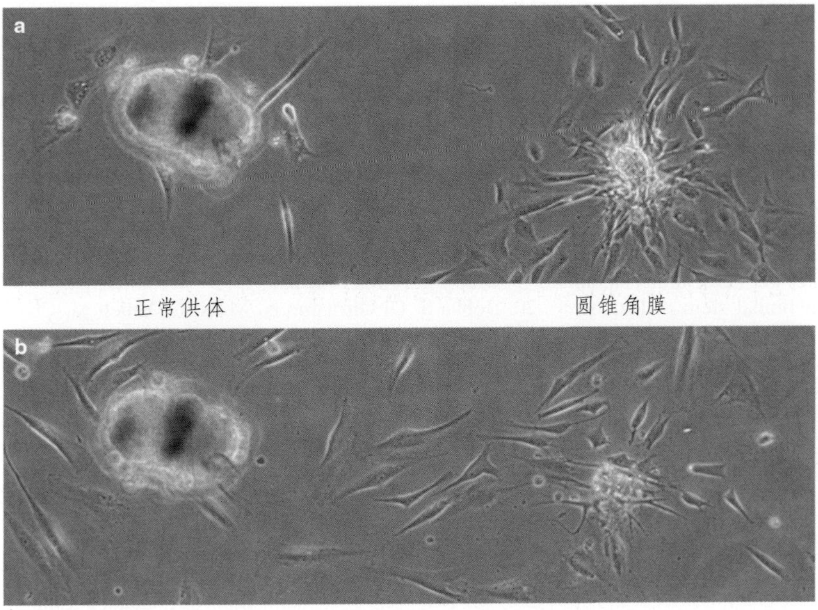

图 21.10　圆锥角膜细胞球体的反应：圆锥角膜细胞分离株形成的球体比正常细胞形成的球体对胶原刺激的反应更快(a,时间点为植入后 25 小时)。圆锥角膜细胞形成的球体不能自我维持稳定，在一定时间内迁移细胞数量增加将导致球体缩小，而正常细胞所形成的球体体积则保持不变(b,时间点为植入后 266 小时)。

恢复到正常表型还有待商榷。

21.7　结论:干细胞球具有治疗 LSCD 和营养不良性角膜病的潜力

我们在球体形成试验中培养的外周角膜和角膜缘衍生细胞的研究表明,以这种方式培养的球体是一种含有丰富干细胞的细胞群,它不仅是聚集性球体,而且也是动态的实体,代表了角膜缘微环境所含成分的异质混合,且保持着各成分的特性,使其能够对机械、环境和化学刺激做出反应。到目前为止,我们已经证实了这些干细胞球体富含干细胞和祖细胞,具有显著基于细胞治疗的能力，对胶原和组织基质等刺激做出反应,具有诱导伤口发生愈合反应的能力,并显示出较强的细胞迁移、分化和分裂水平,以重新填充脱细胞的组织表面。此外,当它用于治疗病变组织基质时,同样具有促进病变组织向正常组织改变的行为特征。

有许多方法可以治疗角膜干细胞缺乏，主要依赖于羊膜的体外扩增。在目前的细胞治疗应用中都没有解决扩增细胞群体的细胞构成问题。关于移植细胞的数量和类型,以及移植的细胞所处位置是水平方向还是垂直方向，沿着角膜表面或在角膜深层内,这些细节都很少。同样,几乎没有长期证据确定这些细胞能否重新填充角膜缘,并在一定时间内维持角膜缘的正常功能。通过球体形成试验形成的富含干细胞的周边角膜球是一种应用明确的、已知的细胞群体,可用于治疗一系列角膜营养不良。由于单个细胞可在球体形成试验培养之前通过实验室方法(如 FACS)进行分离和筛选,单个球体培养物可以在体外对移植反应能力进行测试。球体细胞群可用于不同条件下的治疗,以提高治疗效果,例如,最大限度地利用角膜缘成分治疗 LSCD,或富集角膜上皮干细胞以治疗复发性角膜上皮糜烂。虽然基于球体的细胞疗法的潜在能力还需要进一步评估,但现有证据表明,它将是当前角膜疾病治疗方法的有用补充,并可作为一种使角膜持续再生的治疗方案。

参考文献

1. Chen Z, de Paiva CS, Luo L, Kretzer FL, Pflugfelder SC, Li DQ. Characterization of putative stem cell phenotype in human limbal epithelia. Stem Cells (Dayton, Ohio). 2004;22(3):355–66.
2. Grieve K, Ghoubay D, Georgeon C, Thouvenin O, Bouheraoua N, Paques M, et al. Three-dimensional structure of the mammalian limbal stem cell niche. Exp Eye Res. 2015;140:75–84.
3. Goldberg MF, Bron AJ. Limbal palisades of Vogt. Trans Am Ophthalmol Soc. 1982;80:155–71.
4. Townsend WM. The limbal palisades of Vogt. Trans Am Ophthalmol Soc. 1991;89:721–56.
5. Dua HS, Shanmuganathan VA, Powell-Richards AO, Tighe PJ, Joseph A. Limbal epithelial crypts: a novel anatomical structure and a putative limbal stem cell niche. Br J Ophthalmol. 2005;89(5):529–32.
6. Yazdanpanah G, Jabbehdari S, Djalilian AR. Limbal and corneal epithelial homeostasis. Curr Opin Ophthalmol. 2017;28(4):348–54.
7. West-Mays JA, Dwivedi DJ. The keratocyte: corneal stromal cell with variable repair phenotypes. Int J Biochem Cell Biol. 2006;38(10):1625–31.
8. Du Y, Funderburgh ML, Mann MM, SundarRaj N, Funderburgh JL. Multipotent stem cells in human corneal stroma. Stem Cells (Dayton, Ohio). 2005;23(9):1266–75.
9. Pinnamaneni N, Funderburgh JL. Concise review: Stem cells in the corneal stroma. Stem Cells (Dayton, Ohio). 2012;30(6):1059–63.
10. Dhamodaran K, Subramani M, Ponnalagu M, Shetty R, Das D. Ocular stem cells: a status update! Stem Cell Res Ther. 2014;5(2):56.
11. Hashmani K, Branch MJ, Sidney LE, Dhillon PS, Verma M, McIntosh OD, et al. Characterization of corneal stromal stem cells with the potential for epithelial transdifferentiation. Stem Cell Res Ther. 2013;4(3):75.
12. Patel DV, McKelvie J, Sherwin T, McGhee C. Keratocyte progenitor cell transplantation: A novel therapeutic strategy for corneal disease. Med Hypotheses. 2013;80(2):122–4.
13. Yamagami S, Yokoo S, Mimura T, Takato T, Araie M, Amano S. Distribution of precursors in human corneal stromal cells and endothelial cells. Ophthalmology. 2007;114(3):433–9.
14. Amano S, Yamagami S, Mimura T, Uchida S, Yokoo S. Corneal stromal and endothelial cell precursors. Cornea. 2006;25(10 Suppl 1):S73–7.
15. Sherwin T. A new niche for the corneal epithelial stem cell. Clin Exp Ophthalmol. 2009;37(7):644–5.
16. Li J, Chen SY, Zhao XY, Zhang MC, Xie HT. Rat limbal niche cells prevent epithelial stem/progenitor cells from differentiation and proliferation by inhibiting Notch signaling pathway in vitro. Invest Ophthalmol Vis Sci. 2017;58(7):2968–76.
17. Blanpain C, Horsley V, Fuchs E. Epithelial stem cells: turning over new leaves. Cell. 2007;128(3):445–58.
18. Gonzalez G, Sasamoto Y, Ksander BR, Frank MH, Frank NY. Limbal stem cells: identity, developmental origin, and therapeutic potential. Wiley Interdiscip Rev Dev Biol. 2018;7(2):e303.
19. Galindo S, Herreras JM, Lopez-Paniagua M, Rey E, de la Mata A, Plata-Cordero M, et al. Therapeutic effect of human adipose tissue-derived mesenchymal stem cells in experimental corneal failure due to limbal stem cell niche damage. Stem Cells (Dayton, Ohio). 2017;35(10):2160–74.
20. Bobba S, Di Girolamo N, Mills R, Daniell M, Chan E, Harkin DG, et al. Nature and incidence of severe limbal stem cell deficiency in Australia and New Zealand. Clin Exp Ophthalmol. 2017;45(2):174–81.
21. Rossen J, Amram A, Milani B, Park D, Harthan J, Joslin C, et al. Contact lens-induced limbal stem cell deficiency. Ocul Surf. 2016;14(4):419–34.
22. Gonzalez S, Chen L, Deng SX. Comparative study of xenobiotic-free media for the cultivation of human limbal epithelial stem/progenitor cells. Tissue Eng Part C Methods. 2017;23(4):219–27.
23. Dua HS, Saini JS, Azuara-Blanco A, Gupta P. Limbal stem cell deficiency: concept, aetiology, clinical presentation, diagnosis and management. Indian J Ophthalmol. 2000;48(2):83–92.
24. Sejpal K, Bakhtiari P, Deng SX. Presentation, diagnosis and management of limbal stem cell deficiency. Middle East Afr J Ophthalmol. 2013;20(1):5–10.
25. Kim KH, Mian SI. Diagnosis of corneal limbal stem cell deficiency. Curr Opin Ophthalmol. 2017;28(4):355–62.
26. Chuephanich P, Supiyaphun C, Aravena C, Bozkurt TK, Yu F, Deng SX. Characterization of the corneal subbasal nerve plexus in limbal stem cell deficiency. Cornea. 2017;36(3):347–52.
27. Dua HS, Azuara-Blanco A. Limbal stem cells of the corneal epithelium. Surv Ophthalmol. 2000;44(5):415–25.
28. Huang AJ, Tseng SC, Kenyon KR. Alteration of epithelial paracellular permeability during corneal epithelial wound healing. Invest Ophthalmol Vis Sci. 1990;31(3):429–35.
29. Puangsricharern V, Tseng SC. Cytologic evidence of corneal diseases with limbal stem cell deficiency. Ophthalmology. 1995;102(10):1476–85.
30. Chidambaranathan GP, Mathews S, Panigrahi AK, Mascarenhas J, Prajna NV, Muthukkaruppan V. In vivo confocal microscopic analysis of limbal stroma in patients with limbal stem cell deficiency. Cornea. 2015;34(11):1478–86.
31. Jawaheer L, Anijeet D, Ramaesh K. Diagnostic criteria for limbal stem cell deficiency-a systematic literature review. Surv Ophthalmol. 2017;62(4):522–32.
32. Le Q, Yang Y, Deng SX, Xu J. Correlation between the existence of the palisades of Vogt and limbal epithelial thickness in limbal stem cell deficiency. Clin Exp Ophthalmol. 2017;45(3):224–31.
33. Chan EH, Chen L, Yu F, Deng SX. Epithelial thinning in limbal stem cell deficiency. Am J Ophthalmol. 2015;160(4):669–77. e4

34. Jalbert I, Stapleton F, Papas E, Sweeney DF, Coroneo M. In vivo confocal microscopy of the human cornea. Br J Ophthalmol. 2003;87(2):225–36.
35. Shortt AJ, Secker GA, Munro PM, Khaw PT, Tuft SJ, Daniels JT. Characterization of the limbal epithelial stem cell niche: novel imaging techniques permit in vivo observation and targeted biopsy of limbal epithelial stem cells. Stem Cells (Dayton, Ohio). 2007;25(6):1402–9.
36. Lathrop KL, Gupta D, Kagemann L, Schuman JS, Sundarraj N. Optical coherence tomography as a rapid, accurate, noncontact method of visualizing the palisades of Vogt. Invest Ophthalmol Vis Sci. 2012;53(3):1381–7.
37. Fernandes M, Sangwan VS, Rao SK, Basti S, Sridhar MS, Bansal AK, et al. Limbal stem cell transplantation. Indian J Ophthalmol. 2004;52(1):5–22.
38. Geerling G, Daniels JT, Dart JK, Cree IA, Khaw PT. Toxicity of natural tear substitutes in a fully defined culture model of human corneal epithelial cells. Invest Ophthalmol Vis Sci. 2001;42(5):948–56.
39. Mantelli F, Argueso P. Functions of ocular surface mucins in health and disease. Curr Opin Allergy Clin Immunol. 2008;8(5):477–83.
40. Schornack MM. Limbal stem cell disease: management with scleral lenses. Clin Exp Optom. 2011;94(6):592–4.
41. Dua HS. The conjunctiva in corneal epithelial wound healing. Br J Ophthalmol. 1998;82(12):1407–11.
42. Anderson DF, Ellies P, Pires RT, Tseng SC. Amniotic membrane transplantation for partial limbal stem cell deficiency. Br J Ophthalmol. 2001;85(5):567–75.
43. Kenyon KR, Tseng SC. Limbal autograft transplantation for ocular surface disorders. Ophthalmology. 1989;96(5):709–22; discussion 22–3.
44. Baylis O, Figueiredo F, Henein C, Lako M, Ahmad S. 13 years of cultured limbal epithelial cell therapy: a review of the outcomes. J Cell Biochem. 2011;112(4):993–1002.
45. Holland EJ. Epithelial transplantation for the management of severe ocular surface disease. Trans Am Ophthalmol Soc. 1996;94:677–743.
46. Kolli S, Ahmad S, Lako M, Figueiredo F. Successful clinical implementation of corneal epithelial stem cell therapy for treatment of unilateral limbal stem cell deficiency. Stem Cells (Dayton, Ohio). 2010;28(3):597–610.
47. Pellegrini G, Traverso CE, Franzi AT, Zingirian M, Cancedda R, De Luca M. Long-term restoration of damaged corneal surfaces with autologous cultivated corneal epithelium. Lancet. 1997;349(9057):990–3.
48. Sangwan VS, Basu S, MacNeil S, Balasubramanian D. Simple limbal epithelial transplantation (SLET): a novel surgical technique for the treatment of unilateral limbal stem cell deficiency. Br J Ophthalmol. 2012;96(7):931–4.
49. Shortt AJ, Secker GA, Notara MD, Limb GA, Khaw PT, Tuft SJ, et al. Transplantation of ex vivo cultured limbal epithelial stem cells: a review of techniques and clinical results. Surv Ophthalmol. 2007;52(5):483–502.
50. Haagdorens M, Van Acker SI, Van Gerwen V, Ni Dhubhghaill S, Koppen C, Tassignon MJ, et al. Limbal stem cell deficiency: current treatment options and emerging therapies. Stem Cells Int. 2016;2016:9798374.
51. Chang CY, Green CR, McGhee CN, Sherwin T. Acute wound healing in the human central corneal epithelium appears to be independent of limbal stem cell influence. Invest Ophthalmol Vis Sci. 2008;49(12):5279–86.
52. Reynolds BA, Weiss S. Generation of neurons and astrocytes from isolated cells of the adult mammalian central nervous system. Science. 1992;255(5052):1707–10.
53. Yokoo S, Yamagami S, Yanagi Y, Uchida S, Mimura T, Usui T, et al. Human corneal endothelial cell precursors isolated by sphere-forming assay. Invest Ophthalmol Vis Sci. 2005;46(5):1626–31.
54. Li H, Dai Y, Shu J, Yu R, Guo Y, Chen J. Spheroid cultures promote the stemness of corneal stromal cells. Tissue Cell. 2015;47(1):39–48.
55. Yoon JJ, Wang EF, Ismail S, McGhee JJ, Sherwin T. Sphere-forming cells from peripheral cornea demonstrate polarity and directed cell migration. Cell Biol Int. 2013;37(9):949–60.
56. Chang CY, McGhee JJ, Green CR, Sherwin T. Comparison of stem cell properties in cell populations isolated from human central and limbal corneal epithelium. Cornea. 2011;30(10):1155–62.
57. Mathan JJ, Ismail S, McGhee JJ, McGhee CN, Sherwin T. Sphere-forming cells from peripheral cornea demonstrate the ability to repopulate the ocular surface. Stem Cell Res Ther. 2016;7(1):81.
58. Huang SU, Yoon JJ, Ismail S, McGhee JJ, Sherwin T. Sphere-forming cells from peripheral cornea demonstrate a wound-healing response to injury. Cell Biol Int. 2015;39(11):1274–87.
59. Mathan J, Ismail S, McGhee J, Sherwin T. Implantation of human peripheral corneal spheres into cadaveric human corneal tissue. Bio-Protocol. 2017;7(14):e2412.
60. Yoon JJ, Ismail S, Sherwin T. Limbal stem cells: central concepts of corneal epithelial homeostasis. World J Stem Cells. 2014;6(4):391–403.

第 22 章

富含血小板的血浆对角膜再生的作用

Alejandra E. Rodríguez, Jorge L. Alió

22.1 概述

在不同的病理情况下，眼表会发生不同程度的改变，包括轻微疾病，如干眼，或环境暴露导致的严重视力损伤，甚至失明的情况，如眼瘢痕性天疱疮或 Stevens-Johnson 综合征[1]。

引起眼表疾病的因素有：干眼、干眼性角结膜炎、复发性角膜糜烂、持续性角膜上皮缺损、神经营养性角膜病变、LASIK 后眼表综合征、慢性角膜溃疡、移植物抗宿主疾病和眼瘢痕性天疱疮等[1]。

在结膜或角膜组织结构发生改变或损伤后，人体受损组织可进行再生修复，以恢复受损的眼表。然而这种修复过程十分复杂，涉及角膜和结膜的上皮干细胞，以及各种生长因子、细胞因子和细胞外基质的成分，所有这些都参与了维持眼表动态平衡和受损眼表再生过程[2,3]。

这些自主修复受损组织的自然生理过程是发生在我们身体中的自发性永久性活动。在某些情况下，由于损伤程度严重或由于身体本身无法修复受损组织，便需要及时接受外界干预治疗。

治疗的方法包括局部使用人工泪液和进行复杂的眼表修复手术，如各种形式的角膜移植[1,4-7]。在诸多治疗方案中，常规治疗有时在特殊病理情况下并不能达到良好的疗效。

由于血液产品的有效生物成分具有诱导受损组织再生的能力，血液衍生物作为一种角膜再生的治疗方案已经得到了极大的重视[8-10]。

22.2 血小板

血小板于 1882 年被发现，过去被认为是巨核细胞的胞质残留物[11]。目前，它们被认为是来自骨髓巨核细胞的无核细胞，经过一个复杂的核质成熟过程，成为游离的血小板[12]。在一个健康成人的血液中，血小板的生理范围为 $(150\sim400)\times10^3$ 个/mL，平均每天产生大约 1×10^{11} 个血小板[13]。

血小板的主要功能是在血管破裂时止血和形成止血栓。在这个过程中，血小板附着在暴露的内皮下胶原蛋白上，凝集堵塞血管的破裂处，并激活发挥相应止血作用[14]。

血小板也参与了凝血级联反应的激活和二次止血[15]。血小板破裂会产生一定量的凝血酶，可以催化纤维蛋白原转化为纤维蛋白，形成由纤维蛋白和红细胞组成的血栓。如果在心脏部位形成血栓，则可能导致心肌梗死[16]；如果发生在脑部血管，则会导致脑卒中[17]。

血小板不但在预防出血、止血和形成血栓的过程中发挥重要作用，而且对炎症和免疫反应也有显著的促进作用，并具有维持血管完整性和促进伤口愈合的作用。

血小板可以将白细胞和祖细胞聚集到血管损伤和血栓形成的部位。它们除了具有促进凝血酶生成的作用外，还能在血液循环中储存、产生和释放促炎因子、抗炎因子、血管生成因子及各种微粒[18]。

在电子显微镜下，可以观察到血小板含有不同细胞器：线粒体、过氧化物酶体、核糖体、糖原和颗粒。颗粒可分为三种类型：α、δ和 λ 颗粒[19]。

血小板的 α 颗粒含有 30 多种生物活性蛋白。对于血小板来说尽管没有细胞核和DNA，但它仍然具有一套完整的蛋白质合成系统，并且拥有人类基因组中约 1/3 已知蛋白质的 mRNA，这些 mRNA 可以有效地翻译成不同的蛋白质[20]。

这些蛋白质参与组织修复过程，并可以显著影响各类血细胞的血管反应性、血管生成过程和炎症反应[21]。α 颗粒分泌的蛋白质还可以通过产生吸引巨噬细胞的信号分子以干预细胞防御外源性物质。

血小板参与了先天免疫反应，对抗病毒、细菌或其他微生物引起的感染。此外，它们能够参与维持和调节炎症反应，是重要的促炎分子来源，如 P-选择素、组织因子、CD40L 和金属蛋白酶。

血小板还参与了皮肤病、过敏疾病、类风湿关节炎和肝病等各种病理过程。与此矛盾的是，富含血小板的自体血浆和浓缩血小板被用作促进组织修复和细胞生长的辅助治疗手段[22]。

在生理条件下，血小板以非活性形式存在于血液循环。非活性的血小板表面仅可分泌相对较少的信号分子；而当血小板处于激活状态时，将释放大量的信号分子，这些信号分子可促进血小板之间或血小板与周围组织细胞之间的相互作用[13]。

血小板在受到激活后可改变其细胞膜及细胞骨架。随着激活过程的逐步进行，其释放了细胞内颗粒、致密小体，并改变细胞内溶酶体的含量。

血小板的这种激活，也称为脱颗粒，可以由物理刺激、化学刺激或两者的组合引起，并导致释放的 α 颗粒与其他血小板膜融合，从而使一些分泌蛋白（如某些生长因子）进入活性状态。这些激活后的分泌蛋白与靶细胞（内皮细胞、上皮细胞、成骨细胞等）相应受体结合发挥作用[23]。

活化的血小板释放的生长因子具有启动和调节创伤愈合的作用，因为这些细胞因子具有诱导细胞增殖、趋化和分化的作用，并且能够诱导新生血管的形成和细胞外基质的沉积[24]。具体来说，α 颗粒构成了血小板激活过程中释放的生长因子和丝裂原因子的最大储存库，而其细胞因子同样具有趋化细胞，促进细胞增殖、分化和血管形成的作用，从而加快创伤的愈合过程[22,25]。

22.3　生长因子

生长因子（GF）是一类多态性物质，其功能是在分子水平上实现细胞间的通讯。生长因子通过参与调节细胞的迁移、增殖、分化和新陈代谢，甚至是凋亡过程，从而改变细胞的生物学反应。

生长因子的主要功能是参与调控细胞周期，通过增加细胞内蛋白质的合成从而增大细胞[26]。

其中最重要的有转化生长因子 β(TGF-β)、碱性成纤维细胞生长因子(FGFb)、血小板衍生生长因子(PDGF)、血管内皮生长因子(VEGF)、结缔组织生长因子(CTGF)、1型胰岛素样生长因子(IGF-1)和表皮生长因子(EGF)[27]。

生长因子在局部发挥作用。各种细胞刺激可以通过自分泌系统或旁分泌系统使其发挥作用。自分泌系统是细胞产生生长因子后作用于自身的机制，而旁分泌系统则是细胞产生生长因子后作用于其他周围细胞的机制。

通常情况下，生长因子是以前体的形式存在的，并且需要相应的蛋白质水解后才能以活性形式释放出来。当生长因子作用于特定的细胞膜受体时，生长因子的作用机制才开始发生，而每个生长因子都有一个或一组特定的受体。细胞的这一过程是由第二信使系统介导的，该系统激活了细胞内一系列信号发挥作用。一般情况下，生长因子的作用不会局限于受损部位，并且在组织液中的细胞因子减少后仍能通过细胞内的第二信使发挥效应。

除了血小板的 α 颗粒构成了大量的生长因子储存库外，还有其他类型的细胞可以产生这些生长因子，如成纤维细胞、成骨细胞、内皮细胞、白细胞、单核细胞和巨噬细胞[26]。

下面我们将描述与角膜再生有关的生长因子。

22.3.1 血小板衍生生长因子(PDGF)

血小板衍生生长因子是成纤维细胞有丝分裂和趋化的调节因子[28]，并且它可以通过趋化巨噬细胞间接促进血管的形成[29]。

已有研究证实 PDGF-AA、PDGF-BB 和 PDGF-AB 及其相应受体在人角膜成纤维细胞培养中的表达及其参与的增殖和趋化作用，对比发现 PDGF-BB 因子具有显著高于 PDGF-AA 和 PDGF-AB 的趋化作用。由于 PDGF 在促进角膜伤口愈合过程中具有明显的趋化作用，因此，我们假设该因子可以调节中性粒细胞的趋化因子 IL-8 发挥作用[30,31]。

利用 PDGF 和其受体 PDGFR 在动物发育和疾病过程中的研究证实，它们作为 GF 在器官发生、癌症、血管炎症和组织纤维化中的作用[32]。

血小板衍生生长因子-BB (PDGF-BB) 在临床上用于促进伤口愈合已有约 25 年的历史。医用重组 PDGF-BB，也称为贝卡普勒明，已经被引入临床，作为一种局部治疗慢性下肢神经性糖尿病溃疡的药物[33]。此外，它还被用来治疗各种压疮，并用于各种外科手术后的创伤愈合。PDGF-BB 诱导的组织修复机制涉及成纤维细胞的增殖、胶原生成和新生血管的形成[34]，并可能直接影响表达 PDGFR-α 的间充质细胞[35]。

它的临床疗效已经在几项Ⅲ期研究中得到证实[36]，并且综合各类研究结果，显示局部应用 PDGF-BB 具有良好的安全性和耐受性。一项对 900 多名糖尿病患者进行的研究证实，局部应用 PDGF-BB 可以促进糖尿病患者慢性足部溃疡的愈合[37]。

相应的局部使用 PDGF-BB 也已经在患有严重牙周病患者中进行了测试，发现它可以加快骨骼的新陈代谢，改善牙周再生[38,39]。

22.3.2 转化生长因子 β(TGF-β)

TGF-β 是一种具有多种功能的生长因子，也是调控眼组织行为的重要因子之一。此外，该生长因子还参与了细胞迁移和增殖、细胞凋亡、组织发育和修复过程中的蛋白质合成及其他生理或病理过程[40]。

TGF-β 是一种有趣的细胞因子，在某些恶性疾病中具有双重活性。一方面，它是肿瘤侵袭、转移和血管生成的重要介质；另一方面，它也具有抗肿瘤的作用[41]。在大多数情况下，TGF-β 能够促进细胞外基质的产生，并抑制细胞增殖，例如，在某些因素的存在下抑制上皮细胞的增殖。另一方面，这种生长因子还能诱导 CTGF、PDGF、FGF、VEGF 等其他因子的产生。以上生长因子在创伤修复过程中都起着重要的作用[27]。

TGF-β 有三种亚型，分别为 TGF-β_1、TGF-β_2 和 TGF-β_3，存在于哺乳动物的组织中，但各个亚型的表达含量并不一致。与其他组织一样，TGF-β 的过度激活是导致视力受损和眼组织内稳态改变的眼部疾病的基础。因此，可以研究并开发一种以 TGF-β 信号通路为导向的此类疾病治疗策略[40]。

TGF-β 信号通路在眼成纤维细胞的趋化、分化和增殖过程中起关键作用。在体外试验中，通过抑制 TGF-β 信号通路使眼成纤维细胞外基质沉积减少[42]。另一方面，环孢素 A 可抑制原代培养的人翼状胬肉成纤维细胞诱导的 TGF-β_2[43]，提示其可用于治疗翼状胬肉。

22.3.3　表皮生长因子（EGF）

EGF 在角膜上皮细胞的迁移和增殖过程中起着非常重要的作用，可以促进肉芽组织的生成，加快组织再生过程。研究表明 EGF 促进角膜细胞有丝分裂的作用需要抑制眼部特异的 PAX6 基因的表达，而成纤维细胞、前成骨细胞和前软骨细胞可以表达大量的 EGF 受体[44]。另一方面，已知 EGF 可增加细胞内 Ca^{2+}浓度并激活蛋白激酶 ERK1，从而刺激结膜杯状细胞分泌黏蛋白[45]。我们也知道 EGF 可以通过 12/15-LOX-LXA4 途径参与角膜上皮的瘢痕形成[46]。

为了模拟理想的创面愈合过程，促进组织的健康生长，减少瘢痕形成，我们制备了由壳聚糖、硫酸葡聚糖和聚乙烯吡咯烷酮 K30（CDP）三种不同聚合物组成的凝胶局部给药系统。局部应用 EGF 可加速伤口愈合过程，减少瘢痕形成，显示出良好的治疗效果[47]。

22.3.4　血管内皮生长因子（VEGF）

VEGF 长期以来被认为是一种强有力的促进血管增殖的细胞因子。它是一种内皮细胞有丝分裂原、血管生成因子和强大的血管通透性介质，此外，它还参与神经的生长过程[48]。

体外试验表明，VEGF 及其受体由神经元产生，可刺激皮层神经元的增殖，保护中枢和外周神经元免受缺氧诱导的细胞死亡，并促进外周神经元轴突的生长[49]。另一方面，VEGF 的过度表达是促进疾病发展的因素之一。例如，肿瘤的生长需要增加血液供应，而表达 VEGF 的肿瘤细胞能够诱导血管的生成，从而使肿瘤持续生长[50]。VEGF 的过度表达也会导致视网膜和身体其他部位的血管疾病，例如，肺动脉中 VEGF 表达水平的降低与肺气肿有关[50]。

自研究证明 VEGF 能够促进肿瘤生长以来，研究人员已经做了很多尝试来减少它的表达，以防止血管生成和肿瘤生长。两种成功缓解 VEGF 疾病进展的药物是贝伐单抗和雷尼比珠单抗[51]。

22.4　黏附分子：纤维连接蛋白

纤维连接蛋白是一种黏附蛋白，游离在

血浆中，是组成细胞外基质的主要成分。血浆中纤维连接蛋白含量为(300±100)μg/mL[52]。这种蛋白质因其能与各种细胞和大分子物质相互作用而被广泛研究。其可以影响各个系统的生化反应和组织细胞的生物学行为，参与细胞的吞噬、增殖、黏附和迁移等多种生理过程[53,54]。

纤维连接蛋白能够结合纤维蛋白、胶原、黏多糖、肝素、某些蛋白多糖和细胞膜蛋白，如整合素。因此，它在细胞外基质分子之间及细胞分子与细胞外基质之间建立联系。纤维连接蛋白分子可以在结缔组织中形成不溶性蛋白纤维，也可以溶解在血浆中[55]。它的主要功能之一是在胚胎发育过程中干预组织的重塑，并参与由止血系统激活产生的纤维蛋白凝块形成后的创伤愈合过程[56]。

22.5　含血小板和不含血小板血液衍生物的性质

血液制品已被证明具有促进伤口愈合和组织再生的能力，这种效应是由血液中存在的生长因子和生物活性蛋白所决定的[21]。富含血小板血浆(PRP)是一种全血离心获得的血液衍生物，其特征是血小板的浓度很高[29]。在PRP中发现的最重要的生长因子，以及它们的细胞来源和功能，在参考文献57中有具体的描述。

除了血小板外，血浆中还含有一些细胞黏附分子，如纤维蛋白、纤维连接蛋白和玻璃体连接蛋白，它们为细胞在其作用组织中的迁移、增殖和生长提供结构支持[23]。另一方面，血浆中存在的细胞因子PF4和CD40L具有促进组织修复，影响血细胞的血管反应性，诱导血管生成和参与炎症反应的能力[21]。

为了解PRP对角膜再生的影响，我们采用了不同的体外试验方法，对不同类型基于血小板的血液制剂在细胞和组织中产生的影响进行了研究和探讨。Hartwig等人研究了血小板和血清浓缩物对人眼角膜上皮细胞的促增殖能力。在两种培养条件下，他们都发现浓缩血小板的细胞增殖显著增加。两种制剂都显著促进了细胞的迁移和分化，但含有血清浓缩物的制剂对细胞增殖作用更加明显[58]。

沿着这一思路，他们在2005年进行了另一项研究，也是在体外细胞培养模型中对人类角膜上皮细胞进行研究。这一次，他们比较了新鲜冰冻血浆(不含血小板)和血清两种培养环境对角膜上皮细胞的营养能力。结果显示血清对细胞增殖、迁移和分化的作用明显优于新鲜冰冻血浆。在这项对比研究中，两种制剂均不含血小板，但推测血清具有更强的上皮营养能力的原因在于它含有较高浓度的增殖介质，如EGF、PDGF及较高含量的维生素A[59]。

在随后的试验中，他们使用了三种不同的血液制剂：血清、新鲜冰冻血浆和凝血酶激活的浓缩血小板，对比以上三种制剂对角膜上皮细胞的营养能力。在这种情况下，血小板浓缩物制剂中的角膜上皮细胞增殖结果比其余两种更好，而血清制剂中角膜上皮细胞的迁移和分化效果更好[60]。

富含生长因子的血浆(PRGF)是另一种血液衍生物，顾名思义它含有高浓度的生长因子，但不含有血小板[61]。从人的皮肤、滑膜和肌腱获得的成纤维细胞进行培养的研究表明，当用含有PRGF的不同制剂对这些细胞进行培养时，所有细胞都发生了显著的增殖反应。当PRGF浓度为细胞中初始浓度的2~4倍时，细胞的增殖能力达到最强。他们还观察到PRGF显著促进了成纤维细胞透明质酸的合成，但不影响Ⅰ型胶原的产生，而且 VEGF 的合成只发生在肌腱细胞中。因此，他们得出结论，PRGF 的不同生物学效应取决于血小板浓度和所培养的不同细胞类型[62,63]。

最近的一些试验比较了 PRGF 和自体血清在角膜基质细胞(HK)和结膜成纤维细胞(HConF)培养过程中的生物学效应。结果表明，与自体血清相比，PRGF 中所分析的所有生长因子都具有更明显的生物学效应，PRGF 能显著提高 HK 和 HConF 的生物学效应，减少 TGF-β_1 诱导的成纤维细胞向肌成纤维细胞的分化。随后的一项研究进一步表明，与自体血清相比，PRGF 可以更大限度地减少瘢痕的形成，同时促进细胞增殖和迁移，加快浅层伤口的愈合[64,65]。

Freire 等人比较了自体血清、PRP 和 PRGF 对人角膜细胞培养的影响。所有这些物质都含有较高浓度的生长因子，但 PRGF 组中 EGF 浓度明显高于其他组。结果表明自体血清和 PRGF 组的细胞增殖率较高[66]。

随后，他们在兔子身上进行了另外一项试验。在该试验中，他们制作了糜烂的兔角膜模型，并用之前的三种血液衍生物进行治疗。结果显示，以上三种物质都能促进角膜的愈合，但是用自体血清和 PRGF 治疗使角膜愈合得更快[67]。

对 C57BL/6 小鼠进行具有临床意义的准分子激光屈光性角膜切削术(PRK)，观察局部应用 PRP 后的角膜愈合过程。对照组动物角膜混浊指数更高，并且出现已经生成的角膜上皮细胞增生，而 PRGF 组表现出更多的角膜上皮再生和更低的角膜混浊[68]。

最近的研究表明，s-PRGF 能够促进兔角膜上皮细胞的增殖和迁移，并且在活体试验中加速角膜再上皮化[69]。在其他研究中显示，富含血小板的血液衍生物能促进干细胞的增殖、迁移和分化，在组织工程和再生医学中有不同程度的应用[70-73]。

除了前述的血液制品(包括含或不含血小板的血浆)，自体血清也用于眼科领域。自体血清虽然不含有血小板，但含有不同数量的生长因子，这就是它可用于眼科领域的主要原因[74]。

一项使用人角膜上皮细胞进行的体外毒性研究表明，与用于制备人工泪液的不含防腐剂的羟丙甲基纤维素相比，自体血清的毒性反应明显降低[75]。一些试验研究也显示了以上三种物质具有显著促进细胞再生的能力。自体血清能够有效促进受损大鼠角膜间充质干细胞的再生[76]。此外，它还能促进角膜上皮细胞的迁移和分化[58,59]。自体血清中还存在高浓度的 EGF，可诱导角膜上皮细胞的增殖[66]，促进兔眼受损角膜再上皮化[67]。此外，研究者还观察到自体血清在治疗严重干眼患者的过程中增强了结膜黏蛋白 MUC5AC 的表达，增加了结膜中杯状细胞的密度[77]。

22.6　炎症和血液的衍生物

虽然有许多研究小组已经对不同血小板血液制剂中的炎症标志物进行了研究，但由于制备 PRP 方法的不同，结果也各不相同[73]。

事实上，Dohan 等人研究认为在他们的制剂配方中存在白细胞。他们将富含血小板的纤维蛋白制剂(PRF)与不同的血液衍生物进行了比较。研究测定了三种促炎细胞因子(IL-1β、IL-6 和 TNF-α)、抗炎细胞因子 IL-4 和血管生成促进因子 VEGF 的浓度。结果表明，PRF 可能是一个具有炎症回溯控制能力的免疫调节点，这一概念可以解释 PRF 用于减少患者外科手术后发生感染[78]。

其他相关试验已经证明了 PRP 对单核

细胞释放细胞因子和产生脂氧素 A4(LXA4)的影响，而 LXA4 是一种内源性抗炎物质。在这种情况下,PRP 能够促进单核细胞产生 LXA4,并抑制细胞因子的释放,从而限制炎症促进组织再生[79]。

Mazzocca 等人对比了 PRP、酮咯酸和甲泼尼龙在体外对人脐静脉内皮细胞的抗炎作用。虽然试验结果表明 PRP 和酮咯酸的体外抗炎作用不如甲泼尼龙,但与对照组相比,它们均具有明显的抗炎作用。因此,他们得出结论,PRP 作为一种可注射的抗炎药在临床中有一定的应用价值[80]。

另一方面,Schar 等人研究了富含血小板白细胞血浆制剂(L-PRP)中各种生长因子和炎性细胞因子 IL-1β 的水平。在这项试验中,L-PRP 中 IL-1β 和血管内皮生长因子的浓度明显低于自体血清,显示出较弱的促炎和血管生成能力[81]。

遵循同样的研究思路,Anitua 等人进行了相似的试验，比较了 L-PRP 和不含白细胞的 PRGF 制剂。两种制剂中所释放的生长因子浓度相当，没有明显差异。然而在 L-PRP 制剂中培养 3 天后,生长因子 VEGF 的浓度急剧下降。另一方面,对比 PRGF 制剂,L-PRP 制剂释放了大量的促炎细胞因子 IL-1β 和 IL-16。PRGF 试剂在 8 天的细胞培养过程中仍能保持相对稳定[82]。随后他们将白细胞添加到 PRGF 试剂中，这步操作使 PRGF 释放了更多的促炎细胞因子，如 IL-1β、IL-6、IL-8、IL-16 和 TNF-α，从而改变了纤维蛋白的性质[83]。

相关学者还研究了在 56℃下加热灭活血浆的方法,以降低补体和免疫球蛋白 E 的活性,从而将其应用于患有自身免疫性疾病的患者中。同时,细胞增殖和迁移的试验表明,与未加热的血浆相比,加热到 56℃的血浆具有更好的诱导细胞增殖和迁移的能力。另一方面，低温加热的血浆仍保留了参与创伤愈合过程中的大多数蛋白质和细胞因子[84]。

为了进一步评价富含生长因子的血浆的抗炎作用,将眼表成纤维细胞在移植物抗宿主疾病患者血液的促炎环境（IL-1β 和 TNF-α)中培养。结果显示,即使在这种环境中培养细胞,富含生长因子的血浆也具有使成纤维细胞再生的能力,并且同时还具有抗炎的作用[85]。

为了进一步了解血液衍生物的抗炎作用,一些学者对同种异体血液制品进行了研究。Stenwall 等人研究了同种异体血清制剂中细胞因子的组成和其具有的抗炎作用,以评估其作为滴眼液的最佳方式。为此,他们对 15 名捐献者的血清进行了灭活，然后研究对比了其诱导 T 细胞的调节能力[86]。虽然眼科使用的绝大多数血液衍生物都是自体来源的,但也有一些学者曾用同种异体的血清治疗过患者。Chiang 等人就曾将有亲缘关系的同种异体血清用于治疗无法使用自体血清滴眼液的持续性角膜上皮缺损的患者,并且在治疗过程中没有出现不良反应[87]。另一方面,也有研究人员将同种异体血清应用于有移植物抗宿主疾病的严重干眼患者,对于这些患者,无法使用自体血清。临床结果证实患者的干眼症状明显改善,并且没有出现严重不良反应[88,89]。

22.7 富含血小板血浆的抗菌活性

为了探索富含血小板血浆的更多性质和生物学效应,几位研究者对其抗菌活性进行了研究。

血浆中除了含有大量的蛋白质和生长因子外,他们还发现了富含血小板的血浆会释放具有抗微生物活性的免疫调节剂,如血

小板杀菌蛋白 (PMP)、血小板球蛋白、RANTES、结缔组织活化肽和血小板因子 4 (PF-4)等[90,91]。其他学者的研究证明,血小板浓缩物对不同微生物培养的抑制作用。Drago 等人的研究结果表明,PRP 能明显抑制粪肠球菌、白色念珠菌、无乳链球菌和口腔链球菌的生长繁殖,但对铜绿假单胞菌无明显抑制作用[92]。一般认为,PRP 对甲氧西林敏感或耐药的金黄色葡萄球菌、表皮葡萄球菌和无乳链球菌的抑制作用是一致的[92-94],但对大肠杆菌[94,95]和粪肠球菌[92,95]的抗菌活性不同。然而所有的试验结果都证实 PRP 不能抑制铜绿假单胞菌的生长[92,95]。

22.8　用于眼科的血液衍生物的获取

不同文献中血液衍生物配制的产品名称和获取方式多种多样,导致读者、科学家等研究人员对此误解不断[96],我们将尽可能地澄清这一点。

Marx 最初提出 PRP 的概念[23,97],而通常获得 PRP 需要两步离心过程, 并在 PRP 使用之前使用氯化钙和凝血酶激活。这种 PRP 具有凝胶或凝块的稠度,甚至由大量的纤维蛋白网状物构成了更坚固的物质。它不仅可以用于治疗糖尿病患者的皮肤溃疡,也可以作为外科手术的辅助材料。

鉴于获取自体血液衍生物的种类繁多,且不同种类含有不同数量的血小板和生长因子,我们将重点介绍与本章主题相关的眼科领域中使用的自体血液衍生物。

22.8.1　眼科使用的富含血小板的血浆(E-PRP)

Alio 等人最先提出了 E-PRP 的概念[8],将其与“PRP”这一概念进行了区分。提出 E-PRP 的过程与 Marx 提出 PRP 的过程有所不同[23]。E-PRP 的用途非常广泛,未激活状态可以用作滴眼液,激活状态可作为凝块和纤维蛋白膜。滴眼液 E-PRP 可用于治疗眼表的各种疾病[98-100],而激活状态的凝块或纤维蛋白膜可广泛应用于眼表重建的外科手术中[98,101,102]。

眼科使用的 E-PRP 是通过一步离心过程获得的,而最终获得的是滴眼液、凝块或自体纤维蛋白膜取决于血小板浓缩的最终速率。简单地说,获取 E-PRP 的主要步骤如下:

- 在 10 个无菌试管中采集血液,每 10mL 试管中加入 1mL 3.2%的枸橼酸钠防止凝血。
- 在常规实验室离心机中离心, 转速 1600rpm,时间 10 分钟[9]。这些条件可能会由于离心机规格和试管的大小有所不同。
- 在严格的无菌条件下,用一次性材料在层流罩中分离富含血小板的血浆。
- 在 10 个无菌玻璃杯或塑料滴管瓶中分别放入 4mL 的 E-PRP(以准备配制滴眼液)。
- 激活:在每 1mL E-PRP 中加入 50μL 10%的氯化钙溶液,以制备凝块和自体纤维蛋白膜。
- 为了更精确地控制制备过程,可以使用血细胞计数器来比较离心前全血的血液参数(血细胞比容、红细胞计数、白细胞计数、血小板计数)及制备 E-PRP 后的全血血液参数(红细胞、白细胞和血小板计数)。

在此条件下, 所得 E-PRP 的血小板富集指数是全血的 1.6~2.5 倍。E-PRP 滴眼液是 100%的自体化合物,它不含有任何外来添加剂。在图 22.1 中, 我们可以详细了解 E-RPR 制备过程的不同阶段。

此外，我们还要指导患者在使用该产品前正确洗手及相关的使用方法，避免手和滴管直接接触眼的任何部位。采取以上这些预防措施都是为了避免微生物的感染。使用过程中的一瓶 E-PRP(4mL)可在 4℃的条件下保存一周，之后应将其丢弃。其余制备的 E-PRP 可在-20℃冷冻保存 3 个月。

这个制备富含血小板血浆的系统是“开放的”，因为它在添加血液制剂的过程中需要打开管口，所以操作人员必须严格遵守无菌操作流程。

22.8.2　获取 PRP 的封闭系统

还有其他方法可以用“封闭的”系统获得 PRP。在这些情况下，可以使用注射器和针头操纵试管来获得 PRP，而不需要打开试管。这些系统都是商业套件，由专门设计的血液采集管组成，使用过程有一定的消耗。一般情况下，您必须购买该商业套件的专用离心机，因为它带有既定的离心参数，用户不能对其进行修改。

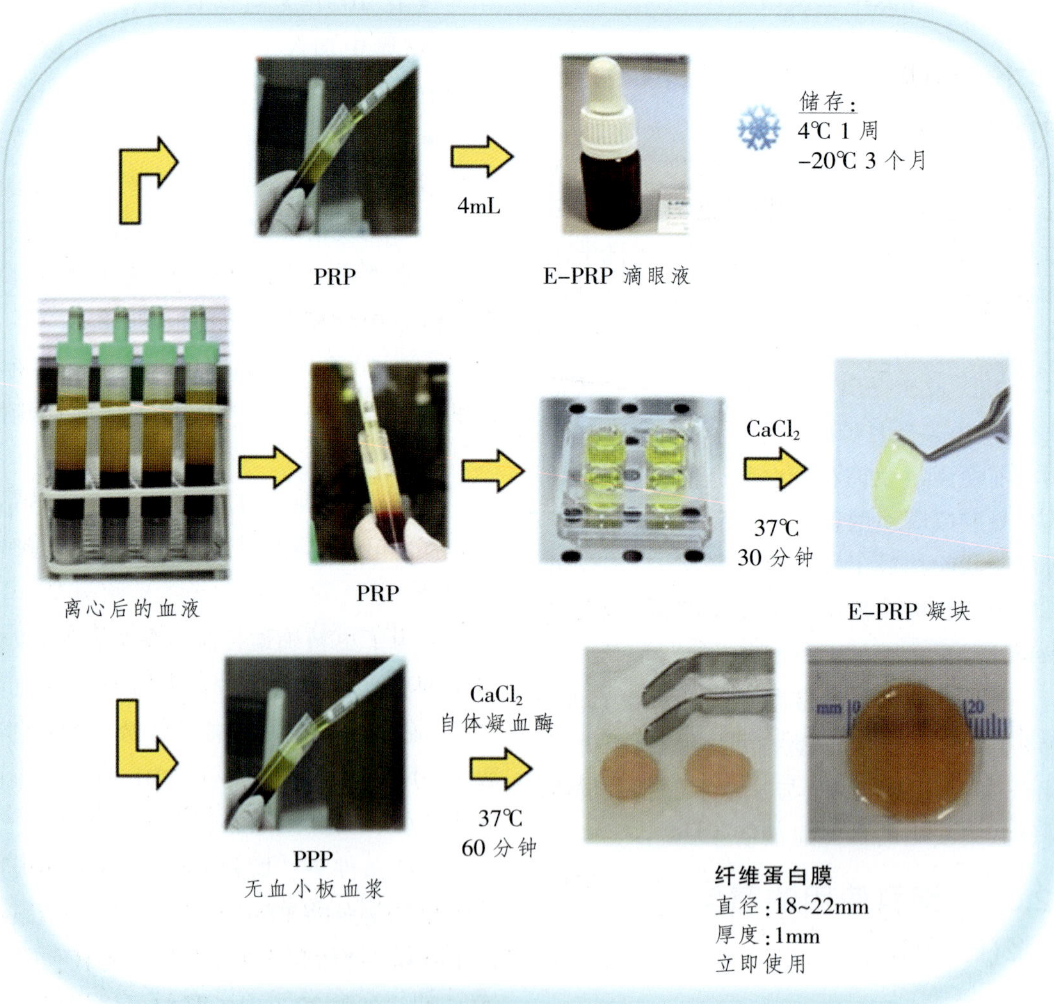

图 22.1　制备不同类型的 E-PRP 步骤示意图：滴眼液、凝块和纤维蛋白膜。

22.8.2.1 RegenKit® BCT

这是一个生产富含血小板血浆的封闭系统。RegenKit® BCT 属于 RegenLab USA 公司，并且通过了美国食品药品监督管理局(FDA)的批准。产品的名称是 A-PRP。每一份由含有 8mL 血液的 Regen BCT 试管产生 4~5mL 富含血小板的自体血浆，浓度为基础水平的 1.6 倍[96]。

22.8.2.2 ANGEL®

ANGEL 也是一个封闭的制备 PRP 的系统，可从供应商 Arthrex 进行购买。该系统的整套装置由离心设备和计算机组成，计算机可通过程序控制离心机工作来获得 PRP。系统需要用户操作，并可在较大范围内(3× 到 18×)控制血小板浓缩的程度。而实验仪器中充当等离子体分馏器的是离心机本身，具有一套复杂的可替代装置且未直接暴露于外界环境中[103]。

22.8.2.3 PRGF Endoret®

可通过使用闭合系统 PRGF Endoret® 制备富含生长因子的血浆，PRGF Endoret® 是 BTI(西班牙阿尔拉瓦生物技术研究所，S.L.，Miñano)的商业试剂盒。该系统关键在于双重离心和活化技术。简而言之，所需步骤如下：

- 第一次离心：用专用离心机离心获得富含血小板的血浆(580g，8 分钟)。
- 血浆收集和激活(试剂盒中提供的产品)。
- 在 37℃的玻璃管中孵育血浆 1 小时。
- 第二次离心：1000g，10 分钟。
- 分离富含生长因子的血浆并储存在小玻璃瓶中。
- 可在-20℃下冷冻保存长达 3 个月[104]。

22.8.3 自体血清

与血浆不同的是，自体血清是从血液中提取的，不含抗凝剂。由于所有细胞成分都存在于凝块中，因此，自体血清中没有血小板和任何其他细胞。它被认为是一种“开放”的技术，因为在其制备的过程中，需要打开试管进行操作。

尽管获取自体血清的方法通常不遵循标准化的方案，除了极少数[105]，且不同文献中的描述也有所不同，但是获取自体血清的基本步骤是：

- 未加抗凝剂提取血液。
- 室温孵育 1 小时。
- 离心。
- 收集上清液。
- 稀释。
- 保存。

在制备过程中，血液不添加抗凝剂。允许血液在室温条件下于试管中自发凝结 1小时，然后再进行离心，使血清、红细胞和白细胞一起从凝块中释放出来。也有部分研究者更喜欢让血液自发凝结 2 小时[105]。

不同文献中关于离心时的转速和时间存在差异[67,105-107]。标准方案是每分钟 3000转，持续离心 15 分钟，这样不会产生溶血，也可以分离出足够量的血清(大约是总血量的一半)，同时让血清保持原有的性质[66]。

大多数研究者制备自体血清用的是新鲜血清，在捐赠者捐赠血液后立即进行这一过程[59,105,108-110]。然而，关于这一步骤并没有达成共识，一些研究者选择将血清先冷冻在-80℃，随后再制备自体血清[107]。关于此后对 AS 进行的稀释，正如预期的那样，研究者之间也没有达成一致的意见。他们有些人选择了 20%的稀释度[105,107,111]，另一些人选择了50%的稀释度[75,110,112-114],即使他们中的一些人在没有得到预期的结果时也照常使用AS[75]。大多数研究者使用0.9%的生理盐水进行稀释,但也有其他人使用的是平衡盐水溶液(BSS)[115]或透明质酸钠进行稀释[112]。另一方面,为避免潜在的污染,制备结束后需要再次进行过滤。因此,在这一步骤中,有研究者使用了一个带有0.22μm孔过滤器的注射器,以确保过滤了所有细菌[105,112,116]。

大多数研究者认为制备后的自体血清在-20℃下冷冻保存长达3个月不会改变其性质[105,109,110];也有一些研究者断言,在-20℃条件下储存9个月也不会改变其生长因子的浓度[74]。

22.9　血液衍生物的临床应用

眼表由角膜和结膜组织构成,并包括了所有细胞层。这些结构与其他眼部结构相互联系,如眼睑及其泪腺和睑板腺,以维持足够的泪膜,参与维持眼的动态平衡。有许多特定的病理情况会破坏这种复杂的平衡,产生失代偿,改变眼表状态。从这个意义上说,影响眼表最常见的病理状态是干眼综合征,从轻度到重度,患者的视力逐渐受到影响[117]。

常见的治疗方法包括各种各样的人工泪液、含脂润滑剂、脂质体喷雾剂、各种植入物、抗炎药和免疫抑制剂(如环孢素A或细胞外基质再生剂)。此外,还有其他新颖的治疗方法,如阻塞泪道穿孔或最新的强脉冲光(IPL)治疗[118,119]。

眼表改变的治疗策略越来越多地集中于应用联合治疗,而不使用含有防腐剂或其他过敏原易引起毒性反应的产品。所有这些疗法必须在减轻症状和预防晚期并发症方面有效,并且不会产生过敏反应和其他不良反应,也不影响眼的动态平衡。

血液衍生物用于治疗眼表疾病已有很长一段时间了,并且取得了很好的效果。Rosenthal等人的研究是眼科领域中最早应用血液衍生物的记录之一[120],他们在1975年使用自体血小板、纤维蛋白原和凝血酶的混合物作为眼表黏合剂,用于兔眼板层角膜成形术后修复。迄今为止在眼科领域使用的最广泛的血液制剂之一是自体血清。关于自体血清的应用有较早的记录[121],而首先发表了应用自体血清治疗睑裂闭合不全和干燥综合征的研究结果的是Fox等人[116]和Tsubota等人[5]。从那时起,针对自体血清在眼科应用的研究不断进行,以证明其在治疗干眼症、角膜上皮缺损、LASIK后干眼症和其他眼表改变疾病的临床疗效[58,75,105,107,108,122-125]。

近期发表的几项研究比较了自体血清、PRP和PRGF等其他血液衍生物的临床疗效[66,67,126]。Alio等人最先将PRP应用于眼科领域,并于2007年将PRP用于治疗神经营养性角膜溃疡[98]。然后,他们继续使用E-PRP滴眼液治疗干眼症[100]、LASIK后眼表综合征[99]和其他眼表改变类疾病[8,9]。

在Alio等人最近对中至重度眼干燥症(DED)病例的研究中,他们对E-PRP滴眼液作为单一治疗药物的使用情况作出了评价。纳入研究的368例中/重度DED患者中,受试者分为蒸发性DED(EDED)和缺水性DED(ADDED)。女性297例(80.7%),男性71例(19.3%)。232例患者(63%)为EDED,而136例患者(37%)为ADDED。用自体PRP单一治疗6周后,322例(87.5%)患者的干眼症状明显改善。在280例(76.1%)患者中观察到角膜荧光素染色(CFS)的减少。106例(28.8%)患者BCVA改善1行以上,患者接受治疗后眼表疾病指数(OSDI)和Oxford角膜荧光素染色评分下降,差异具有统计学意义($P<0.05$)。在接受治疗的

368 例患者中，237 例(64.4%)只接受了 1 个 PRP(连续 6 周)的疗程，而 131 例(35.6%)患者接受了 2~5 个 PRP 的疗程[127]。

最近，Alio 等人又发表了另一项研究结果，评估了 E-PRP 滴眼液治疗准分子激光原位角膜消除术(LASIK)后慢性眼表综合征(OSS)的临床疗效[128]。这是具有前瞻性的临床研究(注册编号 NCT03322917)，研究对象包括了 80 例 OSS 患者。在所有 CFS 表达阳性的患者中，89.6%的患者 CFS 的表达至少减少了一个象限至完全消失。而在有眼表炎症症状的患者中 93.3%结膜充血得到了明显的改善。此外，使用国际标准视力表对比发现，71.4%患者的视力提高了一行以上，由此说明单独使用自体 E-PRP 治疗 LASIK 后眼表综合征是一种拥有良好耐受性、安全性、有效性的治疗方法。在图 22.2 中，我们可以看到 LASIK 后 6 周内应用 E-PRP 治疗 OSS 患者的眼部状况。

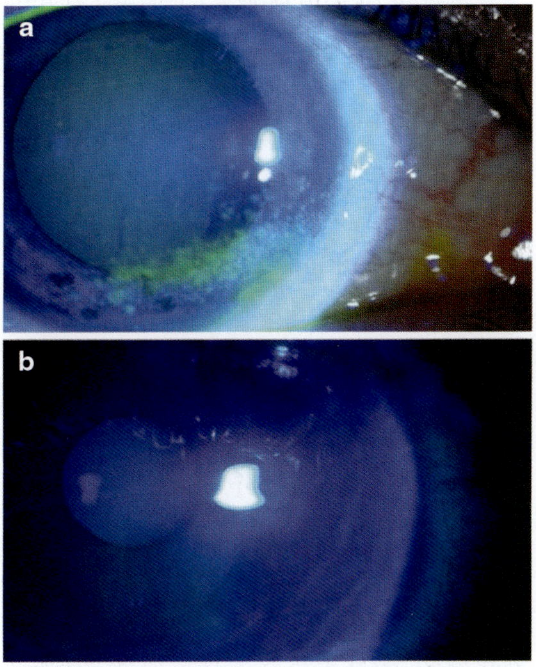

图 22.2　(a)LASIK 后 OSS 患者的眼(E-PRP 治疗前)。(b)同一患者术后 6 周内接受 E-PRP 治疗后的眼部状况。

自体 E-PRP 已用于治疗继发于角膜手术后的隐匿性角膜溃疡[129]，常规治疗方案对该角膜溃疡没有明显的疗效。28 例 44 眼在角膜移植术后角膜溃疡，或屈光术后/交联术后角膜水肿，以及术后慢性角膜水肿患者中，在术后并发症出现 6 周的时间内，使用 E-PRP 治疗。结果显示，90.9%的患者眼部症状明显改善，65.1%的患者视力得到提高，59.09%的患者角膜溃疡面缩小或完全愈合。图 22.3 显示了两名角膜移植术后患者在 E-PRP 治疗前后的角膜溃疡愈合情况。

在患者接受 E-PRP 治疗 6 周后，我们可以观察到他们接受治疗前后的眼部状况。E-PRP 除了用于制备滴眼液局部应用外，还可以制备成凝块或纤维蛋白膜，用作眼表重建手术过程中的辅助剂。在一些角膜穿孔的病例中，已有临床医生在患者的受损角膜部位使用了含有 E-PRP 凝块的自体纤维蛋白膜，以封闭角膜穿孔从而修复角膜[101]。为此，纤维蛋白膜和 E-PRP 凝块都是在手术前用患者自体血液制备的。用尼龙 10-0 缝线将纤维蛋白膜固定在结膜上，然后将 E-PRP 凝块置于角膜穿孔上方，纤维蛋白膜下，并在手术结束时进行颞部睑板修补。纤维蛋白膜在最初的 3~5 天内存在于角膜表面，然后逐渐消失。所有患者未出现感染和发生局部炎症反应，并且所有的角膜穿孔都得到了封闭。

在其他情况下，也有研究者使用 E-PRP 凝块和从牛心包提取的胶原补片(Tutopatch®)来修复穿孔的角膜[102]。对 6 例穿孔角膜溃疡患者采用该方法治疗，随访 3 个月，其中 5 例无复发或穿孔。

在使用 Tutopatch®或自体纤维蛋白膜

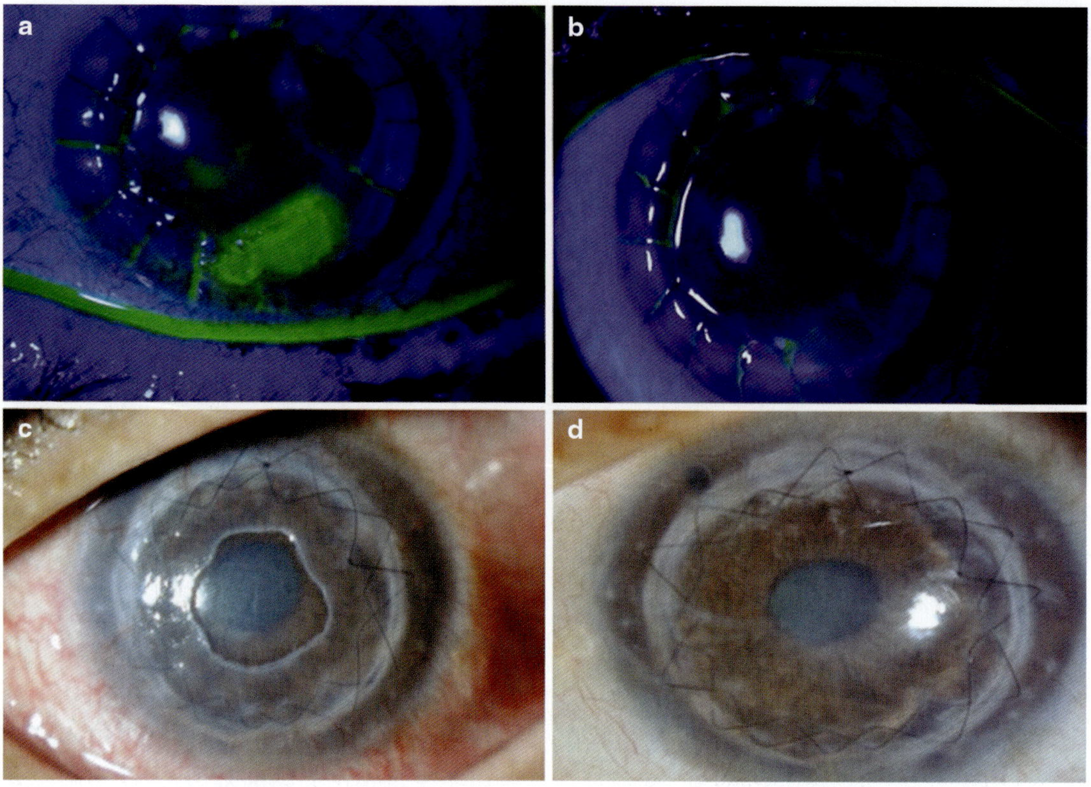

图22.3 (a,c)显示了2例患者角膜移植术后的隐匿性角膜溃疡；在(b,d)中，相同患者的角膜在使用E-PRP治疗6周后出现再生。

之前，Alio等人也使用了这种角膜重建技术和羊膜移植[98]。其他相关的研究者也在使用这种基于E-PRP的凝块和自体纤维蛋白膜外科重建眼表的技术[130,131]，并配以滴眼液的使用，观察LASIK后角膜再生的情况[132]。

Kim等人用PRP治疗角膜感染后不能自主愈合的角膜上皮缺损，并与自体血清进行比较。结果发现使用PRP治疗角膜上皮缺损的有效率明显高于自体血清[133]。Lee等人使用与Kim等人相同的PRP制剂，用于治疗复发性角膜糜烂，研究结果证实PRP可明显降低角膜糜烂的复发率[134]。

此外，PRP已被用于注射于患有严重泪腺功能障碍和严重干眼患者的泪腺中，改善泪液生成并减少相关角膜炎的发生[135]。其他研究者也已经成功地在高度近视患者的黄斑裂孔手术中使用PRP作为辅助试剂[136]。血小板衍生物也被用于治疗角膜腐蚀性的结膜下浸润[137]。

另一种血液衍生物PRGF已被Anitúa等人用于多种治疗目的；自1999年[61]以来，PRGF应用于多个不同的医学领域[138-140]。然而，直到2010年，PRGF才开始应用于眼科领域。López-Plandolit等人用稀释50%后的PRGF治疗持续性角膜上皮缺损的18例患者，结果显示85%的患者角膜上皮缺损恢复[141]。随后，他们也评估了稀释20%后的PRGF在干眼患者中的应用，发现患者干眼症状减轻，鳞状上皮化生得到改善，但是这一结果在统计学上的意义并不显著[141]。

另一方面，Merayo等人使用PRGF Endoret制剂治疗蒸发型干眼患者和常规治疗无效的眼表疾病患者,并最终取得令人满意的结果[142,143]。最近 Sánchez-Ávila 等人用 PRGF 治疗 2 期和 3 期神经营养性角膜炎,结果显示大多数患者角膜缺损消失和炎症反应减弱,只有 1 例出现了不良反应[144]。

22.10　E-PRP 的特性

虽然 E-PRP 已广泛应用于临床,并取得了良好的效果,但对于 E-PRP 中最重要的生长因子浓度的测定,以及相应的保存方法对后续治疗影响的研究还相对较少,缺乏足够的资料。

为此,我们测定了全血和 E-PRP 中血小板、白细胞和红细胞的浓度,并对 E-PRP 的主要生长因子和纤维蛋白黏附蛋白进行了定量,对各个分子进行 ELISA 免疫分析(eBioscience,Bender MedSystems GmbH, Vienna,Austria)。同时,为了确定自体 E-PRP 的生物稳定性,并证明其在-20℃保存后仍能保持其生物学潜力,我们比较了新鲜 E-PRP 和 E-PRP 在-20℃冷冻保存 3 个月后的生长因子浓度的变化。

下面显示的数据是由我们在 Vissm Instituto Oftalmológico de Alicante 和 Vissm Innovation(西班牙)研究、开发和创新实验室中得到的,这些数据被发表在同行评议的期刊上。

22.10.1　E-PRP 表征结果

用不同健康志愿者的血液制备 E-PRP,并人为划分为以下四组:新鲜 E-PRP、离心后的新鲜血浆、-20℃冷冻 3 个月的 E-PRP、-20℃冷冻 3 个月并在 ELISA 检测前离心的血浆。及时测定以上四组中生长因子 PDGF-BB、TGF-β_1、EGF、VEGF-A 和纤维连接蛋白的浓度。

按浓缩指数 1.89 计算,E-PRP 中的血小板几乎浓缩了一倍。获得的 E-PRP 中的红细胞含量相对全血大幅减少,结果显示红细胞含量减少了 99%以上;而 E-PRP 中的白细胞含量与全血相比也非常低,相对减少了 82%。E-PRP 中血小板浓度的增加及红细胞和白细胞的减少与基础水平相比均具有统计学意义($P \leqslant 0.001$)。

在表 22.1 中,我们可以看到 E-PRP 分离前后各细胞计数含量。在采集健康志愿者的血液制备 E-PRP 当天及新鲜制备的 E-PRP 在-20℃下冷冻 3 个月(离心或未离心)后,我们均测定了 E-PRP 中的各生长因子的浓度。另一方面,我们观察到新鲜或冷冻 E-PRP 中纤维连接蛋白含量较正常血浆水平略有增加,而其他种类的生长因子浓度较正常血浆水平都明显增加(表 22.2)。

在-20℃下冷冻 3 个月后,E-PRP 中生长因子 EGF 和 PDGF-BB 的浓度显著升高($P<0.05$)(图 22.4 和图 22.5);而在新鲜和-20℃冷冻的情况下,生长因子 TGF-β_1 达

表 22.1　E-PRP 制备前后血细胞计数

	血小板×10³/μL		红细胞×10⁶/μL		白细胞×10³/μL	
	全血	E-PRP	全血	E-PRP	全血	E-PRP
平均值	265.17	495.00	4.11	0.04	5.43	0.97
标准差	69.75	95.14	0.32	0.01	0.70	0.30

表 22.2 血浆、新鲜 E-PRP 和冷冻 E-PRP 中生长因子浓度的比较

生长因子	血浆[a]	新鲜 E-PRP[b]	冷冻 E-PRP[b]
血小板衍生生长因子-BB	<2000pg/mL	5065.83pg/mL	11961.67pg/mL
转化生长因子-β	1725pg/mL	84165.71pg/mL	74710.36pg/mL
表皮生长因子	110~350pg/mL	338.24pg/mL	672.25pg/mL
血管内皮生长因子	47.3pg/mL	274.25pg/mL	494.49pg/mL
纤维连接蛋白	400μg/mL	549.02μg/mL	544.10μg/mL

[a] 值数据来源于 eBioscience Kit 协议。

[b] 值为我们的试验数据。

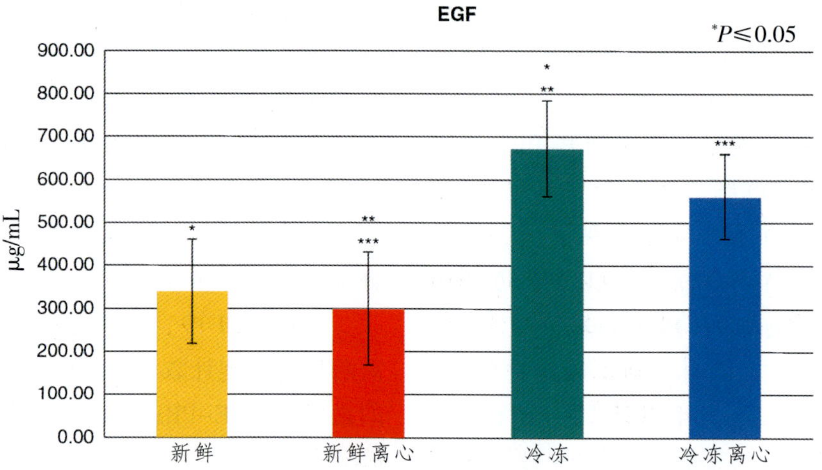

图 22.4 对比四组之间 E-PRP 中表皮生长因子(EGF)的浓度。

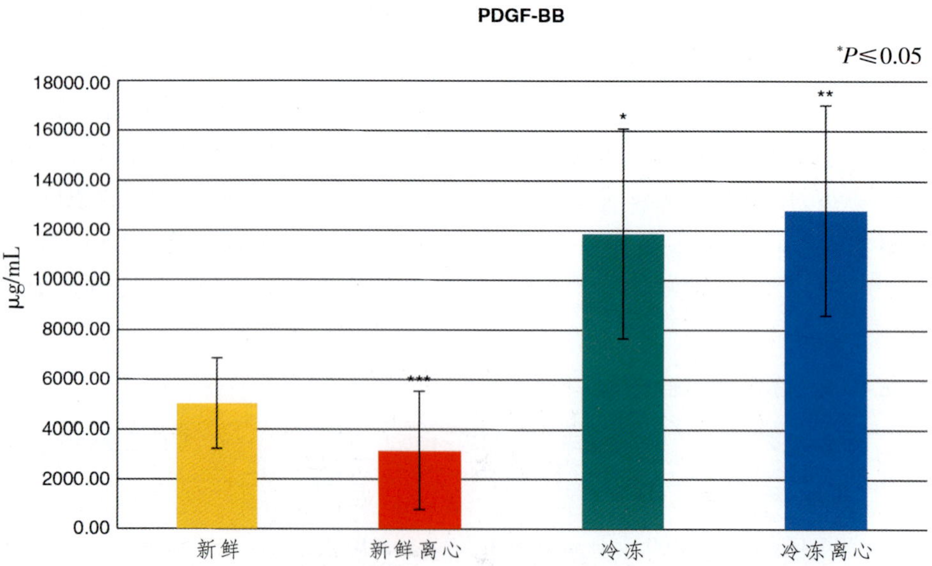

图 22.5 对比四组之间 E-PRP 中血小板衍生生长因子 BB(PDGF-BB)的浓度。

到的浓度水平显著高于两者相同条件下离心后的浓度(图 22.6)。然而,对比不同组之间生长因子 VEGF-A 和纤维连接蛋白的含量则未发现显著差异(图 22.7 和图 22.8)。最后,我们发现血小板与生长因子 PDGF-BB 的含量呈正相关关系($P<0.05$)。此外,$TGF-\beta_1$ 和 VEGF-A 的含量也呈显著正相关关系($P<0.01$),表明两者之间存在一定的相关性。

22.10.2 关于 E-PRP 特性的讨论

在组织再生领域,经常使用 PRP 作为治疗工具,而何种血小板浓度指标最为合适还有待进一步的研究。

一方面,部分研究者偏向于使用非常高浓度的血小板血浆作为治疗工具,而常常使用到血小板的浓缩物,他们所制备的血小板浓缩物中血小板的浓度可达到正常水平的 2 倍及以上[145]。他们认为血浆中血小板的浓度越高可以提供更高浓度的生长因子。在这种情况下为获得 PRP,往往需要更加复杂的浓缩步骤,用精密复杂的设备,甚至多台离心机用以浓缩分离[135,146]。

另一方面,有些研究人员通常只进行一次离心,适度浓缩血小板,并使用离心后获得的浓缩血浆[8,9,136],或者将其稀释应用于临床[133,134]。还有一些研究人员希望他们的制剂中不包含血小板。因此,他们使用不含抗凝剂的血液分离获得自体血清(AS),让血小板、白细胞和纤维蛋白局限于血凝块中[112,147,148],或者他们提前准备了富含血小板的血浆,然后用氯化钙或凝血酶直接激活以获得富含生长因子的血浆[104,141,142]。无论是在自体血清还是富含生长因子的血浆中,均含有不同浓度的生长因子[74,104]。

在我们的研究中,血液离心后的结果表明,E-PRP 中血小板的浓度几乎是全血基础值的 2 倍,浓度指数达到了 1.89。因此,试验中用于制备 E-PRP 的离心速度和时间足以确保临床使用的生长因子的最佳供应[146,149]。

红细胞计数的结果显示,离心后的 E-PRP 中红细胞含量相对血细胞总数大幅下降,下降指数超过了 99%。在目前的参考资料中我们并没有发现有关确定用于眼科的血液衍生物中红细胞浓度的论文。Anitua 等人分析了 PRGF 试剂的组成,确定了 PRGF 试剂中红细胞的浓度为($0.02\sim0.04$)$\times10^6/\mu L$[82]。其他研究者发现用于再生医学的 PRP 中的红细胞浓度为($0.01\sim0.03$)$\times10^6/\mu L$[150]。所有这些参考值都与我们研究(0.04 ± 0.01)$\times10^6/\mu L$ 的红细胞浓度有一定的可比性。

关于白细胞,与全血相比,E-PRP 中的含量也大幅降低,相对减少了 82%。E-PRP 中白细胞的平均浓度为 $0.97\times10^3/\mu L$,这一数据与一些研究者在 PRP 中发现的结果相当[146,151],或者略高于其他人对 PRGF 中描述的数据[64,82],但是后者并没有表明它们初始时全血中白细胞的基础浓度。

在 E-PRP 中发现的这些较低的白细胞含量并不能将其归类为与白细胞一起的血液衍生物。这种白细胞浓度适用于白细胞原有浓度较高,接近或等于全血。这就是 L-PRF 和 L-PRP 的情况[81-83],或者传统上用于眼科以外其他医学领域的两步制得的 PRP[29,152,153]。那些离心后用于眼科的 PRP,加入了黄褐色涂层[133,134,146],也属于这一类。

由于白细胞的存在会增加促炎细胞因子 IL-1β、TNF-α 和金属蛋白酶 MMP-9、MMP-13 的浓度,因此,在 PRP 制备过程中应尽量降低白细胞的含量[154,155]。另一方面,必须考虑到,自体血清这一类非白细胞血液衍生物中除了含有生长因子外,还含有一定量的促炎细胞因子,如自体血清中的 IL-1β 含量明显高于富含白细胞的血小板血浆

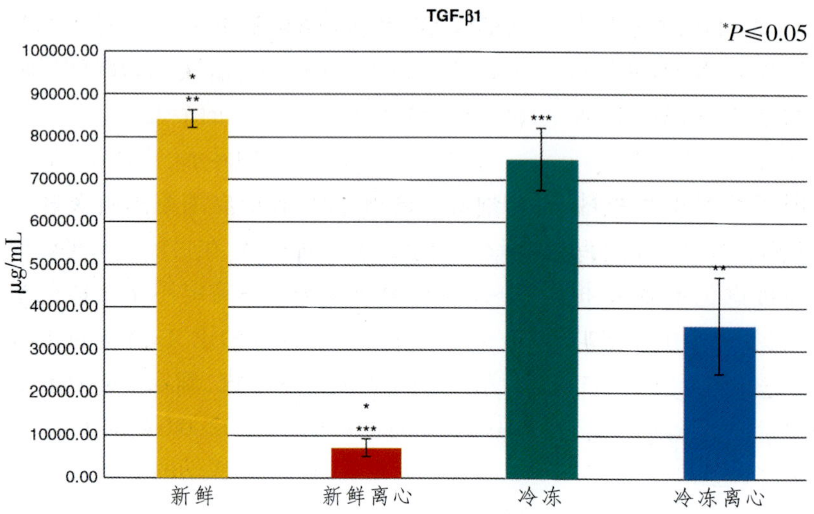

图 22.6 对比四组之间E-PRP中转化生长因子β(TGF-β)的浓度变化。

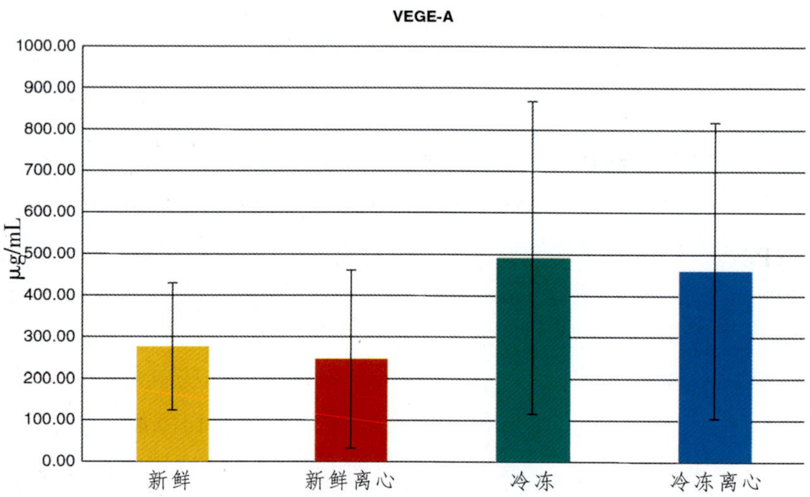

图 22.7 对比四组之间E-PRP中血管内皮生长因子A(VEGF-A)的浓度变化。

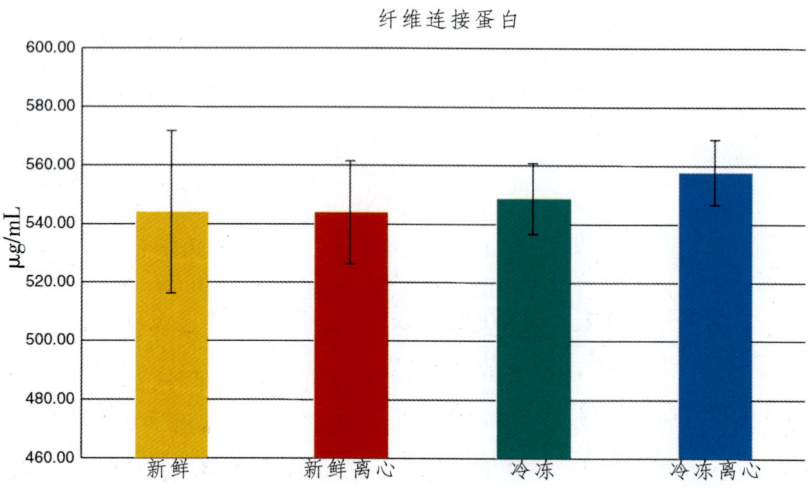

图 22.8 对比四组之间E-PRP中纤维连接蛋白含量的变化。

(L-PRP)中的含量[81]。分析原因我们发现在血液凝固时，白细胞通常局限于凝块中，凝块破裂时可释放出包括白细胞在内的各种内容物。

本研究选取的生长因子在眼再生领域最具代表性。表皮生长因子(EGF)在组织再生过程中参与了角膜上皮细胞的增殖和迁移[44]。冷冻后的 E-PRP 样品中 EGF 浓度明显高于相应的新鲜样品，甚至加了 1 倍。我们研究的冷冻样品中 EGF 的浓度高于 Anitua 等人[64,104]在 PRGF 中及 López-García 等人[74]在自体血清中测量的值。

此外，我们对比发现冷冻和冷冻离心后 E-PRP 中的 EGF 浓度相当，两者之间没有明显改变。这表明随后从上清液中去除血小板的离心过程不会改变 EGF 的浓度，分析原因可能为 EGF 在冷冻一段时间后才释放出来。

血小板衍生生长因子(PDGF)是成纤维细胞增殖和趋化的调节剂[28]。它有三种不同的异构体：PDGF-AA、PDGF-AB 和 PDGF-BB。在我们的研究中，我们选择了 PDGF-BB，因为它在三种异构体中具有最强的趋化能力[30,31]。PDGF-BB 的含量变化与先前 EGF 的变化具有相同的特点，我们发现冷冻 E-PRP 组中的 PDGF-BB 含量比新鲜样品中明显更高。这种差异对于新鲜离心组来说是有统计学意义的，而对新鲜组则不具有统计学意义。新鲜组中 PDGF-BB 的含量是新鲜离心组的 2 倍之多，普遍认为这种缺乏统计学意义的情况可能是由数据的可变性导致的。

我们在试验中发现 PDGF-BB 的浓度与部分研究者的浓度相当[156,157]，但远远高于另一部分研究人员报道的浓度[158]。另一方面，有一些有趣的研究比较了 PRP、PRGF 和自体血清样本中的生长因子，并最终确定了 PDGF-AB，因此，结果不能进行比较[64,74,104]。其他研究者没有分析 PDGF 的具体亚型，所以，这些发现也不能进行比较[66]。

当不同的生长因子与新鲜 E-PRP 中的血细胞含量相关时，我们发现血小板含量与 PDGF-BB 浓度之间呈显著正相关(r=0.841，P=0.036)。这是因为当血小板处于活性状态时，该生长因子会在血小板脱颗粒过程中释放出来[159]。然而，我们没有发现冰冻组中 PDGF-BB 的浓度与 E-PRP 中血小板计数之间有显著相关性(P=0.203)。

几位研究者还发现血小板计数和 PDGF-BB 浓度之间呈正相关[160-162]，而另一些研究者在富含血小板的血浆制剂中没有发现它们之间的相关性[156,157,163]。

转化生长因子 β_1(TGF-β_1)是一种多功能的生长因子，其重要的功能之一是参与眼部组织活动的调节[40]。它通过刺激胶原、纤维连接蛋白和蛋白多糖的产生，促进成纤维细胞的趋化，促进肌成纤维细胞的分化，诱导细胞外基质的产生，并通过抑制金属蛋白酶和其他蛋白水解酶以减少其降解。根据相关文献研究，它可能同时具有促炎和抗炎的作用[164]。新鲜和冷冻 E-PRP 中 TGF-β_1 的浓度均较高，但差异无统计学意义。但随后的离心大大降低了这一生长因子的浓度。

根据所获得的结果，新鲜样品和在-20℃下冷冻 3 个月后样品中 TGF-β_1 的活性没有显著差异，我们可以推断 TGF-β_1 不需要被激活即可发挥其生理功能。由于新鲜和冷冻的两种制剂离心后 TGF-β_1 浓度显著降低，可以推测该生长因子是以某种方式黏附在血小板膜上；当离心时，它们发生分离，从而导致该生长因子的浓度显著下降。

将试验所得的结果与参考文献的结果进行比较时，我们发现无论是通过相同的检测技术，还是血液处理方法，由于个体差异，不同的测试之间都有很大的差异性[165,166]。我们制备的E-PRP中TGF-$β_1$含量高于其他研究者在自体血清和PRGF中测定的值[86,104]。

已有研究发现TGF-$β_1$的含量与血小板初始浓度呈正相关[161](r=0.676，P=0.141)，从我们的研究结果来看，两者之间似乎存在一定的相关性。冷冻E-PRP中白细胞含量与TGF-$β_1$浓度呈显著正相关 (r=0.932，P=0.007)。奇怪的是，当白细胞计数与新鲜E-PRP中TGF-$β_1$浓度进行对比时，这种相关性并不明显(r=0.408，P=0.421)。这种差异可能是由ELISA技术实现过程中的方法学问题造成的。

白细胞含量和TGF-$β_1$浓度之间的这种正相关很可能是因为这种生长因子起源于巨噬细胞、单核细胞、中性粒细胞和某些类型的淋巴细胞及血小板[57]。

TGF-$β_1$和VEGF-A浓度之间呈显著正相关(r=0.943，P=0.005)。我们分析VEGF行使诱导细胞迁移和增殖的功能时往往伴随着有关表达TGF-$β_1$的mRNA活性的上调，从而促进了该因子的分泌和生物活性[167]。另一方面，我们也观察到白细胞来源的细胞因子、血小板和血浆衍生因子释放的TGF-$β_1$能够诱导有关VEGF-A基因的表达[168]。通过这种方式，VEGF-A和TGF-$β_1$之间有很强的相关性，在促进组织再生的细胞趋化和新生血管过程中发挥重要作用。

血管内皮生长因子(VEGF-A)存在于血小板和内皮细胞中，具有强大的促进血管内皮细胞分裂和诱导血管生成的能力[57]。尽管在冷冻样品中该生长因子的平均浓度相对更高，但对比新鲜样品，并没有显著差异。分析原因我们发现生长因子VEGF-A的表达受EGF、TGF-α、TGF-β、PDGF、角质形成细胞来源的生长因子或1型胰岛素样生长因子等其他细胞生长因子的调节。VEGF-A还可能通过诱导缺氧因子(HIF-1)的释放从而使细胞受到缺血缺氧等刺激的影响[169]。

在新鲜E-PRP中VEGF-A的浓度与其他研究者在新鲜PRGF中发现的浓度相同，而在-20℃下冷冻3个月的E-PRP中该生长因子的含量是在相同条件下储存的PRGF的2倍[104]。有研究对比了自体血清、PRGF和PRP样本中生长因子的浓度，但没有具体分析说明VEGF的比例。在使用相同单位的情况下(pg/mL)，数值之间的差别却相差一个数量级，所以，它们之间不能匹配。

相反，在另一项比较自体血清和PRGF中VEGF水平的研究中，PRGF含有最高水平的VEGF[64]。研究者解释说，尽管他们发现了较高浓度的VEGF，但在之前的研究过程中接受PRGF治疗的患者并没有检测到新生血管的形成[141,170]。与之前的研究不同，我们感兴趣的是E-PRP中VEGF的浓度不是很高，因为它们过高的浓度反而可能导致疾病的发展。相关的研究表明，VEGF的过度表达可能导致视网膜血管发生改变[50]，并与肿瘤的发生和维持有关[51]。

纤维连接蛋白是一种黏附蛋白，在血浆中游离存在，是细胞外基质的主要成分之一。这种蛋白质可以与各种分子和细胞相互作用，在细胞外基质中建立它们之间的联系。当角膜出现创伤时，这种分子是最先到达的分子之一，从而在角膜上皮修复过程中诱导产生细胞迁移[53-55]。

在我们的试验中，四组之间纤维连接蛋白的浓度没有发现明显差异。我们认为纤维连接蛋白是一种血浆蛋白，它的存在不依赖于血小板的激活。我们的研究发现纤维连接蛋白浓度略高于血浆中的参考值，浓度为(300±100)μg/mL[52]。不同健康个体之间纤维连接蛋白浓度的差异可能是由生理、年龄和性别不同所造成的[52]。当试图将我们研究中的纤维连接蛋白浓度与其他文献中的参考数据进行比较时，我们发现在相同的浓度单位下(μg/mL)，我们试验中的纤维连接蛋白浓度也处于较低的数量级，并且其他研究者的数据是正常的[66,104]。对这种情况的合理解释，我们认为试验最终数据的不同可能是因为所使用的分析检测技术的差异。尽管一些研究者发现，在-20℃储存 3 个月后[104]，该蛋白的含量有所下降，但我们的研究并非如此，因为在新鲜和冷冻样品中获得的浓度是相似的。其他研究者发现纤维连接蛋白分子断裂导致其活性降低，但这种情况发生在低温保存 4~12 个月之后[171]。

除 PDGF-BB 之外，EGF、TGF-β_1、VEGF-A 与血小板计数之间均无相关性($P>0.05$)。这些结果与其他研究者所报道的相一致，他们认为血小板中生长因子的产生和储存存在高度的个体差异性。不同个体中生长因子的含量可能会受到白细胞等血小板以外细胞的影响，这就意味着每个个体需要不同浓度的血小板才能达到类似的生物学效应。因此，全血或 PRP 中的血小板计数不能作为 PRP 中 HR 值的预测因子[157,163]。另一个假设是，在血浆中存在大量调节生长因子，其释放的分子中还有其他一些不依赖于血小板的相互作用机制。

本研究对 E-PRP 采用不同的处理方法进行了评价，以了解它们在冷冻、保存时间和离心等条件下对血浆不同生物活性分子浓度的影响。结果表明，在-20℃冷冻 3 个月的条件下，可提供较高水平的 EGF 和 PDGF-BB，并维持 TGF-β_1、VEGF-A 和纤维连接蛋白的正常浓度。对其分析原因为 E-PRP 的冷冻和随后的解冻过程等刺激导致其所含血小板的激活[158]。PRP 必须先经过激活从而使血小板内的 α 颗粒释放其内容物，这种激活刺激包括添加胶原、钙离子、凝血酶、接触玻璃和冷冻循环[150,172]。有了这最后一个过程，血小板的内容物才能完全释放，从而提供大量的生长因子。

另一方面，将新鲜和冷冻的 E-PRP 样品进行离心处理，与之前认为离心可以激活血小板的结果相反，我们并没有得到预期的结果。在离心组中，除了 TGF-β_1，所有研究的分子浓度与未离心组相似，无统计学差异。在 TGF-β_1 的特殊情况下，离心样品中的浓度比未离心的样品显著降低，这表明 TGF-β_1 的正常含量必须依赖于血小板的存在。

一定的离心参数(6000rpm，5 分钟)不能激活 E-PRP 中存在的血小板，但当血小板聚集在锥形管底部时，它们将发生不可逆的聚集，使其难以溶解。

22.11 结论

PRP 在不同医学领域的治疗应用越来越受到人们的关注。众所周知，这种治疗具有刺激细胞生长、增强细胞功能和加速组织再生过程的特性。由于它的这些特性，使再生医学的许多领域都产生了巨大的进步；并且由于它是自体产品，不会发生免疫排斥反应，可对患者自身的影响降至最低。

大量研究已经证明 E-PRP 用于治疗眼表疾病的有效性，E-PRP 中富含血小板，且血小板仍能保持正常的生物活性并提供与细胞生化反应有关的各种生长因子。E-PRP 的用途非常广泛，它不仅可以作为一种滴眼液应用于各种眼表疾病，如 LASIK 后的角膜溃疡、干眼症和眼表功能障碍，也可在严重的角膜溃疡或角膜穿孔的情况下作为凝块或自体纤维蛋白膜进行手术重建。

然而，与预期相反的是，高血小板浓度（$1\times10^6/\mu L$）会产生非常高水平的生长因子，而过高的生长因子浓度不利于成功治疗角膜病变[158]；相反，在相对较低的浓度下，反而可以达到预期的治疗目的。在我们的研究中，血小板的平均浓度为$495\times10^3/\mu L$，而该浓度的血小板已经含有足够水平的生长因子来治疗各种眼表疾病。

在E-PRP中发现的高浓度生长因子EGF、PDGF-BB和纤维连接蛋白是达到理想眼表再生效果的关键。这是因为高浓度的纤维连接蛋白和PDGF-BB一起参与了角膜愈合过程中角膜上皮细胞的迁移[173,174]。另一方面，EGF也促进角膜上皮细胞的增殖和迁移，使肌动蛋白细丝重新排列[175]，此外，它还具有稳定泪膜和防止细胞过度凋亡的作用[176]。所有这些生长因子与成纤维细胞生长因子（FGF）一起在多种细胞因子的调节下促进角膜再上皮化[164]。

临床研究表明，富含血小板的血浆作为一种治疗手段，对不同眼表病变的患者均有很好的疗效。现在，通过了解E-PRP中的不同细胞成分、生长因子和纤维连接蛋白的浓度，所有这些E-PRP达到的治疗效果都得到了进一步的证实。

因此，我们可以得出结论，E-PRP提供了一定数量的生长因子和黏附蛋白，可作为一种有效的角膜和眼表再生的治疗工具。

参考文献

1. Garg A, Sheppard JD, Donnenfeld ED, Meyer D, Mehta CK. Ojo seco y otros trastornos de la superficie ocular: diagnóstico y tratamiento en xero-dacriología. Madrid. España: Editorial Médica Panamericana, S.A.; 2008. 472 p.
2. Cárdenas Díaz T, Capote Cabrera A, Benítez Merino M d C, Noriega Martínez JL, Montero Díaz E, Hormigó Puertas IF. Medicina regenerativa y superficie ocular. Rev Cuba Oftalmol. 2012;25(1):104–18.
3. Pikuła M, Langa P, Kosikowska P, Trzonkowski P. Stem cells and growth factors in wound healing. Postep Hig Med Dosw. 2015;69:874–85.
4. Coursey TG, de Paiva CS. Managing Sjögren's syndrome and non-Sjögren syndrome dry eye with anti-inflammatory therapy. Clin Ophthalmol. 2014;8:1447–58.
5. Tsubota K, Satake Y, Ohyama M, Toda I, Takano Y, Ono M, et al. Surgical reconstruction of the ocular surface in advanced ocular cicatricial pemphigoid and Stevens-Johnson syndrome. Am J Ophthalmol. 1996;122(1):38–52.
6. Hick S, Demers PE, Brunette I, La C, Mabon M, Duchesne B. Amniotic membrane transplantation and fibrin glue in the management of corneal ulcers and perforations: a review of 33 cases. Cornea. 2005;24(4):369–77.
7. Nakamura T, Inatomi T, Sotozono C, Koizumi N, Kinoshita S. Ocular surface reconstruction using stem cell and tissue engineering. Prog Retin Eye Res. 2015;51:187–207.
8. Alio J, Arnalich-Montiel F, Rodriguez A. The role of 'eye platelet rich plasma' (E-PRP) for wound healing in ophthalmology. Curr Pharm Biotechnol. 2012;13(7):1257–65.
9. Alio JL, Rodriguez AE, WróbelDudzińska D. Eye platelet-rich plasma in the treatment of ocular surface disorders. Curr Opin Ophthalmol. 2015;26(4):325–32.
10. Nugent RB, Lee GA. Ophthalmic use of blood-derived products. Surv Ophthalmol. 2015;60(5):406–34.
11. Ribatti D, Crivellato E. Giulio Bizzozero and the discovery of platelets. Leuk Res. 2007;31(10):1339–41.
12. Rivadeneyra L, Ivani PC, Schattner M, Pozner RG. Así comienza la vida plaquetaria: un viaje desde los megacariocitos medulares a las plaquetas circulantes. Acta Bioquímica Clínica Latinoam. 2016;50(2):233–45.
13. López Farré A, Macaya C. Plaqueta: Fisiologia de la activacion y la inhibicion. Rev Española Cardiol Supl. 2013;13(SUPPL.2):2–7.
14. Farndale RW, Sixma JJ, Barnes MJ, De Groot PG. The role of collagen in thrombosis and hemostasis. J Thromb Haemost. 2004;2(4):561–73.
15. Flores-Rivera OI, Ramírez-Morales K, Meza-Márquez JM, Nava-López JA. Fisiología de la coagulación. Rev Mex Anestesiol. 2014;37:282–386.
16. Xu W, Wang TY, Becker RC. Enfermedades hematologicas: desde dentro del corazon. Rev Esp Cardiol. 2011;64(7):606–13.
17. Hidalgo, Mesa CJ, Cepero Rodríguez I, Berrios Águila JE, Ulloa Quintanilla FO, Polanco Rodríguez F. Infarto cerebral: complicaciones y causas de muerte. Rev Cuba Med Mil. 2005;34(1):1–3.
18. Smyth SS, Mcever RP, Weyrich AS, Morrell CN, Hoffman MR, Arepally GM, et al. Platelet functions beyond hemostasis. J Thromb Haemost. 2009;7(11):1759–66.

19. González-Villalva A. Sangre y Hematopoyesis. In: Kierszenbaum AL, Tres LL, editors. Histología y Biología Celular. Barcelona, España: Elsevier España, S.L; 2012. p. 168–201.
20. Spinelli SL, Maggirwar SB, Blumberg N, Phipps RP. Nuclear emancipation: a platelet tour de force. Sci Signal. 2010;3(144):pe37.
21. Anitua E, Andia I, Ardanza B, Nurden P, Nurden AT. Autologous platelets as a source of proteins for healing and tissue regeneration. Thromb Haemost. 2004;91(1):4–15.
22. Nurden AT. Platelets, inflammation and tissue regeneration. Thromb Haemost. 2011;105(SUPPL.1):13–33.
23. Marx RE. Platelet-rich plasma: evidence to support its use. J Oral Maxillofac Surg. 2004;62:489–96.
24. Nurden AT, Nurden P, Sanchez M, Andia I, Eduardo A. Platelets and wound healing. Front Biosci. 2008;2(i):3532–48.
25. Gawaz M, Vogel S. Platelets in tissue repair: control of apoptosis and interactions with regenerative cells. Blood. 2013;122(15):2550–4.
26. Diago P, Bielsa JMS. Puesta al día en Factores de crecimiento y proteínas que influyen en el crecimiento óseo: aplicaciones en implantología oral. Periodoncia. 2001;11(3):205–16.
27. Barrientos S, Stojadinovic O, Golinko MS, Brem H, Tomic-Canic M. Growth factors and cytokines in wound healing. Wound Repair Regen. 2008;16(5):585–601.
28. Alvarez RH, Kantarjian HM, Cortes JE. Biology of platelet-derived growth factor and its involvement in disease. Mayo Clin Proc. 2006;81(9):1241–57.
29. Beca T, Hernandez G, Morante S, Bascones A. Plasma rico en plaquetas. Una revisión bibliográfica. Av Periodoncia. 2007;19(1):39–52.
30. Kim WJ, Mohan RR, Mohan RR, Wilson SE. Effect of PDGF, IL-alpha, and BMP2/4 on corneal fibroblast chemotaxis: expression of the platelet-derived growth factor system in the cornea. Investig Ophthalmol Vis Sci. 1999;40(7):1364–72.
31. Colciago A, Celotti F, Casati L, Giancola R, Castano SM, Antonini G, et al. In vitro effects of PDGF isoforms (AA, BB, AB and CC) on migration and proliferation of SaOS-2 osteoblasts and on migration of human osteoblasts. Int J Biomed Sci. 2009;5(4):380–9.
32. Andrae J, Gallini R, Betsholtz C. Role of platelet-derived growth factors in physiology and medicine. Genes Dev. 2008;22(10):1276–312.
33. Robson MC, Phillips LG, Thomason A, Robson LE, Pierce GF. Platelet-derived growth factor BB for the treatment of chronic pressure ulcers. Lancet (London, England). 1992;339(8784):23–5.
34. Pierce GF, Tarpley JE, Allman RM, Goode PS, Serdar CM, Morris AB, et al. Tissue repair processes in healing chronic pressure ulcers treated with recombinant platelet-derived growth factor BB. Am J Pathol. 1994;145(6):1399.
35. Pierce GF, Tarpley JE, Tseng J, Bready J, Chang D, Kenney WC, et al. Detection of platelet-derived growth factor (PDGF)-AA in actively healing human wounds treated with recombinant PDGF-BB and absence of PDGF in chronic nonhealing wounds. J Clin Invest. 1995;96(3):1336–50.
36. Smiell JM, Wieman TJ, Steed DL, Perry BH, Sampson AR, Schwab BH. Efficacy and safety of becaplermin (recombinant human platelet-derived growth factor-BB) in patients with nonhealing, lower extremity diabetic ulcers: a combined analysis of four randomized studies. Wound Repair Regen. 1999;7(5):335–46.
37. Steed DL. Clinical evaluation of recombinant human platelet-derived growth factor for the treatment of lower extremity ulcers. Plast Reconstr Surg. 2006;117(7 Suppl):143S–9S. discussion 150S–151S.
38. Sarment DP, Cooke JW, Miller SE, Jin Q, McGuire MK, Kao RT, et al. Effect of rhPDGF-BB on bone turnover during periodontal repair. J Clin Periodontol. 2006;33(2):135–40.
39. Nevins M, Camelo M, Nevins ML, Schenk RK, Lynch SE. Periodontal regeneration in humans using recombinant human platelet-derived growth factor-BB (rhPDGF-BB) and allogenic bone. J Periodontol. 2003;74(9):1282–92.
40. Saika S. TGFbeta pathobiology in the eye. Lab Investig. 2006;86(2):106–15.
41. Costanza B, Umelo I, Bellier J, Castronovo V, Turtoi A. Stromal modulators of TGF-β in Cancer. J Clin Med. 2017;6(1):7.
42. Stahnke T, Kowtharapu BS, Stachs O, Schmitz K-P, Wurm J, Wree A, et al. Suppression of TGF-β pathway by pirfenidone decreases extracellular matrix deposition in ocular fibroblasts in vitro. PLoS One. 2017;12(2):e0172592.
43. Il GS, Kim Y-H, Jung J-C, Kim IG, Lee JS, Lee KW, et al. Cyclosporine A inhibits TGF-β2-induced myofibroblasts of primary cultured human pterygium fibroblasts. Biochem Biophys Res Commun. 2016;482(4):1148–53.
44. Wang L, Wu X, Shi T, Lu L. Epidermal growth factor (EGF)-induced corneal epithelial wound healing through nuclear factor κB subtype-regulated CCCTC binding factor (CTCF) activation. J Biol Chem. 2013;288(34):24363–71.
45. Hodges RR, Bair JA, Carozza RB, Li D, Shatos MA, Dartt DA. Signaling pathways used by EGF to stimulate conjunctival goblet cell secretion. Exp Eye Res. 2012;103:99–113.
46. Kenchegowda S, Bazan NG, Bazan HEP. EGF stimulates lipoxin A4 synthesis and modulates repair in corneal epithelial cells through ERK and p38 activation. Investig Ophthalmol Vis Sci. 2011;52(5):2240–9.
47. Khanbanha N, Atyabi F, Taheri A, Talaie F, Mahbod M, Dinarvand R. Healing efficacy of an EGF impregnated triple gel based wound dressing: in vitro and in vivo studies. Biomed Res Int. 2014;2014:1–10.
48. Ferrara N, Houck K, Jakeman LYN, Leung DW. Molecular and biological properties of the vascular endothelial growth factor family of proteins. Endocr Rev. 1992;13(1):18–32.
49. Yu CQ, Zhang M, Matis KI, Kim C, Rosenblatt MI. Vascular endothelial growth factor mediates corneal nerve repair. Invest Ophthalmol Vis Sci.

2008;49(9):3870–8.
50. Duffy AM, Bouchier-hayes DJ, Harmey JH. Vascular endothelial growth factor (VEGF) and its role in non-endothelial cells: autocrine signalling by VEGF. In: VEGF and Cancer. Austin: Landes Bioscience; 2004. p. 133–44.
51. Stevenson W, Cheng SF, Dastjerdi MH, Ferrari G, Dana R. Corneal neovascularization and the utility of topical VEGF inhibition: ranibizumab (Lucentis) vs bevacizumab (Avastin). Ocul Surf. 2012;10(2): 67–83.
52. Lucena S, Arocha Piñango CL, Guerrero B. Fibronectin. Structure and functions associated to hemostasis. Review Invest Clin. 2007;48(2):249–62.
53. Pastar I, Stojadinovic O, Yin NC, Ramirez H, Nusbaum AG, Sawaya A, et al. Epithelialization in wound healing: a comprehensive review. Adv Wound Care. 2014;3(7):445–64.
54. Ljubimov AV, Saghizadeh M. Progress in corneal wound healing. Prog Retin Eye Res. 2015;49:17–45.
55. Paniagua R, Manuel N, Pilar S, Manuel A-U, Benito F, Ramón A, Sáez JF. Biología Celular. Madrid: McGraw-Hill – Interamericana de España, S. A. U; 2007. 381 p.
56. Makogonenko E, Tsurupa G, Ingham K, Medved L. Interaction of fibrin(ogen) with fibronectin: further characterization and localization of the fibronectin-binding site. Biochemistry. 2002;41(25):7907–13.
57. De La Mata J. Plasma rico en plaquetas: ¿un nuevo tratamiento para el reumatologo? Reumatol Clin. 2013;9(3):166–71.
58. Hartwig D, Harloff S, Liu L, Schlenke P, Wedel T, Geerling G. Epitheliotrophic capacity of a growth factor preparation produced from platelet concentrates on corneal epithelial cells: a potential agent for the treatment of ocular surface defects? Transfusion. 2004;44(12):1724–31.
59. Hartwig D, Herminghaus P, Wedel T, Liu L, Schlenke P, Dibbelt L, et al. Topical treatment of ocular surface defects: comparison of the epitheliotrophic capacity of fresh frozen plasma and serum on corneal epithelial cells in an in vitro cell culture model. Transfus Med. 2005;15(2):107–13.
60. Liu L, Hartwig D, Harloff S, Herminghaus P, Wedel T, Kasper K, et al. Corneal epitheliotrophic capacity of three different blood-derived preparations. Investig Ophthalmol Vis Sci. 2006;47(6):2438–44.
61. Anitua E. Plasma rich in growth factors: preliminary results of use in the preparation of future sites for implants. Int J Oral Maxillofac Implants. 1999;14(4):529–35.
62. Anitua E, Andía I, Sanchez M, Azofra J, del Mar Zalduendo M, de la Fuente M, et al. Autologous preparations rich in growth factors promote proliferation and induce VEGF and HGF production by human tendon cells in culture. J Orthop Res. 2005;23(2):281–6.
63. Anitua E, Sánchez M, Zalduendo MM, De La Fuente M, Prado R, Orive G, et al. Fibroblastic response to treatment with different preparations rich in growth factors. Cell Prolif. 2009;42(2):162–70.
64. Anitua E, de la Fuente M, Muruzabal F, Riestra A, Merayo-Lloves J, Orive G. Plasma rich in growth factors (PRGF) eye drops stimulates scarless regeneration compared to autologous serum in the ocular surface stromal fibroblasts. Exp Eye Res. 2015;135:118–26.
65. Anitua E, Sanchez M, Merayo-Lloves J, de La Fuente M, Muruzabal F, Orive G. Plasma rich in growth factors (PRGF-Endoret) stimulates proliferation and migration of primary keratocytes and conjunctival fibroblasts and inhibits and reverts TGF-β1-induced myodifferentiation. Investig Ophthalmol Vis Sci. 2011;52(9):6066–73.
66. Freire V, Andollo N, Etxebarria J, Durán JA, Morales M-C. In vitro effects of three blood derivatives on human corneal epithelial cells. Invest Ophthalmol Vis Sci. 2012;53(9):5571–8.
67. Freire V, Andollo N, Etxebarria J, Hernáez-Moya R, Durán JA, Morales M-C. Corneal wound healing promoted by 3 blood derivatives: an in vitro and in vivo comparative study. Cornea. 2014;33(6): 614–20.
68. Anitua E, Muruzabal F, Alcalde I, Merayo-Lloves J, Orive G. Plasma rich in growth factors (PRGF-Endoret) stimulates corneal wound healing and reduces haze formation after PRK surgery. Exp Eye Res. 2013;115:153–61.
69. Etxebarria J, Sanz-Lázaro S, Hernáez-Moya R, Freire V, Durán JA, Morales MC, et al. Serum from plasma rich in growth factors regenerates rabbit corneas by promoting cell proliferation, migration, differentiation, adhesion and limbal stemness. Acta Ophthalmol. 2017. https://doi.org/10.1111/aos.13371.
70. Anitua E, Sánchez M, Nurden AT, Zalduendo MM, De la Fuente M, Azofra J, et al. Platelet-released growth factors enhance the secretion of hyaluronic acid and induce hepatocyte growth factor production by synovial fibroblasts from arthritic patients. Rheumatology. 2007;46(12):1769–72.
71. Assirelli E, Filardo G, Mariani E, Kon E, Roffi A, Vaccaro F, et al. Effect of two different preparations of platelet-rich plasma on synoviocytes. Knee Surgery, Sport Traumatol Arthrosc. 2015;23(9): 2690–703.
72. Beitzel K, McCarthy MB, Russell RP, Apostolakos J, Cote MP, Mazzocca AD. Learning about PRP using cell-based models. Muscles Ligaments Tendons J. 2014;4(1):38–45.
73. Masoudi EA, Ribas J, Kaushik G, Leijten J, Khademhosseini A. Platelet-rich blood derivatives for stem cell-based tissue engineering and regeneration. Curr Stem Cell Reports. 2016;2(1):33–42.
74. López-García JS, García-Lozano I, Rivas L, Ramírez N, Méndez MT, Raposo R. Stability of growth factors in autologous serum eyedrops after long-term storage. Curr Eye Res. 2015;3683(November): 1–7.
75. Poon AC, Geerling G, Dart JK, Fraenkel GE, Daniels JT. Autologous serum eyedrops for dry eyes and epithelial defects: clinical and in vitro toxicity studies. Br J Ophthalmol. 2001;85(10):1188–97.
76. Pinarli F, Okten G, Beden U, Fışgın T, Kefeli M, Kara

N, et al. Keratinocyte growth factor-2 and autologous serum potentiate the regenerative effect of mesenchymal stem cells in cornea damage in rats. Int J Ophthalmol. 2014;7(2):211–9.
77. López-García JS, García-Lozano I, Rivas L, Giménez C, Acera A, Suárez-Cortés T. Effects of autologous serum eye drops on conjunctival expression of MUC5AC in patients with ocular surface disorders. Cornea. 2016;35(3):336–41.
78. Dohan DM, Choukroun J, Diss A, Dohan SL, Dohan AJJ, Mouhyi J, et al. Platelet-rich fibrin (PRF): a second-generation platelet concentrate. Part III: leucocyte activation: a new feature for platelet concentrates? Oral Surg Oral Med Oral Pathol Oral Radiol Endod. 2006;101(3):51–5.
79. El-Sharkawy H, Kantarci A, Deady J, Hasturk H, Liu H, Alshahat M, et al. Platelet-rich plasma: growth factors and pro- and anti-inflammatory properties. J Periodontol. 2007;78(4):661–9.
80. Mazzocca AD, Mccarthy BR, Intravia J, Beitzel KA, Apostolakos J, Cote MP, et al. An in vitro evaluation of the anti-inflammatory effects of platelet-rich plasma, ketorolac, and methylprednisolone. Arthrosc J Arthrosc Relat Surg. 2013;29(4):675–83.
81. Schär MO, Diaz-Romero J, Kohl S, Zumstein MA, Nesic D. Platelet-rich concentrates differentially release growth factors and induce cell migration in vitro. Clin Orthop Relat Res. 2015;473(5):1635–43.
82. Anitua E, Zalduendo MM, Prado R, Alkhraisat MH, Orive G. Morphogen and proinflammatory cytokine release kinetics from PRGF-Endoret fibrin scaffolds: evaluation of the effect of leukocyte inclusion. J Biomed Mater Res - Part A. 2015;103(3): 1011–20.
83. Anitua E, Zalduendo M, Troya M, Padilla S, Orive G. Leukocyte inclusion within a platelet rich plasma-derived fibrin scaffold stimulates a more pro-inflammatory environment and alters fibrin properties. PLoS One. 2015;10(3):1–19.
84. Anitua E, Muruzabal F, De la Fuente M, Merayo-Lloves J, Orive G. Effects of heat-treatment on plasma rich in growth factors-derived autologous eye drop. Exp Eye Res. 2014;119:27–34.
85. Anitua E, Muruzabal F, de la Fuente M, Riestra A, Merayo-Lloves J, Orive G. PRGF exerts more potent proliferative and anti-inflammatory effects than autologous serum on a cell culture inflammatory model. Exp Eye Res. 2016;151:115–21.
86. Stenwall PA, Bergström M, Seiron P, Sellberg F, Olsson T, Knutson F, et al. Improving the anti-inflammatory effect of serum eye drops using allogeneic serum permissive for regulatory T cell induction. Acta Ophthalmol. 2015;93(7):654–7.
87. Chiang C-C, Chen W-L, Lin J-M, Tsai Y-Y. Allogeneic serum eye drops for the treatment of persistent corneal epithelial defect. Eye. 2009;23(2):290–3.
88. Chiang C-C, Lin J-M, Chen W-L, Tsai Y-Y. Allogeneic serum eye drops for the treatment of severe dry eye in patients with chronic graft-versus-host disease. Cornea. 2007;26(7):861–3.
89. Na K-S, Kim MS. Allogeneic serum eye drops for the treatment of dry eye patients with chronic graft-versus-host disease. J Ocul Pharmacol Ther. 2012;28(5):479–83.
90. Tang YQ, Yeaman MR, Selsted ME. Antimicrobial peptides from human platelets. Infect Immun. 2002;70(12):6524–33.
91. Tohidnezhad M, Varoga D, Podschun R, Wruck CJ, Seekamp A, Brandenburg LO, et al. Thrombocytes are effectors of the innate immune system releasing human beta defensin-3. Injury. 2011;42(7):682–6.
92. Drago L, Bortolin M, Vassena C, Taschieri S, Del Fabbro M. Antimicrobial activity of pure platelet-rich plasma against microorganisms isolated from oral cavity. BMC Microbiol. 2013;13:47.
93. Anitua E, Muruzabal F, Orive G. Antimicrobial properties of plasma rich in growth factors (PRGF-ENDORET) technology. Sci Microb Pathog Commun Curr Res Technol Adv. 2011(1):414–21.
94. Li H, Hamza T, Tidwell JE, Clovis N, Li B. Unique antimicrobial effects of platelet-rich plasma and its efficacy as a prophylaxis to prevent implant-associated spinal infection. Adv Healthc Mater. 2013;2(9):1277–84.
95. Bielecki T, Gazdzik TS, Szczepanski T. Benefit of percutaneous injection of autologous platelet-leukocyte-rich gel in patients with delayed union and nonunion. Eur Surg Res. 2008;40(3):289–96.
96. Dohan Ehrenfest DM, Andia I, Zumstein MA, Zhang C-Q, Pinto NR, Bielecki T. Classification of platelet concentrates (platelet-rich plasma-PRP, platelet-rich fibrin-PRF) for topical and infiltrative use in orthopedic and sports medicine: current consensus, clinical implications and perspectives. Muscles Ligaments Tendons J. 2014;4(1):3–9.
97. Marx RE. Platelet-rich plasma (PRP): what is PRP and what is not PRP? Implant Dent. 2001;10(4):225–8.
98. Alio JL, Abad M, Artola A, Rodriguez-Prats JL, Pastor S, Ruiz-Colecha J. Use of autologous platelet-rich plasma in the treatment of dormant corneal ulcers. Ophthalmology. 2007;114(7):1286–94.
99. Alio JL, Pastor S, Ruiz-Colecha J, Rodriguez A, Artola A. Treatment of ocular surface syndrome after LASIK with autologous platelet-rich plasma. J Refract Surg. 2007;23(6):617–9.
100. Alio JL, Colecha JR, Pastor S, Rodriguez A, Artola A. Symptomatic dry eye treatment with autologous platelet-rich plasma. Ophthalmic Res. 2007;39(3):124–9.
101. Alio JL, Rodriguez AE, Martinez LM, Rio AL. Autologous fibrin membrane combined with solid platelet-rich plasma in the Management of Perforated Corneal Ulcers. JAMA Ophthalmol. 2013;131(6):745 751.
102. Alio JL, Rodriguez AE, Martinez LM. Bovine pericardium membrane (Tutopatch) combined with solid platelet-rich plasma for the management of perforated corneal ulcers. Cornea. 2013;32(5):619–24.
103. Moreno R, Carreño MG, María J, Herreros A,

Romero Garrido JA, López-Sánchez P. Plasma rico en plaquetas: actualización de los sistemas empleados para su obtención. Farm Hosp [Internet]. 2016 [cited 2017 May 8];40(5):385–93. Available from: http://scielo.isciii.es/pdf/fh/v40n5/05original05.pdf.
104. Anitua E, Muruzabal F, Pino A, Merayo-Lloves J, Orive G. Biological stability of plasma rich in growth factors eye drops after storage of 3 months. Cornea. 2013;32(10):1380–6.
105. Geerling G, Maclennan S, Hartwig D. Autologous serum eye drops for ocular surface disorders. Br J Ophthalmol. 2004;88(11):1467–74.
106. Movahedan H, Ghassemifar V. Treatment of persistent corneal epithelial defect with autologous serum. Asian J Ophthalmol. 2006;8(6):236–41.
107. López-García JS, García-Lozano I, Rivas L, Martínez-Garchitorena J. Use of autologous serum in ophthalmic practice. Arch Soc Esp Oftalmol. 2007;82(1):9–20.
108. Tananuvat N, Daniell M, Sullivan LJ, Yi Q, McKelvie P, McCarty DJ, et al. Controlled study of the use of autologous serum in dry eye patients. Cornea. 2001;20(8):802–6.
109. Lagnado R, King AJ, Donald F, Dua HSA. Protocol for low contamination risk of autologous serum drops in the management of ocular surface disorders. Br J Ophthalmol. 2004;88(4):464–5.
110. Noble BA, Loh RS, MacLennan S, Pesudovs K, Reynolds A, Bridges LR, et al. Comparison of autologous serum eye drops with conventional therapy in a randomised controlled crossover trial for ocular surface disease. Br J Ophthalmol. 2004;88(5):647–52.
111. von Hofsten J, Egardt M, Zetterberg M. The use of autologous serum for the treatment of ocular surface disease at a Swedish tertiary referral center. Int Med Case Rep J. 2016;9:47–54.
112. López-García JS, García-Lozano I, Rivas L, Ramírez N, Raposo R, Méndez MT. Autologous serum eye drops diluted with sodium hyaluronate: clinical and experimental comparative study. Acta Ophthalmol. 2014;92(1):22–9.
113. Semeraro F, Forbice E, Braga O, Bova A, Di Salvatore A, Azzolini C. Evaluation of the efficacy of 50% autologous serum eye drops in different ocular surface pathologies. Biomed Res Int. 2014;2014:826970.
114. Gus PI, Marinho D, Zelanis S, Belló-Klein A, Locatelli C, Nicola F, et al. A case-control study on the oxidative balance of 50% autologous serum eye drops. Oxidative Med Cell Longev. 2016;2016:9780193.
115. Liu L, Hartwig D, Harloff S, Herminghaus P, Wedel T, Geerling G. An optimised protocol for the production of autologous serum eyedrops. Graefes Arch Clin Exp Ophthalmol. 2005;243(7):706–14.
116. Fox RI, Chan R, Michelson JB, Belmont JB, Michelson PE. Beneficial effect of artificial tears made with autologous serum in patients with keratoconjunctivitis sicca. Arthritis Rheum. 1984;27(4):459–61.
117. Viso E, Gude F, Rodríguez-Ares MT. The association of meibomian gland dysfunction and other common ocular diseases with dry eye: a population-based study in Spain. Cornea. 2011;30(1):1–6.
118. Al-Saedi Z, Zimmerman A, Bachu RD, Dey S, Shah Z, Baugh R, et al. Dry eye disease: present challenges in the management and future trends. Curr Pharm Des. 2016;22(28):4470–90.
119. Muñoz-Hernández AM, Santos-Bueso E, Cuiña-Sardiña R, Díaz-Valle D, Gegúndez-Fernández JA, Benítez-del-Castillo JM. New therapies for neurotrophic keratitis. Arch Soc Esp Oftalmol. 2016;91(3):105–7.
120. Rosenthal AR, Harbury C, Egbert PR, Rubenstein E. Use of a platelet-fibrinogen-thrombin mixture as a corneal adhesive: experiments with sutureless lamellar keratoplasty in the rabbit. Inv Ophthalmol. 1975;14(November):872–5.
121. Ralph R, Doane M, Dohlman C. Clinical experience with a mobile ocular perfusion pump. Arch Ophthalmol. 1975;93(10):1039–43.
122. Semeraro F, Forbice E, Nascimbeni G, Taglietti M, Romano V, Guerra G, et al. Effect of autologous serum eye drops in patients with Sjögren syndrome-related dry eye: clinical and in vivo confocal microscopy evaluation of the ocular surface. In Vivo (Brooklyn). 2016;30(6):931–8.
123. Soni NG, Jeng BH. Blood-derived topical therapy for ocular surface diseases. Br J Ophthalmol. 2016;100(1):22–7.
124. Noda-Tsuruya T, Asano-Kato N, Toda I, Tsubota K. Autologous serum eye drops for dry eye after LASIK. J Refract Surg. 2006;22(1):61–6.
125. Pan Q, Angelina A, Marrone M, Stark WJ, Akpek EK. Autologous serum eye drops for dry eye. Pan Q, editor. Cochrane Database Syst Rev 2017;2. https://doi.org/10.1002/14651858. CD009327. pub3. Review.
126. Anitua E, Muruzabal F, Tayebba A, Riestra A, Perez VL, Merayo-Lloves J, et al. Autologous serum and plasma rich in growth factors in ophthalmology: preclinical and clinical studies. Acta Ophthalmol. 2015;93(8):e605–14.
127. Alio JL, Rodriguez AE, Ferreira-Oliveira R, Wróbel-Dudzińska D, Abdelghany AA. Treatment of dry eye disease with autologous platelet-rich plasma: a prospective, interventional, non-randomized study. Ophthalmol Ther. 2017;6(2):285–93.
128. Alio JL, Rodriguez AE, Abdelghany AA, Oliveira RF. Autologous platelet-rich plasma eye drops for the treatment of post-LASIK chronic ocular surface syndrome. J Ophthalmol. 2017. https://doi.org/10.1155/2017/2457620.
129. Alio JL, Rodriguez AE, De Arriba P, Gisbert S, Abdelghany AA. Treatment with platelet-rich plasma of surgically related dormant corneal ulcers. Eur J Ophthalmol. 2018;28(5):515–20.
130. Ortuño-Prados VJ, Alio JL. Tratamiento de úlcera corneal neurotrófica con plasma rico en plaquetas y Tutopatch®. Arch Soc Esp Oftalmol. 2011;86(4):121–3.

131. Arnalich F, Rodriguez AE, Luque-Rio A, Alio JL. Solid platelet rich plasma in corneal surgery. Ophthalmol Ther. 2016;5(1):31–45.
132. Javaloy J, Alió JL, Rodriguez AE, Vega A, Muñoz G. Effect of platelet-rich plasma in nerve regeneration after LASIK. J Refract Surg. 2013;29(3):213–9.
133. Kim KM, Shin Y-T, Kim HK. Effect of autologous platelet-rich plasma on persistent corneal epithelial defect after infectious keratitis. Jpn J Ophthalmol. 2012;56(6):544–50.
134. Lee JH, Kim MJ, Ha SW, Kim HK. Autologous platelet-rich plasma eye drops in the treatment of recurrent corneal erosions. Korean J Ophthalmol. 2016;30(2):101–7.
135. Avila MY. Restoration of human lacrimal function following platelet-rich plasma injection. Cornea. 2014;33(1):18–21.
136. Figueroa MS, Govetto A, De Arriba-Palomero P. Short-term results of platelet-rich plasma as adjuvant to 23-G vitrectomy in the treatment of high myopic macular holes. Eur J Ophthalmol. 2015;26(5):491–6.
137. Del Cid RMDA, Escoriaza IMDE. Subconjunctival application of regenerative factor-rich plasma for the treatment of ocular alkali burns. Eur J Ophthalmol. 2009;19(6):909–15.
138. Anitua E, Alkhraisat MH, Orive G. Perspectives and challenges in regenerative medicine using plasma rich in growth factors. J Control Release. 2012;157(1):29–38.
139. Anitua E, Sánchez M, Orive G, Padilla S. A biological therapy to osteoarthritis treatment using platelet-rich plasma. Expert Opin Biol Ther. 2013;13(8):1161–72.
140. Anitua E, Pino A, Martinez N, Orive G, Berridi D. The effect of plasma rich in growth factors on pattern hair loss: a pilot study. Dermatol Surg. 2017;43(5):658–70.
141. Lopez-Plandolit S, Morales M-C, Freire V, Grau AE, Duran JA. Efficacy of plasma rich in growth factors for the treatment of dry eye. Cornea. 2011;30(12):1312–7.
142. Merayo-Lloves J, Sanchez-Avila RM, Riestra AC, Anitua E, Begoña L, Orive G, et al. Safety and efficacy of autologous plasma rich in growth factors eye drops for the treatment of evaporative dry eye. Ophthalmic Res. 2016;56(2):68–73.
143. Merayo-Lloves J, Sanchez RM, Riestra AC, Anitua E, Begoña L, Orive G, et al. Autologous plasma rich in growth factors eyedrops in refractory cases of ocular surface disorders. Ophthalmic Res. 2016;55(2):53–61.
144. Sanchez-Avila RM, Merayo-Lloves J, Riestra AC, Fernandez-Vega Cueto L, Anitua E, Begoña L, et al. Treatment of patients with neurotrophic keratitis stages 2 and 3 with plasma rich in growth factors (PRGF-Endoret) eye-drops. Int Ophthalmol. 2017. https://doi.org/10.1007/s10792-017-0582-7.
145. Tanidir ST, Yuksel N, Altintas O, Yildiz DK, Sener E, Caglar Y. The effect of subconjunctival platelet-rich plasma on corneal epithelial wound healing. Cornea. 2010;29(6):664–9.
146. Mazzocca AD. Platelet rich plasma differs according to preparation method and human variability. J Bone Jt Surg. 2012;94(4):308.
147. Urzua C a., Vasquez DH, Huidobro A, Hernandez H, Alfaro J. Randomized double-blind clinical trial of autologous serum versus artificial tears in dry eye syndrome. Curr Eye Res. 2012;37(8):684–8.
148. Celebi ARC, Ulusoy C, Mirza GE. The efficacy of autologous serum eye drops for severe dry eye syndrome: a randomized double-blind crossover study. Graefes Arch Clin Exp Ophthalmol. 2014;252(4):619–26.
149. Stellos K, Kopf S, Paul A, Marquardt JU, Gawaz M, Huard J, et al. Platelets in regeneration. Semin Thromb Hemost. 2010;36(2):175–84.
150. Amable PR, Carias RBV, Teixeira MVT, da Cruz Pacheco I, Corrêa do Amaral RJF, Granjeiro JM, et al. Platelet-rich plasma preparation for regenerative medicine: optimization and quantification of cytokines and growth factors. Stem Cell Res Ther. 2013;4(3):67.
151. Pochini A de C, Antonioli E, Bucci DZ, Sardinha LR, Andreoli CV, Ferretti M, et al. Analysis of cytokine profile and growth factors in platelet-rich plasma obtained by open systems and commercial columns. Einstein (São Paulo). 2016;14(3):391–7.
152. Dhurat R, Sukesh M. Principles and methods of preparation of platelet-rich plasma: a review and author's perspective. J Cutan Aesthet Surg. 2014;7(4):189–97.
153. Zhong W, Sumita Y, Ohba S, Kawasaki T, Nagai K, Ma G, et al. In vivo comparison of the bone regeneration capability of human bone marrow concentrates vs. platelet-rich plasma. PLoS One. 2012;7(7):e40833.
154. McCarrel TM, Minas T, Fortier LA. Optimization of leukocyte concentration in platelet-rich plasma for the treatment of tendinopathy. JBJS-American. 2012;94(19):1–8.
155. Sundman EA, Cole BJ, Fortier LA. Growth factor and catabolic cytokine concentrations are influenced by the cellular composition of platelet-rich plasma. Am J Sports Med. 2011;39(10):2135–40.
156. González M, Arteaga-vizcaíno M, Ruiz A, Briceño O, Quintero M, Atencio R, et al. Niveles del factor de crecimiento derivado de plaquetas en el plasma rico en plaquetas antes y despues de antiagregantes plaquetarios (PDGF levels in platelet-rich plasma before and after anti platelets drugs). Av en Biomed. 2013;2(3):127–36.
157. Weibrich G, Kleis WKG, Hafner G, Hitzler WE. Growth factor levels in platelet-rich plasma and correlations with donor age, sex, and platelet count. J Cranio-Maxillofacial Surg. 2002;30(2):97–102.
158. Ronci C, Ferraro AS, Lanti A, Missiroli F, Sinopoli S, Del Proposto G, et al. Platelet-rich plasma as treatment for persistent ocular epithelial defects. Transfus Apher Sci. 2015;52(3):300–4.

159. González M, Arteaga-Vizcaíno M, Benito M, Benito M. Application of platelet rich plasma (PRP) and its derivatives in dental implantologie and plastic surgery. Investig Clin. 2012;53(4):408–18.
160. Kobayashi Y, Saita Y, Nishio H, Ikeda H, Takazawa Y, Nagao M, et al. Leukocyte concentration and composition in platelet-rich plasma (PRP) influences the growth factor and protease concentrations. J Orthop Sci. 2016;21(5):683–9.
161. Yuan N, Wang C, Wang Y, Yu T, Long Y, Zhang X, et al. Preparation of autologous platelet-rich gel for diabetic refractory dermal ulcer and growth factors analysis from it. Chin J Reparative Reconstr Surg. 2008;22(4):468–71.
162. Zimmermann R, Jakubietz R, Jakubietz M, Strasser E, Schlegel A, Wiltfang J, et al. Different preparation methods to obtain platelet components as a source of growth factors for local application. Transfusion. 2001;41(10):1217–24.
163. Eppley BL, Woodell JE, Higgins J. Platelet quantification and growth factor analysis from platelet-rich plasma: implications for wound healing. Plast Reconstr Surg. 2004 Nov;114(6):1502–8.
164. Ambroziak AM, Szaflik J, Szaflik JP, Ambroziak M, Witkiewicz J, Skopinski P. Immunomodulation on the ocular surface: a review. Cent Eur J Immunol. 2016;41(2):195–208.
165. Castillo TN, Pouliot MA, Kim HJ, Dragoo JL. Comparison of growth factor and platelet concentration from commercial platelet-rich plasma separation systems. Am J Sports Med. 2011;39(2):266–71.
166. Grainger DJ, Mosedale DE, Metcalfe JC. TGF-beta in blood: a complex problem. Cytokine Growth Factor Rev. 11(1–2):133–45.
167. Li ZD, Bork JP, Krueger B, Patsenker E, Schulze-Krebs A, Hahn EG, et al. VEGF induces proliferation, migration, and TGF-beta1 expression in mouse glomerular endothelial cells via mitogen-activated protein kinase and phosphatidylinositol 3-kinase. Biochem Biophys Res Commun. 2005;334(4):1049–60.
168. Hoeben A, Landuyt B, Highley MS, Wildiers H, Van Oosterom AT, De Bruijn EA. Vascular endothelial growth factor and angiogenesis. Pharmacol Rev. 2004;56(4):549–80.
169. Shibuya M. Structure and function of VEGF/VEGF-receptor system involved in angiogenesis. Cell Struct Funct. 2001;26(1):25–35.
170. López-Plandolit S, Morales M-C, Freire V, Etxebarría J, Durán J a. Plasma rich in growth factors as a therapeutic agent for persistent corneal epithelial defects. Cornea. 2010;29(8):843–8.
171. Blumenstock FA, Valeri CR, Saba TM, Cho E, Melaragno A, Gray A, et al. Progressive loss of fibronectin-mediated opsonic activity in plasma cryoprecipitate with storage. Role of fibronectin fragmentation. Vox Sang. 1988;54(3):129–37.
172. Plöderl K, Strasser C, Hennerbichler S, Peterbauer-Scherb A, Gabriel C. Development and validation of a production process of platelet lysate for autologous use. Platelets. 2011;22(3):204–9.
173. Nishida T. Translational research in corneal epithelial wound healing. Eye Contact Lens. 2010;36(5):300–4.
174. Klenkler B, Sheardown H, Jones L. Growth factors in the tear film: role in tissue maintenance, wound healing, and ocular pathology. Ocul Surf. 2007;5(3):228–39.
175. Shen EP, Hu F-R, Lo S-C, Chen Y-M, Sun Y-C, Lin C-T, et al. Comparison of corneal epitheliotrophic capacity among different human blood–derived preparations. Cornea. 2011;30(2):208–14.
176. Xiao X, He H, Lin Z, Luo P, He H, Zhou T, et al. Therapeutic effects of epidermal growth factor on benzalkonium chloride–induced dry eye in a mouse model. Investig Opthalmology Vis Sci. 2012;53(1):191–7.

第 4 部分

角膜基质再生手术

第 23 章

角膜基质的应用解剖学

Harminder Singh Dua, Dalia G. Said

摘要

• 角膜基质由前弹力层(Bowman 层)、后弹力层前层(Dua 层,也称 Dua-Fine 层)和两者间的基质板层和角膜基质细胞组成,其中基质板层和角膜基质细胞构成角膜的大部分。

• 鲍曼层(Bowman 层)的功能暂不明确,因为它在一些物种中是缺失的,并且在角膜激光手术中被消融后似乎也不影响角膜功能。但鲍曼层移植可加固角膜,抑制或延缓扩张的进展。

• 基质板层主要由Ⅰ型胶原构成,Ⅰ型胶原在前部紧密交错,在中部和后部相对不紧密,但在后弹力层前层又相对紧密。

• 基质胶原层的组织结构很复杂,在角膜中央部正交,在周边部切向,以适应角膜所承受的生物力学应力。

• 后弹力层前层主要由Ⅰ型胶原组成,但相对于角膜其他部分含更多弹性蛋白。它与小梁网相连。

• 细胞和基质结构错综复杂的排列和特征共同维持角膜的透明性。

• 阐明角膜基质解剖,特别是后基质,有助于发展和理解板层角膜手术和角膜病理学。

角膜基质是机体中组织化程度最高的结缔组织之一。除去两边的细胞结构,角膜基质组成了角膜的 90%。作为眼球壁的重要组成部分,角膜基质起着保护内部组织和维持眼压的作用;它透明透光,作为眼的光学镜头提供了全眼 2/3 的屈光力;它富有弹力,能抵抗内外受压变形,维持其基本形状。由于角膜透明,角膜基质需在无血管供应的情况下,满足角膜的能量及营养需求。

23.1 生物识别技术和结构

角膜为非球面凸透镜。角膜的前后表面都对其屈光力有贡献。成人的角膜从外部来看呈水平椭圆形,水平径为 11~12mm,垂直径为 9~11mm。其椭圆形状是由上下方 0.5~0.75mm 的巩膜化导致的。从后表面看,角膜轮廓呈圆形。角膜中央厚度为 500~550μm,周边角膜厚度逐渐增加到 700μm 左右。中央光学区（直径为 3mm）曲率半径为 7.5~

8mm，周边光学区则相对较平，从而产生非球面光学效应。角膜的总屈光力为40~44D。相比于空气（1.00）的折射率，角膜的折射率是1.376，泪膜和房水的折射率大约是1.336。角膜可透过大约90%的入射光[1,2]。

23.2 角膜基质

从广义上讲，根据基质内的细胞和邻近组织的解剖学、行为学和功能特征，基质由三种成分组成。最前面的成分是鲍曼膜，更准确地说，鲍曼层紧邻角膜上皮的基底膜。中间部分是角膜基质，占角膜厚度的90%（500μm），后面是后弹力层前层（Dua层），其后是后弹力膜（DM）和后表面的内皮细胞层。

23.2.1 鲍曼层（Bowman层）

也称鲍曼膜、鲍曼带或前界膜（图23.1a）。它是8~10μm厚的无细胞层，主要由Ⅰ型和Ⅲ型胶原纤维组成，这类胶原纤维比基质中的胶原纤维窄。大部分纤维随机编织成一层均匀厚度的致密层。它从一侧角膜缘延伸到另一侧角膜缘，于末端逐渐缩窄，标志着角膜前界和角膜缘始点。像基质一样，胶原纤维之间的空隙充满了蛋白聚糖和糖胺聚糖。鲍曼层的前表面非常光滑，而在其后表面，纤维延伸到前基质中，与前基质交错。在活体共聚焦显微镜下，表现为在鲍曼层和前基质界面上的波状结构，内有一些明显的纵横交错的胶原线，称为K结构。这些被认为是角膜前部马赛克模式的基础[3,4]（图23.1b）。虽然鲍曼层的形成归因于其下的基质角化细胞，但它因外伤或屈光性角膜激光手术而受损时不能再生。鲍曼层的功能尚不清楚，但它可以使角膜前壁保持硬度，帮助维持屈光形状，并为角膜上皮提供坚实、光滑和规则的表面。然而，一些种类的哺乳动物并没有鲍曼层[5]，但以上性状依然保持。目前，临床上为增加圆锥角膜患者的角膜强度和硬度，可对圆锥角膜患者进行鲍曼层移植[6]。

23.2.2 基质

基质主要由细胞外基质构成，可容纳细胞和神经。

细胞外基质 胶原蛋白和糖胺聚糖的细胞外基质约占角膜干重的70%。Ⅰ型胶原最丰富，Ⅲ型、Ⅴ型和Ⅵ型胶原含量较少[7,8]。胶原纤维被捆绑在一起，形成200~250个2μm厚的片层，从角膜缘延伸到角膜缘，覆盖整个角膜[9]。纤维在片层中平行，片层在角膜上同样平行排列，但单个的片层与邻近的片层有较大的夹角[8]。胶原蛋白的排列主要是正交的，在中、后部分成直角（图23.1c），在前基质部分基质各方向相似[10–12]。此外，胶原蛋白沿上、下和鼻颞方向有一个优先的方向，这似乎是一种适应，以吸收由直肌和轮匝肌施加的生物力学应力[13]。前1/3的片层排列较为偏斜[14]，部分呈分枝状、波状，相互交织[8,15]。在纤维伸展的前基质可见复杂的胶原纤维分支，从鲍曼层出发，与基质组织缠绕后重新插入鲍曼层。这种模式向后基质[16]方向逐渐减弱。这些特征使前基质更致密。

外周基质和中央基质致密性在基质的中后部也有差异。分离基质组织所需的力在角膜[17]中心要比在外周小。在深层前板层角膜移植术（DALK）中，在角膜外周注入基质的空气遵循一种明显的圆形运动模式（图23.2a），它与周围1.5~2mm的致密基质相对应，也与延伸到角膜较平的外周部分相对应。注入空气后该区域的组织学提示其与角膜中央[18]不同的胶原交织情况（图23.2b）。

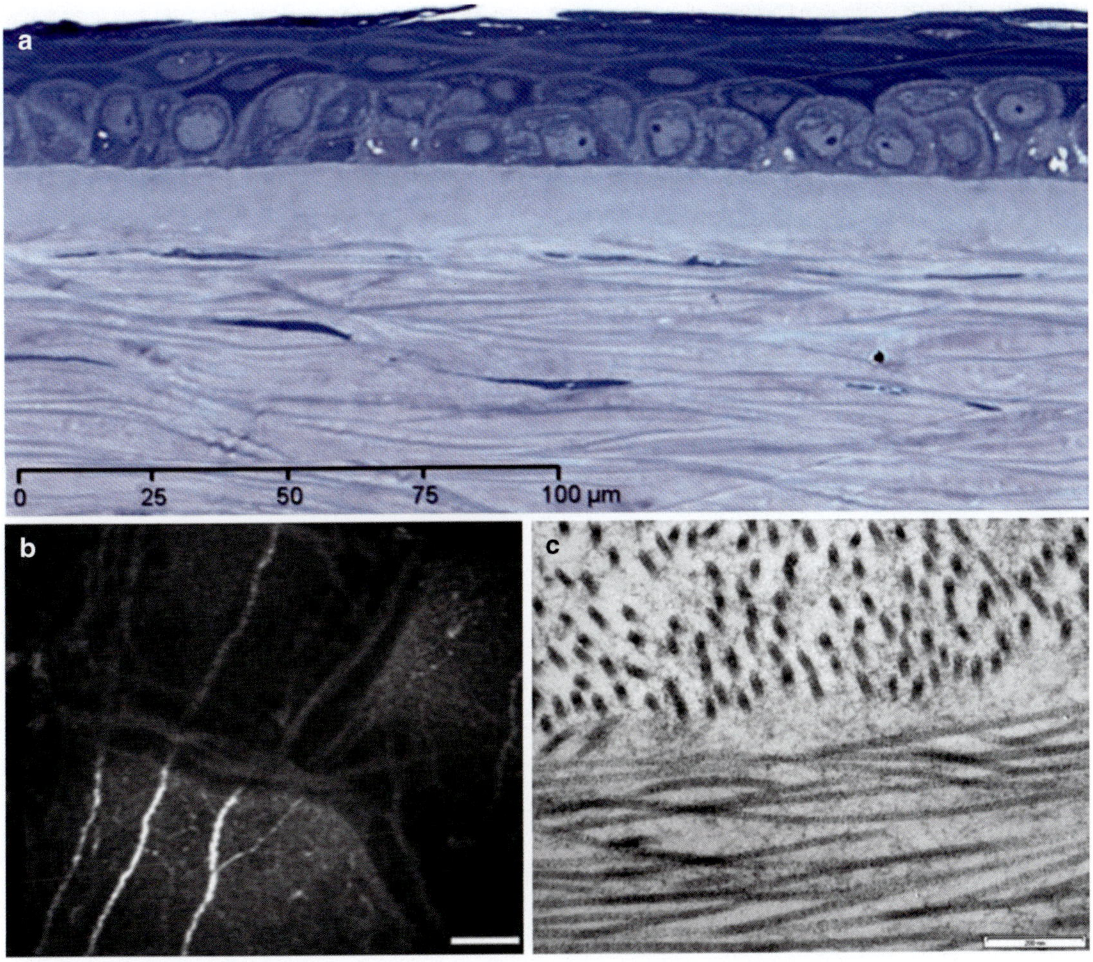

图 23.1 (a)树脂包埋的角膜前基质和上皮的半薄切片。复层鳞状上皮位于鲍曼层,呈均匀厚度的均匀结构。前基质下层显示基质片层的胶原纤维和角膜基质细胞(甲苯胺蓝染色)。(b)活体共聚焦显微镜绘制带有基底下神经和 K 线的鲍曼层图像。(c)角膜基质的透射电镜显示横切(上)和水平切的片层(下)。

在角膜的周围有一个由胶原纤维组成的“圆形环”。纤维方向与角膜缘相切,可作为一个解剖标志,当它们在环中从正交方向过渡到切向方向时,增加了纤维在外围的紧密性和更紧密的附着[11,19-21]。尽管目前为止胶原蛋白是基质中最主要的细胞外基质成分,但也有清晰的弹性蛋白纤维网络[22,23]。角巩膜缘也存在弹性纤维系统环[24,25]。这些角膜外围部分的结构特征解释了空气在外围的圆周运动及 DALK[18]中 1 型大气泡直径为 8.5~9mm 的极限及分离外周基质[17]需要更大的力这些现象。

糖胺聚糖 糖胺聚糖也称为黏多糖,是由重复的双糖单位,形成的无支链长链结构。它们极性很强(带负电荷和正电荷,它们不会相互中和),并具有亲水性。胶原纤维之间的空隙充满了由硫酸角化糖胺聚糖、硫酸皮肤素、软骨素和透明质酸组成的基质。后者在角膜发育中最为丰富,随后下降。在成人角膜中,硫酸角膜基质素是最丰富的,硫酸皮质素和软骨素可以与基质中的蛋白质结合形成蛋白多糖。后角膜含有更多的硫酸

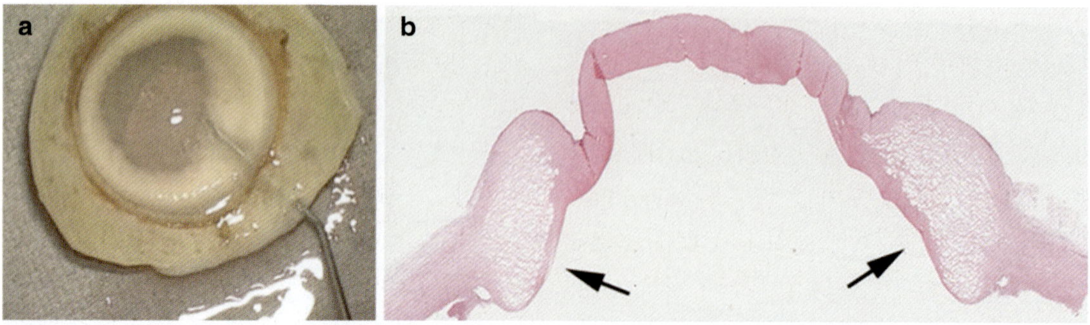

图 23.2 角膜基质结构。(a)在角膜周围 1~1.5mm 处,注入基质的空气沿角膜缘进行圆周运动。这种空气的一致运动暗示着这一部分基质有一种特殊的构造。(b)角膜组织学显示扩张的外周角膜,层间间隙宽(箭头所示)。与中央角膜相比,这种结构对空气通过的阻力较小。(Reproduced from the author's own publication Dua et al. 2018[18].)

角蛋白,它比硫酸皮肤素更亲水,而硫酸皮肤素在前基肤中含量更多[26,27]。这导致了角膜的差异性肿胀,后基质肿胀大于前基质[10]。

角膜基质细胞 角膜基质细胞构成了基质中的大部分的细胞成分。巨噬细胞、树突状细胞和骨髓来源的细胞数量也非常少。基质中总细胞质量不到基质质量的 4%[28,29]。角化细胞类似于其他结缔组织的成纤维细胞,因此,也被称为基质成纤维细胞。角化细胞位于片层之间,具有中央扁平纺锤形细胞体,多个胞质突起向各个方向延伸,与相邻角化细胞的类似突起接触(图 23.1a 和图 23.3)。细胞之间能够通过角化细胞突起尖端的缝隙连接来交换信息。这使它们能作为一个细胞团,并对生理和病理刺激做出共同反应。角膜基质细胞可以表达整合素,通过整合素与周围的细胞外基质相互作用。也可以表达 CD34,这是一种丰富的跨膜磷酸糖蛋白,它也是一种黏附分子,与基质中的配体 L-选择素结合[30,31]。角化细胞与基质的相互作用控制和调节角化细胞的行为,如有丝分裂率和活性。正常情况下,它们是静止的,增殖率很低。角膜基质细胞具有发育良好的细胞骨架, 主要由肌动蛋白丝构成,使

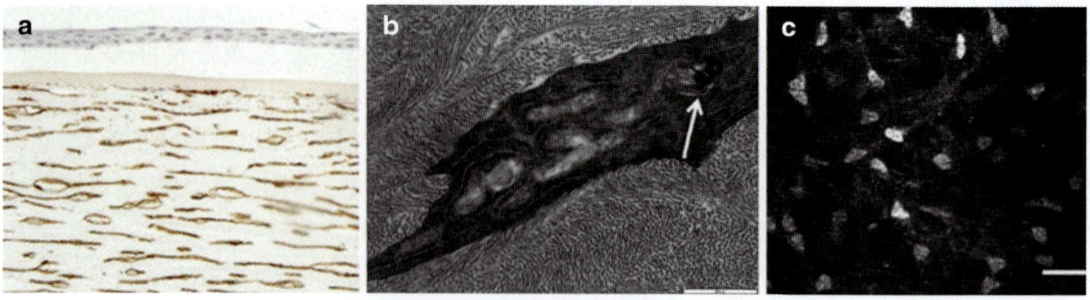

图 23.3 角膜基质细胞。(a)前基质显示大量 CD34 染色(黏附分子)阳性的角膜基质细胞,这一现象可见于所有角膜基质细胞。鲍曼层是无细胞的。角膜上皮与鲍曼层人工分离(免疫过氧化物酶染色)。(b)基质层内角化细胞的透射电子显微照片。可见脂质细胞质内沉积(空泡)(箭头所示)。(c)角膜基质中角膜基质细胞的体内共聚焦显微镜图像。细胞核呈白色,有角化细胞突起延伸。

细胞具有收缩能力。

体内共聚焦显微镜（IVCM）显示，角膜基质每平方毫米约含有 20 500 个细胞（图 23.3c）。前基质细胞密度为（765±262）个细胞/平方毫米，中基质细胞密度为（347±64.4）个细胞/平方毫米，后基质细胞密度为（315±57.2）个细胞/平方毫米。细胞密度最大的是前 10%的基质。角膜基质细胞密度与年龄有关，每年约下降 0.45%，约为前基质细胞密度的 2 倍。在 IVCM 中，前基质角化细胞的细胞核比后基质细胞核小[32,33]。角膜缘基质作为干细胞的微环境，为角膜基质细胞祖细胞或角膜基质细胞干细胞提供居所。外周和角膜缘基质细胞表达间充质干细胞的特征，具有向上皮表型转分化的潜能[34,35]。

角膜基质细胞的功能是产生和维持胶原蛋白和糖胺聚糖的细胞外基质。胶原分泌开始于细胞内合成前胶原。3 个羟基化和糖基化分子组成由细胞分泌前胶原蛋白。在细胞外空间，前胶原被转化为胶原分子，其中几个形成胶原纤维，这些胶原纤维结合形成周期性为 67nm 的具有典型横纹图案的坚韧胶原纤维。在角膜基质中，胶原纤维的直径非常均匀，为 22.5~35nm[8,36]。

角膜基质细胞含有被称为结晶蛋白的水溶性结构蛋白，其中，乙醛脱氢酶最多。结晶蛋白有助于维持角膜基质细胞和角膜的透明性[37,38]。它们还分泌基质金属蛋白酶（MMP），降解细胞外基质，在基质重建的生理和疾病状态下，可由胶原的过度降解或裂解（基质融化）导致溃疡。MMP 的功能与组织抑制剂（TIMPS）相平衡。当发生损伤和疾病时，病变部位附近的角化细胞会破坏它们的细胞间连接，然后转化为肌成纤维细胞和活化的成纤维细胞[39]（图 23.4a–c）。角化细胞对损伤（包括激光角膜屈光手术和交联）的常见反应是细胞凋亡，这被认为是一种限制感染或损伤物扩散的“防御”反应[40,41]。在培养中，角膜基质细胞可以表达细胞角蛋白 3，提示可能是基质–上皮过渡[42]（图 23.4d–f）。

23.3 基质神经

角膜是人体最敏感的结构，比牙髓敏感 40 倍，比皮肤敏感 400 倍以上[43]。角膜神经支配主要是感觉神经，来自三叉神经的眼区（第 V 对脑神经）。三叉神经眼科分支的鼻睫支是眼表的主要神经。它通过上眼眶裂进入眼眶。它的分支包括前筛神经和后筛神经，2~3 条长纤毛神经，还有一个与睫状神经节相连的分支，终止于下滑车神经和鼻神经。6条短纤毛神经起源于纤毛神经节，与长纤毛神经一起穿过视神经周围的巩膜进入脉络膜上间隙。它们前行支配虹膜和睫状体，并终止于角膜缘神经丛。因此，角膜缘神经丛既有感觉神经，也有自主神经，自主神经在功能上主要起血管舒缩作用[44]。

角膜每个象限有 11 个神经束，携带着感觉纤维和自主神经纤维的混合物，穿过角膜缘，进入基质中间 1/3 处的角膜（图23.5）。在进入角膜基质之前或之后不久，神经束失去了它们的神经膜，并在胶原薄片之间向中央区域放射状向前延伸，形成分支，延伸至前基质和中基质。后基质缺乏神经，但目前已有关于角膜内皮的一些神经支配的描述[45]。中央基质神经的轴突没有髓鞘，在前基质中平行于胶原束。这些轴突束的大部分直径约为 0.5μm，但厚度可达 2.5μm[46,47]。角膜有一个松弛的鲍曼神经丛，纤维从这里穿过鲍曼神经带，主要在角膜的中间边缘，出现在上皮的基底下平面，它们以单个或多个球状结构结束，这可能代表了神经鞘的终止和折叠[48]。少量轴突终止于基质。其与基质角化细胞和巨噬细胞紧密的解剖关系也有被

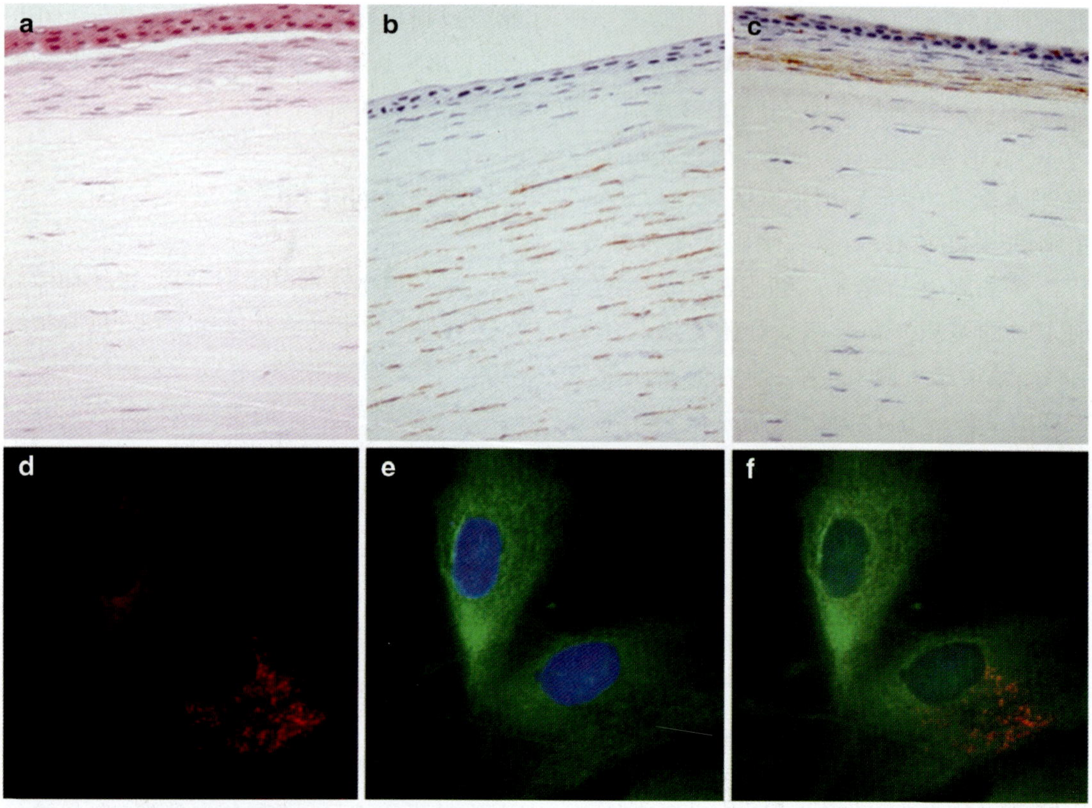

图 23.4　羊膜角膜移植后角膜基质细胞变异。(a)角膜基质横切面，表面有移植的上皮化羊膜(苏木精和伊红染色)。角膜基质和羊膜基质中可见角膜基质细胞，它们通过鲍曼层的破口从角膜基质中迁移而来。(b)角膜基质显示 CD34 抗体染色的角膜基质细胞(棕色所示)。羊膜基质中的角化细胞没有显示任何 CD34 染色，表明它们失去了静息角化细胞的免疫表型。(c)α 平滑肌肌动蛋白染色。所有角膜基质角化细胞均为阴性，而羊膜基质中的细胞均为阳性，表明它们是角化细胞衍生的肌成纤维细胞。(d)培养的角膜基质细胞的 CD34 染色(红色所示)。(e)培养的角膜基质细胞的角蛋白 3 抗体染色(绿色所示)。(f)图像叠加显示同时表达 CD34 和细胞角蛋白 3 的细胞，表示间充质-上皮过渡。(a–c Adapted in part from authors' own publication Said et al. [39])

描述[46,49]。基质神经在角膜病理中表现出相当大的异常，这一事实随着 IVCM 的出现越来越为人认知[50](图 23.6)。

自主神经支配来自 SCG 的节后纤维，在颈内动脉周围的神经丛中上行。眼支离开海绵状窦，通过眶上裂进入眼眶，作为睫状神经节的交感神经根。这些纤维或直接与长纤毛神经合并，或穿过无突触的神经节，出现在短纤毛神经中。人类角膜具有稀疏的交感神经支配[51]。

23.4　后弹力层前层(Dua 层，PDL)

板层角膜手术的发展和实践，特别是使用大泡技术进行的 DALK，带人们认识了基质的最后一层，即后弹力层前层或 Dua 层。美国眼科肿瘤学家和病理学家协会最近将

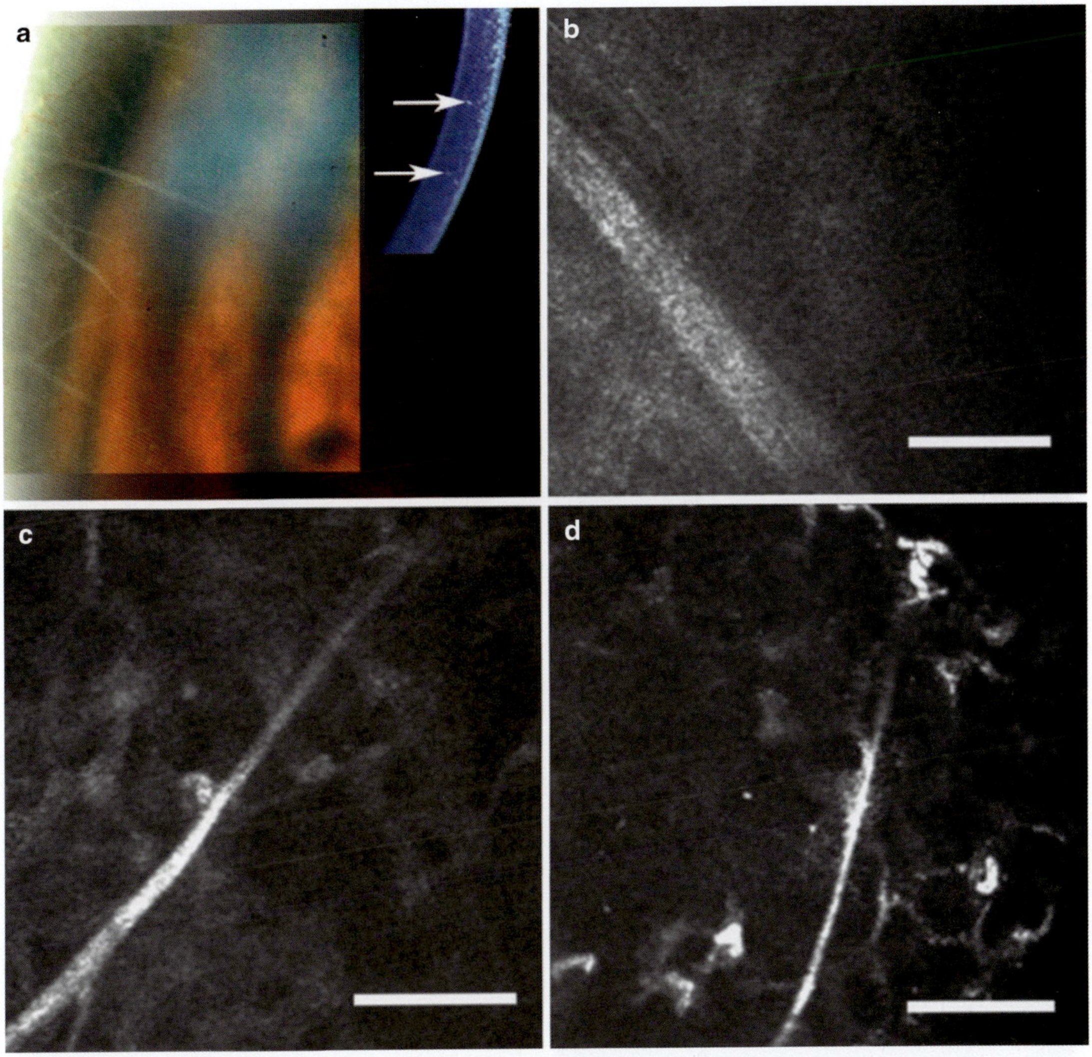

图 23.5 角膜基质的神经。(a)可见粗的有髓角膜神经从角膜缘进入角膜周围。当它们在角膜中心失去髓鞘时,就看不见了。横切面显示神经位于基质中间 1/3 处(箭头所示)。(b)体内共聚焦显微镜显示厚的外周(角膜缘)入口的基质神经。(c)同一根神经向外周中部变窄,(d)在角膜基质中心变细,向下鲍曼神经丛延伸。

其称为 Dua-Fine 层(图 23.7)。

PDL 厚度<20μm[(10.15±3.6)μm],像大多数基质一样,由 5~8 个致密的片层组成,主要是Ⅰ型胶原。片层按纵、横、斜三种方向排列。它还含有Ⅳ型和Ⅵ型(长间距)胶原,其数量多于基质(图 23.7a–e)。与紧靠 PDL 的基质区域相比,PDL 片层宽度明显狭窄,有 3~5 层相同宽度的组织[52,53]。虽然在它的中间偶尔可以看到角膜基质细胞或角膜基质细胞的突起,但 PDL 基本上是脱细胞的[54]。与紧邻部分的基质层相比,PDL 中的胶原纤维明显更薄[52]。PDL 的弹性蛋白含量也很高,比角膜的任何其他部位都高,与小梁网的弹性蛋白含量一样高[24,25,55]。这就解释了为什么在 DALK 期间,大泡沫的"墙"会膨胀,而在通缩时又会回归原来的尺寸。该层的致密性加上弹性蛋白含量也可能是该层不受空气影响的原因。通过强力注射,角膜基质中

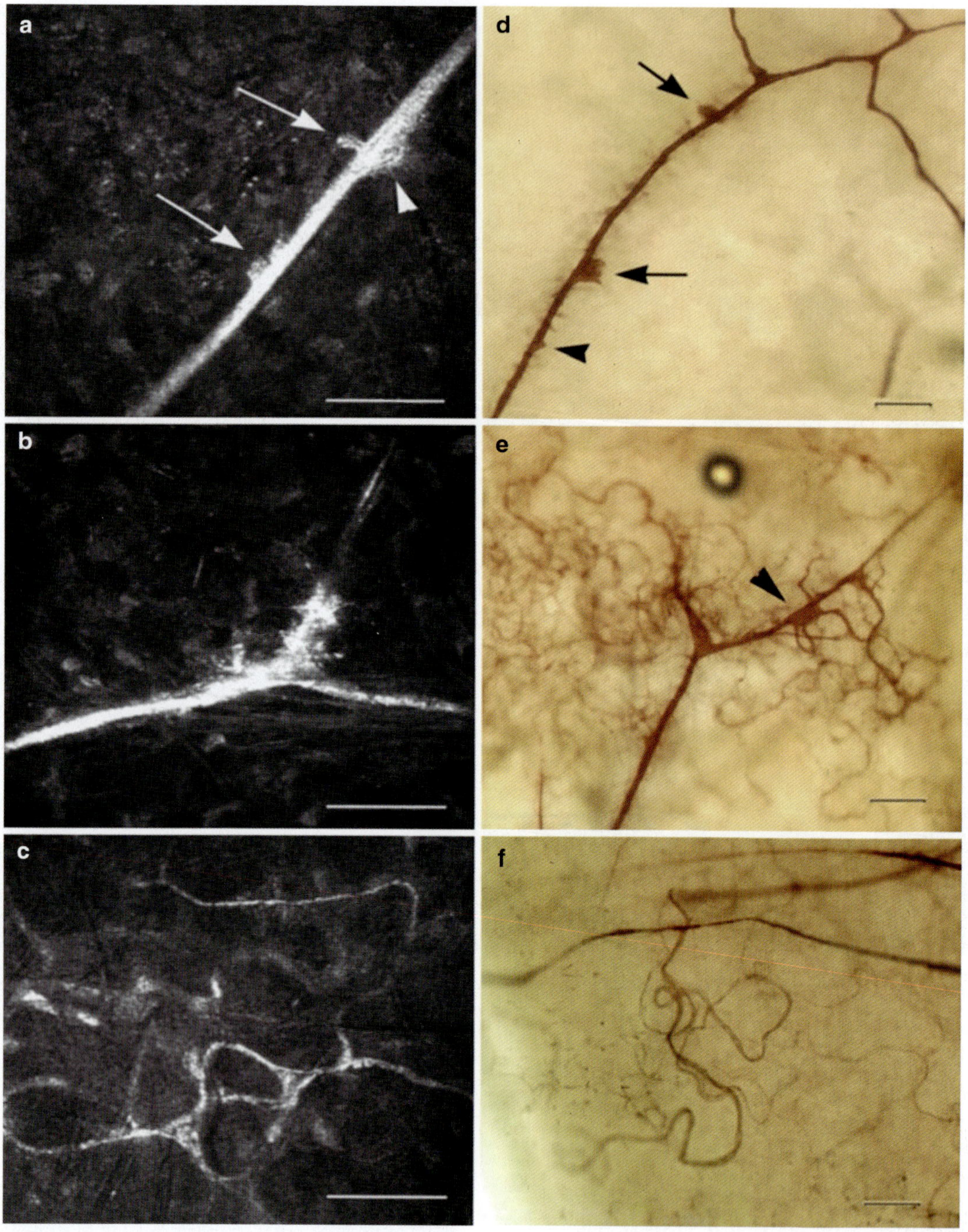

图 23.6　大疱性角膜病变中的角膜神经改变。体内共聚焦显微镜(IVCM)(a~c)及相应的全乙酰胆碱酯酶染色(d~f)下的角膜基质神经。(a)神经增厚伴有赘生物(箭头所示)和累及赘生物(三角箭头所示)。(d)全角膜染色对应的图像显示,赘生物(箭头所示)可能代表分支起源的位置,分支可能正在退化(三角箭头所示)。(b)可见基质神经增厚分叉。可见角化细胞消失/可见度降低。(e)全角膜染色对应图像显示从盘绕和弯曲的分叉树干上的纤细神经异常的过度再生。这些在 IVCM 上不可见。(c)基质中相对较厚的神经袢和线圈。(f)全角膜染色对应图像显示相似的病变模式。(Reproduced from the author's own publication, Al-Aqaba et al. [50])

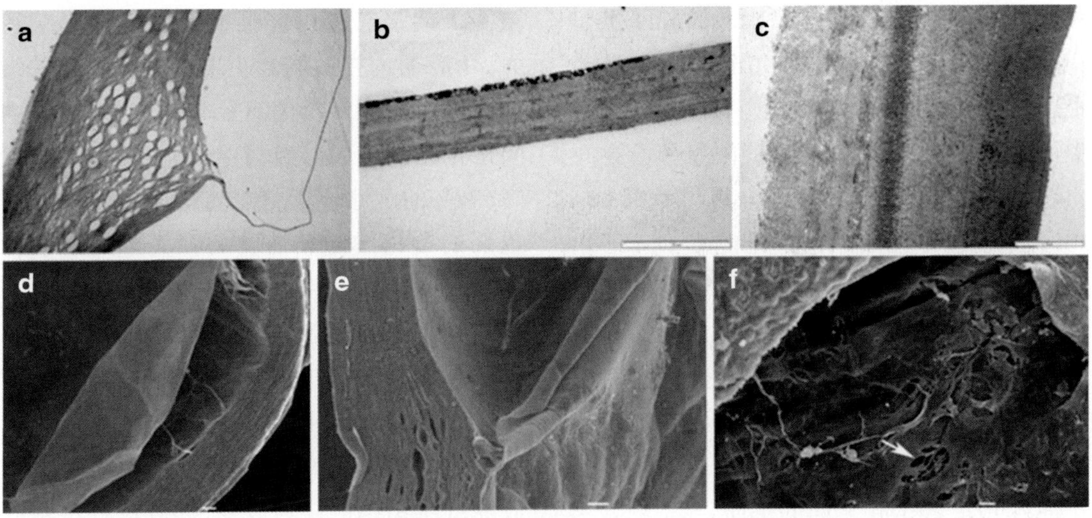

图 23.7　后弹力层前层(Dua 层,PDL 也被美国眼科肿瘤学家和病理学家协会称为 Dua-fine 层)。(a)通过注入空气与下层基质分离的 PDL 的显微照片。后弹力膜(DM)已从 PDL 上剥离。(b)PDL 的透射电子显微图(TEM)显示,它由多个薄而紧凑排列的薄片构成。DM 已经脱落了。(c)PDL 和 DM 的高功率透射电镜。图像中间深色垂直条带为 DM 的带状层,右侧为非带状层和内皮细胞,左侧为 PDL。PDL 呈层状结构,部分区域间距较深,胶原蛋白向 DM 界面转移。(d)PDL 的扫描电子显微照片(SEM),与它前面的深层基质床分离。PDL 的边缘清晰可见。(e)角膜的 SEM,从角膜中分离出 EL 和 DM。这两层与外面的内皮细胞一起滚动。(f)PDL 外周的 SEM 显示簇状穿孔(箭头所示)。这些开孔沿 PDL 周围分布,允许注入基质的空气通过 PDL,形成 2 型大气泡。

的空气穿过基质(可能围绕角膜基质细胞间隙),直到到达 PDL。在 DALK 中,它不能穿过这一层,因此从后基质上分裂出来,形成 1 型气泡。准分子激光消融 PDL(在试验眼中)后注入空气不能产生大气泡,说明 PDL 是唯一的[56]。超高分辨率光学相干断层扫描可以在体内观察到 DM 与最后一行角化细胞之间的 PDL[57]。在 PDL 和后基质之间有一个明显的分裂平面,分离发生在角膜基质细胞的最后一排。大泡 DALK 就利用了这个平面，其中 1 型泡代表 PDL、DM 和内皮从后基质分离。当空气注入不能产生大气泡时,也可以通过手术直接进入平面。这种分离也表现在与感染相关的角膜病理中,PDL 和 DM 发生自发性开裂[59],为真菌的传播和慢性角膜水肿提供了一个平台[58]。有证据表明圆锥角膜的急性积液与 DM 和 PDL[60]的破裂有关,而 PDL 是后弹性层突出[52]的一部分。在 PDL 和 DM 之间也有一个清晰的分裂平面,这在 DM 分离中变得明显,后弹力层内皮角膜移植术和 DALK 的 2 型气泡中可能发生 DM 剥离[52,53]。PDL 非常坚韧,需要 500~700mmHg 的爆破压力(1 型气泡)。这使得外科医生可以在 1 型气泡 DALK 时,在 PDL 下进行晶状体植入物的超声乳化手术,也称为 DALK 三联手术[61]。另一种外科手术称为后弹力层前膜角膜内皮移植术(PDEK),将 PDL 与 DM 和内皮细胞一起作为移植组织，取代宿主 DM 和内皮，作为 DMEK 的替代品,效果良好[62]。

在它的圆周上,PDL 的胶原纤维开始像一个三维交叉筛一样散开,并继续作为小梁网核心，小梁和PDL有着相同的胶原蛋白和弹性蛋白含量。外周350μm的PDL基质中可见基膜上的小梁细胞[63]。在DM终止的中心位置500μm内的PDL中出现了穿孔团簇。在DM末端的两侧，沿圆周可见15~20个穿孔或穿孔簇。这些细胞在DM终止的中心500μm内及在DM终止和小梁网络的外围之间存在。孔的尺寸为5~60μm，平均为20.3μm[63](图23.7f)。这些开孔解释了DALK期间空气进入前房的原因，并产生了2型气泡(混合气泡)，其中空气通过这些开孔进入PDL和DM之间的平面。

PDL有胚胎学基础。晶状体囊泡与外胚层表面分离，开始形成角膜，表面外胚层形成两层上皮[64]。上皮细胞分泌胶原蛋白和糖胺聚糖，填充上皮细胞和晶状体囊泡之间的空间，作为脱细胞的原发间质[65–68]。第一波神经嵴细胞从发育中的视杯边缘向外迁移，胚胎内皮在初级基质的后层和晶状体囊之间形成胚胎内皮。第三波神经嵴细胞迁移到初级基质中间，形成基质角化细胞(第二波形成虹膜和瞳孔膜)。角膜基质细胞形成最终的或次生的基质。

在扩张的次级基质前面的初级基质被压缩，形成了鲍曼层的基础。在次级基质后面被压缩的原发性基质可能是PDL的基础。PDL也可能受到内皮的影响，因为它靠近内皮层。已知，内皮可促进胶原蛋白[69–71]和透明质酸[72]在发育中的PDL中发挥作用。

23.5 角膜透明性

保持透明性，让光线进入眼是角膜最重要的功能。解剖学和生理学的几个因素造成了这种情况。上皮、基质和内皮都有重要作用，其中任何一种单独或联合在结构和(或)功能上的损害都可能损害透明性并影响视力。角膜的内在透明性主要与基质胶原的结构有关。胶原纤维的直径非常均匀，纤维的间距也同样均匀一致，纤维的相对脱水的状态(78%的含水量)、填充基质的无髓神经、透明的角化细胞和血管的缺失都对透明性有重要的贡献。

角膜纤维的平均直径和纤维间距离小于可见光波长(400~700nm)的一半。因此，通过一根纤维的光线的任何散射都会被相邻光线的散射抵消，从而使光线通过角膜[73]。胶原纤维结构的任何改变，如胶原纤维水肿和瘢痕，导致随机散射和反向散射(漫反射和不规则反射)，限制了进入眼睛的光的数量和质量(聚焦)。

尽管糖胺聚糖具有保水性，但为了透明性，角膜保持相对脱水状态。这主要是由内皮细胞的内皮泵功能引起的。水的表面蒸发和上皮提供的屏障也导致了基质水分的损失。因此，在清醒时，角膜厚度在生理上稍微厚一些。在早期内皮功能衰竭的患者，如Fuchs内皮营养不良，在刚清醒时会抱怨视力模糊，清醒时的视力需要几个小时才能恢复，这与睡眠时的泪液蒸发减少等因素有关。由于上皮屏障功能的破坏，上皮缺失(磨损)可导致基质水肿。有趣的是，局部内皮功能障碍或损失仅与上覆基质的局部水肿有关。这表明内皮泵的功能严格服务于基质的正前方，几乎没有任何横向效应。

基于基质的膨胀压力，即极性糖胺聚糖吸收水分和分离胶原纤维的能力，切除的角膜可膨胀到1200μm厚度，水化程度从78%增加到98%，从此我们看到内皮对保持透明的贡献。在体内，在眼压的帮助下，内皮泵可以对抗这种压力。角膜水化增加导致角膜变得模糊，而纤维化/瘢痕导致混浊。临床上有一个有趣的异常现象，即角膜内皮成形术后，由于角膜内皮功能衰竭而导致的几个月完全水化的角膜表现出明显的清晰。同样，也有一些角膜术后保有一定程度的"模糊"和视力差（作者的经验），这提示长期的水肿会导致胶原组织的结构变化和（或）由角膜基质细胞[1]产生的异常胶原。

参考文献

1. Nishida T. Basic sciences: cornea, sclera, and ocular adnexa anatomy, biochemistry, physiology, and biomechanics. Cornea. In: Krachmer JH, Mannis MJ, Holland EJ, editors. Cornea, fundamentals of cornea and external disease. New York: Mosby; 1997.
2. Fares U, Otri AM, Al-Aqaba MA, Dua HS. Correlation of central and peripheral corneal thickness in healthy corneas. Cont Lens Anterior Eye. 2011;35:39–45.
3. Yokogawa H, Kobayashi A, Sugiyama K. Mapping of normal corneal K-structures by in vivo laser confocal microscopy. Cornea. 2008;27:879–83.
4. Kobayashi A, Yokogawa H, Sugiyama K. In vivo laser confocal microscopy of Bowman's layer of the cornea. Ophthalmology. 2006;113:2203–8.
5. Gipson IK. Anatomy of the conjunctiva, cornea and limbus. In: Smolin G, Thoft RA, editors. The cornea, scientific foundations and clinical practice. New York: Little Brown and company; 1994.
6. van Dijk K, Parker JS, Baydoun L, Ilyas A, Dapena I, Groeneveld-van Beek EA, Melles GRJ. Bowman layer transplantation: 5-year results. Graefes Arch Clin Exp Ophthalmol. 2018. https://doi.org/10.1007/s00417-018-3927-7.
7. McLaughlin JS, Linsenmayer TF, Birk DE. Type V collagen synthesis and deposition by chicken embryo corneal fibroblasts in vitro. J Cell Sci. 1989;94:371–9.
8. Komai Y, Ushiki T. The three-dimensional organisation of collagen fibrils in the human cornea and sclera. Invest Ophthalmol Vis Sci. 1991;32:2244–58.
9. Rodrigues MM. Cornea. In: Jakobiec FA, editor. Ocular anatomy, embryology and teratology. Philadelphia: Harper & Row; 1982.
10. Muller LJ, Pels E, Vrensen GF. The specific architecture of the anterior stroma accounts for maintenance of corneal curvature. Br J Ophthalmol. 2001;85:437–43.
11. Abahussin M, Hayes S, Knox Cartwright NE, Kamma-Lorger CS, Khan Y, Marshall J, Meek KM. 3D collagen orientation study of the human cornea using X-ray diffraction and femtosecond laser technology. Invest Ophthalmol Vis Sci. 2009;50:5159–64.
12. Meek KM, Knupp C. Corneal structure and transparency. Prog Retinal Eye Res. 2015;49:1–16.
13. Boote C, Dennis S, Huang Y, Quantock AJ, Meek KM. Lamellar orientation in human cornea in relation to mechanical properties. J Struct Biol. 2005;149:1–6.
14. Hogan MJ, Alvarado JA, Wedell JE. In: Hogan MJ, Alvarado JA, Wedell JE, editors. Histology of the human eye. Philadelphia: Saunders; 1971.
15. Radner W, Zehetmayer M, Aufreiter R, Mallinger R. Interlacing and cross-angle distribution of collagen lamellae in the human cornea. Cornea. 1998;17:537–43.
16. Winkler M, Chai D, Kriling S, Nien CJ, Brown DJ, Jester B, Juhasz T, Jester JV. Nonlinear optical macroscopic assessment of 3-D corneal collagen organization and axial biomechanics. Invest Ophthalmol Vis Sci. 2011;52:8818–27.
17. Smolen MK, McCarey BE. Interlamellar adhesive strength in human eye bank corneas. Invest Ophthalmol Vis Sci. 1990;31:1087–95.
18. Dua HS, Faraj LA, Kenawy MB, AlTaan S, Elalfy MS, Katamish T, Said DG. Dynamics of big bubble formation in deep anterior lamellar keratoplasty by the big bubble technique: in vitro studies. Acta Ophthalmol. 2018;96:69–76.
19. Kokott W. Ubermechanisch-funktionelle strikturen des auges. Albrecht Von Graefes Arch Ophthalmol. 1938;138:424–85.
20. Newton RH, Meek KM. Circumcorneal annulus of collagen fibrils in the human limbus. Invest Ophthalmol Vis Sci. 1998;39:1125–34.
21. Aghamohammadzadeh H, Newton RH, Meek KM. X-ray scattering used to map the preferred collagen orientation in the human cornea and limbus. Structure. 2004;12:249–56.
22. M'Ilroy JH. On the presence of elastic fibres in the cornea. J Anat Physiol. 1906;40:282–91.
23. Asejczyk-Widlicka M, Srodka DW, Kasprzak H, Pierscionek BK. Modelling the elastic properties of the anterior eye and their contribution to maintenance of image quality: the role of the limbus. Eye. 2007;21:1087–94.
24. Lewis PN, White TL, Young RD, Bell JS, Winlove CP, Meek KM. Three-dimensional arrangement of elastic fibers in the human corneal stroma. Exp Eye Res. 2016;146:43–53.
25. White TL, Lewis PN, Young RD, Kitazawa K, Inatomi T, Kinoshita S, Meek KM. Elastic microfibril distribution in the cornea: differences between normal and keratoconic stroma. Exp Eye Res. 2017;159:40–8.
26. Bettelheim FA, Plessy B. The hydration of proteoglycans of bovine cornea. Biochem Biophys Acta. 1975;383:203–14.
27. Castoro JA, Bettelheim FA. Water gradients across bovine cornea. Invest Ophthalmol Vis Sci. 1988;29:963–8.
28. Hassell JR, Birk DE. The molecular basis of corneal transparency. Exp Eye Res. 2010;91:326–35.
29. Otori T. Electrolyte content of the rabbit corneal stroma. Exp Eye Res. 1967;6:356–67.
30. Joseph A, Hossain P, Jham S, Jones RE, Tighe P, McIntosh RS, Dua HS. Expression of CD34 and L-selectin on human corneal keratocytes. Invest Ophthalmol Vis Sci. 2003;44:4689–92.
31. Perrella G, Brusini P, Spelat R, Hossain P, Hopkinson

A, Dua HS. Expression of haematopoietic stem cell markers, CD133 and CD34 on human corneal keratocytes. Br J Ophthalmol. 2007;91:94–9.
32. Patel S, McLaren J, Hodge D, Bourne W. Normal human keratocyte density and corneal thickness measurement by using confocal microscopy in vivo. Invest Ophthalmol Vis Sci. 2001;42:333–9.
33. Niederer RL, Perumal D, Sherwin T, McGhee CNJ. Age-related differences in the normal human cornea: a laser scanning in vivo confocal microscopy study. Br J Ophthalmol. 2007;91:1165–9.
34. Branch MJ, Hashmani K, Dhillon P, Jones DR, Dua HS, Hopkinson A. Mesenchymal stem cells in the human corneal limbal stroma. Invest Ophthalmol Vis Sci. 2012;53:5109–16.
35. Hashmani K, Branch MJ, Sidney LE, Dhillon PS, Verma M, McIntosh OD, Hopkinson A, Dua HS. Characterization of corneal stromal stem cells with the potential for epithelial transdifferentiation. Stem Cell Res Ther. 2013;4:75.
36. Giraud JP, Pouliquen Y, Offret G, Payrau P. Statistical morphometric studies in normal human and rabbit corneal stroma. Exp Eye Res. 1975;21:221–9.
37. Jester JV, Moller-Pedersen T, Huag J, Sax CM, Kays WT, Cavangh HD, Petroll WM, Piatigorsky J. The cellular basis of corneal transparency: evidence for 'corneal crystallins. J Cell Sci. 1999;112:613–22.
38. Jester JV. Corneal crystallins and the development of cellular transparency. Semin Cell Dev Biol. 2008;19:82–93.
39. Said DG, Nubile M, Alomar T, Hopkinson A, Gray T, Lowe J, Dua HS. Histologic features of transplanted amniotic membrane: implications for corneal wound healing. Ophthalmology. 2009;116:1287–95.
40. Wilson SE, He YG, Weng J, Li Q, McDowall AW, Vital M, Chwang EL. Epithelial injury induces keratocyte apoptosis: hypothesized role for the interleukin-1 system in the modulation of corneal tissue organization and wound healing. Exp Eye Res. 1996;62: 325–57.
41. Wilson SE, Pedroza L, Beuerman R, Hill JM. Herpes simplex virus type-1 infection of corneal epithelial cells induces apoptosis of the underlying keratocytes. Exp Eye Res. 1997;64:775–9.
42. Perrella G, Scott CA, Spelat R, Brusini P, D'Aurizio F, De P, Dua HS. Cultured human keratocytes from the limbus and cornea both express epithelial cytokeratin 3: possible mesenchymal-epithelial transition. Int J Ophthalmic Pathol. 2012;1:2. https://doi.org/10.4172/2324-8599.1000101.
43. Bonini S, Rama P, Olzi D, Lambiase A. Neurotrophic keratitis. Eye. 2003;17:989–95.
44. Marfurt CF, Cox J, Deek S, Dvorscak L. Anatomy of the human corneal innervation. Exp Eye Res. 2010;90:478–92.
45. Leon-Feliu E, Gomez-Ramos P, Rodriguez-Echandia EL. Endothelial nerve fibres in the cornea of the frog Rana ridibunda. Experientia. 1978;34:1352–3.
46. Muller LJ, Pels L, Vrensen GF. Ultrastructural organization of human corneal nerves. Invest Ophthalmol Vis Sci. 1996;37:476–88.
47. Muller LJ, Vrensen GF, Pels L, Cardozo BN, Willekens B. Architecture of human corneal nerves. Invest Ophthalmol Vis Sci. 1997;38:985–94.
48. Al-Aqaba MA, Fares U, Suleman H, Lowe J, Dua HS. Architecture and distribution of human corneal nerves. Br J Ophthalmol. 2010;94:784–9.
49. Seyed-Razavi Y, Chinnery HR, McMenamin PG. A novel association between resident tissue macrophages and nerves in the peripheral stroma of the murine cornea. Invest Ophthalmol Vis Sci. 2014;55:1313–20.
50. Al-Aqaba MA, Alomar T, Lowe J, Dua HS. Corneal nerve aberrations in bullous keratopathy. Am J Ophthalmol. 2011;151:840–9.
51. Toivanen M, Tervo T, Partanen M, Vannas A, Hervonen A. Histochemical demonstration of adrenergic nerves in the stroma of human cornea. Invest Ophthalmol Vis Sci. 1987;28:398–400.
52. Dua HS, Faraj LA, Said DG, Gray T, Lowe J. Human corneal anatomy redefined: a novel pre-Descemet's layer (Dua's layer). Ophthalmology. 2013;120:1778–85.
53. Dua HS, Faraj L, Said DG. Dua's layer: discovery, characteristics, clinical applications, controversy and potential relevance to glaucoma. Expert Rev Ophthalmol. 2015a;10:531–47.
54. Schlötzer-Schrehardt U, Bachmann BO, Tourtas T, Torricelli AA, Singh A, González S, Mei H, Deng SX, Wilson SE, Kruse FE. Ultrastructure of the posterior corneal stroma. Ophthalmology. 2015;122:693–9.
55. Mohammed I, Ross AR, Britton JO, Said DG, Dua HS. Elastin content and distribution in endothelial keratoplasty tissue determines direction of scrolling. Am J Ophthalmol. 2018;194:16.
56. Dua HS, Mastropasqua L, Faraj L, Nubile M, Elalfy MS, Lanzini M, Calienno R, Said DG. Big bubble deep anterior lamellar keratoplasty: the collagen layer in the wall of the big bubble is unique. Acta Ophthalmol. 2015b;93:427–30.
57. Bizheva K, Haines L, Mason E, MacLellan B, Tan B, Hileeto D, Sorbara L. Vivo imaging and morphometry of the human pre-Descemet's layer and endothelium with ultrahigh-resolution optical coherence tomography. Invest Ophthalmol Vis Sci. 2016;57:2782–7.
58. Liu Z, Zhang P, Liu C, Zhang W, Hong J, Wang W. Split of Descemet's membrane and pre-Descemet's layer in fungal keratitis: new definition of corneal anatomy incorporating new knowledge of fungal infection. Histopathology. 2015;66:1046–9.
59. Dua HS, Said DG. Clinical evidence of the pre-Descemets layer (Dua's layer) in corneal pathology. Eye. 2016;30:1144–5.
60. Yahia Chérif H, Gueudry J, Afriat M, Delcampe A, Attal P, Gross H, Muraine M. Efficacy and safety of pre-Descemet's membrane sutures for the management of acute corneal hydrops in keratoconus. Br J Ophthalmol. 2015;99:773–7.
61. Zaki AA, Elalfy MS, Said DG, Dua HS. Deep anterior lamellar keratoplasty–triple procedure: a useful clinical application of the pre-Descemet's layer (Dua's layer). Eye. 2015;29:323–6.
62. Agarwal A, Dua HS, Narang P, Kumar DA, Agarwal

A, Jacob S, et al. Pre-Descemet's endothelial keratoplasty (PDEK). Br J Ophthalmol. 2014;98:1181–5.
63. Dua HS, Faraj LA, Branch MJ, Yeung AM, Elalfy MS, Said DG, Gray T, Lowe J. The collagen matrix of the human trabecular meshwork is an extension of the novel pre-Descemet's layer (Dua's layer). Br J Ophthalmol. 2014;98:691–7.
64. O'Rahilly R. The timing and sequence of events in the development of the human eye and ear during the embryonic period proper. Anat Embryol (Berl). 1983;168:87–99.
65. Hay ED, Revel JP. Fine structure of the developing avian cornea. Monogr Dev Biol. 1969;1:1–144.
66. Bron A, Tripathi R, Tripathi B. Wolff's anatomy of the eye and orbit. 8th ed. London: Chapman & Hall; 1998.
67. Dodson JW, Hay ED. Secretion of collagenous stroma by isolated epithelium grown in vitro. Exp Cell Res. 1971;65:215–20.
68. Cai CX, Fitch JM, Svoboda KK, Birk DE, Linsenmayer TF. Cellular invasion and collagen type IX in the primary corneal stroma in vitro. Dev Dyn. 1994;201:206–15.
69. Hayashi M, Ninomiya Y, Hayashi K, Linsenmayer TF, Olsen BR, Trelstad RL. Secretion of collagen types I and II by epithelial and endothelial cells in the developing chick cornea demonstrated by in situ hybridization and immunohistochemistry. Development. 1988;103:27–36.
70. Linsenmayer TF, Gibney E, Gordon MK, Marchant JK, Hayashi M, Fitch JM. Extracellular matrices of the developing chick retina and cornea. Localization of mRNAs for collagen types II and IX by in situ hybridization. Invest Ophthalmol Vis Sci. 1990;31:1271–6.
71. Quantock AJ, Young RD. Development of the corneal stroma, and the collagen–proteoglycan associations that help define its structure and function. Dev Dyn. 2008;237:2607–21.
72. Toole BP, Trelstad RL. Hyaluronate production and removal during corneal development in the chick. Dev Biol. 1971;26:28–35.
73. Maurice DM. The cornea and sclera. In: Davison H, editor. The eye, vol. 1B, Vegetative physiology and biochemistry. 3rd ed. Orlando: Academic press; 1984.

第24章

圆锥角膜患者脂肪干细胞和角膜脱细胞层构建的角膜基质扩张临床模型的共聚焦显微镜观察

Mona El Zarif，Karim Abdul Jawad，Jorge L. Alió

24.1 概述

圆锥角膜的特征是角膜强度的进行性下降[1]，这与人眼角膜基质细胞的进行性丢失、角膜基质细胞数量从前至后减少[2]及角膜基质的进行性变薄有关[2,3]。尽管在疾病的表型表达中可能存在一些变异，但这一定义适应于大多数圆锥角膜患者[4]。大多数圆锥角膜患者角膜薄、机械阻力弱，这与角膜基质细胞密度的逐渐丧失有关[5]。角膜基质细胞的凋亡[2,6]或酶的释放被认为是角膜基质细胞丢失的原因，从而导致角膜基质随着时间的推移而丢失[2,6]。随着疾病的进展，角膜基质中的细胞比例逐渐降低[2]。

圆锥形角膜的末期，伴随着角膜基质细胞数量的急剧减少，角膜厚度极度变薄。会出现严重的角膜变形[2]，角膜顶点位置改变[7]，导致严重的视力丧失。

圆锥角膜的治疗应着眼于角膜基质的正常特征的恢复。这可以通过用健康的角膜代替病变的角膜，通过在角膜内插入不同的材料来增加抵抗力，如角膜环或生物组织，或者通过刺激存在于角膜基质中的细胞来产生胶原来实现。这种角膜基质的复原可以通过刺激细胞产生胶原蛋白或通过使用角膜基质或任何其他可以同时增加角膜厚度和光学性能组织，增加角膜厚度、促进新的胶原蛋白增生、替代因疾病发展而失去的胶原蛋白。

根据作者在角膜再生方面相关的经验[8-10]，我们建议使用带或不带ADAS细胞的角膜脱细胞层来治疗圆锥角膜导致的严重薄角膜[8]。严重病例极薄的角膜情况，可以联合使用角膜板层[9]与上文提及的干细胞进一步增加角膜厚度[8]，该角膜板层由眼库的捐献角膜通过飞秒激光处理制备完成，可实现其生物学价值。在这一章中，我们将通过一个临床试验来描述共聚焦显微镜的发展，在该临床试验中，自体干细胞被注射到角膜基质中[8]。不适用于制备角膜植片的捐献角膜，通过注射或不注射自体干细胞，用于治疗晚期圆锥角膜患者[9,10]。

我们将在此报道使用共聚焦显微镜作为研究工具的试验结果，共聚焦显微镜用于确定试验中使用的干细胞的活性及这种细胞疗法对未来治疗圆锥角膜的影响[8]。

24.2 患者和方法

24.2.1 患者

连续 14 例圆锥角膜患者被纳入研究，随机分为三个研究组：

第一组：自体 ADASC 植入术 5 例。

第二组：脱细胞人角膜基质移植 5 例。

第三组：自体 ADASC+脱细胞人角膜基质移植 4 例。

13 例患者完成了研究，仅有 1 例因个人原因而放弃试验。

24.2.2 方法

24.2.2.1 共聚焦显微镜的介绍：(海德堡 HRT3 RCM 设备)

利用共聚焦显微镜进行光学切片，可以观察角膜的微观结构，观察条件比以前可用的设备更好。例如，使用相干光可以提高在共聚焦显微镜下观察到的基质图像的对比度和质量[2]。

作为一种无创技术，共聚焦显微镜允许在体观察角膜的微观结构和更准确的角膜基质细胞密度的定量分析(图 24.1 和表 24.1)。

24.2.2.2 共聚焦显微镜的使用

当设备关闭时，Rostock 角膜模块(RCM)的物镜必须设置为+12D(图 24.2)。然后，一滴接触凝胶被应用在 RCM 的显微

表 24.1 共聚焦显微镜图示，并详细说明其不同部位[11]

1 额托	7 CCD 摄像机
2 有红色标记的头枕柱	8 RCM 物镜
3 外固定光	9 腮托
4 摄像头	10 相机位置调节螺丝
5 垂直和水平相机定位调节螺丝	11 腮托调节螺丝
6 CCD 摄像机电缆	12 RCM 物镜电缆

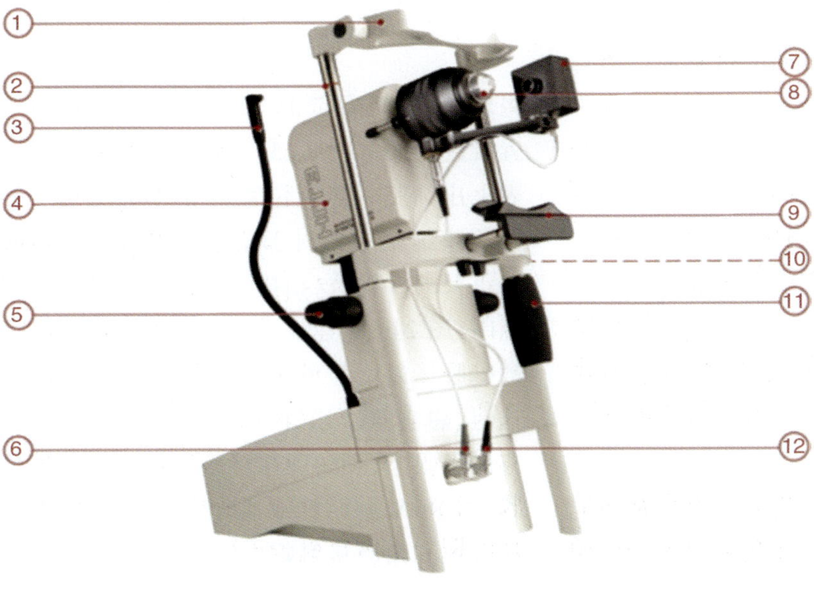

图 24.1 海德堡 HRT3 RCM 设备[11]。

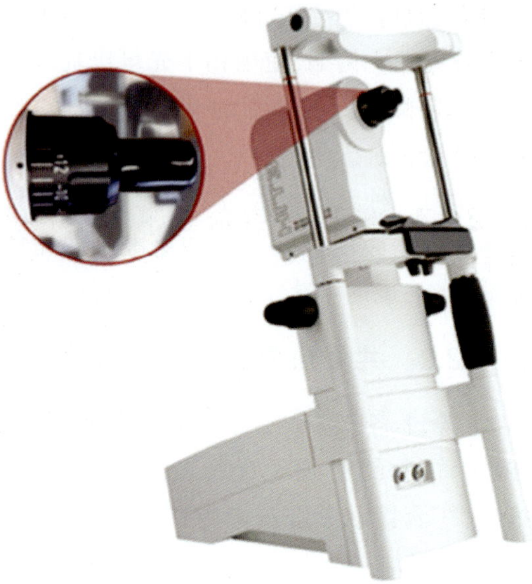

图 24.2 RCM 物镜为+12D[11]。

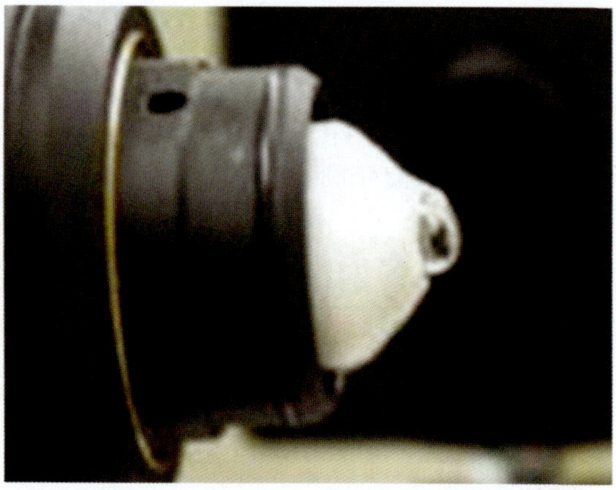

图 24.3 凝胶应用于显微镜接触镜的前表面[11]。

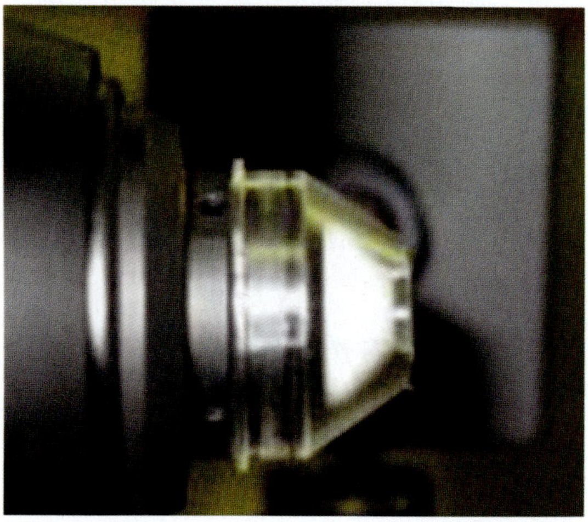

图 24.4 附着在物镜上的角膜接触帽[11]。

镜透镜的前表面。凝胶中不能含有气泡(图 24.3)。然后,将角膜接触帽放置在 RCM 目标的顶部(图 24.4)。相机被放置在被检查眼的一侧[11]。

在征得患者同意后,确保其对所使用的凝胶和麻醉剂无过敏反应,并告知将如何进行检查后,在待检查的患眼中滴一滴表面麻醉剂,做好准备。然后,用一种凝胶替代泪液涂在双眼上。凝胶还应用于角膜接触帽的外表面,以加强帽和患眼之间的接触面。海德堡公司建议使用相同的高黏度凝胶用于患眼和角膜接触帽。我们建议在使用前将凝胶在 4℃的温度下保存一段时间,检查室的环境应保持在相对较低的温度。

在进行检查之前,患者必须保持情绪稳定、舒适,并与共聚焦显微镜的镜头对准。随后,嘱患者眼球不要移动,继续注视前方光线,不要眨眼,不要向左右看,以免妨碍[11]显微镜观察。

然后, 调整 CCD 相机垂直于扫描激光相机的光轴。RCM 物镜和焦平面被调整到眼球表面,然后点击“重置”焦面,将焦面位置设置为“0”(图 24.5)。将被检查眼睛的浅表上皮细胞的焦点位置重置为 0,这对于测量角膜细胞层相对于角膜表面的深度是至关重要的。接着,扫描激光摄像机慢慢移向患眼(图 24.6)。建议在角膜接触帽外表面涂敷凝胶, 以增强角膜接触帽与角膜的接触。这时,患者被要求睁大眼,扫描摄像机慢慢移向患眼,直到角膜接触帽接触到患者的角膜。将 RCM 顺时针或逆时针旋转,一旦患者的角膜和角膜接触帽之间形成接触,焦平面

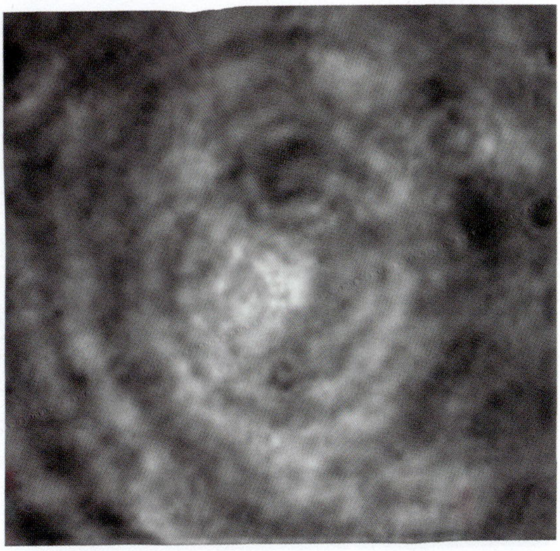

图 24.5　将焦平面调整到眼表平面后所见的图像[11]。

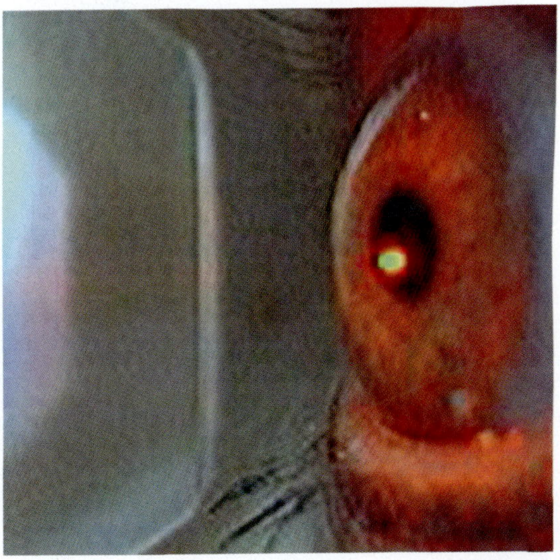

图 24.6　来自瞳孔中心的共聚焦显微镜的激光反射显示显微镜与患眼的正确对齐[11]。

就调整到所需的细胞层。头托不能横向移动。最后，按下脚踏开关得到一幅图像[11]。

24.2.2.3　操作共聚焦显微镜的难点

使用共聚焦显微镜来研究角膜对患者和检查者来说，都存在一些难点。

患者必须能够与检查者合作，保持稳定的体位、良好的固视和开阔的睑裂大小以使角膜接触帽与眼接触[11]。

角膜接触帽与眼接触，可能会引起流泪和畏光，增加了检查的难度。

24.2.2.4　晚期圆锥角膜基质的共聚焦取样

在圆锥角膜患者的共聚焦显微镜检查中，表面上皮细胞呈斜向伸长，呈高反射(图 24.7)，不少作者[12]报道了在疾病第四阶段，角膜中心区域出现病理改变。根据我们的经验，我们还发现(图 24.7 和图 24.8)，在上皮层，浅表细胞呈斜向拉长和扭曲，而不是以正多边形[13]镶嵌形式呈现。与正常上皮组织不同，基底上皮细胞之间的边界很难区分，基底上皮呈现扭曲和不规则(图 24.9 至图 24.11)[13]。

鲍曼膜的破裂从基膜延伸到其下方的角膜基质，表现为瘢痕组织[13]的高反射性。其他研究也描述了条纹的存在（图 24.12)，这些研究发现，由于胶原蛋白的紊乱，在鲍

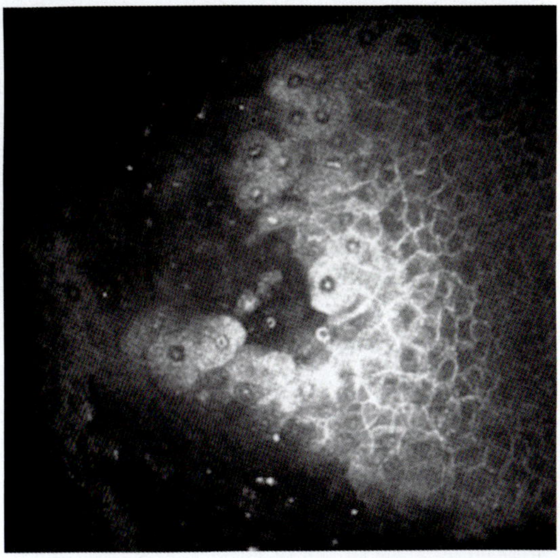

图 24.7　1 例 34 岁的圆锥角膜患者的浅表上皮细胞。细胞呈斜向伸长，反射性强，有明显的细胞缺失区。

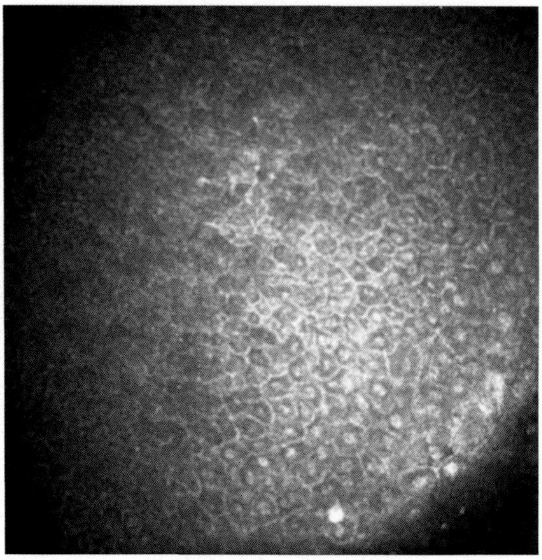

图 24.8 1 例 34 岁女性圆锥角膜患者的浅表上皮细胞在 1μm 处显示出不同大小的浅表上皮细胞和一个斜向伸长的上皮细胞。

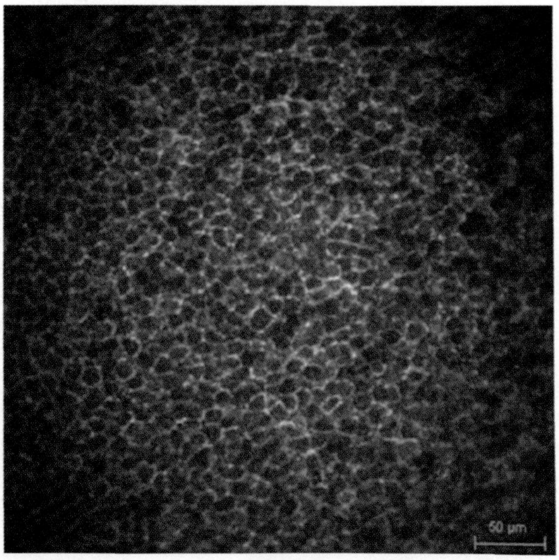

图 24.9 1 例女性圆锥角膜患者 32μm 处角膜上皮。

曼膜下有明亮的背景光照反射纤维 [12]。有时，细小的神经纤维出现在角膜突起区域，呈斜向水平排列，与拉伸的上皮细胞方向相一致(图 24.13)[13]。此外，角膜基质的前基质突起和后基质 Vogt 栅栏的反射升高与角膜

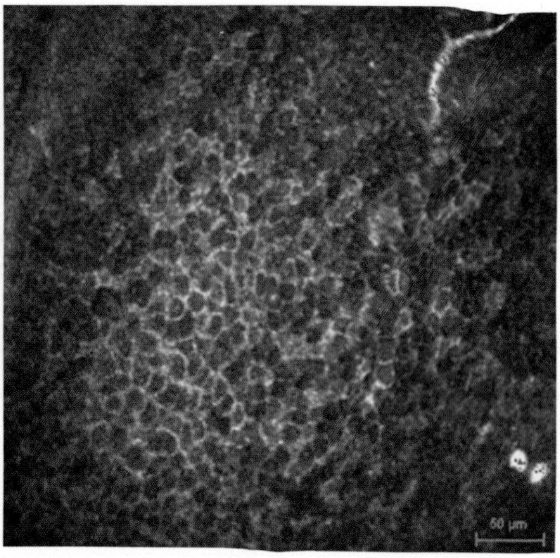

图 24.10 1 例女性圆锥角膜患者 50μm 处角膜上皮，可见神经丛、不规则扭曲的上皮细胞和小面积的细胞缺失。

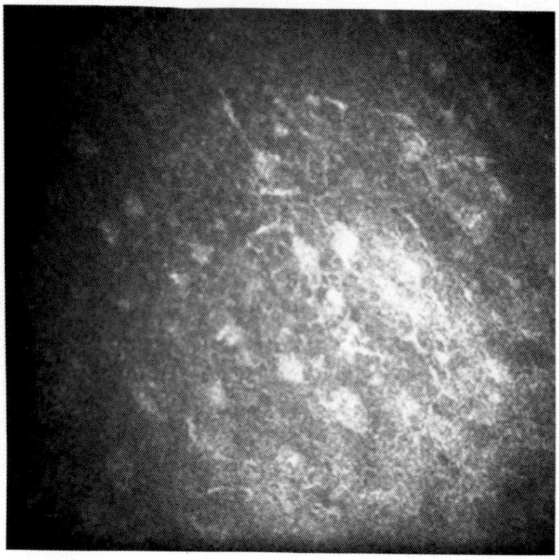

图 24.11 1 例 32 岁女性圆锥角膜患者 61μm 处角膜基底上皮，它显示鲍曼膜区域高反射性结节相关的瘢痕组织水平，有缺失细胞的区域。

基质的病理进展是一致的[14]。基质的主要异常之一是在整个角膜基质中可见明显的微纹，与基质的较亮反射相比，微纹也表现为

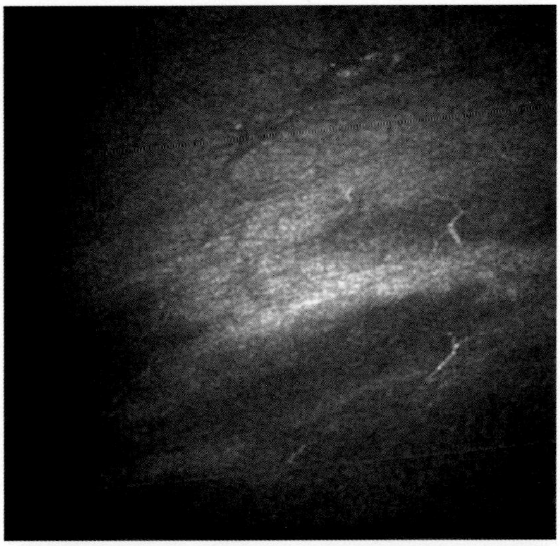

图 24.12 1 例 34 岁进行性圆锥角膜女性患者显示在 61μm 处，鲍曼膜有一个可见的黑色条纹。

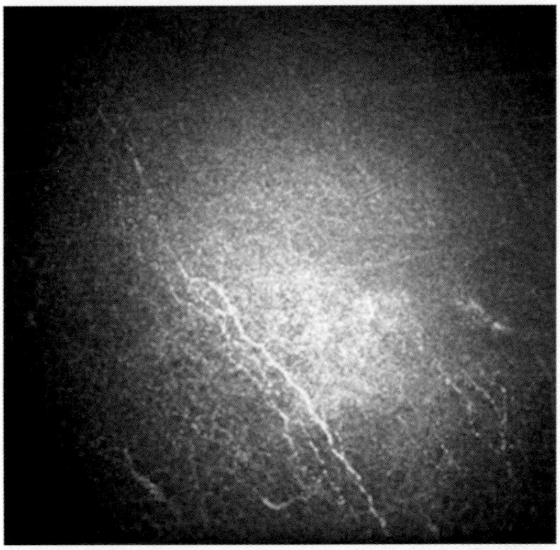

图 24.13 1 例 31 岁男性患者的基底上皮、鲍曼膜和上皮下臂丛神经；纤维呈斜向排列，并显示细微的不规则。

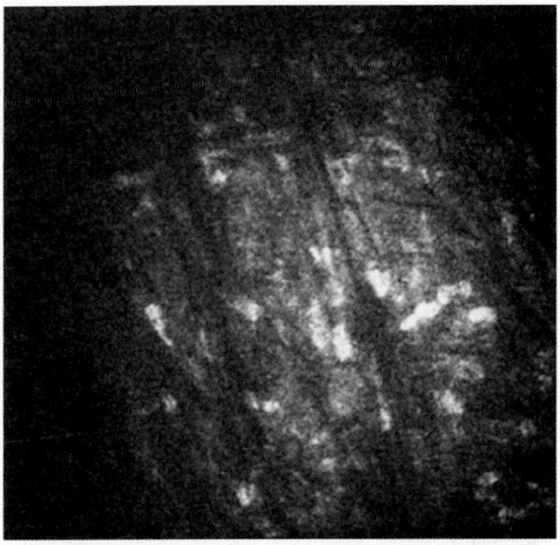

图 24.14 1 例 35 岁的圆锥角膜患者，术前 158μm 处角膜前基质显示斜深色条纹和中等数量的反射性角膜基质细胞。

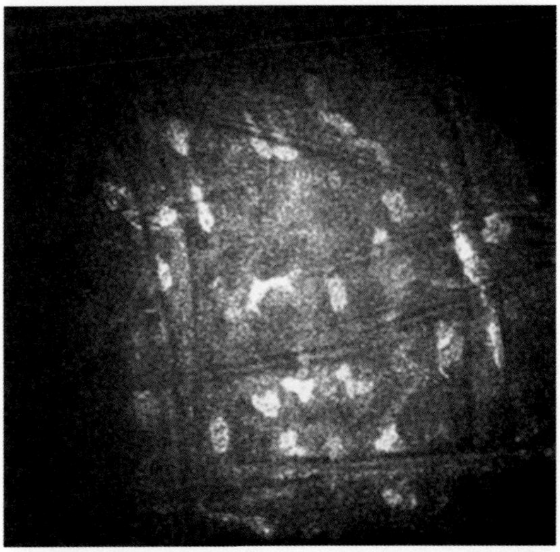

图 24.15 1 例 50 岁的圆锥角膜女性患者的396μm 处角膜基质可见斜、垂直和水平深色条纹，并有中等数量的高反射性角膜基质细胞。

多个暗细线(图 24.14)。这些微纹可能是由于角膜[13]细胞外胶原片的变性引起的。这些微细纹可呈水平、垂直、斜或网状线（图 24.15)，它们似乎从最前部基质延伸至后弹力层[13]。

角膜基质细胞的形态从前基质到后基质发生变化。前基质中细胞核薄而一致(图 24.16)，部分基质细胞呈树突状(图 24.17)，中间基质中细胞核更一致且更大(图24.18)。

后基质角化细胞的形态与中基质相似，但小而不明亮(图 24.19)。

最后，后弹力层完全脱细胞(图 24.20)，内皮细胞层根据疾病的进展可能出现细胞面积增加、细胞密度降低、多态性和多形性等变化(图 24.21)[13]。

24.2.2.5 细胞计数方法

角膜基质细胞的自动计数 由共聚焦角膜显微镜设备的自动计数通常是不精确的，这导致计算细胞数量时的误差增加。因此，为了本研究的目的，我们倾向于对角膜基

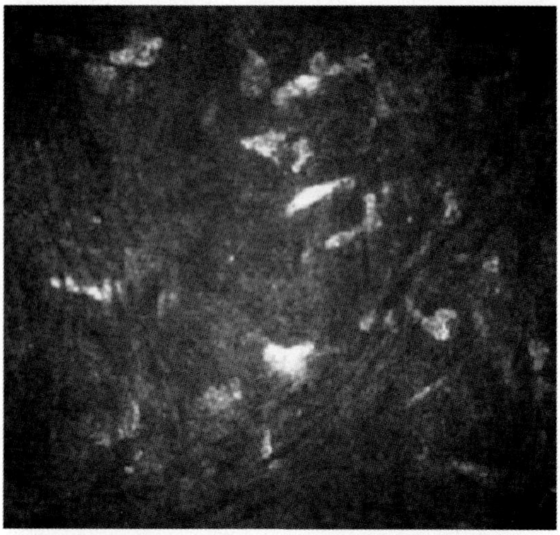

图 24.16 1 例 33 岁的圆锥角膜女性患者的 63μm 处前角膜基质，其角膜基质细胞数量减少，细胞核稀薄。

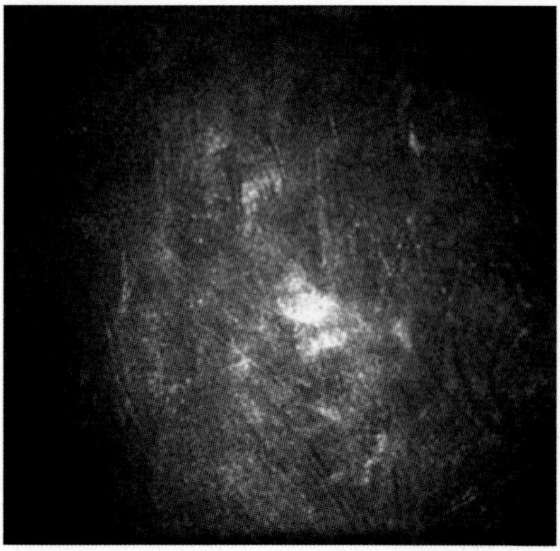

图 24.17 1 例 31 岁男性圆锥角膜病变患者的术前 217μm 处中基质显示树突状的角膜基质细胞。

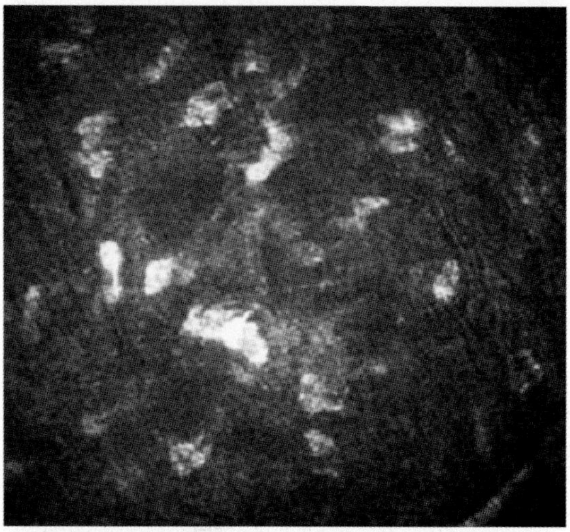

图 24.18 1 例 33 岁的圆锥角膜患者的 220μm 处基质显示角膜基质细胞数量减少，核致密。

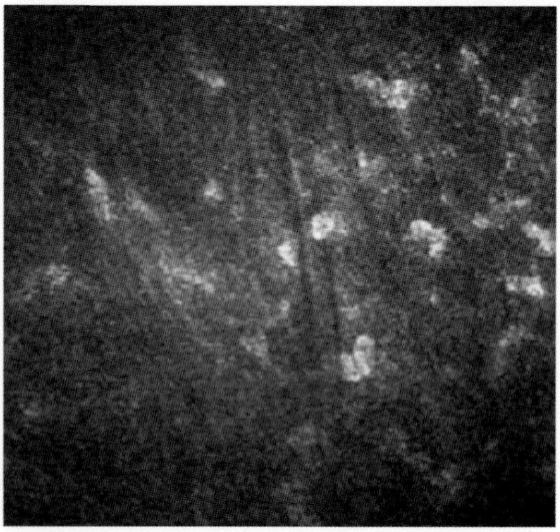

图 24.19 1 例 33 岁的圆锥角膜患者的 439μm 处角膜基质显示角膜基质细胞数量显著减少，核不反光，且致密。

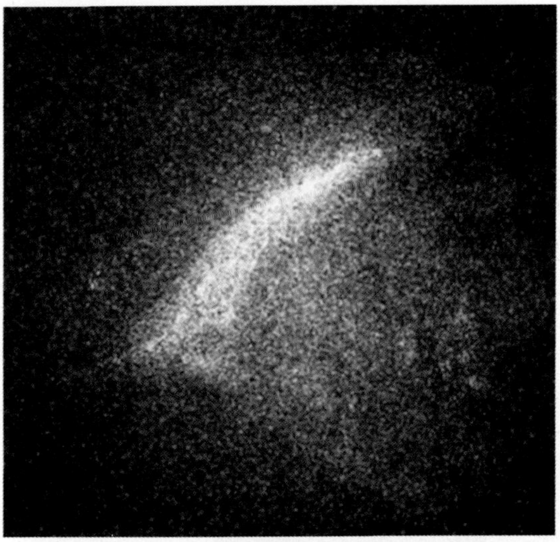

图 24.20　1 例 31 岁圆锥角膜男性患者的后弹力层，显示一个非细胞层高度反光的区域。

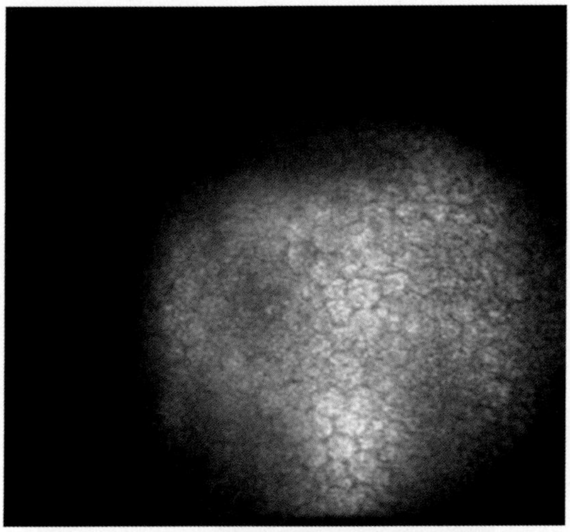

图 24.21　1 例男性圆锥角膜患者 531μm 处轻度多形性内皮细胞。

质[11]的角膜基质细胞进行手工计数。

角膜基质细胞手工计数方法　首先，选择患者角膜基质的图像。图像必须有良好的对比度和光照质量，并必须包含角膜基质细胞。被称为“感兴趣区域”的区域(ROI)。这个区域有很多细胞。建议对角膜基质各层的所有细胞计数选择相同的 ROI 近似值(如 0.1000mm^2)[2,11]。

细胞计数从中等亮度和对比度开始。此时，用设备的标记选择光线更强、折射更强的细胞[5,6]，标记通常为白色或浅灰色，边界清晰[2]。深灰色的单元格不应该被考虑，因为这些单元格不属于所选的平面。这种高亮度通常归因于这些细胞中的核含量，呈不规则的椭圆形(图 24.22)[5]，而亮度的差异则是由于代谢激活和激光[5]的入射方向。

在第一次计数完成后，对比度被提高到最大，亮度被降低到最小。从选定平面消失的角膜基质细胞被消除，只有剩下的用于最终的细胞数量的计算即便他们只是隐约可见(图 24.23)。

最后，对比度降低到 1/4，亮度增加到 3/4(图 24.24)。在这张新调整的图像中，平面变成了灰度，角膜基质细胞变得高度明亮，进一步精确细胞计数。

当图像非常暗时，建议将对比度提高到最大，亮度提高到 3/4(图 24.25)。这样便于计数角膜基质细胞，恢复细胞计数也可以如上所述。

ADAS 细胞计数　移植 ADAS 细胞的计数方法与正常角膜基质细胞的计数方法相似。这两种方法之间唯一的区别是，在第一次手术后 6 个月，ADAS 细胞呈圆形，比正常角膜基质细胞更清晰、折射率更高(图 24.26)[8]。6 个月后，ADAS 细胞与正常角膜基质细胞[8]同化成相似的形状，从而减少了它们之间的任何形态差异(图 24.27)。此时，这两种细胞的细胞计数方法是相同的。

脱细胞层上的细胞计数　共聚焦显微镜所提供的图像显示，在第一个月的角膜板层完全脱细胞(图 24.28)，但是由患者角膜基质的角化细胞所移植的新定植的移植板显示，这些细胞在形态学上与角膜的天然角化细胞不同。这是由于移植后的透明性降低

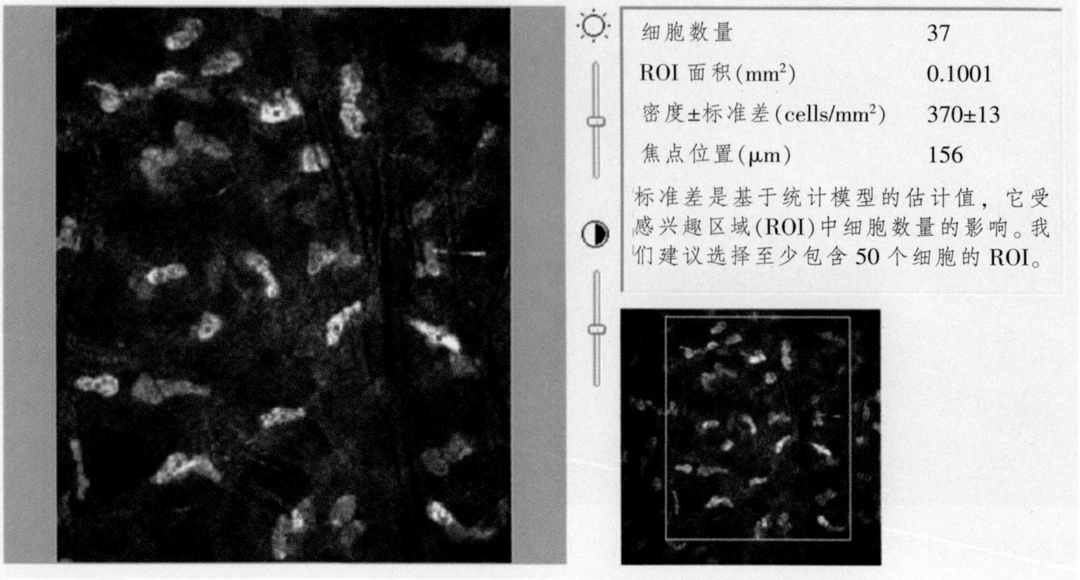

图 24.22 中亮度和对比度下细胞计数;角膜基质细胞呈蓝色。

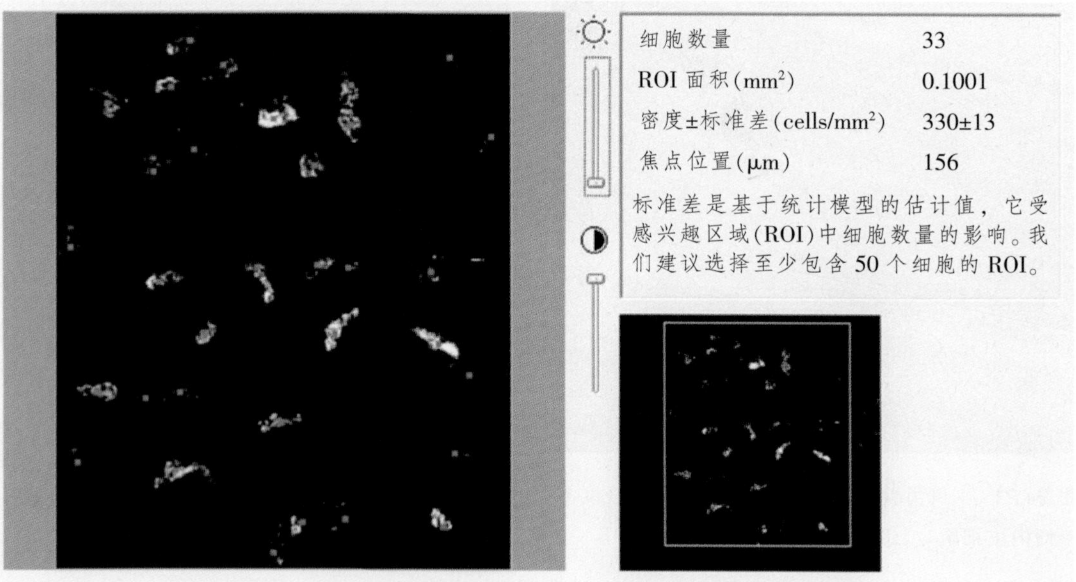

图 24.23 用低亮度和高对比度设置消除不属于观察平面的角化细胞。

造成的(图 24.29)。因此,这些细胞的图像缺乏患者正常角膜基质细胞所见的深度。术后3个月,定植在板层上的患者细胞的形态开始显示一些新的角化细胞外观(图 24.29)。6个月时,这些细胞的形态变得更类似于角化细胞[9](图 24.30),术后1年才完全发育成具有相同形态的角化细胞[10](图 24.31)。因此，识别这些细胞在几个月内的形态变化是很重要的，这有助于获得更准确的细胞计数。

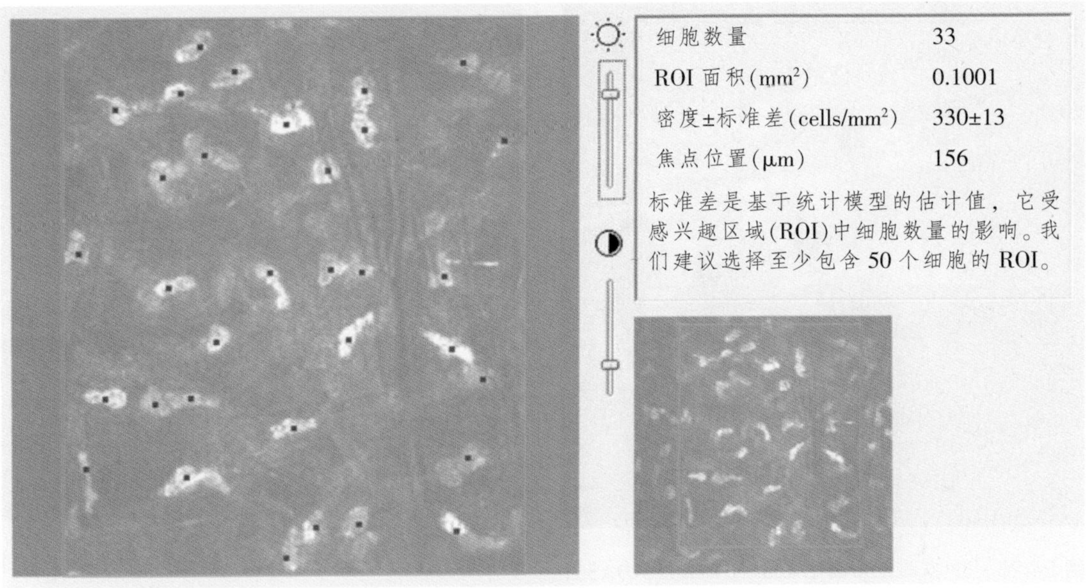

图 24.24　使用 3/4 的高亮度和 1/4 的低对比度来细化细胞计数,图像在灰度中出现。

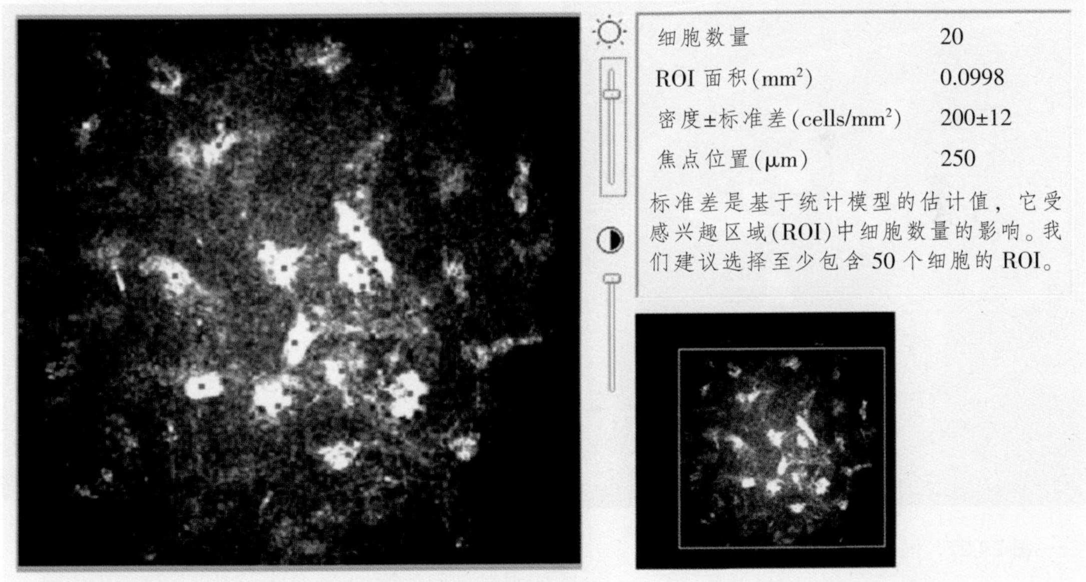

图 24.25　最大对比度和 3/4 的亮度用于非常暗的图像。

再细胞化薄板上的细胞计数　再细胞层上的细胞计数与去细胞层上的细胞计数相似。在本例中,4 例患者中有 2 例在术后 1 个月的板层内可见少量 ADAS 细胞。此外,在手术后 3~12 个月观察到,与脱细胞相比，再细胞化的板层始终含有更多的角化细胞[10]。

24.2.2.6　角膜密度计算

为了获得细胞密度,检查者必须使用[11]

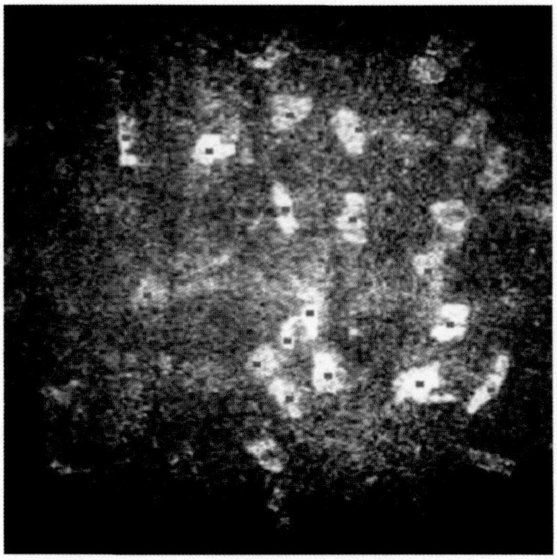

图 24.26 33 岁圆锥角膜患者术后 1 个月 ADAS细胞和角化细胞的计数。细胞用蓝色标记。

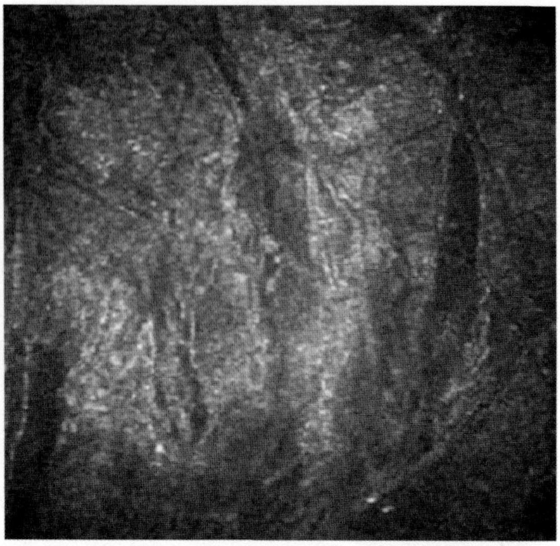

图 24.28 女性患者脱细胞板的前表面术后 1 个月几乎没有细胞。

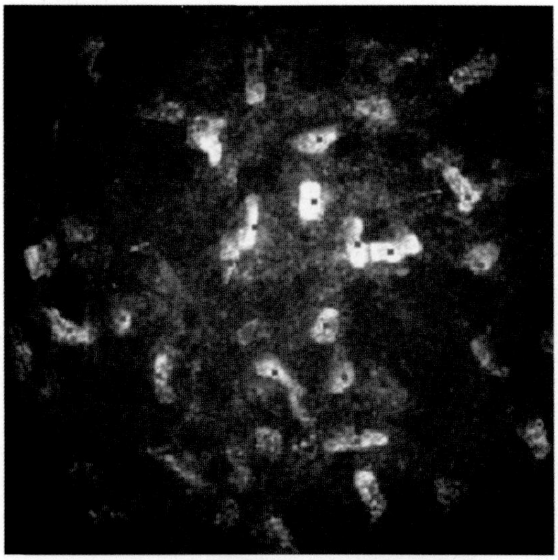

图 24.27 同一患者术后 1 年细胞计数。

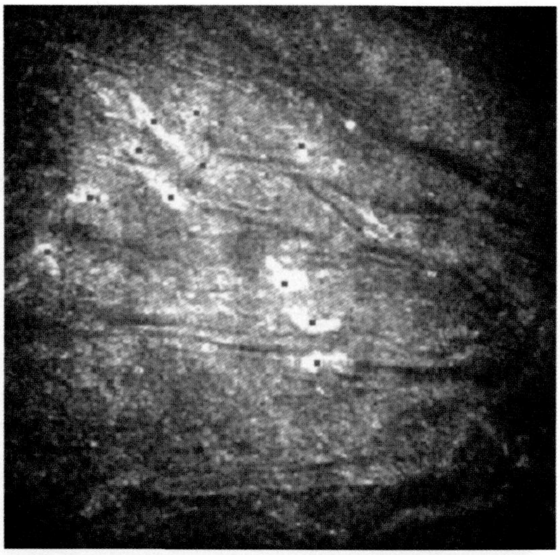

图 24.29 24 岁圆锥角膜患者角膜板层术后 3 个月的细胞计数。

共聚焦显微镜下的细胞计数软件,并根据专家测量的图像,划出一个固定区域,其外围含有丰富的角膜基质细胞。由于很难使角膜接触帽和患者之间有很充分的角膜接触,所以,专家需要选择一个含有丰富细胞的区域。

在软件屏幕上显示如下数据:

• 细胞数:是观察者计算的细胞数。

• ROI(mm^2):同一观察者所选择的面积。

• 密度±标准差($cell/mm^2$):同一设备按平方毫米计算的密度,误差或多或少与该区域中的细胞数有关[6,11]。例如,密度(每平方毫米内的细胞数)=200±12。

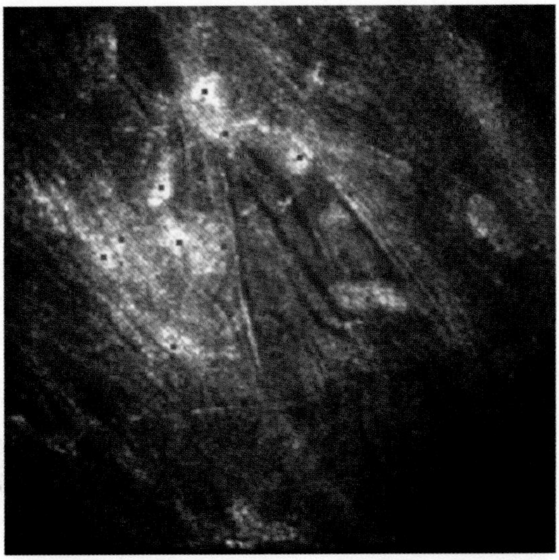

图 24.30　手术 6 个月后，29 岁的圆锥角膜患者板层前部的细胞计数。

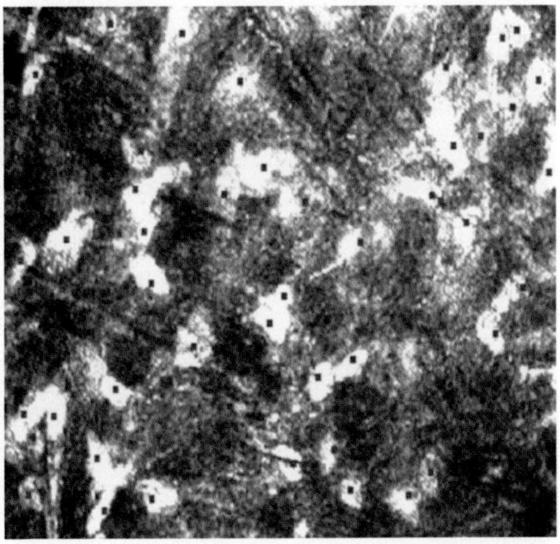

图 24.31　31 岁患者术后 1 年板层前部细胞计数。

24.2.2.7　细胞计数的难点

在计数角膜基质细胞的经历中，我们遇到了困难。最后我们建立了特定的标准和方法，以达到准确细胞计数的目的。我们推荐以下方法：

• 细胞出现在捕获的图像，看起来他们属于 50μm 深度的同一平面，这些细胞不能被计数。这些细胞呈褪色的灰色。这时建议降低照明到 0%，增加对比度至 100%（图 24.23）。

• 如果图像分辨率低，对比度必须修改到 25%，照明提高到大约 75%。这样，在清晰的背景中可以看到角膜基质细胞，其边界清晰，光线清晰。因此，他们可以更容易地标记。我们称这种调节为灰度图（图 24.24）。

• 如果共聚焦图像很黑，建议将照明设置为 75%，对比度为 100%（图 24.25）。

• 如果附着细胞的两种结构之间的分隔线不清楚，最好在对比度和光照之间进行调整，直到能分辨出两个细胞的核成分的方向为止。如果核成分平行，则它们更有可能属于同一核心。然而，如果两个细胞的核成分在不同的方向，那么，他们属于两个不同的细胞。

• 如果所选平面边缘的细胞没有完整的形状，则每两半细胞被计算为一个细胞。

在观察移植层的形态时，我们发现其形态有脱细胞形态和再细胞形态：他们具有丰富条纹的细胞外基质，条纹更大、更深；并且在移植后的几个月里发生了变化。这种改变后的形态此后保持不变。

24.3　结果

24.3.1　角膜基质增强干预后的角膜基质共聚焦显微镜检查

24.3.1.1　ADAS 移植患者

植入手术后 1~3 个月，相比存在于受体角膜的角化细胞梭形形态[5]，ADAS 移植细胞呈圆形，较正常细胞更具折射性[8]（图 24.32 和图 24.33）。然而，在术后 6 个月

ADAS 细胞从圆形变为梭形[8]，并同化了与患者角膜原始角膜基质细胞相似的形态(图 24.34)。这些细胞的圆形形态是它们生存能力的一个强有力的指标，特别是在术后早期[8]。我们还发现术后 6 个月角膜基质细胞数量增加[9]。手术一年后，可以注意到角化细胞的数量增加更多(图 24.35)[10]。与术前密度水平相比，细胞密度逐渐增加(P=0.07)，术后 1 年患者的前、中、后基质中可见明显的细胞(表 24.2)。

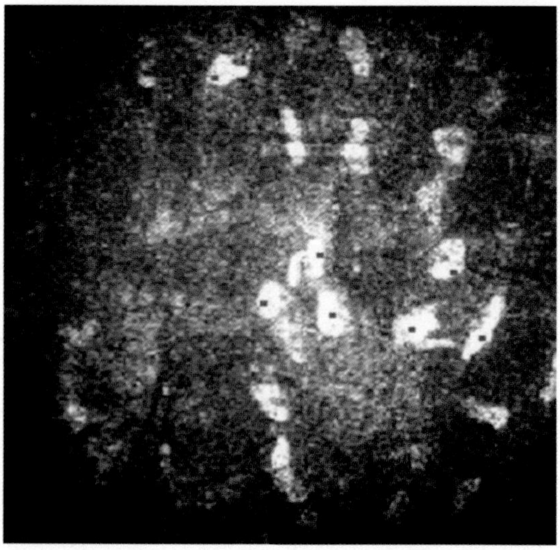

图 24.32 1 例 33 岁女性圆锥角膜患者在 ADAS 细胞移植 1 个月后的角膜基质共聚焦显微镜检查结果。

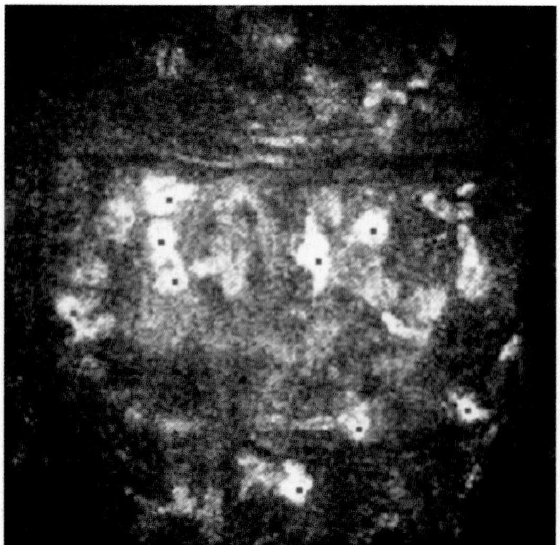

图 24.33 1 例 33 岁的圆锥角膜患者在移植 ADAS 细胞 3 个月后的共聚焦显微镜观察 273μm 处位置。蓝点表示移植细胞位于板层囊平面内。相比患者基质的原角膜基质细胞，他们有一个圆形的形态和更大的折射性。

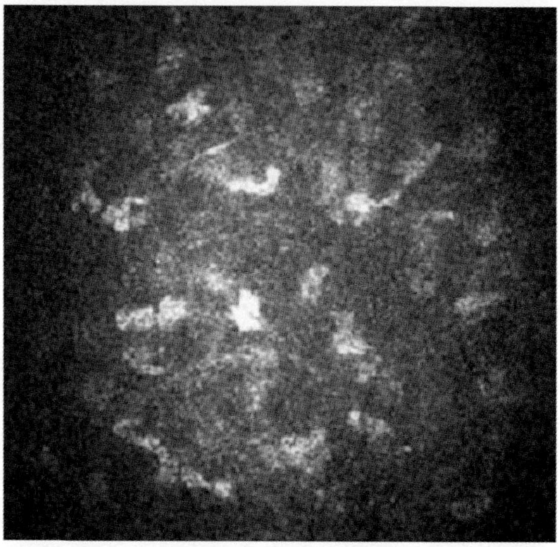

图 24.34 1 例 33 岁的女性患者术后 6 个月 ADAS 细胞形态发生变化，从圆形变为纺锤状。

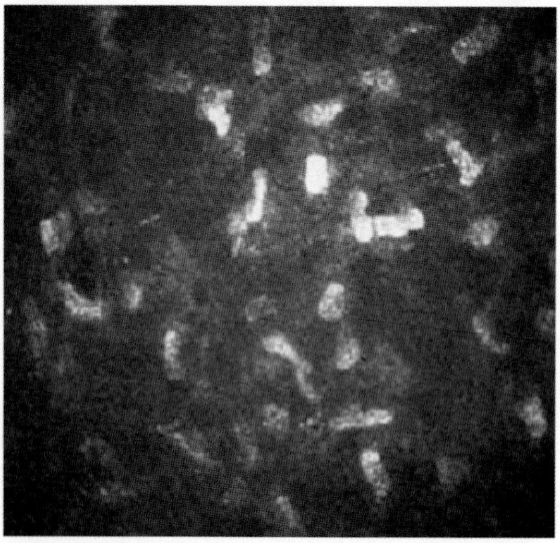

图 24.35 移植 1 年后，手术平面 250μm 处的角化细胞。

24.3.1.2 板层脱细胞患者

大多数患者术后 1 个月，移植板层一般保持脱细胞状态（图 24.36）[9]。然而，2/5 的患者在板层前部出现角化细胞定植的开始，这种变化通常在术后 3 个月出现（图 24.37）。另一方面，在 5 例患者中，有 3 例在同一时间检查时，板层后部明显被角化细胞定植（图 24.38）。移植 6 个月后，部分患者的板层前部有明显的角化细胞定植（图 24.39），而板层后部的角化细胞更为丰富（图 24.40）。此外，术后 1 年，角化细胞的前、后侧完全定植（图 24.41 和图 24.42）[10]。板层细胞的密度与正常角膜的情况相似。我们可以证明，手

表 24.2 患者术后 1 年内的角膜基质细胞密度变化情况

	术前			术后 6 个月			术后 12 个月		
	1 组	2 组	3 组	1 组	2 组	3 组	1 组	2 组	3 组
前基质（个细胞/平方毫米）	236.45 (220，280)	222.6 (163.3，286.6)	187.6 (176.6，198)	254.15 (210，306.6)	215.3 (190，273.3)	286.6 (210，356.6)	288.5 (210，340)	441.2[a] (392.5，474)	467.4 (333.3，594)
后基质（个细胞/平方毫米）	202.5 (190，225)	181.8 (136.6，216)	192.8 (174，203.3)	255.8 (190，320)	239.16 (213.3，265)	237.4 (163.3，293.3)	322.5 (290，340)	459.7[a] (376.6，540)	416.5 (388，447.5)

术前、术后 6 个月、术后 12 个月角膜基质细胞密度的变化情况（平均值和范围）。

G1（自体 ADASC 植入；n：4）、G2（脱细胞人角膜基质植入；n：5）和 G3（自体 ADASC 再细胞化人角膜基质植入；n：4）[10]。

[a] 代表各参数术前与术后 12 个月比较差异有统计学意义（$P \leqslant 0.05$）。

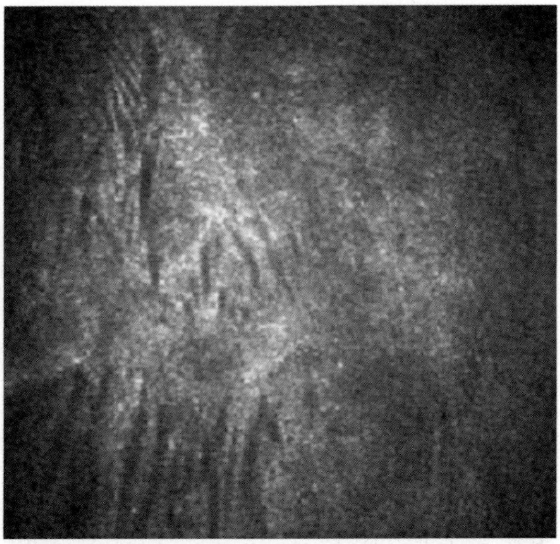

图 24.36 31 岁男性，手术后 1 个月，289μm 处薄层几乎是无细胞的。

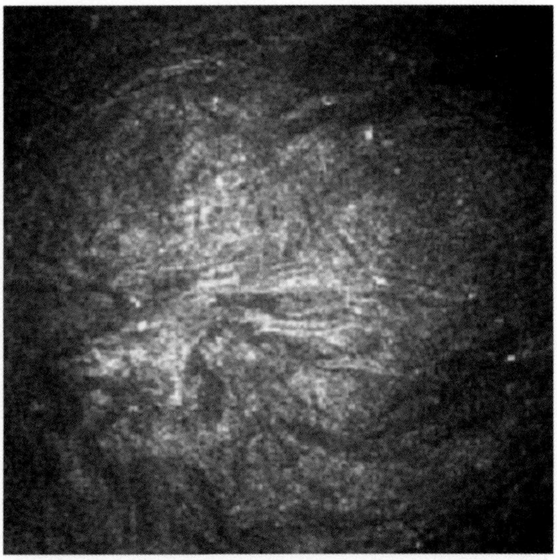

图 24.37 同一患者，术后 3 个月，脱细胞板的前部 207μm 处可见角化细胞早期定植在板层上。

术 1 年后，板层内的角化细胞显著增加，前后基质内的角化细胞密度均有统计学意义(P=0.008)(表 24.2)。

脱细胞板层的胶原基质形态不同于患者基质的胶原基质。图中可见清晰而丰富的深色条纹，其中一些有相当厚的厚度，并且有垂直、水平和倾斜方向(图 24.43 和图 24.44)。

我们在板层外周和边缘观察到术中机械性损伤引起的高反射性结构(图 24.45 和图 24.46)。板层和角膜基质之间的过渡区可以很容易地区分(图 24.47)；此外，该层边界还具有反射结构(图 24.47)。我们还观察到

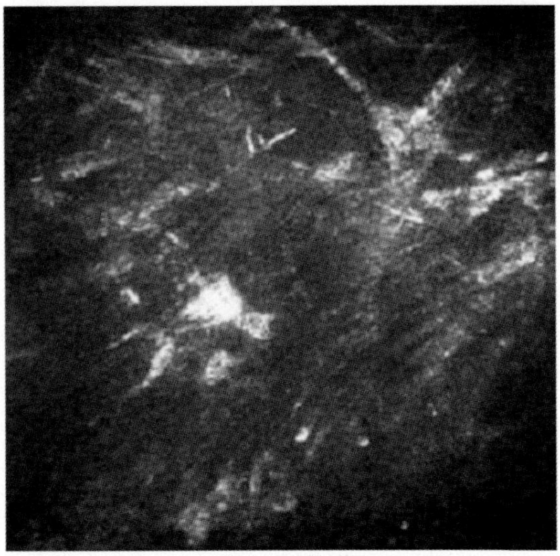

图 24.38 术后 3 个月，271μm 处的板层后部明显被周围的角化细胞定植。

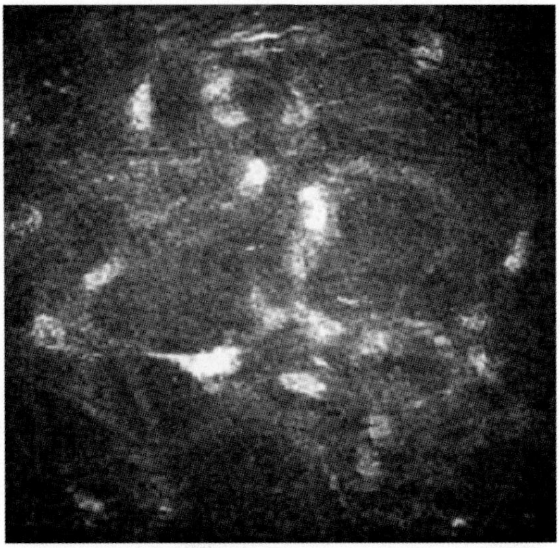

图 24.40 手术后 6 个月角膜角化细胞高度定植的板层后部。

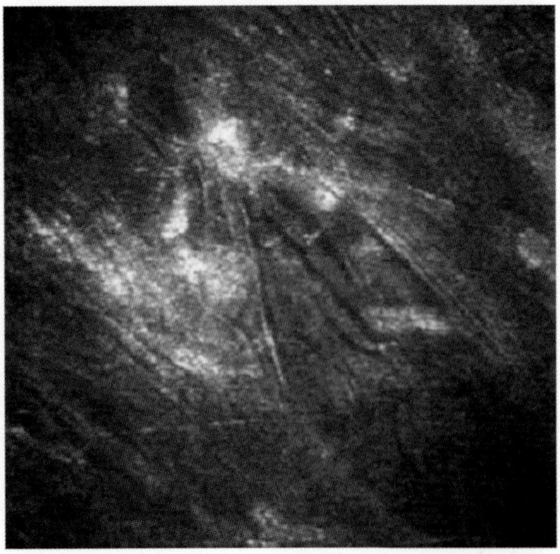

图 24.39 6 个月时在 176μm 的板层前部有细胞定植。

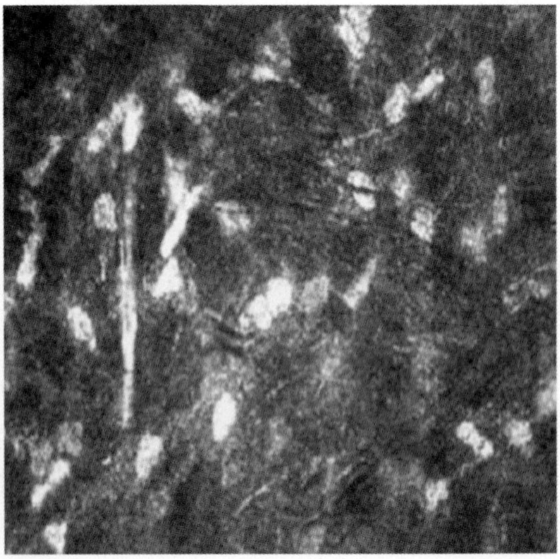

图 24.41 手术 12 个月后，板层前表面有大量角化细胞。

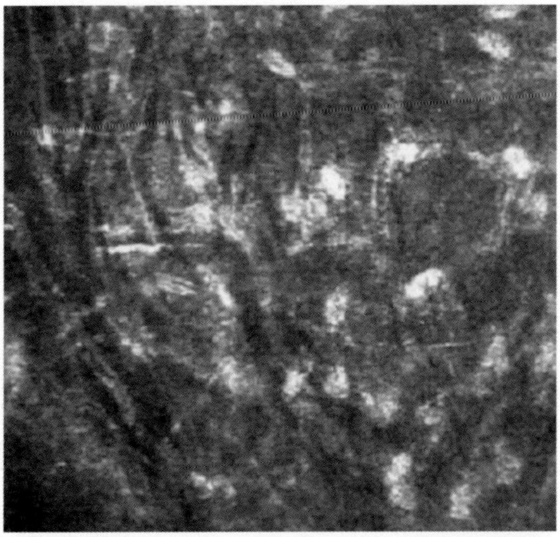

图 24.42　术后 12 个月，板层后表面有大量角化细胞定植。

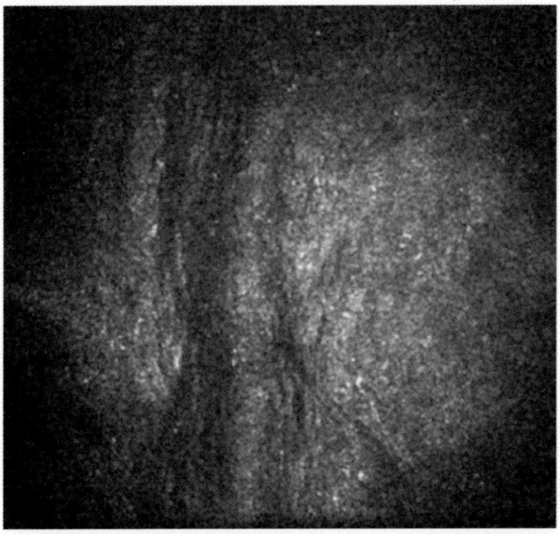

图 24.43　31 岁男性患者，术后 3 个月脱细胞板层前部 154μm 处显示比正常基质更黑更大的条纹。

角膜基质细胞从角膜基质向脱细胞层迁移（图 24.48）。此外，板层反射率高于基质角膜基质（图 24.44 和图 24.48）。手术 12 个月后，通过共聚焦显微镜观察，患者角膜前和后基质形态及角膜细胞密度与正常角膜基质相比无差异（图 24.49 和图 24.50）[10]。

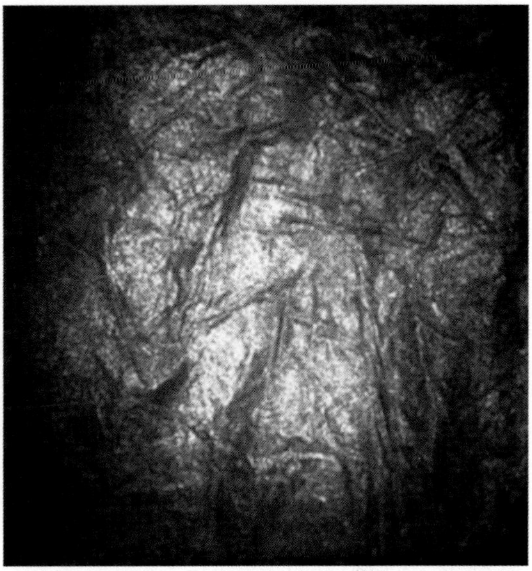

图 24.44　1 例 35 岁的圆锥角膜患者的脱细胞板层的前部，显示深色和丰富的条纹。基质比正常基质清晰，反射性更强。

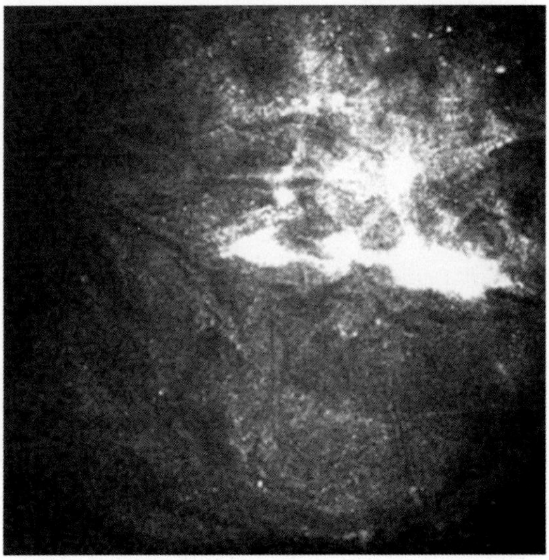

图 24.45　34 岁女性，术后 1 个月，脱细胞板层前表面显示由于机械损伤，板层上的高反射性周围结构。

24.3.1.3　板层再细胞化患者

术后 1 个月，患者的板层的前部、后部

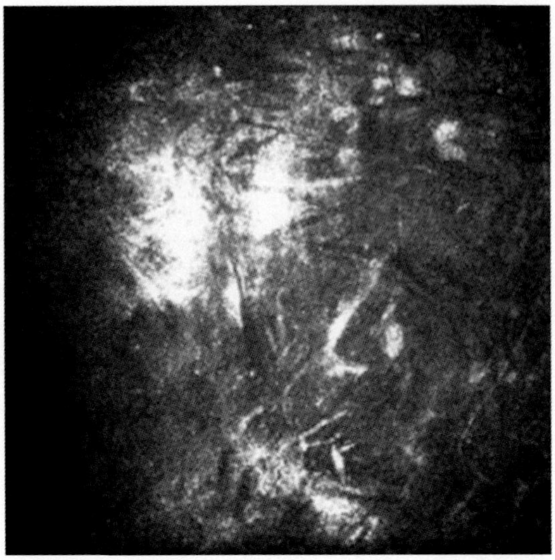

图 24.46　1 例 31 岁男性，术后 3 个月，272μm 处出现脱细胞层，由于手术机械创伤，可见反射性外周结构，针状体，部分角膜基质细胞形态改变。

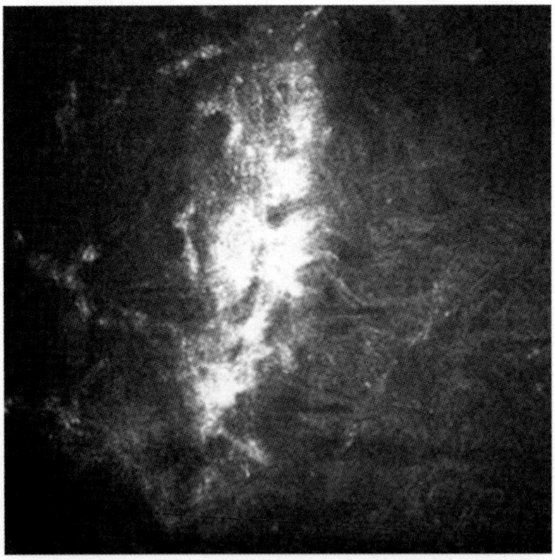

图 24.47　35 岁女性手术后 3 个月，在脱细胞层和角膜基质之间的边界 190μm 的过渡区，显示高度反射的结构，有一些树突状的角化细胞。

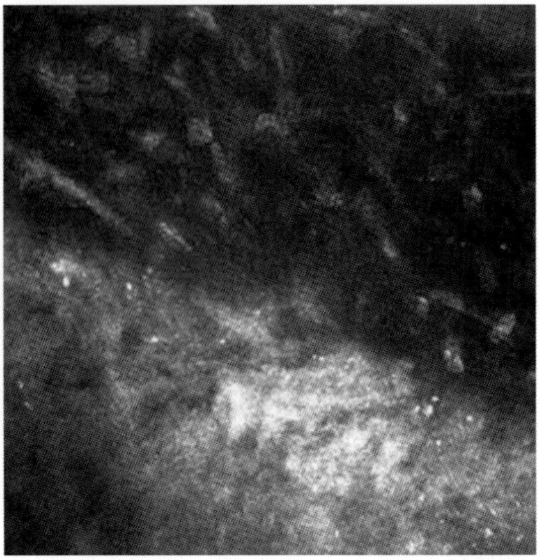

图 24.48　1 例 35 岁的女性患者术后 12 个月，在脱细胞化的板层和受体基质（有许多迁移的树突形状的角化细胞）和角膜基质（有许多角化细胞）之间的 306μm 处的过渡区。

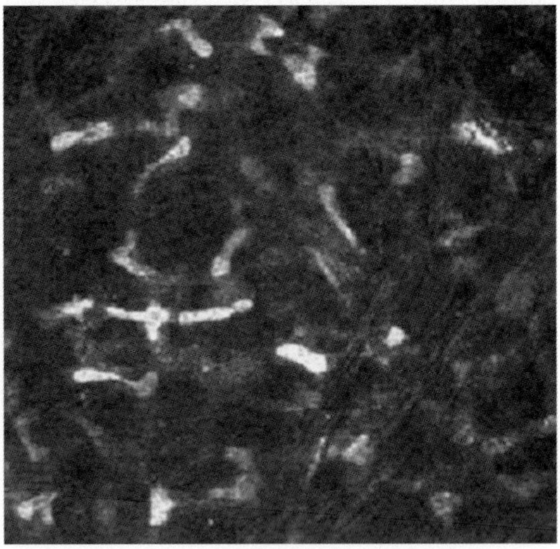

图 24.49　24 岁患者术后 12 个月 103μm 处的前基质。

均出现了少量的 ADAS（4 例患者中有 2 例患者的表面有），他们比前表面的正常角膜基质细胞要小（图 24.51 和图 24.52）；他们与后表面的细胞更为相似，不像脱细胞层，这是完全无细胞。3 个月时，细胞数量略有增加，所有患者均出现少量类似于角化细胞的细胞，部分呈树突状。术后 6 个月和 12 个月，再细胞层中定植的细胞数量高于脱细胞

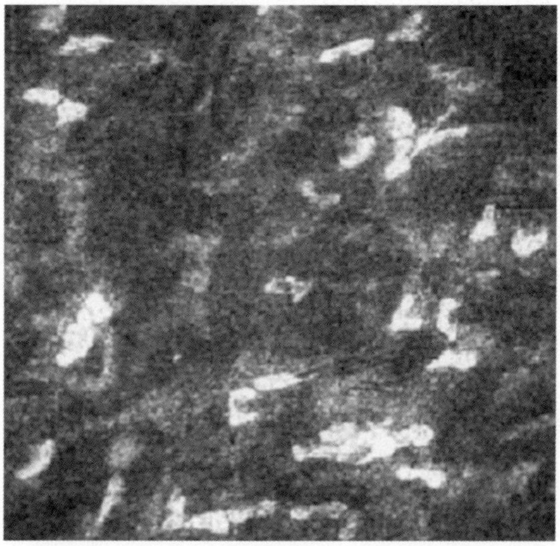

图 24.50 术后 12 个月，1 例 24 岁的患者在410μm处的后基质。

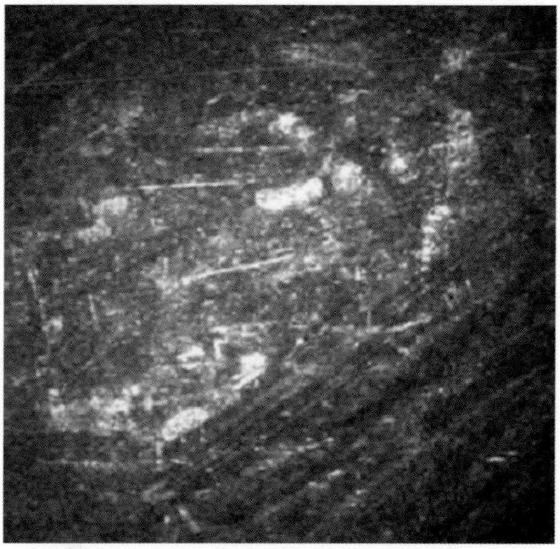

图 24.52 术后 1 个月，在 275μm 处观察板层后面。

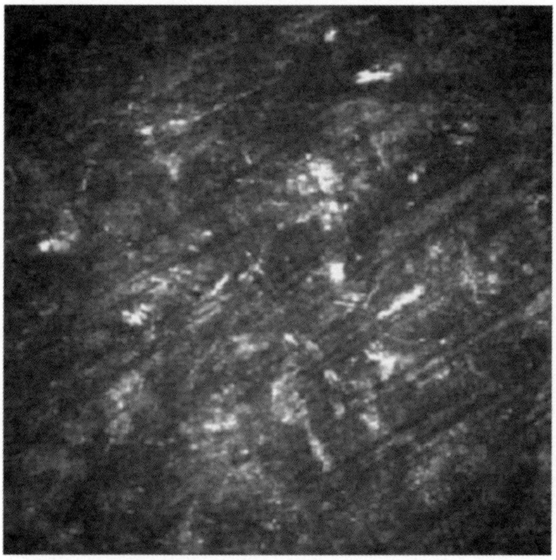

图 24.51 1 例 50 岁的患者，手术后 1 个月，在174μm处见一个再细胞化的板层前部。

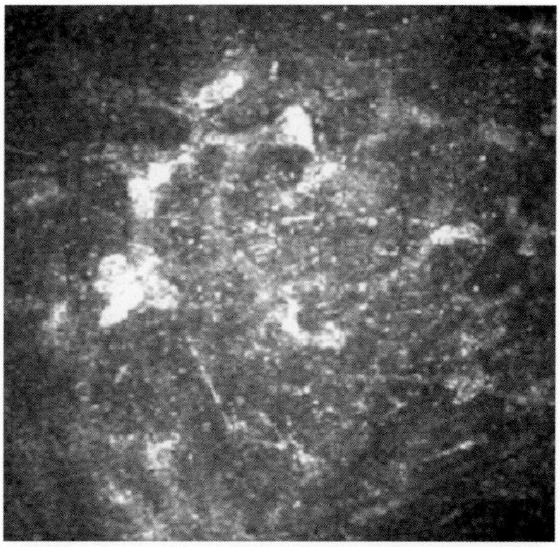

图 24.53 术后 6 个月，195μm 处可见再细胞化层前面。

层（图 24.53 至图 24.56）[9,10]。

角膜前基质和后基质的组织学显示大量的角化细胞[10]，与正常角膜相似（图 24.57 和图 24.58）。前基质（P=0.008）和后基质（P=0.008）的结果显示，G2+G3 组患者的角化细胞密度显著增加（表 24.2）。此外，我们可以证明，在再细胞化的层板内角膜基质细胞显著增加，3 组的比例高于 2 组。

24.4 讨论

这些试验展现了干细胞治疗晚期圆锥

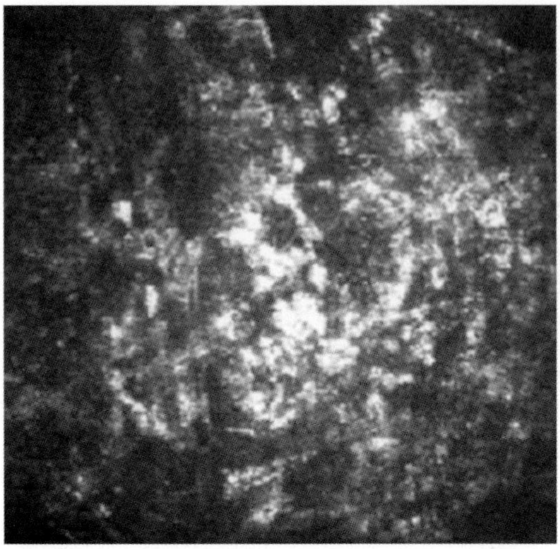

图 24.54　术后 6 个月板层后部有大量角化细胞。

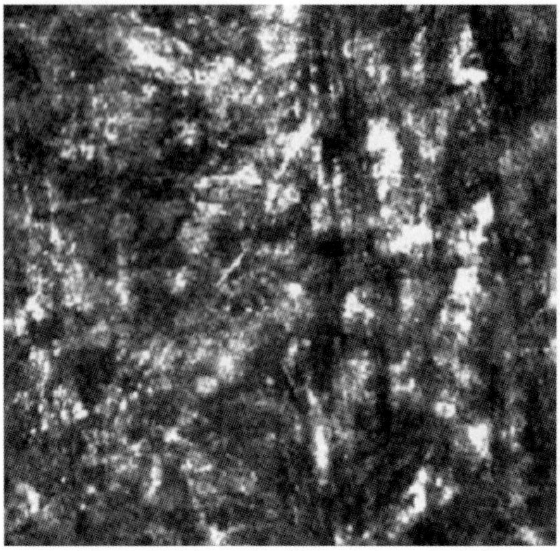

图 24.56　术后 12 个月 299μm 处的板层后面，它显示了大量的角化细胞。

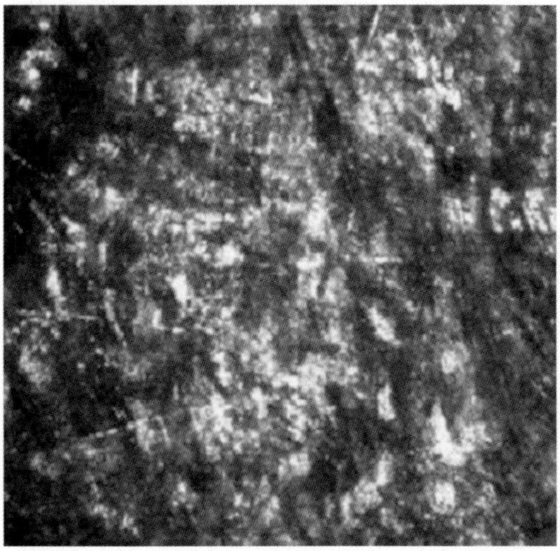

图 24.55　术后 12 个月，215μm 处的再细胞化板层前表面。

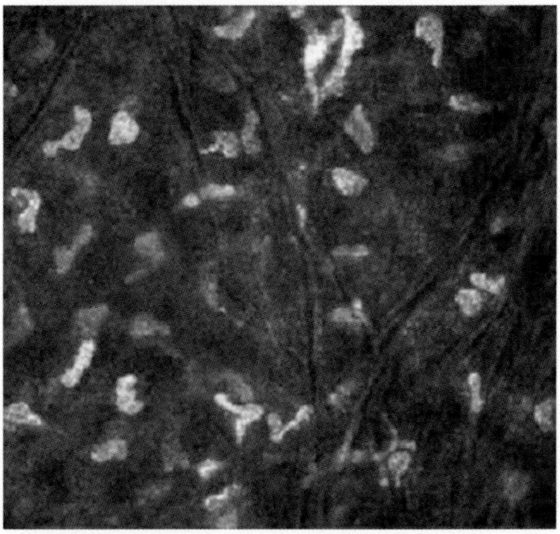

图 24.57　43 岁女性患者术后 12 个月，106μm 处可见角膜前基质中有丰富的角化细胞。

角膜患者角膜基质的首次尝试。

我们之前报道过在角膜基质中注射自体干细胞(ADASC)后，角膜基质细胞密度增加。这有利于新胶原蛋白的产生，从而改善角膜厚度[9]。此外，本研究表明，无论 ADASC 定植与否，脱细胞板的植入也会改变角膜表面形态、厚度和角膜规则性，这可能被认为是一种治疗方法，在治疗圆锥角膜方面具有潜在的应用价值[9,10]。

在这项创新性的研究中，我们报道了使用角膜共聚焦显微镜在选定的手术平面内观察 ADASC 的结果，从而可以根据经验对

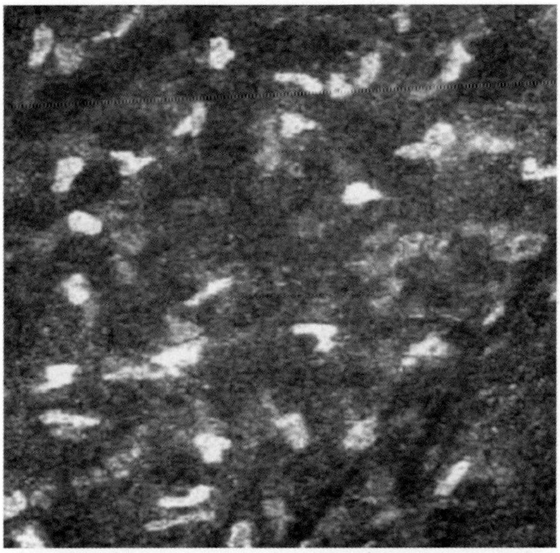

图 24.58　507μm 处的后角膜基质可见大量相同的 33 岁的患者。

其进行定性和定量评估。此外，在整个观察过程中，它可以监测脱细胞层和再细胞层发生的进展性形态变化，并帮助确定移植物组织和所有角膜基质细胞密度的变化。

对于角膜移植间充质细胞以实现角膜再生，共聚焦角膜显微镜已被证明是评估和实现在体随访的重要工具。角膜生物共聚焦显微镜显示，在使用飞秒激光将 ADAS 细胞植入角膜袋后，前后基质细胞增多。

从细胞被植入角膜袋的那一刻起，观察到植入细胞形态学的相关变化，显示出从单个细胞周围聚集到它们发展成成年角化细胞的变化。这些发现发生在植入角膜的前、中、后基质中。此外，还观察到了脱细胞层内部的变化。脱细胞层从第一个月开始定植于患者自己的角化细胞。12 个月后，板层完全再细胞化。

从手术后的第一个月开始，角膜共聚焦显微镜已经能够让我们观察到以下结果：植入板上的间充质细胞的积累，细胞形态变化和在手术后的 12 个月期间，细胞的数量在统计上显著增加。

共聚焦显微镜被认为是一种无创技术。但在患者接受检查时，尤其是角膜接触帽不能对患者造成任何伤害，这是难点。当用共聚焦显微镜检查患者时，手术角膜的脆弱也是一个值得关注的问题。在使用共聚焦显微镜进行测试前，建议使用一次性硅胶水凝胶接触镜，以改善眼与角膜接触帽的接触。这种镜片可以防止凝胶泄漏。在没有接触镜的情况下，凝胶会随时间变干或在眼外消散。在这种情况下，检查被中断，并且必须在患者的眼中重新使用额外的凝胶。此外，这种接触镜的加入降低了角膜的敏感性，这使得患者可以保持眼更长时间地睁开，从而促进了检查过程。此外，在整个过程中必须保持消毒以防止患者眼部受到任何污染，减少可能阻碍观察结果的误差，并保持通过共聚焦显微镜获得的图像质量（图 24.59 和图 24.60）。

这项研究的局限性之一是用手工方法进行细胞计数。虽然在所有情况下都是由两

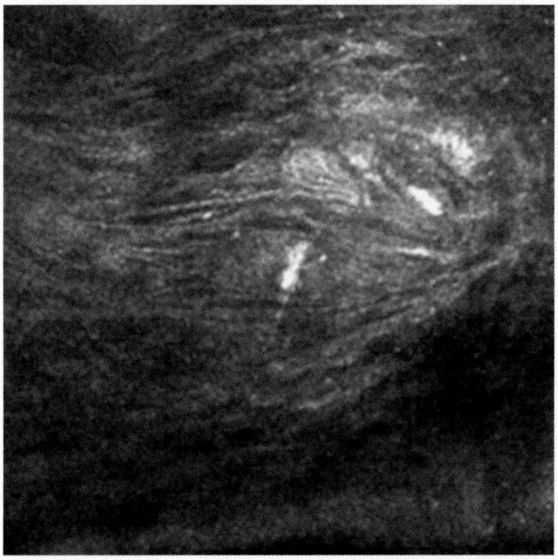

图 24.59　33 岁患者，术后 12 个月，155μm 处脱细胞板前表面；使用硅胶水凝胶隐形眼镜拍摄的照片。

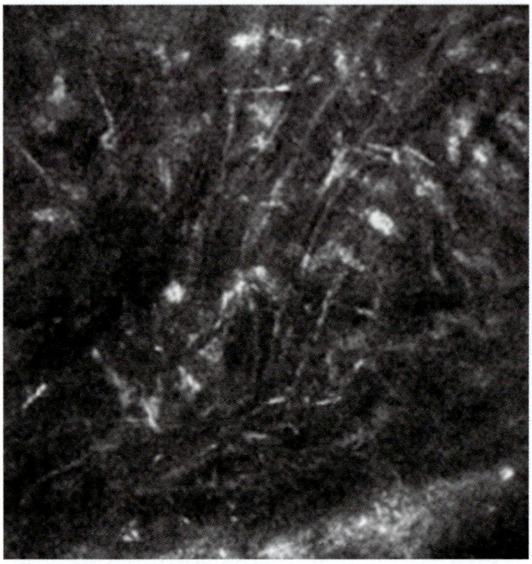

图 24.60 33岁患者，术后12个月，280μm处脱细胞板后表面；使用硅胶水凝胶隐形眼镜拍摄的照片。

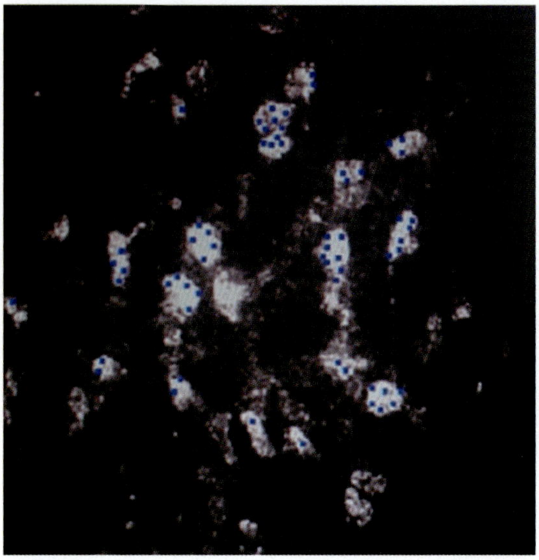

图 24.61 1例33岁的圆锥角膜患者在ADAS细胞移植12个月后，共聚焦显微镜自动计数角膜基质细胞(151μm处)。

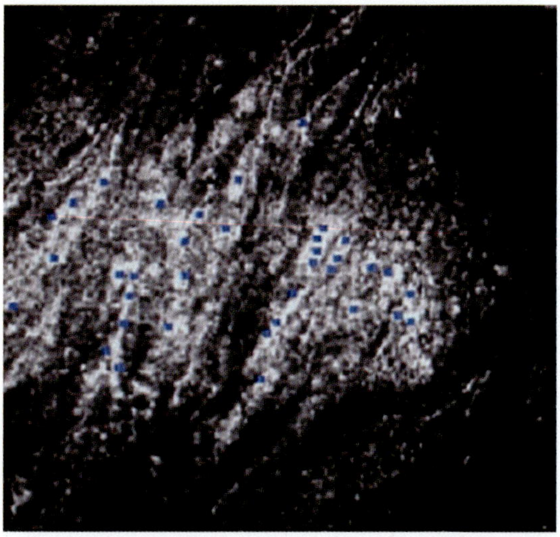

图 24.62 35岁女性，术后6个月，在195μm处的再细胞化板层前部，细胞自动计数，细胞数量高且异常。

个独立的观察者按照相同的指导原则进行，但是这种方法可能会引入一定程度的主观性和解释偏倚。然而，目前这种方法比自动细胞计数显微镜得到更准确的结果，后者受到很大的变异性和误差的影响。我们进行了精确的自动细胞计数，我们观察到更高的细胞数量和异常的倾向，在移植板层两侧还有相当数量的应该被计数的角膜基质细胞未被设备计算(图24.61和图24.62)。在板层和基质之间的过渡区，也可以看到人造的层板边界(图24.63)。

24.5 展望

在我们的研究中，共聚焦显微镜对角膜基质细胞计数和确定植入细胞的形态学和密度沿随访时间的演变非常有用。

虽然只有14例患者参与本研究，但我们获得了足够的统计学显著性置信水平上的临床组间差异，这说明了通过共聚焦显微镜建立研究的重要性。然而，为了加强本研究的统计意义，有必要在今后的经验中增加临床参与者的数量。

是否所有的形态变化都像我们在研究中观察到的那样，从后基质开始，再到前基

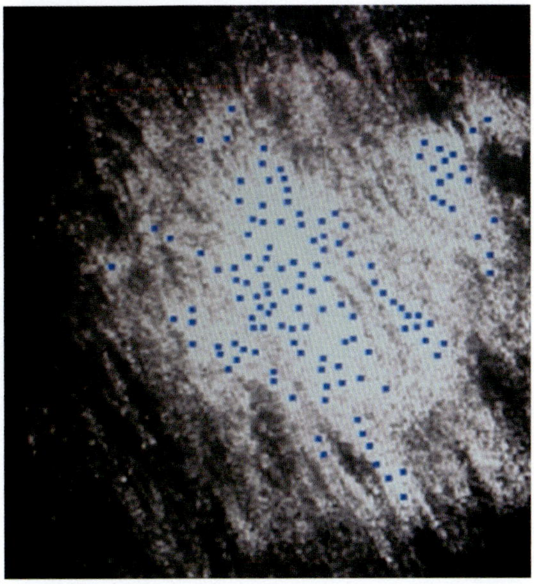

图 24.63 手术 6 个月后,31 岁男性,脱细胞板层前部边界与角膜基质之间 154μm 过渡区,显示高反射性结构,蓝点由自动计数细胞生成。

质,这些问题还有待进一步的研究来回答,这也是本研究的一个特有发现。

我们后续应该比较含有鲍曼膜的再细胞层和脱细胞层,以及两种移植角膜基质中角化细胞的生长情况,并将其与手术患者视力的改善联系起来。

此外,应该建立角膜基质细胞不同形态的比较,将非树突状细胞与其他树突状较高的细胞进行比较,并研究这种形态变化可能具有的生物学意义。

用共聚焦显微镜观察角膜基质内的高反射区、脱细胞区或细胞极少的区域是一个特别有趣的方向。进一步的研究应证实这是由于手术后机械操作引起的继发性反应,还是由于植入手术计划中的 ADAS 细胞相关的新胶原的形成。

对不同年龄、性别和种族群体的研究进行比较,可以得出关于人口中流行率和频率的许多解释。我们认为有必要建立一种基于图像处理程序的更客观的细胞计数方法,可以调节对比度和光照,使用不同的专业过滤器来优化角膜基质细胞的可视化,更好地计算它们的大小。

此外,在未来使用数码相机以每秒高帧数和高分辨率的拍摄可以减少检查时间,并提供一个更可靠的测量角膜和新植入角膜层厚度的方法,减少由患者眼部的运动引起的误差。此外,可创造一种新的角膜帽,其用双凹面或平凹硅胶水凝胶镜片(由特定厚度的硅胶制成,含有一种黏性凝胶)固定在其顶部,可以缩短患者的共聚焦检查时间,并提供更好的舒适感。另外,如果有一种新的 RCM 物镜,可以在患者仰卧时应用于眼部,那将是非常有趣的,这将限制患者的身体和头部的活动。在这种情况下,可以更好地固定投射在角膜上的激光,从而提供更好的角膜不同层的图像,并减少测量角膜厚度时的误差。这一创新的生物显微镜物镜将使共聚焦角膜显微镜的研究迎来革新性改变,因为他会使患者更加舒适,也使结果更精确。当被添加到患者角膜的胶原基质结构中时,它将用于研究植入层中的胶原纤维。

参考文献

1. Piñero D, Alio J, Barraquer R, Michael R, Jiménez R. Corneal biomechanics, refraction, and corneal aberrometry in keratoconus: an integrated study. Invest Opthalmol Visual Sci. 2010;51(4):1948.
2. Ku J, Niederer R, Patel D, Sherwin T, McGhee C. Laser scanning in vivo confocal analysis of keratocyte density in keratoconus. Ophthalmology. 2008;115(5):845–50.
3. Alió J. Keratoconus: recent advances in diagnosis and treatment. In: Keratoconus pathology to pathogenesis: Springer; 2017.
4. Alió J, Piñero D, Alesón A, Teus M, Barraquer R, Murta J, et al. Keratoconus-integrated characterization considering anterior corneal aberrations, internal

astigmatism, and corneal biomechanics. J Cataract Refract Surg. 2011;37(3):552–68.
5. Mastropasqua L, Nubile M. Normal corneal morphology. In: Confocal microscopy of the cornea. Thorofare: SLACK; 2002.
6. Javadi M, Kanavi M, Mahdavi M, Yaseri M, Rabiei H, Javadi A, et al. Comparison of keratocyte density between keratoconus, post-laser in situ keratomileusis keratectasia, and uncomplicated post-laser in situ keratomileusis cases. A Confocal Scan Study. Cornea. 2009;28(7):774–9.
7. Edmund C. Assessment of an elastic model in the pathogenesis of keratoconus. Acta Ophthalmol. 2009;65(5):545–50.
8. Alió del Barrio J, El Zarif M, de Miguel M, Azaar A, Makdissy N, Harb W, et al. Cellular therapy with human autologous adipose-derived adult stem cells for advanced keratoconus. Cornea. 2017;36(8):952–60.
9. Alió del Barrio J, El Zarif M, Azaar A, Makdissy N, Khalil C, Harb W, et al. Corneal stroma enhancement with decellularized stromal laminas with or without stem cell recellularization for advanced keratoconus. A J Ophthal. 2018;186:47–58.
10. Alió J, Alió del Barrio J, El Zarif M, Azaar A, Makdissy N, Khalil C, et al. Regenerative medicine of the corneal stroma for advanced keratoconus: one year outcomes. (Not published).
11. Guthoff R. Rostock cornea modul. Klinische Monatsblätter für Augenheilkunde. 2005;222(S 3).
12. Wygledowska-Promienska D, Rokita-Wala I, Gierek-Ciaciura S, Piatek-Koronowska G. The alterations in corneal structure at III/IV stage of keratoconus by means of confocal microscopy and ultrasound biomicroscopy before penetrating keratoplasty. Klin Ocz. 1999;101(6):427–32.
13. Mastropasqua L, Nubile M. Confocal microscopy in keratoconus. In: Confocal microscopy of the cornea. Thorofare: SLACK; 2002.
14. Somdi S, Hahnel C, Slowik C, Richter A, Weiss DG, Guthoff R. Confocal in vivo microscopy and confocal laser-scanning fluorescence microscopy in keratoconus. Ger J Ophthalmol. 1996;5(6):518–25.

第 25 章

角膜缘基质干细胞在角膜创面愈合中的研究现状及应用前景

Noopur Mitragotri, Mukesh Damala, Vivek Singh, Sayan Basu

25.1 概述：角膜与视力

人眼是一个由多种细胞组成的复杂器官。每个部分都有独特的光学功能使光线聚焦到视网膜上。角膜是其中最重要的器官之一。从光学角度看，人眼可以看作是一台照相机，角膜和晶状体将入射光线聚焦在视网膜上，就如同照相机的镜头将光线聚焦在胶片上一样，虹膜就像快门，瞳孔就像光圈，视网膜就像胶片。尽管它们有许多相似之处，但对物像进行聚焦的机制有所不同。然而，两个系统都是通过调节晶状体（镜片）的屈光力来实现聚焦：人眼是改变晶状体的曲率，而照相机是调整不同镜片间的相对位置[1]。图 25.1 为高分辨率正常人眼图像。

巩膜、角膜缘、睫状体和玻璃体对伤口愈合、调节、运动、营养、维持眼球形态等也有重要作用。许多外在和内在的因素影响角膜的透明性，如角膜基质瘢痕或由于感染造成的损伤、物理损伤、化学损伤等。以往除了角膜激光切削术以外，没有其他治疗方法来处理角膜基质瘢痕或损伤。然而，许多研究小组最近报道了在动物模型上使用干细胞或基于细胞的疗法来治疗这类损伤。本章将介绍在这些情况下使用角膜缘干细胞的各种模式和我们独特的方法。

25.1.1 角膜

角膜位于眼的最外层，它的透明性对视觉至关重要，正如前面所提到的，它能将光线聚焦到视网膜上。胶原蛋白的规则排列保持了角膜的透明性。角膜的透明性由 3 个主要层和 2 个辅助层维持。图 25.2 显示角膜的不同层的结构。在这 5 层中，上皮细胞层、基质层和内皮细胞层是比较重要的。角膜各层的细胞结构在角膜功能中起重要作用。

- 上皮细胞层：是角膜的最外层，厚约 50μm，由 4~6 层非角化的、分层的鳞状上皮细胞组成[2]。角膜上皮及覆盖在其上的泪膜维持角膜的光滑表面，并作为屏障抵御外部生物和化学损伤[3,4]。如图 25.2 所示，角蛋白标志物 CK3 和 CK12 可以识别角膜上皮细胞。

- 前弹力层：角膜上皮细胞层后的一层透明膜。它厚度为 8~12μm。该层面无细胞，

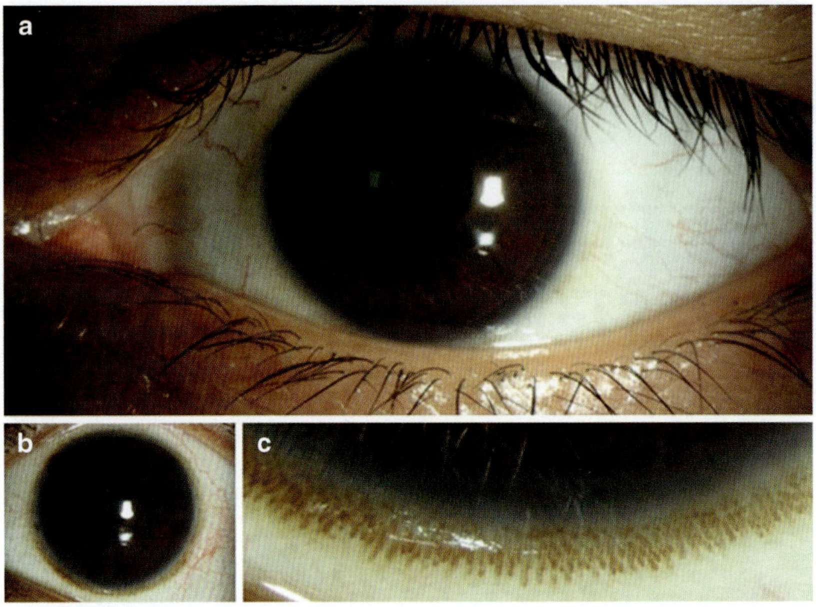

图25.1　人眼解剖。(a)正常人眼：显示正常人眼外观的图像。(b)角膜：正常透明角膜，能清楚看到虹膜和角膜缘。(c)角膜缘：位于结膜和巩膜之间的正常角膜缘的高分辨率图像，角膜缘是角膜上皮和角膜基质干细胞的来源。

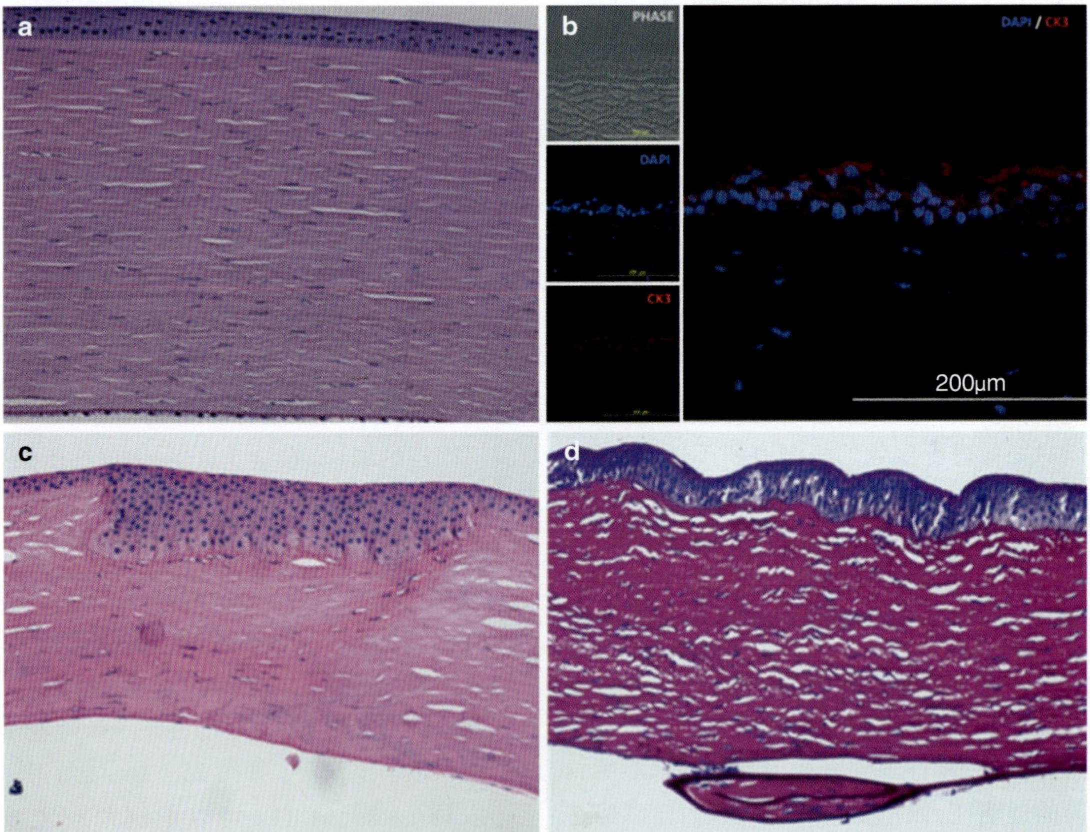

图25.2　角膜组织病理学图：(a)正常角膜的组织病理学切片，显示上皮细胞层、基质层和内皮细胞层。(b)正常角膜切片，显示CK3标志物染色的角化细胞分布，其细胞核用DAPI标记(蓝色所示)。(c)伴有上皮增生和基质纤维化的角膜横切面。(d)异常角膜、基质水肿和后弹力层膜破裂。厚度：200μm。

透明、不可再生层，由坚固的层状胶原纤维组成，可以保护上皮下神经丛[5]。

• 基质层：角膜的主要部分被基质层占据。它主要由胶原蛋白和水组成，厚度为450~500μm，因此，有助于保持角膜形态。它还有助于维持角膜的无血管、透明性和免疫力。基质层占据了角膜厚度的 90%以上，它由细胞外基质、角化细胞(角膜成纤维细胞)和神经纤维组成，这就是基质层主要维持角膜强度和透明性的原因[6]。当角膜基质层有缺陷时，它会导致水肿、后弹力层破裂和胶原组织排列紊乱，从而导致角膜浑浊(图 25.3)。基质的任何问题都会影响视力。由于手术、创伤和感染造成的角膜基质瘢痕影响了全世界数百万[7]患者的视力。物理或化学伤害也会形成瘢痕，最终导致视力下降或失明。

• 后弹力层：是角膜内皮细胞的基底膜，厚度为 3~10μm，由胶原纤维构成。它作为一个保护屏障，防止感染和损伤，并保持角膜的脱水状态[5]。

• 内皮细胞层：内皮是角膜的最内层，由扁平的多边形细胞组成。一般来说，液体从眼内缓慢地渗漏到基质中。内皮的作用是将基质中多余的水分排出，避免[8]角膜的肿胀和浑浊。内皮细胞密度随着年龄的增长从3000~4000 个细胞/平方毫米下降到 2500 个细胞/平方毫米。与上皮细胞不同，内皮细胞没有增殖能力。内皮细胞不分裂。因此，如果它们因疾病或创伤而受损，就不能在体内再生。

角膜表面由于持续暴露在环境中，更容易受到感染和损伤。然而，角膜基质和角膜内皮也受到影响。这将导致光学损伤或视功能障碍，或两者兼有。

25.2 再生医学在角膜盲中的重要性

由于角膜在视力中起着主要作用，任何对它的损伤都会损害视力。虽然世界上4500 万盲人中有近 2000 万人由于白内障致盲，沙眼、角膜瘢痕和角膜新生血管使490 万人致盲[4]。眼外伤和角膜溃疡是导致角膜盲的主要原因，每年新增 150~200 万单

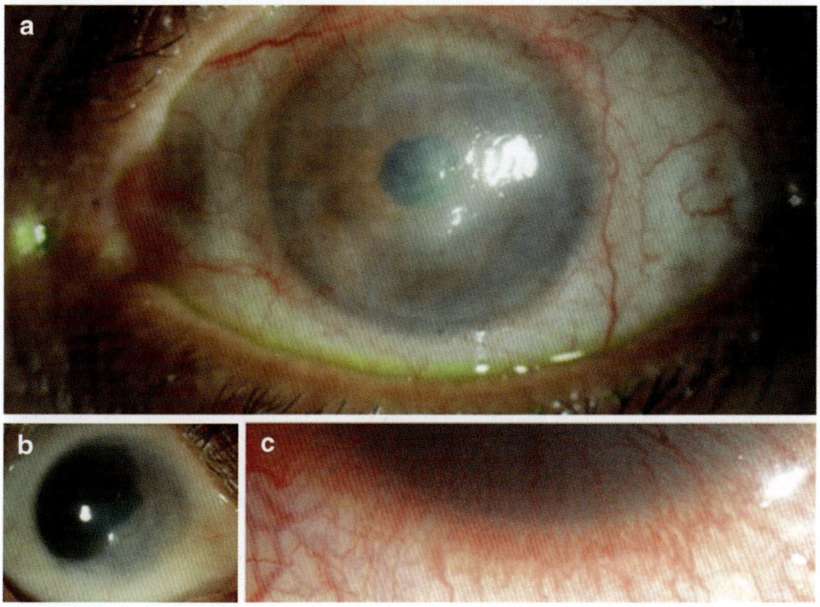

图 25.3 角膜新生血管导致视力丧失。(a)角膜炎症所致瘢痕化和新生血管图像。(b)角膜部分角膜缘干细胞缺乏，6 点位正常角膜缘，6 点位新生血管形成。(c)伴有新生血管形成的炎症性角膜缘和伴有早期角膜缘干细胞缺乏的功能障碍性角膜缘。

眼盲。在印度,约有680万人因角膜病使至少一只眼视力低于6/60;其中,大约有100万是双眼受损。到2020年,这一数字预计将增加到1060万[9]。根据国家失明控制计划(NPCB)估算,目前有12万人因角膜病而失明,这一数字每年还会增加2.5万~3万[10]。在发展中国家,角膜基质营养不良、感染、瘢痕、损伤等是致盲的常见原因。角膜病是致盲的主要原因。角膜盲的流行病学是复杂的,包括各种引起角膜瘢痕,最终导致失明的传染性和炎症性眼部疾病。为了解决发展中国家失明的巨大负担,有必要额外关注开发创新的和有前景的疗法,如基于干细胞的疗法。随着各个机构对干细胞疗法的批准,以及其可喜的结果可以减少临床随访的次数,干细胞疗法得到更多人的关注。角膜激光切削术有其自身的局限性,并发症主要与缝合、临床观察、长期使用皮质类固醇、青光眼等有关。角膜病是致盲的主要原因。角膜盲的流行病学较为复杂,包括多种引起角膜瘢痕的感染性和炎性眼病,最终导致功能性失明(图25.4)。因此,探究如何更好的治疗角膜病是重要的。角膜移植术是目前临床治疗中用于恢复视力的标准治疗方法。但是,供体组织不足,无法满足需求。有必要去寻找新的替代疗法,而不是只使用通行的方法。

25.3　角膜缘与角膜缘干细胞

眼是人体最敏感的器官,它一直持续工作。角膜上皮和基质层持续抵御外界污染物、环境因素和微生物,使角膜上皮细胞脱落凋亡,角膜缘干细胞会再生补充角膜上皮细胞。

在透明的角膜和不透明的巩膜之间,存在着干细胞的过渡区。这个过渡区称为角膜

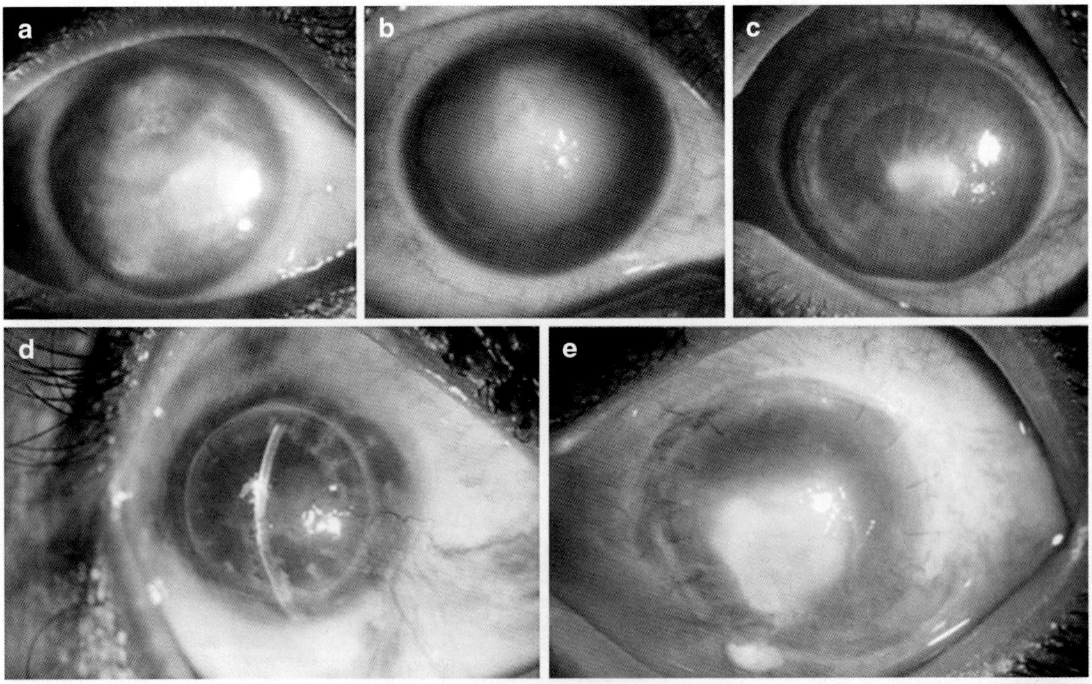

图25.4　角膜浑浊的不同临床原因的图像。(a)瘢痕;角膜纤维化。(b)角膜水肿。(c)角膜感染。(d)伴新生血管形成和瘢痕的RAFT水肿。(e)角膜移植物感染。(扫码看彩图)

缘(图 25.1),它不断再生角膜上皮细胞[11,12]和基质干细胞[13-15]。它组成放射状排列的脊状结构,称为 Vogt 栅栏(图 25.1c)。角膜上皮干细胞由角膜缘隐窝中的祖细胞产生,该结构从 Vogt 栅栏间脊[16]延伸出。Vogt 栅栏保护了紫外线对角膜缘干细胞[17]的损伤,并为角膜干细胞提供了丰富的血供[18]。Vogt 栅栏为 LESC 提供了合适的环境。这些干细胞分化成过度增殖细胞(TAC),这种细胞只有有限的分裂次数。它们向中心迁移,见于角膜缘和周围角膜基底上皮。最初,TAC 分化为基底上角膜上皮的有丝分裂后细胞,后来分化为最终分化的细胞。这是角膜上皮细胞如何再生及防止结膜上皮细胞过度生长到角膜上皮[19]。LESC 的主要功能是分裂、分化和向角膜转移,这在本质上有助于保持角膜的透明性。

最近,角膜缘基质干细胞的表层分布已被揭示。角膜最厚的一层是基质层;它含有大量具有间质干细胞(MSC)特征的成体干细胞,这些细胞与人类 LESC 非常接近。这些干细胞不仅支持上皮细胞,而且通过重建受影响的基质组织来抑制炎症,并帮助角膜恢复透明[20]。角膜缘干细胞可以分裂至很大数量,因此,可以用于生物工程上皮间质组织等效物。这种基于细胞的治疗方法可用于治疗眼表损伤[21]。

25.4 角膜伤口愈合

人体有对抗外部损伤的自然机制,也有修复组织和器官受损部分的自然机制。角膜上皮、基质和神经维持角膜的稳态。由细胞因子旁分泌和自分泌相互作用介导的级联反应,由上皮细胞、基质细胞、免疫细胞、泪腺和角膜神经产生的生长因子和趋化因子,涉及上皮细胞、基质角膜细胞、角膜神经、泪腺、泪膜和免疫系统细胞之间的相互作用,负责角膜伤口的愈合[22]。

25.4.1 上皮损伤

细胞因子在上皮损伤后释放,它包括白细胞介素-1(IL-1)、肿瘤坏死因子-α(TNF-α)、表皮生长因子(EGF)和血小板衍生生长因子(PDGF),而基质角化细胞的反应包括 IL-1 介导的 Fas 配体的释放来诱导细胞凋亡[23,24]。IL-1 调节[25]愈合过程中所有细胞因子的级联反应。它调节肝细胞生长因子和角质形成细胞生长因子,它们是由角化细胞和肌成纤维细胞产生的基质和上皮相互作用的介质,以调节增殖和活性。IL-1 还控制胶原酶、金属蛋白酶和其他酶的表达,这些酶可导致胶原的重塑和愈合[25,26]。

25.4.2 肌成纤维细胞迁移和分化

肌成纤维细胞是在伤口愈合过程中起重要作用的细胞。在上皮层下方的前基质中,存在着可收缩的伪足和阿尔法平滑肌肌动蛋白(α-SMA)。在损伤 1~2 周后,通过对这些成分的染色可以看到它们被破坏。它们对转化生长因子-β(TGF-β)有反应,因此,被认为是角膜细胞的衍生物。由于角膜结晶产物的改变,它们的透明性降低,主要通过胶原蛋白、糖基糖聚糖、胶原酶、明胶酶和基质金属蛋白酶[27]的产生参与胶原蛋白和细胞外基质重构。肌成纤维细胞在角膜混浊的形成和基质重塑中也起重要作用。我们前期在小鼠模型上的工作表明,TGF-β 和 PDGF 是将角膜基质细胞转化为肌成纤维细胞的主要因素[23,24]。我们的研究还表明,在伤口愈合后,骨髓细胞可能迁移到角膜基质中形成肌成纤维细胞。

25.4.3 基质重塑

在基质创面愈合过程中,成纤维细胞生长因子-2(FGF-2)诱导PAX6和ABCG2祖细胞标志物的表达,导致体外角膜基质细胞分化。这些细胞通过表达骨髓间充质干细胞的标志物符合骨髓间充质干细胞的标准。重塑是修复形态发生的重要机制。角膜上皮细胞表达PDGF受体[28]。PDGF在上皮基底膜中含量很高,调节角膜成纤维细胞的增殖、趋化和可能的分化[29]。TNF-α也可能在启动早期创面愈合反应中发挥作用。

角膜创面愈合的相关因素见表25.1。

角膜缘干细胞的创面愈合机制与一般的创面愈合机制相似,这些细胞抑制炎症反应。上皮和基质损伤是由位于角膜缘的祖细胞介导的愈合过程[30-33]。

角膜缘干细胞通过分泌可溶性因子诱导修复,发挥治疗作用。这些因子抑制炎症反应和血管生成,这就是观察到IL-2和金属蛋白酶表达水平降低的原因。在受损的角膜中,IL-2、干扰素(IF-a)和血管内皮生长因子(VEGF)的上调已被报道。在创面愈合过程中,角膜缘干细胞分泌一定的生长因子以促进损伤细胞的存活和加速损伤细胞的再生。高水平的生长因子,包括VEGF、EGF和TGF-β,能在角膜缘干细胞[34]后可以观察到。

表25.1 角膜创面愈合的影响因素列表,以及他们的分泌来源和功能

S1#	因素	分泌来源	功能
1	碱性成纤维细胞生长因子(bFGF)	内皮细胞	上皮细胞的有丝分裂/趋化
2	结缔组织生长因子	TGF-β诱导成纤维细胞	介导TGF-β、成纤维细胞、胶原合成
3	表皮生长因子(EGF)	上皮细胞,泪腺	上皮细胞有丝分裂,细胞外基质产生
4	血小板衍生生长因子(PDGF)	角膜上皮细胞	肌成纤维细胞的增殖和迁移[23,24]
5	转化生长因子(TGF-α)	角膜上皮细胞	调控上皮细胞增殖
6	转化生长因子(TGF-β)	角膜上皮细胞,泪腺,内皮细胞,炎症细胞	调控成纤维细胞增殖[23,24]
7	角质形成细胞生长因子(KGF)	角化细胞,泪腺	上皮细胞增殖,有丝分裂,迁移
8	白细胞介素-1(IL-1)	角膜上皮细胞,基质细胞,巨噬细胞,内皮细胞,成纤维细胞,嗜酸性粒细胞	刺激Fas、Fas L、成纤维细胞和MMP的产生
9	Fas	角膜细胞	与Fas L结合,参与自分泌凋亡途径
10	肿瘤坏死因子(TNF-α)	巨噬细胞	蛋白酶合成,诱导细胞凋亡
11	白细胞介素-4(IL-4),白细胞介素-10(IL-10)	T淋巴细胞	抗炎,抑制TNF-α、IL-1、IL-6的生成[57]

25.5　以各种间充质干细胞来源干细胞为基础的角膜伤口愈合治疗

MSC 是非造血干细胞，具有多向分化功能的多能干细胞。它们迁移到角膜伤口处。许多研究组一直在从脂肪组织、骨髓、角膜缘等组织中寻找干细胞的替代品。

• 骨髓：骨髓是 MSC 最常用的来源。MSC 在体外可分化为中胚层细胞、神经外胚层细胞和内胚层细胞。从骨髓中可以获得两种主要的干细胞，即造血干细胞和 MSC。通过观察 CD90、CD44、CD73、CD105、CD45 和 CD34 等标志物的表达，MSC 可分化为多种结缔组织的祖细胞。也有报道称，骨髓来源的干细胞/角膜细胞对角膜的伤口愈合具有重要作用。多项研究也表明，MSC 可以抑制炎症细胞[23,24,35]。也有报道骨髓 MSC[36]的出现使急性期的损伤程度明显减轻。

• 脂肪组织：MSC 很容易从基质血管部分分离出来，而且产量更高，更容易获取。在特定的培养条件下，脂肪源性干细胞（ADSC）具有分化成脂肪、软骨、骨和肌肉的潜能[37]。脂吸法可分离出 ADSC。它们有合成和分泌角化细胞特异性蛋白的潜力。ADSC 被证明可以通过替换和再生新细胞[38]来帮助伤口愈合。

• 牙髓干细胞（DPSC）与骨髓 MSC 相似，来源于被拔除的牙齿（一般为脱落的第三磨牙）的牙髓。它们表达一些骨髓 MSC 的标记，并具有类似的差异电位[39]。它具有分化为骨、脂肪、牙、软骨、神经和肌肉细胞的潜能，对大多数生物材料都很友好。据报道，DPSC 在 LSCD[40]动物模型中可再生上皮细胞。

• 脐带：脐带间充质干细胞（U–MSC）与成体 MSC 和骨髓 MSC[41]相比，具有极幼稚、增殖和免疫抑制作用。U–MSC 在角膜损伤时表现出归巢性，这是由于它们能分化为角膜内皮细胞。

• 胚胎干细胞（ESC）：Ocata Therapeutics 公司（原 ACT 公司）报道了使用来自 hESC 的视网膜色素上皮（RPE）细胞治疗干性黄斑变性和 Stargardt 黄斑营养不良的临床安全性试验的初步结果[42,43]。

• 诱导多能干细胞（iPSC）：从长远来看，iPSC 对角膜缘细胞谱系的推断可能为角膜缘细胞提供了一个恢复的来源。在角膜缘改善、分离和发育等关键领域的最新进展，可能会牢牢固定住这扇恢复性开放的大门[44]。还有一份报道称，一例日本患者接受了 iPSC 来源的 RPE[45]的移植手术。这是第一次在人体上的研究，可能在 iPSC 衍生物的许多其他应用具有引领作用。虽然可以预期 iPSC 可能被用作自体治疗，但人们强烈希望其作为异体移植或作为部分相容的 HLA 单倍型衍生物[46]来应用。

• 神经干细胞：许多研究表明，人神经脑干干细胞可用于治疗干性黄斑退化引起的视网膜变性，并可用于感光细胞的维持。

25.5.1　这些 MSC 来源的局限性

• 虽然人体细胞被用于细胞治疗，但它没有什么限制。

• 它在角膜再生中的作用非常有限。

• 这类细胞长期储存问题。

• 可能引起免疫原性反应。

• 有风险、痛苦和侵入性的分离骨髓 MSC 的操作有感染风险。

• 骨髓 MSC 可塑性降低，生长随供体年龄和传代数量的增加而增加，获得细胞数量减少。

• U-MSC 的确切作用尚不清楚。

• 移植物存活率没有达到标准，并诱导炎症和新生血管生成[47]。

• 神经干细胞治疗仍处在临床试验Ⅰ/Ⅱ期。关于治疗患者的许多信息和确认还有待获得。

因此，角膜缘干细胞是角膜病变、烧伤和化学损伤患者的首选干细胞来源。这些移植物成功率最高，因为它们能更新和恢复角膜基质和上皮的功能。这使角膜保持透明。即使是角膜缘的一小部分也可以在体外扩张。在我们最近公布的125例患者的数据中，使用简单的角膜缘干细胞上皮移植手术在4年的随访中显示成功率>75%。同样，Pellegrini 团队和我们团队培养的角膜缘上皮移植在角膜缘干细胞缺乏患者中也显示出良好的成功率。

25.6 临床前试验的结果

在我们之前的临床前研究中，在角膜混浊的小鼠模型中，基质干细胞有效地再生了细胞外基质和胶原蛋白[48]。MSC 已被证明可以恢复被敲除的小鼠角膜的透明性。从角膜缘干细胞活检中获得的 MSC 也表现出免疫抑制作用，从而有助于防止炎症、瘢痕形成和移植组织的免疫排斥反应。有报道称，从角膜缘活组织培养中获得的细胞可以作为细胞治疗的基础。将加入了角膜缘基质干细胞的纤维蛋白凝胶应用于愈合小鼠清创创面[49]证实了这一点。我们的团队已经证明了来自角膜缘组织活检的基质细胞可以分化为功能性角化细胞，并再生受损的间质组织。用胶原酶分离细胞可以使细胞生长和增殖更快。这导致 ABCG2、Nestin、OCT4、PAX6、NGFR 和 SOX2 基因表达上调，与成体和多能干细胞相关。在无血清角化细胞分化培养基(KDM)中，在角膜缘干细胞人工培养的胶原基质上，观察到 ABCG2 和 Nestin 基因表达下调[50-52]。

在小鼠角膜清创模型上观察 KDM 培养细胞的能力，观察角膜缘干细胞诱导的纤维化基质沉积和厚的 ECM 结构。用细胞膜绿色荧光探针标记5万个角膜缘干细胞。这些标记的角膜缘干细胞分布在整个损伤区域。4周后，观察到角膜缘干细胞含有正常透明基质细胞外基质(ECM)[53]的人角化蛋白和Ⅰ型胶原成分。

如图25.6所示，在对照组(不含角膜缘干细胞)中，大量的纤维化标志物透明质酸、纤连蛋白、肌腱蛋白C、二聚糖和核心蛋白聚糖显示瘢痕形成。用角膜缘干细胞治疗角膜损伤后观察到蛋白多糖、核心蛋白聚糖和基质。此外，Ⅲ型胶原蛋白和 SPARC(分泌酸性和富含半胱氨酸的蛋白）的 mRNA 在清创角膜2天后上调。低倍镜下未接受角膜缘干细胞的眼均可见瘢痕。

角膜瘢痕散射光线导致视力下降，但角膜缘干细胞治疗的眼没有显示出比正常的术前角膜更高的散射度。新生血管是对视力的另一个威胁。使用角膜缘干细胞治疗角膜瘢痕愈合，且愈合后的角膜不表达 CD31 标志物(CD31 标志物是血管内皮细胞/血管的标志)。Basu 等人的研究表明，从活检过程中分离出来的细胞可以用于自体移植，这些细胞可以抑制瘢痕纤维组织[53]的累积。本研究证实了角膜缘来源的 MSC 在功能上与角膜基质细胞相似，具有成球性、基因表达模式和 ECM 组织等特征。这就是角膜缘干细胞如何通过含有组织良好的胶原的透明 ECM 诱导损伤组织的修复。

本临床前研究旨在观察人角膜中存在的 MSC 分化为角化细胞的能力，以防止角膜瘢痕的形成。各种试验如克隆基因测定、球形形成、基因表达、免疫染色和相干光断层扫描(OCT)证实了这一点(图 25.5 和图 25.6)。人类 LMSC 被证明可以抑制免疫反应，即当人类基质细胞被注射到小鼠模型中,T 细胞介导的反应没有被诱导。hLMSC 的免疫抑制特性使其成为移植的首选。他们为角膜瘢痕提供基于细胞的治疗。用角

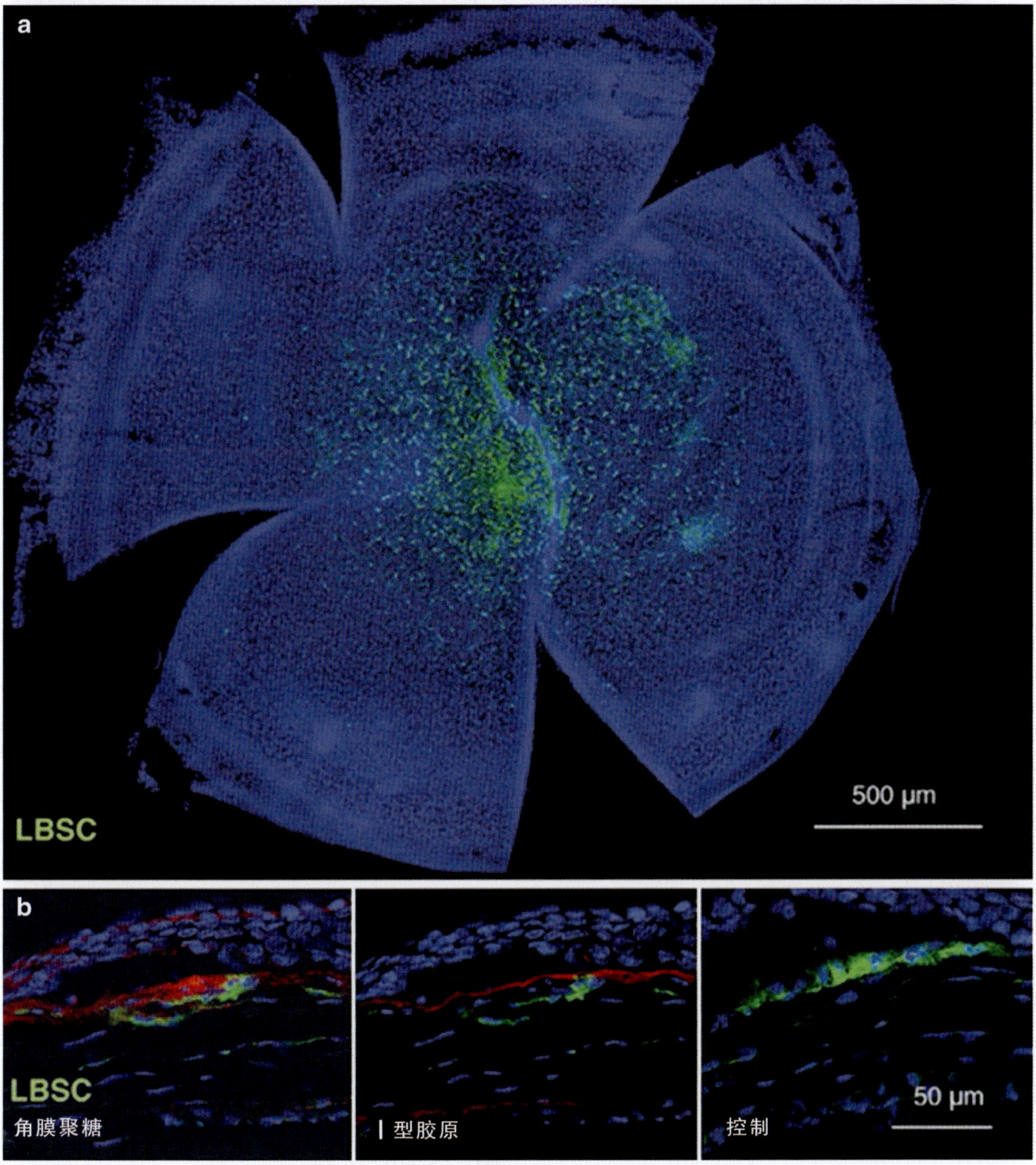

图 25.5　小鼠模型角膜缘干细胞的修复机制。(a)移植后 1 周,接受 hLMSC 的小鼠角膜全免疫染色,显示 hLMSC 持续存在,DIO 标记(绿色所示)。(b)小鼠角膜组织切片显示阳性表达的人角膜聚糖和 I 型胶原。所有切片核均用 DAPI 反染(蓝色所示)。控制;比例尺:50μm、500μm。[*Note–This figure is reproduced with permission(copyright licence number 4307021062699)from Basu et al.[53],Science Translational Medicine journal.]

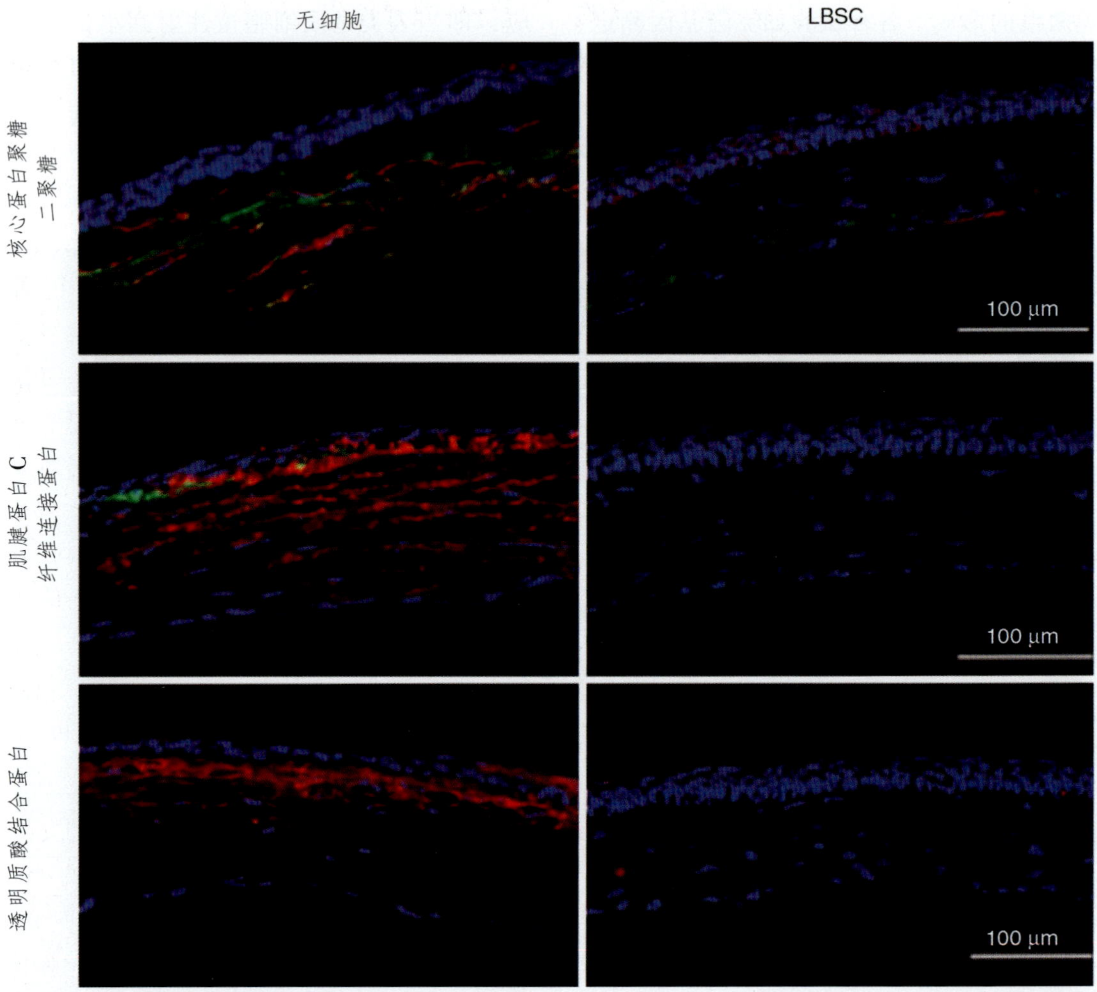

图 25.6　显示大鼠角膜中 hLMSC 阻断了纤维基质沉积。免疫染色分析的拼贴显示纤维化标志物，如核心蛋白聚糖、肌腱蛋白 C 和透明质酸，在用角膜缘源性基质干细胞处理的小鼠角膜中呈阴性表达。所有切片核均用 DAPI 反染（蓝色所示）。比例尺：100μm。[*Note– This figure is reproduced with permission (copyright licence number 4307021062699) from Basu et al. [53], Science Translational Medicine journal.]

膜缘干细胞治疗了一只 $Lum^{-/-}$小鼠，它的角膜薄、混浊，且胶原分布异常，未观察到细胞排斥反应，基质细胞分布在小鼠角膜基质上[48]。

25.7　人角膜缘来源的基质/间充质干细胞(hLMSC)：我们治疗角膜瘢痕和其他角膜病变的方法

经治疗和血清学检验的尸体供体角膜来自 LV 普拉萨德眼科研究所的罗摩雅玛

国际眼库，经批准可加工、储存和分发人眼组织。用抗生素强化缓冲盐溶液冲洗眼角膜，取出角膜缘。在无菌条件下，利用光学显微镜和手术器械切除一个 360°的角膜缘环。然后用缓冲盐溶液清洗，切碎成更小的碎片。切碎的组织碎片收集到不完全培养基（普通 DMEM/F12 培养基，Lonza，BE04-687F/U1）中，通过向组织悬液中加入 20μL浓度为 10IU/μL 的重组胶原酶 IV（17104019，Thermofisher）进行胶原酶的酶解，将角膜缘碎片与胶原酶在 37℃的 5% CO_2 箱中培养 16 小时。

培养 16 小时后，加入 2mL 含 2%血清的完全培养基，停止胶原酶的酶解。然后在室温下，生理盐水中，以每分钟 1000 转的速度将酶解的组织旋转 3 分钟。随后，加入完整的培养基来溶解颗粒，然后将分离的 hLMSC 悬浮液放入培养瓶中。每 2 天更换一次培养基。原代培养物主要产生上皮细胞，传代三代即可获得纯净的 hLMSC。

hLMSC 的应用/交付　Funderburgh 等人建立的 hLMSC 的传代技术包括：①用干海绵清创角膜上皮；②将 50 万个细胞混合在纤维蛋白胶的 0.05mL 凝血酶成分中，使这两种成分形成凝胶；③将绷带镜放置在眼上。该研究组患者接受预防性局部抗生素治疗，不使用任何皮质类固醇。对照组给予标准内科治疗，包括外用皮质类固醇和纤维蛋白胶清创，但不使用任何细胞。

Funderburgh 技术使用自体和异体角膜缘基质干细胞，可以提高视力，促进角膜上皮化，改善角膜透明性，减少角膜瘢痕，从而消除角膜烧伤、溃疡和瘢痕患者进行角膜移植的需要（图 25.7）。

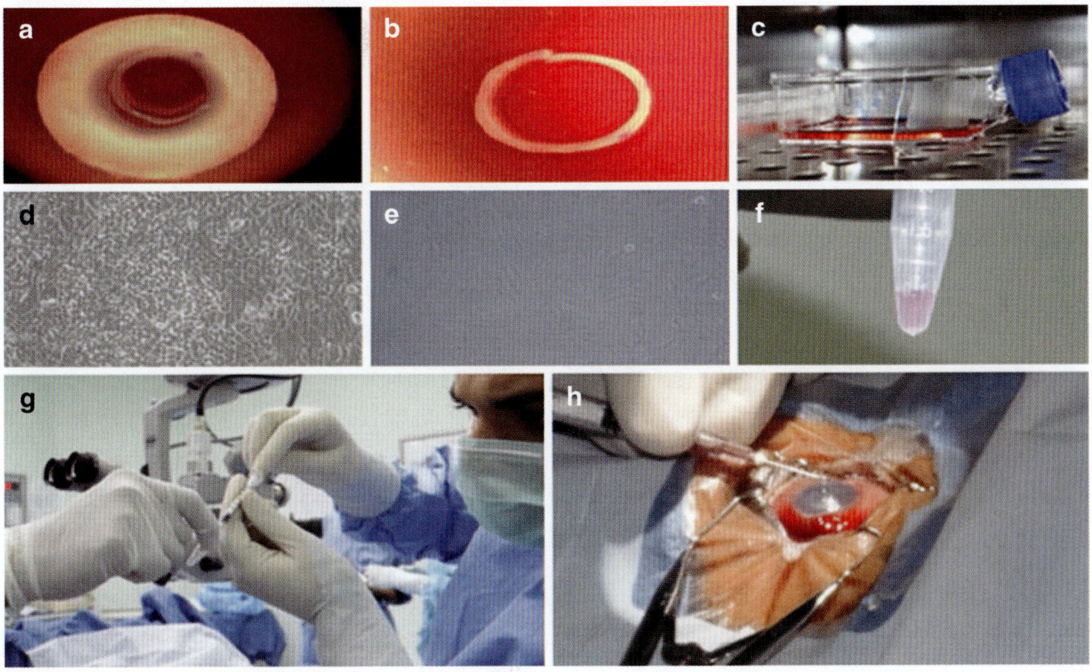

图 25.7　移植过程中 hLMSC 组织处理流程和应用。(a)去除碎片和不需要的角膜组织层。(b)剥离出 360°角膜缘。(c)在 T25 瓶中培养胶原酶消化的角膜缘组织块。(d)培养 14 天后上皮细胞数量图像。(e)经几次传代后获得的纯基质细胞群图像。(f)胰蛋白酶化细胞颗粒送移植。(g)hLMSC 与纤维蛋白胶混合。(h)将带纤维蛋白胶的细胞涂于角膜上。

25.8 临床试验中的挑战

• hLMSC 的使用仍在试验中，获得足够数量的角膜供体仍然是一个很大的挑战。

• 每平方毫米获得的细胞数量随着供体年龄的增加而减少。

• 运输是一个主要问题，因为细胞必须在非常低的温度下保存或运输，这需要明确的物流和设备。

• 由于细胞将用于患者，必须保持无菌性，这就需要非常昂贵的 cGMP（现行良好生产规范）实验室。

用于人体的药物在获得中央药物标准控制组织（CDSCO）批准用于进口或生产之前，必须证明其安全性和有效性。在印度，对于新药的审批，应该提供所有必要的要求和 FDA 的 NDA，这是我们研究所已经获得的[54]，用于这个特定的临床试验。在开始使用 hLMSC 进行临床试验之前（http://www.clinicaltrials.gov，Ref# NCT02948023），已经制作了各种文件，并提交给 DCGI。所遵循的所有程序都符合人体试验（机构和国家）负责委员会的道德标准，并符合 2000 年修订的 1975 年赫尔辛基宣言。所有纳入研究的患者均获得知情同意。

• 伦理委员会批准/伦理委员会批准（Ref # LEC 01-14-015）。

• 临床前研究资料。

• 干细胞研究机构委员会（ICSCR）批准。

• CDSCO 表格 44，包括研究方案、主要研究者简历、知情同意书、病例报告表、主配方记录表等。

cGMP设施的要求 为了进行人体临床试验，只需要很少的尖端设备和必要的标准操作规程（SOP）。这些是确保患者使用的药品质量的主要监管标准。良好的生产工艺总是细胞和组织疗法的先决条件。这些设施是按照目的设计的，并得到国家监管机构的认可。科学家和同事们按照质量保证和伦理委员会的标准协议工作，以确保细胞产品[55]的安全性。

细胞基药物（CBMP）处理时要注意许多事项。任何与 CBMP 相关的方法都需要在 cGMP 设施中进行严格的控制。cGMP 设施是指用于生产药物或细胞产品的设施[56]，它集合了装配空间、原材料和成品的仓储空间及其他研究设施区域。cGMP 设施包括生产空间、原材料和成品的仓库及支持实验室区域。cGMP 设施是根据细胞疗法产品的收集、加工和储存的质量体系进行组织和设计的。对于细胞基产品，不能对产品进行终端灭菌或去除/灭活微生物污染物。因此，遵循了测试和认证的起始材料和验证的过程，并对产品进行了无菌测试[55]。

这些设施必须按照《药品生产质量管理规范》（包括质量控制和质量审批计划）进行规划和设计，该规范建立了一套质量体系方法来处理细胞处理项目的控制收集、准备、储存和到达，并进一步解决了相关组件，如：①设施（概要、准入和维护）；②设备（采购、使用和支持）；③原材料规格（采购、储存和使用）；④质量保证（质量控制、审批、能力和文件编制）。

质量保证是基于以下列出的要素：质量计划、组织和人员、标准操作程序、环境控制、设备监控、供应品和试剂、过程控制、过程变更、过程验证、标签设计和控制、贮存要求、记录、跟踪、不符合项和投诉管理、风险评估、报告和评审。在质量保证与医院部门和基础设施部门（如内务、工程、信息技术和供应部门）相互作用的领域，其目的是建立相关的服务水平协议，以确保适当程度的法规遵守。

质量体系方法是基于机会的。对于设备来说，防止由于自然条件、处理程序、培养容器、原材料的不完善或与类似发电设备中不同物品的交叉污染导致微生物和内毒素的潜在污染是至关重要的。必须小心使用隔间消毒技术和控制原料和其他试剂。必须利用高效微粒吸收(HEPA)通道来防止空气交叉污染，对来自不同患者的材料进行隔离处理等。因此，这些设施中最重要的房间包括所谓的洁净室。根据两种尺寸的颗粒数(≥0.5μm，≥5μm)，将洁净室按空气和粉尘颗粒划分为 4 类。考虑了温度、湿度和压力等不同参数对微生物膨胀的潜在影响，并对其进行了检验。材料和人员的流动是分开的，单向的，以减少交叉污染。所有的活动都是实时记录的。接受过洁净室控制所需基本清洁措施培训的专业人员有足够的能力领导和侦察所有的演习。CBMP 或 ATP 的产生和传播由适用的地方和国家当局控制。

25.9　结论

角膜的透明性对清晰的视力至关重要。这往往受到各种因素的影响，如机械损伤、烧伤和瘢痕，这些是视力障碍的主要原因。角膜修复的基本和自然机制涉及纤维组织的分层，使角膜混浊。对于此类角膜基质缺损，目前的标准治疗方法是穿透性角膜移植术或板层角膜移植术，分别替代整个角膜或受影响的基质层。这些临床治疗经过充分优化并有非常高的成功率。然而，角膜移植术后需要终身的治疗和标准的护理。随着以干细胞为主的细胞疗法的出现，他们已经从传统疗法转变为再生医学。我们之前在小鼠身上的工作表明，在低血清培养基中培养获得的基质干细胞可以防止角膜瘢痕。我们已经证明，这些来源于角膜缘的 MSC，在 5 万个细胞中加入纤维蛋白密封剂，可以在 4 周内治愈小鼠角膜瘢痕。我们现在已经把这项技术带到临床，在我们的研究所有设备齐全的 GMP 设施。我们的初步研究显示，治疗各种角膜病变(主要是角膜瘢痕)的安全性和有效性。

参考文献

1. Oommen V, Kanthakumar P. A simple model of the accommodating lens of the human eye. Adv Physiol Educ. 2014;38(2):183–4.
2. Hanna C, Bicknell DS, O'Brien JE. Cell turnover in the adult human eye. Arch Ophthalmol. 1961;65:695–8.
3. Torricelli AA, Singh V, Santhiago MR, Wilson SE. The corneal epithelial basement membrane: structure, function, and disease. Invest Ophthalmol Vis Sci. 2013;54(9):6390–400.
4. Torricelli AA, Santhanam A, Wu J, Singh V, Wilson SE. The corneal fibrosis response to epithelial-stromal injury. Exp Eye Res. 2016;142:110–8.
5. Jacobsen IE, Jensen OA, Prause JU. Structure and composition of Bowman's membrane. Study by frozen resin cracking. Acta Ophthalmol. 1984;62(1):39–53.
6. Nishida K, Kawasaki S, Kinoshita S. Clusterinmay be essential for maintaining ocular surface epithelium as non-keratinizing epithelium. Adv Exp Med Biol. 1998;438:629–35.
7. Funderburgh JL, Funderburgh ML, Du Y. Stem cells in the limbal stroma. Ocul Surf. 2016;14(2):113–20.
8. Murphy C, Alvarado J, Juster R. Prenatal and postnatal growth of the human Descemet's membrane. Invest Ophthalmol Vis Sci. 1984;25(12):1402–15.
9. Dandona R, Dandona L. Corneal blindness in a southern Indian population: need for health promotion strategies. Br J Ophthalmol. 2003;87(2):133–41.
10. Gupta N, Tandon R, Gupta SK, Sreenivas V, Vashist P. Burden of corneal blindness in India. Indian J Community Med. 2013;38(4):198–206.
11. Dua HS, Azuara-Blanco A. Limbal stem cells of the corneal epithelium. Surv Ophthalmol. 2000;44(5):415–25.
12. Kulkarni BB, Tighe PJ, Mohammed I, Yeung AM, Powe DG, Hopkinson A, Shanmuganathan VA, Dua HS. Comparative transcriptional profiling of the limbal epithelial crypt demonstrates its putative stem cell niche characteristics. BMC Genomics. 2010;11:526.
13. Branch MJ, Hashmani K, Dhillon P, Jones DR, Dua HS, Hopkinson A. Mesenchymal stem cells in the human corneal limbal stroma. Invest Ophthalmol Vis Sci. 2012;53(9):5109–16.

14. Funderburgh ML, Du Y, Mann MM, SundarRaj N, Funderburgh JL. PAX6 expression identifies progenitor cells for corneal keratocytes. FASEB J. 2005;19(10):1371–3.
15. Damala M, Kethiri R, Tavakkoli F, Raju E, Singh V. The basics of stem cells and their role in vision. In: Trends in life science research. Hauppauge, New York: Nova Science Publishers, Inc; 2018.
16. Yoshida S, Shimmura S, Nagoshi N, Fukuda K, Matsuzaki Y, Okano H, Tsubota K. Isolation of multipotent neural crest-derived stem cells from the adult mouse cornea. Stem Cells. 2006;24(12):2714–22.
17. Shortt AJ, Secker GA, Munro PM, Khaw PT, Tuft SJ, Daniels JT. Characterization of the limbal epithelial stem cell niche: novel imaging techniques permit in vivo observation and targeted biopsy of limbal epithelial stem cells. Stem Cells. 2007;25(6):1402–9.
18. Mathews S, Chidambaram JD, Lanjewar S, Mascarenhas J, Prajna NV, Muthukkaruppan V, Chidambaranathan GP. In vivo confocal microscopic analysis of normal human anterior limbal stroma. Cornea. 2015;34(4):464–70.
19. Cotsarelis G, Cheng SZ, Dong G, Sun TT, Lavker RM. Existence of slow-cycling limbal epithelial basal cells that can be preferentially stimulated to proliferate: implications on epithelial stem cells. Cell. 1989;57:201–9.
20. Pinnamaneni N, Funderburgh JL. Concise review: stem cells in the corneal stroma. Stem Cells. 2012;30(6):1059–63.
21. Kureshi AK, Dziasko M, Funderburgh JL, Daniels JT. Human corneal stromal stem cells support limbal epithelial cells cultured on RAFT tissue equivalents. Sci Rep. 2015;5:16186.
22. Eraslan M, Toker E. Mechanisms of corneal wound healing and its modulation following refractive surgery. Marmara Med J. 2009;22(2):169–78.
23. Singh V, Barbosa FL, Torricelli AA, Santhiago MR, Wilson SE. Transforming growth factor beta and platelet-derived growth factor modulation of myofibroblast development from corneal fibroblasts in vitro. Exp Eye Res. 2014;120:152–60.
24. Singh V, Jaini R, Torricelli AA, Santhiago MR, Singh N, Ambati BK, Wilson SE. TGFbeta and PDGF-B signaling blockade inhibits myofibroblast development from both bone marrow-derived and keratocyte-derived precursor cells in vivo. Exp Eye Res. 2014;121:35–40.
25. Wilson SE, Schultz GS, Chegini N, Weng J, He YG. Epidermal growth factor, transforming growth factor alpha, transforming growth factor beta, acidic fibroblast growth factor, basic fibroblast growth factor, and interleukin-1 proteins in the cornea. Exp Eye Res. 1994;59(1):63–72.
26. Weng J, Mohan RR, Li Q, Wilson SE. IL-1 upregulates keratinocyte growth factor and hepatocyte growth factor mRNA and protein production by cultured stromal fibroblast cells: interleukin-1 beta expression in the cornea. Cornea. 1997; 16(4):465–71.
27. Jester JV, Petroll WM, Cavanagh HD. Corneal stromal wound healing in refractive surgery: the role of myofibroblasts. Prog Retin Eye Res. 1999;18(3):311–56.
28. Kamiyama K, Iguchi I, Wang X, Imanishi J. Effects of PDGF on the migration of rabbit corneal fibroblasts and epithelial cells. Cornea. 1998;17(3):315–25.
29. Kim WJ, Helena MC, Mohan RR, Wilson SE. Changes in corneal morphology associated with chronic epithelial injury. Invest Ophthalmol Vis Sci. 1999;40(1):35–42.
30. Frank MH, Frank NY. Restoring the cornea from limbal stem cells. Regen Med. 2015;10(1):1–4.
31. Kruse FE, Volcker HE. Stem cells, wound healing, growth factors, and angiogenesis in the cornea. Curr Opin Ophthalmol. 1997;8(4):46–54.
32. Secker GA, Daniels JT. Limbal epithelial stem cells of the cornea. In: StemBook. Cambridge, MA: Harvard Stem Cell Institute; 2008.
33. Oie Y, Nishida K. Regenerative medicine for the cornea. Biomed Res Int. 2013;2013:428247.
34. Gao J, Dennis JE, Muzic RF, Lundberg M, Caplan AI. The dynamic in vivo distribution of bone marrow-derived mesenchymal stem cells after infusion. Cells Tissues Organs. 2001;169(1):12–20.
35. Liu H, Zhang J, Liu CY, Hayashi Y, Kao WW. Bone marrow mesenchymal stem cells can differentiate and assume corneal keratocyte phenotype. J Cell Mol Med. 2012;16(5):1114–24.
36. Lan Y, Kodati S, Lee HS, Omoto M, Jin Y, Chauhan SK. Kinetics and function of mesenchymal stem cells in corneal injury. Invest Ophthalmol Vis Sci. 2012;53(7):3638–44.
37. Tholpady SS, Llull R, Ogle RC, Rubin JP, Futrell JW, Katz AJ. Adipose tissue: stem cells and beyond. Clin Plast Surg. 2006;33(1):55–62.
38. Du Y, Roh DS, Funderburgh ML, Mann MM, Marra KG, Rubin JP, Li X, Funderburgh JL. Adipose-derived stem cells differentiate to keratocytes in vitro. Mol Vis. 2010;16:2680–9.
39. Ranganathan K, Lakshminarayanan V. Stem cells of the dental pulp. Indian J Dent Res. 2012;23(4):558.
40. Syed-Picard FN, Du Y, Lathrop KL, Mann MM, Funderburgh ML, Funderburgh JL. Dental pulp stem cells: a new cellular resource for corneal stromal regeneration. Stem Cells Transl Med. 2015;4(3): 276–85.
41. El Omar R, Beroud J, Stoltz JF, Menu P, Velot E, Decot V. Umbilical cord mesenchymal stem cells: the new gold standard for mesenchymal stem cell-based therapies? Tissue Eng Part B Rev. 2014;20(5):523–44.
42. Schwartz SD, Hubschman JP, Heilwell G, Franco-Cardenas V, Pan CK, Ostrick RM, Lanza R. Embryonic stem cell trials for macular degeneration: a preliminary report. Lancet. 2012; 379(9817):713–20.
43. Schwartz SD, Regillo CD, Lam BL, Eliott D, Rosenfeld PJ, Gregori NZ, Hubschman JP, Davis JL, Heilwell G, Spirn M, Maguire J, et al. Human embryonic stem cell-derived retinal pigment epithelium in patients with age-related macular degeneration and Stargardt's macular dystrophy: follow-up of two open-label phase 1/2 studies. Lancet. 2015;385(9967):509–16.

44. Pellegrini G, De Luca M. Eyes on the prize: limbal stem cells and corneal restoration. Cell Stem Cell. 2014;15(2):121–2.
45. Reardon S, Cyranoski D. Japan stem-cell trial stirs envy: researchers elsewhere can't wait to test iPS cells in humans. Nature. 2014;513(7518):287–9.
46. Turner M, Leslie S, Martin NG, Peschanski M, Rao M, Taylor CJ, Yamanaka S, Wilmut I. Toward the development of a global induced pluripotent stem cell library. Cell Stem Cell. 2013;13(4):382–4.
47. Fuentes-Julián S, Arnalich-Montiel F, Jaumandreu L, Leal M, Casado A, García-Tuñon I, De Miguel MP. Adipose-derived mesenchymal stem cell administration does not improve corneal graft survival outcome. PLoS One. 2015;10(3):e0117945.
48. Du Y, Carlson EC, Funderburgh ML, Birk DE, Pearlman E, Guo N, Kao WW, Funderburgh JL. Stem cell therapy restores transparency to defective murine corneas. Stem Cells. 2009;27(7):1635–42.
49. Basu S, Fernandez MM, Das S, Gaddipati S, Vemuganti GK, Sangwan VS. Clinical outcomes of xeno-free allogeneic cultivated limbal epithelial transplantation for bilateral limbal stem cell deficiency. Br J Ophthalmol. 2012;96(12):1504–9.
50. Du Y, Sundarraj N, Funderburgh ML, Harvey SA, Birk DE, Funderburgh JL. Secretion and organization of a cornea-like tissue in vitro by stem cells from human corneal stroma. Invest Ophthalmol Vis Sci. 2007;48(11):5038–45.
51. Karamichos D, Funderburgh ML, Hutcheon AE, Zieske JD, Du Y, Wu J, Funderburgh JL. A role for topographic cues in the organization of collagenous matrix by corneal fibroblasts and stem cells. PLoS One. 2014;9(1):e86260.
52. Chan AA, Hertsenberg AJ, Funderburgh ML, Mann MM, Du Y, Davoli KA, Mich-Basso JD, Yang L, Funderburgh JL. Differentiation of human embryonic stem cells into cells with corneal keratocyte phenotype. PLoS One. 2013;8(2):e56831.
53. Basu S, Hertsenberg AL, Funderburgh MK, Burro MM, Man M, Du Y, Lathrop K, Syed-Picard FM, Adam SE, Bir D, Funderburgh J. Human limbal biopsy-derived stromal stem cells prevent corneal scarring. Sci Transl Med. 2014;6(266):266ra172.
54. Ravinder RB, Suresh N. Regulatory stages for new drug approvals. 2011. Available at www.observerindia.com/cms/export/orfonline/modules/occasionalpaper/attachments/Drug_Discovery_Book_1260179432814.pdf
55. Giancola R, Bonfini T, Iacone A. Cell therapy: cGMP facilities and manufacturing. Muscles Ligaments Tendons J. 2012;2(3):243–7.
56. Dietz AB, Padley DJ, Gastineau DA. Infrastructure development for human cell therapy translation. Clin Pharmacol Ther. 2007;82(3):320–4.
57. Lim M, Goldstein MH, Tuli S, Schultz GS. Growth factor, cytokine and protease interactions during corneal wound healing. Ocul Surf. 2003;1(2):53–65.

第 26 章

体外培养眼外细胞用于角膜基质细胞疗法

Jorge L. Alió del Barrio

26.1 概述

角膜基质厚度占角膜厚度的 90%以上。角膜的许多特征,包括它的强度、形态和透明性,是由于角膜基质[1]的解剖学和生物力学特性。许多疾病,如角膜营养不良、角膜瘢痕或角膜扩张,都会引起其解剖或生理改变,从而导致透明性降低和随后的视力丧失。尽管在过去 10 年里,为了寻找角膜移植的替代方案,人们在实验室里付出巨大的努力来复制角膜基质,但由于极难模拟角膜基质高度复杂的超微结构,获得的替代品要么没有达到足够的透明性,要么没有达到足够的强度特性,至今仍未实现[2]。

在这种情况下,近年来,利用眼内或眼外来源的 MSC 对角膜基质进行细胞治疗引起了人们广泛的兴趣,在体外和体内[1]动物模型中,MSC 都能分化成成熟的角膜细胞。几位作者已经证明,包括我们研究组的报道[3-5],这些干细胞不仅能在异种情况下存活,并分化成成熟角膜细胞而没有诱导炎症反应,而且能够在宿主基质中产生新的胶原蛋白[3,6],通过角膜基质重塑调节先前存在的瘢痕[7,8],通过胶原重组改善角膜营养不良动物模型的角膜透明性,以及通过胶原的分解代谢改善动物模型的角膜透明性[9-12]。MSC 在同基因、异基因,甚至异种情况下也表现出免疫调节特性[12,13]。事实上,第一阶段人类临床试验中有关角膜基质细胞疗法安全性和初步疗效的第一批临床数据现已公布[14,15],这为未来的研究开辟了一个新的有希望的领域,最终可能在不久的将来为角膜疾病提供一种真正的替代治疗方案。

考虑到现有的科学证据,似乎所有类型的 MSC 在体内都有类似的行为(表 26.1),因此,能实现角膜细胞分化,并通过免疫调节特性调节角膜基质[16]。最近也有报道,MSC 分泌旁分泌因子,如血管内皮生长因子(VEGF),血小板源性生长因子(PDGF)、肝细胞生长因子 (HGF)、转化生长因子 β_1 (TGF-β_1)等通过抑制细胞凋亡促进细胞迁移和角化细胞存活,上调角化细胞细胞外基质(ECM)成分基因的表达,促进角膜再上皮化和基质创面的愈合[17]。MSC 可从人体的许多组织中获得,包括脂肪组织、骨髓、脐带、牙

表 26.1　用于角膜基质再生的干细胞

	CSSC	BM-MSC	ADASC	UMSC	ESC	iPS
角膜细胞在体外分化得到证实	是	是	是	是	是	是
角膜细胞在体内分化得到证实	是	是	是	是	否	否
自体使用	是/否	是	是	是/否	否	是

角膜细胞分化的证据及其可能的自体应用。

髓、牙龈、毛囊、角膜和胎盘[18,19]。

角膜基质干细胞(CSSC)是一种很有前景的细胞治疗来源,因为其分离技术和培养方法正在被优化和完善[20],推测它们应该有更有效的角膜细胞分化,因为它们已经是角膜细胞。另一方面,CSSC 分离技术在技术上要求更高,因为通常处理的组织数量较少,且仍需要对侧健康眼(自体使用),这并不总是可行的(双侧疾病)或患者接受的。异体使用仍然需要活体或尸体捐赠的角膜组织。这些缺点可能会限制其临床应用(主要是自体应用)。另一方面,眼外干细胞没有这些限制。成人脂肪组织已被证明是一个理想的自体干细胞的来源,因为它满足所有的需求,简单的可获取的组织,细胞检索效率高,干细胞可(h-ADASC)分化成多种细胞类型(角膜细胞、成骨细胞、成肌细胞、肝细胞、神经元细胞等)[3]。这种细胞分化的发生是由于特定的刺激因素或环境对每种细胞类型的影响,避免多种细胞混合在不同的生态位。骨髓间充质干细胞(BM-MSC)与 ADASC 具有相同的特征,但通过骨髓穿刺提取是一个复杂和痛苦的过程,需要全身麻醉。脐带间充质干细胞(U-MSC)是一种很有吸引力的替代来源,但由于脐带通常在出生后不储存,其自体使用成本昂贵,且目前不具备可行性。

胚胎干细胞具有巨大的潜力,但也存在重要的伦理问题。另一方面,利用 iPS 技术[21]可以解决这一问题,其产生成熟角膜细胞的能力已经在体外[22]得到证实。

在本章中,我们将回顾不同类型的眼外干细胞(间叶细胞或非间叶细胞),它们被建议用于角膜基质的再生,以及目前在体内或体外已有的证据。最后,我们将回顾已被推荐的不同手术方法(体内),以应用干细胞疗法进行角膜基质再生。

26.2　用于角膜基质再生的眼外干细胞

26.2.1　骨髓间充质干细胞(BM-MSC)

Park 等人报道,人 BM-MSC 在特定的角膜细胞分化条件下生长,可在体外分化为角膜细胞样细胞[23]。他们证实角膜细胞标志物如光蛋白聚糖和 ALDH 的强烈表达,同时,干细胞标志物如细胞-平滑肌肌动蛋白的表达缺失。但在这些分化细胞上并没有明显表达角膜蛋白[23]。Trosan 等人证明了老鼠在角膜提取物和胰岛素样生长因子-I(IGF-I)存在下培养的 BM-MSC 能有效分化为表达角膜特异性标志物的角膜样细胞,如细胞角蛋白 12 和光蛋白聚糖[24]。

将人 BM-MSC 移植到动物模型的角膜基质中,也可以在体内观察到这些细胞的存活和向角膜细胞的分化。角膜聚糖表达无任何免疫或炎症反应迹象[25]。

26.2.2 脂肪来源成熟间充质干细胞(ADASC)

人 ADASC(h-ADASC)在角膜细胞分化条件下体外培养(图 26.1)表达胶原和其他角膜特异性基质成分。这种表达量与分化的 h-CSSC 的表达量相似[26]。

在我们之前的一项研究中,使用兔动物模型,首次在体内证实了 h-ADASC 在功能性人角膜细胞中的分化[3]。一旦植入星状细胞内,这些细胞不仅表达Ⅰ型胶原和Ⅵ型胶原(角膜细胞外基质的主要成分),而且还表达角膜细胞特异性标志物,如角膜蛋白或 ALDH,而不会诱导免疫或炎症反应。这些发现后来被其他作者在几篇论文中再现和证实[16]。

相对于骨髓来源而言,这些细胞的提取和分离技术相对容易,使这些细胞成为目前临床应用于角膜基质再生的最佳眼外候选细胞。

26.2.3 脐带间充质干细胞(U-MSC)

从新生儿脐带中分离出的人 MSC,在体内移植到角膜基质中,表现出与其他类型 MSC 相似的行为,表达角膜细胞特异性标志物,如角膜蛋白,而不诱导免疫或免疫排斥反应[27]。Liu 等人报道将这些细胞注射到小鼠的角膜基质中,通过重组胶原板,提高了角膜透明性,增加了基质厚度,并通过增强小鼠中角膜蛋白和 ALDH 的表达,改善了宿主角膜细胞的功能[10]。这些数据是令人鼓舞的,尽管到目前为止,由于新生儿的脐带一般不保存,U-MSC 的自体使用还不具备应用价值。

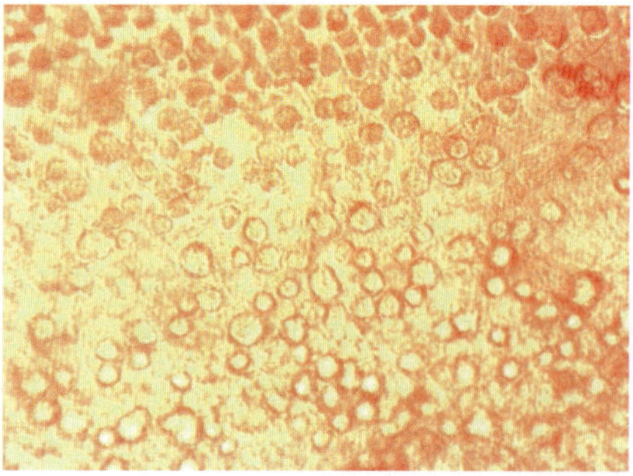

图 26.1 人 ADASC 显微外观(相衬照片)(10 倍放大率)。

26.2.4 胚胎干细胞(ESC)

目前,使用这些人多能干细胞用于角膜基质再生的经验非常有限。Chan 等人报道可以在体外诱导这些细胞分化为角膜细胞谱系,证明包括角膜蛋白在内的角膜细胞标志物上调[28]。

据我们所知,在角膜基质再生医学领域,还没有对这些细胞进行过体内研究。这些细胞的使用也引发了许多伦理问题,再加上目前缺乏体内数据,阻碍了它们在临床应用。

26.2.5 诱导多能干细胞(iPSC)

正如前面所讨论的,胚胎干细胞已经在某种程度上被抛弃,部分原因是它们的伦理问题。iPSC[21]的出现改变了这一看法,由于它来自成人细胞,所以不会有伦理问题。2012 年,日本人山中伸弥和英国人 John B. Gurdon 获得了诺贝尔医学和生理学奖,他们发现成熟的特化细胞可以重新编程回到一个未成熟或干细胞状态,这种细胞具有像几乎任何生物体细胞系分化的能力。iPSC 有望成为组织和细胞工程的未来。

关于它们在角膜基质再生中的应用,人类 iPSC 已经显示出分化成神经嵴细胞的能力(角膜细胞的胚胎前体),通过获得类似角膜细胞的形态和表达与角膜细胞相似的标记来促进它们的角膜细胞分化[22]。研究还表明,iPSC 来源的 MSC 在角膜中发挥类似于 BM-MSC[29]的免疫调节特性。就我们所知,目前还没有研究报道 iPSC 在动物模型中分化为成熟角膜细胞的能力。

26.3 角膜基质再生技术

为了找到再生人类角膜基质的最佳方法,各类型的干细胞已经在几个研究项目中以不同的方式被使用。这些方法可以分为 7 种基本技术。

26.3.1 干细胞眼表植入

MSC 的眼表植入将是眼表重建和角膜上皮/角膜缘干细胞再生的最佳方法，这里不讨论这个话题,因为它已经在这本书的前一章讨论过。然而,MSC 的眼表植入对于预防或调节眼表化学伤后的前基质瘢痕仍有一定的作用。如前所述,MSC 分泌旁分泌因子,增强角膜再上皮化和基质创面[17]愈合。因此,MSC 在眼表的好处可能更多的是由这些旁分泌效应,而不是由 MSC 分化为上皮细胞来证明,这是最近争论的证据。在这方面,Di 等人在糖尿病小鼠中进行了结膜下注射 BM-MSC 的试验，报道了角膜上皮细胞增殖增加和由肿瘤坏死因子-α-刺激基因 6(TSG6)[30]介导的炎症反应减弱。

Holan 等人建议利用纳米纤维支架将 MSC 应用于眼表。他们报道 BM-MSC 生长到这些支架上可以促进再上皮化,抑制新生血管和局部炎症反应。当将其应用到碱烧伤兔眼的模型中,这些结果与使用角膜缘上皮干细胞获得的结果相当，且两者都优于 ADASC[31]。同一研究组建议,当这些种植了兔 BM-MSC 的纳米纤维支架被覆盖了环孢素 A(CsA)负载的纳米纤维支架覆盖时,这些结果可以得到改善,观察到这两种纳米纤维(MSC 和 CsA)[32]的组合具有更好的瘢痕移植和愈合效果。

局部应用自体 ADASC 悬浮液已有一例临床病例报道,再该病例中,作者描述了对常规治疗无效的神经营养性溃疡的愈合[33]。自 2012 年以来,这种给药方式缺乏进一步的科学证据,这引发了人们对其有效性的质疑。

最后,Basu 等人建议使用纤维蛋白胶[20]作为 MSC 的载体。他们将 CSSC 重新悬浮在人纤维蛋白原溶液中,然后将其与凝血酶一起添加到受伤的眼表。随后,纤维蛋白原胶质化。通过这项应用,他们证明了在小鼠模型中防止角膜瘢痕，以及新基质的产生，新基质的胶原组织与天然组织几乎没有区别。目前,该研究组正在进行一项临床试验以验证这些发现,使用来自角膜缘的自体和异体 CSSC 治疗化学伤、神经营养性溃疡和稳定角膜瘢痕,初步报道改善了视觉参数、角膜上皮化、角膜新生血管形成和角膜透明性[34]。

26.3.2 在基质内植入干细胞

在一些研究中,将干细胞直接注射到动物模型的角膜基质内进行了体内试验,证明干细胞可以分化为成体角膜基质细胞,而没有免疫排斥的迹象。在我们的研究中,我们还通过免疫组化方法证明了 h-ADASC 移植到兔角膜[3]中可以产生人细胞外基质。与预期的一样，胶原在兔角膜基质和移植的 h-ADASC 中均有表达,而在宿主角膜基质和移植的 h-ADASC 中均未检测到在角膜基质中不正常表达的胶原Ⅲ和胶原Ⅳ。Du 等人[9]报道了在人 CSSC 的细胞基质内移植 3 个月后,lumican-null 小鼠角膜透明性和厚度的恢复(角膜变薄、混浊和正常基质组织的破坏)。他们还证实,人的硫酸角化蛋白沉积在小鼠基质中,宿主胶原层进行了重组,得出结论,将 h-CSSC 移植到有瘢痕的人基质中可以减轻角膜瘢痕,而无须进行[9]手术。Liu 等人在同一个[10]动物模型中使用了人 U-MSC,也报道了非常相似的结果。Coulson-Thomas 等人在黏多糖病小鼠模型中发现,移植的人 U-MSC 不仅参与细胞外糖胺聚糖(GAG)的转化,而且使宿主角膜细胞分解积累的 GAG 产物[11]。

最近,我们小组发表了首个临床试验,初步报道了人类角膜基质细胞治疗的安全性和有效性[14,35]。在这个试点临床试验中,我们将自体的 ADASC(通过选择性吸脂获得)植入到晚期圆锥角膜患者经飞秒激光辅助制作的中层基质板层袋中(已经准备进行角膜移植)。没有观察到炎症或排斥的体征,证实了以前在动物模型中报道的所有证据,我们也可以通过眼前节相干光断层扫描(AS-OCT)显示,在 MSC 植入区域产生了新的胶原(图 26.2),平均中央角膜厚度增加了 15μm。这种新胶原带没有引起任何临床不良反应(图 26.2),所有患者的视力均有中度提高(所有视力参数中平均提高 2 行),而角膜曲率保持稳定(图 26.2)[14,35]。为了证实这一初步数据,还需要大样本的进一步研究,但我们观察到了令人鼓舞的结果,为研究开辟了一条新的、令人兴奋的治疗路线。正如我们已经讨论的,植入 MSC 产生了新的细胞外基质,但数量不足以恢复严重病变的人角

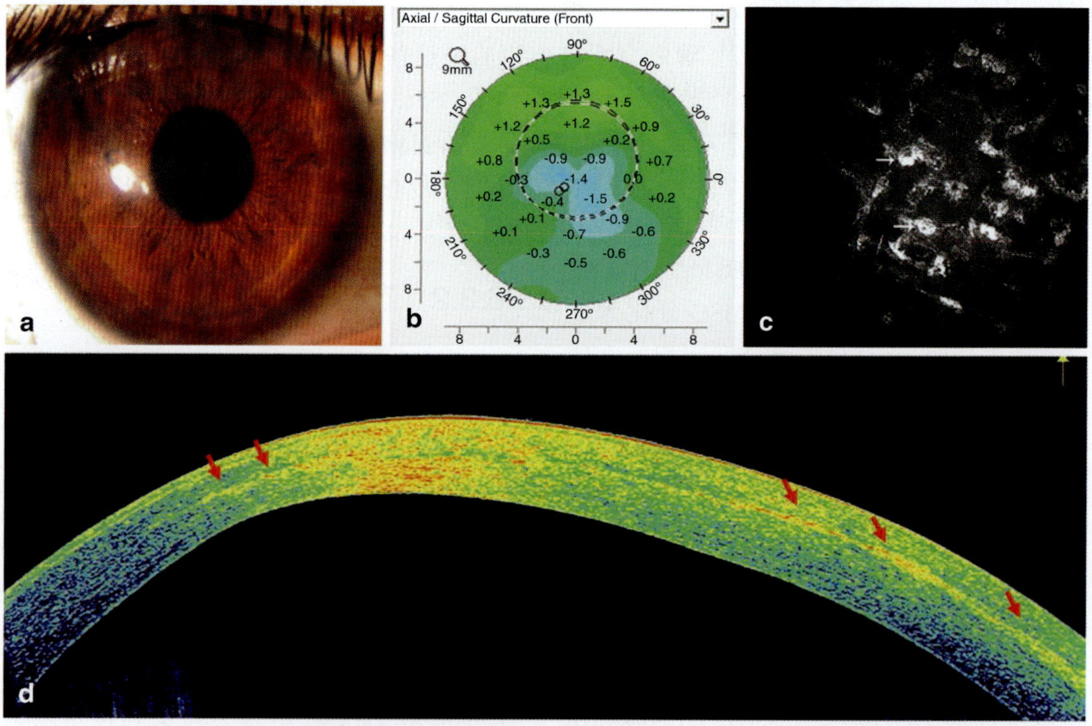

图 26.2 自体 h-ADASC 角膜基质植入晚期圆锥角膜。(a)术后 1 年的裂隙灯图像和(b)术前至术后 12 个月的角膜地形变化。观察角膜曲率的稳定性。(c)术后 1 个月手术平面角膜共聚焦生物显微镜照片。干细胞的存活是通过细胞呈现更圆的形态(白色箭头所示)来证实的。(d)术后 10 个月至 1 年的图像。请注意基质袋与新胶原生成区域水平上的高反射区域(红色箭头所示)。

膜的厚度(如极端的圆锥角膜)。然而,直接注射干细胞可能为角膜营养不良、系统性代谢紊乱背景下的角膜基质进行性混浊及角膜瘢痕形成提供一种有前景的治疗方式。

26.3.3　通过可降解生物支架在基质内植入干细胞

为了促进植入角膜基质中的干细胞的生长和发育,我们使用可降解生物材料合成的细胞外基质进行植入。Espandar 等人将 h-ADASC 和半固体透明质酸水凝胶注射入兔角膜基质中,与单独注射[6]相比,h-ADASC 的存活率和角膜细胞分化更好。Ma 等人将兔 ADSC 与聚乳酸-羟基乙酸(PLGA)可降解生物支架应用于兔基质损伤模型,观察新形成的组织成功的胶原重塑且基质瘢痕较少形成[36]。初步数据显示,这些支架可以增强干细胞对角膜基质的作用,尽管还需要更多的研究。

26.3.4　不可降解生物支架在基质内植入干细胞

目前,还没有用组织工程学方法制造出临床上可行的人类角膜替代物。生产成功的人造角膜的主要障碍是很难复制(或至少模拟)基质结构。大多数用于组织工程角膜的基质类似物是通过将人类角膜基质细胞植入胶原基支架中产生的,这种支架显然是设计用来重塑的[2]。此外,新的和改进的与人类角膜相容的生物材料已经被开发出来,从而可以用于设计人工角膜(角膜假体)的先进支架,如聚甲基丙烯酸羟乙酯水凝胶,胶原软骨素硫酸盐水凝胶和聚氨酯[37]。这些支架与细胞的结合可以产生有前景的角膜替代物,已经发表的一些研究主要使用角膜细胞系,包括角膜基质细胞,在体外提供了关于黏附和细胞存活的积极结果[38]。然而,在体内和干细胞与这种合成支架结合使用的研究有限。Mimura 等人在兔模型中使用了角膜成纤维细胞前体和多孔凝胶水凝胶,检测了Ⅰ型胶原蛋白表达的增加,但作者后来指出,这些支架较弱且不稳定[39]。在本课题组之前的一项研究中,我们分析了 h-ADASC 定植的聚丙烯酸乙酯(PEA)大孔膜在兔角膜基质体内的存活和生物整合情况[4]。尽管 h-ADASC 干细胞在体内存活了 12 周,但与未植入干细胞的 PEA 膜相比,h-ADASC 并没有提高生物材料的挤出速率。我们的观点是干细胞在这些合成生物材料的存在下不能正确地分化为角膜细胞。它们失去了可降解生物支架或隔离注射所显示的潜在优势,而且尽管具有大孔结构,它们也不能侵占生物材料(图 26.3)。

26.3.5　用脱细胞的角膜基质支架在基质内植入干细胞

角膜基质的复杂结构尚未被复制,而且众所周知,使用基于合成支架的设计存在缺陷:生物降解引起强烈的炎症反应,而且几乎所有高分子材料都会引起非特异性炎症反应。

最近,已经描述了几项角膜脱细胞技术,它们提供了一种脱细胞的角膜细胞外基质(ECM)[40]。与人工合成支架相比,这种支架为细胞的生长和分化提供了更自然的环境,近年来受到了广泛的关注。此外,ECM 的成分通常在不同物种间是保守的,即使是异种受体也能很好地耐受。此外,角膜基质细胞对于重建角膜基质和正常上皮生理至关重要[41]。这就强调了移植细胞替代物和结构支持(脱细胞 ECM)在角膜稳态中承担这些关键功能的重要性。据我们所知,所有重新植入脱细胞角膜支架的尝试都使用了角膜细胞[42-44],但如前所述,这些细胞具有显著

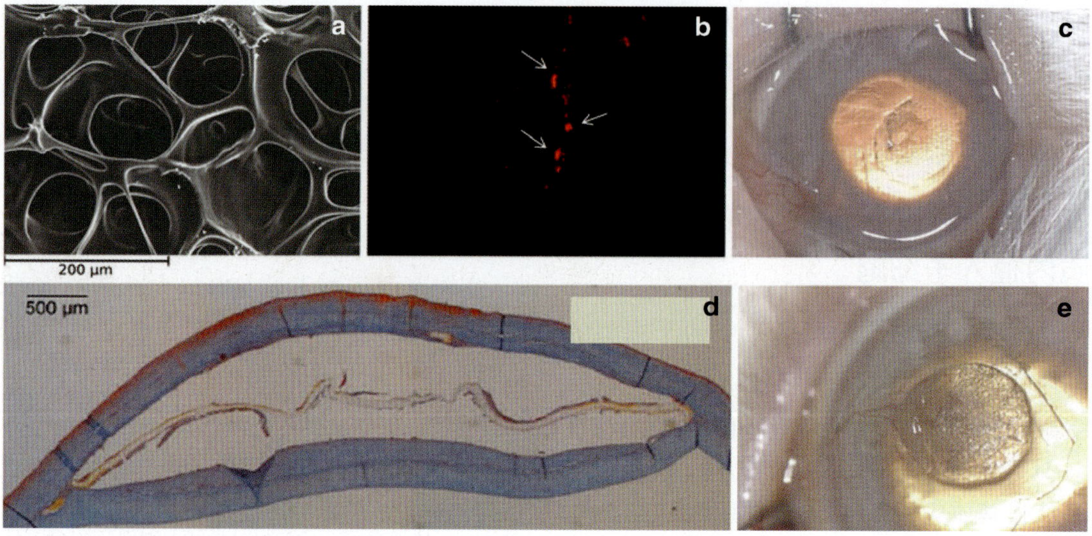

图26.3　带h-ADASC定植聚丙烯酸乙酯(PEA)膜在兔角膜基质内的植入。(a)PEA大孔膜(直径200mm)的SEM图像。(b)Vybrant CM-DiI荧光标记h-ADASC(白色箭头所示,放大400倍)。(c)角膜基质内植入术后3个月眼前节图像。(d)Masson染色的组织切片,观察沿组织学过程脱离周围组织的植入物缺乏真正的生物整合。(e)术后3个月植片被挤压变形。

的缺点,这些缺点限制了在临床实践中的自体使用(供体组织受损,缺乏细胞,更困难的细胞传代培养),因此,难以找到眼外来源的自体细胞。在我们研究组之前的一项研究中,我们展示了在兔角膜内具有和不具有h-ADASC定植的人脱细胞角膜基质片(100μm厚度)的完美生物整合(图26.4a),尽管移植体是异种[5],但没有观察到任何排斥反应。我们也证明了hADASC在这些植入物内分化为功能性角膜细胞,然后实现适当的生物功能化(图26.4 b,c)。其他作者后来分析了脱细胞猪关节软骨ECM与老鼠BM-MSC在兔角膜基质内的整合情况,报道了类似的发现,尽管这个脱细胞支架的透明性尚未明确报道[45]。

作者认为,MSC植入联合脱细胞角膜ECM是有效恢复病变严重受损角膜厚度的最佳技术,仅植入MSC只能实现有限的新的ECM形成和厚度恢复[3,14]。此外,通过这项技术,通过使用来自特定患者的自体MSC,理论上有可能将同种异体移植物转化为有功能的自体移植物,从而避免任何排斥的风险。遵循这一研究方向,我们最近发表了一项临床试验结果,使用脱细胞人角膜基质支架(120μm厚度,9mm直径的薄层),在晚期圆锥角膜患者中采用或不采用自体ADASC再细胞化治疗[15,35]。我们可以证明所有视力参数都有了显著的改善(大约提高了两行),同时还有球镜度数减小、角膜前表面明显扁平(图26.5f)和角膜像差的改善,尤其是球差[15,35]。术后3个月,角膜完全透明,无明显混浊(图26.5a,b),所有厚度参数均如预期般提高超过100μm,在解剖学上修复了这些晚期圆锥角膜(图26.5e)。虽然脱细胞植入物和再细胞植入物之间没有临床差异,但植入自体ADASC的患者植入物的宿主角膜细胞再细胞化和前后基质内角膜细胞密度的增加更为明显(图26.5c,d)[15,35]。

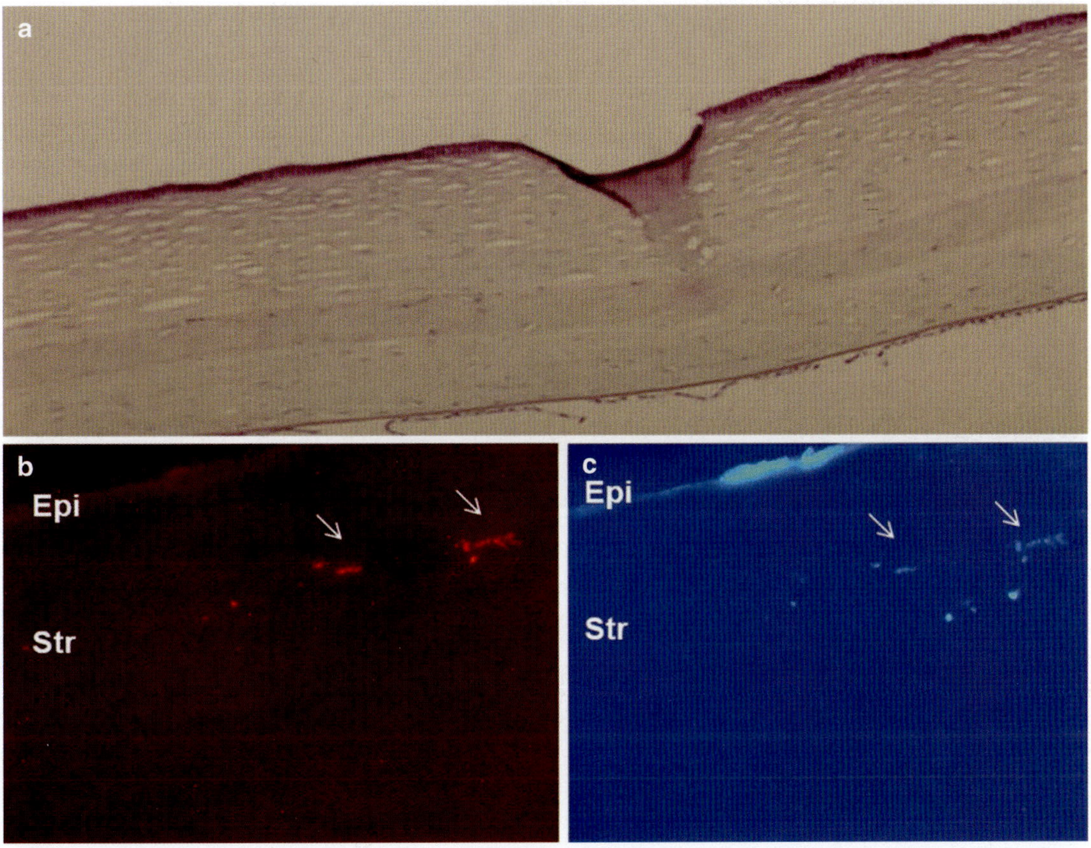

图 26.4 脱细胞人角膜基质与带 h-ADASC 再细胞化在兔动物模型中的角膜基质增强作用。(a)h-ADASC 定植脱细胞人角膜基质植入术兔角膜 HE 染色(放大 200 倍)。(b)人细胞(箭头所示),用 CM-DiI 标记,在植入物周围和内部,确认在兔角膜基质中存在活的人细胞。(c)同一切片显示人类角膜蛋白及其分化为人类角膜细胞(箭头所示)(放大 400 倍)。缩写:Epi,上皮细胞;Str,基质。

26.3.6 前房干细胞注射

Demirayak 等人报道,BM-MSC 和 ADASC 磷酸盐溶悬浮液(PBS)注入角膜损伤的小鼠模型的前房中后,能在角膜基质增加角膜蛋白特异性标志物的表达,共聚焦显微镜显示角膜细胞密度增加[8]。然而,在前房注射 MSC 对晶状体上皮和小梁网产生副作用的可能性是非常值得探讨的,可能导致小梁网瘢痕和随后的青光眼。鉴于此,作者认为该方法的临床应用可能有限。

26.3.7 静脉注射干细胞

通过静脉注射,MSC 的全身使用也已经进行了测试。研究表明,在同种异体角膜移植后,小鼠静脉注射 BM-MSC 可以在移植的角膜和结膜(发炎的眼组织)上定植,但不能在对侧未移植的角膜上定植,同时抑制免疫反应会显著提高同种异体角膜存活率[46]。Yun 等人最近报道了在角膜化学损伤后静脉注射 iPSC 衍生的 MSC 和 BM-MSC 后也有类似的发现,他们可以观察到经过治疗的

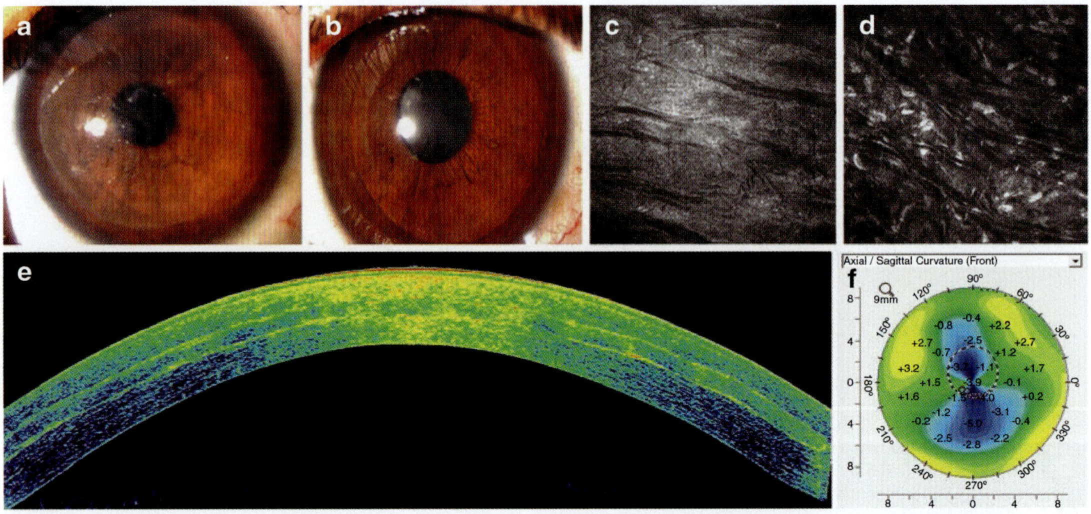

图 26.5 脱细胞人角膜基质加或不加自体 hADASC 再细胞化增强角膜基质。(a,b)术后 1 周(a)、3 个月(b)裂隙灯图像,观察角膜完全透明恢复情况。(c)角膜共聚焦生物显微镜图像,植入的椎板在术后 3 个月呈完全脱细胞形态。(d)术后 12 个月植入椎板有强烈的再细胞化迹象。(e)角膜基质增强 1 年后的 AS-OCT 图像。(f)术前和术后 12 个月的角膜地形变化,观察角膜曲率明显变平。

小鼠角膜混浊、炎症浸润和炎症标志物显著减少,两种 MSC 类型之间没有显著差异[29]。相反,我们的研究小组没有发现在带血管角膜的兔术前、术中和术后不同时间点注射兔 ADASC 对角膜移植物存活率和排斥率有任何好处(模型更类似于人类角膜移植,而不是在小鼠中报道的模型)。事实上,与未经治疗的角膜移植物相比,移植物存活时间更短[47]。

26.4 自体 MSC 和异体 MSC

未来临床试验的一个关键问题是进一步评估使用自体 MSC 进行角膜基质细胞治疗是否真的有必要;另一方面,异体 MSC 可以在不增加任何炎症或排斥风险情况下获得相同的益处。如果我们考虑所有已发表的将人 MSC 植入角膜基质的动物模型的证据,尽管是异体移植,但也从未报道过排斥或炎症的迹象[3-12]。这与 MSC 具有免疫调节和免疫抑制特性的有力证据是一致的,该特性通过抑制黏附和侵袭及诱导炎性细胞凋亡来帮助它们逃避宿主的免疫排斥反应并存活,这部分归功于含有肿瘤坏死因子 α 刺激基因 6(TSG6)的丰富的胞外糖萼[13,48]。TSG6 已被证明在 MSC 的免疫抑制特性中发挥关键作用[12,29,30]。考虑到这些,异体 MSC 的使用将极大地简化 MSC 的临床应用,因为临床应用中心不需要任何特定的设备,潜在的 MSC 库可以储存和供应干细胞供患者使用。实际上,已经有可用的低成本系统能够在低温下保存 MSC,同时保持其正常功能,允许延长在制造地点和临床之间分配的时间窗口,并减少与储存在液态下细胞有限的相关浪费[49]。此外,Funderburgh 等人最近报道,来自不同捐赠者的 MSC 可能具有不同的免疫抑制特性,因此,其再生和缓解基质瘢痕[50]的能力也不同。考虑到这一重要发现,最好的供体可以在 MSC 库中选择,以便扩大和只供应那些具有最高免疫抑制和再生能力的MSC,这样就不需要使用自体细胞。我们还应该考虑到,从自体 MSC 中获得的成熟角膜细胞仍然可能携带导致角膜营养不良的遗传缺陷。在这种情况下,使用异体的而不是自体的 MSC 将是有趣的。事实上,最近的一项研究发现,无论是圆锥角膜的成纤维细胞生成的 iPSC 衍生物角膜细胞,还是正常的人角膜基质生成的,其基因表达存在差异,影响细胞的生长和增殖,这证实了至少在圆锥角膜病例中,从 MSC 获得的成熟细胞功能可能仍不正常[51]。

26.5 MSC 外泌体

外泌体是纳米大小的细胞外囊泡,起源于细胞内多泡体与细胞膜的融合,并被释放到细胞外间隙[48]。它们与 MSC 修复受损组织的能力有关。Funderburgh 等人最近表明,从人 CSSC 培养液中分离的外泌体具有类似的免疫抑制特性,在动物模型中也能显著减少基质瘢痕形成[52]。这一发现表明,对于某些疾病,如预防或减少角膜瘢痕,MSC 外泌体可能允许一种基于非细胞的治疗法[50]。Zhang 等人认为,病变角膜中移植 UCMSC 释放的外泌体能够进入宿主角膜基质细胞和内皮细胞,增强其功能[48]。实际上,在黏液多糖病Ⅶ小鼠的体外试验中,他们发现 UCMSC 分泌的外泌体协助患病细胞溶酶体中累积的 GAG 的再循环过程[11]。这些发现也开启了一个令人兴奋的新研究领域,因为外泌体本身可以克服与细胞内注射相关的一些限制和风险,因为外泌体可能被用于局部应用[27]。

综上所述,角膜基质细胞治疗是一种治疗角膜基质病的新方法,还需要更大样本的临床试验的进一步研究,以确定其对不同基质病的安全性和有效性;从首次临床试验中获得的初步数据非常令人鼓舞,具有巨大的潜力。在作者看来,建立储存和扩展异体细胞库,并将它们运送到不同的临床中心使用,是这一前景光明的治疗方法的未来,尽管在我们实现这一目标前,还有大量的研究工作需要完成。

参考文献

1. De Miguel MP, Casaroli-Marano RP, Nieto-Nicolau N, et al. Frontiers in regenerative medicine for cornea and ocular surface. In: Rahman A, Anjum S, editors. Frontiers in stem cell and regenerative medicine research, vol. 1. 1st ed. Cambridge, PA: Bentham e-Books; 2015. p. 92–138.
2. Ruberti JW, Zieske JD. Prelude to corneal tissue engineering—gaining control of collagen organization. Prog Retin Eye Res. 2008;27:549–77.
3. Arnalich-Montiel F, Pastor S, Blazquez-Martinez A, et al. Adipose-derived stem cells are a source for cell therapy of the corneal stroma. Stem Cells. 2008;26:570–9.
4. Alió del Barrio JL, Chiesa M, Gallego Ferrer G, et al. Biointegration of corneal macroporous membranes based on poly(ethyl acrylate) copolymers in an experimental animal model. J Biomed Mater Res A. 2015;103:1106–18.
5. Alió del Barrio JL, Chiesa M, Garagorri N, et al. Acellular human corneal matrix sheets seeded with human adipose-derived mesenchymal stem cells integrate functionally in an experimental animal model. Exp Eye Res. 2015;132:91–100.
6. Espandar L, Bunnell B, Wang GY, et al. Adipose-derived stem cells on hyaluronic acid-derived scaffold: a new horizon in bioengineered cornea. Arch Ophthalmol. 2012;130:202–8.
7. Mittal SK, Omoto M, Amouzegar A, et al. Restoration of corneal transparency by mesenchymal stem cells. Stem Cell Rep. 2016;7:583–90.
8. Demirayak B, Yüksel N, Çelik OS, et al. Effect of bone marrow and adipose tissue-derived mesenchymal stem cells on the natural course of corneal scarring after penetrating injury. Exp Eye Res. 2016;151:227–35.
9. Du Y, Carlson EC, Funderburgh ML, et al. Stem cell therapy restores transparency to defective murine corneas. Stem Cells. 2009;27:1635–42.
10. Liu H, Zhang J, Liu CY, et al. Cell therapy of congenital corneal diseases with umbilical mesenchymal stem cells: lumican null mice. PLoS One. 2010;5:e10707.
11. Coulson-Thomas VJ, Caterson B, Kao WW. Transplantation of human umbilical mesenchymal stem cells cures the corneal defects of mucopolysaccharidosis VII mice. Stem Cells. 2013;31:2116–26.

12. Kao WW, Coulson-Thomas VJ. Cell therapy of corneal diseases. Cornea. 2016;35(Suppl 1):S9–S19.
13. De Miguel MP, Fuentes-Julián S, Blázquez-Martínez A, et al. Immunosuppressive properties of mesenchymal stem cells: advances and applications. Curr Mol Med. 2012;12:574–91.
14. Alió del Barrio JL, El Zarif M, de Miguel MP, et al. Cellular therapy with human autologous adipose-derived adult stem cells for advanced keratoconus. Cornea. 2017;36(8):952–60.
15. Alió Del Barrio JL, El Zarif M, Azaar A, et al. Corneal stroma enhancement with decellularized stromal laminas with or without stem cell recellularization for advanced keratoconus. Am J Ophthalmol. 2018;186:47–58.
16. Harkin DG, Foyn L, Bray LJ, Sutherland AJ, Li FJ, Cronin BG. Concise reviews: can mesenchymal stromal cells differentiate into corneal cells? A systematic review of published data. Stem Cells. 2015;33(3):785–91.
17. Jiang Z, Liu G, Meng F, Wang W, Hao P, Xiang Y, et al. Paracrine effects of mesenchymal stem cells on the activation of keratocytes. Br J Ophthalmol. 2017;101(11):1583–90.
18. Hendijani F. Explant culture: an advantageous method for isolation of mesenchymal stem cells from human tissues. Cell Prolif. 2017;50(2):e12334.
19. Górski B. Gingiva as a new and the most accessible source of mesenchymal stem cells from the oral cavity to be used in regenerative therapies. Postepy Hig Med Dosw. 2016;70(0):858–71.
20. Basu S, Hertsenberg AJ, Funderburgh ML, Burrow MK, Mann MM, Du Y, et al. Human limbal biopsy-derived stromal stem cells prevent corneal scarring. Sci Transl Med. 2014;6(266):266ra172.
21. Takahashi K, Yamanaka S. Induction of pluripotent stem cells from mouse embryonic and adult fibroblast cultures by defined factors. Cell. 2006;126:663–76.
22. Naylor RW, McGhee CN, Cowan CA, Davidson AJ, Holm TM, Sherwin T. Derivation of corneal keratocyte-like cells from human induced pluripotent stem cells. PLoS One. 2016;11(10):e0165464.
23. Park SH, Kim KW, Chun YS, Kim JC. Human mesenchymal stem cells differentiate into keratocyte-like cells in keratocyte-conditioned medium. Exp Eye Res. 2012;101:16–26.
24. Trosan P, Javorkova E, Zajicova A, Hajkova M, Hermankova B, Kossl J, et al. The supportive role of insulin-like growth factor-I in the differentiation of murine mesenchymal stem cells into corneal-like cells. Stem Cells Dev. 2016;25(11):874–81.
25. Liu H, Zhang J, Liu CY, Hayashi Y, Kao WW. Bone marrow mesenchymal stem cells can differentiate and assume corneal keratocyte phenotype. J Cell Mol Med. 2012;16:1114–24.
26. Du Y, Roh DS, Funderburgh ML, et al. Adipose-derived stem cells differentiate to keratocytes in vitro. Mol Vis. 2010;16:2680–9.
27. Ziaei M, Zhang J, Patel DV, McGhee CNJ. Umbilical cord stem cells in the treatment of corneal disease. Surv Ophthalmol. 2017;62(6):803–15.
28. Chan AA, Hertsenberg AJ, Funderburgh ML, et al. Differentiation of human embryonic stem cells into cells with corneal keratocyte phenotype. PLoS One. 2013;8:e56831.
29. Yun YI, Park SY, Lee HJ, Ko JH, Kim MK, Wee WR, et al. Comparison of the anti-inflammatory effects of induced pluripotent stem cell-derived and bone marrow-derived mesenchymal stromal cells in a murine model of corneal injury. Cytotherapy. 2017;19(1):28–35.
30. Di G, Du X, Qi X, Zhao X, Duan H, Li S, et al. Mesenchymal stem cells promote diabetic corneal epithelial wound healing through TSG-6-dependent stem cell activation and macrophage switch. Invest Ophthalmol Vis Sci. 2017;58(10):4344–54.
31. Holan V, Trosan P, Cejka C, Javorkova E, Zajicova A, Hermankova B, et al. A comparative study of the therapeutic potential of mesenchymal stem cells and limbal epithelial stem cells for ocular surface reconstruction. Stem Cells Transl Med. 2015;4(9):1052–63.
32. Cejka C, Cejkova J, Trosan P, Zajicova A, Sykova E, Holan V. Transfer of mesenchymal stem cells and cyclosporine A on alkali-injured rabbit cornea using nanofiber scaffolds strongly reduces corneal neovascularization and scar formation. Histol Histopathol. 2016;31(9):969–80.
33. Agorogiannis GI, Alexaki VI, Castana O, Kymionis GD. Topical application of autologous adipose-derived mesenchymal stem cells (MSCs) for persistent sterile corneal epithelial defect. Graefes Arch Clin Exp Ophthalmol. 2012;250(3):455–7.
34. Basu S. Limbal stromal stem cell therapy for acute and chronic superficial corneal pathologies: early clinical outcomes with the Funderburgh technique. Oral presentation at The Association for Research in Vision and Ophthalmology (ARVO) annual meeting, Baltimore; 2017.
35. Alió JL, Alió Del Barrio JL, Azaar A, et al. Regenerative Medicine of the Corneal Stroma for Advanced Keratoconus: One Year Outcomes. Am J Ophthalmol 2018 [In peer review process].
36. Ma XY, Bao HJ, Cui L, Zou J. The graft of autologous adipose-derived stem cells in the corneal stromal after mechanic damage. PLoS One. 2013;8:e76103.
37. De Miguel MP, Alio JL, Arnalich-Montiel F, et al. Cornea and ocular surface treatment. Curr Stem Cell Res Ther. 2010;5:195–204.
38. Hu X, Lui W, Cui L, Wang M, Cao Y. Tissue engineering of nearly transparent corneal stroma. Tissue Eng. 2005;11:1710–7.
39. Mimura T, Amano S, Yokoo S, et al. Tissue engineering of corneal stroma with rabbit fibroblast precursors and gelatin hydrogels. Mol Vis. 2008;14:1819–28.
40. Lynch AP, Ahearne M. Strategies for developing decellularized corneal scaffolds. Exp Eye Res. 2013;108:42–7.
41. Wilson SE, Liu JJ, Mohan RR. Stromal-epithelial interactions in the cornea. Prog Ret eye Res. 1999;18:293–309.
42. Choi JS, Williams JK, Greven M, et al. Bioengineering endothelialized neo-corneas using donor-derived

corneal endothelial cells and decellularized corneal stroma. Biomaterials. 2010;31:6738–45.
43. Shafiq MA, Gemeinhart RA, Yue BY, Djalilian AR. Decellularized human cornea for reconstructing the corneal epithelium and anterior stroma. Tissue Eng Part C Methods. 2012;18:340–8.
44. Gonzalez-Andrades M, de la Cruz CJ, Ionescu AM, Campos A, Del Mar PM, Alaminos M. Generation of bioengineered corneas with decellularized xenografts and human keratocytes. Investig Ophthalmol Vis Sci. 2011;52:215–22.
45. Bai H, Wang LL, Huang YF, Huang JX. An experimental study of mesenchymal stem cells in tissue engineering scaffolds implanted in rabbit corneal lamellae to increase keratoprosthesis biointegration. Zhonghua Yan Ke Za Zhi. 2016;52(3):192–7.
46. Omoto M, Katikireddy KR, Rezazadeh A, Dohlman TH, Chauhan SK. Mesenchymal stem cells home to inflamed ocular surface and suppress allosensitization in corneal transplantation. Invest Ophthalmol Vis Sci. 2014;55(10):6631–8.
47. Fuentes-Julián S, Arnalich-Montiel F, Jaumandreu L, Leal M, Casado A, García-Tuñon I, et al. Adipose-derived mesenchymal stem cell administration does not improve corneal graft survival outcome. PLoS One. 2015;10(3):e0117945.
48. Zhang L, Coulson-Thomas VJ, Ferreira TG, Kao WW. Mesenchymal stem cells for treating ocular surface diseases. BMC Ophthalmol. 2015;15 Suppl 1:155.
49. Swioklo S, Constantinescu A, Connon CJ. Alginate-encapsulation for the improved hypothermic preservation of human adipose-derived stem cells. Stem Cells Transl Med. 2016;5(3):339–49.
50. Funderburgh JL. Assessing the potential of stem cells to regenerate stromal tissue. Oral presentation at The Association for Research in Vision and Ophthalmology (ARVO) annual meeting, Baltimore; 2017.
51. Joseph R, Srivastava OP, Pfister RR. Modeling keratoconus using induced pluripotent stem cells. Invest Ophthalmol Vis Sci. 2016;57:3685–97.
52. Shojaati G. Regenerative Potential of Stem cell-Derived Exosomes. Oral presentation at The Association for Research in Vision and Ophthalmology (ARVO) annual meeting, Baltimore; 2017.

第 5 部分

角膜内皮再生手术

第 27 章

角膜内皮:应用解剖学

Francisco Arnalich-Montiel

27.1 概述

目前,对于角膜内皮的发育、结构和功能的了解,有助于我们了解外伤或眼部和全身疾病对这种看似简单的单层细胞的影响。本章将从解剖学、生理学和免疫组织化学方面对角膜内皮进行论述。

27.2 角膜内皮的解剖学

27.2.1 胚胎学

眼的主要结构有着不同的胚胎学起源,而角膜起源于两种不同的胚胎组织:角膜上皮来源于表皮外胚层;其余结构来源于神经嵴细胞[1]。由于人角膜内皮细胞的来源与血管内皮细胞有很大的区别,因此,不能被认为是真正的内皮细胞。后者来源于成血管细胞,这是一种中胚层来源的祖细胞,可以产生造血干细胞和成血管细胞(即内皮细胞的前体)。准确来说,角膜内皮细胞应被称为角膜的后细胞层或后上皮[2]。

妊娠 5~6 周期间,眼发育过程中的最后一系列主要诱导事件形成了角膜, 此时,表面外胚层与晶状体囊泡相互作用[3]。当表面外胚层和晶状体血管完全分离时,它们之间的间隙充满了核周神经嵴细胞(NCC)。这些细胞起源于神经板边缘的原肠胚形成期,当神经上皮接近于形成神经管时,从神经外胚层的褶皱处迁移而来[4]。人眼中,NCC 分为三波迁移,而小鼠和小鸡只分为两波[5]。在人类中, 第一波 NCC 迁移到晶状体前表面和表面外胚层之间的空间,最终形成角膜内皮[5];第二波细胞迁移到角膜上皮和内皮之间,成为角膜基质形成细胞;当晶状体囊泡脱离表面外胚层时,角膜上皮合成细胞外基质成分,形成初级基质,而第三波 NCC 移向角膜后部(内皮层)和视杯前缘之间,最终形成睫状体和虹膜基质[5]。

第一波 NCC 形成一层疏松重叠排列的细胞,到妊娠第 8 周,细胞将变薄形成单层有序排列的柱状细胞[1];在胚胎长至 78mm 时,这些细胞变平,并通过紧密连接彼此相连;到胚胎长至 120mm 和 165mm 时,单层内皮细胞厚度均匀, 横跨整个角膜后表面,与小梁周围融合。由于各种因素的影响,内皮细胞停留在有丝分裂的 G1 期,这些因素主要包括体内缺乏对有丝分裂刺激的反应、房水中 TGF-β_2 抑制进入细胞分裂周期、成熟细胞-细胞连接形成接触抑制[6]。出生时，内皮细胞单层厚度约为 10μm[7]。

紧贴扁平层前的是不连续的均匀无细胞层，最终将形成后弹力层[3]。后弹力层的形成主要可分为 3 个过程[8]：首先，从产前 8 周开始，内皮细胞的层状沉积导致厚度增加；其次，在垂直于层状沉积的平面上，通过逐渐添加间隔 110nm 的短而薄的交联桥，产前分化为条纹状基底膜，这种结构在电子显微镜下观察时具有明显的带状外观，在出生时厚度约为 3μm；最后，在出生后，通过在出生前的条纹状基底膜后沉积一层不规则的非层状物质，使得厚度继续增加，在电子显微镜下观察到该层为非晶态结构，厚度可达 10μm。

27.2.2　形态学

人的角膜内皮由不规则胶原纤维膜（后弹力层）上的单层扁平细胞构成，从房水这侧看，这些细胞呈蜂窝状镶嵌在一起，在健康角膜中为六边形外观（图 27.1）。出生时，单层内皮厚度约为 10μm，随着时间的推移趋于扁平，稳定在 4μm[1]。细胞形态特征随着年龄的增长而变化，一些细胞生长，一些细胞消失；图像可显示细胞的多形性（不同细胞大小）和多态性（不同的几何形态，而不是六边形）。

不同于上皮细胞，角膜内皮细胞是高度分化的细胞，顶端表面无绒毛。细胞之间的紧密连接和肌动球蛋白网络结构之间的相互作用是形成内皮细胞六边形外观的原因。外侧膜支持酶泵，如钠-钾泵（Na^+，K^+-ATP 酶），表面为广泛的相邻细胞之间的横向连接[9]。内皮层的基底侧含有大量的半桥粒，促进了与后弹力层的黏附。

随着年龄的增长，内皮细胞密度和六边形细胞数量逐渐下降（图 27.2）。出生时，内

Auto

数量	61	
细胞密度	2558	/mm²
平均细胞大小	391	μm²

细胞面积标准差	230	μm²
细胞面积变异系数	59	%
最大细胞面积	1420	μm²
最小细胞面积	117	μm²

中心角膜厚度　577μm

区域（多形性）

000~100	μm²	0%
100~200	μm²	20%
200~300	μm²	20%
300~400	μm²	20%
400~500	μm²	21%
500~600	μm²	5%
600~700	μm²	8%
700~800	μm²	2%
800~900	μm²	2%
900~		3%

顶点（多形性）

3	0%
4	6%
5	29%
6A	24%
7	24%
8	12%
9	6%
10-	0%

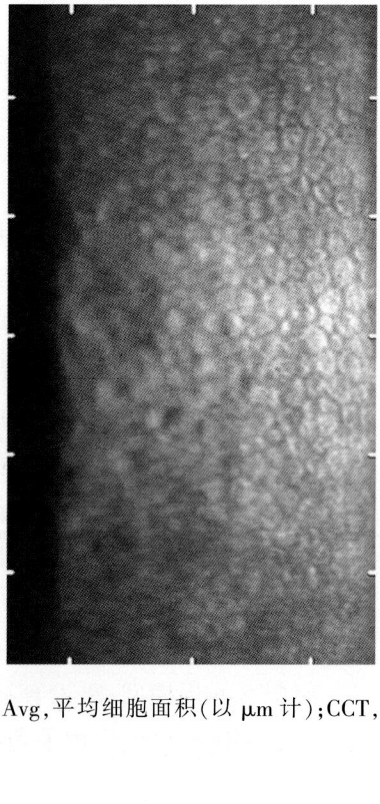

图 27.1　高倍显微镜下正常人的角膜内皮细胞。缩写：CD，细胞密度；Avg，平均细胞面积（以 μm 计）；CCT，角膜中央厚度；CV，变异系数。

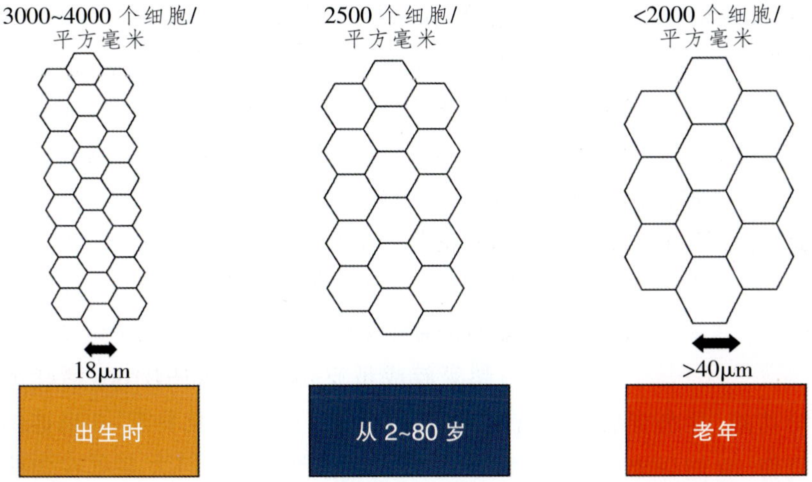

图 27.2 一生中角膜内皮细胞密度和大小的变化。

皮细胞数量超过 4000 个细胞/平方毫米,到 2 岁时下降 8%,这可能与角膜直径和表面积的增加有关[10]。到 80 岁左右,细胞密度下降到 2600 个细胞/平方毫米左右[11]。在同一时期,六边形细胞的百分比从约 75%下降到约 60%[12]。在此期间,正常角膜的中央内皮细胞密度以平均每年 0.6%的速度下降。维持内皮细胞泵活性的最小密度是 400~500 个细胞/平方毫米[10]。

27.3 角膜内皮的生理学

角膜内皮细胞有 3 个主要功能:屏障功能、泵功能及与后弹力层产生有关的分泌功能。

对角膜内皮细胞的形态和排列进行了优化,以实现其主要的生理功能,即作为进出角膜液体的调节器。为了优化屏障功能,六边形的细胞最有效地覆盖角膜后表面而不留下间隙[7]。六边形的形状还可以使单个细胞必须占用的面积最小化,从而使每平方毫米的细胞数达到最大,进而使泵的密度达到最大。

27.3.1 屏障功能

由于内皮细胞顶膜存在细胞间隙连接(GP)和紧密连接(TJ),因此,单层内皮细胞具有通透性屏障的功能,可限制水和溶质进入亲水基质层。然而,与角膜上皮形成的紧密屏障不同的是,这些连接并不能完全封闭细胞周围,因此,房水以缓慢的速度不断渗漏到基质中。这种持续的渗漏也是非血管性角膜细胞主要的营养来源[1]。

27.3.2 泵功能

单层内皮细胞具有泵功能,可达到基质相对脱水状态(78%含水量)。这种基质脱水状态允许胶原纤维和糖胺聚糖的必要排列,以实现其透明性[13]。

内皮细胞的活性取决于一种泵–漏机制,在这种机制中,两个相反的力之间存在动态平衡:①基质膨胀的趋势是由包围基质胶原纤维的基质蛋白聚糖产生的渗吸压力(60mmHg)[1];②角膜基底外侧膜的离子梯度驱动液体从角膜基质净流入房水。虽然角膜基质中的液体流入房水是被动的,不需要消耗能量,但它确实依赖于有氧代谢来维持渗透梯度,通过细胞内和膜离子运输系统来实现。

两个主要离子传输系统负责渗透梯度,使液体从相对低渗性的角膜基质向相对高渗性的房水流动。

• 膜结合钠–钾泵位点[14]：钠离子在房水和基质之间存在渗透梯度，导致钠离子从房水流入，钾离子从房水流出。

• 细胞内碳酸酐酶途径[14]：二氧化碳扩散到内皮细胞的细胞质中，与水结合，在碳酸酐酶作用下产生碳酸氢根离子，扩散或转运到房水中，并伴随着水的流出。

27.3.3 分泌功能

内皮细胞也具有分泌功能，并负责后弹力层的形成和出生后的发育。它们分泌后弹力层的重要组成部分——Ⅷ型胶原[15]。

27.4 角膜内皮的免疫组织化学

尽管角膜内皮层厚度只有5μm，但由于细胞高度分化，存在着巨大的三维复杂性[16]。从顶端表面看，CEC通常被视为扁平细胞，其多边形类似于陶瓦型。然而，在基底侧，这些细胞之间有许多交叉，类似于阿米巴型。

经典的分子标志物被用来标记CEC，如ZO–1、水通道蛋白1、钠–钾泵或神经元特异性烯醇化酶[17]。最近，CD200（免疫球蛋白超家族成员）、glypican–4、CD166（活化的白细胞黏附分子）和过氧化物酶–6也被用来标记CEC[18,19]。然而，它们大多可在角膜细胞、其他眼部组织和非眼部组织中表达，缺乏特异性。最近的一项研究发现，N–钙黏蛋白是唯一一种只在CEC中发现的靶点[16]。因此，这些蛋白的亚细胞分布特征可以作为区分这些CEC与其他角膜细胞类型的特异性标记（表27.1）。

表27.1 角膜内皮特异性3D定位蛋白

靶蛋白	功能	荧光图谱		
		内皮细胞	上皮细胞	基质
ZO–1	紧密连接复合体	顶端的锯齿形线在Y连接处中断	规则连续的直线	细胞质
ATPase，Na^+/K^+转运β_1多肽	主动转运泵	在外侧膜形成花状	细胞–细胞连接	细胞质
肌动蛋白	微丝	仅在顶膜的膜下网络结构	细胞质	细胞质
肌球蛋白Ⅱa	微丝	仅在顶膜的膜下网络结构	细胞质	细胞质
整合素$\alpha_3\beta_1$	细胞黏附	基底面的极化	细胞–细胞连接	缺少
N–钙黏蛋白	细胞黏附	在外侧膜形成花状	缺少	缺少
活化白细胞黏附分子（ALCAM或CD166）	细胞黏附	在外侧膜形成花状	细胞–细胞连接	在细胞质中微弱
神经细胞黏附分子1（NCAM或CD56）	细胞黏附	在外侧膜形成花状	缺少	细胞质
过氧化物酶–6（Prdx–6/抗体Tag2A12）	抗氧化酶	在外侧膜形成花状	缺少	缺少

可识别出三种不同的染色模式：

• ZO-1 可以较好地标记顶膜细胞六边形的形态（图 27.3），分布于三个细胞间的 Y 连接处，肌动蛋白和肌球蛋白Ⅱa 组成的膜下网络结构也可标记，它们仅位于角膜内皮顶端。

• 外侧膜开始于顶膜，指状突起逐渐向后弹力层扩展。通过靶向钠-钾泵、CD166、Prdx-6、NCAM 和 N-钙黏蛋白，可以显示这一侧细胞的染色模式。

• 基底膜表面显示整合素 $\alpha_3\beta_1$ 的极化。

寻找内皮细胞的特异性标志物是非常重要的，在临床研究中具有重要意义。它可以在培养物中鉴定高质量的人 CSC，以将其与其他可能被角膜基质细胞或成纤维细胞转化[也称内皮-间质细胞转化（EnMT）]污染的亚群区分开，且在早期传代中即可区分。最近的一项研究提出的标志物[20]为 CD56 或神经细胞黏附分子（NCAM），一种表面糖蛋白；CD248 或内皮素，属于 C 型凝集素跨膜受体家族；柯萨奇-腺病毒受体（CAR），连接黏附分子（JAM）的一部分；细胞表面抗原 CD109，参与 TGF-β 通路。另一项研究发现了 5 个基因，将 CLRN1、MRGPRX3、HTR1D、GRIP1 和 ZP4 作为 CSC 的新标志物，其特异性已被 RNA 和蛋白质水平的独立试验成功证实[21]。

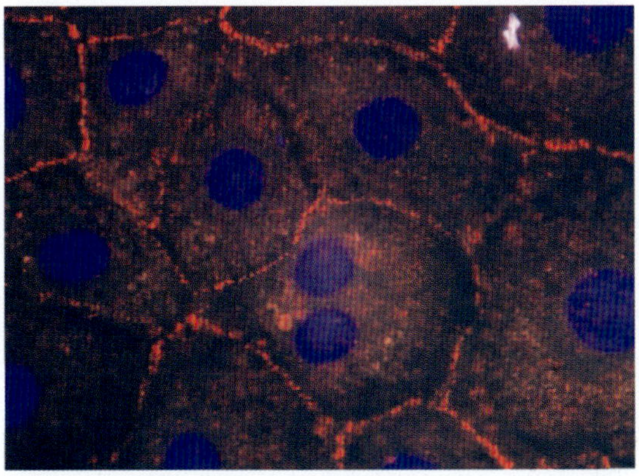

图 27.3　兔角膜内皮细胞经过 ZO-1 染色后呈现红色，清晰地显示出六边形的图案和“之”字形的分布。细胞核则通过 Hoechst 33342 进行反染色，呈现出蓝色。

参考文献

1. Tuft SJ, Coster DJ. The corneal endothelium. Eye (Lond). 1990;4(Pt 3):389–424.
2. Meier S. Initiation of corneal differentiation prior to cornea-lens association. Cell Tissue Res. 1977;184(2):255–67.
3. Zavala J, López Jaime GR, Rodríguez Barrientos CA, Valdez-Garcia J. Corneal endothelium: developmental strategies for regeneration. Eye (Lond). 2013;27(5):579–88.
4. Beebe DC, Coats JM. The lens organizes the anterior segment: specification of neural crest cell differentiation in the avian eye. Dev Biol. 2000;220(2):424–31.
5. Gage PJ, Rhoades W, Prucka SK, Hjalt T. Fate maps of neural crest and mesoderm in the mammalian eye. Invest Ophthalmol Vis Sci. 2005;46(11):4200–8.
6. Joyce NC. Proliferative capacity of the corneal endothelium. Prog Retin Eye Res. 2003;22(3):359–89.
7. DelMonte DW, Kim T. Anatomy and physiology of the cornea. J Cataract Refract Surg. 2011;37(3):588–98.
8. Murphy C, Alvarado J, Juster R. Prenatal and postnatal growth of the human Descemet's membrane. Invest Ophthalmol Vis Sci. 1984;25(12):1402–15.
9. Stiemke MM, Edelhauser HF, Geroski DH. The developing corneal endothelium: correlation of morphology, hydration and Na/K ATPase pump site density. Curr Eye Res. 1991;10(2):145–56.
10. Sobottka Ventura AC, Wälti R, Böhnke M. Corneal thickness and endothelial density before and after cataract surgery. Br J Ophthalmol. 2001;85(1):18–20.
11. Yee RW, Matsuda M, Schultz RO, Edelhauser HF. Changes in the normal corneal endothelial cellular pattern as a function of age. Curr Eye Res. 1985;4(6):671–8.
12. Rao SK, Ranjan Sen P, Fogla R, Gangadharan S, Padmanabhan P, Badrinath SS. Corneal endothelial cell density and morphology in normal Indian eyes. Cornea. 2000;19(6):820–3.
13. Geroski DH, Matsuda M, Yee RW, Edelhauser HF. Pump function of the human corneal endothelium. Effects of age and cornea guttata. Ophthalmology. 1985;92(6):759–63.
14. Bonanno JA. Identity and regulation of ion transport mechanisms in the corneal endothelium. Prog Retin Eye Res. 2003;22(1):69–94.
15. Puk O, Dalke C, Calzada-Wack J, Ahmad N,

Klaften M, Wagner S, et al. Reduced corneal thickness and enlarged anterior chamber in a novel ColVIIIa2G257D mutant mouse. Invest Ophthalmol Vis Sci. 2009;50(12):5653–61.
16. He Z, Forest F, Gain P, Rageade D, Bernard A, Acquart S, et al. 3D map of the human corneal endothelial cell. Sci Rep. 2016;6(1):29047.
17. Okumura N, Hirano H, Numata R, Nakahara M, Ueno M, Hamuro J, et al. Cell surface markers of functional phenotypic corneal endothelial cells. Invest Opthalmol Vis Sci. 2014;55(11):7610.
18. Cheong YK, Ngoh ZX, Peh GSL, Ang H-P, Seah X-Y, Chng Z, et al. Identification of cell surface markers glypican-4 and CD200 that differentiate human corneal endothelium from stromal fibroblasts. Invest Opthalmol Vis Sci. 2013;54(7):4538–47.
19. Ding V, Chin A, Peh G, Mehta JS, Choo A. Generation of novel monoclonal antibodies for the enrichment and characterization of human corneal endothelial cells (hCENC) necessary for the treatment of corneal endothelial blindness. MAbs. 2014;6(6):1439–52.
20. Bartakova A, Alvarez-Delfin K, Weisman AD, Salero E, Raffa GA, Merkhofer RM, et al. Novel identity and functional markers for human corneal endothelial cells. Invest Ophthalmol Vis Sci. 2016;57(6):2749–62.
21. Yoshihara M, Ohmiya H, Hara S, Kawasaki S, Hayashizaki Y, Itoh M, et al. Discovery of molecular markers to discriminate corneal endothelial cells in the human body. PLoS One. 2015;10(3):e0117581. Kerkis I, editor.

第 28 章

角膜内皮细胞：分离和培养方法

David Mingo-Botín, Marie Joan Therese D. Balgos, Francisco Arnalich-Montiel

28.1 概述

角膜内皮是角膜的最内层结构，由一层六角形细胞组成，这些细胞在角膜后弹力层内面规则排列，通过控制角膜基质的脱水状态来维持角膜的透明性[1]。根据泵-漏机制，它们对房水中的营养物质和其他分子起到屏障的作用。内皮细胞通过紧密连接、简单扩散、协助扩散和主动转运的机制实现屏障功能。在缺乏这些机制的情况下，基质中胶原纤维将受到损害，从而严重影响角膜透明性[1,2]。

人角膜内皮细胞(HCEC)来源于脑神经嵴。它们在体内的增殖能力有限，大多数细胞停留在细胞周期的G1期。无论内皮细胞是否受到损伤或丢失，细胞周期仍无法进一步进行[3]。根据Cui等人的研究，这主要是由于负调节分子(如p21、p27、p16、p15、p19和p53)、房水中的转化生长因子-β(TGF-β)、密集细胞的接触抑制或应激性早衰的存在[4]。剩余的内皮细胞因此扩大并迁移，以覆盖死亡细胞留下的空缺[1,5]。为了维持角膜的透明性，需要维持最低限度的细胞功能，这取决于内皮细胞的密度和质量。年龄与角膜内皮细胞密度呈负相关[1,6]，在婴儿体内发现的内皮细胞密度高达5000个细胞/平方毫米，在儿童早期不断下降，直到成年后内皮细胞密度每年下降约0.6%。内皮细胞密度在不影响角膜透明性的情况下逐渐降低。然而，某些内皮营养不良和创伤性内皮损伤将明显加速这一过程，使内皮细胞密度降至300~500个细胞/平方毫米，甚至更低[2]。在这个阶段，将不可逆的出现角膜水肿，导致视力下降。

角膜疾病是全世界影响视力的主要原因。根据世界卫生组织2010年全球统计，角膜混浊占失明主要原因的4%[7,8]。虽然近80%的角膜疾病导致的角膜盲是可以避免或预防的，但当这些措施难以实施或失败时，唯一的办法是进行角膜移植[9-11]。各国角膜移植的适应证各不相同，最常见的是Fuchs内皮营养不良、圆锥角膜、大疱性角膜病变和感染。手术和设备技术的改进及世界各地眼库的建立，极大地促进了角膜移植作为角膜病变所致视力损害的标准治疗方法的建立[10]。穿透性角膜移植术(PK)的恢复时间越长，术后出现高度近视或不规则散光、青光眼和免疫介导的移植物排斥反应的风险越大。角膜内皮移植术和前板层角膜移植术局限性较大，且操作难度较大，学习周期较长。

角膜内皮移植术后，角膜内皮细胞减少的程度也高于PK[4]。此外，接受PK治疗后的长期移植物存活率十分有限，5年和10年的角膜移植存活率估计分别为74%和64%，部分患者可能需要再次移植[12]。

符合手术条件的角膜供体数量限制了角膜移植手术的数量。角膜捐献率普遍较低，加上对供体角膜的筛选和严格排除标准(包括血清学检查、是否存在明显的全身性疾病及角膜组织是否存在结构缺陷)，导致角膜供需之间存在巨大的不平衡。全球对角膜的需求量为1270万，但已经进行的角膜移植数量仅为10~18.5万[9]。这种不平衡可能会因全球人口增长和人口老龄化而加剧。为了解决供体角膜短缺的问题，有人提出了一个供体角膜材料供多个患者使用的方法。使用前部或后部板层角膜移植物，可以将高质量的供体角膜分为三个部分：具有上皮和基质层的外周角巩膜缘、前板层间质和具有后弹力层和内皮层的后板层间质[13]。

另一个方案是通过局部治疗使剩余的角膜内皮细胞最大化，这将减缓内皮细胞的减少，并加强剩余细胞的功能。Koizumi等人和Okumura等人的研究表明，Rho激酶(Rho-kinase，ROCK)抑制剂Y-27632在兔和灵长类角膜损伤模型中的局部应用减缓了内皮细胞凋亡的进程，并使得正常细胞数量恢复[14-17]。在4例角膜内皮功能障碍的患者中具有成功的案例[17]。Rho激酶抑制增加内皮细胞计数的确切机制尚不清楚，其他研究提供的数据也存在矛盾[18]。因此，需要对其作为角膜内皮病变局部治疗的安全性和有效性进行更多的研究。

28.2　人角膜内皮细胞工程

目前，通过组织工程学和再生医学开发可以替代供体材料的移植物材料引起了研究者极大的兴趣。为了实现功能性HCEC的体外扩增，并将其移植到受体角膜上，以恢复正常或接近正常的角膜内皮功能，已经进行了大量的多学科合作研究。

尽管HCEC在体内的增殖能力有限，但经研究证明，在释放细胞-细胞连接后及在适当生长因子存在的条件下，HCEC能够进行体外增殖[3]。因此，组织工程学使我们有机会在不依赖有限的供体角膜材料的情况下，替换功能丧失的角膜内皮细胞。

在移植之前，组织工程学移植物需要满足类似于眼库内皮移植物必须满足的条件[19]。这些移植物应具有功能性和高度细胞性，以弥补与手术相关的细胞损失。它们应在生物相容性载体上进行移植，该载体不会改变角膜的光学和生物力学特性，并允许使用方便的手术技术。除了功能性和高度细胞性，角膜内皮细胞培养的其他优势包括来自自体组织(尽管它仅限于继发性内皮疾病)、消除免疫排斥反应，以及能持续低温保存[20]。

自1965年Mannagh和Irving报道HCEC成功扩增以来[21]，该领域的研究主要集中在优化培养方法及作为移植载体的生物材料。与其他组织工程一样，有许多关键变量决定了它们的增殖能力和功能，包括供体细胞的活力、分离过程、底物和培养基的组成等。

28.2.1　HCEC的来源

HCEC主要有3个来源：原代HCEC、已建立的细胞系和干细胞，它们可能来源于内皮祖细胞或其他来源的成体干细胞。

- 原代HCEC是从角膜移植术后残留的供体角膜缘或不符合手术条件的尸体角膜中分离出来。这些细胞的生存能力可能受到细胞密度、保存时间、保存介质、年龄、供体的整体健康状况和死亡原因的影响[22,23]。

特别是供体年龄和来源对原代 HCEC 增殖能力的影响已经被广泛研究。有研究证明,通过使用离体角膜[24]和组织培养方法[23,25–27],尽管较老的供体细胞也可以分裂,但年轻的供体细胞群较大,能够在有丝分裂刺激下保持增殖能力。此外,无论供体年龄如何,外周 HCEC 的复制能力都高于中央角膜细胞[28,29]。

• 干细胞是组织工程的理想来源,它们可能来源于内皮祖细胞或其他来源的成体干细胞。角膜内皮中的前体细胞首先来源于猴模型。有几项研究表明,在小梁网前部和周边内皮之间的过渡区存在角膜内皮祖细胞,即 Schwalbe 线细胞[30–33]。

内皮细胞的显微解剖结果显示,最周边的细胞在 Hassall–Henle 小体周围呈小团状向心排列。这些细胞在角膜中的分化程度低于内皮细胞,并优先表达干细胞标志物(巢蛋白、端粒酶,少量乳腺癌抗性蛋白),这表明内皮细胞的向心性迁移[31]。另一项研究也报告了类似的结果,角膜在受到机械性损伤后,角膜内皮细胞出现明显的端粒酶反应和 BrdU–连接的碱性磷酸酶活性染色,提示了存在细胞分裂。这些都表明角膜机械损伤诱导了细胞反应,意味着角膜内皮细胞可以由来源于外周的干细胞样细胞向中心迁移更新,以尽量减少内皮细胞数量的减少[32]。这一现象可在 3 例化学性眼外伤患者及在兔眼的活体内皮化学损伤模型中观察到。与受伤后、受伤后 1 个月相比,受伤后 6 个月可见角膜内皮细胞密度增加、角膜水肿得到改善和角膜厚度的降低。在兔眼中,角膜水肿随着时间的推移而减少(尽管已知兔眼的角膜内皮层可再生),但中央角膜混浊没有改善。茜素红和台盼蓝联合染色可以在角膜损伤后即刻反映细胞损伤情况,可见在损伤后 7 天,角膜内皮细胞已出现在角膜周边部位;在损伤后 14 天,角膜中央可以检测到角膜内皮细胞[34]。

来源于 HCEC 的球形细胞也可能是祖细胞的潜在来源[35,36]——它们被认为具有高度增殖性,并有分化为 HCEC 样细胞的倾向。这种球形形成试验导致端粒更长,端粒酶活性更高,并且它们更好地由外周内皮细胞形成[37]。

• 永生化细胞系很容易获得,并且可以满足体外研究应用大量均匀细胞的需要。第一株 HCEC 是在 2000 年[38]通过转染猴病毒 40T 抗原获得的。从该细胞群中分离出 2 个克隆细胞系[39]:B4G12(一个很好的 HCEC 分化模型)[40]和 H9C1(具有 HCEC 特性的模型)。其他永生化 HCEC 系使用人乳头状瘤病毒 16 E6/E7 癌基因的转导[41]。此外,为了避免由病毒性癌基因引起的潜在致癌作用,还进行了其他尝试,如使用人端粒酶反转录酶[42]、Cdk4R24C/Cyclin D1[43]和永生化未转染的 HCEC[44]。

28.2.2　分离

角膜基质细胞在体外的增殖能力比内皮细胞强得多,因此,必须防止它们污染 HCEC 培养基。这需要通过分离或刮除技术实现[45],尽管已经有研究提出应用成纤维细胞抑制培养基[46]或磁性细胞分离[47]。然而,目前对后弹力层(DM)提取技术的改进,类似于 DM 内皮移植术(DMEK)[48]中使用的技术,更为简便。简单地说,将供体角膜置于支架上,采用真空抽吸的方式,通过针头或环钻进行周边和极浅的标记,并始终在平衡盐溶液下进行操作,抬高 DM 的边缘以获得切割平面,从该平面轻轻拉动,直到剥离完成,将 DM 剥离内皮层后,用酶法或非酶法分离细胞。这是目前最普遍的方法,它被称为“剥离和消化”[22]。

酶消化法主要采用胰蛋白酶、胶原酶或中性蛋白酶[19,49]，主要缺点是需要较长的培养时间将细胞从基质中分离出来，随着细胞进一步的降解，增加了基质细胞污染的可能性。非酶法使用EDTA释放细胞间连接，这可能促进细胞增殖[50]，但也可以诱导一些细胞降解。Li等人认为，可能结合一些方法进行操作，例如，首先使用胶原酶A从DM中分离细胞，并获得可以在无血清培养基中保存至少3周的具有HCEC特性的聚集体。然后添加胰蛋白酶和EDTA分离细胞，从而获得更高的增殖反应[51,52]。为了优化活细胞的分离，建议在分离前使用长达6天的稳定培养基(血清中不添加生长因子)，这可以更好地选择活细胞，并消除凋亡的相邻细胞所造成的负面影响[53]，增加后续培养的产量[54]。

28.2.3　基底或细胞外基质

在原代细胞培养开始时，对基底层的黏附对于启动细胞生长至关重要，而后期对融合细胞层的分离对于移植来说是必要的[55]。虽然有人认为基底层涂层可能不是培养HCEC必不可少的要求[56]，但基底膜中的蛋白质与细胞黏附、增殖、迁移、形态发生和分化过程均有关[57,58]。因此，理想的基底层应在生理和机械特性上与DM相似，为内皮细胞活性提供良好的微环境，透明无毒且在移植过程中易于处理[55]。多种生物、人造和生物合成基底已被使用和描述。

在DM中发现的细胞外基质 (ECM)蛋白包括纤维连接蛋白，层粘连蛋白，Ⅰ、Ⅳ、Ⅵ和Ⅷ型胶原和蛋白聚糖[57,59]，它们可被作为培养基底物。基于这些天然聚合物的涂层可以由单个蛋白质(如胶原蛋白、纤维粘连蛋白、层粘连蛋白或明胶)或不同蛋白的组合——如来自体外培养的牛角膜内皮细胞的ECM和包含纤维蛋白、胶原蛋白和白蛋白的混合物FNC Coating Mix® (Athena Environmental Sciences Inc)。

Choi等人评估无涂层和涂有不同细胞外基质的培养皿之间的黏附、增殖和表型维持情况，包括Ⅰ型胶原、Ⅳ型胶原、纤维连接蛋白、层粘连蛋白和FNC涂层混合物[57]。与无涂层培养皿相比，所有涂有细胞外基质的培养皿作为黏附标志物(尤其是整合素α_2)的表达均增加，离心后的结果显示，除应用层粘连蛋白的培养皿外，所有培养皿的黏附强度均提高。一周后，HCEC呈现致密的单层分布，两种培养皿之间没有显著差异，但在Ⅳ型胶原、纤维连接蛋白和FNC培养皿上生长的细胞表现出较为典型的致密细胞形态，Ⅰ型胶原、纤维连接蛋白和层粘连蛋白培养板中Na^+/K^+-ATP酶的表达也显著升高。Yamaguchi等人还研究了层粘连蛋白-5及其受体$\alpha_3\beta_1$整合素在人绒毛膜细胞培养中的表达，并认为其可以促进黏附、迁移和适度增殖[60]。

体外培养牛内皮细胞的细胞外基质被广泛应用于HCEC培养[61,62]；然而，使用动物成分会导致异种污染和难以避免的免疫原性。Numata等人以蜕膜源性间充质细胞的细胞外基质(PCM-DM)为基底，避免动物源性ECM来源。他们认为这种无异种涂层的PCM-DM基底通过整合素增强了细胞黏附，促进细胞增殖，抑制细胞凋亡[63]。

与Ⅰ型胶原作为细胞外基质和载体的方法相同[61]，其他组织的检测也有相同的目的。去细胞化人角膜基质(接种猫[64]或人[59,65]角膜内皮细胞)和牛[66]角膜基质(接种HCEC)被认为是培养和移植HCEC的可能支架。

其他来源于人类的组织基质和载体是羊膜(AM)和晶状体前囊膜。AM的抗炎和非免疫原性在这些方面具有一定的优势[67,68]。它的主要问题在于羊膜是半透明的异种组织

(尽管仅使用基底膜可以改善这个问题[68])，并且可能存在较高的供体间变异性，从而影响结果。但 AM 可以冷冻保存[69]。Yoeruek 等人探索了白内障手术中去上皮化人晶状体前囊膜的潜在用途[70]，并在使用这种支架进行培养后发现了最佳的细胞密度和表型。这一点得到了其他研究者的证实[71,72]。但其生物学起源仍具有供体间和供体内的变异性和疾病传播的风险。

人造基底和生物合成基底已经可以作为载体，但针对它们的讨论不包含在本章的范围内。值得注意的是，聚乙烯接枝热敏材料(N-异丙基丙烯酰胺)(PIPAAm)可根据温度改变疏水或亲水的情况，使得内皮细胞层分离进行移植[73,74]。表 28.1 列出了自然培养基或细胞外基质的示例。

28.2.4　培养基

许多研究者尝试改良培养基，在不同的基础培养基中添加多种生长因子、血清和营养素，从而达到刺激 HCEC 的增殖和维持细胞表型的目的。已发表的方案差别较大，每一个方案均将血清作为一个基本组成部分。血清的成分复杂，其浓度难以准确测定，可能因供体来源的不同而存在差异，因此，会造成较大的不确定性。为了减少血清依赖性，需要补充血清所含的各种成分，主要包括胰岛素、硒、转铁蛋白、脂质、必需氨基酸或抗坏血酸[77]。使用的有丝分裂生长因子包括表皮生长因子(EGF)、血管内皮生长因子(VEGF)、胰岛素样生长因子(IGF)和成纤维细胞生长因子(FGF)，它们也可以作为分化因子发挥作用[49]或促进成纤维细胞转化[78]。最近，有研究表明白血病抑制因子(LIF)能刺激 HCEC 的生长，并在无血清的培养基中保留 bFGF 的细胞表型[79]。表 28.2 总结了一些常用的方案。

表 28.1　自然培养基或细胞外基质示例

基底	参考文献
生物基底	
去细胞角膜基质	Proulx 等人[64]
	Honda 等人[65]
	Choi 等人[59]
	Bayyoud 等人[66]
	Yoeruek 等人[75]
羊膜	Ishino 等人[67]
	Wencan 等人[68]
晶状体囊膜	Yoeruek 等人[70]
	Kopsachilis 等人[71]
	Bogerd 等人[72]
天然聚合物	
Ⅰ型和Ⅳ型胶原	Choi 等人[59]
	Choi 等人[57]
	Numata 等人[63]
层粘连蛋白	Yamaguchi 等人[60]
牛角膜内皮细胞	Miyata 等人[26]
	Mimura 等人[61]
	Hitani 等人[62]
PNC 涂层混合物	Joyce 等人[76]
	Choi 等人[57]

尽管已经证实有多种方案可以支持细胞的持续增殖，但细胞在经过几次分裂后通常会向成纤维细胞样形态进行转化。这被称为内皮-间充质转化(EMT)[78,86]。这种现象是由胰蛋白酶-EDTA 通过激活典型 Wnt 信号，尤其是当 TGF-β1 信号也被激活时，破坏了培养基中细胞-细胞连接和 bFGF 所导致的结果[86-90]。这突出了每种模型所获得内皮细胞特征化的重要性，并且应该评估形态、蛋白质表达(一般为 Na^+/K^+-ATP 酶和闭锁小带蛋白)及体外或体内功能[19]。最近，有研究描述了一组与培养功能相关的新标志物[91]，利用 RNA 测序，还可以比较体外 HCEC、原代 HCEC 培养物和永生化 HCEC系

表 28.2　HCEC 培养的基础培养基、补充剂和血清

基础培养基	补充剂	血清	参考文献
F99(Ham F12 和 M199,比例 1:1)	20μg/mL 抗坏血酸	2%~5%	Engelmann 等人[80]
	20μg/mL 牛胰岛素		
	2.5μg/mL 转铁蛋白		
	0.6ng/mL 亚硒酸钠		
	10ng/mL bFGF		
MEM	5μg/mL 胰岛素	10%	Blake 等人[81]
	5μg/mL 转铁蛋白		
	5ng/mL 亚硒酸钠		
	50μg/mL 庆大霉素		
	100U/mL 青霉素		
	0.1mg/mL 链霉素		
	0.25μg/mL 两性霉素 B		
	150μg/mL ECGS		
DMEM	30mg/lL-谷氨酰胺	15%	Miyata 等人[26]
	2.5mg/l 真菌唑酮		
	2.5mg/l 强力霉素		
	2ng/mL 碱性成纤维细胞生长因子		
DMEM	2ng/mL 碱性成纤维细胞生长因子	10%	Ishino 等人[67]
	50U/mL 青霉素		
	50mg/mL 链霉素		
Opti-MEM-I	5ng/mL EGF	8%	Zhu 等人[23]
	20ng/mL NGF		
	100μg/mL 垂体提取物		
	20μg/mL 抗坏血酸		
	200mg/l 氯化钙		
	0.08% 硫酸软骨素		
	50μg/mL 庆大霉素		
	1/100 抗生素/抗真菌药		
SHEM(Ham F12 和 DMEM;比例 1:1)	0.5% DMSO	5%	Li 等人[51]
	2ng/mL 鼠 EGF		
	5μg/mL 胰岛素		
	5μg/mL 转铁蛋白		
	5ng/mL 硒		
	0.5μg/mL 氢化可的松		
	1 nM 霍乱毒素		
	50μg/mL 庆大霉素		
	1.25μg/mL 两性霉素 B		

(待续)

表 28.2(续)

基础培养基	补充剂	血清	参考文献
EGM-2®(Lonza Group Ltd, Basel, Switzerland)	VEGF EGF IGF bFGF 抗坏血酸 氢化可的松 庆大霉素 两性霉素 B	10%	Choi 等人[59]
Endothelial SFM®(Life Technologies/Thermo Fisher Scientific, USA)	10ng/mL FGF-2 抗生素	-	Jäckel 等人[82]
DMEM:F12(比例 1:1)	20% HAF	-	Feizi 等人[83]
MESCM(DMEM 和 F12;比例 1:1)	10%基因敲除血清 5μg/mL 胰岛素 5μg/mL 转铁蛋白 5ng/mL 亚硒酸钠 4ng/mL bFGF 10ng/mL hLIF 50μg/mL 庆大霉素 1.25μg/mL 两性霉素 B	-	Zhu 等人[84]
F99(Ham F12 和 M199, 比例 1:1)	0.1mg/mL phPL	-	Thieme 等人[85]

缩写：DMEM, Dulbecco 改良的 Eagle 培养基；DMSO, 二甲基亚砜；ECGS, 内皮细胞生长补充剂；EGM, 内皮生长培养基；HAF, 人类羊水；MESCM, 修饰的胚胎干细胞培养基；SFM, 无血清培养基；SHEM, 补充激素上皮培养基；phPL, 处理的人源血小板裂解物。

之间的转录组学特征。Frausto 等人用这种方法发现，原代 HCEC 与体外 HCEC 在分子水平上的相似性比永生化系更高[92]。其他特定的 HCEC 标志物，特别是 CD166，已经通过使用单克隆抗体进行了鉴定[93,94]。

28.2.4.1　避免内皮-间质细胞转化的方法

为了避免供体变异，Peh 等人[52]使用配对的 HCEC，在 FNC 涂层中评估了四种不同的培养基：Dulbecco 改良的 Eagle 培养基(DMEM)[67]、Opti-MEM-I[23]、DMEM/F12[51]和 Ham 的 F12/M199[80]。他们发现，短时间内在四种培养基中都能建立分离的 HCEC，但只有 Opti-MEM-I 和 Ham 的 F12/M199[23,80]能够支持 HCEC 的持续增殖、Na^+/K^+-ATP 酶和 ZO-1 的表达。在所有的培养基中，细胞在第三代传代后失去了其特征性的形态。为了克服 EMT 转化(由于培养基中包含的生长因子和胰蛋白酶-EDTA 导致接触抑制丧失)，一些研究人员建议采用双基质法[78]。这种双基质法结合使用具有更大增殖特性的增殖基质[80]和具有在体外更好保持 HCEC 细胞形态的稳定基质[23]。用这种双基质法培养的人角膜内皮细胞是均匀的，保留了其特有的细胞形态，表达的角膜内皮相关标志物水平高于那些细胞形态不一和成纤维细胞样增殖的单基质培养基。

Kinoshita 的实验室通过加入 ROCK 抑制剂 Y27632，发现其可以在体内保持 HCEC 的增殖和表型[17,95]，认为这种分子可以抑制细胞间连接被破坏后发生的 EMT，如损伤过程[88]，保持 RhoA 激活的物理抑制和接触抑制。Zhu 等人开发了一种不同的技术，利用干扰 RNA 技术敲除 p120 连环蛋白和 Kaiso 转录抑制因子，从而解除了有丝分裂的接触抑制，避免细胞连接的中断或典型 Wnt 信号的激活[84]。由此扩增的 HCEC 表型提示神经嵴祖细胞的重编程。

28.2.4.2 非动物途径

另一项重要的研究是致力于消除 HCEC 培养过程中产生的动物副产物。鉴于这些培养物的治疗目标和监管问题，有必要在无异种条件下实现 HCEC 的增殖，以消除动物疾病传染给人类带来的风险。在这一方面，一些实验室开发了无血清和无异种培养基。

Jackel 等人将含胎牛血清的 MEM 和内皮无血清培养基(SFM)进行比较，发现在没有外源性有害刺激的情况下，MEM 中培养的细胞更容易发生凋亡，而在 SFM 中培养的 HCEC 即使加入了凋亡诱导剂葡萄孢菌素，似乎也能防止细胞死亡[82]。改良胚胎干细胞培养基(MESCM)是另一种无血清培养基，以前用于角膜缘干细胞培养，含有 LIF 和 bFGF，并允许 HCEC 单分子层的大小急剧增加[84]。

另一种方法是用人血清代替 FBS。人源血小板裂解物有望作为基础生长培养基中营养素和生长因子来源的候选者[96]。Thieme 等人在永生化和原代 HCEC 培养物中比较了 FBS 和处理过的人源血小板裂解物(phPL)，发现细胞在 phPL 培养物中具有更高的存活率[85]。另一项研究比较了从诊断性羊膜穿刺术中提取的人羊水和 FBS，首次显示人羊水对 HCEC 生长存在更大的刺激作用[83]。最近，Peh 等人已经提供了一个结合Ⅳ型胶原底物和 EquaFETAL 血清 (来自专门管理的动物)的双基质法合规方案，并将其应用于大疱性角膜病变的兔模型，证明可以将组织工程产物运用于临床[97]。

28.3 结论

在一些实验室的努力下，HCEC 在分离和培养方面取得了很大的进展，并对基底和培养基进行了改进，然而，一种满足所有条件的标准培养方法尚未实现。随着对 HCEC 细胞周期认识的加深、对内皮祖细胞的更好识别及无异种培养基的使用，组织工程将应用于角膜内皮病变患者，从而满足世界对角膜内皮的巨大需求。

参考文献

1. Edelhauser HF. The balance between corneal transparency and edema the proctor lecture. Invest Opthalmol Vis Sci. 2006;47(5):1755.
2. Srinivas SP. Dynamic regulation of barrier integrity of the corneal endothelium. Optom Vis Sci. 2010;87(4):1.
3. Joyce NC. Proliferative capacity of corneal endothelial cells. Exp Eye Res. 2012;95(1):16–23.
4. Cui Y-B, Wu J. Research progress on the negative factors of corneal endothelial cells proliferation. Int J Ophthalmol. 2012;5(5):614–9.

5. Yee RW, Geroski DH, Matsuda M, Champeau EJ, Meyer LA, Edelhauser HF. Correlation of corneal endothelial pump site density, barrier function, and morphology in wound repair. Invest Ophthalmol Vis Sci. 1985;26(9):1191–201.
6. Yee RW, Matsuda M, Schultz RO, Edelhauser HF. Changes in the normal corneal endothelial cellular pattern as a function of age. Curr Eye Res. 1985;4(6):671–8.
7. Wong KH, Kam KW, Chen LJ, Young AL. Corneal blindness and current major treatment concern-graft scarcity. Int J Ophthalmol. 2017;10(7):1154–62.
8. Pascolini D, Mariotti SP. Global estimates of visual impairment: 2010. Br J Ophthalmol. 2012;96(5):614–8.
9. Gain P, Jullienne R, He Z, Aldossary M, Acquart S, Cognasse F, et al. Global survey of corneal transplantation and eye banking. JAMA Ophthalmol. 2016;134(2):167.
10. Güell JL, El Husseiny MA, Manero F, Gris O, Elies D. Historical review and update of surgical treatment for corneal endothelial diseases. Ophthalmol Therapy. 2014;3(1–2):1–15.
11. Lamm V, Hara H, Mammen A, Dhaliwal D, Cooper DKC. Corneal blindness and xenotransplantation. Xenotransplantation. 2014;21(2):99–114.
12. Borderie VM, Boëlle P-Y, Touzeau O, Allouch C, Boutboul S, Laroche L. Predicted long-term outcome of corneal transplantation. Ophthalmology. 2009;116(12):2354–60.
13. Vajpayee RB, Sharma N, Jhanji V, Titiyal JS, Tandon R. One donor cornea for 3 recipients: a new concept for corneal transplantation surgery. Arch Ophthalmol (Chicago Ill 1960). 2007;125(4):552–4.
14. Okumura N, Koizumi N, Ueno M, Sakamoto Y, Takahashi H, Tsuchiya H, et al. ROCK inhibitor converts corneal endothelial cells into a phenotype capable of regenerating in vivo endothelial tissue. Am J Pathol. 2012;181(1):268–77.
15. Koizumi N, Sakamoto Y, Okumura N, Tsuchiya H, Torii R, Cooper LJ, et al. Cultivated corneal endothelial transplantation in a primate: possible future clinical application in corneal endothelial regenerative medicine. Cornea. 2008;27 Suppl 1:S48–55.
16. Okumura N, Koizumi N, Kay EP, Ueno M, Sakamoto Y, Nakamura S, et al. The ROCK inhibitor eye drop accelerates corneal endothelium wound healing. Invest Ophthalmol Vis Sci. 2013;54(4):2493–502.
17. Okumura N, Kinoshita S, Koizumi N. Application of rho kinase inhibitors for the treatment of corneal endothelial diseases. J Ophthalmol. 2017;2017:1–8.
18. Pipparelli A, Arsenijevic Y, Thuret G, Gain P, Nicolas M, Majo F. ROCK inhibitor enhances adhesion and wound healing of human corneal endothelial cells. Connon CJ, editor. PLoS One. 2013;8(4):e62095.
19. Proulx S, Brunette I. Methods being developed for preparation, delivery and transplantation of a tissue-engineered corneal endothelium. Exp Eye Res. 2012;95(1):68–75.
20. De Miguel MP, Alio JL, Arnalich-Montiel F, Fuentes-Julian S, de Benito-Llopis L, Amparo F, et al. Cornea and ocular surface treatment. Curr Stem Cell Res Ther. 2010;5(2):195–204.
21. Mannagh J, Irving AR. Human corneal endothelium: growth in tissue cultures. Arch Ophthalmol (Chicago Ill 1960). 1965;74(6):847–9.
22. Zavala J, López Jaime GR, Rodríguez Barrientos CA, Valdez-Garcia J. Corneal endothelium: developmental strategies for regeneration. Eye. 2013;27(5):579–88.
23. Zhu C, Joyce NC. Proliferative Response of Corneal Endothelial Cells from Young and Older Donors. Invest Opthalmol Vis Sci. 2004;45(6):1743.
24. Senoo T, Joyce NC. Cell cycle kinetics in corneal endothelium from old and young donors. Invest Ophthalmol Vis Sci. 2000;41(3):660–7.
25. Joyce NC. Cell cycle status in human corneal endothelium. Exp Eye Res. 2005;81(6):629–38.
26. Miyata K, Drake J, Osakabe Y, Hosokawa Y, Hwang D, Soya K, et al. Effect of donor age on morphologic variation of cultured human corneal endothelial cells. Cornea. 2001;20(1):59–63.
27. Enomoto K, Mimura T, Harris DL, Joyce NC. Age differences in cyclin-dependent kinase inhibitor expression and rb hyperphosphorylation in human corneal endothelial cells. Invest Ophthalmol Vis Sci. 2006;47(10):4330–40.
28. Bednarz J, Rodokanaki-von Schrenck A, Engelmann K. Different characteristics of endothelial cells from central and peripheral human cornea in primary culture and after subculture. In Vitro Cell Dev Biol Anim. 1998;34(2):149–53.
29. Mimura T, Joyce NC. Replication competence and senescence in central and peripheral human corneal endothelium. Invest Ophthalmol Vis Sci. 2006;47(4):1387–96.
30. Raviola G. Schwalbe line's cells: a new cell type in the trabecular meshwork of Macaca mulatta. Invest Ophthalmol Vis Sci. 1982;22(1):45–56.
31. He Z, Campolmi N, Gain P, Ha Thi BM, Dumollard J-M, Duband S, et al. Revisited microanatomy of the corneal endothelial periphery: new evidence for continuous centripetal migration of endothelial cells in humans. Stem Cells. 2012;30(11):2523–34.
32. Whikehart DR, Parikh CH, Vaughn AV, Mishler K, Edelhauser HF. Evidence suggesting the existence of stem cells for the human corneal endothelium. Mol Vis. 2005;11:816–24.
33. McGowan SL, Edelhauser HF, Pfister RR, Whikehart DR. Stem cell markers in the human posterior limbus and corneal endothelium of unwounded and wounded corneas. Mol Vis. 2007;13:1984–2000.
34. Choi SO, Jeon HS, Hyon JY, Oh Y-J, Wee WR, Chung T, et al. Recovery of corneal endothelial cells from periphery after injury. PLoS One. 2015;10(9):e0138076.
35. Yokoo S, Yamagami S, Yanagi Y, Uchida S, Mimura T, Usui T, et al. Human corneal endothelial cell precursors isolated by sphere-forming assay. Invest Opthalmol Vis Sci. 2005;46(5):1626.
36. Mimura T, Yamagami S, Yokoo S, Usui T, Amano S. Selective isolation of young cells from human corneal endothelium by the sphere-forming assay. Tissue

Eng Part C Methods. 2010;16(4):803–12.
37. Yamagami S, Yokoo S, Mimura T, Takato T, Araie M, Amano S. Distribution of precursors in human corneal stromal cells and endothelial cells. Ophthalmology. 2007;114(3):433–9.
38. Bednarz J, Teifel M, Friedl P, Engelmann K. Immortalization of human corneal endothelial cells using electroporation protocol optimized for human corneal endothelial and human retinal pigment epithelial cells. Acta Ophthalmol Scand. 2000;78(2):130–6.
39. Valtink M, Gruschwitz R, Funk RHW, Engelmann K. Two clonal cell lines of immortalized human corneal endothelial cells show either differentiated or precursor cell characteristics. Cells Tissues Organs. 2008;187(4):286–94.
40. HCEC-B4G12 | Creative bioarray [Internet]. [cited 2018 Mar 13]. Available from: https://www.creative-bioarray.com/HCEC-B4G12-CSC-C3457-item-1468.htm.
41. Kim H-J, Ryu Y-H, Ahn J-I, Park J-K, Kim J-C. Characterization of immortalized human corneal endothelial cell line using HPV 16 E6/E7 on lyophilized human amniotic membrane. Korean J Ophthalmol. 2006;20(1):47–54.
42. Schmedt T, Chen Y, Nguyen TT, Li S, Bonanno JA, Jurkunas UV. Telomerase immortalization of human corneal endothelial cells yields functional hexagonal monolayers. Lewin A, editor. PLoS One. 2012;7(12):e51427.
43. Yokoi T, Seko Y, Yokoi T, Makino H, Hatou S, Yamada M, et al. Establishment of functioning human corneal endothelial cell line with high growth potential. Kerkis I, editor. PLoS One. 2012;7(1):e29677.
44. Fan T, Zhao J, Ma X, Xu X, Zhao W, Xu B. Establishment of a continuous untransfected human corneal endothelial cell line and its biocompatibility to denuded amniotic membrane. Mol Vis. 2011;17:469–80.
45. Peh GSL, Beuerman RW, Colman A, Tan DT, Mehta JS. Human corneal endothelial cell expansion for corneal endothelium transplantation: an overview. Transplantation. 2011;91(8):811–9.
46. Engelmann K, Böhnke M, Friedl P. Isolation and long-term cultivation of human corneal endothelial cells. Invest Ophthalmol Vis Sci. 1988;29(11):1656–62.
47. Peh GSL, Lee M-X, Wu F-Y, Toh K-P, Balehosur D, Mehta JS. Optimization of human corneal endothelial cells for culture: the removal of corneal stromal fibroblast contamination using magnetic cell separation. Int J Biomater. 2012;2012:601302.
48. Parekh M, Baruzzo M, Favaro E, Borroni D, Ferrari S, Ponzin D, et al. Standardizing descemet membrane endothelial keratoplasty graft preparation method in the eye Bank — experience of 527 Descemet membrane endothelial keratoplasty tissues. Cornea. 2017;36(12):1458–1466.
49. Engelmann K, Bednarz J, Valtink M. Prospects for endothelial transplantation. Exp Eye Res. 2004;78(3):573–8.
50. Senoo T, Obara Y, Joyce NC. EDTA: a promoter of proliferation in human corneal endothelium. Invest Ophthalmol Vis Sci. 2000;41(10):2930–5.
51. Li W, Sabater AL, Chen Y-T, Hayashida Y, Chen S-Y, He H, et al. A novel method of isolation, preservation, and expansion of human corneal endothelial cells. Invest Opthalmol Vis Sci. 2007;48(2):614.
52. Peh GSL, Toh K-P, Wu F-Y, Tan DT, Mehta JS. Cultivation of human corneal endothelial cells isolated from paired donor corneas. Mohan RR, editor. PLoS One. 2011;6(12):e28310.
53. Gregory CD, Pound JD. Microenvironmental influences of apoptosis in vivo and in vitro. Apoptosis. 2010;15(9):1029–49.
54. Spinozzi D, Miron A, Bruinsma M, Lie JT, Dapena I, Oellerich S, et al. Improving the success rate of human corneal endothelial cell cultures from single donor corneas with stabilization medium. Cell Tissue Bank. 2017;19(1):9.
55. Navaratnam J, Utheim T, Rajasekhar V, Shahdadfar A. Substrates for expansion of corneal endothelial cells towards bioengineering of human corneal endothelium. J Funct Biomater. 2015;6(3):917–45.
56. Chen KH, Azar D, Joyce NC. Transplantation of adult human corneal endothelium ex vivo: a morphologic study. Cornea. 2001;20(7):731–7.
57. Choi JS, Kim EY, Kim MJ, Giegengack M, Khan FA, Khang G, et al. In vitro evaluation of the interactions between human corneal endothelial cells and extracellular matrix proteins. Biomed Mater. 2013;8(1):14108.
58. Engler C, Kelliher C, Speck CL, Jun AS. Assessment of attachment factors for primary cultured human corneal endothelial cells. Cornea. 2009;28(9):1050–4.
59. Choi JS, Williams JK, Greven M, Walter KA, Laber PW, Khang G, et al. Bioengineering endothelialized neo-corneas using donor-derived corneal endothelial cells and decellularized corneal stroma. Biomaterials. 2010;31(26):6738–45.
60. Yamaguchi M, Ebihara N, Shima N, Kimoto M, Funaki T, Yokoo S, et al. Adhesion, migration, and proliferation of cultured human corneal endothelial cells by laminin-5. Invest Ophthalmol Vis Sci. 2011;52(2):679–84.
61. Mimura T, Yamagami S, Yokoo S, Usui T, Tanaka K, Hattori S, et al. Cultured human corneal endothelial cell transplantation with a collagen sheet in a rabbit model. Invest Ophthalmol Vis Sci. 2004;45(9):2992–7.
62. Hitani K, Yokoo S, Honda N, Usui T, Yamagami S, Amano S. Transplantation of a sheet of human corneal endothelial cell in a rabbit model. Mol Vis. 2008;14:1–9.
63. Numata R, Okumura N, Nakahara M, Ueno M, Kinoshita S, Kanematsu D, et al. Cultivation of corneal endothelial cells on a pericellular matrix prepared from human decidua-derived mesenchymal cells. Connon CJ, editor. PLoS One. 2014;9(2):e88169.
64. Proulx S, Audet C, d'arc UJ, Deschambeault A, Carrier P, Giasson CJ, et al. Tissue engineering of feline corneal endothelium using a devitalized human cornea as carrier. Tissue Eng Part A. 2009;15(7):1709–18.

65. Honda N. Descemet stripping automated endothelial keratoplasty using cultured corneal endothelial cells in a rabbit model. Arch Ophthalmol. 2009;127(10):1321.
66. Bayyoud T, Thaler S, Hofmann J, Maurus C, Spitzer MS, Bartz-Schmidt K-U, et al. Decellularized bovine corneal posterior lamellae as carrier matrix for cultivated human corneal endothelial cells. Curr Eye Res. 2012;37(3):179–86.
67. Ishino Y, Sano Y, Nakamura T, Connon CJ, Rigby H, Fullwood NJ, et al. Amniotic membrane as a carrier for cultivated human corneal endothelial cell transplantation. Invest Ophthalmol Vis Sci. 2004;45(3):800–6.
68. Wencan W, Mao Y, Wentao Y, Fan L, Jia Q, Qinmei W, et al. Using basement membrane of human amniotic membrane as a cell carrier for cultivated cat corneal endothelial cell transplantation. Curr Eye Res. 2007;32(3):199–215.
69. Niknejad H, Deihim T, Solati-Hashjin M, Peirovi H. The effects of preservation procedures on amniotic membrane's ability to serve as a substrate for cultivation of endothelial cells. Cryobiology. 2011;63(3):145–51.
70. Yoeruek E, Saygili O, Spitzer MS, Tatar O, Bartz-Schmidt KU, Szurman P. Human anterior lens capsule as carrier matrix for cultivated human corneal endothelial cells. Cornea. 2009;28(4):416–20.
71. Kopsachilis N, Tsinopoulos I, Tourtas T, Kruse FE, Luessen UW. Descemet's membrane substrate from human donor lens anterior capsule. Clin Exp Ophthalmol. 2012;40(2):187–94.
72. Van den Bogerd B, Dhubhghaill SN, Zakaria N. Characterizing Human Decellularized Crystalline Lens Capsules as a Scaffold for Corneal Endothelial Tissue Engineering. J Tissue Eng Regen Med. 2018:1–9.
73. Hsiue G-H, Lai J-Y, Chen K-H, Hsu W-M. A novel strategy for corneal endothelial reconstruction with a bioengineered cell sheet. Transplantation. J Tissue Eng Regen Med. 2018;12(4):e2020–8.
74. Lai J-Y, Chen K-H, Hsiue G-H. Tissue-engineered human corneal endothelial cell sheet transplantation in a rabbit model using functional biomaterials. Transplantation. 2007;84(10):1222–32.
75. Yoeruek E, Bayyoud T, Maurus C, Hofmann J, Spitzer MS, Bartz-Schmidt K-U, et al. Decellularization of porcine corneas and repopulation with human corneal cells for tissue-engineered xenografts. Acta Ophthalmol. 2012;90(2):e125–31.
76. Joyce NC, Zhu CC. Human corneal endothelial cell proliferation: potential for use in regenerative medicine. Cornea. 2004;23(8 Suppl):S8–19.
77. Okumura N, Inoue R, Kakutani K, Nakahara M. Corneal endothelial cells have an absolute requirement for cysteine for survival. Cornea. 2017;36(8):988–94.
78. Peh GSL, Chng Z, Ang H-P, Cheng TYD, Adnan K, Seah X-Y, et al. Propagation of human corneal endothelial cells: a novel dual media approach. Cell Transplant. 2015;24(2):287–304.
79. Liu X, Tseng SC, Zhang M-C, Chen S-Y, Tighe S, Lu W-J, et al. LIF-JAK1-STAT3 signaling delays contact inhibition of human corneal endothelial cells. Cell Cycle. 2015;14(8):1197–206.
80. Engelmann K, Friedl P. Growth of human corneal endothelial cells in a serum-reduced medium. Cornea. 1995;14(1):62–70.
81. Blake DA, Yu H, Young DL, Caldwell DR. Matrix stimulates the proliferation of human corneal endothelial cells in culture. Invest Ophthalmol Vis Sci. 1997;38(6):1119–29.
82. Jäckel T, Knels L, Valtink M, Funk RHW, Engelmann K. Serum-free corneal organ culture medium (SFM) but not conventional minimal essential organ culture medium (MEM) protects human corneal endothelial cells from apoptotic and necrotic cell death. Br J Ophthalmol. 2011;95(1):123–30.
83. Feizi S, Soheili Z-S, Bagheri A, Balagholi S, Mohammadian A, Rezaei-Kanavi M, et al. Effect of amniotic fluid on the in vitro culture of human corneal endothelial cells. Exp Eye Res. 2014;122:132–40.
84. Zhu Y-T, Li F, Han B, Tighe S, Zhang S, Chen S-Y, et al. Activation of RhoA-ROCK-BMP signaling reprograms adult human corneal endothelial cells. J Cell Biol. 2014;206(6):799–811.
85. Thieme D, Reuland L, Lindl T, Kruse F, Fuchsluger T. Optimized human platelet lysate as novel basis for a serum-, xeno-, and additive-free corneal endothelial cell and tissue culture. J Tissue Eng Regen Med. 2018;12(2):557–64.
86. Lee JG, Kay EP. FGF-2-mediated signal transduction during endothelial mesenchymal transformation in corneal endothelial cells. Exp Eye Res. 2006;83(6):1309–16.
87. Zhu Y-T, Chen H-C, Chen S-Y, Tseng SCG. Nuclear p120 catenin unlocks mitotic block of contact-inhibited human corneal endothelial monolayers without disrupting adherent junctions. J Cell Sci. 2012;125(Pt 15):3636–48.
88. Zhu Y-T, Tighe S, Chen S-L, John T, Kao WY, Tseng SCG. Engineering of human corneal endothelial grafts. Curr Ophthalmol Rep. 2015;3(3):207–17.
89. Lee JG, Ko MK, Kay EP. Endothelial mesenchymal transformation mediated by IL-1β-induced FGF-2 in corneal endothelial cells. Exp Eye Res. 2012;95(1):35–9.
90. Liu Y, Sun H, Hu M, Zhu M, Tighe S, Chen S, et al. Human corneal endothelial cells expanded *in vitro* are a powerful resource for tissue engineering. Int J Med Sci. 2017;14(2):128–35.
91. Bartakova A, Alvarez-Delfin K, Weisman AD, Salero E, Raffa GA, Merkhofer RM, et al. Novel identity and functional markers for human corneal endothelial cells. Invest Opthalmol Vis Sci. 2016;57(6):2749.
92. Frausto RF, Le DJ, Aldave AJ. Transcriptomic analysis of cultured corneal endothelial cells as a validation for their use in cell replacement therapy. Cell Transplant. 2016;25(6):1159–76.
93. Ding V, Chin A, Peh G, Mehta JS, Choo A. Generation of novel monoclonal antibodies for the enrichment and characterization of human corneal endothelial cells (hCENC) necessary for the treatment of corneal endothelial blindness. MAbs. 2014;6(6):1439–52.
94. Dorfmueller S, Tan HC, Ngoh ZX, Toh KY, Peh G,

Ang H-P, et al. Isolation of a recombinant antibody specific for a surface marker of the corneal endothelium by phage display. Sci Rep. 2016;6(1):21661.
95. Koizumi N, Kinoshita S, Okumura N. The role of rho kinase inhibitors in corneal endothelial dysfunction. Curr Pharm Des. 2017;23(4):660–6.
96. Wang TJ, Chen MS, Chou ML, Lin HC, Seghatchian J, Burnouf T. Comparison of three human platelet lysates used as supplements for in vitro expansion of corneal endothelium cells. Transfus Apher Sci. 2017;56(5):769–73.
97. Peh GSL, Ang H-P, Lwin CN, Adnan K, George BL, Seah X-Y, et al. Regulatory compliant tissue-engineered human corneal endothelial grafts restore corneal function of rabbits with bullous keratopathy. Sci Rep. 2017;7(1):14149.

第 29 章

角膜内皮细胞移植的动物模型

Brad P. Barnett, Albert S. Jun

29.1 概述

在过去的 10 年中，角膜内皮移植已经取代了全层角膜移植，成为治疗角膜内皮病变的最佳方法。除了内皮型部分角膜移植外，新兴的替代疗法还包括将培养的细胞用于形成移植物或作为可注射的细胞疗法，不再只是依赖供体组织作为细胞替代的唯一手段。在本章中，我们将回顾内皮移植研究中使用的动物模型，以及在各种动物模型中穿透性角膜移植的预后及疗效。同时着重讨论研究小组如何使试验目标与最适合的动物模型相匹配。为了帮助以后的研究人员确定最佳的动物模型，我们还会分析列举每个动物模型的相对利弊。迄今为止用于角膜内皮移植的动物模型总结见表 29.1。

纵观古今，动物模型在穿透性角膜移植的研究和近来的内皮移植的研究中发挥了重要作用。1837 年，Samuel Bigger 首次报道了一种动物模型的角膜移植：他在一只驯养的瞪羚身上进行了穿透性角膜移植术[25,26]。同年，Eduard Zirm 等人在鸡和兔身上进行了穿透性角膜移植的试验[27,28]。从那时起，动物模型就成为了解内皮移植排斥反应过程的必要条件，此外，有助于创造一些可行的治疗方法。

大多数在该领域的初步研究工作都是为了更好地了解免疫排斥反应，从而帮助提高穿透性角膜移植手术的移植成功率。由于兔眼合适的大小，易于应用到人角膜移植中，所以是角膜移植研究的热门选择。此外，在兔子中表现出多种免疫排斥反应，也可以在人类身上看到，如角膜后部膜状增生和上皮细胞失代偿[27]。尽管兔模型很受欢迎，但依然存在各种缺陷。因此，后期研究人员将内皮移植应用于啮齿动物模型[29,30]。啮齿动物模型现在是免疫学研究的主要对象，而大型动物模型主要致力于研究移植排斥反应[31,32]。

除了穿透性角膜移植外，在过去的几十年中，许多实验室已经报道了载体在人角膜内皮细胞板制备中的应用(图 29.1)。在早期培养角膜内皮细胞的动物移植研究中，将人的内皮细胞植入兔的后弹力膜[14-16]、猫的后弹力膜[15]、小鼠的后弹力膜[3]和牛的后弹力膜[8,14,16]或胶质膜[7]上，利用去除的同种、异体或异种角膜移植生成全层角膜移植物，然后进行穿透性角膜移植术。婴幼儿和人类新生儿角膜内皮细胞已成功用于制造此类移植

表 29.1 内皮移植动物模型宿主内皮移植程序总结

宿主	内皮移植	术式	作者/参考
小鼠	带有磁性纳米颗粒的人体细胞球体	前房注射	Mimura[1]
小鼠	单个小鼠细胞	前房注射	Yamada[2]
小鼠	小鼠自体后弹力膜	角膜内皮移植术	Joo[3]
大鼠	带有磁性纳米颗粒的人体细胞球体	前房注射	Mimura[1]
大鼠	人体细胞在大鼠去活性角膜上	穿透性角膜移植术	Tchah[4]
兔	带有磁性纳米颗粒的人体细胞球体	前房注射	Mimura[1,5,6]
兔	人胶原蛋白载体	角膜内皮移植术	Mimura[7]
兔	兔后弹力膜	角膜内皮移植术	Lange[8]
兔	人胶原蛋白载体	角膜内皮移植术	Lai[9]
兔	N-异丙基丙烯酰胺	角膜内皮移植术	Lai[10]
兔	人体细胞在人体组织基质上	角膜内皮移植术	Honda[11]
兔	兔丝素蛋白载体	角膜后弹力层内皮移植术	Vazquez[12]
兔	人羊膜	穿透性角膜移植术	Ishino[13]
兔	牛的同种移植	穿透性角膜移植术	Gospodarowicz[14,15]
兔	兔的同种移植	穿透性角膜移植术	Jumblatt[16]
猫	猫自体细胞在人体去活性角膜上	穿透性角膜移植术	Proulx[17,18]
猫	牛的同种移植	穿透性角膜移植术	Bahn[19]
猴	猴的胶原载体	角膜内皮移植术	Koizumi[20,21]
猴	新生儿角膜剥脱	穿透性角膜移植术	Insler[22-24]

物[22-24]。最近的研究主要集中在动物模型中的内皮型部分角膜移植及前房注射型细胞治疗[1,5-7,11]。

29.2 活体及标本评估

评估移植物的存活率和排斥反应的方法对任何动物模型都是必不可少的。通过对在体动物模型和死后动物模型尸体进行评估可以确定上述情况。从活体分析开始，裂隙灯检查有助于连续监测移植物的透明性，此外，还可以检查炎症和免疫排斥反应。和临床眼科一致，监测角膜厚度的方法同样也可以用来监测角膜水肿，其结果代表内皮细胞功能的水平。前节光学相干断层扫描技术也提供了一种测量角膜厚度的方法，并能够提供精确的横断面图像。镜面显微镜也可以检测内皮细胞计数和形态。

评估动物模型尸体可通过组织学检查，从而提供获得在体评估方式无法轻易获得的全部信息。例如，组织学分析能够直接证实炎症细胞，纤维化和新血管形成的存在[32,34,35]。此外，研究人员可以通过组织学研究评估移植物和宿主细胞之间的关系，评估移植物上是否存在神经再生[32,34,35]。

在本章中，我们将讨论组织的移植和新兴的细胞治疗领域，在细胞领域中，可通过细胞或细胞簇移植到前房中以重新填充内

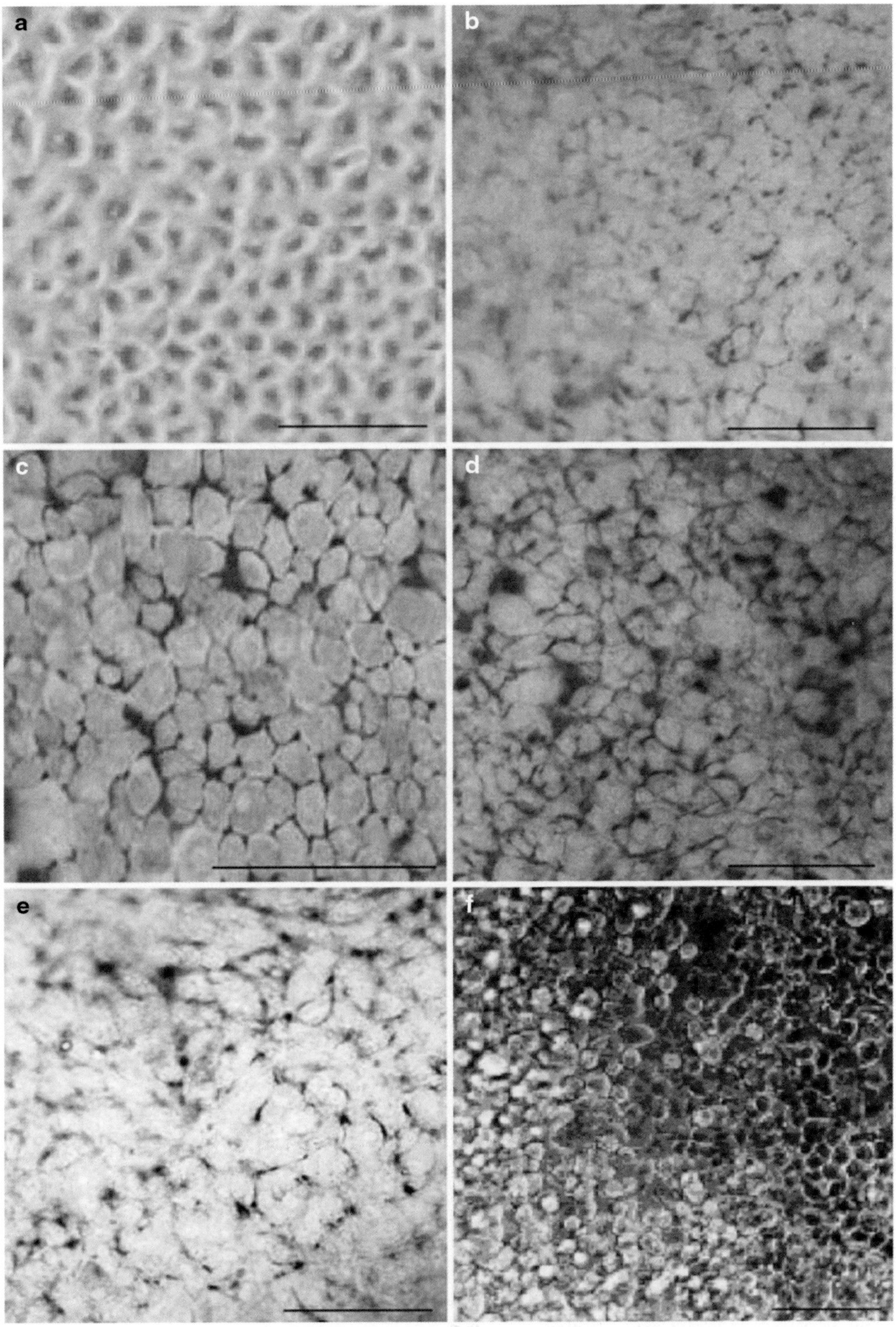

图 29.1　人角膜内皮细胞单层培养形态(a)和移植在载体上的人角膜内皮细胞的形态(b–f)。(a)62 岁供体角膜内皮细胞呈典型的六边形形态。(b–f)将培养的人角膜内皮细胞接种到各种载体上,生成供穿透性角膜移植术(b,c)或自动内皮角膜移植术(d–f)后弹力层剥离术用的植片。比例尺=100μm(Used with permission[33].)(扫码看彩图)

皮。广泛来讲，在试验性移植领域，对移植细胞进行追踪定位十分重要。此前，主要通过组织学评估移植细胞。从组织学上讲，当在雌性宿主中移植雄性细胞时可以检测到Y染色体[14,15,36]，在异种移植的情况下，如对猪进行人类移植物的移植时，在检测人类蛋白质时只能检测到移植物物种中存在的天然蛋白质[37]。转基因报告基因也被用于组织学分析，如β-半乳糖苷酶和碱性磷酸酶[38,39]。

利用组织学分析来追踪细胞有许多缺点。首先，它无法实现移植功能的实时连续监测，且无法展现移植存活率与角膜其他健康水平的相关性。认识到这些局限性以后，许多研究团队发展了活体细胞成像技术。基于角膜的光学透明性，荧光、生物发光和其他光学检测的细胞追踪技术一跃成为监测角膜内皮移植的理想技术。有许多直接或间接的生物细胞学方法可以产生荧光或生物发光的细胞。

与间接方法相比，直接细胞标记法更直接，且不涉及细胞的遗传修饰[40]。在直接细胞标记中，在移植前将一种试剂引入或附着于细胞上。这种标记可以通过转染试剂[40,41]、电穿孔[42]和抗体标记[43]来实现。移植后，标记剂可以作为移植细胞的替代标志物。为光学成像、量子点和其他荧光半导体纳米晶状体提供一个强大的荧光信号，无论是装载到细胞，还是附着在表面抗体。可以通过类似的方式使用荧光色素[40]。

还可以使用在光学相干层析成像上可见的对比剂，如金纳米棒[44]。与间接的细胞标记方法不同，直接方法不提供任何有关细胞活力的信息，因为荧光剂仍会在死亡细胞中产生信号。另外，在细胞分裂的情况下，直接法会造成对比剂稀释，这是由于对比剂总量不变，而细胞数量不断增加。此外，在某些情况下，对比剂在初代细胞和子代细胞之间分布不均，初代细胞往往会保留大部分对比剂[41]。

间接的细胞标记方法需要对细胞进行基因改造，以引入报告基因[45]。报告基因可以编码荧光或生物发光蛋白、酶或受体。在此基础上，底物和编码的报告蛋白之间的相互作用可以提供一个光学信号，逐步实现活体检测。由于报告基因将由亲子细胞表达，因此不存在稀释效应。此外，由于这些基因只能由活细胞表达，因此，也实现了一种可以监测细胞在体内生存活性的方法。不同研究利用萤火虫荧光素酶的生物发光成像和绿色荧光蛋白的荧光成像评估角膜植片的健康状况[3,13,46]。

29.3 角膜移植排斥反应的临床标准

各组织间排斥反应的标准不同。例如，皮肤移植排斥反应十分明显，有明显的组织脱落和变色。相反，角膜排斥反应通常表现得更为微妙和隐蔽，尽管在小的异种移植物中可观察到组织脱落现象，但其主要特征仍是组织混浊，而不是脱落[32]。小鼠和大鼠模型均可观察到短期的角膜混浊。如果应用移植物排斥反应的临床标准，得出的结论为：这种暂时性的混浊将会不断发展，最终演变为完全排斥的程度[47]。然而，随着时间的推移，我们可以观察到事实并非如此[32,47]。

一些研究人员认为，轻度的角膜混浊并不一定意味着移植排斥反应的结束。在一项创新性的研究中，用不透明性来衡量移植排斥反应并不一定能证明移植失败。在这些试验中，从转基因表达绿色荧光蛋白的C57B16小鼠上获得移植物。然后将这些移植物移植到Balb/c小鼠宿主中。在发生永久性混浊的角膜移植物中，由于共聚焦显微镜下未发现绿色荧光蛋白，所有供体内皮细胞均丢失[48]。有趣的是，一些移植物在 10~21 天出现短暂的混浊，但最终恢复了透明。这些移植物尽管有短暂的混浊期，但最终保留了供体内皮[48]。在这项研究和一系列的后续研究中，我们发现在最终清理的小鼠角膜中，内皮细胞覆盖率始终至少为 48%[48,49]。综上所述，在小鼠模型中，角膜混浊是移植失败的一个强有力的预测因素，但更重要的是评估角膜混浊的程度，并在移植后（在小鼠模型中>8 周）等待足够的时间，然后诊断不可逆的移植排斥反应[48,49]。

除了角膜移植的透明性外，眼科医生认为，存在上皮性排斥反应线和更为糟糕的内皮性排斥反应（Khodadoust）线均是排斥反应的表现[50]。在动物试验中可以看到类似的排斥反应。在这些研究中，排斥反应系的形成预示着移植物的完全排斥反应，特别是当没有充分的免疫抑制治疗时[51,52]。当 Khodadoust 线存在时，所有绵羊最终发展成完全巩膜化和不透明的白色角膜[32]。

虽然角膜排斥反应线或角膜混浊的存在对评估移植排斥反应是有用的，但对于内皮移植来说，最可靠的诊断试验涉及直接评估单层内皮。因此，在较大的动物模型身上可利用角膜内皮显微镜和共聚焦显微镜。在小鼠和大鼠中，角膜内皮显微镜检查是主要的评估手段。在未来，活体镜检和共聚焦显微镜可能会广泛应用于小鼠模型。事实上，研究人员已经开始在小动物身上使用这种技术，如最近在中国树鼩身上利用镜面显微镜进行的一项研究[53]，这种动物的大小与大鼠相当。此外，新的技术如显微光学相干断层扫描技术可以用来充分成像大鼠的角膜内皮细胞，目前正用于死亡不久、角膜相对完整的大鼠中[54]。在不久的将来，类似的技术很可能用于小鼠内皮细胞的在体评估。

29.4　观察动物模型的角膜移植排斥反应的

就移植部位而言，大脑、睾丸和眼睛是独一无二的，因为它们具有免疫赦免。由于这一事实，前房是宿主不相容移植物的一个适宜位置[55,56]。这种广泛接受的免疫特性称为前房相关免疫偏离（ACAID）。Perez 研究团队正在对人类进行一项早期的临床研究：ACAID 不仅在内皮细胞移植中得到了开发，而且在狒狒同种异体胰岛细胞移植中也得到了探索[57]。

除了同种异体移植外，异种移植的最佳部位也包括眼。例如，当将胶原载体上的人内皮细胞移植到兔子体内时，裂隙灯显微镜显示在观察的 1 个月内没有明显的排斥反应迹象，如纤维蛋白沉积或角质沉淀物等（图 29.2）[33]。目前，尚不清楚在这种情况下在人类角膜基质上使用胶原载体可以在多大程度上降低排斥反应。而内皮移植的特殊性在于异种移植细胞不直接接触宿主细胞，而是面向前房。

有证据表明板层角膜移植的移植物相比于角膜全层的移植物更不容易发生排斥反应。Hayashi 等人在小鼠中从培养的同种异体角膜内皮细胞产生嵌合的角膜内皮细胞同种异体移植物显示较少的排斥反应[58]。具体而言，未检测到反应排斥现象的混合淋巴细胞反应或迟发型超敏反应。相比之下，全层角膜移植显示出很高的排斥率。与此相反，当用永生化 C3H/HeN 小鼠角膜内皮细胞重建 BALB/c 小鼠的异体上皮和基质并移植到 C3H/HeN 受体中时，会与全层角膜移植排斥反应比率相当。总之，Hayashi 的研究小组认为这些结果表明内皮细胞本身既

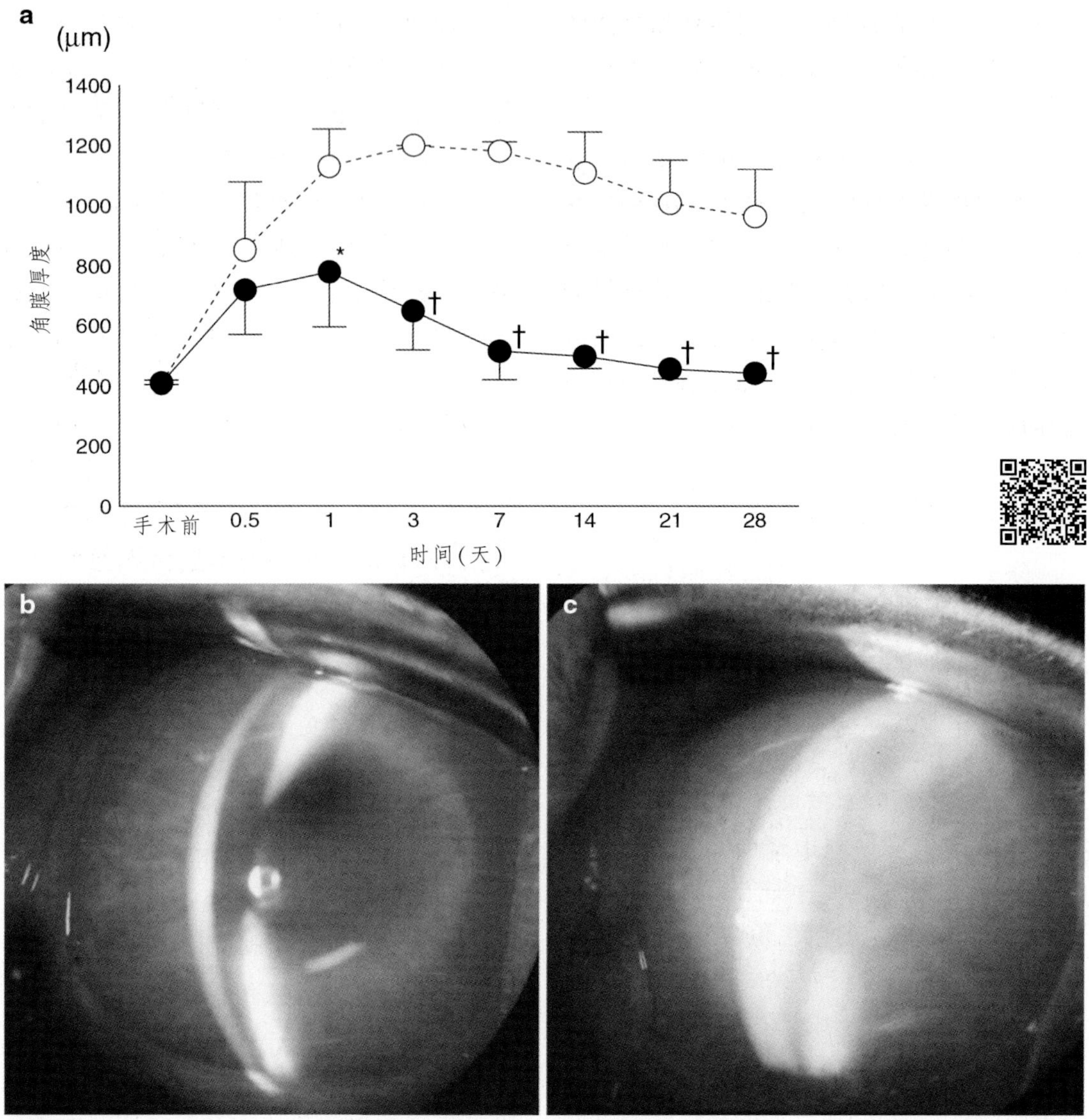

图 29.2 经 DSAEK 植入胶原载体的人角膜内皮细胞移植后角膜中央厚度(a)和裂隙灯下角膜外观的变化(b,c)。(a)剥除后弹力层膜后,在胶原载体(填充圈)或单独载体(开放圈)上接受 DSAEK 移植的人角膜内皮细胞组之间,兔角膜厚度存在显著差异(*P<0.05 和†P<0.01)。移植后第 28 天,DSAEK 组的裂隙灯图像显示角膜稀薄而无间质水肿(b),仅接受胶原载体移植的兔角膜水肿严重(c)。(Used with permission[33].)(扫码看彩图)

不能促进耐受,也不能诱导同种异体产生排斥反应。相反,他们认为是在全层角膜移植中,排斥反应由同种异体移植物的非内皮成分引起[58]。

许多研究小组提出了角膜内皮移植的兼容性。这种兼容性归因于对引流淋巴结 T 细胞诱导剂启动细胞的免疫失效,以及对 T 细胞调节诱导和 T 细胞失活的主动免疫抑制[59-63]。长期接受和全层角膜移植的小鼠可以帮助我们了解如何诱导主动免疫抑制[2,47,59]。然而,角膜内皮细胞移植未能诱导主动免疫抑制,可以从接受嵌合角膜内皮细胞移植的小鼠脾细胞的过继转移和接受角膜内皮细胞移植的小鼠的再生困难中证明这一点[2,47,59]。

Niederkorn 和 Amano 的团队在前房注射角膜内皮细胞后尝试证明 ACAID 的诱导作用[58,64]。然而,角膜内皮细胞移植后并没有显示出 ACAID 的诱导作用[58]。这些结果表明角膜内皮细胞移植的存活与免疫抑制或 T 细胞过敏无关。角膜内皮细胞移植不产生排斥反应的主要原因是免疫失效[58]。

29.5 动物模型的选择

一般而言,伦理学要求使用尽可能低级的动物来达到研究目的。动物模型主要用于评估移植排斥的基本过程和治疗排斥反应的潜在疗法,并开发包括细胞疗法和生物工程角膜移植在内的新型移植方法。在生物工程角膜移植的情况下,往往选择最接近人体解剖和生理学的动物模型,以便于在创建角膜内皮时将动物模型的研究成果转移到人类身上。需要特别注意评估影响人类角膜移植排斥的多种因素。尽管没有 HLA 匹配,但大多数人类角膜移植物在移植后的 1 年内显示出相当高的接受率[65]。在猫、兔子和远系繁殖绵羊模型中优化角膜移植的原理可用于优化人类的角膜移植[32,65,66]。

通过使用大鼠模型[29]及小鼠模型[32]可以实现挖掘与角膜移植排斥反应相关的免疫学研究潜力。由于它们在免疫学研究中的广泛应用,使得人们对啮齿类动物的免疫进程有了较为深刻的了解。此外,还有许多近交系和同源菌株可用于研究。近年来,许多基因敲除株,包括条件缺失株和转基因细胞表达的小鼠已被开发出来。利用这些不同的模型,研究人员可以根据具体的研究问题来定制所选的啮齿动物菌株。

然而,在临床上,相比于人类移植小鼠模型和大鼠模型依然存在重要的解剖学差异。由于啮齿类动物体型较小,需要先进的外科技术避免小鼠或大鼠受到程序性创伤,从而诱发先天性免疫反应。总而言之,通过观察这些模型,特别对于小鼠模型,两者都提供了充分了解免疫相关排斥反应的发病机制的机会,尤其在间接同种异体识别的领域[60,67]。

出于伦理和成本方面的考虑,灵长类动物移植通常只用于在低级动物模型中经过审查的治疗研究。较大的动物不仅易于手术干预,而且能够使用眼科医生熟悉的临床技术, 如裂隙灯生物显微镜和共聚焦显微镜,以评估移植排斥反应和研究内皮细胞的变化。

29.6 动物模型的类型

29.6.1 啮齿动物

小型啮齿动物(如小鼠和大鼠)已被广泛用于研究角膜内皮组织[3,4,68],但受限于其眼的大小,他们无法成为临床前研究的首选模型。兔模型由于其易接近性、成本低、体积小、易于操作等优点,被广泛应用于体内功能评价。然而,兔的角膜内皮细胞在体内广泛增殖的能力阻碍了内皮组织的临床前对照研究。因此,啮齿动物模型越来越多地被使用。

啮齿类动物的角膜移植在异种排斥反应和同种异体排斥反应的研究中是非常具有价值的。在 Amano 团队的一项研究中,将人角膜内皮细胞制成全层角膜移植物并接种到载体上,并在免疫缺陷的裸鼠身上进行全层角膜移植术[68]。在该模型中,异种移植耐受性良好,几乎没有排斥反应的迹象。在

She 等人的研究中,这与裸鼠所表现出来的正相反。在小鼠角膜移植物中,可以看到一个强大的免疫反应。在这个模型中,2mm 的供体移植物被转移到 1.5mm 的宿主植床上,并用 8~12 根缝线固定[30]。有几个小组采用了这个模型,目的是深入了解移植排斥反应中的免疫机制[30,47,69-75]。事实证明,多种基因操纵的菌株,以及大量专门用于试验鼠的科学试剂在实现这一目标方面非常有帮助。

与其他物种一样,小鼠模型的排斥反应表现为角膜混浊。另一方面,在大鼠模型还表现出其他的症状,如角膜水肿、角膜血管化和炎性细胞浸润。将包含这些其他排斥现象的分级系统与仅使用混浊程度进行比较,结果表明,混浊程度与排斥程度相关[30,47,69-75]。单纯角膜混浊不足以识别不可逆性排斥反应。继发于程序性创伤的暂时性角膜混浊通常发生在移植后几天内的大鼠和小鼠模型中。而混浊程度和出现混浊的时间长短是确定不可逆排斥反应的必要条件。

通过对小鼠模型的研究,获得了大量关于移植免疫排斥反应过程的信息。然而,小鼠免疫系统与人类之间及物种之间固有的器官大小的差异,使得使用更大的动物模型变得至关重要。

29.6.2 兔

兔模型最早用于角膜移植和次级淋巴组织标准化研究[76]。从 20 世纪 30 年代开始及在其后文献的报道中，就有研究将角膜移植物植入兔子体内[66,77,78,79]。除了穿透性角膜移植外，兔模型还应用于后部板层角膜移植[80]、角膜缘上皮移植[81]和角膜缘干细胞移植[82,83]。

在 20 世纪 70 年代末,Gospodarowicz 和 Greenburg 建造了第一批人工角膜[14,15]。他们将培养的牛角膜内皮细胞接种到细胞载体上,并在去除内皮后移植到兔子体内[14,15]。在接下来的几年里,Amano 的团队将培养的人角膜内皮细胞应用于载体上进行全层角膜移植,将这一领域进一步推向临床应用[84,85]。2004 年,Mimura 等人利用胶原载体构建人角膜内皮细胞[33]。并在兔子身上进行后弹力层剥除自动角膜内皮移植术 (DSAEK)(图 29.3a-c,e-g)。在这项研究之后,他们将培养的人角膜内皮细胞悬浮液接种到人的基质上,并在兔子身上再次进行 DSAEK 试验[11]。

此外,一些研究团队利用培养的角膜内皮细胞来制造移植物,如 Lai 等人利用人内皮细胞接种到 N-异丙基丙烯酰胺和明胶基载体上， 然后通过 DSAEK 移植到兔模型中。兔模型在 DSAEK 后 2 周内表现出均匀的角膜透明性[10]。同样,Vasquez 等人用丝素膜培养兔和人角膜内皮细胞。利用类似后弹力层角膜内皮移植术(DMEK)的程序,将人造丝素蛋白内皮移植物移植到兔子体内[12]。在移植后 6 周,角膜厚度和透明性均恢复正常。光学相干断层扫描显示,与未受影响的对侧眼相比,丝素蛋白内皮移植的角膜厚度几乎相同。表现出较为稳定的细胞间连接和细胞泵功能[12]。组织学分析显示丝素蛋白移植物与宿主组织结合良好,炎症反应小。此外,免疫组化的结果显示兔角膜内皮细胞表现为适宜的单层形态,并进一步表达了紧密连接蛋白 ZO-1 和 Na^+/K^+-ATP 酶[12]。

Ishino 等人的另一项研究内容为在兔角膜上进行直径为 7mm 厚的环钻术，保留环切下来的角膜[13]。然后在羊膜载体上植入人角膜内皮细胞，行 DSAEK 样板层手术。然后将环切下来的角膜缝合回宿主角膜之上。通过这种技术使得植片的透明性维持了 1 周。

除了使用新鲜的组织,还可以选择对载体进行失活化处理。失活化处理是指从载体

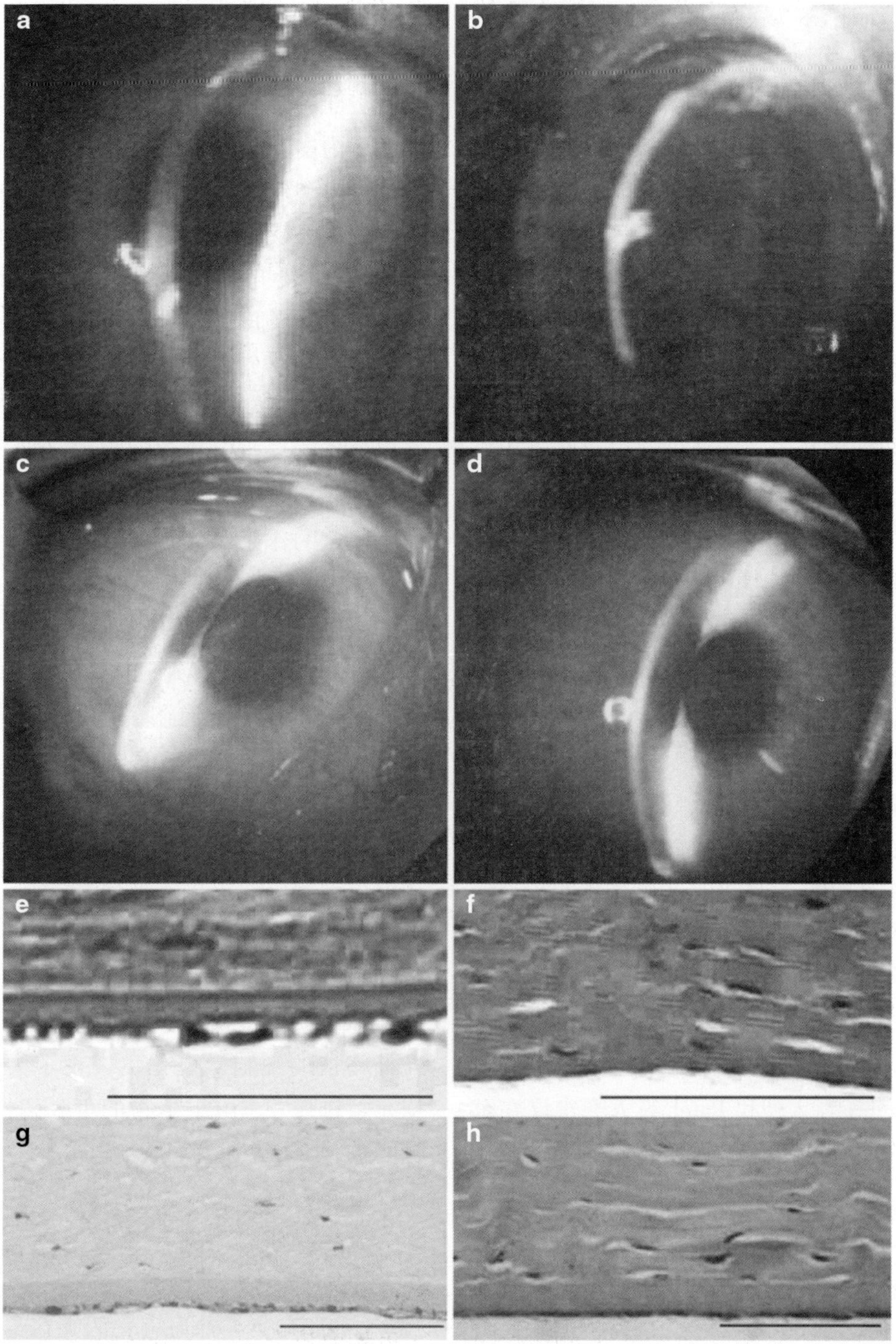

图 29.3　生物工程人角膜内皮细胞移植或前房注射后角膜裂隙灯(a~d)和组织学(e~h)照片。(a,e)兔角膜脱内皮细胞培养的 PK 移植物全层移植后的裂隙灯摄影和组织学观察。(b,f)大鼠角膜穿透性移植术后裂隙灯摄影和组织学观察,植入去除内皮细胞的大鼠角膜基质。(c,g)兔角膜 DSAEK 后裂隙灯摄影及组织学观察。(d,h)兔角膜内皮剥脱术后前房注射培养的人角膜内皮细胞的裂隙灯摄影和组织学观察。比例尺=50μm(Used with permission[33].)

上移除活细胞，以防止载体的内皮细胞、基质细胞或上皮细胞污染移植物。这种自然细胞破坏的过程在理论上会降低载体的免疫原性[86,87]。Amano 等人发现当使用液氮对角膜基质进行去脱细胞化时，可以保持角膜的透明性[88]。Engelman 等人发现可以在单冻融循环中剥脱后弹力纤维膜，同时不损害细胞黏附[89]。使用氢氧化铵化学进行清创术可获得类似的结果[17,18]，其保存了组织良好的天然胶原纤维，这对保持角膜透明性至关重要。这些失活基质载体提供了理想的内皮黏附条件，对兔全层移植后的受体十分有利。

为了代替全层，甚至部分厚度的移植，一些团队提议使用由单个细胞或细胞簇注入前房的细胞疗法(图 29.3d，h)。在前房注射前，已利用各种技术从宿主中除去患病的内皮细胞。冷冻消融已经被前人研究过，但是这个过程存在对角膜细胞的不可逆损伤[90]。另一种技术为后弹力层剥离术，使注入前房的细胞直接接触宿主基质 [68]。采用这种技术，需要在足够的时间内进行适当的头部定位，使移植的细胞能在角膜后表面沉积和黏附，并尽量减少对小梁网、虹膜或晶状体的黏附。

为了确保移植细胞正确定位到角膜后部，Mimura 等人[91]和 Patel 等人[92]建议在移植前将铁颗粒或超顺磁性纳米微球装载到细胞中。这些技术已经用于不同的应用，即用铁基磁共振对比剂标记细胞[41,42]。在前房注射后，这些含铁细胞被外部磁铁吸引到角膜后表面。通过这种方法，在兔模型中已经证明了在体外和体内的后角膜表面的完全重建[92]。然而，长期应用铁剂的安全系数需要进一步研究。

与单细胞悬浮液不同，在 Amano 等人的一系列研究中，内皮细胞在培养物中被诱导形成球状体[5,6,93]。随后将这些球状体注入前房[93]。术后取俯卧位是这些球体附着在角膜后表面的必要条件。可以观察到角膜水肿消退后内皮功能的恢复[93]。

兔模型可以作为电子束移植聚 N-异丙基丙烯酰胺为载体的人角膜内皮细胞移植模型。与对照组相比，剥离内皮移植术后，角膜厚度显著降低[10]。在这项研究中，研究人员在移植过程中常常会将脆弱的植片撕裂[10]。为了克服这种脆弱性，在转移过程中加入圆形聚偏氟乙烯膜以稳定细胞膜。聚偏氟乙烯膜通过使角膜后基质在适当的方向上黏附，产生固定的作用，从而在转移过程中保护了植片[10]。

有报道使用明胶圆盘促进内皮植片在后弹力层剥离后转移到兔体内[10]。重要的是，胶原蛋白不作为含有附着细胞的载体。相反，这些胶原圆盘面向前房，并将内皮植片夹在受体基质上。明胶圆盘的多孔性使营养物质从房水转移到植片，并使细胞代谢产物从内皮细胞层逸出进入前房[9,94]。

虽然没有直接研究，但这种多孔的胶原圆盘也有可能阻止了在前房循环的免疫细胞与移植物直接相互作用。同种异体移植和异种移植的细胞微囊化也实现了类似的免疫元素排斥[37]。由于生物的可降解性，随着时间的推移，胶原盘被分解，植片的内皮细胞以适当的根尖基底方向直接接触前房[10]。

发生兔移植物排斥反应的影响因素有很多。与人类移植不同，移植时宿主-移植物(植片-植床)交界处血管化的存在与排斥反应率的增加有关[95]。在角膜移植后再将供体的皮肤移植物移植到宿主体内时，移植物排斥反应的发生率也会增加[52]。

众所周知，当进入前房时，兔的房水会迅速而广泛地凝固[52]。虽然可能尚未得到定论，但在其他物种中还没有类似的现象发生。研究证实在手术期间和术后局部应用肝素阻断前房纤维蛋白反应能有效降低兔同种异体移植排斥反应的发生率[76]。

除了确定现有同名的内皮细胞排斥系外，Khodadoust 还发现了影响兔移植排斥反应的多种因素。他证明植片的大小和位置对排斥反应有影响。例如，在兔子身上植入7mm 的移植物，可以观察到明显的排斥反应[76]。然而，较小的 4~5mm 的移植物似乎并没有引起排斥反应，且植片保持了持续的透明性[52]。在同一项研究中，他还发现靠近边缘的植片显示出更高的排斥率，尤其是当发生血管化时[52]。

在兔模型中，Khodadoust 还证明了使用肝素预防纤维蛋白形成和拆线早期防止新生血管影响排斥率。尽管板层移植的预后比穿透性移植好，但是当缝合线留在原位足够长的时间导致血管形成时，两种移植方式都会发生排斥反应[34]。Khodadoust 通过精细的外科技术尽量减少术中损伤，伴随适当的拆线，以及在手术过程中使用局部肝素防止凝血，成功的移植了 95%的 7mm 大小和 100%的 5mm 大小的植片[66]。

虽然还不完全清楚，但有人提出新生血管会导致排斥反应，因为免疫反应的传导可以直接影响植片[50]。植片排斥反应的另一种或可能同时发生的机制是，当移植物发生新生血管时，传入引流淋巴结的细胞流量增加，从而进一步推动血管生成和淋巴管生成[96]。不管其机制如何，已证明早期拆线有助于防止新生血管形成。关于缝合线的选择方面，不同的团队使用了不同尺寸（8–0 到 10–0）的间断和连续缝合[97]。某些团队认为连续缝合会使新生血管形成更少[97]。大多数研究使用了聚乳酸或其他可溶解缝合线。尽管如此，许多研究人员都发现血管化在 9~10 天内穿过宿主–植片交界处[97]，使用尼龙或其他不溶性缝线并早期拆线可能有利于预后。

在兔模型中，典型的排斥反应首先表现为植片新生血管[50]。在一系列早期试验中，在成对的兔子之间进行了角膜移植物的双重交换，并选择性地去除了一层或多层角膜[51]。这使得供体–宿主嵌合体移植物能够移植到原始供体上。在这些试验中，首先发生排斥的是上皮细胞[51]。因此，在排斥反应过程中通常可以见到血管化上皮排斥线。在形成上皮细胞排斥系之后，在兔体内形成内皮细胞排斥系。这种 Khodadoust 系由单核细胞和死亡的内皮细胞组成[51]。兔同种异体移植排斥反应的最终结果是角膜后膜的形成。当受损的内皮细胞被炎症细胞和纺锤形成纤维细胞吞噬时，就会形成这种膜[98,99]。

29.6.3 猪模型

猪模型在解剖学和生理学上与人相似，一直是眼科研究的热点。此外，经济实惠的成本和组织的易获得性提高了人们对该模型的兴趣。成年猪角膜的水平直径通常为 14.5~16.5mm[100,101]，中心厚度约为 665μm[102,103]。猪的内皮细胞具有轻微的增殖能力[104]，内皮细胞计数平均约为 4000 个细胞/平方毫米[105]。各种干细胞[106]和其他角膜内皮细胞培养研究[46]都利用了猪角膜，大多数屈光角膜手术的开发都是以猪模型[107–109]为基础开发的。尽管猪模型受到广泛的关注和广泛的应用，但这种模型并不常用于全层角膜移植或板层角膜移植的研究。

29.6.4 猫模型

虽然猫模型在临床试验中并不如前面描述的动物模型常见，但已有多个研究团队在猫模型身上探索了角膜移植的方向。不同的研究小组利用猫角膜内皮细胞来制造组织人工角膜植片[17,18,110]。猫也被用作异种和同种异体内皮移植的受体[14,15,17-19,100,110,111]。一般成年猫的角膜直径为15.5~18mm[100]，中央厚度为545~650μm[112-116]。和人类一样，猫的内皮细胞一般不会增殖[112,117,118]。平均而言，猫的内皮细胞数量为2300~2900个细胞/平方毫米[112-116]。与猪模型不同的是，已经成功在猫模型上实现了板层角膜移植[119]和全层角膜移植[19,31,120-123]。

Brunette等人[124]认为全层角膜移植在猫模型上实施的效果优于猪模型，因为所需要的手术技术更容易完成。此外，Brunette的研究团队已经进行了一系列研究，以确定构建完整角膜内皮所需的最小内皮活检尺寸。在猫模型中，5mm的活体组织（代表猫眼内皮表面的8%）是重建完整角膜内皮的必要条件[125]。Brunette小组还发现，在猫模型中，注射角膜内皮细胞对移植角膜的内皮功能影响最小。在刮除（或不刮除）中央内皮细胞的情况下，向猫角膜内皮细胞注射Y-27632标记的3,30-二十八烷基-5,50（4-磺基苯基）氧杂羰花青。结果显示，注射Y-27632可获得最健康的内皮细胞，且无须刮除角膜内皮细胞[124]。

对于通过评估内皮细胞计数来评估移植物存活和移植物排斥反应方面，猫模型的使用具有重要作用。同种异体移植术后1个月的评估显示整个供区的细胞平均丢失30%，而同种移植物内皮细胞丢失率为15%[31]。其他猫模型试验的重点是在移植前去除供体的内皮细胞，由此在宿主中没有观察到内皮再生[31]。为了进一步支持这些结论，对角膜同种移植物细胞进行计数：在移植物放置6周到9个月内减少了大约50%，并且角膜内皮巨多形性改变显著增加。尚未确定同种移植后进行性细胞丢失的原因[50]。

29.6.5　绵羊

虽然绵羊模型内皮细胞移植并不多见，但绵羊是最新用于角膜移植排斥反应研究的大型动物模型[32]。在一项研究中，在马利诺远缘繁殖品系的动物之间移植了12mm的植片。植片用9-0聚乳酸缝线固定。值得注意的是，使用较小的10-0聚乳酸缝线在绵羊模型中经常断裂，因此，不选择此类缝线。绵羊模型与其他动物模型相比，炎症反应较弱，因此，不需要肝素预防前房凝血[32]。移植排斥反应平均发生在移植后第20天，并伴有相关的显著血管增生[32]。临床排斥反应的第一个迹象是出现纤维蛋白，其次是角质沉淀[67]。

29.6.6　猴子

显然，灵长类动物是人类应用的理想研究模型。目前，已有关于在猴模型上应用人工角膜内皮细胞[20,21,126]、人和猪异种移植的内皮细胞[22-24]和猴子的同种异体移植[20,21]的报道。成年恒河猴的角膜直径约为10.6mm，角膜中心的角膜厚度为470μm[127]。尽管其内皮细胞数量超过人类约为4000个细胞/平方毫米[128,129]，但动物模型中的复制还没有得到证实[24,117,130]。北美和欧洲灵长类动物的获得条件和成本是限制该模型使用的因素。

以五指山猪为研究对象，观察了猪-恒河猴异种角膜移植术后的存活情况。猪作为供体，恒河猴接受异种角膜移植。研究组由12只恒河猴组成，分为2组。治疗组静脉注射环磷酰胺，再行自体骨髓移植。对照组单纯静脉注射环磷酰胺。用裂隙灯显微镜观察异种移植物。移植术后，通过评估混合淋巴细胞反应、血清免疫球蛋白和补体的存在及嵌合体的形成来分析受体的免疫状态[131]。

骨髓移植组移植物存活时间为（36.0±

4.7)天,对照组为(17.1±3.2)天。骨髓移植组显示血清免疫球蛋白和补体水平降低,混合淋巴细胞反应减少。此外,骨髓移植组的异种角膜移植显示出微量的炎性细胞浸润和无嗜酸性粒细胞浸润。这些结果表明,自体骨髓移植可抑制免疫反应,从而延长角膜异种移植存活和嵌合形成[131]。

Koizumi 等人在灵长类动物中进行的另一项研究是将培养的角膜内皮细胞接种到Ⅰ型胶原载体上,并通过 DSAEK 将这些植片移植到猴子身上[20,21]。虽然植片在移植后1 周内脱离宿主角膜,但在移植后 6 个月内角膜恢复透明。虽然 Koizumi 的研究团队没有直接指出,但这些结果有三个潜在的解释。第一种可能是内皮细胞从分离的植片中游离出来,并重新填充角膜。另一个可能性更大的是自体外周内皮细胞重新填充角膜内皮细胞,而植片本身对内皮恢复没有影响。最后一种可能性是,移植的植片提供细胞因子或其他因子,诱使内皮细胞分裂,从而使角膜重新繁殖。

29.7 结论

在各种动物模型中探索了角膜内皮移植和更多种多样的角膜移植。一般来说,各种动物模型可分为小型近交系动物模型和大型远缘动物模型。小型动物模型的优点是相对便宜,更容易培养。此外,许多近交系都有不同的突变和新报道的转基因表达。在更大的动物模型可以使用临床上用于人类的外科技术,而且可以使用更接近人类尺寸的植片。动物模型的选择在很大程度上取决于试验目的,而伦理则要求使用最低等级的动物来实现这些目的。各种动物模型在试验中是互补的,这为研究人员和临床医生提供了开发新的手术技术的手段及评估各种角膜移植物和新型细胞疗法。此外,各种动物模型对角膜移植排斥反应过程中发生的免疫过程提供了非常宝贵的信息。角膜内皮移植的前景十分光明。我们还要感谢临床和科学先驱者们及各种动物在角膜内皮细胞移植领域的贡献。

参考文献

1. Mimura T, et al. Magnetic attraction of iron-endocytosed corneal endothelial cells to Descemet's membrane. Exp Eye Res. 2003;76(6):745–51.
2. Yamada J, et al. Allogeneic corneal tolerance in rodents with long-term graft survival. Transplantation. 2005;79(10):1362–9.
3. Joo CK, et al. Repopulation of denuded murine Descemet's membrane with life-extended murine corneal endothelial cells as a model for corneal cell transplantation. Graefes Arch Clin Exp Ophthalmol. 2000;238(2):174–80.
4. Tchah H. Heterologous corneal endothelial cell transplantation – human corneal endothelial cell transplantation in Lewis rats. J Korean Med Sci. 1992;7(4):337–42.
5. Mimura T, et al. Sphere therapy for corneal endothelium deficiency in a rabbit model. Invest Ophthalmol Vis Sci. 2005;46(9):3128–35.
6. Mimura T, et al. Necessary prone position time for human corneal endothelial precursor transplantation in a rabbit endothelial deficiency model. Curr Eye Res. 2007;32(7–8):617–23.
7. Mimura T, et al. Treatment of rabbit bullous keratopathy with precursors derived from cultured human corneal endothelium. Invest Ophthalmol Vis Sci. 2005;46(10):3637–44.
8. Lange TM, Wood TO, McLaughlin BJ. Corneal endothelial cell transplantation using Descemet's membrane as a carrier. J Cataract Refract Surg. 1993;19(2):232–5.
9. Lai JY, et al. Characterization of cross-linked porous gelatin carriers and their interaction with corneal endothelium: biopolymer concentration effect. PLoS One. 2013;8(1):e54058.
10. Lai JY, Chen KH, Hsiue GH. Tissue-engineered human corneal endothelial cell sheet transplantation in a rabbit model using functional biomaterials. Transplantation. 2007;84(10):1222–32.
11. Honda N, et al. Descemet stripping automated endothelial keratoplasty using cultured corneal endothelial cells in a rabbit model. Arch Ophthalmol. 2009;127(10):1321–6.
12. Vazquez N, et al. Silk fibroin films for corneal endothelial regeneration: transplant in a rabbit Descemet membrane endothelial Keratoplasty. Invest Ophthalmol Vis Sci. 2017;58(9):3357–65.
13. Ishino Y, et al. Amniotic membrane as a carrier for

cultivated human corneal endothelial cell transplantation. Invest Ophthalmol Vis Sci. 2004;45(3):800–6.
14. Gospodarowicz D, Greenburg G. The coating of bovine and rabbit corneas denuded of their endothelium with bovine corneal endothelial cells. Exp Eye Res. 1979;28(3):249–65.
15. Gospodarowicz D, Greenburg G, Alvarado J. Transplantation of cultured bovine corneal endothelial cells to rabbit cornea: clinical implications for human studies. Proc Natl Acad Sci U S A. 1979;76(1):464–8.
16. Jumblatt MM, Maurice DM, McCulley JP. Transplantation of tissue-cultured corneal endothelium. Invest Ophthalmol Vis Sci. 1978;17(12):1135–41.
17. Proulx S, et al. Tissue engineering of feline corneal endothelium using a devitalized human cornea as carrier. Tissue Eng Part A. 2009;15(7):1709–18.
18. Proulx S, et al. Transplantation of a tissue-engineered corneal endothelium reconstructed on a devitalized carrier in the feline model. Invest Ophthalmol Vis Sci. 2009;50(6):2686–94.
19. Bahn CF, et al. Penetrating keratoplasty in the cat. A clinically applicable model. Ophthalmology. 1982;89(6):687–99.
20. Koizumi N, et al. Cultivated corneal endothelial cell sheet transplantation in a primate model. Invest Ophthalmol Vis Sci. 2007;48(10):4519–26.
21. Koizumi N. Cultivated corneal endothelial cell sheet transplantation in a primate model. Nippon Ganka Gakkai Zasshi. 2009;113(11):1050–9.
22. Insler MS, Lopez JG. Transplantation of cultured human neonatal corneal endothelium. Curr Eye Res. 1986;5(12):967–72.
23. Insler MS, Lopez JG. Heterologous transplantation versus enhancement of human corneal endothelium. Cornea. 1991;10(2):136–48.
24. Insler MS, Lopez JG. Extended incubation times improve corneal endothelial cell transplantation success. Invest Ophthalmol Vis Sci. 1991;32(6):1828–36.
25. Armitage WJ, Tullo AB, Larkin DF. The first successful full-thickness corneal transplant: a commentary on Eduard Zirm's landmark paper of 1906. Br J Ophthalmol. 2006;90(10):1222–3.
26. Crawford AZ, Patel DV, McGhee C. A brief history of corneal transplantation: from ancient to modern. Oman J Ophthalmol. 2013;6(Suppl 1):S12–7.
27. Rycroft B. The corneal graft – past, present and future. Trans Ophthalmol Soc U K. 1965;85:459–517.
28. Rycroft PV. Corneal graft membranes. Trans Ophthalmol Soc U K. 1965;85:317–26.
29. Williams KA, Coster DJ. Penetrating corneal transplantation in the inbred rat: a new model. Invest Ophthalmol Vis Sci. 1985;26(1):23–30.
30. She SC, Steahly LP, Moticka EJ. A method for performing full-thickness, orthotopic, penetrating keratoplasty in the mouse. Ophthalmic Surg. 1990;21(11):781–5.
31. Cohen KL, et al. Cat endothelial morphology after corneal transplant. Curr Eye Res. 1990;9(5):445–50.
32. Williams KA, et al. A new model of orthotopic penetrating corneal transplantation in the sheep: graft survival, phenotypes of graft-infiltrating cells and local cytokine production. Aust N Z J Ophthalmol. 1999;27(2):127–35.
33. Mimura T, et al. Corneal endothelial regeneration and tissue engineering. Prog Retin Eye Res. 2013;35:1–17.
34. Williams KA, et al. A comparison of the effects of topical cyclosporine and topical steroid on rabbit corneal allograft rejection. Transplantation. 1985;39(3):242–4.
35. Tuft SJ, Williams KA, Coster DJ. Endothelial repair in the rat cornea. Invest Ophthalmol Vis Sci. 1986;27(8):1199–204.
36. Lagali N, et al. Donor and recipient endothelial cell population of the transplanted human cornea: a two-dimensional imaging study. Invest Ophthalmol Vis Sci. 2010;51(4):1898–904.
37. Barnett BP, et al. Magnetic resonance-guided, real-time targeted delivery and imaging of magnetocapsules immunoprotecting pancreatic islet cells. Nat Med. 2007;13(8):986–91.
38. Forss-Petter S, et al. Transgenic mice expressing beta-galactosidase in mature neurons under neuron-specific enolase promoter control. Neuron. 1990;5(2):187–97.
39. Himes SR, Shannon MF. Assays for transcriptional activity based on the luciferase reporter gene. Methods Mol Biol. 2000;130:165–74.
40. Barnett BP, et al. Use of perfluorocarbon nanoparticles for non-invasive multimodal cell tracking of human pancreatic islets. Contrast Media Mol Imaging. 2011;6(4):251–9.
41. Walczak P, et al. Applicability and limitations of MR tracking of neural stem cells with asymmetric cell division and rapid turnover: the case of the shiverer dysmyelinated mouse brain. Magn Reson Med. 2007;58(2):261–9.
42. Walczak P, et al. Magnetoelectroporation: improved labeling of neural stem cells and leukocytes for cellular magnetic resonance imaging using a single FDA-approved agent. Nanomedicine. 2006;2(2):89–94.
43. Haldi M, et al. Human melanoma cells transplanted into zebrafish proliferate, migrate, produce melanin, form masses and stimulate angiogenesis in zebrafish. Angiogenesis. 2006;9(3):139–51.
44. de la Zerda A, et al. Optical coherence contrast imaging using gold nanorods in living mice eyes. Clin Exp Ophthalmol. 2015;43(4):358–66.
45. Omoto M, et al. Mesenchymal stem cells home to inflamed ocular surface and suppress allosensitization in corneal transplantation. Invest Ophthalmol Vis Sci. 2014;55(10):6631–8.
46. Proulx S, et al. Optimization of culture conditions for porcine corneal endothelial cells. Mol Vis. 2007;13:524–33.
47. Sonoda Y, Streilein JW. Orthotopic corneal transplantation in mice – evidence that the immunogenetic rules of rejection do not apply. Transplantation.

1992;54(4):694–704.
48. Plskova J, et al. Evaluation of corneal graft rejection in a mouse model. Br J Ophthalmol. 2002;86(1):108–13.
49. Plskova J, et al. Quantitative evaluation of the corneal endothelium in the mouse after grafting. Br J Ophthalmol. 2004;88(9):1209–16.
50. Khodadoust AA, Silverstein AM. Local graft versus host reactions within the anterior chamber of the eye: the formation of corneal endothelial pocks. Investig Ophthalmol. 1975;14(9):640–7.
51. Khodadoust AA, Silverstein AM. Transplantation and rejection of individual cell layers of the cornea. Investig Ophthalmol. 1969;8(2):180–95.
52. Khodadoust AA, Silverstein AM. Studies on the nature of the privilege enjoyed by corneal allografts. Investig Ophthalmol. 1972;11(3):137–48.
53. Wu M, et al. Age-related changes of corneal endothelial cell in healthy Chinese tree shrew measured by non-contact specular microscope. Int J Ophthalmol. 2017;10(12):1798–804.
54. Ang M, et al. Evaluation of a micro-optical coherence tomography for the corneal endothelium in an animal model. Sci Rep. 2016;6:29769.
55. Streilein JW, Niederkorn JY. Induction of anterior chamber-associated immune deviation requires an intact, functional spleen. J Exp Med. 1981;153(5):1058–67.
56. Streilein JW, et al. Immunosuppressive properties of tissues obtained from eyes with experimentally manipulated corneas. Invest Ophthalmol Vis Sci. 1996;37(2):413–24.
57. Perez VL, et al. The anterior chamber of the eye as a clinical transplantation site for the treatment of diabetes: a study in a baboon model of diabetes. Diabetologia. 2011;54(5):1121–6.
58. Hayashi T, et al. Immunologic mechanisms of corneal allografts reconstituted from cultured allogeneic endothelial cells in an immune-privileged site. Invest Ophthalmol Vis Sci. 2009;50(7):3151–8.
59. Sonoda Y, Streilein JW. Impaired cell-mediated immunity in mice bearing healthy orthotopic corneal allografts. J Immunol. 1993;150(5):1727–34.
60. Akl A, Luo S, Wood KJ. Induction of transplantation tolerance-the potential of regulatory T cells. Transpl Immunol. 2005;14(3–4):225–30.
61. Kang SM, Tang Q, Bluestone JA. CD4+CD25+ regulatory T cells in transplantation: progress, challenges and prospects. Am J Transplant. 2007;7(6):1457–63.
62. Tao R, Hancock WW. Regulating regulatory T cells to achieve transplant tolerance. Hepatobiliary Pancreat Dis Int. 2007;6(4):348–57.
63. Yang XF. Factors regulating apoptosis and homeostasis of CD4+ CD25(high) FOXP3+ regulatory T cells are new therapeutic targets. Front Biosci. 2008;13:1472–99.
64. Niederkorn JY, Mellon J. Anterior chamber-associated immune deviation promotes corneal allograft survival. Invest Ophthalmol Vis Sci. 1996;37(13):2700–7.
65. The collaborative corneal transplantation studies (CCTS). Effectiveness of histocompatibility matching in high-risk corneal transplantation. The Collaborative Corneal Transplantation Studies Research Group. Arch Ophthalmol. 1992;110(10):1392–403.
66. Khodadoust AA. Penetrating keratoplasty in the rabbit. Am J Ophthalmol. 1968;66(5):899–905.
67. Amano S, Sawa M, Ishii Y. Keratoepithelioplasty in rat: development of a model and histological study. Jpn J Ophthalmol. 1992;36(4):407–16.
68. Mimura T, et al. Transplantation of corneas reconstructed with cultured adult human corneal endothelial cells in nude rats. Exp Eye Res. 2004;79(2):231–7.
69. He YG, Ross J, Niederkorn JY. Promotion of murine orthotopic corneal allograft survival by systemic administration of anti-CD4 monoclonal antibody. Invest Ophthalmol Vis Sci. 1991;32(10):2723–8.
70. Joo CK, Pepose JS, Stuart PM. T-cell mediated responses in a murine model of orthotopic corneal transplantation. Invest Ophthalmol Vis Sci. 1995;36(8):1530–40.
71. Haskova Z, Filipec M, Holan V. The role of major and minor histocompatibility antigens in orthotopic corneal transplantation in mice. Folia Biol (Praha). 1996;42(3):105–11.
72. Zhang EP, Schrunder S, Hoffmann F. Orthotopic corneal transplantation in the mouse--a new surgical technique with minimal endothelial cell loss. Graefes Arch Clin Exp Ophthalmol. 1996;234(11):714–9.
73. Yamagami S, Tsuru T. Increase in orthotopic murine corneal transplantation rejection rate with anterior synechiae. Invest Ophthalmol Vis Sci. 1999;40(10):2422–6.
74. Hori J, Streilein JW. Dynamics of donor cell persistence and recipient cell replacement in orthotopic corneal allografts in mice. Invest Ophthalmol Vis Sci. 2001;42(8):1820–8.
75. Sonoda KH, Taniguchi M, Stein-Streilein J. Long-term survival of corneal allografts is dependent on intact CD1d-reactive NKT cells. J Immunol. 2002;168(4):2028–34.
76. Bourne WM, et al. The effect of splenectomy on corneal graft rejection. Investig Ophthalmol. 1976;15(7):541–2.
77. Thomas JW. An experiment in Keratoplasty. Proc R Soc Med. 1930;23(10):1437–42.
78. Castroviejo R. Keratoplasty-microscopic study of the corneal grafts. Trans Am Ophthalmol Soc. 1937;35:355–85.
79. Stansbury FC, Wadsworth JA. Surgical technique of corneal transplantation in rabbits; a discussion of the problems encountered and suggestions for their solution. Am J Ophthalmol. 1947;30(8):968–78.
80. Khodadoust AA. Lamellar corneal transplantation in the rabbit. Am J Ophthalmol. 1968;66(6):1111–7.
81. Tseng SC, Tsai RJ. Limbal transplantation for ocular surface reconstruction – a review. Fortschr Ophthalmol. 1991;88(3):236–42.
82. Swift GJ, et al. Survival of rabbit limbal stem cell allografts. Transplantation. 1996;62(5):568–74.

83. Li QJ, et al. Long-term survival of allogeneic donor cell-derived corneal epithelium in limbal deficient rabbits. Curr Eye Res. 2001;23(5):336–45.
84. Amano S. Transplantation of corneal endothelial cells. Nippon Ganka Gakkai Zasshi. 2002;106(12):805–35; discussion 836.
85. Amano S. Transplantation of cultured human corneal endothelial cells. Cornea. 2003;22(7 Suppl):S66–74.
86. Quantock AJ, et al. Stromal architecture and immune tolerance in additive corneal xenografts in rodents. Acta Ophthalmol Scand. 2005;83(4):462–6.
87. Hori J, Niederkorn JY. Immunogenicity and immune privilege of corneal allografts. Chem Immunol Allergy. 2007;92:290–9.
88. Amano S, et al. Decellularizing corneal stroma using N2 gas. Mol Vis. 2008;14:878–82.
89. Engelmann K, Drexler D, Bohnke M. Transplantation of adult human or porcine corneal endothelial cells onto human recipients in vitro. Part I: cell culturing and transplantation procedure. Cornea. 1999;18(2):199–206.
90. Oh JY, et al. Corneal cell viability and structure after transcorneal freezing-thawing in the human cornea. Clin Ophthalmol. 2010;4:477–80.
91. Mimura T, et al. Long-term outcome of iron-endocytosing cultured corneal endothelial cell transplantation with magnetic attraction. Exp Eye Res. 2005;80(2):149–57.
92. Patel SV, et al. Human corneal endothelial cell transplantation in a human ex vivo model. Invest Ophthalmol Vis Sci. 2009;50(5):2123–31.
93. Yokoo S, et al. Human corneal endothelial cell precursors isolated by sphere-forming assay. Invest Ophthalmol Vis Sci. 2005;46(5):1626–31.
94. Lai JY, Li YT. Functional assessment of cross-linked porous gelatin hydrogels for bioengineered cell sheet carriers. Biomacromolecules. 2010;11(5):1387–97.
95. Hill JC, Maske R. An animal model for corneal graft rejection in high-risk keratoplasty. Transplantation. 1988;46(1):26–30.
96. Mimura T, et al. Expression of vascular endothelial growth factor C and vascular endothelial growth factor receptor 3 in corneal lymphangiogenesis. Exp Eye Res. 2001;72(1):71–8.
97. Eliason JA, McCulley JP. A comparison between interrupted and continuous suturing techniques in keratoplasty. Cornea. 1990;9(1):10–6.
98. Cohen RA, et al. Confocal microscopy of corneal graft rejection. Cornea. 1995;14(5):467–72.
99. Cho BJ, et al. In vivo confocal microscopic analysis of corneal allograft rejection in rabbits. Cornea. 1998;17(4):417–22.
100. Bahn CF, et al. Postnatal development of corneal endothelium. Invest Ophthalmol Vis Sci. 1986;27(1):44–51.
101. Bartholomew LR, et al. Ultrasound biomicroscopy of globes from young adult pigs. Am J Vet Res. 1997;58(9):942–8.
102. Faber C, et al. Orthotopic porcine corneal xenotransplantation using a human graft. Acta Ophthalmol. 2009;87(8):917–9.
103. Sanchez I, et al. The parameters of the porcine eyeball. Graefes Arch Clin Exp Ophthalmol. 2011;249(4):475–82.
104. Nicholls SM, et al. A model of corneal graft rejection in semi-inbred NIH miniature swine: significant T-cell infiltration of clinically accepted allografts. Invest Ophthalmol Vis Sci. 2012; 53(6):3183–92.
105. Schroeter J, et al. Influence of temporary hypothermia on corneal endothelial cell density during organ culture preservation. Graefes Arch Clin Exp Ophthalmol. 2008;246(3):369–72.
106. Majo F, et al. Oligopotent stem cells are distributed throughout the mammalian ocular surface. Nature. 2008;456(7219):250–4.
107. Sweatt AJ, Ford JG, Davis RM. Wound healing following anterior keratectomy and lamellar keratoplasty in the pig. J Refract Surg. 1999;15(6):636–47.
108. Asano-Kato N, et al. Epithelial ingrowth after laser in situ keratomileusis: clinical features and possible mechanisms. Am J Ophthalmol. 2002;134(6):801–7.
109. Hwang H, Kim M. Endothelial damage of a donor cornea depending on the donor insertion method during Descemet-stripping automated endothelial keratoplasty in porcine eyes. Jpn J Ophthalmol. 2009;53(5):523–30.
110. Mohay J, et al. Transplantation of corneal endothelial cells using a cell carrier device. Cornea. 1994;13(2):173–82.
111. Bahn CF, et al. Complications associated with bovine corneal endothelial cell-lined homografts in the cat. Invest Ophthalmol Vis Sci. 1982;22(1):73–90.
112. Ling TL, Vannas A, Holden BA. Long-term changes in corneal endothelial morphology following wounding in the cat. Invest Ophthalmol Vis Sci. 1988;29(9):1407–12.
113. Bourne WM, et al. Long-term observation of morphologic and functional features of cat corneal endothelium after wounding. Invest Ophthalmol Vis Sci. 1994;35(3):891–9.
114. Moodie KL, et al. Postnatal development of corneal curvature and thickness in the cat. Vet Ophthalmol. 2001;4(4):267–72.
115. Kafarnik C, Fritsche J, Reese S. In vivo confocal microscopy in the normal corneas of cats, dogs and birds. Vet Ophthalmol. 2007;10(4):222–30.
116. Reichard M, et al. Comparative in vivo confocal microscopical study of the cornea anatomy of different laboratory animals. Curr Eye Res. 2010;35(12):1072–80.
117. Van Horn DL, Hyndiuk RA. Endothelial wound repair in primate cornea. Exp Eye Res. 1975;21(2):113–24.
118. Petroll WM, et al. Organization of junctional proteins in proliferating cat corneal endothelium during wound healing. Cornea. 2001;20(1):73–80.
119. Melles GR, et al. A surgical technique for posterior lamellar keratoplasty. Cornea. 1998;17(6):618–26.
120. Lopatin DE, et al. Changes in aqueous immunoglobulin and albumin levels following penetrating keratoplasty. Invest Ophthalmol Vis Sci. 1989;30(1):122–31.

121. Tripoli NK, Cohen KL, Proia AD. Cat keratoplasty wound healing and corneal astigmatism. Refract Corneal Surg. 1992;8(3):196–203.
122. Ohno K, et al. Keratocyte activation and apoptosis in transplanted human corneas in a xenograft model. Invest Ophthalmol Vis Sci. 2002;43(4):1025–31.
123. Ohno K, et al. Transplantation of cryopreserved human corneas in a xenograft model. Cryobiology. 2002;44(2):142–9.
124. Brunette I, et al. Comparison of the pig and feline models for full thickness corneal transplantation. Vet Ophthalmol. 2011;14(6):365–77.
125. Proulx S, Brunette I. Methods being developed for preparation, delivery and transplantation of a tissue-engineered corneal endothelium. Exp Eye Res. 2012;95(1):68–75.
126. Okumura N, et al. The new therapeutic concept of using a rho kinase inhibitor for the treatment of corneal endothelial dysfunction. Cornea. 2011;30(Suppl 1):S54–9.
127. Zurawski CA, et al. Corneal biometrics of the rhesus monkey (Macaca mulatta). J Med Primatol. 1989;18(6):461–6.
128. Jackson AJ, Gardiner T, Archer DB. Morphometric analysis of corneal endothelial giant cells in normal and traumatized corneas. Ophthalmic Physiol Opt. 1995;15(4):305–10.
129. Ollivier FJ, et al. Corneal thickness and endothelial cell density measured by non-contact specular microscopy and pachymetry in rhesus macaques (Macaca mulatta) with laser-induced ocular hypertension. Exp Eye Res. 2003;76(6):671–7.
130. Matsubara M, Tanishima T. Wound-healing of corneal endothelium in monkey: an autoradiographic study. Jpn J Ophthalmol. 1983;27(3):444–50.
131. Jie Y, et al. Survival of pig-to-rhesus corneal xenografts prolonged by prior donor bone marrow transplantation. Mol Med Rep. 2013;7(3):869–74.

第 30 章

角膜内皮细胞再生的细胞治疗

Noriko Koizumi, Naoki Okumura

30.1 概述

角膜内皮细胞通过其屏障和泵功能对于维持角膜透明性起重要作用。然而,人角膜内皮细胞在体内的增殖能力受到严重限制,由于营养不良、创伤或手术干预而导致的严重细胞丢失,往往会导致不可逆的角膜内皮功能障碍[1]。传统上,全层角膜移植治疗是恢复视力的唯一选择。近年来,随着角膜内皮移植手术的发展,如后弹力层的剥脱性内皮角膜移植术(DSEK)或后弹力层内皮角膜移植术(DMEK)的治疗方式使得角膜内皮功能障碍得到更好的视觉恢复。尽管角膜内皮移植术使患者能够恢复良好的视力,但供体移植物的严重短缺是实施这项手术的一个严重的世界性问题。与角膜移植相关的其他问题,如移植排斥反应,移植失败,以及细胞密度的逐渐降低等关系尚待进一步研究。再生医学是角膜内皮角膜移植术的一种替代疗法,它可能是治疗角膜内皮功能障碍的下一代疗法。在这方面,目前的研究工作旨在开发角膜内皮功能障碍的细胞治疗方法。目前,主要研究方向是利用培养的角膜内皮细胞进行细胞移植和细胞注射治疗(图 30.1)。

30.2 角膜内皮细胞生物学

人角膜内皮细胞生长周期停滞在细胞周期的 G1 期[2,3],这个阶段受到 CIP/KIP 家族(p21 和 p27)、INK4 家族(p15、p16 和 p19)和 p53 蛋白家族(p53,Tap63)[4–6]的负调控。抑制角膜内皮细胞的体内增殖包括其他一些因素,如房水中的转化生长因子 β(TGF-β)、细胞接触抑制[7]和应激诱导的过早衰老[8,9]。这些干细胞在体内的增殖能力已经有过详尽的研究[10,11]。有一种观点认为,在细胞培养条件下,周边角膜内皮细胞的增殖能力高于中央角膜内皮细胞;另一种观点认为,角膜内皮细胞的干细胞密度较高[12]。这些位于最外围区域的细胞簇被认为是潜在的干细胞龛[13]。其他报道的发现也表明,人类角膜内皮干细胞受富含亮氨酸重复序列的 G 蛋白偶联受体 5 (LGR5) 通过 Hedgehog 和 Wnt 信号通路进行调节[14]。

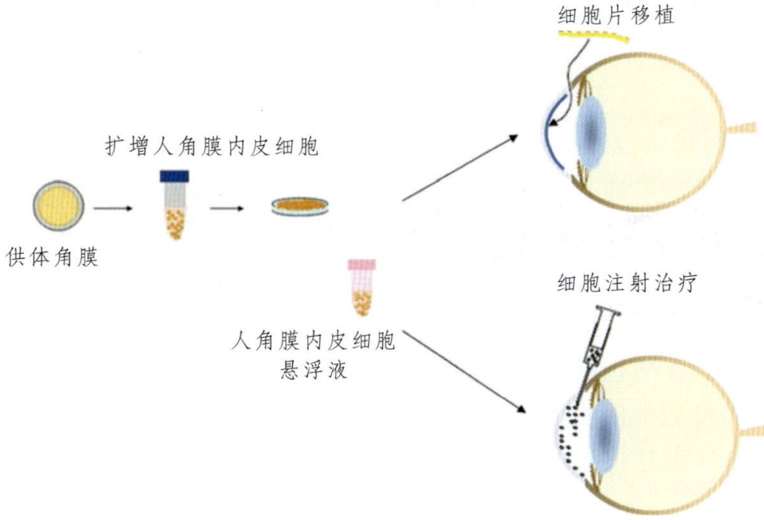

图 30.1　角膜内皮疾病未来治疗方式的概念——细胞治疗。

30.3　临床应用角膜内皮细胞培养

正如在猴角膜内皮细胞中观察到的一样,人角膜内皮细胞在体内和体外的增殖能力通常受到严格控制[15,16]。因此,全面了解培养人角膜内皮细胞的生物学特性对于开展细胞治疗的转化研究至关重要。然而,大多数研究人员在大量培养具有健康生物学特性的人角膜内皮细胞时,在数量和质量方面遇到了困难,因为人角膜内皮细胞容易发生上皮间叶细胞样转化(EMT)形成成纤维细胞表型[17,18]。建立培养人角膜内皮细胞的最佳培养条件对于角膜再生细胞治疗的临床应用至关重要。最近,在细胞培养基中应用TGF-β 受体抑制剂[17]和 p38-MAP 激酶抑制剂[19]在预防 EMT 和细胞衰老方面效果显著。促进人类细胞及角膜内皮细胞的增殖能力可以使用一些其他技术,包括 Rho 相关蛋白激酶(ROCK)抑制剂[20-22]或使用具有后弹力层样性质的特定细胞外基质的培养基质[23]。

30.4　培养角膜内皮细胞片移植

目前,科学家们已经发明出一种用于培养的人角膜内皮细胞片,不管[24-29]是否存在[30]载体材料,在兔和猴模型中的功能都较为稳定。我们先前报道过将一种培养的猴角膜内皮细胞(Ⅰ型胶原上)临时附着在后弹力层膜上。该薄片滑进了前房,并惊奇地恢复了角膜透明性[25,26]。这一出乎意料的发现使我们推测培养的灵长类动物角膜内皮细胞能够在体内有一定程度的迁移和增殖,随后的一系列试验为我们治疗角膜内皮功能障碍提供了一个新概念:与其移植培养的角膜内皮细胞片,不如移植能够显示出体内增殖能力的单个内皮细胞。在临床实践中有趣的是,有人报道了在 DMEK 后人角膜内皮细胞发生了类似现象[31],或者在不进行内皮移植的情况下进行后弹力层撕脱后自发清理了角膜[32]。

30.5 细胞注射疗法

与移植培养的角膜内皮细胞相比，直接将培养的角膜内皮细胞注射到前房可能有几个优点：术后角膜的光学质量更好、微创手术对培养细胞的直接操作更少、可以尝试大规模应用于捐赠者的角膜。将培养的角膜内皮细胞输送到角膜后部的有效方法包括在兔移植模型和人体器官培养模型中使用铁粉磁性附着物[33]或将超顺磁性微球植入培养的角膜内皮细胞[34]。

最近发现的 ROCK 抑制剂对人角膜内皮细胞的影响，也为发展角膜内皮功能障碍治疗的新概念提供了一些启示，如滴眼液治疗和细胞注射疗法[35-37](图 30.2)。在兔模型和猴模型上进行的临床前试验表明，细胞注射疗法结合使用 ROCK 抑制剂，然后术后采取俯卧位 3 小时，可促进培养的角膜内皮细胞黏附到后角膜上，最终使两种动物的角膜透明性恢复[38]。事实上，使用 ROCK 抑制剂注射异体培养的猴子角膜内皮细胞的猴子眼在注射后表现出完全透明的角膜，在一年的观察期间角膜透明性和厚度保持稳定。临床前研究将培养的人角膜内皮细胞移植到猴角膜内皮功能障碍模型中，同样证实了细胞注射疗法的安全性和有效性[39]。

根据已建立的人角膜内皮细胞培养方案和动物试验中获得的数据，2013 年 12月，在日本政府再生医学委员会的正式批准下，

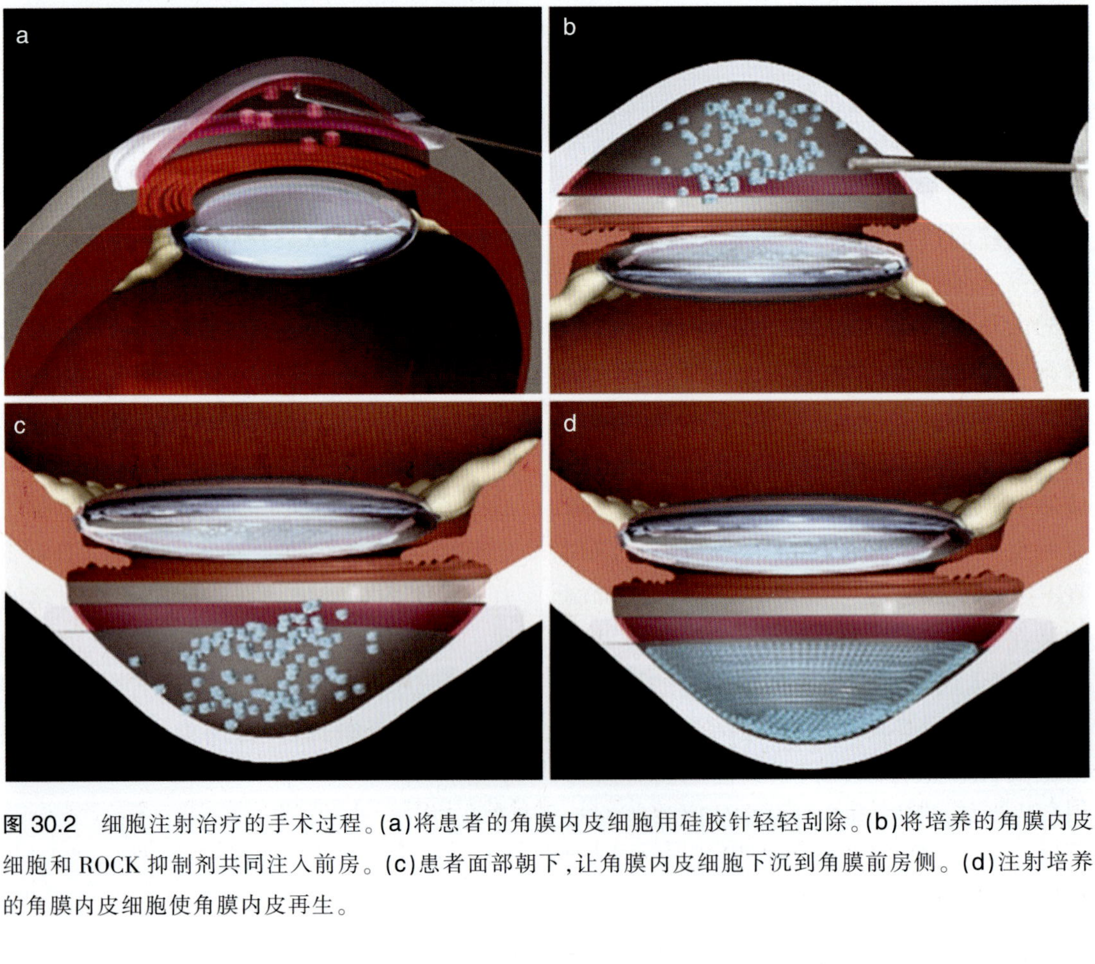

图 30.2 细胞注射治疗的手术过程。(a)将患者的角膜内皮细胞用硅胶针轻轻刮除。(b)将培养的角膜内皮细胞和 ROCK 抑制剂共同注入前房。(c)患者面部朝下，让角膜内皮细胞下沉到角膜前房侧。(d)注射培养的角膜内皮细胞使角膜内皮再生。

首次启动了细胞注射疗法的临床试验[40,41]。这种细胞注射疗法的初步结果表明有望用于治疗由 Fuchs 内皮性角膜营养不良、假性大疱性角膜病变和氩激光虹膜切除术引起的大疱性角膜病变(这是引起角膜内皮功能障碍的一个十分常见的原因)等一系列病变导致的角膜内皮功能障碍的患者(图 30.3)。值得注意的是,用培养的角膜内皮细胞替换移植失败的角膜内皮细胞也能有效地恢复全植片的透明性(图 30.4)。与动物试验中的观察相似,当用镜面显微镜观察术后患者的眼时,在后弹力层膜上观察到一层晶莹的附着细胞(图 30.5)。临床上,所有患者术后没有出现眼压升高、葡萄膜炎或同种异体排斥反应等不良反应,并且角膜内皮功能和视力都有良好的恢复。

30.6　细胞注射疗法的产品开发

角膜内皮功能障碍的细胞治疗是角膜外科医生和研究人员的“夙愿”。近来发展的细胞注射疗法将带来许多关于细胞治疗的新发现。应该非常仔细地评估和积累细胞注射疗法的安全性和有效性的临床证据。此外,有必要在外科手术和细胞培养方面开发和改进细胞注射治疗产品的技术。药厂或生物技术公司为了大规模应用这种疗法而进行产品开发,需要在冷冻保存培养的人角膜内皮细胞以创建主细胞库和运输公司细胞加工的细胞产品能力方面取得一定的技术突破。世界各地的医院最近的研究也致力于建立对于培养的人角膜内皮细胞的微创评估方法，并在符合 GMP 的系统下对细胞生产进行技术改进[39,42-47]。如果细胞产品由公司开发,并在许多国家上市,细胞疗法可能代表着角膜内皮治疗的一种重要转变。

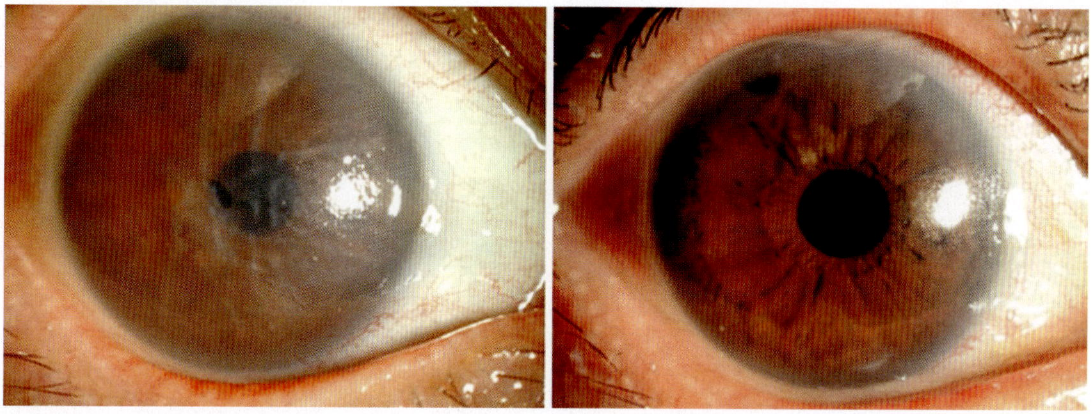

图 30.3　用细胞注射治疗方法治疗大疱性角膜病变患者。第一例患者是一名日本女性,氩激光虹膜切除术导致角膜内皮失代偿(左图所示)。术前角膜上皮水肿。在机械切除直径为 8mm 的角膜内皮细胞后,将培养的人角膜内皮细胞与 ROCK 抑制剂一起注入前房。术后视力恢复到 1.0,同时角膜透明性也随之恢复(右图所示)。(Reproduced from Okumura et al. J Ophthalmology, 2017. CC BY 4.0 https://creativecommons.org/licenses/by/4.0/.)

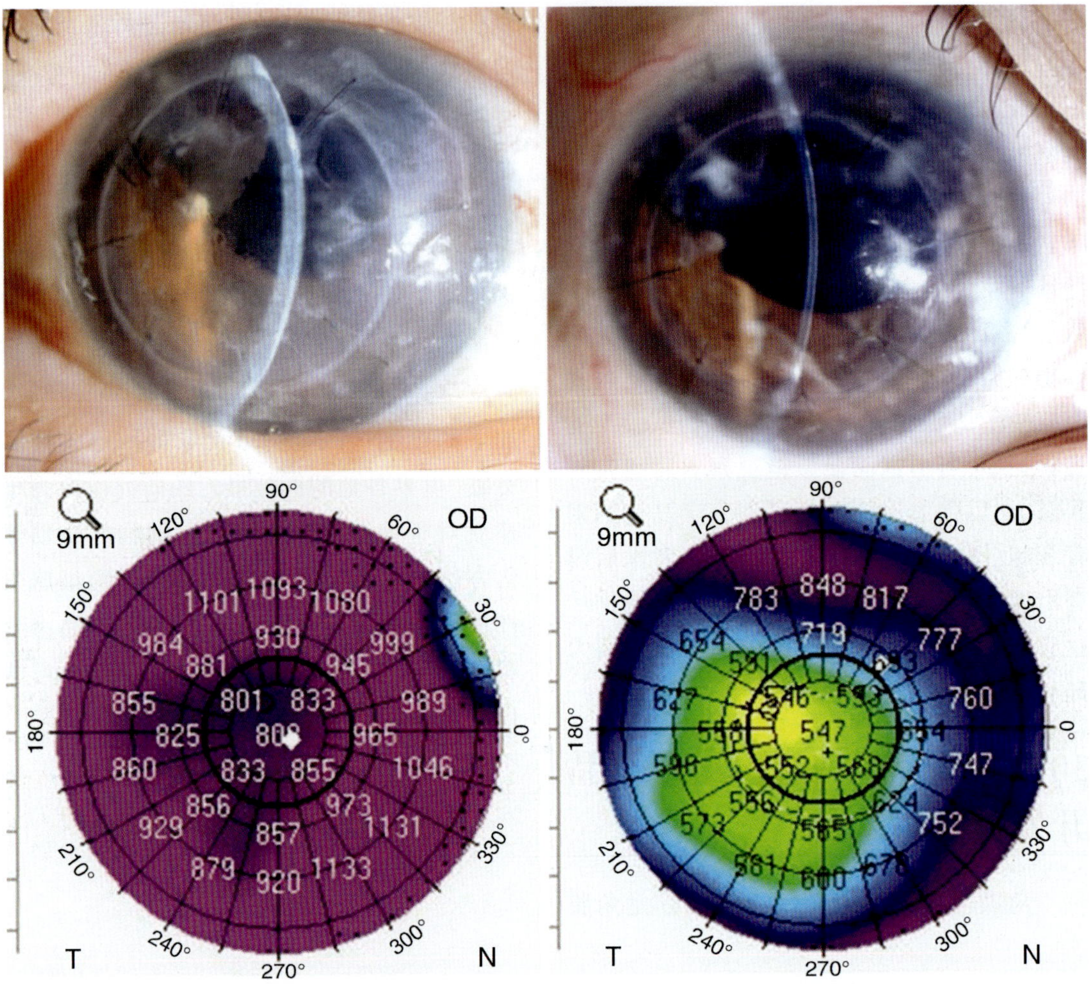

图 30.4　对移植失败的眼进行内皮细胞注射治疗。移植排斥反应导致移植失败患者的预处理图像。观察到严重的角膜水肿伴混浊(左图所示)。细胞注射手术后 18 个月,植片水肿得到改善,角膜透明性得到恢复(右图所示)。(Reproduced from Koizumi, Ganka. Ophthalmology, 2017.)

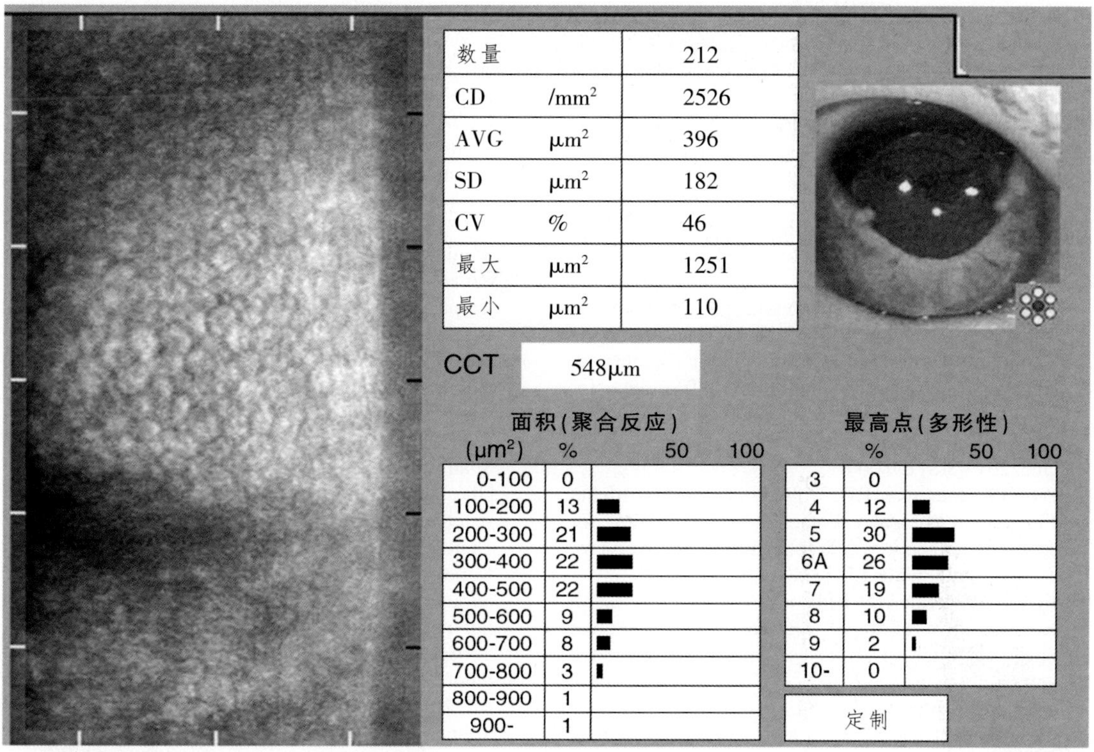

图 30.5　细胞注射后对眼进行镜检。细胞注射治疗 18 个月后，通过非接触镜下观察到密度>2500 个细胞/平方毫米的均匀角膜内皮细胞（与图 30.4 中的患者相同）。(Reproduced from Koizumi, Ganka. Ophthalmology, 2017.)(扫码看彩图)

参考文献

1. Kaufman HE, Katz JI. Pathology of the corneal endothelium. Invest Ophthalmol Vis Sci. 1977;16(4):265–8.
2. Joyce NC. Proliferative capacity of the corneal endothelium. Prog Retin Eye Res. 2003;22(3):359–89.
3. Joyce NC, Meklir B, Joyce SJ, Zieske JD. Cell cycle protein expression and proliferative status in human corneal cells. Invest Ophthalmol Vis Sci. 1996;37(4):645–55.
4. Kim TY, Kim WI, Smith RE, Kay ED. Role of p27(Kip1) in cAMP- and TGF-beta2-mediated antiproliferation in rabbit corneal endothelial cells. Invest Ophthalmol Vis Sci. 2001;42(13):3142–9.
5. Paull AC, Whikehart DR. Expression of the p53 family of proteins in central and peripheral human corneal endothelial cells. Mol Vis. 2005;11:328–34.
6. Lee JG, Kay EP. Involvement of two distinct ubiquitin E3 ligase systems for p27 degradation in corneal endothelial cells. Invest Ophthalmol Vis Sci. 2008;49(1):189–96.
7. Joyce NC, Harris DL, Mello DM. Mechanisms of mitotic inhibition in corneal endothelium: contact inhibition and TGF-beta2. Invest Ophthalmol Vis Sci. 2002;43(7):2152–9.
8. Joyce NC, Zhu CC, Harris DL. Relationship among oxidative stress, DNA damage, and proliferative capacity in human corneal endothelium. Invest Ophthalmol Vis Sci. 2009;50(5):2116–22.
9. Konomi K, Joyce NC. Age and topographical comparison of telomere lengths in human corneal endothelial cells. Mol Vis. 2007;13:1251–8.
10. Engelmann K, Bohnke M, Friedl P. Isolation and long-term cultivation of human corneal endothelial cells. Invest Ophthalmol Vis Sci. 1988;29(11):1656–62.
11. Miyata K, Drake J, Osakabe Y, et al. Effect of donor age on morphologic variation of cultured human corneal endothelial cells. Cornea. 2001;20(1):59–63.
12. Konomi K, Zhu C, Harris D, Joyce NC. Comparison of the proliferative capacity of human corneal endothelial cells from the central and peripheral areas. Invest Ophthalmol Vis Sci. 2005;46(11):4086–91.
13. He Z, Campolmi N, Gain P, et al. Revisited micro-

anatomy of the corneal endothelial periphery: new evidence for continuous centripetal migration of endothelial cells in humans. Stem Cells. 2012;30(11):2523–34.
14. Hirata-Tominaga K, Nakamura T, Okumura N, et al. Corneal endothelial cell fate is maintained by LGR5 through the regulation of hedgehog and Wnt pathway. Stem Cells. 2013;31(7):1396–407.
15. Van Horn DL, Hyndiuk RA. Endothelial wound repair in primate cornea. Exp Eye Res. 1975;21(2):113–24.
16. Matsubara M, Tanishima T. Wound-healing of the corneal endothelium in the monkey: a morphometric study. Jpn J Ophthalmol. 1982;26(3):264–73.
17. Okumura N, Kay EP, Nakahara M, Hamuro J, Kinoshita S, Koizumi N. Inhibition of TGF-beta signaling enables human corneal endothelial cell expansion in vitro for use in regenerative medicine. PLoS One. 2013;8(2):e58000.
18. Peh GS, Beuerman RW, Colman A, Tan DT, Mehta JS. Human corneal endothelial cell expansion for corneal endothelium transplantation: an overview. Transplantation. 2011;91(8):811–9.
19. Hongo A, Okumura N, Nakahara M, Kay EP, Koizumi N. The effect of a p38 mitogen-activated protein kinase inhibitor on cellular senescence of cultivated human corneal endothelial cells. Invest Ophthalmol Vis Sci. 2017;58(9):3325–34.
20. Okumura N, Ueno M, Koizumi N, et al. Enhancement on primate corneal endothelial cell survival in vitro by a ROCK inhibitor. Invest Ophthalmol Vis Sci. 2009;50(8):3680–7.
21. Okumura N, Nakano S, Kay EP, et al. Involvement of cyclin D and p27 in cell proliferation mediated by ROCK inhibitors Y-27632 and Y-39983 during corneal endothelium wound healing. Invest Ophthalmol Vis Sci. 2014;55(1):318–29.
22. Peh GS, Adnan K, George BL, et al. The effects of rho-associated kinase inhibitor Y-27632 on primary human corneal endothelial cells propagated using a dual media approach. Sci Rep. 2015;5:9167.
23. Okumura N, Kakutani K, Numata R, et al. Laminin-511 and -521 enable efficient in vitro expansion of human corneal endothelial cells. Invest Ophthalmol Vis Sci. 2015;56(5):2933–42.
24. Ishino Y, Sano Y, Nakamura T, et al. Amniotic membrane as a carrier for cultivated human corneal endothelial cell transplantation. Invest Ophthalmol Vis Sci. 2004;45(3):800–6.
25. Koizumi N, Sakamoto Y, Okumura N, et al. Cultivated corneal endothelial cell sheet transplantation in a primate model. Invest Ophthalmol Vis Sci. 2007;48(10):4519–26.
26. Koizumi N, Sakamoto Y, Okumura N, et al. Cultivated corneal endothelial transplantation in a primate: possible future clinical application in corneal endothelial regenerative medicine. Cornea. 2008;27(Suppl 1):S48–55.
27. Mimura T, Yamagami S, Yokoo S, et al. Cultured human corneal endothelial cell transplantation with a collagen sheet in a rabbit model. Invest Ophthalmol Vis Sci. 2004;45(9):2992–7.
28. Kimoto M, Shima N, Yamaguchi M, Hiraoka Y, Amano S, Yamagami S. Development of a bioengineered corneal endothelial cell sheet to fit the corneal curvature. Invest Ophthalmol Vis Sci. 2014;55(4):2337–43.
29. Yamaguchi M, Shima N, Kimoto M, Ebihara N, Murakami A, Yamagami S. Optimization of cultured human corneal endothelial cell sheet transplantation and post-operative sheet evaluation in a rabbit model. Curr Eye Res. 2016;41(9):1178–84.
30. Sumide T, Nishida K, Yamato M, et al. Functional human corneal endothelial cell sheets harvested from temperature-responsive culture surfaces. FASEB J. 2006;20(2):392–4.
31. Jacobi C, Zhivov A, Korbmacher J, et al. Evidence of endothelial cell migration after descemet membrane endothelial keratoplasty. Am J Ophthalmol. 2011;152(4):537–542.e532.
32. Shah RD, Randleman JB, Grossniklaus HE. Spontaneous corneal clearing after Descemet's stripping without endothelial replacement. Ophthalmology. 2012;119(2):256–60.
33. Mimura T, Shimomura N, Usui T, et al. Magnetic attraction of iron-endocytosed corneal endothelial cells to Descemet's membrane. Exp Eye Res. 2003;76(6):745–51.
34. Patel SV, Bachman LA, Hann CR, Bahler CK, Fautsch MP. Human corneal endothelial cell transplantation in a human ex vivo model. Invest Ophthalmol Vis Sci. 2009;50(5):2123–31.
35. Koizumi N, Okumura N, Ueno M, Nakagawa H, Hamuro J, Kinoshita S. Rho-associated kinase inhibitor eye drop treatment as a possible medical treatment for Fuchs corneal dystrophy. Cornea. 2013;32(8):1167–70.
36. Okumura N, Koizumi N, Kay EP, et al. The ROCK inhibitor eye drop accelerates corneal endothelium wound healing. Invest Ophthalmol Vis Sci. 2013;54:2493.
37. Okumura N, Kinoshita S, Koizumi N. The Role of Rho Kinase Inhibitors in Corneal Endothelial Dysfunction. Curr Pharm Des. 2017;23(4):660–6.
38. Okumura N, Koizumi N, Ueno M, et al. ROCK inhibitor converts corneal endothelial cells into a phenotype capable of regenerating in vivo endothelial tissue. Am J Pathol. 2012;181(1):268–77.
39. Okumura N, Sakamoto Y, Fujii K, et al. Rho kinase inhibitor enables cell-based therapy for corneal endothelial dysfunction. Sci Rep. 2016;6:26113.
40. Okumura N, Kinoshita S, Koizumi N. Application of Rho Kinase Inhibitors for the Treatment of Corneal Endothelial Diseases. J Ophthalmol. 2017;2017:2646904.
41. Kinoshita S, Koizumi N, Ueno M, et al. Injection of cultured cells with a ROCK inhibitor for bullous keratopathy. New Engl J Med. 2018;378(11):995–1003.
42. Okumura N, Hirano H, Numata R, et al. Cell surface markers of functional phenotypic corneal endothelial cells. Invest Ophthalmol Vis Sci. 2014;55(11):7610–8.
43. Okumura N, Kusakabe A, Hirano H, et al. Density-gradient centrifugation enables the purification of cultured corneal endothelial cells for cell therapy by eliminating senescent cells. Sci Rep. 2015;5:15005.

44. Okumura N, Ishida N, Kakutani K, et al. Development of cell analysis software for cultivated corneal endothelial cells. Cornea. 2017;36(11):1387–94.
45. Okumura N, Inoue R, Kakutani K, et al. Corneal endothelial cells have an absolute requirement for cysteine for survival. Cornea. 2017;36(8):988–94.
46. Toda M, Ueno M, Hiraga A, et al. Production of homogeneous cultured human corneal endothelial cells indispensable for innovative cell therapy. Invest Ophthalmol Vis Sci. 2017;58(4):2011–20.
47. Ueno M, Asada K, Toda M, et al. MicroRNA profiles qualify phenotypic features of cultured human corneal endothelial cells. Invest Ophthalmol Vis Sci. 2016;57(13):5509–17.

第 31 章

角膜内皮再生的前景

Wei-Ting Ho，Hsin-Yu Liu，Fung-Rong Hu，I-Jong Wang

人的角膜内皮细胞是角膜最内层的一层六角形细胞。这一单层细胞调节角膜的水合作用，是维持角膜透明和健康的关键。基于泵漏机制[1]，内皮细胞可渗透来自房水的营养物质和其他代谢物，与此同时，主动泵出离子，以渗透性方式将水转移到前房。

出生时，人的内皮细胞密度（ECD）约为6000个细胞/平方毫米[2]，此后随着眼的生长而下降[3,4]。在年轻人中，ECD约为3500个细胞/平方毫米，成年后ECD逐渐稳定，每年以0.6%的速度下降[3,4]。尽管在培养的角膜中观察到了诱导的有丝分裂，但在正常情况下，人角膜内皮细胞（HCEC）的再生能力有限[5,6]。接触抑制阻止了向S期的转变，前房中生长因子和抑制生长因子的浓度过低，都会阻止内皮细胞分裂[5,7-9]。

31.1 人类角膜内皮细胞功能障碍及其治疗

人角膜内皮细胞功能障碍会导致水分吸收增加，从而导致角膜水肿[10]。原发性角膜内皮疾病相对较少，其中，Fuchs内皮性角膜营养不良（FECD）是最常见的[11]。在FECD中，内皮细胞的基底膜、后弹力层广泛增厚，裂隙灯和镜面镜下可见逐渐形成滴状物。FECD具有遗传性，并且倾向于双向遗传[12]。内皮细胞功能不全常在中年及以后变得明显。

导致角膜内皮功能异常的继发性角膜内皮疾病原因有很多。其中较为典型的包括角膜接触镜诱发的内皮病变、医源性内皮病变和继发于眼部炎症的内皮病变[13,14]。使用隐形眼镜会增加内皮细胞形态的改变。这些变化与缺氧有关[15]。眼科手术后常常会导致内皮细胞失代偿。以往很多研究已经报道过激光虹膜切除术和白内障摘除术后对内皮细胞的影响[16-18]。激光虹膜切除术中内皮损伤的机制包括直接局灶性损伤、热损伤、机械冲击波、炎症和虹膜色素分散。在白内障手术中，内皮损伤可能是由许多因素造成的，如角膜变形、晶状体角膜内皮细胞接触[19]、局部温度升高[20]及自由基增加的氧化应激[21]。在最初的细胞开始丢失之后，术后ECD将继续下降至少10年[22]。

对于轻度内皮功能障碍，用润滑和高渗透局部药物治疗即可。一旦出现中度或重度内皮细胞失代偿，就需要用供体细胞进行手术置换以恢复角膜透明性。穿透性角膜移植术（PK）和内皮角膜移植术（EK）都是内皮功能障碍的治疗选择[23,24]。就侵入性和恢复速度来看,EK 效果可能更好。因此,近年来,血管内皮疾病的外科治疗已向 EK 方向发展。近几年来,EK 手术不断发展,现在形成了包括角膜后弹力层剥离术(DSEK)和角膜后弹力膜内皮移植术(DMEK)在内不同的技术。尽管 DSEK 和 DMEK 应用了选择性组织移植的概念,但由于供体组织操作的技术难度而导致内皮细胞大量丢失的风险仍然是实施 EK 需要面对的挑战。迄今为止,尚无来自随机对照试验的有力证据表明 EK 和 PK 之间的长期内皮细胞损失和最终视觉效果有差异[25]。

31.2　角膜内皮细胞再生重建策略

关于角膜移植术,供体数量有限和术后并发症等难题促使人们需要研究替代手术的方法。针对角膜内皮功能障碍的策略可分为 3 个部分:防止角膜内皮损失,体内刺激人角膜内皮细胞增殖和(或)功能,用培养的人角膜内皮细胞替代细胞。

31.2.1　预防角膜内皮细胞丢失

31.2.1.1　萝卜硫素

Jurkunas 等人描述了氧化应激在 FECD 发病机制中的作用,并由此确定萝卜硫素的作用。萝卜硫素通过上调主要的依赖性抗氧化剂的抗氧化反应元件,改善氧化应激引起的 FECD 和 Fuchs 角膜内皮细胞凋亡。因此,它可以防止 FECD 中进一步的细胞丢失[26,27]。

31.2.1.2　RTA 408 眼用混悬液

RTA 408 眼用混悬液目前正处于通过减少氧化应激诱导的损伤来预防白内障手术后内皮细胞丢失的Ⅱ期试验[28]。

31.2.2　体内刺激角膜内皮再生

31.2.2.1　药物治疗

生长因子　在房水和后弹力层，甚至在角膜内皮细胞中都能检测到细胞生长因子。成纤维细胞生长因子(FGF)[29-31]、胰岛素样生长因子[31]、胰岛素样生长因子结合蛋白和肝细胞生长因子(HGF)[31]均为潜在的正向调控生长因子，而 TGF-β 似乎是负向调控生长因子[32-35]。在众多生长因子中,FGF-2 能刺激内皮细胞增殖。然而,FGF-2 作为治疗药物的应用受到 FGF-2 介导的内皮间叶细胞的限制[36,37]。2015 年,Trifoil Therapeutics 发布的支持性数据证明了 FGF-1 在角膜内皮再生中的应用,且不良反应少,目前,正朝着新的药物研究计划迈进[38,39]。

ROCK 抑制剂　Rho 是一种由鸟嘌呤核苷酸交换因子(GEF)激活的 GTP 酶。Rho 激活 ROCK——一种丝氨酸/苏氨酸激酶,进而磷酸化各种底物。ROCK 信号传导涉及广泛,如细胞黏附、运动、增殖、分化和凋亡[40]。因此,它已成为许多疾病的潜在治疗靶点。

Okumura N 等人证明 Y-27632 是一种选择性 ROCK 抑制剂,通过刺激细胞周期调节因子，可以促进角膜内皮细胞的增殖[41]。随后的研究人员也证实,在兔和灵长类动物模型中，使用 ROCK 抑制剂可以提高角膜内皮细胞培养的存活率,促进角膜内皮伤口愈合[42,43]。

2013 年,确定 ROCK 抑制剂滴眼液对人体的影响的首次临床试验结果公布。共有 8 例角膜内皮功能障碍患者(4 例 FECD 和 4 例大疱性角膜病变)进行临床试验[44]。患者接受经角膜冷冻，获得一个直径为 2mm 的中央内皮损伤,随后滴入 10mmol/L 的ROCK

抑制剂滴眼液，每天6次，连续7天。中央角膜水肿组的角膜中央厚度有明显的减少趋势，而弥漫性水肿组则没有。尽管在这项试点研究中，病例数量少且没有对照组，但良好的试验结果促使研究人员继续测试ROCK抑制剂滴眼液对于后弹力层切除术后早期FECD的治疗效果[45-47]。进一步的研究需要确定角膜内皮细胞是否可以用胶凝剂在Descemet的膜上重新增殖，并验证在较大数量人群中使用ROCK抑制剂滴眼液作为FECD治疗的有效性。

ROCK抑制剂滴眼液的另一个潜在适应证是急性角膜内皮损伤，如白内障手术后。Okumura等人(2015)报道了3例白内障手术中一半或更多内皮细胞丢失的病例，在滴眼6个月后角膜水肿减轻[48]。Moloney等人(2017)还描述了ROCK抑制剂利帕司啶(Ripasudil)作为一种补救剂，在未进行移植的情况下，在后弹力层撕除技术未能恢复角膜透明性的FECD病例中使用[49]。

31.2.2.2 手术治疗

单纯Descemet剥离术，伴或不伴角膜移植 出乎意料的是，由EK或非角膜手术引起的并发症之后的角膜内皮功能的自发恢复导致了角膜内皮重建的新手术方法的发展，这对传统的内皮损伤愈合模式来讲是一个严峻的挑战。在内皮移植物从有限区域脱离到部分区域脱离的EK病例中发现角膜清除率和角膜厚度测量值得到恢复[50-53]。Shah等人(2012)发现了无内皮移植的后弹力层在行剥脱术后，内皮细胞出现了迁移和再增殖[45]。在上述证据的基础上，人们尝试了新的方法证实内皮细胞具有迁移和再增殖能力的假设。2012年报道称后弹力层的内皮移植(DMET)，与DMEK相似，但没有深入研究。Dirisamer等人在一项前瞻性DMET研究中招募了7例FECD患者和5例假晶状体大疱性角膜病变(PBK)患者[54]。术后6个月，所有FECD眼均表现出内皮再生和临床症状的改善，而PBK眼均无临床改善。这一观察结果表明，受体内皮细胞(如PBK)的耗竭需要内皮移植的解剖定位，而功能失调的受体内皮细胞(如FECD)则可能只需要去除后弹力层及其滴状赘生物，而不需要移植。此外，还提出了Hemi-and quarter-DMEK等治疗方法[55,56]。结果显示术后12个月角膜逐渐从中心向周边清理杂质，术后数年ECD较低但稳定。

一些研究尝试探索在无供体材料的情况下，通过后弹力层撕脱术进一步提高内皮细胞再生能力。这项手术的基本原理是去除中央功能失调的内皮细胞，使周围健康的内皮细胞不受接触抑制，从而迁移和重新增殖。伴有中心滴状赘生物的FECD是治疗的具体靶点，目前，有许多相关疗效的病例报道[47,57-59]。所有FECD患者均发生后弹力层破裂，其中1例是FECD和后角多形性角膜营养不良的双重组合[45]。在那些行后弹力层撕脱术的患者中，大多数是在术后1~6个月观察到的[49,58]。Moloney等人(2017年)也报道了局部使用利帕司啶来抢救治疗未能清理的患者。在3例使用利帕司啶的患者中，有2只眼经过2周的抢救治疗后角膜完全清理，其中1只眼仍未能清理，最后接受了EK治疗[57]。在疗效不佳的患者中观察到残余间质水肿、视力恢复缓慢，甚至有不规则的后基质瘢痕[59-61]。尽管撕脱术被证明可以刺激角膜内皮损伤的体内愈合，但还需要进一步的临床研究来确定合适的患者群体、组织切除的安全程度及局部应用利帕司啶的潜在作用。

31.2.3　角膜内皮细胞体外扩增及移植

31.2.3.1　组织工程化细胞片在角膜内皮再生中的应用

再生的 HCEC 可以通过多种方法移植入眼中。其中一种策略是将 HCEC 在载体或支架上进行体外扩增，形成组织工程细胞，用于进一步的移植。自该技术发展以来，已尝试采用不同的材料被用作细胞的载体或支架[62]。第一类是自然生长的膜，其历史可以追溯到 20 世纪 70 年代末，当时 Gospodarowicz 和 Greenburg 在牛和兔子的角膜基质上培养了牛 CEC[63]。随后，其他生物膜包括剥脱的后弹力层和羊膜也被用作 HCEC 载体，并在动物模型中进行了恢复角膜透明性的试验[64,65]。第二类是生物聚合物。与生物膜相比，生物聚合物由确定的元素组成，具有更加标准化的特性，可以避免感染性物质或生物拮抗物质的污染。用作 HCEC 载体的生物聚合物包括明胶和Ⅰ型交联胶原[66,67]。此外，丝素蛋白也被用作 HCEC 的基质[68]。由于丝素蛋白具有光学透明性、非免疫原性、可控的降解率、力学性能稳定等优点，所以，被开发用于 DMEK 的人工内皮移植物[69]。

除了生物膜和生物聚合物外，合成材料是 HCEC 的第三类载体。包括聚偏氟乙烯和可降解聚合物，如聚-l-乳酸和聚-dl-乳酸-乙醇酸[70,71]。此外，合成材料可以与生物聚合物混合以生成载体。例如，壳聚糖和聚己内酯(PCL)都是美国食品药品监督管理局(FDA)批准的可生物降解生物材料，它们以 75:25(壳聚糖:PCL)的比例混合可以具有比 100%PCL 更好的透明性，并且在接种牛角膜内皮细胞后拥有比 100%壳聚糖更好的促进细胞生长的作用[72]。另一类合成材料是热敏感聚合物。由 N-异丙基丙烯酰胺或 N-异丙基丙烯酰胺与 2-羧异丙基丙烯酰胺的共聚物制成，当温度低于临界温度时，载体可发生由疏水状态向亲水状态的转变，这可以使培养的 HCEC 脱离载体，形成细胞膜，便于移植。该细胞片在体内重建角膜内皮的能力已被测试[73,74]。

31.2.4　细胞治疗

虽然各种材料可以作为载体或支架来制备 HCEC 片，可进一步用于角膜内皮重建，但这种治疗方法仍存在一些难题。例如，薄片材料可能会降低移植后的角膜透明性，改变细胞性状，或者可能不具有生物相容性而导致过度的眼内炎症。此外，将一层薄薄的细胞片移植到角膜后表面需要高超的手术技巧。通过“前房细胞注射”直接移植培养的角膜内皮细胞，理想情况下可以避免 EK 中处理植皮产生的困难。Okumura 等人证明了在兔和灵长类动物模型中，直接将角膜内皮细胞与 ROCK 抑制剂联合注入前房可以再生角膜内皮单层，并恢复角膜透明性，并且不会导致眼压升高或过度炎症[75,76]。另一项研究也报道了在兔模型中进行细胞注射治疗具有恢复角膜透明性的效果[77]。

在证明了细胞注射疗法的有效性和安全性之后，仍有一些挑战需要克服。如前所述，HCEC 具有有限的增殖潜能。为了提高体外扩增 HCEC 的效率，人们开发了各种技术，包括 HCEC 的分离、细胞外基质包被和培养基。将角膜后弹力层从试验角膜或角膜移植术后残留的角巩膜缘进行剥离后进行酶消化，以清除 HCEC，如胰蛋白酶、胶原酶 A 和分散酶。与其他方法相比，胶原酶 A 处理可以保存细胞连接并形成具有更高活力的细胞聚集体[78]。酶消化后，将细胞聚集体接种到培养板上。有证据表明，用细胞外基质包被的培养板，如Ⅳ型胶原、纤维连接蛋白、FNC混合物、层粘连蛋白-511和层粘连蛋白-521可促进HCEC的增殖[75,79,80]。此外,在培养过程中使用了含有EGF、胰岛素、转铁蛋白、碱性成纤维细胞生长因子、神经生长因子和垂体提取物的补充培养基[79],并制订了其他方法来进一步克服有限的扩散能力。Zhu等人证明了可以通过敲除p120连环蛋白来破坏接触抑制,进而促进HCEC的增殖[81]。ROCK抑制剂也被用于促进体外和体内HCEC的增殖[41,82]。为了进一步维持细胞生长和防止细胞衰老,在HCEC培养中使用了间叶细胞培养基[83]。这些培养技术的发展显著提高了HCEC体外扩增的效率。

虽然HCEC的增殖可以通过使用生长刺激剂来增强,但一个主要的问题是,细胞在培养过程中可能会发生表型变化,并表现出不同的副种群,尤其是在这些试剂的催化下[84]。内皮-间叶细胞转换(EnMT)与上皮-间叶细胞转换(EMT)相似,都具有细胞连接不稳定、顶端-基底极性丧失、细胞骨架重排、α-平滑肌肌动蛋白的表达和Ⅰ型胶原的分泌的特征[85]。这些特性可能损害HCEC的功能,阻碍体外扩增细胞在组织工程中的应用。为了进一步优化细胞注射疗法的疗效,需要实现以下几个目标。

31.2.4.1 EnMT或侧群标记的识别

EMT的标志包括上皮标志物(如E-钙黏蛋白)的丢失和间充质标志物(包括N-钙黏蛋白和波形蛋白)的获得[86]。由于其起源于神经嵴,CEC不断表达N-钙黏蛋白和波形蛋白[87,88],使得这些典型的EMT标记不适合用来定义EnMT过程。研究发现,在EnMT过程中,CEC的形态和功能变化伴随着一些EMT触发途径的激活,包括FGF-2/PI3K、Wnt/β-catenin、TGF-β1/Smad2和Notch信号通路[81,84,89-91]。为了更全面地确定副种群,Hamuro等人使用一组细胞表面标志物来区分不同的HCEC,并确定效应细胞,即功能性HCEC,在异质性HCEC中会表达CD166+CD105-CD44-CD26-CD24-[92]。为了识别功能性HCEC,他们后期还进一步分析了microRNA或外显体蛋白[93-95]。

31.2.4.2 提高功能性HCEC的百分比

目前,已经制订了几种方法来提高功能性HCEC的百分比。Peh等人采用双培养基法培养细胞,一种是含5%FBS和10ng/mL bFGF的Ham'sf2/M199培养基(M4培养基);另一种是添加5%FBS的人内皮细胞SFM培养基(M5培养基)。与单独的M4培养基相比,在M4中生长并随后在M5中维持的细胞表现出更好的表型和更高的CEC特异性标志物表达[96]。另外,针对不同EnMT信号通路的小分子化学物质能够抑制EnMT,并保持CEC的表型和功能,包括TGF-β抑制剂、Notch抑制剂和MMP抑制剂[89,91,97]。

这些方法结合表面标志物、microRNA、外显子体蛋白对功能性HCEC的筛选和富集,可广泛提高细胞注射疗法的治疗效果。2013年,Kinoshita团队报道了第一批接受细胞注射疗法(UMIN000012534)治疗的患者,并观察到阳性结果。尽管目前的数据显示出了巨大的潜力,但仍需要更多的临床数据来全面评估细胞注射疗法的长期安全性和有效性。

31.2.5 干细胞法再生角膜内皮

角膜移植的供体资源有限一直是限制角膜移植的一个问题。尽管体外扩增HCEC结合组织工程薄片移植或直接细胞注射可以改善这一问题,但培养的HCEC很少在子代细胞中保持正常表型,最终将发生EnMT[98]。由于干细胞具有无限增殖、自我更新和分化为功能细胞的能力，因此，人们提出了以干细胞为基础的治疗方法。角膜内皮再生的干细胞来源可根据细胞效价进行分类。

31.2.5.1　多能干细胞

胚胎干细胞(ESC)具有分化为三个胚层的多潜能性。为了诱导分化，ESC首先被诱导分化为神经嵴细胞，然后分化为CEC，发育过程与胚胎相似[99,100]。通过细胞形态学，CEC标记和转录组学分析进一步验证了分化的细胞，结果表明ESC衍生的CEC与原代HCEC之间具有高度相似性[99,100]。

第二个多能干细胞来源于诱导多能干细胞(iPSC)。由Yamanaka等人开发的iPSC比ESC具有可个性化的优势，即从患者自身细胞中提取，避免了免疫排斥的风险，并避免了使用胚胎细胞的伦理问题[101]。使用iPSC作为工具，可以通过一系列分化程序生成CEC或角膜类器官[102,103]。iPSC与ESC的另一个不同之处在于具有表观遗传记忆，因为体细胞类型产生的iPSC具有自发再分化为同一细胞的趋势[104]。这一特性可以用来产生从CEC衍生的iPSC，这些iPSC可以进一步再分化为功能性细胞。

31.2.5.2　专能干细胞

与全能干细胞相比，专能干细胞分化能力受限，可促进角膜内皮细胞的再生。使用transwell系统与CEC共培养的骨髓源性内皮祖细胞(BEPC)可以发育出多边形的细胞形状和CEC标志物[105]。同样，人脐血间充质干细胞(hUCB-MSC)可诱导分化为CEC[106]。前房直接注射hUCB-MSC也可以修复兔角膜内皮缺损[107]。

31.2.5.3　角膜内皮祖细胞

HCEC在体内增殖能力有限。然而，有研究表明角膜缘周围有内皮干细胞。来自角膜外周部分的HCEC和来自中心部分的细胞相比表现出更活跃的有丝分裂活性[108]。此外，在人角膜后缘的小梁网和过渡区检测到一些干细胞标志物，包括Oct-3/4、Wnt-1、端粒酶、碱性磷酸酶、nestin、PAX6和Sox-2[109,110]。此外，在球体形成试验中，培养的HCEC可以形成球形菌落，这表明有前体细胞的存在[111]。这些细胞可能有助于HCEC的更新迭代，但其在生理环境中的缓慢增殖可能不足以补充角膜水肿导致的细胞丢失。所以，分离这些前体细胞，并在体外扩增是角膜内皮再生的最佳选择。Katikireddy等人从HCEC中分离出一个细胞亚群，可以表现出快速增殖的特性和神经嵴标志物，可在体外培养多达80代[112]。还可以进一步的分化。这些祖细胞预示着角膜内皮再生的光明前景。

31.3　结论

CEC再生领域发展迅速。新的手术技术大大提高了安全性和治疗效果。新兴药物可以防止CEC的丢失，并且促进CEC增殖。细胞培养技术的进步也有助于CEC的体外扩增。无论是组织工程细胞片，还是直接细胞注射，都有助于CEC在角膜后部的植入和单层CEC的再生。最后，基于干细胞的治疗可能从根本上解决器官短缺的问题，甚至有助于再生医学的个性化治疗。这些研究进展为更好地治疗和改善角膜内皮疾病患者的生活质量开拓了道路。

参考文献

1. Barry PA, Petroll WM, Andrews PM, Cavanagh HD, Jester JV. The spatial organization of corneal endothelial cytoskeletal proteins and their relationship to the apical junctional complex. Invest Ophthalmol Vis Sci. 1995;36(6):1115–24.
2. Bahn CF, Glassman RM, MacCallum DK, Lillie JH, Meyer RF, Robinson BJ, et al. Postnatal development of corneal endothelium. Invest Ophthalmol Vis Sci. 1986;27(1):44–51.
3. Bourne WM, Nelson LR, Hodge DO. Central corneal endothelial cell changes over a ten-year period. Invest Ophthalmol Vis Sci. 1997;38(3):779–82.
4. Wilson RS, Roper-Hall MJ. Effect of age on the endothelial cell count in the normal eye. Br J Ophthalmol. 1982;66(8):513–5.
5. Senoo T, Joyce NC. Cell cycle kinetics in corneal endothelium from old and young donors. Invest Ophthalmol Vis Sci. 2000;41(3):660–7.
6. Senoo T, Obara Y, Joyce NC. EDTA: a promoter of proliferation in human corneal endothelium. Invest Ophthalmol Vis Sci. 2000;41(10):2930–5.
7. Joyce NC. Proliferative capacity of corneal endothelial cells. Exp Eye Res. 2012;95(1):16–23.
8. Yoshida K, Kase S, Nakayama K, Nagahama H, Harada T, Ikeda H, et al. Involvement of p27KIP1 in the proliferation of the developing corneal endothelium. Invest Ophthalmol Vis Sci. 2004;45(7):2163–7.
9. Joyce NC, Harris DL, Mello DM. Mechanisms of mitotic inhibition in corneal endothelium: contact inhibition and TGF-beta2. Invest Ophthalmol Vis Sci. 2002;43(7):2152–9.
10. Teruo Nishida SSaNM. In: Mannis MJ, Holland EJ, editors. Cornea. 4th ed. St. Louis, MO.: Elsevier; 2017. p. 1–22.
11. Bourne WM. Primary corneal endotheliopathies. Am J Ophthalmol. 1983;95(6):852–4.
12. Magovern M, Beauchamp GR, McTigue JW, Fine BS, Baumiller RC. Inheritance of Fuchs' combined dystrophy. Ophthalmology. 1979;86(10):1897–923.
13. Bourne WM. Biology of the corneal endothelium in health and disease. Eye (Lond). 2003;17(8):912–8.
14. Inoue Y. Review of clinical and basic approaches to corneal endotheliitis. Cornea. 2014;33(Suppl 11):S3–8.
15. Carlson KH, Ilstrup DM, Bourne WM, Dyer JA. Effect of silicone elastomer contact lens wear on endothelial cell morphology in aphakic eyes. Cornea. 1990;9(1):45–7.
16. Ang LP, Higashihara H, Sotozono C, Shanmuganathan VA, Dua H, Tan DT, et al. Argon laser iridotomy-induced bullous keratopathy a growing problem in Japan. Br J Ophthalmol. 2007;91(12):1613–5.
17. Wang PX, Koh VT, Loon SC. Laser iridotomy and the corneal endothelium: a systemic review. Acta Ophthalmol. 2014;92(7):604–16.
18. Takahashi H. Corneal endothelium and phacoemulsification. Cornea. 2016;35(Suppl 1):S3–7.
19. Miyata K, Nagamoto T, Maruoka S, Tanabe T, Nakahara M, Amano S. Efficacy and safety of the soft-shell technique in cases with a hard lens nucleus. J Cataract Refract Surg. 2002;28(9):1546–50.
20. Suzuki H, Oki K, Igarashi T, Shiwa T, Takahashi H. Temperature in the anterior chamber during phacoemulsification. J Cataract Refract Surg. 2014;40(5):805–10.
21. Murano N, Ishizaki M, Sato S, Fukuda Y, Takahashi H. Corneal endothelial cell damage by free radicals associated with ultrasound oscillation. Arch Ophthalmol. 2008;126(6):816–21.
22. Bourne WM, Nelson LR, Hodge DO. Continued endothelial cell loss ten years after lens implantation. Ophthalmology. 1994;101(6):1014–22. discussion 22-3
23. Armitage WJ, Tullo AB, Larkin DF. The first successful full-thickness corneal transplant: a commentary on Eduard Zirm's landmark paper of 1906. Br J Ophthalmol. 2006;90(10):1222–3.
24. Crawford AZ, Patel DV, McGhee C. A brief history of corneal transplantation: from ancient to modern. Oman J Ophthalmol. 2013;6(Suppl 1):S12–7.
25. Nanavaty MA, Wang X, Shortt AJ. Endothelial keratoplasty versus penetrating keratoplasty for Fuchs endothelial dystrophy. Cochrane Database Syst Rev. 2014;2:CD008420.
26. Jurkunas UV, Bitar MS, Funaki T, Azizi B. Evidence of oxidative stress in the pathogenesis of fuchs endothelial corneal dystrophy. Am J Pathol. 2010;177(5):2278–89.
27. Ziaei A, Schmedt T, Chen Y, Jurkunas UV. Sulforaphane decreases endothelial cell apoptosis in fuchs endothelial corneal dystrophy: a novel treatment. Invest Ophthalmol Vis Sci. 2013;54(10):6724–34.
28. Liu X, Ward K, Xavier C, Jann J, Clark AF, Pang IH, et al. The novel triterpenoid RTA 408 protects human retinal pigment epithelial cells against H2O2-induced cell injury via NF-E2-related factor 2 (Nrf2) activation. Redox Biol. 2016;8:98–109.
29. Schulz MW, Chamberlain CG, de Iongh RU, McAvoy JW. Acidic and basic FGF in ocular media and lens: implications for lens polarity and growth patterns. Development. 1993; 118(1):117–26.
30. Tripathi RC, Borisuth NS, Tripathi BJ. Detection, quantification, and significance of basic fibroblast growth factor in the aqueous humor of man, cat, dog and pig. Exp Eye Res. 1992;54(3):447–54.
31. Rieck P, Oliver L, Engelmann K, Fuhrmann G, Hartmann C, Courtois Y. The role of exogenous/endogenous basic fibroblast growth factor (FGF2) and transforming growth factor beta (TGF beta-1) on human corneal endothelial cells proliferation in vitro. Exp Cell Res. 1995;220(1):36–46.
32. van Setten GB, Fagerholm P, Philipson B, Schultz G. Growth factors and their receptors in the anterior chamber. Absence of epidermal growth factor and

transforming growth factor alpha in human aqueous humor. Ophthalmic Res. 1996;28(6):361–4.
33. Wilson SE, Schultz GS, Chegini N, Weng J, He YG. Epidermal growth factor, transforming growth factor alpha, transforming growth factor beta, acidic fibroblast growth factor, basic fibroblast growth factor, and interleukin-1 proteins in the cornea. Exp Eye Res. 1994;59(1):63–71.
34. Jampel HD, Roche N, Stark WJ, Roberts AB. Transforming growth factor-beta in human aqueous humor. Curr Eye Res. 1990;9(10):963–9.
35. Cousins SW, McCabe MM, Danielpour D, Streilein JW. Identification of transforming growth factor-beta as an immunosuppressive factor in aqueous humor. Invest Ophthalmol Vis Sci. 1991;32(8):2201–11.
36. Gu X, Seong GJ, Lee YG, Kay EP. Fibroblast growth factor 2 uses distinct signaling pathways for cell proliferation and cell shape changes in corneal endothelial cells. Invest Ophthalmol Vis Sci. 1996;37(11):2326–34.
37. Lee JG, Ko MK, Kay EP. Endothelial mesenchymal transformation mediated by IL-1beta-induced FGF-2 in corneal endothelial cells. Exp Eye Res. 2012;95(1):35–9.
38. Xia X, Babcock JP, Blaber SI, Harper KM, Blaber M. Pharmacokinetic properties of 2nd-generation fibroblast growth factor-1 mutants for therapeutic application. PLoS One. 2012;7(11):e48210.
39. Degirolamo C, Sabba C, Moschetta A. Therapeutic potential of the endocrine fibroblast growth factors FGF19, FGF21 and FGF23. Nat Rev Drug Discov. 2016;15(1):51–69.
40. Riento K, Ridley AJ. Rocks: multifunctional kinases in cell behaviour. Nat Rev Mol Cell Biol. 2003;4(6):446–56.
41. Okumura N, Ueno M, Koizumi N, Sakamoto Y, Hirata K, Hamuro J, et al. Enhancement on primate corneal endothelial cell survival in vitro by a ROCK inhibitor. Invest Ophthalmol Vis Sci. 2009;50(8):3680–7.
42. Okumura N, Nakano S, Kay EP, Numata R, Ota A, Sowa Y, et al. Involvement of cyclin D and p27 in cell proliferation mediated by ROCK inhibitors Y-27632 and Y-39983 during corneal endothelium wound healing. Invest Ophthalmol Vis Sci. 2014;55(1):318–29.
43. Peh GS, Adnan K, George BL, Ang HP, Seah XY, Tan DT, et al. The effects of Rho-associated kinase inhibitor Y-27632 on primary human corneal endothelial cells propagated using a dual media approach. Sci Rep. 2015;5:9167.
44. Okumura N, Koizumi N, Kay EP, Ueno M, Sakamoto Y, Nakamura S, et al. The ROCK inhibitor eye drop accelerates corneal endothelium wound healing. Invest Ophthalmol Vis Sci. 2013;54(4):2493–502.
45. Shah RD, Randleman JB, Grossniklaus HE. Spontaneous corneal clearing after Descemet's stripping without endothelial replacement. Ophthalmology. 2012;119(2):256–60.
46. Galvis V, Tello A, Miotto G. Human corneal endothelium regeneration. Ophthalmology. 2012;119(8):1714–5.
47. Bleyen I, Saelens IE, van Dooren BT, van Rij G. Spontaneous corneal clearing after Descemet's stripping. Ophthalmology. 2013;120(1):215.
48. Okumura N, Inoue R, Okazaki Y, Nakano S, Nakagawa H, Kinoshita S, et al. Effect of the rho kinase inhibitor Y-27632 on corneal endothelial wound healing. Invest Ophthalmol Vis Sci. 2015;56(10):6067–74.
49. Moloney G, Chan UT, Hamilton A, Zahidin AM, Grigg JR, Devasahayam RN. Descemetorhexis for Fuchs' dystrophy. Can J Ophthalmol. 2015;50(1):68–72.
50. Balachandran C, Ham L, Verschoor CA, Ong TS, van der Wees J, Melles GR. Spontaneous corneal clearance despite graft detachment in descemet membrane endothelial keratoplasty. Am J Ophthalmol. 2009;148(2):227–34. e1
51. Dirisamer M, Dapena I, Ham L, van Dijk K, Oganes O, Frank LE, et al. Patterns of corneal endothelialization and corneal clearance after descemet membrane endothelial keratoplasty for fuchs endothelial dystrophy. Am J Ophthalmol. 2011;152(4):543–55. e1
52. Dirisamer M, van Dijk K, Dapena I, Ham L, Oganes O, Frank LE, et al. Prevention and management of graft detachment in descemet membrane endothelial keratoplasty. Arch Ophthalmol. 2012;130(3):280–91.
53. Zafirakis P, Kymionis GD, Grentzelos MA, Livir-Rallatos G. Corneal graft detachment without corneal edema after descemet stripping automated endothelial keratoplasty. Cornea. 2010;29(4):456–8.
54. Dirisamer M, Yeh RY, van Dijk K, Ham L, Dapena I, Melles GR. Recipient endothelium may relate to corneal clearance in descemet membrane endothelial transfer. Am J Ophthalmol. 2012;154(2):290–6 e1.
55. Lam FC, Baydoun L, Dirisamer M, Lie J, Dapena I, Melles GR. Hemi-Descemet membrane endothelial keratoplasty transplantation: a potential method for increasing the pool of endothelial graft tissue. JAMA Ophthalmol. 2014;132(12):1469–73.
56. Lie JT, Lam FC, Groeneveld-van Beek EA, van der Wees J, Melles GR. Graft preparation for hemi-Descemet membrane endothelial keratoplasty (hemi-DMEK). Br J Ophthalmol. 2016;100(3):420–4.
57. Moloney G, Petsoglou C, Ball M, Kerdraon Y, Hollhumer R, Spiteri N, et al. Descemetorhexis without grafting for Fuchs endothelial dystrophy-supplementation with topical ripasudil. Cornea. 2017;36(6):642–8.
58. Borkar DS, Veldman P, Colby KA. Treatment of Fuchs endothelial dystrophy byddescemet stripping without endothelial keratoplasty. Cornea. 2016;35(10):1267–73.
59. Iovieno A, Neri A, Soldani AM, Adani C, Fontana L. Descemetorhexis without graft placement for the treatment of Fuchs endothelial dystrophy: preliminary results and review of the literature. Cornea. 2017;36(6):637–41.
60. Arbelaez JG, Price MO, Price FW Jr. Long-term

follow-up and complications of stripping descemet membrane without placement of graft in eyes with Fuchs endothelial dystrophy. Cornea. 2014;33(12):1295–9.
61. Koenig SB. Planned descemetorhexis without endothelial keratoplasty in eyes with Fuchs corneal endothelial dystrophy. Cornea. 2015;34(9):1149–51.
62. Teichmann J, Valtink M, Nitschke M, Gramm S, Funk RH, Engelmann K, et al. Tissue engineering of the corneal endothelium: a review of carrier materials. J Funct Biomater. 2013;4(4):178–208.
63. Gospodarowicz D, Greenburg G, Alvarado J. Transplantation of cultured bovine corneal endothelial cells to rabbit cornea: clinical implications for human studies. Proc Natl Acad Sci U S A. 1979;76(1):464–8.
64. Proulx S, Bensaoula T, Nada O, Audet C, d'Arc Uwamaliya J, Devaux A, et al. Transplantation of a tissue-engineered corneal endothelium reconstructed on a devitalized carrier in the feline model. Invest Ophthalmol Vis Sci. 2009;50(6):2686–94.
65. Fan T, Zhao J, Ma X, Xu X, Zhao W, Xu B. Establishment of a continuous untransfected human corneal endothelial cell line and its biocompatibility to denuded amniotic membrane. Mol Vis. 2011;17:469–80.
66. Watanabe R, Hayashi R, Kimura Y, Tanaka Y, Kageyama T, Hara S, et al. A novel gelatin hydrogel carrier sheet for corneal endothelial transplantation. Tissue Eng Part A. 2011;17(17–18):2213–9.
67. Mimura T, Yamagami S, Yokoo S, Usui T, Tanaka K, Hattori S, et al. Cultured human corneal endothelial cell transplantation with a collagen sheet in a rabbit model. Invest Ophthalmol Vis Sci. 2004;45(9):2992–7.
68. Madden PW, Lai JN, George KA, Giovenco T, Harkin DG, Chirila TV. Human corneal endothelial cell growth on a silk fibroin membrane. Biomaterials. 2011;32(17):4076–84.
69. Vazquez N, Rodriguez-Barrientos CA, Aznar-Cervantes SD, Chacon M, Cenis JL, Riestra AC, et al. Silk fibroin films for corneal endothelial regeneration: transplant in a rabbit descemet membrane endothelial keratoplasty. Invest Ophthalmol Vis Sci. 2017;58(9):3357–65.
70. Wang TJ, Wang IJ, Chen YH, Lu JN, Young TH. Polyvinylidene fluoride for proliferation and preservation of bovine corneal endothelial cells by enhancing type IV collagen production and deposition. J Biomed Mater Res A. 2012;100(1):252–60.
71. Hadlock T, Singh S, Vacanti JP, McLaughlin BJ. Ocular cell monolayers cultured on biodegradable substrates. Tissue Eng. 1999;5(3):187–96.
72. Wang TJ, Wang IJ, Lu JN, Young TH. Novel chitosan-polycaprolactone blends as potential scaffold and carrier for corneal endothelial transplantation. Mol Vis. 2012;18:255–64.
73. Sumide T, Nishida K, Yamato M, Ide T, Hayashida Y, Watanabe K, et al. Functional human corneal endothelial cell sheets harvested from temperature-responsive culture surfaces. FASEB J. 2006;20(2):392–4.
74. Lai JY, Chen KH, Hsiue GH. Tissue-engineered human corneal endothelial cell sheet transplantation in a rabbit model using functional biomaterials. Transplantation. 2007;84(10):1222–32.
75. Okumura N, Koizumi N, Ueno M, Sakamoto Y, Takahashi H, Tsuchiya H, et al. ROCK inhibitor converts corneal endothelial cells into a phenotype capable of regenerating in vivo endothelial tissue. Am J Pathol. 2012;181(1):268–77.
76. Okumura N, Sakamoto Y, Fujii K, Kitano J, Nakano S, Tsujimoto Y, et al. Rho kinase inhibitor enables cell-based therapy for corneal endothelial dysfunction. Sci Rep. 2016;6:26113.
77. Sabater AL, Andreu EJ, Garcia-Guzman M, Lopez T, Abizanda G, Perez VL, et al. Combined PI3K/Akt and Smad2 activation promotes corneal endothelial cell proliferation. Invest Ophthalmol Vis Sci. 2017;58(2):745–54.
78. Li W, Sabater AL, Chen YT, Hayashida Y, Chen SY, He H, et al. A novel method of isolation, preservation, and expansion of human corneal endothelial cells. Invest Ophthalmol Vis Sci. 2007;48(2):614–20.
79. Peh GS, Beuerman RW, Colman A, Tan DT, Mehta JS. Human corneal endothelial cell expansion for corneal endothelium transplantation: an overview. Transplantation. 2011;91(8):811–9.
80. Okumura N, Kakutani K, Numata R, Nakahara M, Schlotzer-Schrehardt U, Kruse F, et al. Laminin-511 and -521 enable efficient in vitro expansion of human corneal endothelial cells. Invest Ophthalmol Vis Sci. 2015;56(5):2933–42.
81. Zhu YT, Chen HC, Chen SY, Tseng SCG. Nuclear p120 catenin unlocks mitotic block of contact-inhibited human corneal endothelial monolayers without disrupting adherent junctions. J Cell Sci. 2012;125(15):3636–48.
82. Okumura N, Koizumi N, Ueno M, Sakamoto Y, Takahashi H, Hamuro J, et al. The new therapeutic concept of using a rho kinase inhibitor for the treatment of corneal endothelial dysfunction. Cornea. 2011;30(Suppl 1):S54–9.
83. Nakahara M, Okumura N, Kay EP, Hagiya M, Imagawa K, Hosoda Y, et al. Corneal endothelial expansion promoted by human bone marrow mesenchymal stem cell-derived conditioned medium. PLoS One. 2013;8(7):e69009.
84. Lee JG, Kay EP. FGF-2-mediated signal transduction during endothelial mesenchymal transformation in corneal endothelial cells. Exp Eye Res. 2006;83(6):1309–16.
85. Roy O, Leclerc VB, Bourget JM, Theriault M, Proulx S. Understanding the process of corneal endothelial morphological change in vitro. Invest Ophthalmol Vis Sci. 2015;56(2):1228–37.
86. Lamouille S, Xu J, Derynck R. Molecular mechanisms of epithelial-mesenchymal transition. Nat Rev Mol Cell Biol. 2014;15(3):178–96.
87. Jakobiec FA, Bhat P. Retrocorneal membranes: a comparative immunohistochemical analysis of kera-

tocytic, endothelial, and epithelial origins. Am J Ophthalmol. 2010;150(2):230–42. e2
88. Zhu YT, Hayashida Y, Kheirkhah A, He H, Chen SY, Tseng SC. Characterization and comparison of intercellular adherent junctions expressed by human corneal endothelial cells in vivo and in vitro. Invest Ophthalmol Vis Sci. 2008;49(9):3879–86.
89. Ho WT, Chang JS, Su CC, Chang SW, Hu FR, Jou TS, et al. Inhibition of matrix metalloproteinase activity reverses corneal endothelial-mesenchymal transition. Am J Pathol. 2015;185(8):2158–67.
90. Okumura N, Kay EP, Nakahara M, Hamuro J, Kinoshita S, Koizumi N. Inhibition of TGF-beta signaling enables human corneal endothelial cell expansion in vitro for use in regenerative medicine. PLoS One. 2013;8(2):e58000.
91. Li C, Dong F, Jia Y, Du H, Dong N, Xu Y, et al. Notch signal regulates corneal endothelial-to-mesenchymal transition. Am J Pathol. 2013;183(3):786–95.
92. Hamuro J, Toda M, Asada K, Hiraga A, Schlotzer-Schrehardt U, Montoya M, et al. Cell homogeneity indispensable for regenerative medicine by cultured human corneal endothelial cells. Invest Ophthalmol Vis Sci. 2016;57(11):4749–61.
93. Ueno M, Asada K, Toda M, Hiraga A, Montoya M, Sotozono C, et al. MicroRNA profiles qualify phenotypic features of cultured human corneal endothelial cells. Invest Ophthalmol Vis Sci. 2016;57(13):5509–17.
94. Ueno M, Asada K, Toda M, Nagata K, Sotozono C, Kosaka N, et al. Concomitant evaluation of a panel of exosome proteins and MiRs for qualification of cultured human corneal endothelial cells. Invest Ophthalmol Vis Sci. 2016;57(10):4393–402.
95. Ueno M, Asada K, Toda M, Schlotzer-Schrehardt U, Nagata K, Montoya M, et al. Gene signature-based development of ELISA assays for reproducible qualification of cultured human corneal endothelial cells. Invest Ophthalmol Vis Sci. 2016;57(10):4295–305.
96. Peh GS, Chng Z, Ang HP, Cheng TY, Adnan K, Seah XY, et al. Propagation of human corneal endothelial cells? A novel dual media approach. Cell Transplant. 2015;24(2):287–304.
97. Okumura N, Kay EP, Nakahara M, Hamuro J, Kinoshita S, Koizumi N. Inhibition of TGF-β signaling enables human corneal endothelial cell expansion in vitro for use in regenerative medicine. PLoS One. 2013;8(2):e58000.
98. Bartakova A, Alvarez-Delfin K, Weisman AD, Salero E, Raffa GA, Merkhofer RM Jr, et al. Novel identity and functional markers for human corneal endothelial cells. Invest Ophthalmol Vis Sci. 2016;57(6):2749–62.
99. McCabe KL, Kunzevitzky NJ, Chiswell BP, Xia X, Goldberg JL, Lanza R. Efficient generation of human embryonic stem cell-derived corneal endothelial cells by directed differentiation. PLoS One. 2015;10(12):e0145266.
100. Song Q, Yuan S, An Q, Chen Y, Mao FF, Liu Y, et al. Directed differentiation of human embryonic stem cells to corneal endothelial cell-like cells: a transcriptomic analysis. Exp Eye Res. 2016;151:107–14.
101. Takahashi K, Yamanaka S. Induction of pluripotent stem cells from mouse embryonic and adult fibroblast cultures by defined factors. Cell. 2006;126(4):663–76.
102. Foster JW, Wahlin K, Adams SM, Birk DE, Zack DJ, Chakravarti S. Cornea organoids from human induced pluripotent stem cells. Sci Rep. 2017;7:41286.
103. Zhao JJ, Afshari NA. Generation of human corneal endothelial cells via in vitro ocular lineage restriction of pluripotent stem cells. Invest Ophthalmol Vis Sci. 2016;57(15):6878–84.
104. Hu Q, Friedrich AM, Johnson LV, Clegg DO. Memory in induced pluripotent stem cells: reprogrammed human retinal-pigmented epithelial cells show tendency for spontaneous redifferentiation. Stem Cells. 2010;28(11):1981–91.
105. Shao C, Fu Y, Lu W, Fan X. Bone marrow-derived endothelial progenitor cells: a promising therapeutic alternative for corneal endothelial dysfunction. Cells Tissues Organs. 2011;193(4):253–63.
106. Joyce NC, Harris DL, Markov V, Zhang Z, Saitta B. Potential of human umbilical cord blood mesenchymal stem cells to heal damaged corneal endothelium. Mol Vis. 2012;18:547–64.
107. Shao C, Chen J, Chen P, Zhu M, Yao Q, Gu P, et al. Targeted transplantation of human umbilical cord blood endothelial progenitor cells with immunomagnetic nanoparticles to repair corneal endothelium defect. Stem Cells Dev. 2015;24(6):756–67.
108. Bednarz J, Rodokanaki-von Schrenck A, Engelmann K. Different characteristics of endothelial cells from central and peripheral human cornea in primary culture and after subculture. In Vitro Cell Dev Biol Anim. 1998;34(2):149–53.
109. Whikehart DR, Parikh CH, Vaughn AV, Mishler K, Edelhauser HF. Evidence suggesting the existence of stem cells for the human corneal endothelium. Mol Vis. 2005;11:816–24.
110. McGowan SL, Edelhauser HF, Pfister RR, Whikehart DR. Stem cell markers in the human posterior limbus and corneal endothelium of unwounded and wounded corneas. Mol Vis. 2007;13:1984–2000.
111. Yokoo S, Yamagami S, Yanagi Y, Uchida S, Mimura T, Usui T, et al. Human corneal endothelial cell precursors isolated by sphere-forming assay. Invest Ophthalmol Vis Sci. 2005;46(5):1626–31.
112. Katikireddy KR, Schmedt T, Price MO, Price FW, Jurkunas UV. Existence of neural crest-derived progenitor cells in normal and Fuchs endothelial dystrophy corneal endothelium. Am J Pathol. 2016;186(10):2736–50.

第 6 部分

生物工程角膜手术

第 32 章

脐带干细胞在角膜疾病治疗中的应用

Mohammed Ziaei,Jie Zhang,Dipika V. Patel,Charles N. J. McGhee

32.1 概述

基于干细胞固有的自我更新和分化能力，以干细胞为基础的治疗方法得以成立，并迅速成为人类疾病新疗法的主要研究方向。近年来，干细胞组织工程治疗在眼科，特别是角膜外科领域的应用取得了很大进展。面对日益增加的角膜疾病负担和角膜供体的全球长期缺乏现状，干细胞组织工程治疗这一技术对于应对每年>150 万例的新发角膜盲尤为重要[1]。

32.2 干细胞

干细胞具有三个基本特性：自我更新的能力；分化成为特殊的子代细胞的能力；更新其所构成组织的能力[2]。

干细胞可以根据其来源或分化潜能进行分类。根据分化潜能，可分为全能干细胞、多能干细胞、专能干细胞、寡能干细胞和单能干细胞。

全能干细胞可以分化为胚胎细胞和胚外细胞，因此，可以构建完整的有机体。多能干细胞是全能细胞的后代，有向三种胚层中的任意一种分化的潜能。专能干细胞可以分化的细胞种类有限，即可分化为与之密切相关的细胞家族。寡能干细胞只能分化成少数细胞系，而单能干细胞具有自我更新能力，但只能分化出一种细胞类型。

人类干细胞可从以下四种来源中分离出来：

• 胚胎组织：这些干细胞是多能的，能够分化成胚胎组织，如外胚层、中胚层和内胚层，可以从第 5 天的植入前胚胎的囊胚中获取[3]。

• 胎儿组织：这些干细胞是专能干细胞。根据预先分化的程度不同，能够分化为有限的细胞类型。可以从胎儿固有组织和支持性胚胎外组织（羊水、脐带、胎盘和羊膜）两个不同的来源分离获得。

• 成人组织：这些干细胞是专能干细胞，分化的细胞类型比胎儿干细胞更有限。现已从角膜缘、基质层和过渡区（Schwalbe 线外缘到小梁网前部）分离[4]。

• 诱导多能干细胞（iPSC）：通过基因重

编，强制表达维持胚胎干细胞特性的关键转录因子，如 OCT4、SOX2、KLF4 和 c-Myc，成年体细胞可以转化为类似胚胎干细胞的状态。由此产生的细胞可以分化成各种类型的组织[5]。

32.3　人脐带干细胞

脐带是第一个研究发现存在干细胞的胎儿组织。脐带包含两条动脉和一条静脉，包裹在富含蛋白多糖的黏液状多孔结缔组织鞘（Wharton 胶）中，外覆羊膜上皮来源的上皮层（图 32.1）。产后脐带静脉中仍有丰富的血液。

脐带来源的干细胞代表了一类与传统干细胞相比有许多优势的干细胞。表 32.1 总结了脐带来源的干细胞的优、缺点[7]。

目前，从脐带中分离和培养干细胞的方法很多。这些方法主要是基于酶处理或外植技术，以便从脐带中分离出不同的干细胞群，然后在特定的培养基中进行培养以促进不同细胞类型的分化。干细胞可以从以下途径获取：

• 脐带血：是主要造血谱系细胞的来源，含少量的专能干细胞（占所有提取的有核细胞的 0.00003%）。

• 脐带内膜：脐带血间充质干细胞（UCBMSC）的来源。脐带血间充质干细胞除了穿过生殖屏障产生外胚层和内胚层细胞谱系外，还具有分化为多种细胞类型的潜力[8]。

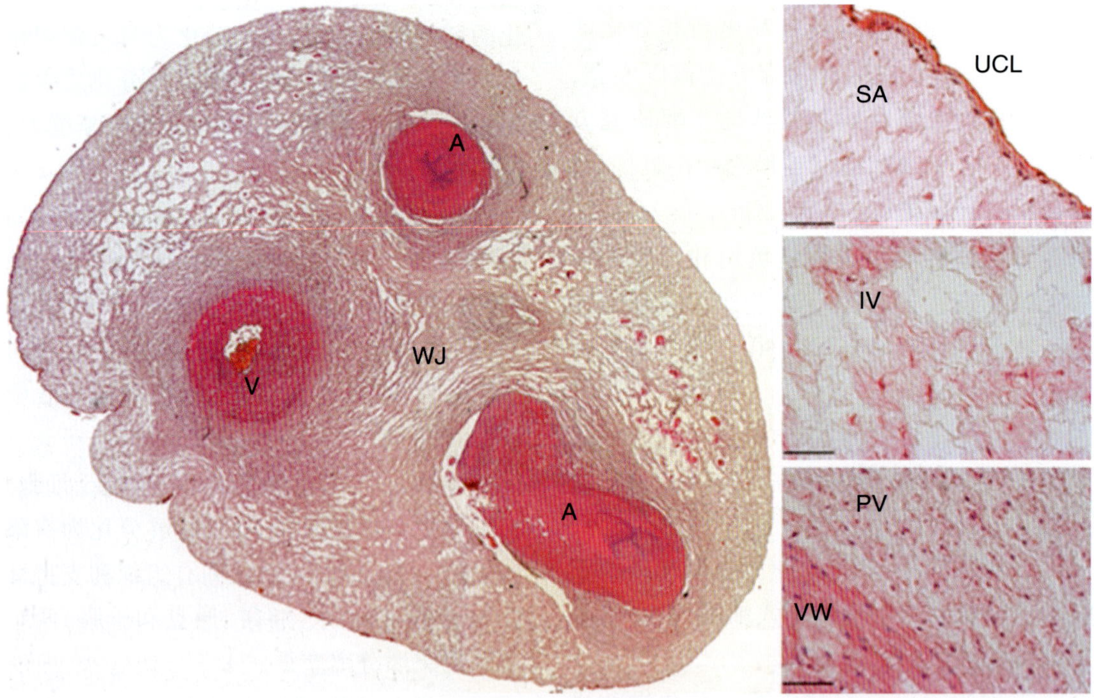

图 32.1　人脐带横截面。A，动脉；V，静脉；WJ，Wharton 胶；UCL，脐带内膜；SA、IV 和 PV 分别为 Wharton 胶的羊膜下区、血管间区和血管周围区；VW，血管壁。苏木精和伊红染色，比例尺 200μm。脐带中发现的干细胞，脐带内膜，脐带内膜上皮细胞（CLEC-muc）；脐静脉，脐带血来源的间充质干细胞（UCBMSC）和人脐带血内皮祖细胞（UCB EPC）。Wharton 胶：脐带间充质干细胞（UCMSC）。（Reproduced from[6] with permission. CC-BY 4.0 https://creativecommons.org/licenses/by/4.0/.）

表 32.1 利用从脐带中提取的干细胞进行治疗的优点和缺点总结

优点
简单,无创伤性和伦理上可接受的细胞收集方式
广泛存在于在公共和私人机构中的干细胞库
细胞可冷冻保存
在脐带中有多种细胞系
形成畸胎瘤的风险低
与其他间充质干细胞相比,UCMSC 的基因表达谱与胚胎干细胞更相似,并具有更快的自我更新能力
体外扩增后可获得大量 UCMSC
UCMSC 可用于自体或异体
与其他间充质干细胞相比,UCMSC 的多能性持续时间更长
UCMSC 被认为具有较低的免疫原性和良好的体内外免疫抑制特性,因此,可以降低排斥反应和移植物抗宿主病的风险
UCMSC 可作为其他多能干细胞的滋养层,并对其他类型的细胞发挥非致瘤作用
缺点
对于一些细胞系,UCMSC 的分化可能是部分的
移植可能导致罕见的传染性或遗传性疾病的转移
储存脐带衍生的干细胞费用昂贵,缺乏严格的监管,储存细胞的长期健康状况仍然未知
目前,从脐带分离和培养干细胞的方法繁琐,导致原代细胞低产率

• Wharton胶:脐带间充质干细胞(UCMSC)的丰富来源,每条脐带约有 400 000 个脐带间充质干细胞, 而 10 000 个有核的骨髓细胞中只有一个间充质干细胞[9]。

32.4 角膜重建

32.4.1 上皮再生

角膜上皮层是外胚层来源的非角化复层上皮,具有独特的角蛋白表达模式,厚度为 48~53μm[10]。健康状态下,由一种称为角膜缘干细胞(LSC)的特殊干细胞群的完整性和功能性进行维持,角膜上皮能够快速再生。LSC 位于角膜缘的基底区(角膜边缘和结膜之间的狭窄过渡区)[11]。

传统认为角膜上皮的再生与 LSC 的分裂、迁移和成熟有关。当 LSC 脆弱的微环境被破坏时,角膜上皮再生中断,从而导致角膜缘干细胞缺乏症(LSCD)。据报道,晚期 LSCD 的发病率为每年每百万人 3.81×10^{-6} 例,并与严重的视力丧失有关[12,13]。

各种角膜缘干细胞移植术已被用来治疗 LSCD,有直接移植角膜缘组织或移植装载有外扩增细胞的各种生物/合成载体两种形式。包括自体结膜缘移植(CLAU)、活体同种异体结膜移植(Lr-CAL)、同种异体角膜缘移植(KLAL)、自体体外培养角膜缘上皮移植(CLET)、单纯角膜缘上皮移植(SLET)、培养口腔黏膜上皮移植(COMET)和角膜外周细胞移植等。目前,这些技术的实施很有挑战性,成本高,且长期成功率仍不稳定。

脐带干细胞来源的细胞接种在人工基质(如胶原凝胶)上时能形成层状上皮层。因此，研究人员研究了脐带干细胞用于眼表重建的可行性。

研究人员已在三维人工角膜模型上将UCMSC转化为角膜上皮细胞，并证实了UCMSC形成的层状上皮具有良好的超微结构特征，如表达上皮标志物(细胞角蛋白3/12，血小板球蛋白)、紧密连接蛋白闭锁小带1(ZO-1)和缝隙连接蛋白Connexin 43。

一种可在人羊膜上表达黏蛋白1的新型细胞也已成功地被应用于LSCD的活体兔模型中，它因此被命名为表达黏蛋白的脐带内膜上皮细胞（CLEC-muc）。用CLEC-mucs治疗的6只动物中有4只观察到眼表完全再生，而所有对照组在术后10周出现角膜缘干细胞完全衰竭的迹象。在治疗组剩余2只动物中，一只眼出现轻微的浅表炎症，另一只眼出现严重的新生血管。对移植眼进行的分子分析显示出与正常角膜对照组相似的基因表达谱[14]。

上述体内研究的成功引发了治疗角膜上皮持续性缺损的人体试验。未发表的报道表明，采用培养有同种异体CLEC-muc的隐形眼镜载体进行治疗，可以使95%的慢性溃疡的角膜出现上皮化趋势，但进一步的细节在现阶段仍不清楚，并备受学界关注。

使用脐带干细胞来源的上皮细胞避免了角膜缘组织供体数量有限的问题，特别是在双侧LSCD的情况下，但仍需要进一步的研究。

脐带干细胞重建眼表的临床应用需要克服的一个重要障碍是缺乏细胞表面标志物的开发技术。与其他干细胞群体(如造血干细胞)相比，这可用于富集/扩增特定细胞群。此外，还缺乏一个仅产出临床级、同种、符合良好生产规范(GMP)条件产品的标准化培养过程[15]。

还需要进一步的研究来确定将间充质干细胞分化为上皮细胞的最佳基质组成成分。目前的技术试图通过将干细胞接种到含有人角膜细胞的纤维蛋白-琼脂糖基质上重建宿主组织的微环境生态，不能实现上皮层的完全在体分化，这表明细胞分化和组织形态发生需要许多不同的细胞信号。

32.4.2　基质再生

角膜基质是排列精密的无血管组织，约占角膜厚度的90%，维持角膜的机械完整性和透明性。角膜基质约200~250层，每层纤维与相邻层中的纤维呈近似直角排列。

角膜细胞是基质中的主要细胞类型，胚胎学上来源于角膜上皮和内皮之间的间充质细胞。角膜细胞可合成胶原分子、糖胺聚糖和基质金属蛋白酶(MMP)，并且对维持局部稳态起着至关重要的作用[16]。不同于角膜上皮细胞，角膜细胞增殖能力较低，并且倾向于不可逆地转化为成纤维细胞，因此，难于进行体外增殖。

近期研究表明，UCMSC移植可作为角膜移植术治疗继发于角膜细胞功能障碍(如黏多醣贮积病)的先天性角膜疾病的替代方案。基质内注射UCMSC已被证明可有效治疗黏多糖贮积症Ⅶ型(Sly综合征)和光蛋白聚糖缺乏的转基因小鼠模型[17]。活体共聚焦显微镜表明，干细胞治疗可减少角膜混浊的发生率及角膜糖胺聚糖的总体含量。在宿主免疫应答中存活下来的移植干细胞最终可分化成固有基质细胞，并且无须免疫抑制治疗。特别值得注意的是，对患病小鼠的早期治疗可显著改善角膜完整性，提示预防性治疗可阻止先天性角膜营养不良中角膜混浊的发生。

UCMSC还有助于治疗后天性角膜疾病，如继发于医源性创伤的角膜混浊。在中央角膜切除的角膜损伤小鼠模型中，UCMSC治疗可以恢复部分角膜透明性和厚度[18]。

利用脐带干细胞的衍生物进行基质替代治疗或是有趣的尝试，特别是考虑到间充质干细胞衍生物在角膜组织中的寿命。然而，需要进一步的研究来改进技术以产生可用于临床目的的可重复性及均一性良好的细胞群。目前，尚不确定 UCMSC 衍生的细胞在角膜中的存活时间及可能引起的长期不良反应，如通过抑制炎症细胞黏附/侵袭来调节局部免疫反应[19]。在混浊或瘢痕角膜的基质内注射干细胞或移植基质样组织植片的另一个潜在困难是可能对已经受损的角膜造成炎症或瘢痕反应。

根本而言，在脐带干细胞治疗角膜基质疾病应用于人眼之前，还需要大量的动物模型研究来充分阐明其治疗潜力。

32.4.3　内皮再生

HCEC 由衬在角膜后部 4μm 厚的单层六角形细胞组成。角膜内皮的基本泵功能依靠最小 HCEC 功能容量实现，这取决于 HCEC 的密度和质量。内皮细胞的细胞周期停滞于 G1 期，在体内不进行有丝分裂[20]。因此，受损的内皮细胞仅能依靠周围细胞的扩大和向心迁移到受损区域填补。当内皮细胞密度降至 400~800 个细胞/平方毫米的阈值水平以下时，角膜将丧失脱水作用，无法保持透明性，进而产生角膜水肿[21]。

近年来，研究人员评估了将 UCMSC 转化为 HCEC 的可行性。角膜内皮细胞是胚胎时期在表面上皮和晶状体基板之间迁移的间充质细胞分化而来[22]。已有研究人员使用晶状体上皮细胞条件培养基（LECCM）来模拟晶状体在角膜内皮分化过程中的作用。

离体模型显示 UCBMSC 可以通过 LECCM 处理转化为表型与 HCEC 非常相似的细胞（紧密堆积的单层细长细胞），具有特异性细胞标志物，如 N-钙黏蛋白、ZO-1 及“home in”，并高效附着于受损的 HCEC[23]。

在体模型兔研究也证明了扩增的人脐血内皮祖细胞（UCBEPCS）能够恢复失代偿角膜的功能和透明性。该研究在手术造成角膜中央 9mm 后弹力层撕脱后，将结合了免疫磁性 CD34 纳米颗粒的 UCBEPCS 注射到前房，并在兔模型眼睑上放置磁场 12 小时，以吸引注射细胞黏附到宿主基质上[24]。结果显示注射细胞向磁场迁移，处理后的角膜表达水通道蛋白-1（AQP1），表明泵功能完好。术后 4 个月，试验组角膜几乎没有水肿，角膜厚度与正常眼相当，提示内皮泵功能恢复。

角膜内皮功能障碍是工业化国家角膜移植的最常见原因，而上述研究因开辟了选择基于细胞治疗的可能性而显得极具吸引力[25]。然而，这种疗法在应用于临床之前，仍有许多障碍需要克服。

目前，我们对角膜内皮细胞发育和分化的分子途径的认识还很有限。特别是需要找到可以诱导脐带干细胞分化为 HCEC 的特定微环境。尽管 TGF-β_2 在 HCEC 发育中的作用已经取得了进展，但是不出所料，其分化过程是很复杂的，需要来自眼前节的许多其他细胞类型的信号相互作用来实现[26]。

同样值得注意的是，虽然注射 HCEC 恢复角膜透明性的能力已经在短期内得到证实，但这种治疗的长期效果仍未确定。此外，迄今为止的研究尚未严格检查移植的内皮细胞的特征和功能。理想情况下，需要进行透射电子显微镜（TEM）研究对重建的内皮细胞的超微结构进行精细表征，并确认细胞融合层和黏附层的存在及相邻细胞之间紧密连接的逐渐闭合[27]。由于细胞生物标志物，如ZO-1和N-钙黏蛋白在其他细胞谱系中也有表达，难以用它们在体外鉴定角膜内皮细胞。而更好地内皮细胞鉴定方法可能来自新的细胞标志物，如Wnt5a、S100A4、S100A6和IER3[28]。

32.5 结论

脐带干细胞的许多特性使其在再生医学领域备受瞩目。它们易于获取，包含大量增殖能力优秀的新生干细胞，而且细胞的提取不会对妊娠女性或婴儿造成伤害(也不伴随胚胎衍生细胞的伦理争议)。这些特性使它们成为转化医学应用于临床经济可行的细胞来源。随着干细胞应用和来源的增多，以及临床前研究表明脐带干细胞是替代传统干细胞用以治疗角膜疾病来源的现实可行方案，角膜样生物材料的开发潜力已大大提高。但该领域仍处于起步阶段，仍需要进一步研究以确定脐带干细胞移植的长期效果。

具体来说，在应用于人眼之前，还需要进一步研究扩增细胞的表型和转化质量控制，以及这种干预措施的微生物安全性。同时，如何在体外评估分化细胞的功能能力也存在问题。

虽然还有许多方面有待探索，但初步数据支持了人脐带干细胞来源的组织在治疗人类角膜缘干细胞缺乏症、角膜细胞功能障碍和角膜内皮疾病方面的潜力。这些研究证据表明，人类脐带干细胞是再生医学的理想选择，并且可能在干细胞转化疗法中发挥重要作用。对于目前无法治愈或仅能选择角膜移植的数百万视觉障碍的角膜疾病患者，这一领域的发展将为他们带去未来选择细胞治疗的希望。

参考文献

1. Oliva MS, Schottman T, Gulati M. Turning the tide of corneal blindness. Indian J Ophthalmol. 2012;60(5):423–7.
2. Weiss ML, Troyer DL. Stem cells in the umbilical cord. Stem Cell Rev. 2006;2(2):155–62.
3. Thomson JA, Itskovitz-Eldor J, Shapiro SS, Waknitz MA, Swiergiel JJ, Marshall VS, et al. Embryonic stem cell lines derived from human blastocysts. Science. 1998;282(5391):1145–7.
4. Takacs L, Toth E, Berta A, Vereb G. Stem cells of the adult cornea: from cytometric markers to therapeutic applications. Cytometry A. 2009;75(1):54–66.
5. Takahashi K, Tanabe K, Ohnuki M, Narita M, Ichisaka T, Tomoda K, et al. Induction of pluripotent stem cells from adult human fibroblasts by defined factors. Cell. 2007;131(5):861–72.
6. Arutyunyan I, Elchaninov A, Makarov A, Fatkhudinov T. Umbilical cord as prospective source for mesenchymal stem cell-based therapy. Stem Cells Int. 2016;2016:6901286.
7. Ziaei M, Zhang J, Patel DV, McGhee CNJ. Umbilical cord stem cells in the treatment of corneal disease. Surv Ophthalmol. 2017;62(6):803–15.
8. Chang YJ, Tseng CP, Hsu LF, Hsieh TB, Hwang SM. Characterization of two populations of mesenchymal progenitor cells in umbilical cord blood. Cell Biol Int. 2006;30(6):495–9.
9. Chamberlain G, Fox J, Ashton B, Middleton J. Concise review: mesenchymal stem cells: their phenotype, differentiation capacity, immunological features, and potential for homing. Stem Cells. 2007;25(11):2739–49.
10. Oie Y, Nishida K. Regenerative medicine for the cornea. Biomed Res Int. 2013;2013:428247.
11. Dua HS, Forrester JV. The corneoscleral limbus in human corneal epithelial wound healing. Am J Ophthalmol. 1990;110(6):646–56.
12. Shortt AJ, Tuft SJ, Daniels JT. Corneal stem cells in the eye clinic. Br Med Bull. 2011;100:209–25.
13. Bobba S, Di Girolamo N, Mills R, Daniell M, Chan E, Harkin DG, et al. Nature and incidence of severe limbal stem cell deficiency in Australia and New Zealand. Clin Exp Ophthalmol. 2017;45(2):174–81.
14. Reza HM, Ng BY, Phan TT, Tan DT, Beuerman RW, Ang LP. Characterization of a novel umbilical cord lining cell with CD227 positivity and unique pattern of P63 expression and function. Stem Cell Rev. 2011;7(3):624–38.
15. Wang J, Hao J, Bai D, Gu Q, Han W, Wang L, et al. Generation of clinical-grade human induced pluripotent stem cells in Xeno-free conditions. Stem Cell Res Ther. 2015;6:223.
16. DelMonte DW, Kim T. Anatomy and physiology of the cornea. J Cataract Refract Surg. 2011;37(3):588–98.
17. Coulson-Thomas VJ, Caterson B, Kao

WW. Transplantation of human umbilical mesenchymal stem cells cures the corneal defects of mucopolysaccharidosis VII mice. Stem Cells. 2013;31(10):2116–26.
18. Kao WW, Call M, Chang S-H, Birk DE. Human umbilical mesenchymal stem cells treat acquired and congenital corneal opacity. Invest Ophthalmol Vis Sci. 2015;56:1304.
19. Coulson-Thomas VJ, Gesteira TF, Hascall V, Kao W. Umbilical cord mesenchymal stem cells suppress host rejection: the role of the glycocalyx. J Biol Chem. 2014;289(34):23465–81.
20. Joyce NC. Proliferative capacity of the corneal endothelium. Prog Retin Eye Res. 2003;22(3):359–89.
21. Joyce NC. Proliferative capacity of corneal endothelial cells. Exp Eye Res. 2012;95(1):16–23.
22. Cvekl A, Tamm ER. Anterior eye development and ocular mesenchyme: new insights from mouse models and human diseases. BioEssays. 2004;26(4):374–86.
23. Joyce NC, Harris DL, Markov V, Zhang Z, Saitta B. Potential of human umbilical cord blood mesenchymal stem cells to heal damaged corneal endothelium. Mol Vis. 2012;18:547–64.
24. Shao C, Chen J, Chen P, Zhu M, Yao Q, Gu P, et al. Targeted transplantation of human umbilical cord blood endothelial progenitor cells with immunomagnetic nanoparticles to repair corneal endothelium defect. Stem Cells Dev. 2015;24(6):756–67.
25. Park CY, Lee JK, Gore PK, Lim CY, Chuck RS. Keratoplasty in the United States: a 10-year review from 2005 through 2014. Ophthalmology. 2015;122(12):2432–42.
26. Ittner LM, Wurdak H, Schwerdtfeger K, Kunz T, Ille F, Leveen P, et al. Compound developmental eye disorders following inactivation of TGFbeta signaling in neural-crest stem cells. J Biol. 2005;4(3):11.
27. Proulx S, Brunette I. Methods being developed for preparation, delivery and transplantation of a tissue-engineered corneal endothelium. Exp Eye Res. 2012;95(1):68–75.
28. Chen Y, Huang K, Nakatsu MN, Xue Z, Deng SX, Fan G. Identification of novel molecular markers through transcriptomic analysis in human fetal and adult corneal endothelial cells. Hum Mol Genet. 2013;22(7):1271–9.

第 33 章

角膜内皮功能失调：细胞疗法的进展

Stephen Wahlig, Gary Swee-Lim Peh, Matthew Lovatt, Jodhbir S. Mehta

33.1 概述

角膜内皮移植在过去几十年中取得了一系列重大进展。板层角膜移植术，如后弹力层剥除自动角膜内皮移植术(DSAEK)和后弹力层撕除角膜内皮移植术(DMEK)，提高了内皮功能障碍患者的恢复速度和视力预后。现已取代全层穿透性角膜移植术(PK)，成为治疗内皮疾病的优先选择[1]。然而，移植物排斥仍是这些术式的问题：非 Fuch营养不良适应证的移植物 3 年存活率仅为 83.3%[2]，5 年存活率仅为 76%[3]。虽然目前认为 DMEK 相比 PK 移植物排斥率降低，但有研究报道 1 年后排斥率仍然高达 5.1%[4]，导致排斥率升高的原因是类固醇激素减量过早[5]。此外，对移植角膜的需求远远大于供应。虽然自 2005 年以来，美国的移植数量增加了 60%以上[6,7]，但据估计全球有 1270 万人正在等待角膜移植，其中只有不到 2% 的人可以接受移植[8]。

面对角膜供体的短缺，基于细胞的疗法为治疗内皮功能障碍提供了另一种组织来源。最初认为无增殖能力的人角膜内皮细胞(HCEnC)现已在体外成功增殖[9,10]。这些成果在第 30 章中有更详细的描述。除了这些原代角膜内皮细胞(CEnC)的增殖之外，应用于临床前需要找到一个可以稳定将 HCEnC 转化为功能失调的内皮的方法。有人尝试使用接种 HCEnC 的支架模拟角膜供体，但细胞注射等再生治疗的新方法也显示出不错的前景(图 33.1)[11,12]。本章将首先回顾用于评估内皮治疗的临床前动物模型，然后讨论几种递送增殖内皮细胞至功能失调角膜载体的原理和功效。

33.2 内皮功能障碍的动物模型

在开始人体临床试验之前，必须证明疗法的在体安全性和有效性。为了创建用于在体研究的动物模型，必须首先诱导健康内皮产生功能障碍。这可以通过机械刮擦内皮[13-15]、冷冻损伤[16]、超声乳化[17]，Nd:YAG 激光消融[18]或注射苯扎氯铵(BAK)诱导大疱性角膜病变来实现[19]。虽然这些措施有诱发前房炎症或青光眼等不良反应的风险，但它们都能有效破坏正常内皮的泵功能造成角膜水肿[18]。角膜内皮细胞治疗最常用的动物模型是兔子[20-25]。虽然有研究建立了小鼠[16]

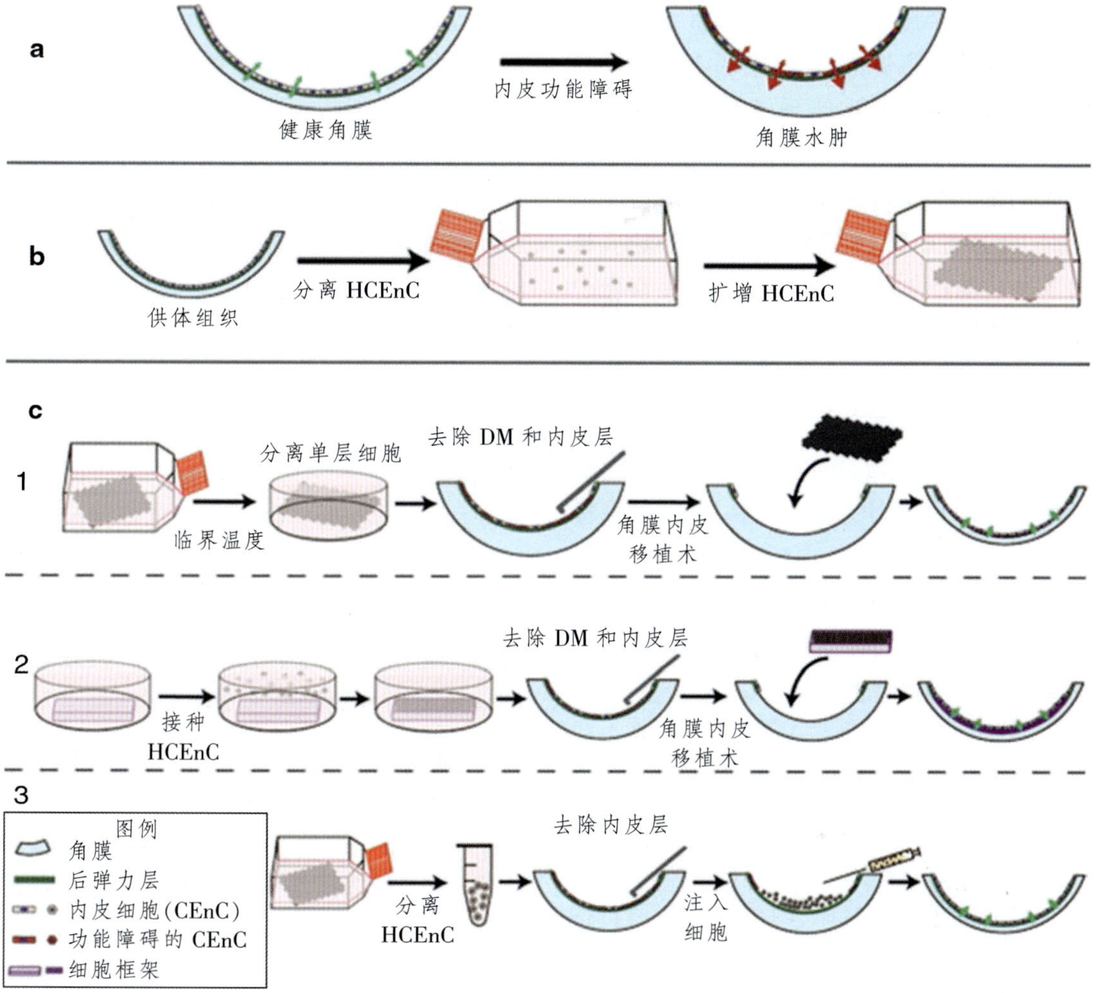

图 33.1　内皮细胞治疗概述示意图。(a)角膜脱水功能因内皮功能障碍或细胞丢失而失调，导致角膜水肿。(b)生产用于治疗的细胞，从供体角膜中通过后弹力层(DM)剥离、分离获得 HCEnC，然后在体外进行扩增。(c)扩增的 HCEnC 可以通过以下途径递送：①直接植入培养的单层细胞；②通过类似 DSAEK 的技术植入种植了扩增细胞的工程支架；③直接注入前房。

和大鼠[26]模型，但是这些动物的眼过小导致手术操作和治疗性移植困难。兔眼的大小与人类相似，这使其成为眼部治疗的理想模型[27]。然而，在体兔角膜的 CEnC 具有广泛的增殖能力，甚至可以在 10 天内修复对 50%的中央角膜造成的损伤[28]。因此，现有一些体内试验使用灵长类动物[12,24,29]和猫[30]模型，它们像人眼一样缺乏可增殖性内皮[28,31]。虽然兔子比灵长类动物或猫科动物更具成本效益，但兔子模型的试验必须仔细分析阴性对照，以确保任何观察到的内皮再生不是固有 CEnC 增殖的产物。

33.3　直接单层植入

HCEnC 可以采用贴壁培养的方式在体外增殖，产生形态类似于体内角膜内皮的多边形单层细胞。其中一种移植策略主要包括获取培养的细胞单层和相关的细胞外基质(ECM)用于直接移植,无须支架或进一步的修饰。这种方法首次实现了利用涂有热响应性聚合物聚N-异丙基丙烯酰胺(PNIPAAm)的培养表面,当冷却到临界温度以下时,会分离单层HCEnC[32]。该方法随后被用于将功能性单层HCEnC移植到兔模型中以减少角膜水肿[36]。使用热响应性聚合物培养表面需要在形成单细胞层的HCEnC附着和有效的引发剥离之间保持微妙的平衡。开发更先进的聚合物,可以改进这一方法,包括聚乙烯基甲醚(PVME)和N-异丙基丙烯酰胺-共缩水甘油甲基丙烯酸(NGMA)[34,35]。PVME和NGMA都具有可调节的物理特性(如膜厚、刚度),可以反过来调节HCEnC的附着和分离平衡[34,35]。

鉴于角膜内皮维持基质脱水的能力随着膜厚度的增加而降低,这种方法的优点之一是可以产生超薄的内皮层[36]。并且它不需要额外的载体材料进行移植,降低了免疫原性并发症的风险。然而,内皮层的超薄特性给植入带来了极大的操作困难,有损害内皮细胞的潜在可能性,限制了它的实用性。为了解决这个问题,有研究提出可以使用明胶载体保证手术中的稳定性[37]。随内皮层植入这种载体可在前房内提供机械支持,直到最终降解。当明胶处于适当位置时,其中的孔隙还有助于营养物质的运输[37-39]。然而,与直接将HCEnC植入工程载体支架上相比,明胶载体限制了直接移植内皮层的好处。我们认为内皮细胞层太脆弱,其移植技术也太复杂,无法广泛应用于临床。相反,在可调节支架上植入HCEnC是最可行的方法。

33.4　生物细胞载体

可以将培养的CEnC接种到生物相容性支架上,构建一个组织工程结构植入前房。在动物模型中测试过的各种支架详见表33.1。种植支架的植入几乎与DSAEK相同,大大简化了临床植入过程。利用种植支架还可以精确控制支架上的HCEnC密度,在最小化所需细胞量的同时优化移植物功能。值得注意的是,这种支架需要满足一定条件,如生物相容性、光学透明性、易于手术操作及与天然角膜有相似的机械性能。生物支架可以模拟天然的内皮环境,将有助于更好地移植物整合。

Descemet膜/后弹力层最早使用的生物支架之一,作为内皮细胞的天然基底,DM是一种直观的细胞载体选择。将兔CEnC接种到兔角膜底部的牛DM上,再将其穿透性植入角膜内皮缺陷模型兔眼中,结果显示角膜水肿消退[40]。由于动物DM和异种移植引入了潜在的免疫原性并发症的风险,而且人DM供体有限,因此,不是临床上切实可行的选择。另一种选择是羊膜,目前已经用于各种全身治疗[40]。人羊膜可作为人内皮细胞的支架,将其构建体缝合到角膜上已成功通过PK移植到兔和猫模型眼中[41,42]。然而,羊膜的质量不一,且不完全透明,因此,不太可能成为标准化组织工程方案的选择载体。

另一个直观的选择是使用现有角膜组织。角膜组织既透明,又与内皮细胞高度相容,但应消除供体细胞以减少免疫原性并发症[25,43]。脱细胞的牛和猪角膜基质作为CEnC的支架可形成规则的多边形单细胞层,证实了其在体的泵功能[44-48]。令人欣慰的是,虽为异种移植,但猪眼角膜基质构建体在兔眼模型中并不诱导免疫应答[25]。使用这些动物角膜的一个难点是去细胞化后组织特性的不良改变。目前,许多去除宿主细胞的方案,包括冷冻/解冻循环、高压暴露和化

表 33.1 载体植入的动物研究

载体材料	CEnC 来源	动物模型	手术技术	随访时间	参考文献
生物材料					
100μm 厚的人角膜基质/DM 透镜	人	兔子	DSEK	4 周	Peh 等人[55]
人羊膜	人细胞系(C3B)	猫科动物	PK	3 个月	Fan 等人[41]
人角膜基质透镜	人	兔子	DSEK	4 周	Honda 等人[11]
人羊膜	人	兔子	PK	1 周	Ishino 等人[42]
牛 DM	兔子	兔子	PK	4 个月	Lange 等人[90]
合成材料					
10μm 厚丝素蛋白膜	兔子	兔子	DSEK	6 周	Vazquez 等人[91]
6~8μm 厚芦荟-丝素蛋白膜	兔子	兔子	DSEK	4 周	Kim do 等人[20]
200μm 厚明胶膜	未提及	兔子	DSEK	8 周	Niu 等人[23]
20μm 厚球形弯曲明胶膜	猴子	猴子	DSEK	4 周	Kimoto 等人[29]
50μm 厚 PEG 基水凝胶	未提及	绵羊	不适用[a]	4 周	Ozcelik 等人[69]
700μm 厚明胶板	未提及	兔子	不适用[a]	3 天	Lai 等人[39]
Ⅰ型胶原蛋白膜	猴子	猴子	DSEK	2 年	Koizumi 等人[14]
700~800μm 厚的明胶板	人	兔子	DSEK	3 个月	Hsiue 等人[32]
40~50μm 厚的Ⅰ型胶原蛋白膜	人	兔子	DSEK	1 个月	Mimura 等人[92]
100μm 厚水凝胶透镜	兔子	兔子	PK	2 个月	Mohay 等人[57]
100μm 厚水凝胶透镜	猫科动物	猫科动物	PK	2 个月	Mohay 等人[57]
1~5μm 厚明胶膜	兔子	兔子	PK	7 个月	McCulley 等人[77]

DSEK(后弹力层剥除联合深板层内皮移植术)技术指板层移植,而 PK 技术指全层移植。缩写:CEnC,角膜内皮细胞;DSEK,后弹力层剥除联合深板层内皮移植术;DM,Descemet 膜;PEG,聚乙二醇;PK,穿透性角膜移植术。
[a] 将支架植入前房而不影响宿主内皮。

学洗涤剂等[45,49,50]有的不能完全去除宿主细胞材料,有的则改变基质结构。例如,目前常用的离子洗涤剂 SDS 会增加角膜肿胀,降低透明性,尽管可以通过浸泡 100%甘油来逆转[51]。除了需要标准化的脱细胞程序外,动物组织的移植可能引起伦理监管问题。尽管目前已有国家批准将脱细胞猪组织植入技术用于心脏瓣膜疾病的治疗[52,53],但这仍然是这些技术在人体上推广的一个障碍。

使用人角膜组织可以避免许多关于异种移植的问题。已有研究将由非脱细胞的人基质盘和 HCEnC 组成的构建体植入兔模型,术后的炎症反应最小[11]。该技术每个供体角膜仅可提供 2~3 个基质盘,表明组织短缺仍然是使用人角膜组织的障碍[11]。最近,He 等人发表了一种用飞秒激光制作脱细胞人眼基质薄片的方法[54]。使用永生化细胞系 HCEC-B4G12,这些基质薄片能够提供>6000 个细胞/平方毫米的内皮细胞密度,并且将手术处理过程中的细胞损失降至最小。尽管使用人角膜 DM 构建体限制了每个供体角膜可供移植的数量[55],但基质薄片可与受体细胞相匹配，且在兔模型眼中植入 HCEnC 的移植物已成功逆转了角膜水肿(图 33.2)。

33.5　合成细胞载体

目前,已经提出多种合成载体作为内皮

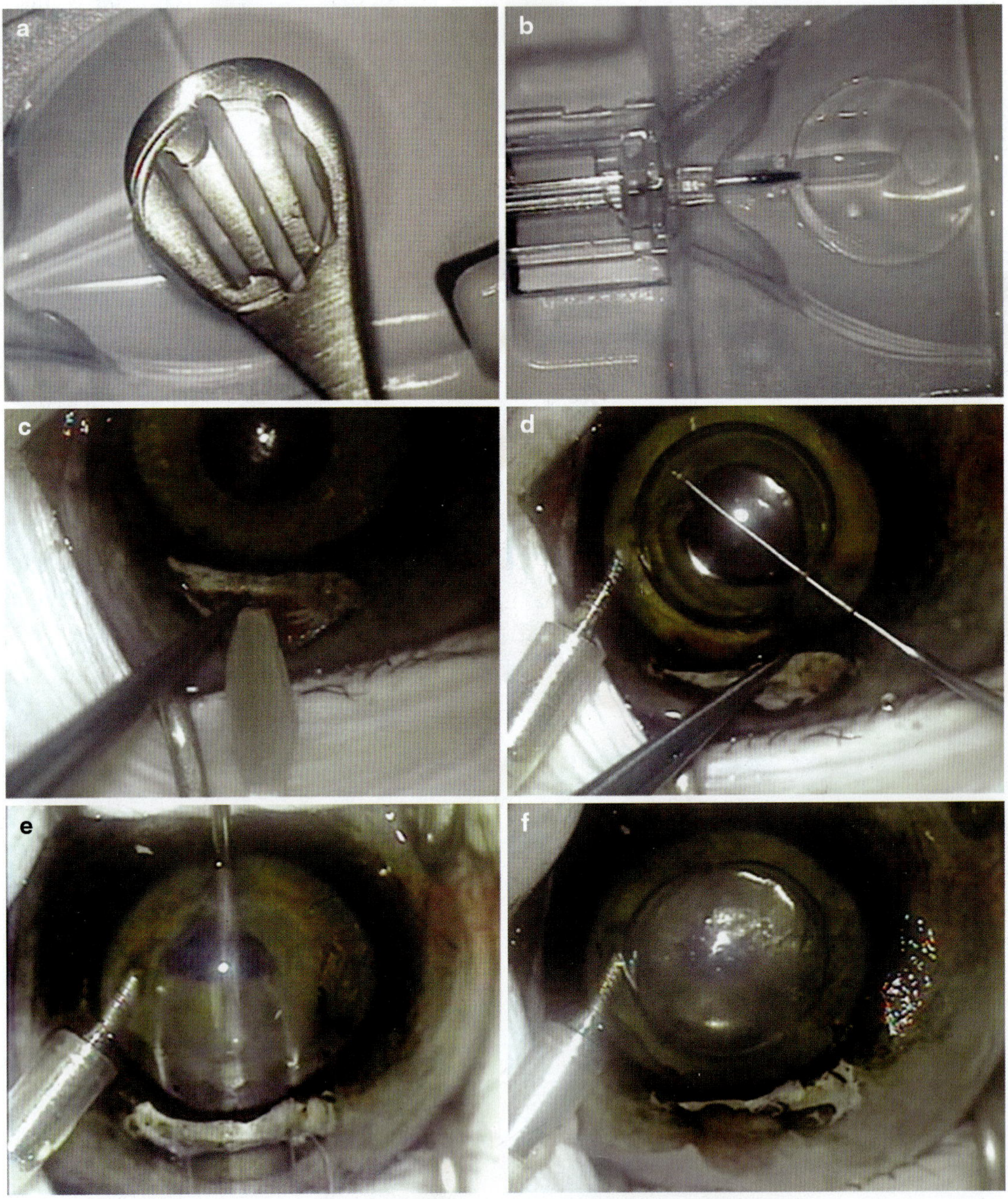

图 33.2　在灵长类动物模型中使用植入 HCEnC 的生物移植物(剥除的 Descemet 膜)进行后弹力层剥除联合深板层内皮移植术(DSEK)。(a)植入前的透明移植物。(b)将移植物装载到 Tan EndoGlide 中。(c)制作巩膜隧道。(d)剥除宿主 DM 和内皮。(e)将移植物插入前房。(f)展开移植物并置于角膜后部,由气泡支撑。